第10版

# 迈向健康老龄化
## 需求与护理

### Ebersole & Hess' Toward Healthy Aging
Human Needs & Nursing Response

原著　Theris A. Touhy　　Kathleen Jett

主审　孙　红

主译　孙　超

人民卫生出版社
·北 京·

**图书在版编目（CIP）数据**

迈向健康老龄化：需求与护理 /（美）席瑞斯·A.
图希（Theris A. Touhy），（美）凯瑟琳·杰特
（Kathleen Jett）原著；孙超主译 . —北京：人民卫
生出版社，2024.5
ISBN 978-7-117-35138-6

I.①迈⋯ II.①席⋯②凯⋯③孙⋯ III.①老年人
－护理 IV.①R473

中国国家版本馆 CIP 数据核字（2023）第 161529 号

| 人卫智网 | www.ipmph.com | 医学教育、学术、考试、健康，购书智慧智能综合服务平台 |
| 人卫官网 | www.pmph.com | 人卫官方资讯发布平台 |

图字:01-2022-3741 号

迈向健康老龄化：需求与护理
Maixiang Jiankang Laolinghua: Xuqiu yu Huli

主　　译：孙　超
出版发行：人民卫生出版社（中继线 010-59780011）
地　　址：北京市朝阳区潘家园南里 19 号
邮　　编：100021
E - mail：pmph @ pmph.com
购书热线：010-59787592　010-59787584　010-65264830
印　　刷：天津善印科技有限公司
经　　销：新华书店
开　　本：889×1194　1/16　印张：38
字　　数：1073 千字
版　　次：2024 年 5 月第 1 版
印　　次：2024 年 5 月第 1 次印刷
标准书号：ISBN 978-7-117-35138-6
定　　价：328.00 元

打击盗版举报电话：010-59787491　E-mail：WQ @ pmph.com
质量问题联系电话：010-59787234　E-mail：zhiliang @ pmph.com
数字融合服务电话：4001118166　E-mail：zengzhi @ pmph.com

第10版

# 迈向健康老龄化
## 需求与护理

# Ebersole & Hess' Toward Healthy Aging
## Human Needs & Nursing Response

原　著　Theris A. Touhy　Kathleen Jett
主　审　孙　红
主　译　孙　超
副主译　李　峥　汪　晖　王爱平　冯　辉
编译秘书　王贞慧　杨　雪
译　者（按姓氏笔画排序）

王　培（北京医院）　　　　　　汪　晖（华中科技大学同济医学院附属
王　颖（北京医院）　　　　　　　　　同济医院）
王贞慧（北京医院）　　　　　　张　宇（北京医院）
王爱平（中国医科大学附属　　　张　洁（北京医院）
　　　　第一医院）　　　　　　张丹丹（北京医院）
王紫馨（北京医院）　　　　　　陈思羽（北京医院）
邓　颖（北京医院）　　　　　　邵　欣（北京医院）
史铁英（大连医科大学附属第一医院）　武全莹（北京医院）
冯　辉（中南大学湘雅护理学院）　果　迪（北京医院）
刘　于（华中科技大学同济医学院附属　岳丽青（中南大学湘雅医院）
　　　　同济医院）　　　　　　周晓娟（北京医院）
刘文静（北京医院）　　　　　　胡慧秀（北京医院）
刘晨霞（北京医院）　　　　　　郭　红（北京中医药大学护理学院）
齐晓玖（北京医院）　　　　　　黄苇萍（中南大学湘雅医院）
孙　超（北京医院）　　　　　　常　红（首都医科大学宣武医院）
牟　芸（北京医院）　　　　　　崔玲玲（北京医院）
李　峥（北京协和医学院护理学院）　彭　华（中南大学湘雅医院）
杨　雪（北京医院）　　　　　　温　萌（北京医院）

人民卫生出版社
·北　京·

**ELSEVIER**

Elsevier (Singapore) Pte Ltd.

3 Killiney Road, #08-01 Winsland House I, Singapore 239519

Tel:(65) 6349-0200; Fax:(65) 6733-1817

感谢 Danny，

你在工作实践中用你的存在、关心、热爱和音乐感动了我们的家庭和许多人。

你温和的性情永存。

Theris A. Touhy

感谢我以前的学生们，

你们以新颖的方式推动了老年护理学的发展，谢谢你们。

感谢我的患者们，

你们每天都教我怎样面对人生的高潮和低谷，以及生活中什么才是最重要的。

感谢我的丈夫 Steve，

我写作的时候几乎没有时间做其他事情，感谢你始终很有耐心。

感谢我的心理医生 Michael Johnson，

是你教会了我审视自己，发现自己是优秀的。

感谢我的儿孙们，

你们的微笑和笑声让生命变得更有意义。

Kathleen Jett

# 关于作者

Theris A. Touhy,临床护理博士,临床护理专家,美国国家实践科学院院士

40多年来一直是老年护理学的临床专家、执业护士和护理教育家。她擅长于老年人和痴呆患者的长期照护。Touhy博士在芝加哥圣泽维尔大学获得学士学位,在北伊利诺伊大学获得老年护理硕士学位,在凯斯西储大学获得护理博士学位。她是佛罗里达大西洋大学克里斯汀·林恩护理学院的名誉教授,曾担任本科项目的助理院长,在学士、硕士和博士项目中教授老年护理、长期护理、康复护理及安宁疗护。她的研究集中在衰老和生命末期的精神研究、痴呆患者照护、疗养院照护及长期照护中的护理领导。Touhy博士曾获得约翰·哈特福德基金会老年护理研究所颁发的老年教师奖,两次获得佛罗里达大西洋大学克里斯汀·林恩护理学院的杰出老年教师奖,并获得凯斯西储大学颁发的玛丽·豪格老龄研究优秀奖。Touhy博士于2007年加入美国国家实践科学院,是Anne Boykin护理发展研究所董事会成员。她和Kathleen Jett博士合著了《老年护理与健康老龄化》(Gerontological Nursing and Healthy Aging),和Priscilla Ebersole博士合著了《老年护理:专业的成长》(Geriatric Nursing:Growth of a Specialty)。除此之外,Touhy博士和她丈夫还有两个孙子及一个孙女。将本书献给Touhy博士所有的学生,他们把老年护理学作为他们的专业,并通过实践、教学和研究改善老年人的生活。特别感谢有幸护理过的所有睿智和优秀的老年人,以及他们的照护者,他们让这本书反映了老年人的现状,也教会她如何做一名老年专业护士。

Kathleen Jett,博士,老年执业护士

40多年来一直积极从事老年护理工作。Jett博士临床经验丰富。作为研究人员和教师,她在公共卫生领域,以及长期护理、辅助生活护理和临终关怀护理的临床领导方面,都拥有丰富的经验;作为临床护理专家和执业护士,她也参与了很多实践工作。Jett博士在佛罗里达大学获得学士、硕士和博士学位,并在那里获取了老年学研究生课程证书。2000年,她被约翰·哈特福德基金会老年护理研究所选为暑期学者。2004年,她通过斯坦福老年医学教育中心获得了民族老年医学奖学金。Jett博士曾获得多项奖项,包括1998年和2000年被太平洋路德大学表彰为杰出女性;2005年因在本科教学中表现出色,被佛罗里达大西洋大学克里斯汀·林恩护理学院表彰为杰出教师。Jett博士是一名获得委员会认证的老年专业护士,于2006年加入美国国家实践科学院。她讲授了一系列课程,包括公共卫生护理、妇女研究、老年护理高级实践和老年医学本科课程。她协调了两个老年专业护士从业者研究生项目和一个本科跨学科老年学证书项目。她的大部分研究都集中于减少老年人的健康差异。Jett博士始终相信,护士可以改变老年人的生活。她目前受雇于佛罗里达大西洋大学老年保健护理门诊,在那里担任执业护士和协调员,这个护理门诊位于佛罗里达州盖恩斯维尔的一个持续照护社区——橡树吊床养老社区。除了专业活动,Jett博士还积极参与她的儿孙生活。

## 作者

**Kevin W. Chamberlin, PharmD**
Associate Clinical Professor
Assistant Department Head
Pharmacy Practice
University of Connecticut School of Pharmacy
Storrs, Connecticut
Residency Program Director
Pharmacy
UConn John Dempsey Hospital
Farmington, Connecticut

**Lenny Chiang-Hanisko, PhD, RN**
Associate Professor
Christine E. Lynn College of Nursing
Florida Atlantic University
Boca Raton, Florida

**Debra Hain, PhD, APRN, AGPCNP-BC, FAANP, FNKF**
Professor
Christine E. Lynn College of Nursing
Florida Atlantic University
Boca Raton, Florida
Nurse Practitioner
Nephrology
Cleveland Clinic Florida
Weston, Florida

**Kathleen Jett, PhD, GNP-BC**
Gerontological Nurse Practitioner
Clinic Coordinator
UF Health Senior Care Clinic at Oak Hammock
Department of Aging and Geriatric Research
University of Florida College of Medicine
Gainesville, Florida

**Beth M. King, PhD, ARNP, PMHNP-BC**
Assistant Professor
Christine E. Lynn College of Nursing
Florida Atlantic University
Boca Raton, Florida

**María Ordóñez, DNP, ARNP/GNP-BC**
Director
Louis and Anne Green Memory and Wellness Center
Assistant Professor
Christine E. Lynn College of Nursing
Florida Atlantic University
Boca Raton, Florida

**Marissa Salvo, PharmD, BCACP**
Associate Clinical Professor
Pharmacy Practice
University of Connecticut School of Pharmacy
Storrs, Connecticut

**Theris A. Touhy, DNP, CNS, DPNAP**
Emeritus Professor
Christine E. Lynn College of Nursing
Florida Atlantic University
Boca Raton, Florida

**Timothy L. Wilson, DNP, APRN, PMHNP-BC**
Psychiatric Nurse Practitioner
Private Practice
Dr. Timothy Wilson, LLC
Delray Beach, Florida

## 审阅

**Susan Kay-Ransom Collins, PhD, RN, CNE**
Clinical Associate Professor
Department of Adult Health Nursing
School of Nursing
University of North Carolina at Greensboro
Greensboro, North Carolina

**Deborah A. Lekan, PhD, RN-BC**
Assistant Professor
Department of Family and Community Health Nursing
School of Nursing
University of North Carolina at Greensboro
Greensboro, North Carolina

**Angela D. Martindale PhD(c), RN**
Visiting Clinical Assistant Professor
School of Nursing
The University of Tulsa
Tulsa, Oklahoma

**Cheryl A. Tucker, DNP(c), RN, CNE**
Clinical Associate Professor
Traditional BSN Level II Coordinator
Louise Herrington School of Nursing
Baylor University
Dallas, Texas

**Tammy E. Williams, PhD, MS, RN**
Assistant Professor
Department of Nursing
Longwood University
Farmville, Virginia

# 译者序

老龄化是全球共同面临的社会问题,国际先进的老年护理理念和实践经验为科学应对人口老龄化提供了重要参考。本书的英文原版书籍是国际上老年医学与老年护理专题的经典书籍。自1981年,第1版图书出版后,在美国就得到了学术界的高度认可,并被纳入了老年专业领域护理人员的必学书目。

本书两位作者均为深耕老年护理领域40余年的护理专家,在老年护理方面具有极高的学术造诣。本书是系列图书的第10版,从健康老龄化出发,以全人方法为参考,科学、系统、全面地介绍老龄化、健康、护理相关的核心概念、前沿理论、学术资讯和专业实践等内容,可谓老年护理知识的集大成者。为使中文版书籍内容更符合我国国情,译者团队在不影响读者阅读的基础上,根据实际情况对部分内容进行了适当取舍。译者团队非常荣幸能通过翻译的方式与本书产生深层次的连接,期待通过本书与更多读者朋友们在老年护理领域共同成长。

最后,感谢在本书翻译过程中给予支持的所有人。国内众位老年护理领域的专家学者为翻译及审校付出了1年多时间,精心打磨,对待学术问题严谨求实,为整理出准确、流畅、易懂的译文,付出了巨大的努力。感谢各位专家的辛勤付出,感谢人民卫生出版社编辑老师的热情指导和帮助,感谢在翻译过程中给予团队鼓励和支持的各位同行们,是大家的支持陪伴着我们度过这段难忘又漫长的翻译历程。

翻译本书的过程同团队成员在老年护理实践和教学的过程共生共长,新的体悟随着对书籍的深入理解而不断发生,每一次校对都有新的发现,这意味着翻译是一场遗憾的艺术。为了进一步提高本书的质量,以供再版时修改,我们诚挚地欢迎广大读者、专家和同仁批评指正,不吝赐教。

孙超

2023年10月8日

人口老龄化作为一个世界性的问题,对人类社会的影响是长期而深远的。我国作为世界上人口老龄化速度最快的国家之一,近几十年来,人口年龄结构发生了转折性变化,无论是老年人口的绝对规模还是相对占比都在快速上升。根据第七次全国人口普查数据,我国大陆地区 60 岁及以上的老年人口总数为 2.64 亿人,已占到总人口的 18.7%,与 2010 年相比,上升了 5.44 个百分点。在"十四五"时期,我国人口老龄化程度将继续加深,人口老龄化水平将从相对缓速增长向快速增长转变,从轻度老龄化向中度老龄化转变,2035 年之前就将进入重度老龄化阶段。

党中央、国务院高度重视积极应对人口老龄化和实施健康中国战略,近年来印发了推进分级诊疗、医联体建设、加快社会办医、发展健康服务业和"互联网 + 医疗健康"等重大政策,为加快发展老年医疗护理、提高老年人健康水平提供了有力支撑。国家卫生健康委员会发布的《全国护理事业发展规划(2021—2025 年)》中指出,"十四五"时期护理事业发展面临新形势。护理事业需要紧紧围绕人民健康需求,构建全面全程、优质高效的护理服务体系,不断满足群众差异化的护理服务需求。老龄化程度不断加深,对护理服务特别是老年护理服务提出迫切需求,需要有效增加老年护理服务供给。

护理工作是我国医疗卫生事业的重要组成部分,护士队伍是深化医疗改革、提供优质医疗卫生服务、实现"健康中国 2030"战略计划的主力军。老年人因身体功能衰退,对医疗照顾的需求程度远超其他年龄段。护士作为医疗系统的重要组成部分,长期以来一直承担着为老年人进行急慢性疾病护理、健康咨询与促进等方面的重要责任。护士是卫生专业技术人员中人数最多的专业群体,护理工作者的素质和工作质量与人民群众的健康利益及生命安全密切相关。加快培训、培养老年医疗护理人才,稳定相关从业人员存量并不断扩大增量,提高从业人员专业能力和服务技能,已是我国老年医疗护理服务发展的当务之急。

在老年护理人才培养方面,我们除了积极探索符合我国国情的发展模式外,也要适当引进、吸收国外的先进理念。美国早在 20 世纪 50 年代就开始进入人口老龄化社会。美国政府针对社会老龄化问题,先后颁布了《社会保障法》和《美国老年人法》,极大地促进了美国养老服务业的发展。美国的护理教育为美国的养老服务培养了充足的高素质老年护理人才。作为老年护理教育的先行者,美国的老年护理教育起步早,其成熟、完善的老年护理人才培养模式可为我国的护理人才培养工作提供借鉴。《迈向健康老龄化:需求与护理》英文原著是国际上老年医学与老年护理专题的经典书籍。自 1981 年,第 1 版图书出版后,在美国就得到了学术界的高度认可,并被纳入了老年专业领域护理人员的必学书目。本书以关心、尊重群众为基础,从整体上解决躯体、思想和精神问题,是一本适合本科生和研究生的教材,也是图书馆里优秀的护理学参考资料。

本书中文版由国家老年医学中心中国老年护理联盟组成的编译团队,历时 1 年多完成。希望本书能够为老年护理从业者培养全球视野下的健康老龄化世界观、整体护理观提供参考,为其开展高水平的老年护理活动提供依据,也期待全社会能够充分认识并发挥护理在健康老龄化中的作用。

# 原著前言

1981 年，Priscilla Ebersole 博士和 Patricia Hess 博士出版了第 1 版《迈向健康老龄化：需求与护理》，该书已在全球护理学校中使用。这本书关注健康、完整、美丽和老化潜力，是经久不衰的经典之作，也是老年护理教科书的典范。在 1981 年，鲜有护士选择这个专业，也鲜有护理学校涉及老年人疾病与护理等相关内容。如今，老年护理学是一个强大的、不断发展的专业，具有坚实的理论基础和基于循证研究的实践。Ebersole 博士和 Hess 博士为老年护理学教育和促进健康老龄化所需的能力设定了标准，包括我们在内的许多护士都被他们的话语、智慧和照顾老年人的热情所影响。感谢这两位优秀的先驱和导师，让我们有机会在这本书前 4 版的基础上再接再厉。我们希望自己继续保持他们的工作热情和精神，因为这才真正地激励我们和其他人满怀能力和同情心去照顾患者。

《迈向健康老龄化：需求与护理》是一本综合性的老年护理学书籍。在本书中，读者将找到基于现有最新循证老年护理学的信息，这有助于在整个连续环境中为成年人提供高水平的护理。它的内容与《老年人护理推荐学士学位能力和课程指南》（*Recommended Baccalaureate Competencies and Curricular Guidelines for the Nursing Care of Older Adults*）《哈特福特老年护理研究所老年人护理最佳实践》（*Hartford Institute for Geriatric Nursing Best Practices in Nursing Care to Older Adults*），以及老年护理学和成人—老年护理从业者认证考试的相关内容一致。《迈向健康老龄化：需求与护理》不仅是一本适合本科生和研究生的教材，也是优秀的护理学参考书。本书是项目中未设立独立的老年护理学课程的健康评估、内外科、社区、精神心理学教材的理想补充。

本书的指导思想是以关心、尊重群众为基础，从整体上解决躯体、思想和精神问题。为了方便学生学习，第 10 版进行了全面修订。我们在文化和全球背景下提出老龄化，承认多样性和持续存在的健康不平等性。我们希望本书能够鼓励读者对老龄化的挑战和可能性形成世界观，并充分认识到护理在促进健康老龄化方面起到的重要作用。

## 本书的组成内容

《迈向健康老龄化：需求与护理》分为 5 大部分，共计 36 章。

第一部分介绍了本书相关的理论模型，讨论了老龄化中健康的概念，以及老年专业护士在提供最佳护理和知情护理方面的角色和责任。另外，本部分讨论了随着人类寿命的延长，全球人口的动态变化。

第二部分列出了老年护理中进行日常活动所需的基本信息，如评估、交流、提供药物和膳食补充剂，以及解释实验室检查结果。

第三部分探讨了可能影响衰老中功能能力的问题，如视力、听力、代谢、睡眠、身体活动和安全保障，介绍了常见老年综合征的预防和护理干预措施，以达到增强健康、保持最佳功能、预防不必要残疾的目的。

第四部分深入探讨了晚年常见的慢性病，重点是疾病和衰老之间的相互作用。本部分集中于常见的精神障碍和神经系统变性疾病，如阿尔茨海默病和帕金森病。重点讨论了护理在改进患有慢性病的老年人的生活质量方面的作用。

第五部分超越了衰老过程中可能出现的疾病和功能限制，重点关注对老年人及其亲朋好友特别重要的心理、法律和伦理问题。内容涉及医疗卫生经济学、性行为、安宁疗护等。衰老过程中老年人可以完成人生任务、发展和分享自己的独特天赋、思考人生的意义。该部分讨论了智慧、自我实现、创造力、精神、超越性和遗产等内容。无论老年人是否衰弱，他们对社会以及我们每个人都有独特而重要的贡献，因此，护士要培养对老年人的感激之情。

## 本书的关键组成成分

**学生 / 老年人发言**：提供老年人和护理专业学

最佳实践建议知识链接

学生
发言

老年人
发言

学习
目标

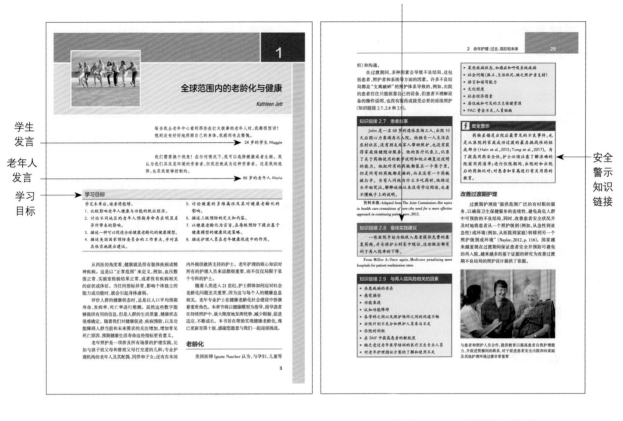

安全
警示
知识
链接

健康人民
知识链接

促进健康老龄化：
对老年护理的启示

主要
概念

护理
研究

关键思
考问题
和措施

研究
问题

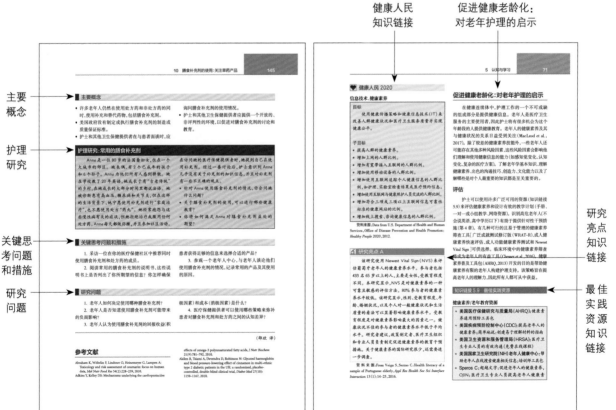

研究
亮点
知识
链接

最佳
实践
资源
知识
链接

生(简称"护生")对各章节内容的观点。

**学习目标** 介绍重要章节内容和学生要达到的目标。

**促进健康老龄化：对老年护理的启示** 详细说明章节内容实践应用的相关评估和干预的特殊标题。

**主要概念** 重要章节要点的简明回顾。

**护理研究** 旨在帮助学生进行评估、计划、实施和评价，以促进健康老龄化的实践案例。

**关键思考问题和措施** 帮助学生培养与章节和护理研究内容相关的批判性思维能力和临床判断技能，包括促进学习的课堂活动建议等。

**研究问题** 激发学生思考与章节主题相关的护理研究想法的建议。

## 专栏

**安全警示** 与老年人照护相关的安全问题。

**研究亮点** 与章节主题相关的当前研究摘要。

**最佳实践资源** 有关章节主题和实践工具的更多信息。

**最佳实践建议** 护理实践的循证护理干预总结。

**健康人民** 《健康人民 2020》(*Healthy People 2020*)目标。

## 致谢

本书的出版离不开爱思唯尔员工的支持和指导。特别感谢内容策划师 Sandra Clark 与我们一起出版了多个版本，感谢高级内容开发专家 Sarah Vora 和高级项目经理 Doug Turner 对细节的关注，因此我们才能提供尽可能优秀的作品。也感谢审稿人和撰稿人，因为该版本离不开他们的努力。最后，感谢过去和未来的读者，希望你们能给我们提供足够的反馈，让我们在未来的写作中不断完善。

Theris A. Touhy
Kathleen Jett

# 目录

# 第一部分

# 健康老龄化的基础

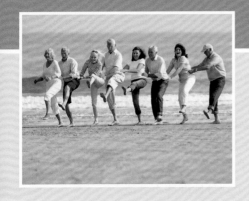

# 全球范围内的老龄化与健康

*Kathleen Jett*

每当我去老年中心看到那些在打太极拳的老年人时,我都很惊讶!想到没有好好地照顾自己的身体,我感到有点惭愧。

*24 岁的学生 Maggie*

我们需要换个视角!在任何情况下,我可以选择健康或者生病。我认为我们其实是环境的受害者,但我拒绝成为这种受害者。这是我的选择,也是我能够控制的。

*86 岁的老年人 Maria*

## 学习目标

学完本章后,读者将能够:

1. 比较影响老年人健康与功能的既往经历。
2. 讨论不同地区的老年人预期寿命存在明显差异所带来的影响。
3. 描述一种可以促进全球健康老龄化的健康模型。
4. 描述美国国家预防委员会的工作重点,并对其具体实施提出建议。
5. 讨论健康的多维属性及其对健康老龄化的影响。
6. 描述三级预防的定义和内容。
7. 以健康老龄化为宗旨,在每级预防下提出基于健康模型的健康促进策略。
8. 描述护理人员在老年健康促进中的作用。

从西医的角度看,健康就是没有躯体疾病或精神疾病。这是以"正常范围"来定义,例如,血压数值正常、实验室检验结果正常,或者没有疾病相关的症状或体征。当任何指标异常,影响个体独立的能力或功能时,就会引起身体虚弱。

评价人群的健康状态时,总是以人口平均预期寿命、发病率、死亡率进行推测。虽然这些数字能够提供有用的信息,但是人群的生活质量、健康状态很难确定。随着我们对健康促进、疾病预防,以及功能障碍人群当前和未来需求的关注增加,增加常见死亡原因、预期健康生活寿命这些指标更有意义。

老年照护是一项涉及所有场景的护理实践,比如与孩子祖父母和曾祖父母打交道的儿科;专业护理机构的老年人及其配偶、同伴和子女;还有在本国内外提供救济支持的护士。老年护理的核心知识对所有的护理人员来说都很重要,而不仅仅局限于某个专科的护士。

随着人类进入 21 世纪,护士群体如何应对社会老龄化问题至关重要,因为这与每个人的健康息息相关。老年专业护士在健康老龄化社会建设中扮演着重要角色。本章节将以健康模型为指导,指导读者在持续照护中,最大限度地发挥优势、减少限制、促进适应、不断成长。本书旨在帮助实现健康老龄化,现已更新至第十版,感谢您愿意与我们一起迎接挑战。

## 老龄化

美国医师 Ignatz Nascher 认为,与孕妇、儿童等其他人群相比,老年人的照护和医疗需求明显不同,所以他提出了"老年病学"的概念。1914 年,他撰写了美国第一本关于老年治疗的医学教科书(Nascher,1914)。在他看来,衰老需要尽可能想办法避免、根除或者阻止。

## 多老算老?

每一种文化对"老"都有自己的界定,有些用上了年纪、长者、老年人、老人或长老等称呼。在有些文化里,会从功能的角度去界定老年人,比如当一个人不能完成日常工作时,就被认为"老"(Jett,2003)。"社会老化"通常以角色的改变来决定,例如当一个人退休,或者被任命为社区顾问,亦或家里孙辈出生,都会被视作变老。过渡期可能会有特殊仪式或活动,比如生日会、荣休宴、接到加入美国退休人员协会的邀请、领取养老金或老年人补助,或者有资格享受老年人折扣等(知识链接 1.1)。

"生物学衰老"是一种涉及全身各个细胞的复杂、连续的过程(第 3 章)。通常,我们将个体"变老"的生理和生物学特征(例如,花白的头发、有皱纹的皮肤)称作衰老表型,这是个体遗传和身体内部变化的外在表现。

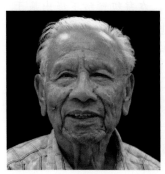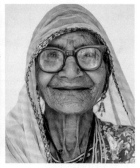

衰老表型

### 知识链接 1.1  衰老表型

几年前,我就不再染发了,现在我的头发已经全白了。在电影院的售票窗口,一位年轻的店员以为我已经 65 岁了,还给了我老年人折扣,我很意外。我丈夫的头发仅有点暗棕色。当他一个人的时候,店员试探性地问他:"您有老年人折扣吗?"

*60 岁的 Kathleen*

"时序衰老"可以单独使用,也可以与社会老化或生物学衰老联合使用。世界上大多数的发达国家和发展中国家,均认为 50~65 岁就开始步入了老年生活。之所以设定这个时间段,是因为通常当个体到了人生的最后一二十年时,就开始步入老年生活了。然而对于某些人口预期寿命正在延长的发达国家来说,这个划分标准并不合适。

对于时序衰老的使用和准确性,人口学家和老年病学家之间一直有争议。1800 年,在西欧,仅有 25% 的男性能够活到 60 岁。但是,到了 2008 年,90% 的男性都能活到 90 岁(Sanderson and Scherbov,2008)。现在人类之所以能够延长 40 年,甚至更长的寿命,归功于高质量健康服务的可及性、卫生状况的改善以及社会对公众健康改善的重视。所以,在 1800 年,40 岁就是"老"吗?现在推迟到 70 岁才是"老"吗?多老是老,可以有一个通用的数字吗?随着预期寿命的延长,我们应该如何定义"老"?随着个体、社区和社会健康状况的改善,这些对老化的定义、意义、认识将会怎样变化?护理的角色和责任将如何变化?为了促进那些有潜力活到 100 岁以上的人的健康,我们应该怎么做?

## 未来岁月

预计 2015—2030 年,全世界 60 岁以上的老年人口将至少增加 56%,老年人口数量将从 9.01 亿增加到 14 亿,到 2050 年,这个数字将增加到 21 亿。其中,老年女性将占 54%(WHO,2015)。老龄化速度在国家和地区之间存在差异(图 1.1),整体而言,80 岁以上的老年人口增长的速度比 65 岁以上人口增长的速度要快,预计将从 2000 年的 6 900 万,增加到 2050 年的 3.79 亿,整整增加了 5.5 倍(UN,2015)。世界上超过百岁的老年人数量,将从 2015 年的 50 万增加到 2050 年的 370 万。

在美国,2010—2015 年出生的人口相较于 2000—2005 年出生的人口的预期寿命增加了 3 年。几乎世界所有地区的人口预期寿命都有所增加,尤其明显的是非洲人口的预期寿命增加了 6 年。然而,全球仍然存在很大的地区差异,比如中国的部分地区人口预期寿命是 83.7 岁,但是在非洲斯威士兰地区仅为 49.2 岁(UN,2017)。

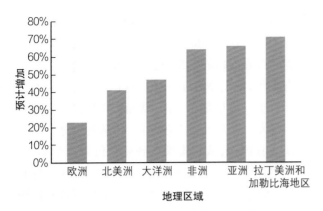

图 1.1　世界各地区 60 岁以上人口预计增加情况:2015—2030 年

2015 年出生的美国人口,预期寿命是 78.8 岁。这表明,自 2014 年以来,美国男性和女性的预期寿命分别下降了 0.2 岁和 0.1 岁。拉美裔人群的预期寿命很稳定,平均在 82.0 岁(CDC,2017a)。1999—2015 年,美国黑人与白人之间预期寿命的差距不断缩小,非裔美国人的死亡率降低了 25%(Office of Minority Health,2017)(图 1.2)。

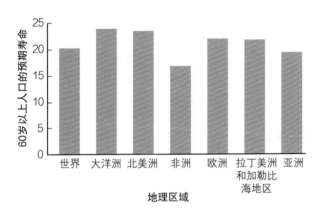

图 1.2　2010—2015 年世界各地区 60 岁以上人口的预期寿命分布情况

截至 2016 年,美国 65 岁以上的老年人口为 4 600 万,占总人口的 15%;到 2060 年,这一数字将超过 9 800 万,占总人口的 24%(Mather,2016)。同时,65 岁以上的老年人口会越来越多样化。2014 年,78.3% 的老年人是"非拉美裔白人",这一比例将在 2050 年降至 54.6%,降低了 24 个百分点(Mather,2016)(图 1.3)。

如图 1.3 所示,60 岁以上的人多数生活在"欠发达地区",而且这一比例还将从 66% 上升到 79%(UN,2012a)。这些老年人很可能非常贫穷,需要得到世界其他地区所没有的支持。例如,在津巴布韦,

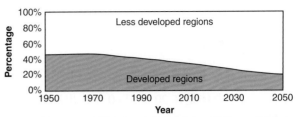

Fig. 1.3 Percentage of the Population at Least 60 Years of Age in Developed Compared With Less Developed Parts of the World, Projected to 2050.*

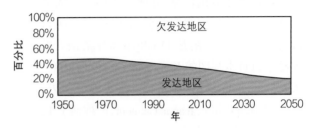

图 1.3　预测到 2050 年,发达地区与欠发达地区 60 岁以上的人口百分比对比情况

大约 130 万儿童由于获得性免疫缺陷综合征(简称艾滋病)成了孤儿,他们主要靠祖父母照顾,然而几乎没有组织来帮助这些老年人(UNICEF,2010)。

人口增长将改变老龄化的面貌,并给当下和未来带来很多挑战。随着年龄增长,在失能或残疾状态下的生活时间也会延长。2013 年,在全球范围内,人们因失能或残疾平均损失 9 年的健康寿命。但是,当前生活质量并未得到充分的重视(UN,2015)。

虽然,对很多发达地区和发展中地区来说,健康老龄化是可以实现的目标。但是,对于生活在欠发达地区的人们来说,这仍然是个遥不可及的愿景,因为这些地区长期受到传染病流行、卫生状况不良、缺少食物和医疗保健等问题的困扰。因此,全球的护理人员都必须掌握专业的知识和技能,以帮助各年龄段的人们尽可能达到最佳的健康状态。我们应扪心自问:如何改变这些正在挣扎的人们的生活条件? 不管个体生活在何种条件下,如何尽可能地使老年人达到最佳的健康状态?

得益于医疗卫生服务可及性的增加和社会对公众健康促进的重视,老年期在原有的基础上可以延长 40 年,甚至更长。而在那些平均预期寿命增加最快的国家,出现了以下四类群体:超级百岁老人、百岁老人、婴儿潮一代,以及中间群体。下面对这四类群体进行简单介绍,值得注意的是,其实并

———————————

\* 根据版权授权要求,本图(知识链接)须在文中保留原文。

没有"典型的老年人"。

## 超级百岁老人

超级百岁老人是指那些至少活到 110 岁的老年人。这个群体是在 20 世纪 60 年代出现的，是第一批有记录的长寿老年人。110 岁以上老年人的确切人口数量未知。老年研究组织尽可能收集这些超过百岁的老年人的信息，并建立了档案。截至 2019 年 2 月 19 日，研究组织共确认了 39 名超级百岁老人，他们的平均年龄是 113.46 岁。年龄最大的老年人是来自日本福冈的 Kane Tanaka，他已经 116 岁 50 天了（Gerontology Research Group, 2019）。另外，还有一位法国的老年人 Jeanne Calment，声称活了 123 岁，但是这个说法还存在一些争议（Allard, Robine, and Calment, 1999）（知识链接 1.2）。

---

**知识链接 1.2　一个著名的超级百岁老人**

法国阿尔勒市的 Mme Calment 生于 1875 年，1997 年去世，享年 122 岁零 4.5 个月。在 Mme Calment 90 岁的时候，她的律师觉得她名下的并且居住着的公寓有很高的价值，于是购买了她的公寓。律师每月支付给她一定金额的养老金，直至她去世前仍然可以住在公寓里。接下来的 32 年，她拿到的养老金两倍于公寓的总价值。她比律师活得还久，比丈夫多活了 55 年，甚至比她的女儿和唯一的孙子活得更久。而且，她很有活力，85 岁时还在练习击剑，100 岁时仍然在骑自行车。直到 117 岁时，她还在抽烟，在饮食上，她首选橄榄油。

资料来源：From Allard M, Robine JM, Calment J: *Jeanne Calment: from Van Gogh's time to ours, 122 extraordinary years*, Waterville, ME, 1999, Thorndike Press.

---

在大多数发达国家，尤其是非热带地区，1905 年之后就没有黄热病的新发病例，所以这些超级百岁老人没有经历黄热病的流行。但是，他们在童年阶段经历了霍乱和伤寒的流行。1916 年，纽约暴发了脊髓灰质炎大流行，而这些超级百岁老人当时还是幼儿。在 19 世纪和 20 世纪，由于传染性疾病的传播，导致人口的数量发生变化，这些直接改变了大众对科学的看法和对政府在保护公众健康中发挥的作用的接受度。

1918—1919 年，流行性感冒（简称流感）在世界范围内暴发，2 000 万~4 000 万人口因此而死亡，占当时世界人口的 1/5。这些超级百岁老人当时还是青少年，他们幸存了下来。这次流感被称为"西班牙流感"，最早是在美国、欧洲和亚洲的一小部分地区暴发。随后几乎一夜之间，传播到全球。当时疾病非常凶险，从感染疾病到死亡仅需几个小时。一年之内美国的预期寿命下降了 10~12 年。当时感染风险最大的是 20~40 岁的人群，所以这些超级百岁老人当年能够幸免于难（Gagnon et al., 2013）。

一项对美国 32 名超级百岁老人的研究发现，"令人惊讶的是，他们中的大部分能够保持功能独立，或仅需要很少的帮助"（Schoenhofen et al., 2006, p. 1237）。其中，他们大多数能够独立生活到 100 岁，到了 105 岁，也没有衰弱的迹象。他们有很明显的共同点，没有人罹患帕金森病，仅 25% 的人患过肿瘤，而且很少有人罹患脑卒中、心血管疾病。很少有人被诊断为痴呆。日本的一项研究也证实了这些发现。这些超级百岁老人在漫长的"罕见的和不可预测的"因素下，存活了下来（Willcox et al., 2008）。Arai 等（2017）发现，那些在 100 岁时仍能保持功能独立的老年人，很可能活到 110 岁以上。虽然现在这个数字很小，但是可以预测，未来的百岁老人将活得更长、更健康。

## 百岁老人

百岁老人的年龄在 100~109 岁，其中大多数老年人在 100~104 岁（Meyer, 2012）。他们中最年长的曾参加过第二次世界大战，而他们的同代人中有大约 5 500 万人死于那次战争。2015 年，全球约有 45.1 万百岁老人。据预测，到 2050 年，这一数字将变成 370 万，或者说每万名 65 岁以上的老年人中就有 23.6 人是百岁老人。虽然美国百岁老人的数量最多，但按照人均比例来说，日本百岁老人的占比是美国的 2 倍多（每万人中百岁老人的占比，美国：日本是 2.2∶4.8）（图 1.4）。预计到 2050 年，中国将拥有世界上数量最多的百岁老人，比 2015 年增加 13 倍（Stepler, 2016）。

2010 年，美国人口普查报告显示，美国的百岁老人中绝大多数是白种人（82.5%），女性（82.8%），多生活在南部城市（AOA, 2012）。随着百岁老人数量的快速增加，相关的生物学和遗传学研究也呈指数

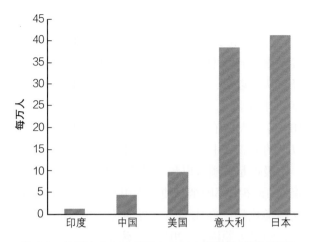

图 1.4   每万人中 100 岁以上老年人的数量（部分国家）

级增长，这些研究试图更好地理解人类的长寿秘诀和如何减少生命终末期的患病情况（Giuliani et al.，2017；Karasik and Newman，2015）。尽管这些百岁老人也携带着患病基因，但是，与其他人相比，这些基因并未被激活或者很晚才被激活（Sebastiani and Perls，2012）。百岁老人（和超级百岁老人）较少罹患痴呆之类的疾病，可能是与某种遗传神经保护因子有关（Takao et al.，2016）。大多数普通人可能会有与年龄相关的免疫力降低或慢性炎症，但是这些百岁老人似乎不存在这个问题（Iannitti and Palmieri，2011）。

在经济大萧条的时候（1929—1940 年），这些百岁老人还是青少年，当时工作机会稀缺，贫困、营养不良问题显著。在一些水源缺乏天然氟化物的地区，儿童的牙齿不够坚固，容易发生龋齿。维生素 D 缺乏导致的肋骨畸形（比如"鸡胸"）也很常见。甲状腺肿和黏液性水肿虽不太常见，但在一些地区出现了未被认识到的碘缺乏。对于百岁老人来说，天花一直是严重的威胁，直到 35 年前，天花才在全球绝迹［College of Philadelphia Physicians（CPP），2013］。很多百岁老人都患过儿童期常见的疾病，比如麻疹、腮腺炎、水痘、百日咳，一些目前还活着的百岁老人在儿童时期可能患过脊髓灰质炎。

## 中间群体

在百岁老人出生年份和婴儿潮一代之间的 30 年，还有个特殊的人口群体，就是现在这些 70 多岁、80 多岁和 90 多岁的老年人。在 1983 年美国和法国首次分离艾滋病病毒之前，有一些人因为艾滋病的流行失去了朋友和家人。这些老年人如果出生于 1929—1939 年，在经济大萧条时期，他们还

是儿童，并在很多儿童疾病中幸存了下来。根据他们出生的年份不同，这些老年人还挺过了很多传染病和流感大流行。

对中间群体而言，脊髓灰质炎是重要的威胁，他们中很多人或他们的朋友都曾感染。直到 1955 年，美国才出现了针对儿童预防脊髓灰质炎的疫苗，并给这些中间群体中的年轻者带来了最大的益处（CPP，2013）。1928 年，Alexander Fleming 首次发现了青霉素。1936 年开始应用于人体，从那时到现在，青霉素避免了许多与感染有关的死亡（Markel，2013）。

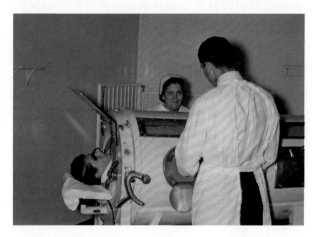

1960 年，罗德岛脊髓灰质炎流行期间，医院工作人员正在使用槽形呼吸器"铁肺"为患者做检查

随着婴儿潮一代的加入，年龄在 70~99 岁的人口正以指数速度增长。目前，美国 85 岁及以上的老年人预计将在 2011—2040 年增加 250%，即从 570 万增加到 1 410 万。种族之间的差异也在慢慢变大，90 多岁的老年人 88.5% 自认为自己是白种人，这一比例在 80 多岁的老年人中是 87.6%，在 70 多岁的老年人中是 84%。其中，自认为自己是拉美裔的老年群体正在快速增加（AOA，2012）。

## 婴儿潮一代

在老年人中，最年轻的群体是"婴儿潮一代"。他们大多出生于 1946—1964 年，这取决于他们所在的国家对该时间段的界定。在美国，最早的婴儿潮一代在 2011 年步入 65 岁，最晚的在 2029 年步入 65 岁。1946 年，也就是第二次世界大战结束后的下一年，美国出生的婴儿比之前任何一年都多——340 万，比 1945 年增加了 20%。这一数字逐年增加，直到 1964 年才开始逐渐降低。短短 18 年，7 640 万婴

儿出生,占美国总人口的 40%(History,2017)。

　　20 世纪 40 年代后期和 60 年代初期出生的人的生活经历差异很大。比如,前者的父母曾经参加过第二次世界大战,作为年轻人,他们可能被征召参加了越南战争,他们大学肄业或者曾经在部队服役。后者可能对此只有童年的记忆。

　　每天都有大约 1 万名婴儿潮一代步入 65 岁(Cohn and Taylor,2010)。这比之前的任何群体都要多,在婴儿潮一代成长的过程中,他们拥有比以往任何一代都好的医疗和预防保健条件。然而,他们也比前辈们拥有更长的与慢性病共存的生活时间(详见第 21 章)。

　　值得关注的是,慢性病与烟草使用有关。肥胖、糖尿病、关节炎、心脏疾病、痴呆都很常见,本书中将进行讨论。其中有些疾病发病率的增加可能与他们在成长过程中缺乏重视有关。例如,20 世纪50—60 年代,吸烟不仅可以被宽恕,甚至是一种身份的象征。糖果、香烟很受孩子们的欢迎。工作场

所、公共场所和家里,香烟随处可见,这不仅影响吸烟者,还影响了那些被动吸二手烟的人。1963 年,接近婴儿潮一代结束的时候,香烟的使用达到顶峰。从那以后,香烟的使用开始缓慢减少,从 2005年每 100 名成人中有 21 名烟民,到 2015 年,每100 名成人中有 15 名烟民。这包括 100 名 65 岁以上的成年人中的 8 名(CDC,2017b)。

　　吸烟是美国可以预防的头号死亡原因,心血管疾病、脑卒中都因烟草使用而引起。过去的 15 年,这两类疾病已经成为全世界非传染性疾病中导致死亡的最大原因,仅 2015 年,就导致 150 万人死亡(图1.5 和图1.6)(CDC,2017c;United Nations,2015;WHO,2017a)。

　　就像其他的几代人一样,20 世纪 50 年代出生的婴儿潮一代,至少经历了几次儿童期的流行性疾病,包括麻疹、腮腺炎、风疹、水痘。猩红热也很常见。发达国家年轻的婴儿潮一代受益于包括脊髓灰质炎在内的很多传染性疾病的疫苗免疫接种。

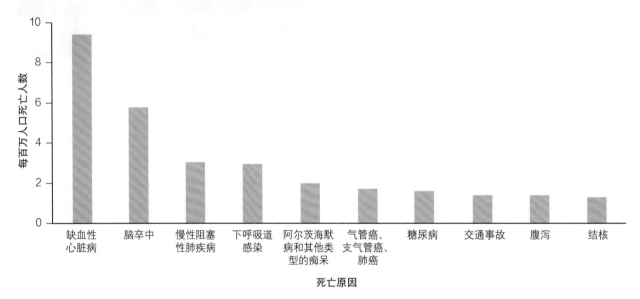

图 1.5　2016 年全世界死亡原因前十位

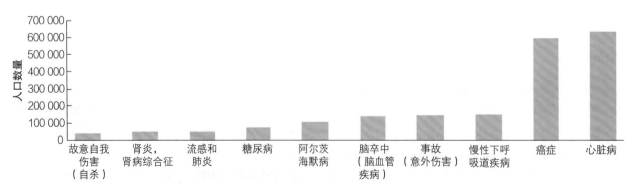

图 1.6　各种原因造成的死亡人数(美国)

青霉素和随后其他抗生素的问世和批量生产,显著影响了这一群体的生存质量。当今社会对健康生活方式的重视可以帮助下一代老年人生活得更健康,但对大多数老年人来说,健康老龄化面临许多挑战。

## 当今的老年人成长中所发生的重大事件

为了给老年人提供最好的、最有针对性的照护,有必要了解他们所生活成长的历史背景。同时,为了解这些背景,需要回顾过去117年整个的历史背景。

## 基于健康的模型

老龄人口的急剧增加,给护士带来了机会,使其能够在促进人群健康、阻止伴随慢性病和残疾的长寿潮方面有所作为,尤其是对于婴儿潮一代。"保持相对健康状态"成为护理实践和个人持续追求的目标,也体现了护理实践对老龄化中最常见的健康挑战的意义。

本书将以更广阔的健康视角给护士提供一个框架,使其更好地满足老龄人口的需求。健康模式强调,健康是由多个维度构成的。在特定的文化背景下,健康包括了功能、环境、智力、心理、精神、社会和生物等维度。这些维度与其他很多因素并存,包括年龄、收入、受教育水平、性取向和身份、性别、种族、信仰、族裔和原籍国、居住地、健康服务获取机会等。所谓健康生活和死亡所面临的挑战,就是尽可能地维持这些维度的平衡。这些维度就像一朵花一样,围绕着同一个中心相互交错(图1.7)。健康包括了其中的每一个维度,并且在这些维度的互动中成为一个更完整、更丰富的整体。

健康模式源自整体范式,即将健康看作一个连续体。这个连续体的一端是没有疾病,或者是虽然有慢性病,但是被控制在伤害最小的状态(例如,一个人的血压或者血糖水平在正常值范围内)。另一端是因急性事件或者多重损伤造成身体濒临死亡。年龄和疾病会影响一个人在这个连续体上的状态,但也不是固定的。

从整体健康的视角来看,健康老龄化的概念因个体和时间变化而异。健康模式的内核是独立的功能、对慢性病和残疾的自我管理、对未来积极的

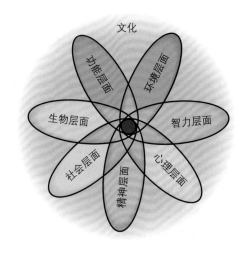

图 1.7　健康模式

态度、自我成长、对社会的贡献、健康的活动。老年专业的护理人员有机会和有责任在整个连续体过程中的任一阶段,包括在患者临终时,促进个体定义的完整和健康。

### 阐明健康与健康目标

1979年,为了指导健康促进工作开展,美国确定了具体的目标。这些目标在《健康促进与国民健康保障》(*The Surgeon General's Report on Health and Disease Prevention*)文件中有详细的描述(ODPHP,2017a)。相关的内容每10年更新一次,最新的论述是《健康人民2020》(*Healthy People 2020*)。文件中提出的目标成为制定健康工作目标的指导框架(详见知识链接1.3)。

> **知识链接1.3　健康人民2020的总体目标**
>
> - 获得高品质、持久的健康生活,远离可预防的疾病、残疾、伤害和过早死亡。
> - 享有健康的权利,消除不公平,改善群体健康。
> - 创造促进人类健康的社会环境和物理环境。

2020年的版本增加了许多对于老龄化尤为重要的新主题领域与目标,其中包括提升人们对于老年弱势脆弱人群的照护技能,并提高65岁以上老年人获得临床服务的比例。其他的新领域涉及痴呆、与健康相关的生活质量和福祉,以及健康的社会决定因素(ODPHP,2017b)。在该版本中,还列举了具体健康与疾病有关目标的实例。

## 老年人疾病预防和健康促进

在社会与政治压力的背后,全球老龄化人数的指数级增长是发展和实施健康策略,促进更好的健康状态和更健康的生活方式的最大动力(WHO,2013;WHO,2016)。现有实证经验显示,一些健康策略已经被证实有效,也有一些策略被淘汰,还有一些策略被认为可能有帮助,但是还缺少更多的证据。随着年龄增长,个体内在的脆弱性增加,为了维持健康连续体保持在最高水平,健康促进策略就显得尤为重要。

为了延长人均寿命和提高与健康有关的生活质量,美国《平价医疗法案》(Affordable Care Act)的一项条款呼吁成立国家预防委员会(National Prevention Council)。该委员会由美国卫生部部长担任主席,负责与社区和政府机构合作,制订健康促进和疾病预防的行动计划(USDHHS,2017)。《健康老龄化行动》(Healthy Aging in Action,HAIA)文件汇总了与促进老年人健康国家战略有关的项目和经验教训。这些项目针对所有层面的预防和健康老龄化的三个目标:①促进健康,预防伤害,管理慢性病;②优化躯体、认知和精神健康状态;③促进社会参与(National Prevention Council,2016)。

对健康促进和衰老研究的缺乏,使得实施基于证据的实践仍然面临着巨大的挑战,尤其是应用于代表性不足的群体时。虽然这种情况可能会随着下一代的发展而改变,但是目前参加预防性服务的群体依然较少,50~64 岁的群体中大概有 25% 参与,65 岁以上的群体参与率也少于 50%〔Centers for Disease Control and Prevention(CDC),2017d〕。

### 一级预防

一级预防是指在疾病发生前,防止疾病发生的策略。例如,美国疾病预防控制中心(CDC)和全球其他组织合作,降低了流感的发病率和流行,这便是实施一级预防促进健康(CDC,2017e;WHO,2017b)。虽然流感疫苗接种的有效性因人而异,但一项研究表明,每年的保护性免疫接种能够使 50 岁以上人群由于流感造成住院的风险降低 57%(Havers et al.,2016),将流感的感染风险降低 50%~60%(CDC,2017f)。

在一级预防的背景下,维持健康包括许多措施,例如不吸烟或者戒烟、维持理想体重、规律运动、均衡饮食、服用与年龄适应的膳食补充剂(如维生素 D 和钙剂)(见第 14、18 和 26 章)。除此之外,一级预防还包括压力管理、社会参与、认知刺激、足够的睡眠。上述措施至关重要,但在老年护理的实践中往往没有得到足够重视。

### 二级预防

二级预防是指对已经发生的疾病或健康问题的早期发现。早期发现的目标是增加解决问题的可能性,使个体尽可能恢复到之前的健康状态或尽可能接近原来的健康状态。最常见的二级预防策略是健康体检(例如,眼科检查、皮肤检查、结肠镜检查等),这在促进健康人群的健康状态或延长预期寿命中尤为重要。二级预防通常在社区、老年中心、健康管理中心和诊室内实施。护理人员和开业护士是二级预防措施的主要倡导者和组织者。

### 三级预防

三级预防是解决已经生病的人的健康问题。三级预防的目标是在疾病状态下尽可能地促进个体的健康。三级预防可以简单到是糖尿病患者的饮食计划,也可以复杂到是满足脑卒中患者的专业照护技术。尽管面临挑战,但是通过积极的三级预防,患者仍然能够达到以前的健康水平,乃至更高的健康状态(知识链接 1.4)。

---

**知识链接 1.4　三级预防行动**

9 个月之前,Helen 发生了脑卒中,导致右侧肢体瘫痪。通过实施全面的康复,她能够在手杖的帮助下,重新独立行走,并借助支架使用她患侧的手。由于慢性关节炎和过度使用,在她能够独立行走之后,她发现她的左肩很脆弱。她来到诊所寻求物理治疗。在诊所,她学会了如何正确使用手杖、如何进行伸展训练,并接受了热疗和按摩治疗。现在,她已经恢复了一些日常活动,也许以后她还会需要其他内容或形式的三级预防。

---

虽然一级预防已经被证明相当重要且有效,但是二级预防、三级预防对于老年人来说有着新的意

义,特别是在个体存在合并症的情况下。例如,如何根据几个关键的因素确定谁应该接受健康检查。知道一个人患有疾病是否会改变健康状态或者预测死亡? 或者对于痴呆的老年人来说,放射治疗、手术治疗是合理的选择吗(详见知识链接 1.5)? 虽然人们不能完全弥补不健康生活方式带来的危害,但是很多健康促进的小改变或许可以改善其今后的生活。

### 知识链接 1.5　什么时候开展二级预防?

一位患者在照护机构中查出有乳房肿块。护士坚持认为,患者应该接受 X 射线检查。虽然这位 85 岁的老年女性依然可以活动,且相当开朗,她却患有重度痴呆。我的倾向是不再进行进一步的检查(二级预防)。在跟她唯一在世的孩子谈话时,我们认可 X 射线检查可能有助于诊断乳腺癌,但是对她的母亲来说,这可能有很大的困难,因为她现在不明白发生了什么。如果确实诊断出癌症,接下来需要面对是否进行放射治疗、化学治疗等问题。医护人员与家属一致认为,在这种情况下,她的母亲不会从中获益。患者既不明白诊断的程序,也不能承受任何的治疗,同时,这些检查和治疗可能还会对她当前的生活质量产生负面影响。最终,这位女性未接受乳腺的 X 射线检查,3 个月后该患者死于急性心肌事件。

## 促进健康老龄化:对老年护理的启示

### ♥ 健康人民 2020

**老年人健康中出现的新问题**

- 包含照护者在内的以人为中心的照护计划
- 照护与健康状况监测的质量
- 正式与非正式照护人员的公平薪酬和补偿标准
- 健康从业人员所接受的最低水平的老年专科培训
- 增加关于老年人亚群的数据

资料来源:From Office of Disease Prevention and Health Promotion(ODPHP):*Older adults* 2017.

老年专业护士可以基于健康模式,在维护健康状态和照护场所中开展健康老龄化促进行动。该模式依据美国国家预防委员会和《健康人民 2020》所描述的目标,扩展了与健康老龄化相关的其他问题。老年专业护士可以通过参与和促进最简单的活动,在促进健康中发挥基本作用,例如责任护士确保患者得到符合其文化背景的营养饮食。社区护士作为健康教育者、倡导者、个案管理者,促进健康,确保社区居民了解适合他们,以及被推荐的服务。高级实践护士已经成为医疗保障人群健康促进访问最多的专业群体。

健康老年人、衰弱老年人或者预期寿命有限的老年人,其目标、干预措施是不一样的。什么时候选择预防措施是个问题,护士可以参与医疗保健讨论,进而为护理对象做出最佳的决定。对于受损严重或者预期寿命很短的人而言,通常不再推荐健康检查之类的二级预防措施,但是一些一级预防或者所有的三级预防措施是合适的。对于那些生命接近终末期或者认知障碍晚期的患者,需要认真考虑所推荐的生活方式带来的负担或者益处。对于老年专业护士来说,有责任为各种健康状态的老年人,例如从健康老年人到认知障碍晚期的患者,以及生命终末期的患者,设计并实施合适的干预措施。

护理人员通过鼓励护理对象打网球、参与轮椅保龄球、在老年人身体允许的情况下坐着休息等,来促进老年人的生理健康。健康的生活方式包括:健康的饮食,充足的睡眠,控制高血压、糖尿病等慢性病,不吸烟。保持最佳的生理健康状态也包括当个人需要时,能够获得高质量的医疗保健。我们期望实施基于证据的照护和前沿研究,而不仅仅是备选项。

护理人员通过促进老年人的人际交往、与宠物之间的互动或者二者同时实施,来促进老年人的社会健康(知识链接 1.6)。持续的社会互动对于认知、记忆和情绪的改善有显著影响(第 28 和第 29 章)。通过社会互动,无论什么性别、年龄或者功能状态,个体都可被视作具有男性或者女性的内在价值(知识链接 1.7)。

护理人员通过持续的照护促进老年人的功能健康。责任护士要确保患者所处的物理环境能够促进治疗,并鼓励患者保持活跃的状态和最高水平

### 知识链接 1.6　面对死亡的健康促进

Heinz 太太到了生命终末期。她的症状控制得很好，但是上次我去家访时，她看起来很激动。当我问她，我能帮她做什么的时候，她很坦白地说："我知道我剩下的时间不多了，我嫂子坚持想来看看我，但是我不喜欢她，我也不想在余下的时间里与任何我不想见的人共度，一分钟都不行。请跟我丈夫讨论一下这件事情，他根本不理解我。"那天讨论完，Heinz 先生哭了，他决定尊重妻子的愿望。几天后，她就在丈夫的怀里平静地去世了。

### 知识链接 1.7　社会层面的健康

有这样一家长期照护机构，不管入住的老年人功能或者认知状态如何，这里的工作人员始终与他们互动密切。对很多老年人来说，这些工作人员就是他们的家人。这里有一位最年轻的入住者，由于罹患无法控制的癫痫导致脑部损伤，他有可能要在这里度过余生。虽然存在沟通障碍，但是他喜欢和工作人员开玩笑。一天，一位护士在他椅子旁驻足，评论他刚刚得到的棒球帽。她说："你戴着那顶帽子帅呆了！"。他哈哈大笑，转身离开。

的参与度。例如，直接帮助患者从椅子上坐起来是不合适的。虽然他自己坐起来很慢，但是这种帮助对患者肌肉功能和自尊维持有负面的影响。

环境健康的实施措施是个性化的，通常包括了政治活动。居住在城市低收入地区的人，可能面临着犯罪、受伤害、暴露于污染中、获取新鲜蔬菜和水果的机会减少、依赖低效率的公共交通工具等问题。护理人员则需要通过倡导为街道照明、社区花园、老年相关的服务设施等提供足够的资金，以创造健康的生活环境。其中，提供与老年相关的服务

设施的学术组织包括美国老龄协会、美国印度裔老年人协会、欧洲老年家庭照护（Family Care of Older Adults in Europe）。老年专业护士帮助老年人创建居住空间，并实施健康实践，使得环境能更好地支持健康老龄化的发展。

实施心理健康促进，通常首先要识别个体潜在的心理健康威胁。心理健康包括意识到并接受感情。护理人员通常需要从观察和评估的角度，挑战个人和健康照护者的观点——"心理和认知的下降是老化带来的正常变化"。很多情况下，被认为是痴呆的病例可能是抑郁症而被误诊（第 28 章）。护理人员应该澄清这些误解，并帮助遇到困难的人们与新的精神疾病作斗争。

精神健康可以描述为个人对生命意义的感知。这可能与人际关系、对社区或者世界的认识有关。护理人员通过鼓励个体表达自己的精神需求，来促进个体精神层面的健康。在医院进行医疗决策、制定诊疗规程，乃至收集生命体征时，都要考虑患者的信仰或精神需求。同时这也意味着，护士和照护团队里的其他人都要尊重患者，并考虑到患者对临终仪式的精神需求（第 35 章）。

护理人员在所有层面上实施的健康促进活动，都要基于患者的文化背景。当护理人员进行决策时考虑了患者的需求，这就是在尊重患者的文化需求。这种尊重不必拘泥于形式。它可以是给患者提供合适的食物，比如每餐提供意大利面或者米饭，也可以是在照护团队中引入符合患者文化背景的土著治疗师。

通过倾听患者的需求，护理人员能够了解哪些措施对个体来说最重要，以及如何才能更好地促进其健康状态。在全球范围内，护理人员通过提供健康的生活方式、开展规律的健康检查、积极参与到生命全周期的三级预防中等，增加个体获得更健康状态的机会。以健康模式为基础的策略可能是个体最大限度发挥健康和功能潜能的最公平方式。

## ■ 主要概念

- 健康是一个多维度的概念，它是个体对内部与外部条件最满意的个性化适应水平。
- 随着寿命的延长和老年人口数量的增加，健康促进和疾病预防的积极作用已经达到前所未有的重视程度。
- 个体和他（或她）的父母、祖父母在社会层面上被

称为"同一代"老年人,这在历史上还是首次。

- 谁是"老人""更老"或者"超级老人",定义变化很快。随着越来越多"婴儿潮一代"寿命的延长,预计这种情况还会进一步变化。
- 正如《健康人民 2020》(*Healthy People 2020*) 所述,健康状态以这种独特和特定的方式被公众所认识。

- 美国国家预防委员会携手政府和非政府机构,共同制定并实施健康促进策略。
- 不论个体处于何种健康状态,老年专业护士都可以基于健康的视角开展实践,以促进其健康。
- 护士坚持遵循"聚焦健康"的原则来设计维持个体最佳生活状态的干预措施,可以促进健康老龄化,并最大程度地提高其生活质量。

## 护理研究:为生命喝彩

Perraud 太太最近刚庆祝完她 95 岁的生日,她的家人和朋友都来参加仪式。她说:"那是我生命中最美好的一天,我结了三次婚,但是没有一次婚礼比这次仪式更让我激动。我从没想过我能活这么久。是的,生命正如一场斗争。我的第一任丈夫在婚后不久死于第二次世界大战,第二任丈夫有家庭暴力,很快我就离开了他,我与第三任丈夫共同生活了 65 年,他是我的挚爱。后来他得了阿尔茨海默病,我照顾了他 6 年,无怨无悔。我的孩子们有时候想知道,为什么我能够始终保持乐观地向前看。我相信我能够成为健康老化的榜样。"

她很衰弱,也很瘦,由于罹患重度骨关节炎,为了控制疼痛,她规律地服用对乙酰氨基酚。她

虽然吃得不多,但是她不挑食,很注重营养搭配。直到去年,她还会每天步行 3.2 千米。有一次,她从橡木家具上滑了下来,摔断了髋关节,自此之后,她就没有恢复如初,更让人沮丧的是,她离不开手杖了。她希望接下来,她可以在健身房运动,这也是她的生日愿望。

- 在这个案例中所陈述的内容,可以用本章所提到的哪个层面的健康来解释?
- 你认为 Perraud 太太处在健康连续体中的何种状态?请说明原因。
- 确认并与 Perraud 太太讨论三个健康促进或者疾病预防的策略。这么做的话,你不仅能够了解随着时间的推移,她是怎么过来的,还能够针对她的生活为她提供一些建议。

## ▌ 关键思考问题和措施

1. 基于健康模式,尝试构建你对于健康的定义。
2. 展望未来,你期望自己在老年阶段能够达到哪种健康状态?
3. 回顾三级预防的内容,思考我们所熟知的

策略哪些在健康促进和疾病预防中仍然有效,哪些将无效?想想你所使用的策略,或者你听说的,亦或你相信有效的策略,然后检索一下学术文献(不是报纸或者维基百科),看看目前的证据有哪些。

## ▌ 研究问题

1. 老年人健康中最重要的影响因素是什么?
2. 表明个体处于"健康"状态的因素有哪些?
3. 年轻人对积极健康老龄化的认知如何?

4. 为了促进各种状态老年人的健康,护理人员应该怎么做?

(王贞慧 译)

# 参考文献

Allard M, Robine JM, Calment J: *Jeanne Calment: from Van Gogh's time to ours, 122 extraordinary years,* Waterville, ME, 1999, Thorndike Press.

Arai Y, Sasaki T, Hirose N: Demographic, phenotypic, and genetic characteristics of centenarians in Okinawa and Honshu, Japan: Part 2 Honshu, Japan, *Mech Ageing Dev* 165(Pt B):80–85, 2017.

Centers for Disease Control and Prevention (CDC): *Health, United States, 2016,* 2017a. https://www.cdc.gov/nchs/data/hus/hus16.pdf#015. Accessed September 1, 2017.

Centers for Disease Control and Prevention (CDC): *Current cigarette smoking among adults in the United States,* 2017b. https://www.cdc.gov/tobacco/data_statistics/fact_sheets/adult_data/cig_smoking/index.htm. Accessed September 1, 2017.

Centers for Disease Control and Prevention (CDC): *Smoking and tobacco use: Fast facts diseases and death,* 2017c. https://www.cdc.gov/tobacco/data_statistics/fact_sheets/fast_facts/index.htm. Accessed September 1, 2017.

Centers for Disease Control and Prevention (CDC): *Clinical preventive services,* 2017d. http://www.cdc.gov/aging/services. Accessed September 1, 2017.

Centers for Disease Control and Prevention (CDC): *International influenza,* 2017e. https://www.cdc.gov/flu/international/index.htm. Accessed September 1, 2017.

Centers for Disease Control and Prevention (CDC): *Vaccine effectiveness: How well does the flu vaccine work?* 2017f. https://www.cdc.gov/flu/about/qa/vaccineeffect.htm. Accessed September 1, 2017.

Cohn D'V, Taylor P: *Baby boomers approach 65 – glumly,* 2010, Pew Research Center. http://www.pewsocialtrends.org/2010/12/20/baby-boomers-approach-65-glumly/. Accessed September 1, 2017.

Gagnon A, Miller MS, Hallman SA, et al: Age-specific mortality during the 1918 influenza pandemic: unravelling the mystery of high young adult mortality, *PLOS One* 8(8):e69586, 2013. http://journals.plos.org/plosone/article?id=10.1371/journal.pone.0069586.

Gerontology Research Group: *GRG world supercentenarian rankings list,* 2017. http://www.grg.org/SC/WorldSCRankingsList.html. Accessed September 1, 2017.

Giuliani C, Pirazzini C, Delledonne M, et al: Centenarians as extreme phenotypes: An ecological perspective to get insight into the relationship between the genetics of longevity and age-associated diseases, *Mech Ageing Dev* 165(Pt B):195–201, 2017.

Havers F, Sokolow L, Shay DK, et al: Case-control study of vaccine effectiveness in preventing laboratory confirmed influenza hospitalizations in older adults, United States, 2010-2011, *Clin Infec Dis* 63(10):1304–1311, 2016.

History: *Baby boomers,* 2017. http://www.history.com/topics/baby-boomers. Accessed September 2017.

Iannitti T, Palmieri B: Inflammation and genetics: an insight in the centenarian model, *Hum Biol* 83(4):531–559, 2011.

Jett KF: The meaning of aging and the celebration of years, *Geriatr Nurs* 24(4):290–293, 2003.

Karasik D, Newman A: Models to explore genetics of human aging, *Adv Exp Med Biol* 847:141–161, 2015.

Mather M: *Fact sheet: aging in America,* 2016. Population Reference Bureau. http://www.prb.org/Publications/Media-Guides/2016/aging-unitedstates-fact-sheet.aspx. Accessed September 2017.

Meyer J: *Centenarians: 2010, 2010 Census Special Reports* (Report no. C2010SR-03), Washington, DC, 2012, United States Census Bureau, U.S. Government Printing Office.

Nascher I: *Geriatrics,* Philadelphia, 1914, P. Blakiston's Sons & Co.

National Prevention Council: *Healthy aging in action,* 2016. https://www.surgeongeneral.gov/priorities/prevention/about/healthy-aging-in-action-final.pdf. Accessed September 1, 2017.

Office of Disease Prevention and Health Promotion (ODPHP): *History and development of Healthy People,* 2017a. https://www.healthypeople.gov/2020/About-Healthy-People/History-Development-Healthy-People-2020. Accessed September 1, 2017.

Office of Disease Prevention and Health Promotion (ODPHP): *Older adults,* 2017b. https://www.healthypeople.gov/2020/topics-objectives/topic/older-adults. Accessed September 1, 2017.

Office of Minority Health: *African American death rate drops 25 percent,* 2017. https://minorityhealth.hhs.gov/omh/content.aspx?ID=188. Accessed September 1, 2017.

Sanderson W, Scherbov S: Rethinking age and aging. Population Bulletin, *Popul Ref Bureau* 63(4):3–16, 2008.

Schoenhofen EA, Wyszynski DF, Andersen S, et al: Characteristics of 32 supercentenarians, *J Am Geriatr Soc* 54:1237–1240, 2006.

Sebastiani P, Perls TT: The genetics of extreme longevity: lessons from the New England centenarian study, *Front Genet* 3:277, 2012.

Stepler R: *World's centenarian population projected to grow eightfold by 2050,* 2016. Pew Research Center. http://www.pewresearch.org/fact-tank/2016/04/21/worlds-centenarian-population-projected-to-grow-eightfold-by-2050/. Accessed September 1, 2017.

Takao M, Hirose N, Arai Y, Mihara B, Mimura M: Neuropathology of supercentenarians—four autopsy cases, *Acta Neuropathol Commun* 4(1):97, 2016.

United Nations (UN): *World population ageing,* 2015. http://www.un.org/en/development/desa/population/publications/pdf/ageing/WPA2015_Report.pdf. Accessed September 1, 2017.

U.S. Chamber of Commerce, Economics and Statistics Administration: *Sixty-five plus in the United States,* 2011. https://www.census.gov/population/socdemo/statbriefs/agebrief.html. Accessed September 2017.

U.S. Department of Health and Human Services(USDHHS): *National Prevention Council,* 2017. https://www.surgeongeneral.gov/priorities/prevention/about/. Accessed September 1, 2017.

Willcox DC, Willcox BJ, Wang NC, et al: Life at the extreme limit: phenotypic characteristics of supercentenarians in Okinawa, *J Gerontol A Biol Sci Med Sci* 63(11):1201–1208, 2008.

World Health Organization (WHO): *The 8th global conference on health promotion, Helsinki,* 2013. www.who.int/healthpromotion/conferences/8gchp/en/index.html. Accessed September 1, 2017.

World Health Organization (WHO): *World report on ageing and health,* 2015. http://www.who.int/ageing/events/world-report-2015-launch/en/. Accessed September 1, 2017.

World Health Organization (WHO): *9th global conference on health promotion, Shanghai,* 2016. http://www.who.int/healthpromotion/conferences/9gchp/en/. Accessed September 1, 2017.

World Health Organization (WHO): *The top 10 causes of death worldwide,* 2017a. http://www.who.int/mediacentre/factsheets/fs310/en/. Accessed September 1, 2017.

World Health Organization (WHO): *Influenza: Surveillance and monitoring,* 2017b. http://www.who.int/influenza/surveillance_monitoring/en. Accessed August 1, 2017.

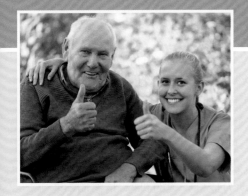

# 老年护理:过去、现在和未来

*Theris A. Touhy*

在祖母生病之前,我并没有真正地了解过她。但是现在我得用完全不同的眼光看待她:她既脆弱又坚强,既胆小又勇敢,既要求苛刻又令人愉快,既痛苦又幽默,既需要别人帮助又被他人需要着。因此,我开始意识到老年是人漫长一生的顶峰。

*28 岁的学生 Jenine*

老年护理使我们接触了人类生存最基本和最深刻的问题——生死的意义;力量来源和生存技能;开始、结束和存在的合理性。它帮助我们发现"自我"——一个随着年龄的增长,逐渐形成的"自我"。

*46 岁的中年人 Stephanie*

我已经 95 岁了,家人和朋友都已经不在这个世界了。我确定自己快要离开这个星球了,但不知道在天堂是否会有人陪着我? 谁又会把我亲自交到上帝手中?

*95 岁的老年人 Helen*

## 学习目标

学完本章后,读者将能够:

1. 讨论基于胜任力的老年护理人才培养的策略,以满足全球日益增长的老年人的需求。
2. 指出影响老年护理专业发展的因素。
3. 讨论并描述专业老年学术团体对护士的意义。
4. 探讨老年护理人员在老化研究中的作用。
5. 比较在健康疾病连续体中,老年护理不同的角色和需求。
6. 讨论在不同医疗卫生机构之间的过渡期间改善老年人结局的干预措施。

## 照护老年人:护理的当务之急

对多数人来说,健康老龄化现在是一个可以实现的目标。护士必须具备知识和技能,来帮助不同年龄、种族和文化背景的人实现健康老龄化。老年期与童年期、成年期同等重要,是健康社会的重要组成部分(Thomas,2004)。老年期能持续 40 年甚至是更长的时间。那么如何提高老年人的健康水平? 或许我们不仅需要关注个体整个生命周期的健康状态,还需要关注护士所提供的专业护理。

护士该如何尽可能地提升老年人的体验,丰富老年人的生活,而不考虑老年人生理和心理的变化? 护士有责任来帮助老年人塑造一个世界,在这个世界中,老年人不仅仅是生存,更可以成长。大多数护士在职业生涯中都照护过老年人。预计到 2020 年,护士 75% 的工作时间将与老年人一起度过(Holroyd et al.,2009,p. 374)。此外,公众希望护士能够拥有知识和技能来帮助他们健康地步入老年。每个老年人都希望由具有老年护理能力的护士提供照护。

## 谁来照护老龄化社会？

预计到 2040 年,世界老年人口数量将超过 13 亿(Tolson et al.,2011)(第 1 章)。人口老龄化已成为至关重要的健康和社会问题,因此,全球范围内的老年护理人员、医疗卫生专业人员、直接照护人员都应做好在所有场景下提供护理的准备。在大多数发达国家,老龄化造成的劳动力短缺和老年人口数量的增加,对拓展护理服务提出了挑战。对于发展中国家而言,老年人口数量增长更快,并且缺乏完善的护理和医疗服务系统。

在美国,老年护理预计将成为医疗卫生领域就业增长最快的行业。尽管需求很大,但感兴趣并能够胜任此项工作的医护人员数量仍然很少(Institute of Medicine,2008)。不到 1% 的注册护士和不到 3% 的高级执业护士(APN)获得了老年领域的专业认证(Campaign for Action,2016)。"无论是初级卫生保健、急性期护理、养老机构护理,还是家庭护理,我们都没有足够的老年领域护士"(Christine Kovner,RN,PhD,FAAN,引自 Robert Wood Johnson 基金会,2012)。

老年医学也面临着类似的挑战,目前,能够胜任的老年医学专家大约有 7 000 名,换言之,大概每 2 546 个美国老年人中才有 1 名老年医学专家。而且,这个数字正在下降,预计到 2040 年,老年医学专家将少于 5 000 名。现在,不到 3% 的医学生会选择老年医学选修课(Campaign for Action,2016)。社会工作、物理治疗和精神病学等其他职业方向也面临类似的人力不足处境。据估计,到 2030 年,为满足老年人的护理需求,需要增加 350 万医疗卫生专业人员和护理人员。令人欣慰的是,2012—2015 年,美国养老院的医生和高级执业护士的数量增加了 1/3 以上。这表明在医疗和护理实践中,一个新专业的兴起将会深刻地影响患者的结局。这些护理人员在老年照护领域具有足够的能力。急性后期和长期照护医学会(Society for Post-Acute and Long-Term Care Medicine)正在致力于设计一个提高老年护理人员能力的教育项目(Morley,2017;Ryskina et al.,2017)。

目前,有 4 350 万家庭护理人员无偿为 55 岁及以上的老年人提供护理,然而老年护理劳动力

的短缺为这些家庭护理人员带来迫在眉睫的危机。如果从事老年护理的劳动力短缺的状况得不到改善,家庭和其他非正式护理人员将面临更大的压力。随着家庭规模缩小、离婚率上升以及居住地迁移,下一代老年人可能无法依靠来自家庭的照护(第 34 章)。未来,会有护理人员协助家庭照护他们的家人吗？与劳动力危机有关的目标,请参阅《健康人民 2020》(Healthy People 2020)。

### ♥ 健康人民 2020

**目标 7.A**

> 增加具有老年医学证书(医生、老年精神科医生、注册护士、口腔科医生、物理治疗师、注册营养师)的卫生保健人员比例。

资料来源:Data from U.S. Department of Health and Human Services,Office of Disease Prevention and Health Promotion (2012). *Healthy People 2020.*

## 老年护理学的发展

护士总是处于照护老年人的第一线。他们提供了实际的照护、监督、管理、项目开发、教学和研究,在老年学这一快速发展的专业中承担了很大的责任。护士一直是照护老年人的主要人员,老年专业的护理人员对指导老年最佳照护实践的知识体系做出了重大贡献。

我们需要努力明确与护理老年人的护士相关的专业术语,例如"老年护士""老年医学护士"和"老年病学护士"。我们更倾向于使用"老年医学护理"一词,因为它反映了一个包括健康和疾病在内的更全面的领域。老年护理是在过去的 60 年里才出现的有限实践领域。1950 年以前,老年护理被认为是在老年患者身上应用一般护理原则,几乎没有人意识到,这其实是类似于产科、儿科或者外科护理的专业护理领域。虽然大多数专科的护理工作是从医学范畴中发展而来的,但老年护理不是,因为老年护理一直被视作一般护理的领域(Davis,1985)。回顾老年护理的历史,我们感叹护理前辈们的倡导和坚持不懈的努力,他们克服种种困难,一直致力于老年护理这一专业的发展。

我们今天所了解的老年护理的基础,在很大程度上是由一小群护理先驱者建立的,他们中的许

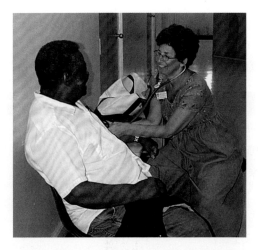

护士在许多场合提供护理（Courtesy Kathleen Jett.）

多人已经去世了。这些具有创新精神的护士在早期就认识到老年人有特殊需求，他们需要最精细、最全面、最复杂的护理，从而定义和构建了这一专业。这些先驱者挑战当时固有的思维，研究与照护老年人有关的新想法，驳斥关于老化的神话故事和幻想，并通过调查、临床观察、实践和记录来发现现实，开展影响老龄化体验的实践活动。他们看到了生命后期阶段更美好的未来，并努力寻找新的可能性。

先驱者分享的智慧和经验在今天仍然适用，我们应该感谢他们为坚持开展老年专科实践的付出和贡献。知识链接 2.1 展示了一些老年护理前

---

**知识链接 2.1  老年护理先驱者和现任领导者对老年护理实践的思考**

**Mary Opal Wolanin，老年护理先驱者**

"我从老年人身上学到的最有价值的经验之一就是我必须开始重新审视自己的内心。我对年龄歧视感到非常内疚。我曾经相信书中的每一个神话，确信我永远活不过 70 岁生日，因此也没有为我的 70 岁做任何计划。也许我职业生涯中最有成就的几年是在那个可怕的生日之后。我现在意识到，思考自身的衰老是非常困难的。"

——Priscilla Ebersole 在 1990—2001 年收集的
采访数据

**Bernita Steffl，老年护理先驱者**

"总有一个有趣的人有时被锁在年龄的牢笼里。我认为，我用这种方法至少帮助了一些学生。你们看到的是现在的我，但我看到的是一直以来的我，我所做的一切不仅仅只是成为一个老太太。"

——From Ebersole P,Touhy T:*Geriatric nursing:*
*growth of a specialty*,New York,2006,Springer,p.52.

**Terry Fulmer，纽约大学护理学院院长，约翰·哈特福德老年护理研究所联合主任**

"我很快意识到，在照护老年人的领域可以有一项自主的护理实践，这将对医疗结果产生真正的影响。我可以全面从事护理工作，这给了我一种自由和成就感。对于老年患者来说，护理最重要的组成部分是护士主导的护理，这十分令人

激动。"

——From Ebersole P,Touhy T:*Geriatric nursing:*
*growth of a specialty*,New York,2006,Springer,p.129.

**Jennifer Lingler，博士，执业注册护士，助理教授，匹兹堡大学护理学院**

"当我上高中的时候，一个护士帮我在她工作的养老院找到了一个助理护士的职位。那次经历激发了我对老年人的兴趣，并一直延续到今天。我意识到照护体弱多病的老年人是一件令人难以置信的事情，尽管这个角色微不足道，但我很荣幸能在他们的生活中出现。与此同时，我越来越好奇成功老化意味着什么。我想知道为什么有些人似乎能优雅地变老，而另一些人却死于身体疾病、智力衰退，或两者兼而有之。作为一名'建立老年护理学术能力'（BAGNC）的校友，我现在正在一家记忆障碍诊所担任执业护士，在老年学项目中教授伦理学课程，并进行家庭护理研究。令人鼓舞的是，当现在的学生思考摆在他们面前的一系列机会，寻求值得信赖的导师的建议，并接触不同的临床人群时，下一代老年专业护士将会出现。我相信，他们将为改变社会最弱势成员的生活制定方向。"

—— As cited in Fagin C,Franklin P:*Why choose*
*geriatric nursing? Six nursing scholars tell*
*their stories*,*Imprint* 5〔4〕,pp.72-76,2005.

辈和当今老年护理专业领导者对老年护理实践的看法,以及他们从事这一专业的动机。想要更全面地回顾该专业的历史,请参阅《老年护理:一个专业的成长》(*Geriatric Nursing:Growth of a Specialty*)(Ebersole and Touhy,2006)。护士以成为老年护理领域的引领者而感到自豪(表2.1)。

| 表2.1 | 老年护理职业化进程 |
|---|---|
| 1906 | 第一篇老年护理相关文章发表在《美国护理杂志》(*American Journal of Nursing*,AJN)上。 |
| 1925 | 《美国护理杂志》(*American Journal of Nursing*)认为老年护理可能是护理领域的一门专业。 |
| 1950 | Newton and Anderson 出版了第一本老年护理教科书,老年学成为护理的专科。 |
| 1962 | 美国护士协会(ANA)成立了一个全国性的老年护理组织。 |
| 1966 | 美国护士协会(ANA)创建了老年护理部门。<br>Virginia Stone 在杜克大学为老年临床护理专家开设第一门硕士课程。 |
| 1970 | 美国护士协会(ANA)制定了老年护理实践标准。 |
| 1974 | 通过美国护士协会(ANA)提供的老年护理实践认证,由 Laurie Gunter 和 Virginia Stone 执行流程。 |
| 1975 | Slack 出版《老年护理杂志》(*Journal of Gerontological Nursing*),Edna Stilwell 任主编。 |
| 1976 | 美国护士协会(ANA)将"Geriatric Division"更名为"Gerontological",以体现健康促进的重点。<br>美国护士协会(ANA)出版《老年护理实践标准》(*Standards for Gerontological Nursing Practice*),Barbara Allen Davis 任委员会主席。<br>美国护士协会(ANA)开始对老年执业护士进行认证。<br>McGraw-Hill 出版由 Burnside 主编的《护理与老年》(*Nursing and the Aged*)。 |
| 1977 | 美国堪萨斯大学(University of Kansas)护理学院的 Rose Therese Bahr 创立第一个老年护理专科班,该班由护理学部资助。 |
| 1979 | 《老年护理教育》(*Education for Gerontic Nursing*)的作者 Gunter 和 Estes 提出护理需要各层次的教育。 |
| 1980 | 《老年护理学》(*Geriatric Nursing*)由 AJN 首次出版,Cynthia Kelly 任主编。 |
| 1983 | Florence Cellar 在凯斯西储大学(Case Western Reserve University)设立美国第一个老年护理主席,由 Doreen Norton 担任。<br>美国老年执业护士大会成立。 |
| 1984 | 美国老年护理协会成立。<br>老年护理实践部门转变成老年护理理事会(理事会为所有实践专科建立)。 |
| 1989 | 美国护士协会(ANA)认证老年临床护理专家。 |
| 1992 | 约翰·哈特福德基金会的 Terry Fulmer 发起了一项旨在改善住院老年患者护理质量的重要倡议:护士改善医疗卫生系统老年人护理计划(Nurses Improving Care for Healthsystem Elders, NICHE),NICHE 是一个国际护理教育和咨询项目,旨在改善医疗卫生机构的老年护理质量。后来,为了增加医疗卫生机构启动 NICHE 项目时的灵活性和可承受性,NICHE 还推出了一个在线领导力培训项目(Leadership Training Program, LTP)。 |
| 1996 | 约翰·哈特福德基金会在 Mathy Mezey 的指导下在纽约大学建立了老年护理研究所。 |
| 2000 | 美国护理学院协会(American Association of Colleges of Nursing)和约翰·哈特福德基金会老年护理研究所发布老年护理学士学位能力和课程指南。<br>在约翰·哈特福德基金会的支持下,美国护理学会于 2000 年发起"建立老年护理学术能力(Building Academic Geriatric Nursing Capacity,BAGNC)"项目。 |
| 2001 | 哈特福德老年护理协会联盟成立。 |
| 2002 | 由大西洋慈善公司资助的老年护理能力项目(Nurse Competence in Aging,NCA)倡议通过提高专科护士的老年护理能力来提高老年人的卫生保健质量。 |
| 2004 | 美国护理学院协会和哈特福德老年护理协会发布老年执业护士和临床护理专家胜任力相关内容。<br>大西洋慈善基金会资助老年护理的博士后研究。 |

**表 2.1 老年护理职业化进程（续）**

| | |
|---|---|
| 2007 | 为了提高专业护士的临床技能，大西洋慈善基金会向美国护理学会提供了一笔 50 万美元（约 345 万人民币）的拨款，用于提高对养老院老年人的护理质量。<br>美国长期照护护士协会成立。 |
| 2008 | 约翰·哈特福德基金会资助成立 4 个新的老年护理卓越中心（Centers of Geriatric Nursing Excellence，CGNE），老年护理卓越中心数量达到 9 个，分别是爱荷华大学、加州大学旧金山分校、俄勒冈健康科学大学、阿肯色大学、宾夕法尼亚大学、亚利桑那州立大学、宾夕法尼亚州立大学、明尼苏达大学和犹他大学。<br>Slack 出版《老年护理研究》（*Research in Gerontological Nursing*），Kitty Buckwalter 博士任主编。<br>在约翰·哈特福德基金会的资助下，Sigma Theta Tau 成立老年护理领导学院。<br>约翰·哈特福德基金会资助老年精神病学护理合作（爱荷华大学，阿肯色州，宾夕法尼亚州，美国护理学会）。<br>医学研究所发表了《重塑老龄化的美国：建设医疗保健队伍》（*Retooling for an aging America：building the health care workforce*），并提出需要加强卫生保健人员的老年护理能力。<br>高级执业注册护士（APRN）的共识模式规定：成人—老年学领域的执照、许可、认证和教育是 APRN 的六项重点之一。 |
| 2009 | Sigma Theta Tau 长期照护护理卓越中心成立。<br>费城社区学院与国家护理联盟之间联合开展老年医学执业前护理教育项目，约翰·哈特福德基金会资助该项目的第二培养阶段。 |
| 2010 | 约翰·哈特福德基金会老年护理研究所、美国护理学院协会（AACN）和美国执业护士协会（NONPF）发布成人—老年学初级护理执业护士胜任力。<br>Sigma Theta Tau 护理卓越中心成立。<br>建立美国护理学院协会（ANCC）卓越路径——长期照护计划。<br>美国护士协会（ANA）老年护理范围和实践标准出版。 |
| 2012 | 美国老年学学会（Gerontological Society of America）现在是国家哈特福德老年护理卓越中心（National Hartford Centers of Gerontological Nursing Excellence，HCGNE）协调中心（又称 Building Academic Geriatric Nursing Capacity Initiative）的所在地。<br>美国卫生与公众服务部向 5 家指定的医疗中心医院提供资金，对新注册的高级执业注册护士（APRN）进行包括初级保健、预防保健、过渡保健、慢性病个案管理及其他服务在内的临床培训。 |
| 2013 | 成人—老年急性期护理执业护士和成人—老年学初级护理执业护士通过美国护理学院协会（ANCC）认证。<br>哈特福德老年护理研究所（HIGI）从 HRSA 获得 150 万美元（约 1 035 万人民币）的护士教育、实践、质量和护士留职（NEPQR）资助，用于提高执业护士和护理学生的跨专业教育、领导能力和团队建设技能，帮助解决社区中体弱多病的老年人药物管理的复杂情况。这项资助是哈特福德老年护理研究所、纽约大学护理学院、纽约大学 Silver 社会工作学院、Touro 药学院和纽约访问护士服务中心实践/教育合作款项。<br>在美国卫生和公众服务部（DHHS）、卫生资源和服务管理局（HRSA）、卫生职业局（BHPr），以及公共卫生和跨学科教育司（DPHIE）的资助下，发布了老年人初级保健倡议电子学习临床培训模块。 |
| 2016 | 哈佛医学院获得 370 万美元（约 2 553 万人民币）资助，用于建立全美谵妄调查网络（NIDUS），该项目主要由护理研究人员参与，通过新的跨学科研究网络，推进谵妄领域的研究。 |
| 2017 | 为了重新描述老龄化的现状，并在关于老龄化的交流过程中做出有意义的改变，几本杂志（*Journal of Gerontological Nursing*，*Geriatric Nursing*，*Research in Gerontological Nursing*，*Annals of Long-term Care*，*Journal of the American Geriatrics Society*）更新其投稿指南。要求作者在文稿中采用 older adults 作为指代老年人的首选术语，并提供具体的年龄范围（如描述研究或对患者护理、人群健康做出推荐时，对象为 65~75 岁的老年人）。具体内容参见老龄化组织领导人框架研究所（Leaders of Aging Organizations Frameworks Institute）的工具包，以帮助重新构建概念和技能，更好地推进美国老年护理的交流。<br>55 所护理学院和相关组织已成为老年护理卓越中心的成员，加上成立的 9 个老年护理卓越中心，目前全球共有 64 个哈特福德老年护理卓越中心。 |

## 老年护理早期历史

老年护理起源于英国,始于弗洛伦斯·南丁格尔(Florence Nightingale),她曾就职于一所妇女医院。南丁格尔的学生 Agnes Jones 继承了南丁格尔对体弱多病老年人的关怀思想。1864 年,Jones 被任命在利物浦疗养院——一家大型的救济机构工作。这家机构里的护理和饮食很差,"护士"经常酗酒。在南丁格尔的指导下,Jones 女士大大改善了护理工作,并降低了成本。

在美国,救济院是贫困老年人的容身场所,但由于条件恶劣、无人照管、传染病流行,以及缺乏适当的医疗照护,老年人死亡率高,救济院成了难以忍受的场所(Crane,1907,p. 873)。早在 1906 年,Lavinia Dock 和其他护理领域的领导者就关注了救济院罹患慢性病老年人的需求,并在《美国护理杂志》(American Journal of Nursing,AJN)上发表了他们的研究成果。Dock 和她的同事们指出,救济院迫切需要训练有素的护士和学徒教育。"这些存在于家务和护理(二者一直被视作是女性的领域)领域的错误将不会发生"(Dock,1908,p. 523)。1912 年,美国护士协会(American Nurses Association,ANA)董事会任命了一个救济院委员会,以监督救济机构的护理工作。然而,第一次世界大战打乱了他们对这些工作的部署和对这一问题的关注。1925 年,ANA 提出了发展老年护理的想法。

随着 1935 年《社会保障法》(Social Security Act)的通过,联邦政府开始支付养老保险,并向未被保险覆盖的贫困老年人提供公共援助。为了消除公众对救济院的恐惧,国会规定不能将社会保障基金用于支付在救济院或其他公立机构的护理费用,这一举动被认为是商业养老院的起源。随后 10 年里,许多救济院关闭,但为老年人提供照护的私人寄宿之家的数量却在增加。一些退休和孀居的护士经常把自己的家改成生活区,并在老年人生病时提供照护。他们被认为是社区第一批老年病学护士(或老年医学护士),他们的家也就成了第一批养老院。

在 20 世纪 40 年代,两本护理杂志描述了老年护理卓越中心:俄亥俄州的凯霍加县疗养院(Cuyahoga County Nursing Home)和纽约的希伯来老年之家(Hebrew Home for the Aged)。Sarah Gelbach (1943) 在《美国护理杂志》(American Journal of Nursing,AJN)上发表的一篇文章建议,护士不仅要有与老年人相处的能力,还要有专业的老年学教育背景。1950 年,关于老年护理的第一本教科书《老年护理学》(Geriatric Nursing)由 Newton 和 Anderson 出版,第一篇关于慢性病和老年人的研究(Mack,1952)发表在 1952 年的《护理研究》(Nursing Research)杂志上。

1962 年美国成立了一个讨论老年护理的焦点小组,1966 年成立了一个老年实践小组。同年,ANA 成立了一个老年护理部门(Division of Geriatric Nursing)。1968 年,ANA 发布了第一个老年学标准,不久之后又颁发老年护理认证。老年护理是第一个在 ANA 建立实践标准的专科,也是第一个通过提供认证机制,以确保人们能够通过培训和教育获得特定专业知识的专科(Ebersole and Touhy,2006)。1976 年,该部门更名为"老年医学护理部门"(Gerontological Nursing Division),以反映护士在老年人护理中发挥的广泛作用。老年护理委员会于 1984 年成立,为老年执业护士(Geriatric Nurse Practitioners,GNP)和老年临床护理专家(Gerontological Clinical Nurse Specialists,GCNS)颁发证书。最新版《老年护理:实践范围与标准》(Gerontological Nursing:Scope and Standards of Practice)于 2010 年出版,确定了老年护理实践的水平(基础和高级)、临床老年护理标准和老年护理专业表现。

## 当前的举措

哈特福德老年护理研究所在加强老年护理专科方面做了很重要的工作,该研究所成立于 1996 年,由约翰·哈特福德基金会资助。它是美国唯一一个由护士领导的组织,旨在通过向护理专业和更大的医疗服务体,推广和促进老年护理,以提升美国老年护理的质量。他们通过改革课程、发展师资、发展国家哈特福德老年护理卓越中心、设立老年护理研究的博士和博士后奖学金以及发展临床实践改进项目,提高老年医学在护理教育项目中的地位,进而达到优化护理教育、护理实践、护理研究和护理政策的目的。

老年护理胜任力项目(Nurse Competence in Aging,NCA)是改善老年人护理服务质量的另一个重要举措。该项目旨在确保护理专科组织具备老年医学方面的能力。面向老年专科护理组织，为50多个护理专科组织提供资金和技术支持。同时，该项目开发了一个免费的老年护理综合资源网络中心，为护士提供老年护理相关主题的循证信息，并在全国范围进行老年护理认证的推广（Stierle et al.，2006）。

专科护理资源优化项目（Resourcefully Enhancing Aging in Specialty Nursing，REASN）与13个以医院为基础的专科协会建立了密切的合作，负责开发老年教育产品和资源，以提高所有协会成员在老年护理领域的能力。

Sigma Theta Tau 长期照护护理卓越中心成立于2009年。该中心资助老年护理领导力学会（Geriatric Nursing Leadership Academy，GNLA），并提供一系列产品和服务，以支持长期照护护理人员的专业发展和领导力培养。2013年，哈特福德老年护理研究所与其他组织合作，启动了一系列项目，重点涉及跨专业教育、领导力、团队建设能力，以及提高老年初级保健卫生人员的知识和技能（表2.1）。

## 老年护理教育

根据美国护士协会（ANA）发布的《老年护理：实践范围与标准（2010）》（Gerontological Nursing：Scope and Standards of Practice 2010），护士需要具备帮助老年人处理普遍护理问题的知识和技能，从维持健康和预防疾病，到管理复杂、并存的慢性病和渐进性/长期性的躯体和精神功能衰弱，再到临终关怀。

美国护理学院协会（American Association of Colleges of Nursing，AACN）等全国性组织制定了基础和高级护理教育中老年护理的核心教学能力和学术标准（ANA，2010）。《护理本科专业教学大纲》（The Essentials of Baccalaureate Education for Professional Nursing Practice）（AACN，2008）中特别强调了老年护理内容和结构化的临床经验在学生的全程教育中的重要性。

2010年，美国护理学院协会和纽约大学哈特福德老年护理研究所出版了《老年护理学士学位能力和课程指南》（Recommended Baccalaureate Competencies and Curricular Guidelines for the Nursing Care of Older Adults），作为《护理本科专业教学大纲》的补充（附录2.A）。此外，高级实践研究生项目中老年护理能力的内容进一步得到完善。所有这些文件都可以从AACN网站上获取。尽管有这些文件和指南作为参考，护理学院在老年护理知识和技能方面的教学仍然缺乏一致性（ANA，2010，p. 12）。

各护理院校的课程中对老年学相关内容有了一定的增加，但学校间的情况仍然参差不齐，师资缺乏就是一个阻碍因素（Institute of Medicine，2011；Robert Wood Johnson Foundation，2012）。绝大多数护理学院的教师都没有通过美国护士资格认证中心的老年护理资格认证，具备老年护理专业知识的教师很少，因此迫切需要拥有硕士和博士学位，同时具备老年护理专业知识的护理人才来担任教师。大多数护理学院没有设立类似于妇儿护理或精神科护理的独立的老年护理专业课程，这意味着大量即将毕业的护理学生没有受到所需的教育，无法满足逐渐增多的老年人的照护需求。

美国护理学院协会在2007年的一份报告称："过去的护理教育一直致力于确保每个学生都有机会接生，然而从未坚持要求每个学生都有机会应对死亡，即便绝大多数护士更有可能护理临终患者"。护理教育的最佳实践建议包括，设立一门独立的老年护理课程，并将内容整合到整个培养计划中，以确保老年护理受到重视并成为护理学中不可或缺的一部分（Garbrah et al.，2017；Kydd et al.，2014）。课堂教学和临床教学实习必须是启发式的，这对学院教师和临床带教老师提出了要求。老年护理的对象有50岁的年龄跨度，涵盖60~110岁及以上的老年人，因此护士需要具备在社区和长期照护机构等环境中工作的丰富的实践经验（Kydd et al.，2014）。

对学生来说，老年护理实践的第一件事应是与社区健康的老年人相处，并关注健康促进的机会，这有助于学生培养更积极的态度，了解老年护理实践的范围，学习促进健康的护理措施。康复中心、亚急性照护机构和专业护理机构，以及临终关怀机构的实践适合高年级的学生，以便为领导实践、解决复杂问题、跨专业团队合作和应用研究等提供机会（Sherman and Touhy，2017）。

## 老年学研究和实践相关组织

美国老年学学会（Gerontological Society of America，

GSA)强调了在研究和实践中跨学科协作的必要性。来自生物科学、健康科学、行为和社会科学、社会研究、政策和实践部门、新兴的学术和专业组织，以及来自各种背景和学科的人员，需要依据人员的特殊职能，而非学历或专业资格分配到某个部门。护士遍布于美国老年学学会的各个部门，并担任委员会主席等重要职务。

这种基于实践目标的学科融合也是美国老年学会（American Society on Aging，ASA）的特点。当然，其他一些跨学科组织也联合起来促进老年领域的发展。美国高等教育老年学学会（Association for Gerontology in Higher Education，AGHE）已经与美国老年学学会合作，美国国家老龄委员会（National Council on Aging，NCOA）也与美国老年学会联系。众多的组织鼓励理念和功能的融合，加深对老龄化的理解，促进最佳护理所需的跨专业合作。国际老龄联合会（International Federation on Aging，IFA）和国际老年学和老年医学协会（International Association of Gerontology and Geriatrics，IAGG）等国际老年学学会也吸纳跨学科会员，并为其提供在全球范围内研究老龄化问题的机会。

专注于老年护理的组织包括美国老年护理协会（National Gerontological Nursing Association，NGNA）、老年高级执业护士协会（Gerontological Advanced Practice Nurses Association，GAPNA）、美国全国长期护理行政总监协会（National Association Directors of Nursing Administration in Long Term Care，NADONA/LTC）〔也包括注册护士（RN）、执照护士（LPN/LVN）作为准会员〕、美国护理服务董事协会（American Association of Directors of Nursing Services，AADNS）、美国生活助理护士协会（American Assisted Living Nurses Association，AALNA）、长期照护机构专业护理实践国际联合会（International Consortium on Professional Nursing Practice in Long-Term Care Homes）和加拿大老年护理协会（Canadian Gerontological Nursing Association，CGNA）。

## 老化研究

对老化的好奇和探究就像对生死本身的好奇一样历史悠久。老年学开始于对长寿人群特征的研究，并且这类研究一直是研究者关注的问题。过去人们用轶事证据解释普遍存在的问题，直到近60年，严谨细致的研究才得到了蓬勃的发展。

疾病发病率和临终阶段对生活质量和老化经历的影响为老年学家的大部分研究提供了动力。早期许多关于老化的观点都被证明是错误的，且早期的研究是在患病的老年人中进行的。因此，人们不可避免地通过疾病的扭曲镜头来看待老化。然而现在人们终于认识到，尽管衰老和疾病经常伴发，但它们仍然是独立的实体。

老化一直被认为是需要逆转、根除或长期控制的生物医学问题。老化的医学化趋势也影响了普通大众。对老化这一"问题"的生物医学观点，在各个方面都得到了强化。过去关于老化的观点转变成以健康潜能、整体性、生活质量，以及老年人对社会的重大贡献为中心，并日益成为科学研究、畅销文学和公众对老年人印象的关注点。

美国国家老龄化研究所（National Institute on Aging，NIA）、美国国家护理研究所（National Institute of Nursing Research，NINR）、美国国家心理健康研究所（National Institute of Mental Health，NIMH）和美国卫生保健研究与质量机构（Agency for Healthcare Research and Quality，AHRQ）一直为促进对老年人的理解而努力。美国联邦公报在征求建议书(RFPs)中会发布最有可能获得联邦资助的研究方向，因此，美国有关老龄化的研究和知识往往受到联邦公报的强烈影响。然而随着预算削减，当下美国的老龄化研究和服务的资金投入状况令人担忧。

## 护理研究

许多老年护理研究和实践的最佳实践标准正在出版和发行。护士在老年护理领域开展了重要的研究，为老年护理的实践奠定了坚实的基础。本书介绍了许多护理研究和循证方案。例如，护理痴呆患者的方法、减少跌倒和限制措施的使用、大小便失禁的预防和管理、谵妄、疼痛管理、过渡期护理和临终护理。美国国家护理研究所为老年研究提供了研究资助，相关研究结果和资助项目信息可在网站上查询。改善慢性病患者的生活质量、照护、临终关怀和安宁疗护是当前美国国家护理研究所战略计划中的重点科学领域，这些对老年护理非常重要（NINR，2016）。

在许多护理期刊和老年学期刊上都可以查阅到老年护理的研究结果,比如《老年病学家》(*The Gerontologist*),《老年学杂志》(*Journal of Gerontology*),还有几种老年护理期刊,如《老年护理杂志》(*Journal of Gerontological Nursing*),《老年护理研究》(*Research in Gerontological Nursing*),《老年护理》(*Geriatric Nursing*),《国际老年护理杂志》(*International Journal of Older Adult Nursing*)。

关于老化的知识和生活经验已经发生了很大的改变,并且未来还会继续变化。过去的想法和当前的做法未必能被新一代受过良好教育的人所接受,因为他们期望的生活质量比以往高得多。护理研究将继续关注照护机构中老年人的最佳护理实践。考虑到全球范围内老龄人口的增加,我们将更加重视在老龄化进程中维持和改善健康的策略,转化研究和跨专业研究也变得越来越重要。知识链接 2.2 中提供了一些护理研究方向的建议。

---

**知识链接 2.2　关于老年护理研究的建议**

- 改善长期照护结局的人员配置模式和最佳组合;注册护士在长期照护机构中的作用
- 增加老年护理准备度和增加老年护理专业招生的策略
- 老年人退休决定的决策过程和变化过程
- 痴呆作为一种慢性病,如何与之良好共存
- 疼痛管理技术及机制,如经皮电神经刺激(Transcutaneous Electrical Nerve Stimulation, TENS)、针灸、转移注意和各种皮肤刺激技术
- 代际支持和跨文化照护
- 针对老年人药物和酒精滥用以及精神健康问题的干预措施
- 将最佳实践方案以经济高效和护理高效的模式应用于机构
- 辅助照护机构中的健康促进和疾病管理干预;专业护士和高级执业护士在该环境中的作用
- 家庭和养老院临终关怀模式的发展
- 战乱地区的老龄化
- 发展中国家的老龄化
- 自然灾害管理背景下的老年人

资料来源:From Resnick B,Kovach C,McCormack B:Personal email communication,December 18,2003.

---

## 老年护理角色

老年护理角色涉及了所有可以想象到的场所和环境。因为我们处于一个快速老龄化的社会,所以护理老年人的机会是无限的。护士可以通过有效的筛查和综合评估,促进老年人获得照护计划和服务,指导和赋予老年人及其家人改善健康和管理慢性病的能力,领导和协调医疗团队成员一起努力,开展和应用研究,并能够对政策制定产生一定的影响,从而提高各种环境中的老年人护理质量(Young,2003,p.9)。

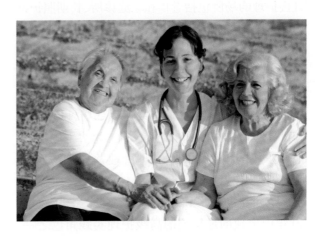

老年护理在快速老龄化的社会中非常重要

老年护士可以是"通才",也可以是"专家"。"通才"在各种环境中发挥作用(初级医疗保健、急性期护理、家庭护理、亚急性护理和长期照护,以及社区护理),为个人及其家庭提供护理。老年护士专科认证是肯定护士在照护老年人领域具备专业知识的一种方式,值得鼓励。老年护理专家应具备硕士学位,能履行"通才"的所有职能,同时具备先进的临床专业知识,理解健康和社会政策并熟练掌握护理项目的计划、实施和评估。

### 专家角色

根据高级执业注册护士监管共识(Licensure, Accreditation,Certification and Education,2008),高级执业注册护士(Advanced Practice Registered Nurses,APRN)必须接受教育、获得认证,并获得在某一人群中执业的执照。高级执业注册护士可以专职,但不能仅在专业领域内获得许可。APRN 需

接受四种角色中的一种教育,其中一种是成人—老年学。这一人群重点涵盖年轻人到老年人,包括衰弱的老年人。APRN 最终可获得成人—老年学急性期护理开业护士(Nurse Practitioner,NP)、成人—老年学初级护理执业护士和成人—老年学临床护理专家(Clinical Nurse Specialist,CNS)的认证。在这一变化之前,需要接受老年护理专业 NP 硕士教育并获得国家认证的老年开业护士(Gerontological Nurse Practitioners,GNP)或老年临床护理专家(Gerontological Clinical Nurse Specialists,GCNS)的头衔。

拥有成人—老年学认证的高级执业护士,现在和将来都可以找到全面合作和独立执业的机会。直接护理的场所包括老年和家庭诊所、长期照护机构、急性和亚急性照护机构、家庭保健机构、临终关怀机构、持续护理退休社区、辅助照护机构、管理式护理组织和专科护理门诊(例如阿尔茨海默病、心力衰竭和糖尿病)。老年专科护士还可以加入社区机构,如当地老龄机构、公共卫生部门,以及国家和世界组织,如疾病预防控制中心、世界卫生组织。他们承担的角色可以是护理管理者、老年护理顾问、教育工作者和临床专家。

老年执业护士和老年临床护理专家是在过去40 年中出现的最重要的高级护理实践角色之一。教育和培训方案源于迫切的需求,特别是长期照护机构(LTC)中老年人的需求(Ploeg et al.,2013)。自20 世纪 70 年代以来,开业护士一直在美国的养老院执业。2000 年,加拿大的养老院开始出现了开业护士,英国最近才出现。但目前开业护士的人数仍然很少,因此需要在政策和经费层面继续给予关注,以增加长期照护机构中开业护士的人数。家庭开业护士项目必须确保学生在长期照护机构获得足够的学习内容和实践经验。美国和加拿大专家呼吁每家养老院都要配备一名开业护士(Harrington et al.,2000;Ploeg et al.,2013)。现有研究结果也证明了高级执业护士在长期照护机构中工作的积极影响(Bakerjian,2008;Dwyer et al.,2017;Melillo et al.,2015;Oliver et al.,2014;Ploeg et al.,2013)。

长久照护模式(Evercare Care Model)是一个由美国联邦政府资助的医疗保险示范项目,该项目由两名执业护士设计,是一个非常成功的创新模式,并取得了长久的积极效果。该模式由高级执业注册护士参与,参与者需获得老年学认证或经过

## 研究亮点 A

### 长期照护机构中高级执业护士的作用

- 改善或降低认知障碍老年人的大小便失禁、压力性损伤攻击行为和情感缺失发生率
- 在不增加人员的情况下减少限制措施的使用
- 减少精神活性药物使用和严重跌倒相关伤害
- 改善或减缓包括抑郁症在内等健康问题的进展
- 促进个人目标的实现
- 降低住院率和费用
- 减少急诊就诊次数和费用
- 提高护理满意度

资料来源:Data from Ploeg J,Kaaslainen S,McAiney C,et al.:Resident and family perceptions of the nurse practitioner role in long term care settings,*BMC Nurs* 12(24),2013.

Evercare 专门培训,以照护长期居住在养老院的老年人、患病或失能的人。研究亮点 B 介绍了一项研究的结果,该研究调查了老年人及其家人对长期照护机构中执业护士角色的看法。

## 研究亮点 B

研究者对四家加拿大养老院的老年人及其家人进行了深入的焦点小组访谈,以探索他们对开业护士(NP)这一角色的看法。出现的主要主题如下:

开业护士提供了以居民和家庭为中心的、高质量的护理。老年人及其家人认为开业护士提高了护理服务的可获得性和及时性,并有助于预防不必要的住院。受访者谈到开业护士在长期照护机构(LTC)塑造护理文化和维系工作关系中扮演了"催化剂""电灯开关"和"桥梁"的角色。"她仅仅通过倾听和提供建议就给了我和我妹妹很大的帮助……她不仅在交流,而且还在倾听。从情感的角度来看,这几乎就像是一个助产士或类似的角色"。

老年人及其家人重视与开业护士的护理关系,这是提高护理质量的主要手段。在长期照护机构中增设开业护士可以改善护理结局和提高满意度。在开业护士教育中融入关怀关系和以人为本的关怀理念至关重要。

资料来源:Data from Ploeg J,Kaaslainen S,McAiney C,et al.:Resident and family perceptions of the nurse practitioner role in long term care settings,*BMC Nurs* 12(24),2013.

## "通才"角色

### 急性期护理

老年人往往进入医疗卫生系统的急性医疗卫生机构。老年人占医院外科患者的 60% 和危重患者的 46%。患急性病的老年人往往有多种慢性病,这也带来许多挑战。尽管大多数从事急性期护理工作的护士都需要照护老年人,但其中许多护士的基础护理教育课程中没有老年护理内容,很少有人获得该专业的认证。在全美 6 000 家医院中,只有少数机构为护士提供实践指南、教育资源和管理实践,来支持老年人的最佳护理实践(Boltz et al.,2008,p. 176)。

Kagan(2008)提醒我们,"照护老年人是医院工作的一部分,但大多数在医院工作的护士并不说他们专门从事老年护理工作。作为老龄化社会的专业人士和力量,我们必须转变观念,认识到老年人的护理是急性期护理。照护老年人将是一项常规,而不是例外。"Kagan 进一步指出,这样的转变意味着从事急性期护理工作的护士将自豪地称自己为具有亚专业知识的老年护士(老年血管护士、老年急诊护士),并将与老年护理全科护士一起在全国提供医院护理服务。

在医院,照护老年人的护士可能扮演着直接健康照护者的角色,也可能担任护理管理者、出院规划师、护理协调员或过渡护理护士,或者担任领导和管理职务。为了满足老年人的需要,许多医院正在采用新的老年和慢性护理模式。其中包括老年急诊室和专门单元,如老年人急症护理(Acute Care for the Elderly,ACE)、老年评估和管理单元(Geriatric Evaluation and Management Units,GEM)及过渡护理项目。这将增加跨专业团队对准备充分的老年专业人员的需求。知识链接 2.3 中列出了老年友好型医院的指导原则。

*NICHE*(The Nurses Improving Care for Health System Elders):护士改善医疗卫生系统老年人护理是由哈特福德老年护理研究所的 Terry Fulmer 博士于 1992 年开发的一个项目,旨在改善住院老年人的护理效果,并为急性期护士,如老年资源护士(geriatric resource nurse,GRN)提供许多新角色的机会。GRN 角色强调床边护士在影响护理结果

---

### 知识链接 2.3　老年友好型医院的指导原则

**对患者**

- 每个患者都应该作为独一无二的个体进行评估
- 采取措施满足患者及其家人的特殊需要

**对员工**

- 护士在老年护理中展现出临床能力
- 护理老年患者时,护士应耐心和体贴,并积极反馈
- 提供直接护理的护士和工作人员应识别并满足患者的个人需求和偏好;工作人员为患者及其家人创造积极的体验
- 护士在整个过程中协调护理,并为患者及其家人"管理住院全程"
- 良好的沟通,满足老年患者的需要,为患者和护士营造信任氛围
- 提供适当的资源和系统来支持老年护理的最佳实践

**对环境**

- 创造良好的物理环境,支持老年患者及其家人和护理他们的工作人员的需要
- 由患者及其家人定义的老年友好型环境,改善员工的执业环境
- 整个医院环境的适老化改造

资料来源:From American Association of Nurse Executives: *The guiding principles for creating elder-friendly hospitals.* Copyright 2010 by the American Organization Nurse Executives (AONE). All Rights Reserved.

---

和跨专业活动协调方面的关键作用。"所有老年护理模式都包括高水平的护理投入,但只有 NICHE 强调护士参与医院有关老年人护理的决策。这一专业护理实践视角支持与老年人复杂的跨学科护理管理相关的护士能力,以及他们改善住院老年人的安全性和预后所需的资源"(Capezuti et al.,2012,p. 3117)。

NICHE 的重要目标是预防医源性并发症,医源性并发症在住院的老年人中发生的比例高达 29%~38%,比年轻患者高出 3~5 倍(Inouye et al.,2000)。常见的医源性并发症包括功能衰退、肺炎、谵妄、新发的大小便失禁、营养不良、压力性损伤、用药不良反应和跌倒。医疗保险和医疗补助服务

中心(Centers for Medicare and Medicaid Services，CMS)意识到，医源性并发症的发生影响了患者结局和医疗费用，并制定了相应措施以减少这些本可以避免的额外费用。这些措施主要针对的是入院时没有发生，可以通过使用循证指南来合理预防的高成本或高发生率的并发症，这些并发症的发生往往导致住院费用增加，主要包括导尿管相关性尿路感染、压力性损伤和跌倒(第13、16和19章)。老年护理方面的专业知识对于预防这些情况至关重要。

在医院招聘和促进老年医院规划方面，NICHE一直是最成功的急性期老年护理模式。NICHE计划已在40多个州的566家医院实施，加拿大部分地区也参与了该项目。NICHE还提供在线领导力培训计划(Leadership Training Program，LTP)，以提高在医疗卫生机构开展NICHE计划的灵活性和可负担性。

## 社区和家庭护理

护士一般在医院和长期照护机构中照护老年人，但大多数老年人生活在社区。社区护理涵盖家庭和临终关怀，护士在家庭、独立的老年住房小区、退休社区、辅助照护机构和成人日间健康中心等场所提供护理，也在初级保健诊所和公共卫生部门工作。由于医疗费用增加和老年人更喜欢"就地养老"，卫生保健服务将从医院和长期照护机构转移到社区。老年护士将在社区环境中开展实践，他们不仅关注生病的人，也关注健康促进和社区健康。

家庭环境中的护士为老年人提供全面的评估，包括身体、功能、心理社会、家庭、环境和社区。护理管理与跨专业团队合作是家庭健康护理不可或缺的组成部分。护士可以为有各种护理需求(包括慢性伤口、静脉治疗、管饲、不稳定的健康状况和复杂的药物治疗方案)的老年人，以及那些接受康复、安宁疗护和临终关怀服务的老年人提供护理和监督服务。护理学院必须增加学生在家庭和社区护理领域的教育和实践经验。执业护士现在是医疗保险认可的居民年度健康随访服务的提供者。健康状况和安全的远程监测技术的发展以及卫生保健检测设备的开发，给居家养老的老年人改善预后结局带来了希望(第20章)。这些技术

为护士在护理管理和评估方面提供了值得期待的机会。

**个案和护理管理角色。**护士特别适合担任个案管理师和照护管理师的角色。在照护慢性病患者和过渡期护理方面(在本章后面讨论)，这些角色发挥作用的机会越来越多。尽管个案管理师和照护管理师的内涵略有不同，但在实践中，这两个角色很少明确区分，而且有很多重叠之处。这两个角色都包括倡导者、协调者、领导者、管理者、顾问、谈判者、执行者和沟通者。理想情况下，照护管理师会跟随患者完成整个护理过程。照护管理师应是社区资源方面的专家，并了解如何最好地利用这些资源来满足患者的需求。他们应在当事人的期望和能力范围内做出适当的转介，并监督所安排服务的质量。照护或个案管理师也是资源人员，老年人或照护者可以向他们寻求建议和咨询，并作为"中间人"负责谈判和安排。作为"守门人"，照护或个案管理师应控制服务的合理路径，以确保在不浪费资源的情况下满足患者的需要。

照护管理师提供的服务通常是自费的。无法负担的人必须依靠Medicaid的护理计划或非营利性社区机构提供的服务。获得公共资助项目的机会可能因地区而异，并取决于州、县和机构的预算和优先事项。医院、专业护理机构和保险机构也有照护管理师或个案管理师。有多种需求的老年人的医疗费用持续上升，他们所需要的护理也是分散的，面对这一难题，管理得当的护理是一种解决方案。照护管理师致力于优化服务对象的结局，改善服务对象所在机构或社区的资源。适用于照护管理师或个案管理师的实践和认证标准详见知识链接2.4。

---

**知识链接2.4    最佳实践资源：照护管理**

- 美国照护管理协会(American Association of Managed Care Nurses)：认证和教育资源
- 美国个案管理协会(Case Management Society of America)：实践标准，认证和教育资源
- 个案管理注册护士网站(RNCaseManager.com)：资源，教育，为求职者和雇主提供工作援助

## 获得认证的照护机构(养老院)

获得认证的照护机构,通常称为养老院,已经发展成为提供连续卫生保健的重要场所,是一系列长期和急性后期照护(Long-Term Postacute Care,LTPAC)服务的一部分。超过1/4的医疗保险患者出院后进入急性后期照护(Postacute Care,PAC)机构,其中许多患者有急性健康状况(Horney et al.,2017)。过去,养老院以监护的方式照护老年人,如今这样的方式不再有效,大多数机构都有亚急性护理单元,这些亚急性护理单元与过去医院中的普通内外科单元更相似。大多数老年人进入照护机构的短期滞留时间都在1周至3个月内(Toles et al.,2013)。"养老院不再只是一个目的地,而是康复过程中的一个阶段"(Thaler,2014)。随着医疗改革的进行,照护机构的急性后期照护将继续发展,在这一背景下将涌现许多新的专业护理角色和机会。

专业护理的角色包括护理行政管理者、护理管理者、护理督导、病区护士长、教育者、感染控制护士、最小数据集(Minimum Data Set,MDS)协调员、个案管理师、过渡期护理护士、质量改进协调员和直接健康照护者。从亚急性护理到临终护理,照护机构的专业护士必须高度熟练地处理老年人复杂的护理问题。在这一过程中,以下能力必不可少:优秀的评估能力;能够联合服务对象和家庭,与跨专业团队进行合作的能力;提供急性期护理、康复护理和安宁疗护的能力;领导、管理、监督和授权的能力。

由于很少有医生和其他专业人员随时在现场,所以要求护士能够以护理模式为指导进行独立决策。此外,由于有严格的联邦法规范护理实践,以及医院有很多的注册护士和助理护士,影响了专科实践护士的作用。护士重视与个人和家庭建立长期关系的机会,并将其视为长期照护机构实践中最有价值的方面之一(知识链接2.5)。许多应届毕业生将在毕业后进入这一环境,因此提供教育和实践经验(尤其是领导力和管理技能),对于他们提前做好胜任工作的准备至关重要。研究亮点C展示了一项研究结果,研究了注册护士对其所在养老院和居家护理中的专业工作的看法。第32章提供了有关长期护理的全面信息。

---

**知识链接2.5    长期护理机构中护士和照护对象的关系**

"这些照护对象成了我们的朋友和家人……在卫生保健行业中,其他任何地方的关系都不会像长期护理机构中这样。我想说的是,把照护对象看作家人和患者,我们为他们提供的价值比他们在其他医疗照护机构获得的价值更大。"

资料来源:From Sherman R,Touhy T:Unpublished data from a study of nurse leader challenges and opportunities in nursing home settings 2017.

---

### 研究亮点 C

**注册护士对其所在养老院和居家护理中的专业工作的看法:一项焦点小组研究**

本定性焦点小组研究探讨了护士如何看待养老院和居家护理中他们的专业角色。三十名在瑞典南部的多个农村地区和一个较大城市为老年人提供服务的护士参加了焦点小组。来自焦点小组的数据按照自然主义研究的范式进行了分析。调查结果包括:

- 在这些环境中的护理实践对应的是一个复杂的高级专业角色。
- 因为这一专业领域中护理的自主性和以人为本的护理本质,护士被该专业领域吸引。
- 护士对他们的工作高度投入。
- 决定在专业领域执业是一个有意识的职业选择,他们描述了极大的职业自豪感。
- 与患者和家属的长期关系增加了工作满意度。
- 长期护理(long-term care,LTC)在本质上具有多面性和整体性,可以解决个体的身体、情感、心理和精神健康问题。护士认为他们的工作比在急性护理环境中要复杂得多。

该研究提示我们,在LTC护理教育项目中提供临床实践机会的重要性。作者指出,"这些实习可以提供一个学习环境,其中照护和护理的本质可以明确地帮助护生塑造和发展职业认同感"此外,在实践中还可以接触老年护理中积极的角色榜样和讨论LTC实践所需的技能和态度。LTC是卫生保健系统的一个重要组成部分,护生需要具备在这种环境下照护患者的能力。

资料来源:Data from Carlson E,Ramgard M,Bolmsjo I,et al.:Registered nurses' perceptions of their professional work in nursing homes and homebased care:a focus group study,*Int J Nurs Studies*.51:761-767,2014.

## 跨连续体中的过渡：护理的角色

照护过渡（Care Transition）是指患者随着病情和护理需求的变化从一种医疗照护环境转移到另一种医疗照护环境中。老年人可能有复杂的健康照护需求，往往需要在整个健康疾病连续体的多种环境中进行护理。这使得老年人及其家人和/或照护者在过渡过程中容易发生不良结局（Naylor，2012）。老年人可以由社区的家庭医生或内科医生，以及医院的住院医生和专科医生进行治疗；出院到养老院后由另一位医生跟进；接着，出院回家或到护理强度较低的环境（例如辅助照护机构或老年人照护机构），在那里，他们原先的照护者可能不会继续为他们提供照护服务。缺乏一致性的护理往往会导致严重的结局和频繁的再入院情况发生。大约有 1/4 的患者在出院后 3 周内因医疗管理不善，而出现不良事件；其中 66% 的事件与药物相关（Jusela et al.，2017）。大多数健康照护者仅在一种环境中执业，不熟悉其他环境的具体要求，每种环境下的不同服务提供者之间几乎不存在协作（Jones et al.，2017）。这种情况正在随着医疗改革举措而改变，例如责任照护组织、健康之家、基于价值的服务采购和支付捆绑式照护（第 30 和 32 章）。

### 再入院：走马灯

可避免的再入院是美国医疗体系面临的主要问题之一。再入院对患者和医疗卫生系统而言都至关重要，相关费用也非常高。1/4 的医保付费患者在出院后 30 天内重新入院，其中 90% 的医保付费患者的再入院是计划外的，这导致每年超过 170 亿美元（约 1 173 亿人民币）的成本支出，但如果患者得到了正确的照护，就不会产生再入院的费用。20 多年来，再入院率一直是一个关键的质量指标，因为再入院耗费了卫生保健系统的资金，也表明出院计划并不完整（Carnahan et al.，2016；Horney et al.，2017；Jones et al.，2017；Robert Wood Johnson Foundation，2013）。

出院后进入急性后期照护机构的医保付费患者再入院的风险增加，超过 1/4 的患者在第 1 周内再次入院，超过 1/5 的患者在 30 天内再次入院。长期照护专家认为，高达 2/3 的再入院是可以避

免的。然而，近年来，许多质量改进举措使得专业护理机构（skilled nursing facility，SNF）老年人可避免的住院率仅下降了近 1/3（第 32 章）（Brennan，2017；Morgan，2017）。

美国联邦政府提出了旨在解决可避免的再入院和照护过渡问题的几项举措。再入院减少计划（Hospital Readmission Reduction Program，HRRP）是《平价医疗法案》（*Affordable Care Act*，ACA）中的一项条款。该法案要求联邦医疗保险减少对患者再入院率相对较高的医院的支付费用（知识链接 2.6）。HRRP 确立于 2013 年，是美国联邦医疗保险住院患者支付系统的永久组成部分。根据 HRRP，再入院率超过美国平均水平的医院将受到美国医疗保险和医疗补助服务中心（Centers for Medicare and Medicaid Services，CMS）减少对该院所有住院医保患者支付费用的惩罚。

---

**知识链接 2.6    再入院减少计划包括的疾病**

- 急性心肌梗死
- 心力衰竭
- 肺炎
- 全髋关节和膝关节置换术
- 慢性阻塞性肺疾病
- 冠状动脉旁路移植术

---

自 HRRP 实施以来，美国全国范围内特定疾病的患者的再入院率有所下降，但是，2018 年 CMS 评估约 80% 的医院将面临总计 5.64 亿美元（约 38.92 亿人民币）的罚款（Advisory Board，2017）。此外，HRRP 推动了许多医院采取全系统预防再入院的干预措施，也使得再入院率下降。有关医院的再入院率数据公布在 CMS 医院网站上（Boccuti and Casillas，2017；Zuckerman et al.，2016）。

专业护理机构也将面临高再入院率的处罚，《保护获得医疗保险法案》（*Protecting Access to Medicare Act*，PAMA）是旨在解决与专业护理机构照护有关问题，并确保专业护理机构将与医院共同承担 30 天内患者再入院责任的法案。自 2019 年 10 月起，专业护理机构将根据其患者的再入院率排名获得基于价值的奖励。再入院问题鼓励医院和出院后的健康照护者（包括 SNF、家庭保健和初级保健）之间建立更紧密的联盟（例如，责任照护组

织)和沟通。

在过渡期间，多种因素会导致不良结局，这包括患者、照护者和系统等方面的因素。许多不良结局都是"支离破碎"的照护体系导致的，例如，出院的患者往往只能依靠自己的设备，但患者不理解设备的操作说明，也没有服药或接受必要的延续照护(知识链接 2.7、2.8 和 2.9)。

### 知识链接 2.7　患者故事

John 是一名 68 岁的退休农场工人，出院 10 天后因心力衰竭再次入院。他独自一人生活在农村社区，没有朋友或家人帮助照护，也没有获得家庭保健随访服务。他的医疗记录上，记录了关于药物使用的教学说明和他正确复述说明的能力。他把所有的药瓶都装在一个袋子里，但是所有的药瓶都是满的，而且没有一个药瓶被打开。当有人问他为什么不吃药时，他转过头开始哭泣，解释说他从来没有学过阅读，也看不懂瓶子上的说明。

资料来源：Adapted from The Joint Commission：*Hot topics in health care：transitions of care：the need for a more effective approach in continuing patient care*，2012.

### 知识链接 2.8　最佳实践建议

一些医院开始为低收入患者提供免费的康复药物，并安排护士到家中随访，这些做法都有利于再入院率的下降。

From Miller A：*Once again，Medicare penalizing most hospitals for patient readmission rates.*

### 知识链接 2.9　与再入院风险相关的因素

- 共患疾病的存在
- 感觉损伤
- 功能衰退
- 认知功能障碍
- 各学科之间以及照护场所之间的沟通不畅
- 出院计划不充分和照护人员参与不足
- 住院时间短
- 在 SNF 中提高患者的敏锐度
- 缺乏受过老年医学培训的医疗卫生专业人员
- 对老年护理循证方案的了解和使用不足

- 某些疾病状态，如癌症和呼吸系统疾病
- 社会问题(孤立、生活状况、缺乏照护者支持)
- 语言和读写能力
- 文化程度
- 社会经济因素
- 居住地和可及的卫生保健资源
- PAC 资金不足，人员短缺

### ⚡ 安全警示

药物差错是出院后最常见的不良事件，也是从医院到家庭成功过渡的最具挑战性的组成部分(Hain et al.，2012；Tong et al.，2017)。为了提高用药安全性，护士必须注意了解准确的院前用药清单；进行住院期间、出院时和出院后的药物比对；对患者和家属进行有关用药的教育。

## 改善过渡期护理

过渡期护理指"提供范围广泛的有时限的服务，以确保卫生保健服务的连续性，避免高危人群中可预防的不良结局，同时，改善患者安全状况并及时地将患者从一个照护级别(例如，从急性到亚急性)或环境(例如，从医院到家庭)转移到另一个照护级别或环境"(Naylor，2012，p. 116)。国家越来越重视在过渡期间保证患者安全并预防可避免的再入院，越来越多的基于证据的研究为改善过渡期不良结局的照护设计提供了依据。

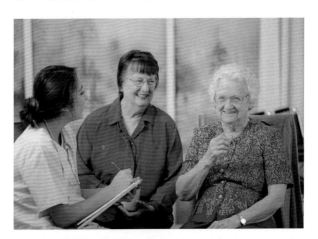

与患者和照护人员合作，提供教育以提高患者自我护理能力，并促进资源间的联系，对于促进患者安全出院和向家庭及其他护理环境过渡非常重要

护理学者 Dorothy Brooten、Mary Naylor 等人对发挥护士在过渡期护理中的关键作用做出了重大贡献。过渡期护理模式（Transitional Care Model，TCM）是一种以护士为主导的,针对在医疗卫生机构和临床医生之间转介时有不良结局风险的老年人的干预措施。在过去的 20 年中,TCM 一直是被认为是最为严谨的过渡期护理方法之一,并被证明可以降低可预防的医院再入院率,改善健康结局,提高患者满意度以及减少医疗费用（Garcia,2017；Hirschman et al.,2015)。知识链接 2.10 列出了该模式关键的组成部分。

急性和长期照护护士在过渡期护理中具有独特的地位,可以发挥主导作用,改善疾病结局,并形成"跨越环境的桥梁（Bridge Across Settings)"（Jones et al.,2017,p.18)。这也意味着需要增加对机构的了解并开展更密切的合作,以及重视不同的护理实践角色。除了作为护理管理者和过渡期教练的角色,护士在成功的过渡期护理模式的许多要素中发挥着关键作用,例如药物管理、患者和家庭照护人员教育、全面的出院计划,并与服务提供者和服务场所之间进行充分和及时的沟通。

护理在出院计划和患者及家庭教育中的作用至关重要。让患者和家属了解出院后所需的照护有助于改善不良结局。出院教育应基于个人独特

---

**知识链接 2.10　过渡期护理模式的组成部分**

- 筛查:识别有不良结局的高危老年人
- 人员配备:高级执业注册护士负责整个急性期护理的护理管理
- 关系维护:与患者和照护人员建立信任关系
- 让患者和照护人员参与:让老年人或照护人员参与设计和实施符合其价值观、偏好和目标的护理计划
- 评估/管理风险和症状:利用核心老年医学原则确定和处理主要的风险因素和症状
- 教育/促进自我管理:使患者和家属做好准备,识别并迅速应对恶化的症状
- 合作:促进患者和照护团队成员在护理计划方面的共识;采用跨专业团队方法
- 促进连续性:让同一名临床工作者参与从医院到家庭/专业护理机构的护理,以预防照护差距
- 培养信心:促进卫生保健人员和社区从业人员之间的沟通和联系

资料来源:From Hirschman K,Shaid E,McCauley K,Pauly M,Naylor M.Continuity of care:the Transitional Care Model. *Online J Issues Nurs* 20(3):1,2015.

需求,并进行调整,以确保患者理解(第 5 章)。缺乏知识、技能和信心的出院后自我护理的患者,其再入院率几乎是参与度最高的自我护理患者的两倍（Kangovi et al.,2014；Schneidermann and Critchfield,2012—2013)。护理教育必须让护理毕业生做好在照护连续体中有效工作的准备,并在老年护理能力方面做好充分准备。过渡期护理的最佳实践资源和最佳实践建议分别见知识链接 2.11 和知识链接 2.12。

---

**BOX 2.10　Components of the Transitional Care Model**

- Screening: Identify older adults at high risk for poor outcomes
- Staffing: Uses advanced practice registered nurses who are responsible for care management throughout the acute care stay
- Maintaining relationships: Establishes a trusting relationship with patient and caregivers
- Engaging patients and caregivers: Engages older adults/caregivers in the design and implementation of the plan of care consistent with their value, preferences, goals
- Assessing/managing risks and symptoms: Identifies and addresses priority risk factors and symptoms using core geriatric principles
- Educating/promoting self-management: Prepares patient and family to identify and respond quickly to worsening symptoms
- Collaborating: Promotes consensus on plan of care between patient and members of the care team; utilizes an interprofessional team approach
- Promoting continuity: Prevents gaps in care by having the same clinician involved in care from hospital to home/skilled nursing facility (SNF)
- Fostering confidence: Promotes communication and connections between health care and community-based practitioners

From Hirschman K, Shaid E, McCauley K, Pauly M, Naylor M. Continuity of care: the Transitional Care Model. *Online J Issues Nurs* 20(3):1, 2015.*

---

**知识链接 2.11　最佳实践资源:过渡期护理**

- 入院风险概况（Hospital Admission Risk Profile，HARP):哈特福德老年护理研究所（Hartford Institute for Geriatric Nursing)(一般评估系列)
- 过渡期护理模式
- 联合委员会:畅所欲言:计划您的延续护理
- NICHE:患者和家庭需要了解系列:出院,痴呆转变,管理药物
- 美国卫生保健研究与质量机构（Agency for Healthcare Research and Quality):自我护理:出院指南

---

\*　根据版权授权要求,本图(知识链接)须在文中保留原文。

**知识链接 2.12 最佳实践建议：过渡期护理**

- 识别出现不良结局的高风险患者（例如，读写能力差、独居、频繁住院、复杂慢性病、认知障碍、经济状况差）
- 指导患者学习自我护理技能，并鼓励患者积极参与护理
- 教育和支持家庭照护人员以及非正式和正式照护人员
- 根据健康素养、语言、文化、认知功能和感觉缺陷调整患者教学方式
- 为患者和家属转介到下一个照护场所做好准备
- 提供完整的实时更新的用药记录；解释所有药物的用途、副作用、正确的剂量，以及购买途径
- 进行药物重整
- 协助制定合理的用药方案
- 讨论出院后应关注和报告的症状以及联系医生的方式；提供有关测试和随访预约的随访计划
- 了解所在地区的社区资源以帮助患者满足出院后的需求，并了解如何匹配患者和资源

今后的研究需要进一步探索在不同的环境中最有效的过渡期护理模式，以及对哪些患者群体最有效，尤其是那些最虚弱或认知障碍最严重的患者以及接受医疗服务不足的人群。第 32 章讨论了养老院环境下的过渡期护理。

## 促进健康老龄化：对老年护理的启示

老年人口的快速增长给当今和未来世界带来了机遇和挑战。在健康老龄化的背景下，医疗卫生专业人员，尤其是护士，将在建立照护和服务系统方面发挥重要作用，以提高日益多样化的人口健康老龄化的可能性。护士需要具备创建以人为本、协调一致的卫生保健系统的能力，以及改善健康和疾病结局的能力。我们要继续关注从事老年人照护的医疗卫生专业人员和护士的招聘和教育培训，以应对威胁健康和安全的严重人力短缺。

随着对社区和长期照护机构的日益重视，在整个护理过程中，老年护士扮演的令人振奋的角色越来越多。护理教育需要为毕业生在这些环境中的实践做好准备，重点是改善老年人过渡期护理的结局。随着老年人的数量不断增加，我们或许可以认为老年护理将是护理中最需要的专业，对专业知识的需求在每个专业领域和每个卫生保健环境中都变得更加重要！

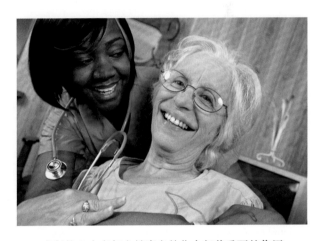

老年护士在老年人健康老龄化中起着重要的作用

---

### 主要概念

- 老年护理工作人员严重不足，对日益增多的老年人的护理尚未准备充分。
- 护理在老年医学领域处于领先地位，在美国，护士是第一批获得老年医学专家认证的专业人员。
- 认证意味着护士承诺接受专业教育，并取得老年照护资格。
- 老年护理方面的研究为改善老年人照护提供了

依据。
- 卫生保健改革和老年人日益增加为有能力照护老年人的护士提供了新的机会。
- 高级护理实践在提供卫生保健方面具有潜在的成本效益，同时有利于促进更全面的卫生保健服务。
- 专业护理参与是改善整个连续体中过渡期护理模式的重要组成部分。

## ■ 关键思考问题和措施

1. 你的培养项目中包括哪些老年护理的内容和临床实践？

2. 对"老年护理推荐的学士学位能力（Recommended Baccalaureate Competencies for Care of Older Adults）"进行反思（附录 2.A），哪些是你有机会达到的？

3. 查阅一本老年护理期刊（*Geriatric Nursing*，*Journal of Gerontological Nursing*，*Research in Gerontological Nursing*），选择一项感兴趣的研究，你如何将这项研究的结果用于老年人的临床实践？

4. 假设你在申请一项老年护理的研究项目，你的研究重点是什么？为什么？

5. 你所在的急性照护机构中正在实施哪些改善过渡期护理的项目？

6. 如果考虑毕业后的护理实践领域，你会对老年护理的哪些情境感兴趣？

## ■ 研究问题

1. 在老年护理角色中，哪些方面是实践护士认为最有价值的，哪些方面是最具挑战性的？

2. 为什么很少有学生选择老年护理作为实践领域？哪些因素可能会激发学生对该专业的兴趣？

3. 在护理院校的本科课程中，与老年护理相关的内容和临床实践所用的时间是多少？

4. 老年护理研究中令人感兴趣的现象是什么？它与其他学科有何不同？

5. 应届毕业生最感兴趣的是老年护理中的哪些角色和实践情境？

（李峥 译）

# 参考文献

Advisory Board: *2,573 hospitals will face readmission penalties this year. Is yours one of them?* 2017. https://www.advisory.com/daily-briefing/2017/08/07/hospital-penalties. Accessed October 17, 2017.

American Association of Colleges of Nursing: *White paper on the education and role of the clinical nurse leader,* 2007. https://www.aacnnursing.org/News-Information/Position-Statements-White-Papers/CNL. Accessed November 2018.

American Association of Colleges of Nursing: *The essentials of baccalaureate education for professional nursing practice,* 2008. https://www.aacnnursing.org/Faculty/Teaching-Resources/Curriculum-Guidelines. Accessed November 2018.

American Association of Colleges of Nursing: *Adult-gerontology primary care nurse practitioner competencies,* 2010. https://www.aacnnursing.org/Faculty/Teaching-Resources/Curriculum-Guidelines. Accessed November 2018.

American Association of Colleges of Nursing: *Recommended baccalaureate competencies and curricular guidelines for the nursing care of older adults, a supplement to The Essentials of Baccalaureate Education for Professional Nursing Practice,* 2010. https://www.aacnnursing.org/Faculty/Teaching-Resources/Curriculum-Guidelines. Accessed November 2018.

American Nurses Association: *Gerontological nursing: scope and standards of practice,* ed 3. Silver Spring, MD, 2010, American Nurses Association.

APRN Consensus Work Group & National Council of State Boards of Nursing APRN Advisory Committee: *Consensus model for APRN regulation: licensure, accreditation, certification & education,* 2008. https://www.ncsbn.org/aprn-consensus.htm. Accessed November 2018.

Bakerjian D: Care of nursing home residents by advanced practice nurses. A review of the literature, *Res Gerontol Nurs* 1:177–185, 2008.

Boccuti C, Casillas G: Aiming for fewer hospital U-turns: The Medicare hospital readmission reduction program, *Issue Brief,* 2017. https://www.kff.org/medicare/issue-brief/aiming-for-fewer-hospital-u-turns-the-medicare-hospital-readmission-reduction-program/. Accessed October 12, 2017.

Boltz M, Capezuti E, Bower-Ferris S, et al: Changes in the geriatric care environment associated with NICHE, *Geriatr Nurs* 29(3): 176–185, 2008.

Brennan N: Data brief: sharp reduction in avoidable hospitalizations among long-term care facility residents, *The CMS Blog,* 2017. https://blog.cms.gov/2017/01/17/data-brief-sharp-reduction-in-avoidable-hospitalizations-among-long-term-care-facility-residents/. Accessed October 19, 2017.

Campaign for Action: *Not enough nurses prepared to care for those older than 65,* 2016. https://campaignforaction.org/not-enough-nurses-prepared-to-care-for-americas-65/. Accessed February 2019.

Capezuti E, Boltz M, Cline D, et al: Nurses improving care for health system elders—a model for optimizing the geriatric nurse practice environment, *J Clin Nurs* 21(21–22):3117–3125, 2012.

Carnahan JL, Unroe KT, Torke AM: Hospital readmission penalties: coming soon to a nursing home near you, *J Am Geriatr Soc* 64:614–618, 2016.

Crane C: Almshouse nursing: the human need, *Am J Nurs* 7:872, 1907.

Davis B: Nursing care of the aged: historical evolution, *Bull Am Assoc Hist Nurs* 47, 1985.

Dock L: The crusade for almshouse nursing, *Am J Nurs* 8:520, 1908.

Dwyer T, Craswell A, Rossi D, Holzberger D: Evaluation of an aged care nurse practitioner service: quality of care within a residential aged care facility hospital avoidance service, *BMC Health Serv Res,* 2017. doi:10.1186/s12913-017-1977-x.

Ebersole P, Touhy T: *Geriatric nursing: Growth of a specialty,* New York, 2006, Springer.

Garbrah W, Välimäki T, Palovaara M, Kankkunen P: Nursing curriculums may hinder a career in gerontological nursing: an integrative review, *Int J Older People Nurs* 12:e12152, 2017.

Garcia C: A literature review of heart failure: Transitional care interventions, *Am J Accountable Care,* 2017. http://www.ajmc.com/journals/ajac/2017/2017-vol5-n3/a-literature-review-of-heart-failure-transitional-care-interventions. Accessed October 20, 2017.

Gelbach S: Nursing care of the aged, *Am J Nurs* 43;1112–1114, 1943.

Golden R, Shier G: What does "care transitions" really mean? *Generations* 36(4):6–12, 2012–2013.

Hain DJ, Tappen R, Diaz S, Ouslander JG: Characteristics of older adults rehospitalized within 7 and 30 days of discharge: implications for nursing practice, *J Gerontol Nurs* 38(8):32–44, 2012.

Harrington C, Kovner C, Mezey M, et al: Experts recommend minimum nurse staffing standards for nursing facilities in the United States, *Gerontologist* 40(1):5–16, 2000.

Hirschman KB, Shaid E, McCauley K, Pauly MV, Naylor MD: Continuity of care: The transitional care model, *Online J Issues Nurs* 20(3):1, 2015.

Holroyd A, Dahlke S, Fehr C, Jung P, Hunter A: Attitudes toward aging: implications for a caring profession, *J Nurs Educ* 48(7):374–380, 2009.

Horney C, Capp R, Boxer R, Burke RE: Factors associated with early readmission among patients discharged to post-acute care facilities, *J Am Geriatr Soc* 65(6):1199–1205, 2017.

Inouye SK, Bogardus ST, Baker DI, Leo-Summers L, Cooney LM Jr: The Hospital Elder Life Program: a model of care to prevent cognitive and functional decline in older hospitalized patients. Hospital Elder Life Program, *J Am Geriatr Soc* 48(12):1697–1706, 2000.

Institute of Medicine, National Academies: *Retooling for an aging America: building the health care workforce,* 2008. http://www.nationalacademies.org/hmd/reports/2008/retooling-for-an-aging-america-building-the-health-care-workforce.aspx/. Accessed March 2018.

Jones J, Lawrence E, Ladebue A, Leonard C, Ayele R, Burke RE: Nurses' role in managing "the fit" of older adults in skilled nursing facilities, *J Gerontol Nurs* 43(12):11–19, 2017.

Jusela C, Struble L, Gallagher N, Redman RW, Ziemba RA: Communication between acute care hospitals and skilled nursing facilities during care transitions: A retrospective chart review, *J Gerontol Nurs* 43(3):19–28, 2017.

Kagan SH: Moving from achievement to transformation, *Geriatr Nurs* 29:102–104, 2008.

Kangovi S, Barg FK, Carter T, et al: Challenges faced by patients with low socioeconomic status during the post-hospital transition, *J Gen Intern Med* 29(2):283–289, 2014.

Kydd A, Engstrom G, Touhy T, et al: Attitudes of nurses, and student nurses towards working with older people and to gerontological nursing as a career in Germany, Scotland, Slovenia, Sweden, Japan and the United States, *Int J Nurs Educ* 6(2):33–40, 2014.

Mack M: The Personal adjustment of chronically ill old people under home care, *Nurs Res* 1:9–30, 1952.

Melillo KD, Remington R, Abdallah L, et al: Comparison of nurse practitioner and physician practice models in nursing facilities, *Ann Longterm Care.* 23(12):19–24, 2015.

Morgan E: CMS reports sharp drop in avoidable hospitalizations among long-term care residents, *McKnights Long-term Care News,* 2017. http://www.mcknights.com/news/cms-reports-sharp-drop-in-avoidable-hospitalizations-among-long-term-care-residents/article/632414/. Accessed October 19, 2017.

Morley J: The future of long-term care, *J Am Med Dir Assoc* 18:1–7, 2017.

National Institute of Nursing Research: *The NINR strategic plan: advancing science: improving lives,* 2016. NIH publication #16-NR-7783. https://www.ninr.nih.gov/sites/www.ninr.nih.gov/files/NINR_StratPlan2016_reduced.pdf. Accessed October 2018.

Naylor M: Advancing high value transitional care: the central role of nursing and its leadership, *Nurs Adm Q* 36(2):115–126, 2012.

Oliver G, Pennington L, Revelle S, Rantz M: Impact of nurse practitioners on health outcomes of Medicare and Medicaid patients, *Nurs Outlook* 62(6):440–447, 2014.

Ploeg J, Kaasalainen S, McAiney C, et al: Resident and family perceptions of the nurse practitioner role in long term care settings: a qualitative descriptive study, *BMC Nurs* 12(1):24, 2013. http://www.biomedcentral.com/content/pdf/1472-6955-12-24.pdf. Accessed September 16, 2014.

Robert Wood Johnson Foundation: *United States in search of nurses with geriatrics training,* 2012. http://www.rwjf.org/en/about-rwjf/newsroom/newsroom-content/2012/02/united-states-in-search-of-nurses-with-geriatrics-training.html. Accessed March 2018.

Robert Wood Johnson Foundation: *The revolving door: a report on U.S. hospital readmission,* 2013. http://www.rwjf.org/content/dam/farm/reports/reports/2013/rwjf404178. Accessed March 2018.

Ryskina K, Polsky D, Werner R: Physicians and advanced practitioners specializing in nursing home care, 2012-2015, *JAMA* 318(20):2040–2042, 2017.

Schneidermann M, Critchfield J: Customizing the "teachable moment": ways to address hospital transitions in a culturally conscious manner, *Generations* 36(4):94–97, 2012–2013.

Sherman R, Touhy T: An exploratory descriptive study to evaluate Florida nurse leader challenges and opportunities in nursing homes settings, *SAGE Open Nurs* 3:1–7, 2017.

Stierle LJ, Mezey M, Schumann MJ, et al: The Nurse Competence in Aging initiative: encouraging expertise in the care of older adults, *Am J Nurs* 106:93–96, 2006.

Thaler M: The need for SNFs for baby boomers, *McKnight's long-term care news and assisted living,* 2014. http://www.mcknights.com/the-need-for-snfs-for-baby-boomers/article/327724/. Accessed February 5, 2014.

Thomas W: *What are old people for? How elders will save the world,* Acton, MA, 2004, VanderWyk & Burnham.

Toles M, Young H, Ouslander J: Improving care transitions in nursing homes, *Generations* 36(4):78–85, 2013.

Tolson D, Rolland Y, Andrieu S, et al: International Association of Gerontology and Geriatrics: a global agenda for clinical research and quality of care in nursing homes, *J Am Med Dir Assoc* 12:184–189, 2011.

Tong M, Thomas J, Patel S, Hardesty JL, Brandt NJ: Nursing home medication reconciliation: A quality improvement initiative, *J Gerontol Nurs* 43(4):9–14, 2017.

Young H: Challenges and solutions for care of frail older adults, *Online J Issues Nurs* 8(2):5, 2003.

Zuckerman R, Sheingold S, Orav J, Ruhter J, Epstein AM: Readmissions, observation, and the hospital readmissions reduction program, *N Engl J Med* 374:1543–1551, 2016.

# 老年护理推荐的学士学位能力和课程指南
# 老年护理能力声明

1. 在为老年人及其家庭提供以患者为中心的护理时,应持有关于身体和精神衰老的专业态度、价值观和期望。

**基本要素八**

2. 评估老年人在接受、理解和提供信息方面的障碍。

**基本要素四和九**

3. 使用有效可靠的评估工具指导老年护理实践。

**基本要素九**

4. 评估生活环境,因为它涉及老年人的功能、身体、认知、心理和社会需求。

**基本要素九**

5. 针对生活环境和社区资源可用性的分析结果进行干预,以帮助老年人及其支持网络实现个人目标。

**基本要素七**

6. 识别老年人中现存或潜在的不良对待(身体、精神或经济虐待,和/或自我忽视)。

**基本要素五**

7. 利用在线指南来预防和/或识别和管理老年综合征,并实施干预策略。

**基本要素四和九**

8. 认识并尊重护理的多样性、复杂性以及增加老年人护理中固有的医疗资源的使用。

**基本要素四和九**

9. 认识到老年人常见的急性和慢性身体和心理的合并症问题,以及相关治疗之间的复杂相互作用。

**基本要素九**

10. 比较促进老年人安全、身心健康的护理模式,如全方位老年护理计划(Program of All-Inclusive Care,PACE)、护士改善医疗卫生系统老年人护理(NICHE)、引导式护理、文化变革和过渡期护理模式。

**基本要素二**

11. 促进老年人和/或家庭/照护人员在维持日常生活、接受治疗、启动预立医疗指示和实施临终关怀方面的道德、非强制性决策。

**基本要素八**

12. 促进坚持提供无约束护理(物理和化学约束)的循证实践。

**基本要素二**

13. 整合领导力和沟通技巧,促进对差异的讨论和反思,差异(在护士、护理辅助人员、治疗师、医生和患者中)对老年人的护理有潜在影响。

**基本要素六**

14. 为老年人及其家人提供安全有效的各级

护理过渡,包括急性期护理、社区护理和长期照护(如家庭、辅助生活、临终关怀、养老院)。

## 基本要素四和九

15. 制定以患者为中心的护理,考虑老年人的非正式和正式护理人员的身心健康和幸福。

## 基本要素九

16. 提倡为有躯体和认知障碍的老年人提供及时和适当的安宁疗护和临终关怀。

## 基本要素九

17. 在有躯体和认知障碍的老年人中实施预防风险和提高质量及安全的策略(如跌倒、药物管理不当、压力性损伤)并进行监测。

## 基本要素二和四

18. 使用资源/项目来促进老年人的功能、躯体以及心理健康。

## 基本要素七

19. 将通识教育中的相关理论和概念整合到以患者为中心的老年护理中。

## 基本要素一

引自 American Association of Colleges of Nursing, Hartford Institute for Geriatric Nursing, New York University College of Nursing: *Recommended baccalaureate competencies and curricular guidelines for the nursing care of older adults* [ supplement to *The essentials of baccalaureate education for professional nursing practice* ], September 2010.

# 3

# 衰老的理论与进程

*Kathleen Jett*

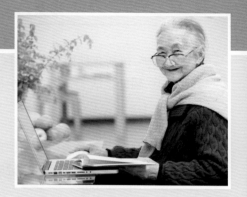

直到我开始学习衰老科学,我才知道它有多复杂。我们似乎学到了很多,但还有很多东西要学。

23 岁的学生 Helena

当我还是个小女孩的时候,爱因斯坦提出了物质的量子理论,而我们从未听说过 DNA 或 RNA。我们只在最基本的理论意义上了解基因。现在我听说科学家认为有一种基因控制着我的寿命。我真希望科学家们能在我去世前找到它。

72 岁的老年人 Beatrice

## 学习目标

学完本章后,读者将能够:

1. 描述关于衰老过程和理论的知识发展。
2. 比较关于衰老的主要社会心理学理论。
3. 描述当前与衰老相关的社会心理学理论的文化和经济局限性。
4. 使用至少一种关于衰老的社会心理学理论来支持或反对为社区老年人提供的社会服务。
5. 设计基于理论的策略,从而最大程度改善老年人的健康水平。

人们习惯用理论来解释现象,产生秩序感,从而提供一个可以解释和简化世界的框架(Einstein,1920)。虽然早在 20 世纪 50 年代初期,关于生物学衰老的一些理论就获得了一定的发展,但当前最新研究重点是了解生物学衰老过程中细胞的变化。在某些情况下,生物过程和机体衰老之间的联系已经变得比较清晰。然而,触发这些过程的因素在很大程度上仍停留在理论层面上,至少目前如此。

衰老的社会心理学理论关注衰老的心理和社会体验。虽然它们更具有主观性且具有一定的民族主义,但仍然可以为人口老龄化和社会行为提供潜在的背景支撑。

本章主要概括介绍在衰老的框架中,几个比较著名的生物学和社会心理学理论。护理人员可以使用生物学理论,来帮助理解衰老的生理变化和一些最常见疾病的遗传基础;可以使用社会心理学理论,来计划促进健康和积极老龄化的活动,从而更好地理解生物—社会心理存在的细微差别。

## 生物学衰老

生物学衰老,是一个极其复杂且相互作用的变化过程,会导致生理储备减少,细胞退化速度加快,并且机体对疾病的易感性增加(Fougère et al.,2019)。衰老的变化在衰老表型中是切实可见的。

每个细胞的基因组或遗传成分(DNA 和 RNA)都位于细胞核和线粒体内。它们是细胞繁殖和直接细胞代谢的模板。保持基因组的完整性是细胞最重要的功能,包括生殖调节、修复受损的 DNA 和衰老(MacRae et al.,2015)。有机体的生存依赖于

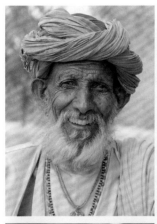
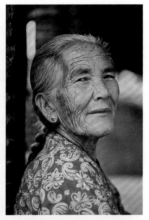
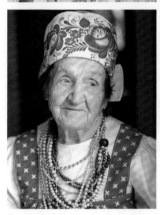
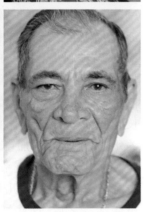

衰老表型

成功的细胞繁殖(即有丝分裂)。如果细胞繁殖总是完美的,那么有机体就永远不会衰老。相反,如果一些细胞的繁殖能力下降,或在繁殖过程中出现差错,这些细胞将不再具有繁殖能力。

尽管关于衰老基因组学的知识越来越多,但复杂的问题依然存在。究竟是什么触发了细胞或器官水平的变化?变化是有序和可预测的,还是随机和混乱的?细胞突变和表观遗传学的作用是什么,即环境对 RNA 的影响是什么?什么影响了生活方式的选择,它们如何影响衰老表型?

## 进化与衰老

进化论被认为是理解遗传对细胞衰老的作用和理解寿命的重要工具。这些理论在很大程度上借鉴了"自然选择"的概念,也就是说,那些活得足够长,从而能繁衍后代的人,他们是种群中最适应环境的人。随着年龄的增长,人们会越来越不适应环境,我们现在必须解决这类问题,为什么有些人寿命长,而有些人寿命短?影响寿命的遗传因素和细胞因素是什么?

这些理论中最成熟的是"一次性体细胞理

论"。该理论指出,生长是对代谢资源的利用。这些资源要么用于准备和繁衍后代,要么用于"维持从一天到下一天"的生存(Kirkwood,2017,p. 23)。理论上,将代谢资源几乎全用于生育的人相较于后代少的人会更早死亡。在生育过程中,可用于修复自然发生的细胞损伤的代谢资源较少。此外,还存在其他几种代谢需求(知识链接 3.1)。如果这些需求中的任何一个得不到满足,生物体就会死亡。研究表明,寿命与生物体平衡其身体系统和代谢需求的能力成正比(Kirkwood,2017)。

> **知识链接 3.1　维持躯体需求的例子**
>
> - 修复受损 DNA 的能力
> - 清除抗氧化剂的能力
> - 控制应激蛋白的能力
> - 精确复制 DNA 和蛋白质的能力
> - 抑制肿瘤生长的能力
> - 维持健康免疫系统的能力
>
> 资料来源:Adapted from Kirkwood TB: Evolution theory and the mechanisms of aging. In Fillit H, Rockwood K, Young JB, editors: *Brocklehurst's textbook of geriatric medicine and gerontology*, ed 8. Philadelphia, 2017, Elsevier, pp. 22-26.

## 自由基

自由基是细胞内生理不稳定的分子(不成对的电子)。活性氧也存在于细胞中,一部分活性氧会变成自由基,或者促使自由基的形成,这两者都是在细胞代谢过程中自发形成的。虽然自由基和活性氧对一些细胞活动是必要的,但它们能够破坏脂质、蛋白质和其他大分子(Speakman and Selman,2017),并被证实会导致线粒体 DNA(mtDNA)的突变(Lai et al.,2017)。

造成活性氧数量增加的影响因素包括外部因素,如污染、烟草,以及其他内部因素,如炎症(Dato et al.,2013)。氧化应激是指活性氧水平的急剧上升,氧化应激已被充分证明会导致细胞损伤和衰老细胞的累积。研究显示,这些衰老细胞与多种疾病有关(Kirkland,2017;Lobo et al.,2010;Speakman and Selman,2011)(知识链接 3.2)。氧化应激的损害似乎是随机的、不可预测的,因细胞而异、因人而异(Speakman and Selman,2011)。

衰老的自由基理论起源于 20 世纪 50 年代,

当时科学家正在研究美国在日本投放原子弹后辐射的影响。他们发现，辐射造成的大量损害主要是由自由基对人体大分子（如 DNA、蛋白质和脂质）的损害引起的。衰老中的分子损伤也是由自由基引起的。因此他们推测，任何对抗自由基或减少氧化损伤的行为都会减缓衰老，从而延长寿命（Speakman and Selman, 2011）。

近年来，媒体总在宣传口服一些能对抗自由基引起的氧化应激补充剂，来延缓衰老或降低衰老的影响。然而研究发现，一些抗氧化剂补充剂是有害的，如 β-胡萝卜素和维生素 C 和维生素 E（知识链接 3.3）。高剂量的 β-胡萝卜素补充剂可能会增加吸烟者患肺癌的风险，高剂量的维生素 E 可能会增加患出血性脑卒中和前列腺癌的风险。虽然有证据表明，富含抗氧化剂（丰富的水果和蔬菜）的饮食，或富含红酒和橄榄油的地中海饮食，可能会预防或延缓一些细胞损伤和几种疾病，但目前尚未明确是抗氧化剂的作用，还是生活方式改变等起的作用［National Center for Complementary and Alternative Medicine（NCCAM），2013］。

随着研究的深入，自由基理论受到了质疑。动物实验显示，减少细胞保护如减少抗氧化剂或增加氧化损伤，并不会影响寿命。虽然自由基理论可能无法回答我们寿命长短的问题，但有相当多的证据将氧化应激与各种退行性疾病的发展过程联系起来（Speakman and Selman, 2011）。

## 炎性衰老

人类免疫系统是一个由细胞、组织和器官组成的复杂网络，它们分别发挥着各自的作用。身体通过自我调节系统来维持体内平衡，该系统由 B 淋巴细胞（体液免疫）和 T 淋巴细胞（白细胞的一种类型）调节控制。B 淋巴细胞和 T 淋巴细胞共同保护身体免受外来物质（如接触细菌）和内源性条件（如情绪压力）的入侵。免疫系统的功能随着年龄的增长而下降，这使得感染、癌症、自身免疫性疾病和相关死亡率的风险增加（Kirkland, 2017）。

急性炎症是免疫系统对外伤等突发伤害的反应。当炎症出现时，几种细胞介质（如巨噬细胞）被激活。之后，这些细胞释放炎症介质，引发炎症级联反应摧毁病原体，并开始组织修复，维持生理稳态。其中，炎症介质包括细胞因子，特别是肿瘤坏死因子（TNF-α）和白细胞介素-6（IL-6）。护士可通过观察红斑、水肿和疼痛来评估炎症反应。

有充分的证据表明，衰老伴随着慢性、低水平、亚临床炎症（以及细胞因子等介质的增加），这被称为"炎性衰老"。理论上，炎症会加速生物学衰老，增加一些"与年龄相关"疾病和细胞衰老的风险（Fougère et al., 2019；Ventura et al., 2017）（知识链接 3.4）。氧化应激和抗氧化防御受损加剧了炎症反应。虽然慢性炎症的一些影响是众所周知的，但还有一些影响是理论上的假设。

## 线粒体功能障碍

线粒体 DNA，又称 mtDNA，是产生腺苷三磷酸（adenosine triphosphate, ATP）的关键物质。ATP 是生理过程中所需能量的前体（图 3.1）。mtDNA 对于线粒体自身的繁殖也是必需的。当损伤发生时，mtDNA 就会突变，导致复制错误（Kirkland, 2017b；Lagouge and Larsson, 2013；Wang et al., 2013）。在正常衰老细胞和与阿尔茨海默病等神经系统变性疾病相关的细胞中都发现了 mtDNA 突变（第 23 章）（Fougère et al., 2019）。

### 端粒和衰老

端粒是包裹在每个染色体末端的蛋白质中的 DNA 序列(图 3.2)。每次繁殖,端粒都会缩短。当达到临界长度时,细胞衰老并最终凋亡。研究显示,端粒最初的长度是由遗传因素所决定的,而端粒缩短的速率会受到其他因素的影响,如心理社会、环境和行为因素(Starkweather et al.,2014)(知识链接 3.5)。端粒缩短与寿命缩短,以及心血管疾病、高血压、糖尿病、痴呆等慢性病有关(Fougère et al.,2019;Lai et al.,2017)(知识链接 3.6)。有证据表明,这种缩短与氧化应激和炎症有关。端粒酶可以阻止端粒缩短,但其仅存在于人类的干细胞、生殖细胞和癌细胞中(Kirkland,2017;Lai et al.,2017)。端粒长度被认为是一种潜在可靠的年龄测量方法。

尽管目前生物学理论对衰老的理解提供了越来越多的支持,但对于是什么触发了这一过程,仍然缺少一个明确答案。目前在解释细胞衰老和"与年龄相关的疾病"的关系上,已经有相当多的研究进展。或许比起理解衰老的触发因素,更重要的是理解疾病的触发因素,从而提高改善健康的能力。

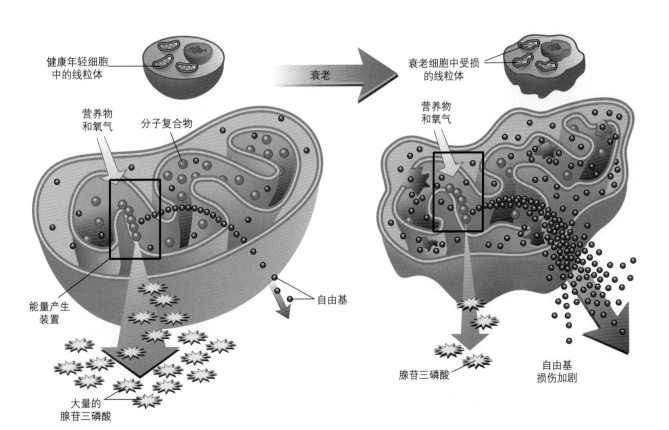

健康年轻细胞中的线粒体    衰老    衰老细胞中受损的线粒体

营养物和氧气    分子复合物    营养物和氧气

能量产生装置    自由基

大量的腺苷三磷酸    腺苷三磷酸    自由基损伤加剧

图 3.1    年轻和年老细胞中的线粒体

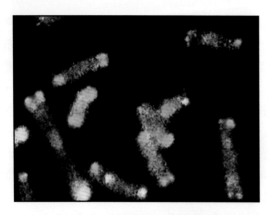

图3.2　带有端粒的染色体

### 知识链接 3.5　可能造成端粒缩短加速的因素

- 慢性压力
- 悲观主义
- 同伴间的暴力
- 长期照护(例如,患阿尔茨海默病)
- 每晚睡眠≤6 小时
- 自我报告睡眠质量差
- 体重指数较高且缺乏锻炼
- 存在童年期被忽视或不良事件史
- 吸烟
- 重度抑郁

资料来源:From Astuti, Y ., Wardhana, A., Watkins, J., et al. (2017). Cigarette smoking and telomere length: A systematic review of 84 studies and meta-analysis. *Environ Res*, 158, 480-489.

Starkweather, A. R., Alhaeeri, A., & Montpetit, A. (2014). An integrative review of factors associated with telomere length and implications for biobehavioral research. *Nur Re* 63 (1), 36-50.

### 知识链接 3.6　端粒、衰老和寿命

端粒长度以每年减少 24.8~27.7 个碱基对的速度缩短。许多生活方式因素会增加缩短速率。例如,每天吸一包烟,连续 40 年,就可能造成每年多损失 5 个碱基对,导致减少 7.4 年寿命。肥胖也会加速端粒缩短,导致寿命缩短 8.8 年。过度的情绪压力会导致肾上腺释放糖皮质激素,从而减少抗氧化剂,增加氧化,使得端粒过早缩短。较短的端粒被认为会极大地增加个体过早出现与年龄有关的健康问题的概率,如心脏病。

资料来源:From Shammas MA: Telomeres, lifestyle, cancer and aging. *Curr Opin Clin Nutr Metab Care* 14 (1): 28-34, 2011.

## 促进健康老龄化:对老年护理的启示

在应用不断发展的生物学衰老知识时,我们有理由认为,减慢细胞损伤可能会促进健康老龄化。虽然我们尚不能确定减慢细胞损伤是否可以延长寿命,但这可能是延缓许多人随着年龄增长而患病的一种方法。因此,需减少增加活性氧生成的外部影响因素(如二手烟等环境污染物)。解决这一问题的方法之一是改善营养状况,而营养状况的改善被证实会减慢端粒缩短的速率(知识链接 3.7)。规律锻炼和饮食可以提高体内天然抗氧化剂的水平(NCCAM, 2013)。由于补充如维生素 E 等抗氧化剂存在弊端,护士应指导老年人转变长期服用抗氧化剂药品的观念和习惯,改为采用健康的饮食,正确地使用草药和膳食补充剂(第 10 和 14 章)。

### 知识链接 3.7　最佳实践建议

寻找所有人可以获得营养食品的方法是重要的护理干预措施。

炎症反应使老年人对感染、自身免疫性疾病和癌症的易感性增加,这具有重要的临床意义。观察老年人感染的早期症状和体征,是护士为促进恢复健康所做出的特别重要的贡献(第 1 章)。

在了解了免疫力的变化后,护士可以在促进健康的具体预防策略方面发挥积极作用,如免疫接种(特别是接种流感和肺炎球菌疫苗)和避免与感染者接触。护士的责任不仅是促进患者采用健康的生活方式,而且要成为健康生活的榜样。

## 衰老的社会心理理论

人不仅仅是一个生物体,更是一个多维的整体(第 1 章,图 1.7)。只有当生命被认为是一个整体时,我们才开始真正了解衰老。下文将讨论一系列衰老的社会心理理论。更准确地说,其中大多数是与衰老相关的概念模型。由于它们常常被认为是老年学文献中的“理论”,所以我们也将它们写在此处,以便于讨论。它们每一个都提出了成功老化(successful aging)的概念。

早期关于衰老的社会心理理论试图解释和预测中晚期生活的变化。这些理论最早出现在 20 世

纪40—50年代的老年学文献中。他们基于少量的研究,主要是基于"表面效度",即来自科学家和临床医生的个人和专业经验,对成功老化的看法做出了合理解释。

## 角色理论

角色理论源自社会学和社会心理学,是关于成功老化意义的最早命题之一(Cottrell,1942)。根据这一理论,自我认同是由一个人在社会中的角色(如护士、教师、银行家)所定义的。当个体处于生命的不同阶段时,他们的角色也在变化。成功老化意味着,当一个角色完成时,另一个对个人和社会具有相对等价值的角色将代替这个角色。例如,工作角色被志愿者的角色取代,或者由父母变成祖父母。个人适应角色变化的能力是成功老化的一个预测因素。对变化的抵制预示着生命末期将面临困难。

角色理论在年龄标准现象(又称社会刻板印象)中得到体现。社会刻板印象是对可接受行为的一种文化构建的期望,并被个人所内化。年龄标准便是基于这种假设,即年龄和性别本身就意味着角色。例如,人们可能会听到,"如果他们的行动能跟他们的年龄相符就好了"或者"你这么大年龄了,不能这样说或这样做"。尽管对年龄和性别歧视的观念仍然存在,但20世纪70年代备受社会争议与欢迎的电视剧《莫德》(Maude,1972—1978)和后来的《黄金女郎》(The Golden Girls,1985—1993)对社会刻板印象发起了挑战。在这两部电视剧中,角色的行为方式都挑战了白人中老年女性早已确立的年龄标准下的行为。虽然长期以来电影和电视中的角色模范都是年长的男性,但现在也出现了年长女性的身影,例如 Dame Judi Dench(1934— )、Dame Helen Mirren(1945— )和 Meryl Streep(1949— )。随着婴儿潮一代的老龄化(第1章),流行文化正在挑战年龄标准。例如,老年人现在被认为仍然有活跃的性功能,头发花白的演员代言性润滑剂和治疗勃起功能障碍的药物广告。这些事件改变了过去"老年人性生活缺乏"的观点。

## 活动理论

根据堪萨斯城成年人群生活研究的数据,Havinghurst 和 Albrecht(1953)提出持续活动和"保持年轻"的能力是成功老化的指标。有人认为,中年时期的生产力和活动将被晚年同等的追求所取代(Maddox,1963)。该理论认为,活动比不活动更好(Havinghurst,1972)。增加活动会带来更大的满足感和幸福感(Heinz et al.,2017)。活动理论与西方社会对工作、财富和生产力的强调一致,因此继续影响着人们对成功和不成功老化的看法(Wadensten,2006)。

## 脱离接触理论

脱离接触理论与角色理论、活动理论相反。该理论由 Cumming 和 Henry 在 1961 年提出,在衰老的自然过程中,个人应该慢慢退出社会,允许权力转移给年轻一代。这种转移被认为是维持社会平衡的必要条件,也对老年人有益(Hooyman and Kiyak,2011;Wadensten,2006)。当年龄大的员工被年轻的员工取代时,对离职恰当性的信念成了年龄歧视的基础。虽然这种做法在工作场所已经被公开禁止(美国),但它仍然秘密存在,并在社会和法律上受到挑战。老年人的活动退缩不再被认为是成功衰老的标志,对社会也未必是好事,也未考虑个人或文化的需要。脱离接触理论在老年学中不再被广泛接受。

## 连续性理论

连续性理论与活动理论和角色理论都有相似之处。Atchley(1989 年)指出,个体在一生中会发展并保持一致的行为模式。作为早年生活的延伸部分,衰老反映了角色、责任以及活动模式的延续。性格会影响人们所选择的角色和活动,以及从中获得的满足感。成功老化与一个人保持和延续以前的行为和角色或寻找合适替代的能力有关(Wadensten,2006)(知识链接3.8)。

---

**知识链接 3.8　最佳实践建议**

如果你在为痴呆患者设计特殊生活设施时遵循了连续性理论,那么使用他们自己的家具可能会很有帮助。也可以采用"魔盒"的方式,即在一个人的门上或附近墙上保存对这个人早期生活有特殊意义的纪念品。

## 社会交换理论

社会交换理论从经济角度将衰老概念化。该理论假设随着年龄的增长，一个人为社会做出的经济资源贡献越来越少，这会导致他的社会地位、自尊和政治权力的丧失（Hooyman and Kiyak，2011）。

只有那些能够控制自己财务资源的人，才有潜力继续充分参与到社会中，并有可能实现成功老化。尽管这个理论在经济稳定的社会有一定的适用性，但这一理论将处在贫困线的人群边缘化了（WHO，2017）。

## 现代化理论

虽然现代化理论通常不与社会交换理论联系在一起，但可以通过它来思考交换的非物质层面。这一理论试图解释导致老年人贡献贬值的社会变化因素（Cowgill and Holmes，1972）。1900年以前，美国社会物质和政治资源被年长者所控制（Achenbaum，1978）。这些资源包括他们的知识、技能、经验和智慧（Fung，2013）。在农业文化和社会中，年长者凭借财富和粮食分配权来掌握权力。年长的男性和女性通常在教导年轻人和指导宗教仪式方面，扮演着重要的宗教和文化角色（Sokolovsky，1997）。

根据现代化理论，成功老化意味着老年人的地位得以维持，他们的技能受到重视，保持着完整的亲属网络。在当代社会，老年人的地位和价值丧失，他们的劳动力不再被重视，亲属关系网络变得分散（Hendricks and Hendricks，1986）。在中国和日本等国家，孝道作为养老的根本占主导地位，而现代化对中国和日本等国家的文化产生了显著的影响（Fung，2013）。社会或经济因素，使得越来越多的成年子女进入市场或移民，他们与传统价值观之间的冲突不断加剧（参见 Amy Tan 的《接骨师的女儿》，*The Bonesetter's Daughter*，2001）。有人认为，这些变化是技术进步、城市化和大众教育的结果（Cowgill，1974）。

## 老年超越理论

老年超越理论与脱离接触理论相似，但该理论认为老年人脱离接触的原因并不是出于社会需求，而是给人们时间进行自我反思，探索自我，思考生命的意义，远离物质世界（第 36 章）（Maslow，1954；Moody，2004；Tornstam，1989，2000，2005；Wadensten，2007）。衰老是从生到死、从成熟走向智慧的转变，也是一个人改变对现实的看法、感受精神世界以及超越自我意义的不断演变的过程。同样，老年超越也意味着通过自我转变来获得智慧。Tornstam（2005）、Erikson（1993）和 Peck（1968）描述了超越自我认知的必要性（表3.1）。随着年龄的增长，时间变得不那么重要，浅表的人际关系也一样。

超越被认为是一个普遍的、任何人都能达到的最高目标，也是成功老化的标志。该理论是基于一种高度民族主义的方法。在以人际关系质量为基础的文化中，该理论可能不太适用（第 4 和 34 章）。同时，该理论也没有考虑到经济资源的差异，经济

表3.1　与衰老相关的发展任务的概念视角比较：Erikson 和 Peck

| ERIKSON | | PECK | |
| --- | --- | --- | --- |
| 概念 | 描述 | 概念 | 描述 |
| 创造 | 以有意义的方式为社会作贡献 | 自我分化 | 开始将自我定义为独立于工作角色的个体 |
| vs. 停滞 | 认为自己局限于自己的主要角色（例如：护士） | vs. 工作角色 | 难以在工作角色之外认识自己的偏执 |
| 自我完善 | 获得自我圆满感和凝聚力 | 身体超越和自我超越 | 身体变化是生命的一部分 将自己视为更大整体的一部分 |
| vs. 绝望 | 自我在生活中不再有目标的感觉，包括身体上还有精神上 | vs. 身体偏执和自我偏执 | 身体变化是关注的焦点 觉得自己需要特别关注 |

资源不一定会给人们提供充裕的时间进行反思。

## 社会情感选择理论

Carstensen 的社会情感选择理论认为，随着年龄的增长，人们对自己的情感、目标和活动变得越来越有选择性。相比于消极信息，老年人更偏好积极信息（Carstensen，1992）。"积极效应"可能就是指通过选择积极的记忆来促进成功老化和改善心理健康（Mather and Carstensen，2005；Reed and Carstensen，2012）。

因为老年人高度重视情感的满足，他们经常会花更多的时间和值得的、有益的社交伙伴相处。当一个人的预期寿命被认为是有限的时候，生活的目标变成专注于充分利用"剩余的时间"，而不是退想遥远的未来，例如处于晚年期的老年人更关注的是当下（Carstensen，Isaacowitz，et al.，1999）。

## 有补偿的选择性优化理论

有补偿的选择性优化理论认为，成功老化在于通过专注优势来适应和应对晚年常见的能力损失；当遇到挑战时，就会采用补偿策略（Baltes and Baltes，1993）。该理论可以从多个角度理解衰老（Heinz et al.，2017）。

## 促进健康老龄化：对老年护理的启示

一些关于衰老的理论因其适用性有限以及无法被验证等问题而受到争议。在某些情况下，这些理论没有考虑到社会阶层、教育、卫生、经济以及文化多样性等影响因素（Hooyman and Kiyak，2011；Marshall，1994），这可能与这些理论发展的历史背景有关。尽管如此，除了脱离接触理论之外，成功老化的一些定义可能会被进一步证明是有用的（表3.2）。

作为护理哲学发展的背景，社会心理理论和衰老的观点为老年护理提供了有用的信息。虽然它们既没有被证实也没有被证伪，有些也经过了时间的检验，但这些观点可能只适用于当地的文化环境。从建立老年活动中心，到规范就业法律等，这些观点都被用作理论基础。或许，这些理论仍没有解决"关于优质护理的态度和结构的关键问题"（Wadensten，2006，p. 347）。但护士有了一个独特的机会用更多的方法理解衰老。在这个过程中，护士可以在很多方面拥有重要的发言权，比如验证、修改和讨论社会心理理论和框架，或理论如何适用于多样性的全球社会。

许多关于老年发展的问题仍然没有答案。不同民族和种族间的人存在生物学差异吗？这些对身体和心理的衰老有什么影响？人们在晚年会发生怎样的变化？衰老的原因和目的是什么？衰老的意义是什么？能被推广吗？什么是成功老化？这些都不是新问题，但它们仍然需要答案。答案可能就是晚年生活中成熟的本质。

| 表3.2　社会心理理论中成功衰老的定义 | |
|---|---|
| 角色理论 | 当一个角色完成时，它会被另一个对个人和社会具有比较价值的角色所取代 |
| 活动理论 | 能够保持积极的生活方式 |
| 脱离接触理论 | 自然老化过程；个人应该慢慢地退出社会，以便将权力移交给年轻一代 |
| 连续性理论 | 有能力维持和延续先前的行为和角色，或者找到合适的替代。中年时期的生产力和活动被晚年同等的追求所取代 |
| 社会交换理论 | 有能力管理自己的财产资源，充分参与社会活动中 |
| 现代化理论 | 地位得以维持，技能仍然有价值，亲属依然健在 |
| 老年超越理论 | 通过自我转变来获得智慧 |
| 社会情感选择理论 | 有选择地选择积极而不是消极的记忆、伙伴和活动 |
| 有补偿的选择性优化理论 | 专注优势以适应和应对晚年常见能力损失；当遇到挑战时，会采用补偿策略 |

## 主要概念

1. 当一个人开始出现衰老特征的时候,是其一生当中受基因组成和环境压力源影响最显著的时期。

2. 对衰老或适应衰老不只有唯一的解释。

3. 无论理论如何,生物学衰老都会导致细胞本身的损伤,导致其功能或生殖能力下降或丧失。

4. 老年人中许多慢性病发病率的增加可以用衰老的生物学理论来解释。

5. 虽然现在一些社会心理理论仍适用于部分人群,但这种适用性受到社会经济、教育和文化等因素的限制。

## 关键思考问题和措施

1. "晚年生活是由文化和社会决定的"这句话是什么意思?

2. 思考关于衰老的社会心理理论,并讨论这些理论如何适用或不适用于最常与你交往的老年人。

3. 在你的家人或朋友中找出至少两名"老年人",问问他们对衰老的看法。在课堂讨论中,将他们的反应与生物学衰老的科学现状进行比较。

4. 讨论本章开始时学生和老年人的观点所引发的意义和思考。这些与你自己的经历有何不同?

5. 设想你已经90岁了,描述一下你将拥有的生活方式,以及你认为促使你长寿的因素。

6. 组织一场辩论,每个人都试图说服其他人相信某一代人关于衰老的社会心理理论。

## 研究问题

1. 哪些环境因素有可能影响寿命?

2. 人际关系中的哪些因素有可能有助于生存?

3. 哪些因素与长寿有关?

(李峥 译)

# 参考文献

Achenbaum WA: *Old age in a new land*, Baltimore, 1978, Johns Hopkins University Press.

Atchley RC: A continuity theory of normal aging, *Gerontologist* 29;183–190, 1989.

Baltes PB, Baltes MM: *Successful aging: perspectives from the behavioural sciences*, Cambridge, UK, 1993, Cambridge University Press.

Carstensen LL: Motivation for social contact across the life span: a theory of socioemotional selectivity, *Nebr Symp Motiv* 40: 209–254, 1992.

Carstensen LL, Isaacowitz DM, Charles ST: Taking time seriously. A theory of socioemotional selectivity, *Am Psychol* 54(3):165–181, 1999.

Cottrell L: The adjustment of the individual to his age and sex roles, *Am Sociol Rev* 7:617–620, 1942.

Cowgill D: Aging and modernization: a revision of the theory. In Gubrium JF, editor: *Late life communities and environmental policy*, Springfield, IL, 1974, Charles C Thomas.

Cumming E, Henry W: *Growing old, the process of disengagement*, New York, 1961, Basic Books.

Dato S, Crocco P, D'Aquila P, et al: Exploring the role of genetic variability and lifestyle in oxidative stress response for healthy aging and longevity, *Int J Mol Sci* 14:16443–16472, 2013.

Einstein A: *Relativity: the special and the general theory*, New York, 1920, Henry Holt.

Erikson E: *Childhood and society*, 1950, Reprint. New York, 1993, Norton.

Fougère B, Boulanger E, Nourhashèmi F, Guyonnet S, Cesari M: Retraction to chronic inflammation: accelerator of biological aging, *J Gerontol A Biol Sci Med Sci* 72(9):1218–1225, 2019.

Fung HH: Aging in culture, *Gerontologist* 53(3):369–377, 2013.

Grune T, Shringarpure R, Sitte N, Davies K: Age-related changes in protein oxidation and proteolysis in mammalian cells, *J Gerontol A Biol Sci Med Sci* 56:B459–B467, 2001.

Havinghurst RJ: *Developmental tasks and education*, New York, 1972, David McKay.

Havinghurst RJ, Albrecht R: *Older people*, New York, 1953, Longmans, Green and Co.

Heinz M, Cone N, da Rosa G, et al: Examining supportive evidence for psychosocial theories of aging with the oral history narratives of centenarians, *Societies* 7(8):1–21, 2017.

Hendricks J, Hendricks CD: *Aging in mass society: myths and realities*, Boston, 1986, Little, Brown.

Hooyman NR, Kiyak HA: *Social gerontology: a multidisciplinary approach*, New York, 2011, Allyn & Bacon.

Kirkland JL: Cellular mechanisms of aging. In Fillit HM, Rockwood K, Young J, editors: *Brocklehurst's Textbook of Geriatric Medicine and Gerontology*, ed 8, Philadelphia, 2017, Elsevier, pp 47–52.

Kirkwood TB: Evolution theory and the mechanisms of aging. In Fillit HM, Rockwood K, Young J, editors: *Brocklehurst's textbook of geriatric medicine and gerontology*, ed 8, Philadelphia, 2017, Elsevier, pp 22–26.

Lagouge M, Larsson NG: The role of mitochondrial DNA mutations and free radicals in disease and ageing, *J Int Med* 273:529–543, 2013.

Lai CQ, Parnell LD, Ordovás JM: Genetic mechanisms of aging. In Fillit HM, Rockwood K, Young J, editors: *Brocklehurst's textbook of geriatric medicine and gerontology*, ed 8, Philadelphia, 2017, Elsevier, pp 43–46.

Lobo V, Patil A, Phatak A, Chandra N: Free radicals, antioxidants and functional foods: impact on human health, *Pharmacogn Rev* 4(8):118–126, 2010.

MacRae SL, Croken MM, Calder RB, et al: DNA repair in species with extreme lifespan differences, *Aging* 7(12):1171–1182, 2015.

Maddox G: Activity and morale: a longitudinal study of selected elderly subjects, *Soc Forces* 42:195–204, 1963.

Marshall VW: Sociology, psychology, and the theoretical legacy of the Kansas City studies, *Gerontologist* 34(4):768–774, 1994.

Maslow A: *Motivation and personality*, New York, 1954, Harper & Row.

Mather M, Cartensen LL: Aging and motivated cognition: the positivity effect in attention and memory, *Trends Cogn Sci* 9(10):496–502, 2005.

Moody HR: From successful aging to conscious aging. In Wykle M, Whitehouse P, Morris D, editors: *Successful aging through the life span*, New York, 2004, Springer, pp 55–68.

National Center for Complementary and Alternative Medicine (NCCAM): *Antioxidants and health: an introduction*, 2013. http://nccam.nih.gov/health/antioxidants/introduction.htm. Accessed February 20, 2019.

Peck R: Psychological developments in the second half of life. In Neugarten B, editor: *Middle age and aging*, Chicago, 1968, University of Chicago Press.

Reed AE, Carstensen LL: The theory behind the age-related positivity effect, *Front Psychol* 3:339, 2012.

Sokolovsky F, editor: *The cultural context of aging: worldwide perspectives*, ed 2, Westpoint, CT, 1997, Plenum Press.

Speakman JR, Selman C: The free-radical damage theory: Accumulating evidence against a simple link of oxidative stress to ageing and lifespan, *Bioessays* 33(4):255–259, 2011.

Starkweather AR, Alhaeeri AA, Montpetit A, et al: An integrative review of factors associated with telomere length and implications for biobehavioral research, *Nurs Res* 63(1):36–50, 2014.

Tan A: *The Bonesetter's daughter*, New York, 2001, Random House.

Tornstam L: Gerotranscendence: a meta-theoretical reformulation of the disengagement theory. *Aging Clin Exp Res* 1:55–64, 1989.

Tornstam L: Transcendence in later life, *Generations* 23:1014, 2000.

Tornstam L: *Gerotranscendence: a developmental theory of positive aging*, New York, 2005, Springer.

Ventura MT, Casciaro M, Gagemi S, Buquicchio R: Immunosenescence in aging: between immune cells depletion and cytokines up-regulation, *Clin Mol Allergy* 15(21), 2017. https://www.ncbi.nlm.nih.gov/pmc/articles/PMC5731094/pdf/12948_2017_Article_77.pdf. Accessed February 24, 2019.

Wadensten B: An analysis of psychosocial theories of ageing and their relevance to practical gerontological nursing in Sweden, *Scand J Caring Sci* 20:347–354, 2006.

Wadensten B: The theory of gerotranscendence as applied to gerontological nursing—part 1, *Int J Older People Nurs* 2:289–294, 2007.

Wang CH, Wu SB, Wu YT, Wei YH: Oxidative stress response elicited by mitochondrial dysfunction: implication in the pathophysiology of aging, *Exp Biol Med* 238:450–460, 2013.

World Health Organization: *Global financial crisis and the health of older people*, 2017. http://www.who.int/ageing/economic_issues/en.

# 4

# 跨文化照护与老化

*Kathleen Jett*

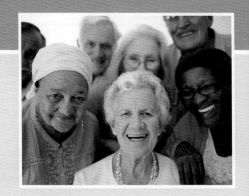

　　尽管我们已经尽力为患者提供服务,但患者的女儿一直在旁边阻挠,她一直说"这不是我们的行事方式"。我十分不解,我们只是在按照我们所学到的方式去做事。

20 岁的学生 Sandy

　　我似乎不再适合生活在这里。尽管我的孩子们已经尽力了,但他们必须要工作,而且我的孙辈也不像从前我这代人那样尊重长辈。我知道他们依然爱我,但感觉还是有所不同。

87 岁的老年人 Yi Liu

## 学习目标

学完本章后,读者将能够:

1. 比较健康与疾病的主要范式。
2. 确定提升跨文化照护熟练度的策略。
3. 准确识别需要专业语言翻译者的情境。
4. 做好与语言翻译者有效合作的准备。
5. 制订文化敏感的护理计划。
6. 制订可减少健康差距的老年护理干预措施。

## 文化、老化与医疗卫生服务

　　文化通常指一个群体共享和习得的价值观、信仰、期望和行为,一般情况下,文化还包括宗教信仰。在文化的引导下,人们会形成对老化与健康的思考,以及关于寻求健康、疾病、治疗和预防的决策和信念(Jett, 2003; Spector, 2017)。当"寻求者(seeker)"和"给予者(giver)"相遇时,文化价值观就会延伸到医疗卫生服务之中。其中,"寻求者"判定问题的严重性,"给予者"判定现存的问题(如果有的话)、适宜的治疗方案,以及他们期望"寻求者"做出反应的方式。反过来,"寻求者"会决定他们是否同意"给予者"发现的问题、治疗的价值,也就是他们是否接受"处方(治疗方案)",采取行动(例如,依从"处方")。

　　文化为个人与同一群体内外的家人和朋友的互动提供了方向,例如在医疗卫生服务过程中。得益于文化的存在,群体中的成员可以预测彼此的行为,并以符合该文化环境的方式做出回应。一个群体的文化和信仰代代相传,并且这种传承不仅可以发生在家庭中,也可以发生在社区、政治和环境结构中。

　　相反,文化适应是来自特定文化的个体对另一种新文化的适应过程。人们一直非常关注晚年移居到他国的老年人。这些老年人需要重新做出重大调整才能得到"生活满足感",才能在"第二故乡"中幸福地生活。文化适应的某些方面比其他方面对于功能适应而言更为重要。例如,语言和着装所代表的外部适应是文化认同的表达,但很多时候,外部适应的重要性要弱于个体对老化、健康、疾病和治疗、时间利用以及与他人互动的态度(Fung, 2013; Spector, 2017)。

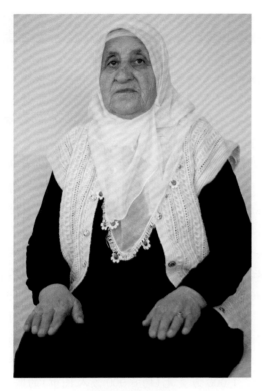

穆斯林妇女的服饰

本章介绍了跨文化照护、文化多样性、健康不公平性。需要指出的是,本部分并没有采用百科全书式的撰写方法。换句话说,读者找不到"用什么术语来指代德国长者"等的词汇列表。如有需要,读者可以参考专门研究文化的相关文献。本章讨论的是更为宽泛的概念,这些概念可能指的不只是一个"群体",例如健康信念体系。

无论老年人的背景如何,本章中所提供的策略可以帮助老年医学护士更从容地面对情况多变的老年个体,尤其适用于那些信仰及价值观与护士不同的老年人。跨文化照护的目标是使护士具备更高的文化能力,从而改善健康结局,促进健康老龄化。

## 文化多样性

文化概念的延伸就是文化多样性,或者简单地说,就是存在一个以上的具有不同价值观的群体。研究人员描述了世界多样性的程度,比较了文化多样性最少的国家和文化多样性最多的国家(Morin,2013)。例如,在阿根廷,97% 的公民为白种人(欧洲裔),信奉罗马天主教,西班牙语是他们的主要语言。

另一极端是非洲大陆的许多国家。多哥 37 个不同的部落群体讲 39 种不同的语言,除了地理上的共同点外,几乎没有什么共同点。在文化多样性方面,加拿大是位列前 20 名的唯一一个"西方"国家。美国的排名位于中间,但预计未来几年将发生重大变化(Morin,2013)(图 4.1)。

美国的种族多样性通常体现在六大种族群体,分别为黑人/非裔美国人、亚裔美国人、夏威夷原住民/太平洋岛民、美国印第安人/阿拉斯加原住民、白人(北欧裔)、自认为"拉美裔"的种族群体(不分种族),以及最近的"混血"居民。

除了那些被归为"白人"的人,认同其中一个群体的人群比例正在迅速增长。尽管前任总统特朗普的移民政策有可能对移至美国的人群和移民时间产生重大影响,但文化多样性程度仍将有可能继续加深。今天的老年人要么是在其还是儿童或年轻人时已经来到美国,要么是晚年时随已入美籍的子女来到这里。

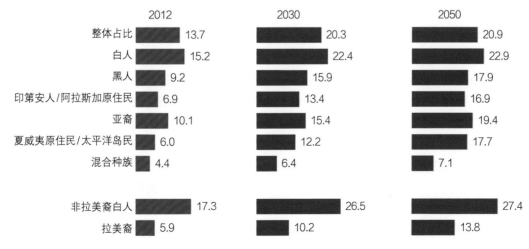

图 4.1 美国按人种/种族划分的 65 岁以上人口预测百分比(2012、2030、2050 年)

2010年,美国人口普查开始致力于在2020年人口普查中创造一个促进居民血统认同的机会(Krogstad,2014)。2016年,国家注册处发布了一份公告,专门面向北非和中东血统的人寻求反馈。预计进一步的讨论将涉及亚种族群体,如拉美裔(如墨西哥裔、古巴裔等)和混血人种(U.S. Census Bureau,2016)。这种方式对新移民以及对原籍国仍具有强烈认同感的老年人来说是非常有利的。

值得注意的是,在任何一个文化相似或不同的群体中,都存在着性别、权力、社会地位、性取向、性别认同等无数因素的多样性。这些因素对全世界的医疗卫生服务产生了巨大的影响。

## 健康不公平性和健康差距

尽管健康不公平性和健康差距这两个术语存在一些差异,但是它们经常互换使用,并且均会对医疗结果产生影响。其中,"健康差距"是探讨健康不公平性结果时使用的一个术语(Braveman,2014)。最典型的例子之一是低收入国家和高收入国家公民之间的预期寿命差距。此外,同一国家不同地区的新生儿预期寿命也有很大差异。必须指出的是,健康差距并非仅仅体现在地理区域、性别和种族方面,也体现在疾病方面。

术语"健康不公平性"是指不同群体在健康结果方面可避免的、非必要的和不公正的差异;具体而言,弱势群体(如老年人)的健康状况较差。健康不公平性往往是财富分配不均的结果。通常情况下,一种文化中的一个群体掌握大部分权力和影响力,包括对医疗等资源的控制。

2002年,美国医学研究所发表了一份具有里程碑意义的美国健康差异科学研究报告,名为《不平等待遇:面对医疗卫生服务中的社会和种族差异》(*Unequal Treatment:Confronting Racialand Ethnic Disparities in Health Care*)(Smedley et al.,2002)。相关研究已经证实,在美国,白人所享受的医疗待遇要显著优于其他群体(知识链接4.1)。因此,研究人员有责任探明这类已知差异下的照护现状。

该研究的结果之一就是"医疗本身就是不平等的"(Smedley et al.,2002),并且这种"不公平性"与保险状况、症状、地理位置、年龄、性别和性取向

---

### 知识链接 4.1 塔斯克吉实验

今天,在一些年长的非裔美国人中,仍然存在着对白人健康照护者和研究者的不信任。这种不信任将在某种程度上持续下去,直到臭名昭著的"塔斯克吉实验"的记忆消失。1932年,美国公共卫生部和塔斯克吉研究所一项旨在了解"梅毒自然史"的研究在密西西比州梅肯县招募了近600名男性黑人。大约一半的人为梅毒患者,他们被告知正在接受"坏血"(有多种意思的美国南部的方言)治疗。然而这些人从未接受过治疗,即使在1947年青霉素已被证实可以治疗梅毒后,他们仍然没有得到治疗。尽管1968年有人反对,但这项研究一直持续到1972年才停止。这项研究被认为是不道德的,因为它具有误导性,而且没有告知受试者参与的风险。1973年,受试者提起了集体诉讼,最终获得了1 000万美元(约6 900万人民币)的赔偿。1997年,克林顿总统代表国家道歉,不久之后就制定了严格的研究行为规则。该研究最后一名受试者于2004年1月16日去世。最后一名遗孀于2009年1月27日去世。

资料来源:From Centers for Disease Control and Prevention:*The Tuskegee timeline*,2017.

---

无关。在所有医疗机构(包括公立医院、私立医院和教学医院等)都会存在差异。最值得注意的是,护理方面的差异导致有色人种的死亡率高于白人,并且随着年龄的增长而加剧。

老年人更容易受到健康差距的影响,特别是在存在年龄歧视的国家。如果一个老年人的其他特征(例如肤色、宗教信仰、性取向)与那些有权利、有地位的人存在明显差异时,那么健康差距会进一步扩大。尽管近年来,美国非拉美裔白人和拉美裔人、美洲印第安人/阿拉斯加原住民和黑人之间的健康差距有所缩小,但情况并不总是如此(AHRQ,2016)。例如,与其他年龄组相比,老年群体的流感患病率明显更高,非裔美国老年人流感相关住院率高于任何其他族裔或种族群体。非裔美国老年人更可能遭受到心血管疾病的危害,他们的预期寿命也低于其他群体(USHHS,2016)。

在上述报告发布之后,美国卫生保健研究与质量机构(AHRQ)发布了另一份年度报告——

《国家医疗保健质量和差异（2017）》（*National Healthcare Quality and National Healthcare Disparities 2017*），这份报告追踪调查弱势群体，特别是少数群体中人群（包括老年人）的医疗质量和可及性。世界卫生组织通过追踪移民、移民工人和寻求庇护者等特殊需要群体，为该领域的研究做出了重要贡献（WHO，2017 b）。

## 跨文化照护存在的障碍

　　提供跨文化照护并不总是意味着解决差距或不公平性的问题，但它确实意味着克服共同的障碍，以提供具备文化胜任力的护理（WHO，2017c）。护理中存在的显性和隐性障碍都涉及种族中心主义以及人们心中存在的刻板印象，并且这两种障碍都会导致严重的冲突和降低护理质量。当在信仰、价值观、风俗习惯、语言、行为模式或期望方面存在明显差异时，护理情境中可能就会出现冲突（知识链接 4.2）。因此，老年医学护士必须在其工作场所和社区掌握能够克服上述障碍的方法，以促进健康老龄化。

> ### 知识链接 4.2　护理中的跨文化冲突
>
> 　　一名新移民到美国的韩国护士正在指导一位 80 岁的男性患者下地活动。患者对护士说他累了，想躺在床上，护士就允许他这样做了。护士长责怪护士没有让患者起床。这位韩国护士对另一位韩国护士说："那些美国人不尊重他们的长辈，他们对待长辈就像对待孩子一样。"护士长向另一位护士抱怨："那些亚裔护士过于顺从患者。"韩国传统文化强调尊重长辈。

　　资料来源：From McHale JP，Dinh KT，Rao N：Understanding co-parenting and family systems among East and Southeast Asian-heritage families. In Selin H，editor：*Parenting across cultures：childrearing，motherhood and fatherhood in non-Western cultures*，Dordrecht，2014，Springer，pp. 163-173.

## 种族中心主义

　　从知识链接 4.2 中的对话可以看出，两名护士都将对方的国籍作为文化的代表，并对其进行贬低。这正是"种族中心主义"，或者称为一个种族／文化群体优于另一个种族／文化群体的信念。

这种信念可能来自早年的文化熏陶或晚年的文化适应。在发达国家的医疗卫生服务体系中，人们期望"寻求者"适应"给予者"的规则，例如按时预约、听从医务人员指示。在医疗服务机构中，文化适应的老年人会接受关于沐浴、个人洗漱、睡眠和休息时间等事情的类型、频率和时间安排。老年人对机构和护理人员的文化适应程度越高，发生冲突的可能性就越小。老年人会吃提供的食物，即使这些食物与他们的口味或饮食习惯不符。无论是否有翻译的帮助，养老机构中一个"顺从"的非英语母语的老年人都会听从工作人员的安排。

## 刻板印象

　　刻板印象是人们将种族、民族、年龄或文化的有限知识应用于个体。例如，护士可能会听到或者说一些关于"老年人是什么样子"的话，而忽略此人是一个独特的个体，是一个部落、氏族或家庭的成员。当产生刻板印象后，人们很难发现个体之间的差异性。虽然一些刻板印象的运用对于当今快节奏的医疗卫生工作可能会是一个有益的起点。例如，人们对拉美裔老年人存在一种常见的刻板印象，他们与子女和孙辈生活在一起，男性是家庭中的决策者。如果护士只是简单地认为这是真的，那么就有可能产生负面影响，如减少支持资源的转介（上门送餐服务等）。另外，这种刻板印象还会使评估过程简化。例如，在讨论出院计划时，非拉美裔护士可能会说："我知道，许多拉美裔老年人与家人住在一起。是这样吧？你是不是也和家人住在一起？如果你需要帮助，家里有没有人可以帮助你？"这种刻板印象广泛存在。如果刻板印象不适用，则需要注意避免让患者感到尴尬。这一原则适用于任何种族或族裔群体的照护。

## 提供跨文化照护

　　当前，摒弃种族中心主义和负面刻板印象，提供文化及语言适宜的服务和照护，已经成为国际社会的期望和必然趋势（The Joint Commission，2017）。这也是消除弱势群体（包括老年人）所经历的健康差距和健康不公平性的必要手段（Kirmayer，2012）。从文化破坏性逐渐过渡到文化专业化的过程中，老年医学护士将学会更加熟练地开展跨文化照护

（图 4.2）。要做到这一点，护士需要具备自我意识，并从他人的角度出发（所处的文化环境），最后通过运用新技能与他人高效合作以提升文化胜任力（Georgetown University, n.d.）（知识链接 4.3）。

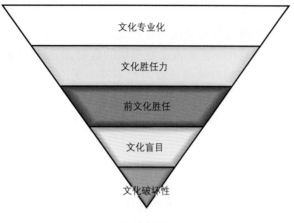

图 4.2  跨文化照护模型

---

### 知识链接 4.3  走向文化专业化与健康老龄化

- 熟悉自己的文化观点，包括对疾病病因、治疗方法和导致结果的因素的看法。
- 检查你的个人和职业行为，审视自己是否存在偏见或负面刻板印象的迹象。
- 对于不同于你期望的观点和行为保持开放态度。
- 欣赏所有群体中所有人的内在价值。
- 培养非语言沟通和语言沟通的技巧。
- 提升文化敏感度，觉察他人对健康、疾病和老化的范式。
- 学会以协商而不是强制的方式实施促进健康老龄化的措施，力求与老年人的信念保持一致。

---

## 文化破坏性

文化破坏性是指对他人公认文化的系统性抹杀。在这方面，有很多广为人知的例子：对东欧犹太人的种族灭绝，卢旺达种族（胡图族人）大屠杀，以及美国对印第安人的屠杀。在澳大利亚（Australian Human Rights Commission, n.a.）和美国，大量土著儿童从家中被带走，被送往寄宿学校，在寄宿学校里，这些儿童不能讲自己的语言，不能穿他们的传统服饰，甚至不能吃他们的传统食物，

这种同化行为在本质上就是一种文化破坏行为（Bear, 2008；Little, 2017）。美国禁止由部落长老主持印第安人的治疗仪式。一些被称为"传统"或"民间"治疗的做法在过去和现在都无法得到充分的体现和实践。许多非裔美国人和美国印第安人对西方医学仍持怀疑态度，特别是那些 80 和 90 多岁的人，他们可能经历或听说过他们种族的文化被破坏（Grandbois et al., 2012）。

## 文化盲目

在不同的国家和环境中存在着多种文化，肤色、社会经济、政治和教育力量等因素都会影响医疗体验。但是，包括健康照护者在内的多数人认为，尽管他们发现一个人与其他人不同（如年龄），但依旧会按照"所有老年人都一样"或"所有老年人的脾气都非常暴躁"等刻板印象来行事。他们忽视了这样一个事实，即偏见和历史创伤（包括年龄歧视）等生活经历会影响人们对医疗卫生服务的追求和接受程度。在文化破坏性或文化盲目的背景下，要提供跨文化照护，并尽可能减少健康差距，就必须考虑个人和社区的健康信念，如年龄歧视、贫困和种族主义（Feagin and Bennefield, 2014；Williams and Mohammed, 2009）。文化盲目会妨碍护士提供文化敏感的、有效的护理，甚至阻碍减少健康差距和健康不公平性的可能。

## 前文化胜任

前文化胜任的发展始于跨文化背景下的自我意识，即意识到自己对不同于自己的人所产生的个人偏见、态度和行为。对于健康照护者而言，文化意识是认识到权力本身带来的特权和自由（知识链接 4.4）。实现前文化胜任需要了解他人如何看待健康。这意味着针对社会中的年龄歧视现象要发挥积极的作用。

## 文化胜任力

超越了前文化胜任的护士能够摒弃自己的偏见，接受其他人可能会给医疗环境带来的不同的价值观和优先事项。对于能够提供高效跨文化照护服务的护士而言，任何人都是平等的，都是值得尊重的。护士需要对其他文化（尤其是其在护理过程中常遇见的文化）具有一定的了解。当护士和具有

不同年龄、宗教、价值观、背景和文化的老年人接触时,这一点尤为重要。跨文化知识可从课堂、临床和社区获得。文化知识既可以来自护士本身,也可以从他人身上学到(Fung,2013)。

## 文化知识

　　跨文化知识在优化医疗卫生服务方面确实具有重要的作用,它能够最大程度地减少老年患者与其他健康照护者之间的冲突(Kirmayer,2012)。在跨文化知识的支持下,护士能够更恰当更有效地改善老年人的健康状况(Campinha-Bacote,2011;Kirmayer,2012)。但是一些护士更喜欢使用所谓的"百科全书式"方法来学习某个文化群体的细节,如专有名词的用法、问候语、眼神交流、性别角色、食物和对老化的态度。

　　尽管这些信息也十分重要,但这些知识需要与其他概念融合成一个整体。在护理环境中(例如在急诊和长期照护机构),特定文化的基本知识(如饮食偏好或互动模式)是从对话开始的。例如,意大利血统的老年人通常习惯于中午主食吃意大利面。而在菲律宾文化中,老年人三餐都吃米饭。提供选择并确保满足这些需求是跨文化照护的重要因素(Fung,2013)。

　　**术语的定义**。文化知识包含适当使用术语,这一点在关于"人种"和"种族"的术语方面尤为重要。通常术语可以互换使用,但它们确实具有不同

的含义。人种指的是一种表型,其主要体现在人们可观察到的特征上,包括眼睛的颜色、面部的特征、发质和肤色。但是在护理环境中,这一术语最好用来代表地理起源(如非洲、中欧地区或环太平洋地区)和血统(Specter,2017)。

　　种族则是指一个自我认同的文化群体。人们可能拥有共同的国籍、移民身份、语言或方言、宗教,甚至地理位置(例如,农村与城市)。种族常常表现为传统、符号、文学、民俗、饮食偏好和着装。来自特定种族的个体并不一定属于同一人种。例如,自称"拉美裔"(Hispanic)的人可能来自任何人种和国家,但他们大多都信奉天主教,并说西班牙语。现在,相比于拉美裔,人们更多听到的是表示"拉丁裔"的两个词(Latino,Latina),它们不一定可以互换。后者专门指居住在拉丁美洲国家或来自拉丁美洲国家的人。护士应让老年人自己告知种族信息,而不是凭借自己单方面的猜测(知识链接 4.5)。

　　**以家庭和自我为导向**。向老年人提供跨文化照护的一个十分有用的概念是以自我和家庭为导向。许多北欧裔非常重视独立,即所谓的"个人自主"及"个性"(Fung,2013)。身份与其自身息息相关。在一项经典的研究中,研究者发现许多美国人愿意住在专门的白人老年公寓里,即使忍受着不适也不愿寻求帮助。因为他们认为寻求或接受帮助是软弱和依赖的表现,不可以发生在自己身上(Rathbone-McCune,1982)。

　　在美国,自主权的文化表达随着1990年患者决策法案的通过而制度化,在该法案中,个人被视为其健康的唯一决策者。现在,法律规定,在没有得到患者明确许可的情况下,健康照护者只允许向患者本人获取医疗信息。

　　但这种做法与许多其他文化(比如世界上大部分地方存在的集体主义或相互依赖文化)存在明显

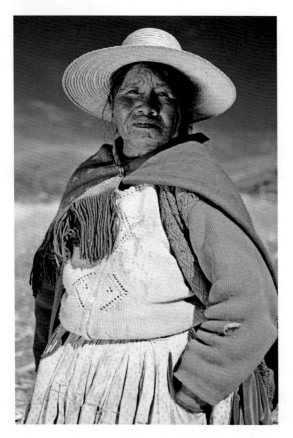

代表民族特征的服饰

冲突。在拉美裔文化中,人们所秉持的观念是"家庭主义"(Savage et al.,2016)。这些个体的自我认同来自家庭关系(广义的)而非个体。对于这类群体而言,"家庭",更宽泛地讲,"部落"或"氏族"是最重要的,群体或指定人员应根据群体的需要和信念做出决定,而非个人的需要和信念(知识链接4.6)。在家庭内部,成员之间希望相互帮助和交换资源,并且这种行为也十分常见。而在非裔美国家庭中,"干亲"亲属(被认为是家庭成员,但没有血缘关系或婚姻关系的人)尤为重要。家庭周围的文化信仰和行为对健康老龄化具有极其重要的意义,因为它与老年护理和健康相关的决策有关。当由一位深受独立文化影响的护士照顾一位以相互依赖文化为主导价值观的老年人时,他们之间就可能产生强烈的文化冲突,从而导致不良结局。

**以时间为导向。**人们往往会忽视对时间的关注,而时间是一个能够影响医疗卫生服务的使用和对预防措施态度的文化因素(Belgrave and Allison,2014)。在跨文化照护中,时间导向被描述为"将来""过去"或"现在"(知识链接4.7)。

## 知识链接4.6    文化冲突:独立与相互依赖的医疗决策

一名欧美公共卫生护士发现一名华裔老年女性患者的血压为210/100mmHg,血糖水平为380mg/dL。护士打电话给患者的开业护士,并立即安排将其送往医院。但这名妇女坚持说,她必须等到女婿和女儿下班回家,她需要和家人讨论以后才能做出决定。她的家人将决定她是否、在哪里、什么时候去接受治疗。她关心家庭负担,并希望不会影响收入,家庭能够负担医疗服务提供者的探视和可能的住院费用。另外,她的家人还需要另行安排人来照看孩子和完成家务。护士主要关心的是老年人个人的健康,而老年人关心的是她的家庭。护士的价值观是,个人是一个独立的个体,对个人的健康护理决策负责,这与老年人的价值观不一致。

## 知识链接4.7    以时间为导向的文化在医疗卫生服务中的应用

以"过去"为导向的文化认为,对健康和健康问题的看法既取决于过去的行为,也依赖于环境。例如,由于未能履行某些仪式,或者在生命早期与他人的不良接触,都可能导致现在的疾病。现在的疾病可能被认为是对过去所作所为的惩罚,而它可以通过一种"高尚的"生活方式来预防。

以"现在"为导向的文化认为,当身体出现问题时,需要立即治疗。未来的治疗对于积极的结果来说可能太晚了。在美国,独立的"即时护理中心"或与连锁药店的联系反映了这种以"现在"为导向的文化的发展。一般而言,未来健康的预防措施不符合当前对疾病和治疗需求的导向。

以"将来"为导向的文化认为,当一个人今天生病时,可以在未来预约医疗服务(例如,下次预约)。换句话说,健康问题及其治疗可以"等待"。问题仍然存在,拖延不一定会影响结果。预防很重要,因为它对未来的数日、数年,甚至数十年后都有影响,例如体重控制。

以"将来"为导向的西方化医疗与以"过去"或"现在"为导向的西方化医疗之间存在诸多冲突。在护理依赖于"习惯"的老年人时,尤其要考虑到这一点。患者很可能会因为没有按时预约,或者因为没有参与预防措施,比如卧床患者预防压力性损伤的"翻身时间表"或预防未来感染的免疫接种,而被贴上不合规的标签。在美国,遵循以"现在"为导向的文化的个体经常被指责过度使用医院医疗资源,但事实上,这可能被认为是解决当下问题的唯一合理的选择(Belgrave and Allison,2014)。

无论个人或文化、社区或地理区域的成员的健康和疾病取向如何,国家的基础设施都会产生严重的混杂效应。在许多发展中国家,只有诸如无国界医生(Medecins Sans Frontieres)等外部组织提供医疗服务时,人们才有机会获得医疗服务。

这些人需要步行好几天才有可能获得医疗服务,而一旦到了诊所,他们可能会经历长时间的等待,可能是几个小时,也可能是几天。对于体弱多病的老年人而言,这种方式几乎是不可能的。因此,居住在偏远地区的人们(例如蒙大拿州或居住在北极圈附近的因纽特人)必须等待公共卫生护士乘坐直升机来为他们提供相应的服务。这种服务往往会在很长时间才会有一次,因此对于患有慢性病的老年人来说,这可能导致持续存在的健康差距。在大多数时候,这些老年人只能依靠自己身边的资源来应对疾病。不过随着远程医疗技术的普及,这种地理位置导致的健康差距将会明显缩小。

在提供跨文化照护时,护士可以仔细倾听以确定对老年人最有价值的切入点,并找到能够与老年人融洽相处的方法,而不是期望老年人符合所提供健康护理的文化模式。通过这种方式,人们可以摒弃自身观念以及种族中心主义,为老年人提供更高质量的护理服务。

**关于健康、疾病和治疗的信念。**人口的多样性带来了健康信念体系、语言以及在提供医疗服务时对健康和疾病的态度的强烈冲突。老龄化本身也进一步增加了信念的多样性,这是因为在其一生之中,老年人面对了许多生老病死,这些经历导致他们的观念更为复杂。

**生物医学健康信念范式:**生物医学健康信念范式认为,疾病是人体器官结构和功能发生异常的结果,或者是病原体(例如细菌或病毒)侵入人体而引起的。临床医生使用科学的方法,如定量实验室测试和其他程序进行诊断。治疗包括修复异常、摧毁病原体,或至少改善其造成的损害。手术、药物和康复计划都是典型的治疗方法。健康的标准是没有疾病或异常。而生物医学护理则被认为是一种高度非个人化的护理方式,因为它把重点放在异常和疾病上,而不是放在人身上。预防策略是指避免已知的引起功能障碍的病原体、化学物质、活动和饮食因素。而如第1章所述的健康筛查所指的是在早期阶段识别疾病,是一种与生物医学健康范式相一致的活动。

**自然主义或整体主义健康信念范式:**自然主义或整体主义健康信念体系是基于平衡概念。这种平衡包括阴阳平衡、光明和黑暗之间的平衡,以及男性和女性之间的平衡。早在中国、印度和希腊的古代文明中,人们就已经提出了阴阳的概念(Young and Koopsen,2005)。

在全世界,很多人都将健康视为平衡的标志,包括适量的锻炼、食物、睡眠、排泄、人际关系,或者宇宙中的地球物理学以及形而上学的力量,比如中国文化中所说的"气"。

平衡失调就会导致"亚健康",进而引发疾病。诊断需要确定失衡的类型,治疗需要特定的策略来恢复平衡。治疗方法包括使用草药、针灸、穴位推拿、有控制的深呼吸练习,以及生活方式调整。当一个人处于平衡状态时,就会获得内心的宁静。

另一种方法是以热与冷(寒)平衡为基础的,这种思想在世界范围内十分常见。在这种文化下,疾病被归为热病或寒病,人们将疾病的发生归咎于热和寒之间的失衡。许多常见的与年龄有关的疾病都被归为此类(表4.1)。通过诊断可以确定这种失衡发生的原因,然后通过性质相反的"药物"来进行治疗。

| 表4.1 尤其与老年人相关的热环境和冷环境中的疾病 | |
| --- | --- |
| 冷环境 | 热环境 |
| 癌症 | 糖尿病 |
| 肺炎 | 胃食管反流病 |
| 上呼吸道感染 | 高血压 |
| 消化不良 | 咽喉痛或感染 |

资料来源:Data from Juckett G:Caring for Latino patients,*Am Fam Phys* 87(1),48-54,2013.

印度传统医学与其他医学范式相同,同样将"健康"视为各种关键要素的平衡。其所关注的要素主要包括"土""风""水"和"空气"。疾病则是这些要素之间失衡的结果。但是,无论是对疾病的诊断,还是相应治疗方法的选择,都是一个非常复杂的过程,他们非常注重促进健康以及疾病预防,他们所采取的策略包括保持良好的卫生习惯、练习瑜伽和冥想(NCCAM,2016)。

## 文化技能:交流

沟通和语言是基本技能,与"自我"的概念密切相关。自我涉及一个不断构建的过程,并与任何特定文化中可用的语言范畴密不可分地交织在一起。人们只能在自己所知道的语言中想象自己。促进健康老龄化和为老年人提供最高质量的跨文化照护不仅需要认知和知识,而且需要以新的和专业的方式进行沟通的能力。这样做可以增强人的自尊,提高与健康相关的生活质量。

交流意味着仔细倾听对方,尤其是关注对方对情况的感知,不仅要理解表层意思,还要注意捕捉其非言语表达以及两者背后的含义。在进行口头交流时,倾听者需要注意对方话语中的惯用语、风格、行话、声调和语调变化。当对方因痴呆等原因无法正常交流时,那么倾听者就需要理解对方不连贯的语句以及手势背后所隐含的含义。在这种情况下,交流早在谈话之前就开始了。在许多文化中,潜台词的重要性等同,甚至大于话语的表面意思。

跨文化沟通技能的应用在评估、建立信任关系以及制订护理计划中起着至关重要的作用。专业的沟通技巧在跨文化老年护理中尤为重要。例如,性别或年龄不同的人之间需要遵守非常严格的沟通规则,否则就会影响沟通效果。

**握手/鞠躬**。在北美大部分地区,握手是一种习惯,也是人们喜欢的问候方式。坚定的握手被认为是良好性格和力量的标志。但在其他环境中,情况并非如此,可接受的身体接触类型差异很大。例如,传统的美国印第安人可能会将坚定或有力的握手理解为一种"攻击性"的表现。因此他们与他人握手时往往很轻,代表"尊重",而不是"软弱"。而在穆斯林文化中,异性之间的身体接触(包括握手)则被视为一种不适宜的行为,甚至被严令禁止。护士需要与老年人发生身体接触之前,应该征得老年人或其家人的同意。而在许多东亚文化中,握手多见于商务场合,握手的力量通常很轻,并伴随着鞠躬(eDiplomat,2017)。在一些亚洲文化中,尤其是中国和日本,在非商业场合,人们通常采用鞠躬加点头致意。其中,鞠躬的幅度是对彼此地位的一种表达,年轻者向年长者鞠躬时,鞠躬幅度会更大。

**眼神交流**。众所周知,眼神交流是一种高度受文化影响的行为。在某些文化中,人们将对视视为一种信任或忠诚的表现。美国的护理专业学生被教导在与患者互动时要保持眼神交流,但这种行为常常会遭到误解。在一些文化中,不直视对方是尊重他人的一种表现。对于传统的印第安老年人而言,他们可能不允许护士与其进行眼神交流,他们会把自己的目光慢慢地从地板转移到天花板上,直至环顾整个房间。在大多数亚洲文化中,在医疗过程中直视对方都被视为一种不尊重的行为(eDiplomat,2017)。直视对方的眼睛意味着双方平等。如果医疗卫生专业人员被视为权威人物,老年人可能会避免与医生和护士进行眼神交流。而在其他文化中,男性和女性之间的直接眼神交流被认为是一种"性挑逗"。老年医学护士可以追随老年人的目光,但不要强迫他们与自己对视,也不赋予其任何内在价值。

**沉默**。沉默的价值、运用和解释在不同的文化和不同的时代之间存在巨大差异。在许多东方文化中,特别是那些信奉儒家哲学的文化中,沉默受到高度重视。沉默多存在于年轻的家庭成员和权力较小的家庭成员之中。沉默可以被认为是对长辈智慧的尊重。在传统日本和中国家庭中,谈话过程中的沉默可以让倾听者有时间思考所听到的内容。而在传统的美国印第安人文化中,人们相信一个人能够从沉默中学会自制、勇气、耐心和尊严。相反地,西方文化则非常重视语言交流。法国人、西班牙人和苏联时期的老年移民可能会将沉默理解为"同意"(Purnell and Paulanka,2003;Tripp-Remer and Lauer,1987)。

**语言交流**。如果护士和老年人使用相同的语言(例如适当使用特定的单词和短语),就算不排除跨文化因素的影响,交流也会更加方便。在医疗卫生服务中,认识到这一点尤其重要,例如指导(如与评估技术相关)、请求和指令的适当性(知识链接4.8)。

### 知识链接 4.8 何时需要专业语言翻译

当护士和患者使用不同的语言时,当老年人在医疗卫生服务环境中使用语言的能力有限时,或者当文化传统限制了老年人直接与护士交谈时,都需要一名翻译。决策越复杂,翻译及其技能就越重要。在老年护理中,这种情况很多,例如当需要讨论新疾病的治疗计划、治疗的选择、高级护理计划,甚至是出院后的护理准备时。如果老年人的健康素养水平较低,那么受过专门培训的翻译的作用就更加重要。

### 知识链接 4.9 跨文化照护

一位70岁左右的海地妇女来到我工作的诊所,抱怨她有阴道瘙痒的症状。我解释说,我需要先进行检查,然后才能采取正确的治疗方式。检查结束后,当我开始走出房间,让她重新穿衣服时,她微笑着(通过翻译)说:"没必要,你只是看到了只有我母亲和上帝才看到的地方,你还是留下来吧。"

Kathleen

### 知识链接 4.10 与翻译合作的原则

- 在与客户面谈或会谈之前,与翻译人员会面:
  - 解释会议的目的。
  - 建议翻译尽量使用对方的原话,避免意译。
  - 建议翻译避免加入自己的想法或遗漏任何信息。
- 直接看着对方并与之交谈,而不是看着翻译。
- 要有耐心。翻译过程需要更多的时间,因为需要进行三方沟通。
- 使用简短的语句。冗长、复杂的句子或复杂的讨论会造成混乱。
- 使用简单的语言。避免使用专业术语、行业语、俚语、缩略语、抽象概念、隐喻和惯用语。
- 倾听对方,观察非语言交流信息(面部表情、语音语调、身体动作),了解有关特定话题的情绪。
- 在翻译的协助下,让对方用自己的话复述他(或她)的理解,以保证准确性。

资料来源:Modified from Lipson JG,Dibble SL,Minarik PA,editors:*Culture and nursing care:a pocket guide*,San Francisco,1996,UCSF School of Nursing Press.

当使用不同语言时,需要翻译人员的协助(这包含口译和笔译两种)。口译是将一种口语转换成另一种口语的过程,在不增加或删除任何内容的情况下保留原语的意思和语调。口译员的工作是使用两种不同的语言代码,产生相同的信息,也就是说,不增加意义或观点。

理想的做法是聘请接受过医学口译培训并且具有相同文化和性别的人来担任翻译人员(知识链接4.9)。然而绝大多数时候,承担翻译角色的往往是老年人的孩子,甚至孙子。当这些家人不在场的时候,秘书或保姆可能会被要求协助翻译。护士必须意识到,这些人可能会由于文化的影响,"编辑"他或她的评论。例如这些内容是否适合在父母、孩子或陌生人面前谈论。如果没有理想的语言翻译,人们可以选择通过电话或计算机,使用"翻译程序"来进行交流。但是,老年人的听力多存在问题,因此在这种情况下,需要使用高质量的耳机或扬声器,以最大限度地提高交流内容的准确性。无论找谁担任翻译角色,下列指导原则可以最大限度地提高沟通的质量和可接受性(知识链接4.10)。笔译是将一种书面语言转换为另外一种书面语言,其中就包含对患者指导(教育)材料的翻译。为确保翻译结果精确,建议笔译使用一种叫作"反向翻译"的策略。也就是首先将相关材料翻译成所需的语言,然后再将所得到的材料翻译成原语言,通过这种方式就可以确保翻译结果尽量准确。在网站上有多种语言版式的患者教育材料。但是,护士需要注意到一个事实,在全球范围内,很多老年人都不识字,或仅仅认识很少的文字。例如,由于政治及教育原因,美国南部非裔美国老年人的受教育水平仅为小学三年级。

## 文化专业化

护士需要具备一定的文化能力,并向文化专业化迈进,才能为不同人种、种族或处于不同文化环境中的个体提供最优护理(图4.2)。具备文化专业化的护士在促进健康和促进健康老龄化方面得心应手。对老年人的文化专业化关怀是尊重和同情。文化专业化也就是能够将文化知识运用于评估、沟通、协商和干预过程之中。

它包括认识到文化以外的因素,如过去和现在的创伤、社会地位以及贫穷所导致的健康差距以及健康不公平性。能够提供熟练的跨文化照护的护士可以与来自不同文化群体的成员合作,并与之建立关系。文化专业化的护士能够与患者进行有效的沟通,评估患者的健康状况,制定彼此都可以接受的目标,并采取患者在文化上可接受的干预措施。

## 促进健康老龄化:对老年护理的启示

要提供熟练的跨文化照护服务,护士必须进入一个未知的概念世界,在这个世界里,时间、空间、宗教、传统和健康均通过一种独特的方式表达,这种方式传达了健康、疾病和人性的感知本质。它需要敏感且有效地评估,设定共同的目标以及采取在现有资源下的可被接受的干预措施。

### 评估

截至目前,人们已经开发了多种可以进行"文化评估"的工具,利用这些工具,可以以非常具体以及全面的方式就个人的信仰和实践进行详细描述,其中就包括 Leininger 的日出模式以及 Spector 的传统评估工具(Murphy, 2006; Spector, 2017)。但是,对老年人的评估本身就非常复杂且冗长,如果再增加一个更为庞大的工具,比如 Leininger 的工具,那么对所有相关人员而言,尤其是对体弱多病的老年人来说,都太过于繁重而难以完成。解释模型可以作为问题的指南,帮助护士和其他医疗卫生专业人员以文化敏感的方式更快地获得相关信息(Kleinman, Eisenberg, and Good, 1978)(知识链接 4.11)。

在进行相关评估时,应该和患者讨论对其最有意义的整体健康信念范式。有些人可能认为只有一种,但许多人发现还有其他健康信念范式或其他健康信念范式的某些实践对他们而言也是有意义的。

### 干预

#### 安乐居计划

在美国,提供跨文化老年照护服务最为知名

---

**知识链接 4.11　Kleinman 的文化敏感性评估解释模型**

1. 你会如何描述让你走到这一步的问题?(你怎么称呼你的问题?它有名字吗?)

   a. 谁参与了关于你的健康问题的决策过程?

2. 这个问题存在多久了?

   a. 你认为它是什么时候开始的?

   b. 你认为是什么引起的?

   c. 你还知道其他人有类似问题吗?

   d. 告诉我那个人如何处理这个问题。

3. 你认为你出现了什么问题?

   a. 情况有多严重?

   b. 你认为它会持续多久?

4. 你认为这件事为什么发生在你身上?

   a. 为什么会发生在身体的这个部分?

   b. 你最害怕的是什么?

5. 疾病给你带来的主要问题是什么?

6. 你认为什么有助于解决这个问题?(你应该接受什么治疗,你希望得到的最重要的结果是什么?)

   a. 如果列出了特定的检查和药物,请询问它们的名称和用途。

7. 除了我,你认为还有谁能让你感觉更好?

   a. 有没有其他我不知道的能让你感觉好点的疗法?(也许是在其他学科领域?)

资料来源:Modified from Kleinman A: *Patient and healers in the context of culture: an exploration of the borderland between anthropology, medicine, and psychiatry*, Berkeley, 1980, University of California Press.

---

的是旧金山及其周边地区的安乐居健康服务计划——PACE 项目(综合性老年健康护理计划)。长期以来,它一直以其所秉持的文化相对主义而被公认。在该项目中,根据老年人所掌握的语言提供相应服务,并且这种提供方式还能够进一步优化对方的文化传承。护士可以从该项计划以及其他项目中不断学习,促进健康以及健康老龄化,并有效缩小健康不公平性和健康差距。因此,为了进一步提升老年人的生活福祉,建议对现有长期护理服务内容进行修改,无论老年人的语言、人种、种族、文化及传统如何,都应包含以下几个方面:

1. 如有需要,配备专业翻译人员。

2. 能够体现出参与者或居民的多样性。

3. 拥有能够体现出住院医生/服务对象/患者多样性的员工。

## LEARN 模式

无论采用哪种评估模式,在制订护理计划时都应该应用这些信息,这样才能满足患者的特殊需求,并且符合患者的文化模式及信仰。LEARN 模式(知识链接 4.12)(Berlin and Fowkes,1983)是一种简单且高效的模式,不仅可用于跨文化接触,还可用于护士希望能够提高到最高健康水平概率的任何时候。

---

**知识链接 4.12　LEARN 模式**

L(Listen):仔细倾听对方在说什么。不仅要注意语言,还要注意非语言交流和它们背后的意义。倾听患者的感受、期望的目标和对治疗的想法。

E(Explain):解释你对形势和问题的看法。

A(Acknowledge):在适当的情况下,承认并讨论你与长辈及其重要的其他人/决策者的看法和目标之间的异同。

R(Recommend):提供兼顾双方的建议。

N(Negotiate):协商双方都能接受并有可能达成的计划。

资料来源:Adapted from Berlin E, Fowkes W: A teaching framework for cross-cultural health care: application in family practice, *West J Med*, 139:934-938, 1983.

---

LEARN 模式可用于护理计划的协调,确定是否存在文化适宜的资源,包括个人所在社区的资源。在照护老年人时,还可以确定护理团队的其他成员(如果他们的存在是被期望的或者被认为是有帮助的)。

通过熟练掌握这一模式,老年医学护士可以为身处不同文化背景的老年人提供所需的护理服务。在照护边缘化的老年人时,应用该模式能够有效减小健康差距,即增加健康的公平性。

## 整合概念

促进跨文化健康老龄化为老年医学护士带来了挑战,但也提供了从新的角度进行学习的机会(Butler et al.,2016)。不幸的是,很多家庭仍未摆脱贫困,他们所代表的文化不是一个国家的主流文化,随着年龄的增加,他们的贫困状况可能会进一步加重。因此,这些人的基本需要可能都难以满足,特别是食物和医疗卫生服务。一些老年人在早年就移民到美国或其他国家,他们并没有经历令人难忘的创伤。还有一些人在移民前或移民过程中经历过创伤,他们对安全格外关注。护士在面对老年人时一定要摒弃刻板印象或偏见,应对服务对象的具体情况保持敏感。护士可以对生物完整性的组成部分进行评估,必要时帮助老年人或家庭获得可能和适当的支持(如食品救济券、家人送餐)。

医疗卫生从业人员的多样化也为人们带来了新的挑战。一项由乔治敦大学进行的研究显示,当护士说话带口音或使用俚语时,沟通可能会很困难(Georgetown University,n.d. b)。大多数老年性耳聋(正常的年龄相关性听力损失)患者在某种程度上依赖于唇读来判断交流内容。尽管这些词可能是相同的,但是说出这些单词时的口型可能会有所不同,会使老年人难以理解其中的意义。

文化认同是自我概念的重要构成部分,也是自尊的关键前提,随着年龄的增长,精神或躯体日渐衰弱,人们的文化认同就会愈加强烈(Fung,2013)。对于老年人而言,他们不仅可能与家庭和社区之间存在密切关联,通常还与宗教信仰之间存在千丝万缕的联系。如果他们生活的环境中存在很多与自己相似的个体,那么他们受排挤的感觉就会明显减弱;但是如果他们生活在一个被孤立的环境中,那么就会进一步加重沮丧感。因此,单一种族社区,如西裔聚居区(Barrio)、日本町(Nihonmachi)、唐人街(Chinatown)可以为来自相似文化群体的老年人提供一个缓冲和加强凝聚力的场所。在这种环境中,老年人是被保护的对象,他们不会受到歧视,也不会受到外部其他种族语言和习俗的影响。

在不同的群体、社会阶层和亚文化中,家庭支持的程度和种类存在很大差异,但核心家庭或大家庭是传播文化价值观、信仰、习俗的主要途径。家庭对于老年人而言就是安定的庇护所。受儒家思想的长期影响,亚洲文化更加重视对老年人的尊重(McHale et al.,2014)。为老年人庆祝60岁和70岁生日一直是韩国的习俗。其中,60岁(还历之年)标志着步入老年阶段,而70岁则是对高寿的庆祝,因为"人生七十古来稀"。家庭中的年轻成员应该照顾年长成员,尽管这一传统随着就业的变化越来越受到挑战(Healthy Living,2015)。对于拉美裔家庭,以及那些来自地中海沿岸的家庭而言,他们经常在大型的集会及教会中发挥作用。例如,在希腊以及希腊裔美国人的文化中,人们尊崇老年人,尊重社区中的老年人。在许多家庭中,往往都是年龄最大的男性负责做出重要决策,其中就包括与健康相关的决策。非裔美国人则有大家庭,以及众多拟亲属,其中年龄最大的女性往往拥有最大的权力。在庆祝活动期间(例如,家庭聚会),很多老年人都喜欢讲述在20世纪50年代和60年代的民权冲突中生存下来的故事,以及他们生活中持续存在的歧视,从而向其他成员分享他们的智慧(McCoy,2011)。虽然印第安人部落的数量多达500多个,并且他们的生活方式之间也会存在明显差异,但这些部落中的老年人都会将他们的智慧传授给家庭中的年轻成员(Healthy Living,2015)。并且在这些部落内部,一部分年长者掌握着政治以及决策权。与之形成鲜明对比的是,在北欧文化中,成年人在年轻时会非常独立,但随着年龄的增长,他们变得越来越依赖他人,尤其是在虚弱的时候。很多人渴望避免出现身体老化的迹象,因此,利润巨大的"抗衰老"产品迎来了巨大商机(Applewhite,2016)。

变化正在威胁着老龄化在全球家庭中的历史作用。不同世代个体的文化同化程度也不相同,因此年轻个体和老年个体之间就会形成代沟,他们在新的国家与家人团聚时,语言和习俗的巨大差异会让他们感到陌生。因此,这会导致老年人和年轻人之间的孤立和疏远。在融入文化和适应文化的过程中也可能发生冲突。处于边缘化的老年群体也会受到疾病、贫困和移民的巨大影响(Jett,2006)(知识链接4.13)。对于任何社区中的少数族裔成员而言,由于年龄、人种和种族的原因,随着年龄的增长,他们更容易受到伤害。

> **知识链接4.13　社区何去何从?**
>
> 一位非裔中年妇女谈到了她所在的社区和对痴呆患者的照顾。她说,在她小时候,"邻居会照顾你,就像如果有人看到你在外面走来走去,他们知道你可能迷路了,他们就会把你带回家。但是这种情况似乎不会再发生了。因为我们甚至都不认识对方!"

衰老研究既复杂又有趣。实际上,要掌握老年人可能遇到的所有与临床相关的文化差异几乎是不可能的。对于护士和接受护理的老年人而言,虽然提供全面的跨文化照护具有挑战性,但也会促进双方的成长。

当今护士应具备能够为不同年龄、健康信念、经历、价值观以及沟通方式的老年人提供跨文化照护的能力(知识链接4.14)。老年人的健康状况有其内在复杂性,并且老年人与护士之间不仅存在代际差异,还可能存在文化差异,因此护士具备跨文化交流的能力尤为重要。无论使用何种语言,护士都需要与老年人进行有效的沟通。护士还应该关注老年人的面部表情和身体姿势以及手势,并知道如何处理沟通中存在的问题。一名高效的老年医学护士应能够应用跨文化交流所需的文化知识和技能为老年人提供跨文化照护。

> **知识链接4.14　提供跨文化照护**
>
> 确定以下有关老年人的信息:
> - 文化、种族和人种认同。
> - 会面礼节。
> - 期望的称呼(姓名、头衔)。
> - 首选语言。
> - 健康和阅读能力水平,以及在需要时可获得的帮助。
> - 既往对西方医疗模式的亲身体验。
> - 文化适应程度,对传统方法的坚持,对新方法的开放程度。
> - 影响决策的因素:谁、如何、何时、什么。

在评估和干预过程中,护士必须克服自己的民族优越感,才能实现文化专业化。他们需要对老年人的暗示(例如,眼神交流)非常敏感,并知道如何做出反应。在跨文化环境中,促进健康老龄化包括制订行动计划的能力,这个行动计划应考虑到老年人/家庭和护士/医疗卫生系统的观点,并达成双方都能接受的结果。熟练的跨文化照护意味着培养护士和患者之间的相互尊重。护士可以通过老年人认同的手势向其传递关怀的感觉。这能让老年人感受到他们是在一起为同一个目标努力,而不仅仅是一个工作对象。这样做可缩小健康差距和减少健康不公平性,并促进健康老龄化。当关怀不再存在任何偏倚时,个体就可以克服文化差异带来的障碍。

## 主要概念

- 全球人口多样性正在持续增加,护士将照顾越来越多的来自不同文化背景的老年人,老年人也将遇到来自不同国家的护理人员。
- 最近的研究结果表明,在医疗卫生服务方面仍然存在非常显著的差距和不公平现象。处于社会边缘的人群的患病率以及死亡率均最大,特别是那些衰弱的老年人群。
- 护士可以通过提高自身文化意识、知识和技能来进一步缩小健康差距和促进社会公平。
- 文化专业化和敏感性的培养需要了解与文化、种族、社会阶层和经济状况相关的问题。
- 种族是一种复杂的自我认同现象,其可以通过语言、服饰、传统、象征符号和民俗来加以区分。
- 刻板印象会导致人们忽略一个事实,即群体中也会存在显著差异。

- 不同群体的健康信念范式主要为生物医学(对症治疗)和自然主义。老年人可能会信奉其中的一个或多个范式。
- 对老年人进行有效跨文化照护需要语言和非语言沟通的相关技能。
- 决策越复杂,沟通质量就越重要。对于英语水平有限的患者,当需要做出重要决定(例如临终关怀或治疗变化)时,需要专业翻译人员的协助。
- 不建议家人、孩子或辅助人员担任翻译角色,护士可能不知道文化礼仪规则,可能会导致转述的内容发生改变。
- LEARN 模型能够为人们提供一个让护患双方都认可并可能实现的健康护理目标的框架。

### 护理研究:我属于哪里? 我是谁?

Georgia 一直都认为自己是一个不合群的人。1920 年,她在中国出生,她的父母在上海为孤儿建造了一所学校,并负责学校的管理工作。在她 15 岁时,全家都回到了美国,他们搬到了一个位于阿巴拉契亚山脉的矿业村庄,经营着一所小型学校和诊所。但由于长时间生活在中国,Georgia 感觉自己更像一个中国人。

在那座矿业村庄中,Georgia 经历了非常艰难的适应过程,那里的情况与上海截然不同。几年后,她的父母把她送到了一所私立宗教学院,她的同学大部分都是富家子弟。后来,她嫁给了一位年轻的军官,然后他们去了法国。从那时起,她的生活就只围绕着她的丈夫转。在她 70 岁时,丈夫去世了,当时她唯一的儿子 45 岁。她以为她会继续和儿子生活在一起,但她的儿子坚持让她搬到了养老院。因为他和他的妻子工作太忙无暇照顾她。在新"家",她发现大多数员工都是菲律宾人,所以他们总是用菲律宾语交谈。她再次感到自己与所处的主流文化脱节。她变得很难相处,工作人员想尽办法想让她高兴。你将如何帮助她和工作人员最大限度地提高其生活满意度?

基于这项研究,建议如下所示:

- 如何以一种最佳的方式接近 Georgia,并试图理解她目前行为背后的故事。
- 寻找一种与 Georgia 合作,制订护理计划的方法,要确保这种方法能够同时满足她的身心需求。
- 找出一种与工作人员合作的手段,要求这种手段不仅可以进一步提高 Georgia 的生活满意度,而且可以尽量减少工作人员繁重的工作。

## ■ 关键思考问题和措施

1. 简述文化、种族、种族中心主义和文化专业化这几个术语的定义。

2. 说出几种源自你的文化的个人价值观或信仰。

3. 反思你的种族优越感和对不同种族文化群体的刻板印象，并探索这些信仰的基础（例如，受教育状况、恐惧、经历、缺乏知识），然后思考如何摒弃这些刻板印象。

4. 描述护士在减少健康差距方面的倡导作用。

5. 为来自不同背景的老年人提供护理服务所存在的主要困难是什么？

## ■ 研究问题

1. 确定一个群体属于少数族裔的因素包括哪些？

2. 哪些是一生中不太可能发生改变的持久的群体差异？

3. 在课程中，综合文化方法和独立文化方法的结果是什么？

（张洁 译）

# 参考文献

Agency for Healthcare Research Quality: 2016 *National healthcare quality and disparities report,* 2017. https://www.ahrq.gov/research/findings/nhqrdr/nhqdr17/index.html. Accessed February 24, 2019.

Applewhite A: *This chair rocks: a manifesto against ageism*, New York, NY, 2016, Networked Books.

Australian Human Rights Commission: *Track the timeline: the stolen generation. History of separation of Aboriginal and Torres Strait Islander children from their parents.* https://www.humanrights.gov.au/timeline-history-separation-aboriginal-and-torres-strait-islander-children-their-families-text. Accessed February 1, 2018.

Bear C: *American Indian boarding schools haunt many,* 2008. http://www.npr.org/templates/story/story.php?storyId=16516865.

Belgrave FZ, Allison K: *African American Psychology: from Africa to America,* Thousand Oaks, CA, 2014, Sage.

Berlin EA, Fowkes WC: A teaching framework for cross-cultural health care: application in family practice, *West J Med* 139: 934–938, 1983.

Braveman P: What are health disparities and health equity? We need to be clear, *Public Health Rep* 129(Suppl 2):5–8, 2014.

Butler M, McCreedy E, Schwer N, et al: Improving cultural competence to reduce health disparities, *Comparative Effectiveness Reviews* 170, 2016. Rockville MD, Agency for healthcare research and quality, report no. 16-EHC0066-EF. Accessed February 1, 2018.

Campinha-Bacote J: Delivering patient-centered care in the midst of a cultural conflict: the role of cultural competence, *Online J Issues Nurs* 16(2):5, 2011.

eDiplomat: *Japan,* 2017. http://www.ediplomat.com/np/cultural_etiquette/ce_jp.htm#topnav. Accessed November 2017.

Feagin J, Bennefield Z: Systematic racism in U.S. healthcare, *Soc Sci Med* 103:7–14, 2014.

Fung HH: Aging in culture, *Gerontologist* 53(3):369–377, 2013.

Georgetown University National Center for Cultural Competence (a): *Self-Assessments.* https://nccc.georgetown.edu/assessments/. Accessed November 2017.

Georgetown University National Center for Cultural Competence (b): *Cultural and linguistic competence health practitioner assessment (CLCHPA).* https://www.clchpa.org/. Accessed November 2017.

Glasgow Centre for Population Health: *Building understanding, evidence and new thinking for a healthier future,* 2017. https://www.gcph.co.uk/population_health_trends/life_expectancy_in_glasgow. Accessed November 2017.

Grandbois DM, Warne D, Eschiti V: The impact of history and culture on nursing care of Native American elders, *J Gerontol Nurs* 38(10):3–5, 2012.

Healthy Living: *Seven cultures that celebrate aging and respect their elders,* 2015. https://www.huffingtonpost.com/2014/02/25/what-other-cultures-can-teach_n_4834228.html. Accessed November 2017.

Jett KF: The meaning of aging and the celebration of years among rural African American women, *Geriatr Nurs* 24:290–293, 2003.

Jett KF: Mind-Loss in the African American community: a normal part of aging, *J Aging Stud* 20(1):1–10, 2006.

Juckett G: Caring for Latino patients, *Am Fam Physician* 87(1): 48–54, 2013.

Kail TM: *Magico-religious groups and ritualistic activities: a guide for first responders,* Boca Raton, FL, 2008, Taylor & Francis.

Kirmayer LJ: Rethinking cultural competence, *Transcult Psychiatry* 49(2):149–164, 2012.

Kitano H: *Japanese Americans*, Englewood Cliffs, NJ, 1969, Prentice-Hall.

Kleinman A, Eisenberg L, Good B: Culture, illness, and care: clinical lessons from anthropologic and cross-cultural research, *Ann Intern Med* 88:251–258, 1978.

Krogstad JM, Cohn DV: U.S. Census looking at big changes in how it asks about race and ethnicity. *Pew Research Center,* 2014. http://www.pewresearch.org/fact-tank/2014/03/14/u-s-census-looking-at-big-changes-in-how-it-asks-about-race-and-ethnicity. Accessed November 2017.

Little B: *How boarding schools tried to "kill the Indian" through assimilation,* 2017. http://www.history.com/news/how-boarding-schools-tried-to-kill-the-indian-through-assimilation. Accessed November 2017.

McCoy R: African American elders, cultural traditions and the family reunion, *Journal of the American Society on Aging,* 2011. http://www.asaging.org/blog/african-american-elders-cultural-traditions-and-family-reunion. Accessed November 2017.

McHale JP, Dinh KT, Rao N: Understanding co-parenting and family systems among East and Southeast Asian–heritage families. In Selin H, editor: *Parenting across cultures: childrearing, motherhood and fatherhood in non-western cultures,* Dordrecht, Netherlands, 2014, Springer, pp 163–173.

Morin R: The most (and least) culturally diverse countries in the world, *Pew Research Center,* 2013. www.pewresearch.org/fact-tank/2013/07/18/the-most-and-least-culturally-diverse-countries-in-the-world. Accessed October 2017.

Murphy SC: Mapping the literature of transcultural nursing, *J Med Libr Assoc* 94(Suppl 2):E143–E151, 2006.

National Center for Complementary and Alternative Medicine: *Ayurvedic medicine: in depth,* 2016. http://nccam.nih.gov/health/ayurveda/introduction.htm. Accessed November 2017.

Rathbone-McCune E: *Isolated elders: health and social intervention,* Rockville, MD, 1982, Aspen.

Samovar LA, Porter RE, McDaniel ER, Roy CS: *Communicating between cultures,* Boston, 2017, Cengage.

Savage B, Foli KJ, Edwards NE, Abrahamson K: Familism and health care provision to Hispanic older adults, *J Gerontol Nurs* 42(1):21–29, 2016.

Population Reference Bureau: *Elderly immigrants in the United States,* 2019. https://www.prb.org/us-elderly-immigrants/. Accessed February 2019.

Smedley B, Stith AY, Nelson AR, editors: *Unequal treatment: confronting racial and ethnic disparities in health care,* Washington, DC, 2002, National Academy Press.

Spector RE: *Cultural diversity in health and illness,* ed 9, New York, NY, 2017, Pearson.

The Joint Commission: *Health equity,* 2017. https://www.jointcommission.org/topics/health_equity.aspx. Accessed November 2017.

U.S. Census Bureau: *Research to improve data on race and ethnicity,* 2016. https://www.census.gov/about/our-research/race-ethnicity.html. Accessed October 2017.

U.S. Health and Human Services: *HHS action plan to reduce racial and ethnic health disparities: a nation free of disparities in health and health care,* 2016. https://minorityhealth.hhs.gov/assets/pdf/hhs/HHS_Plan_complete.pdf. Accessed November 2017.

Williams DR, Mohammed SA: Discrimination and racial disparities in health: evidence and needed research, *J Behav Med* 32(1): 20–47, 2009.

World Health Organization: *World health statistics 2017: monitoring health for the SDGs* [Sustainable development goals], 2017a. http://www.who.int/gho/publications/world_health_statistics/2017/en/. Accessed November 2017.

World Health Organization: *Frequently asked questions on migration and health,* 2017b. http://www.who.int/features/qa/88/en/. Accessed November 2017.

World Health Organization: *10 facts on health inequities and their causes,* 2017c. http://www.who.int/features/factfiles/health_inequities/en/. Accessed November 2017.

Young C, Koopsen C: *Spirituality, health and healing,* Sudbury, MA, 2005, Jones & Bartlett.

# 5

# 认知与学习

*Theris A. Touhy*

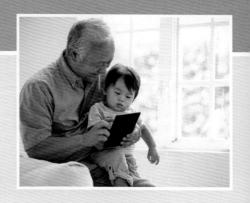

前几天我在脸书上收到了外婆的消息,老年人竟然知道脸书这件事儿让我很震惊。而且我外婆说她在"脸书"上有30个好友,还在上面联系到了她的高中同学。自从外公去世后,她一直很孤独。如果接下来她找到她的前男友,我都不会惊讶了。老年人也可以很酷。

19 岁的学生 Kate

真是难以想象,我们老了之后大脑仍在继续发育。70岁的时候,我的大脑逐渐退化,走向痴呆。护士建议我参加一些活动来刺激大脑并提高记忆力。我在一所高中找到了免费的法语课程,这是我一直想做的事情。我很开心,现在我已经可以看法国内河游船的小册子了。

74 岁的老年人 Marie

## 学习目标

学完本章后,读者将能够:

1. 解释随着年龄增长的认知变化和增强认知健康的策略。

2. 确定帮助老年人保持或提高认知能力的护理措施。

3. 讨论影响老年人学习的因素,包括健康素养和适当的教学策略。

本章讨论了老年人的正常认知和学习过程,以及增强认知健康和有效教学的策略。认知评估在第7和23章中讨论,患有轻度和重度认知障碍的老年人的护理在第29章中讨论。

## 成人认知

认知是获取、存储、共享和使用信息的过程。认知功能的组成部分包括语言、思维、记忆、执行功能、判断、注意力和感知。智力和认知功能的测定一直是老年学研究的主要部分。研究表明,认知功能和智力是大脑和神经系统随年龄与许多其他因素(如教育、环境、营养、生活经历、身体机能、情绪、生物医学和生理因素,以及遗传学)变化的、复杂的、相互作用的结果(Agency for Healthcare Research and Quality,2017;National Institute on Aging,2017a)。

在先进的神经影像技术发展之前,关于大脑功能与衰老的结论是基于尸检结果(通常是患病的大脑)或对被收容或患有共存疾病的老年人进行横断面研究的结果。当时认为,脑功能的衰退是不可避免的,是生物学衰老的过程而非疾病的结果。因此,大部分研究都集中在不可避免的认知能力下降上,而并不关注认知能力本身。老年人和医疗卫生专业人员仍然对衰老和大脑的认知存有许多误解。了解老年人的认知和记忆,并消除可能对健康产生负面影响的误解非常重要(知识链接 5.1)。Ramscar 等人表明,"关于'认知能力下降'的误解可能对数百万老年人的生活产生了强烈的负面影响"(Ramscar et al.,2014,p. 35)。

---

### 知识链接 5.1　关于衰老和大脑的误解

**误解:**人们每天都会失去脑细胞,因此脑细胞最终会耗尽。

**事实:**衰老过程中,大脑的大部分区域不会丢失脑细胞,虽然一些神经连接可能会减少,但它可能是随着经历的改变而对大脑进行重塑的一部分。

**误解:**大脑无法自主改变。

**事实:**大脑会随着经验和学习而不断变化,并且它会在衰老过程中保持这种"可塑性"。思维方式的改变会导致大脑系统发生相应的变化;也就是说,你的大脑相信你对它所说的话。

**误解:**大脑不会产生新的脑细胞。

**事实:**大脑的某些区域会定期产生新的脑细胞,包括海马体(记忆中枢)和嗅球(嗅觉中枢)。

**误解:**随着年龄的增长,记忆力下降是不可避免的。

**事实:**许多人到了老年并没有记忆问题。参加体育锻炼、智力活动、社交、健康饮食和压力管理有助于保持大脑健康。痴呆的发病率确实随着年龄的增长而增加,但当记忆力发生变化时,需要对老年人评估造成其记忆衰退的原因,并进行治疗。

**误解:**试图教老年人任何东西是没有意义的,因为"你不能教老狗新把戏"。

**事实:**基本智力随着年龄的增长而保持不变,因此应该为老年人提供继续学习的机会。尽量减少听力和视力损失造成的学习障碍,并应用老年学知识提高学习能力。

资料来源:Modified from American Association of Retired Persons:*Myths about aging and the brain*,April 10,2006.

---

　　神经系统的衰老(知识链接 5.2)导致许多神经活动减慢,但它们与不断恶化的精神功能不一样,并不干扰日常生活。大脑结构、功能和认知的老化在整个大脑或个体中也不一致。随着年龄的增长,认知功能可能保持稳定或下降。近期研究表明,老年人大脑反应变慢的原因是他们需要更长的时间来处理持续增加的大量信息(Ramscar et al.,2014)。老年人整体认知能力保持不变,值得注意的是,老年阶段大脑功能的受损往往是疾病导致的,而不是衰老的结果(Crowley,1996)。

---

### 知识链接 5.2　中枢神经系统的变化

**神经元**

- 神经元萎缩和神经元数量逐渐减少
- 树突的结构变化
- 脂褐素颗粒、老年斑块和神经原纤维在包浆和神经元缠结
- 脱髓鞘和一些神经(特别是周围神经)的传导速度变慢

**神经递质**

- 合成神经递质所需的前体发生变化
- 受体位点发生改变
- 合成和降解神经递质的酶发生改变
- 神经递质(包括乙酰胆碱、谷氨酸、血清胺、多巴胺和 $\gamma$-氨基丁酸)显著减少

---

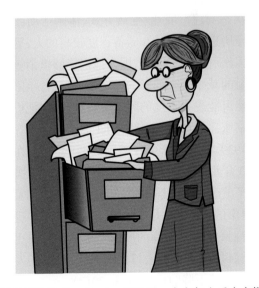

早期老年学家 Alex Comfort 描述了一个老年人反应变慢的例子:到你 80 岁的时候,文件柜里有很多文件。你的秘书已经 80 岁了,所以她需要更长的时间来寻找、浏览、识别这些文件,然后把它带给你。

## 神经可塑性

衰老的大脑依然保持可塑性或者说大脑仍有能力补偿与年龄有关的变化。过去认为，我们生来就有固定数量的神经元，这些神经元随着年龄的增长而死亡。现在，我们知道大脑具有神经元替换的能力（Fick，2016）。现有的研究证据也驳斥了成人大脑可塑性不如儿童，也无法改善神经元连接能力的误解（Petrus et al.，2014）。谚语"用进废退"适用于认知和身体健康。刺激大脑会增加脑组织的形成，增强突触活动的调节，并促进认知储备（cognitive reserve，CR）的发展。

认知储备是基于神经可塑性的概念，指的是信息传递和认知/心理过程中的神经元/树突连接的强度和复杂性。这些连接的强度和复杂性越大，大脑越能在认知功能受损之前抵消更多的损伤。"认知储备的增加或减少可以归因于两个复杂的、全面性的过程——积极的或消极的神经可塑性。积极的神经可塑性是大脑在应对新情况时在神经元之间建立更多更强连接的能力。消极的神经可塑性是指神经元萎缩以应对低刺激或生理损伤"（Vance，2012，p. 28）。

为了最大限度地提高大脑的可塑性和认知储备，定期进行具有挑战性的认知训练、感觉刺激和体育活动，以及有意义的社交活动至关重要。人们的认知储备各不相同，这种差异可能是遗传、整体健康状态、教育、职业、生活方式、休闲活动或其他生活经历造成的。认知储备程度较高的人，脑部疾病和损伤可能不太明显，因为他们能够抵消神经元和突触的减少带来的影响。例如，受教育年限长的人虽然可能患有重度的阿尔茨海默病，但他们几乎没有临床症状（Pinto and Tandel，2016）。

1929 年以后出生在美国和西欧的人，在过去10~20 年痴呆的发病率显著下降。营养及医疗卫生水平的改善，尤其是血管和糖尿病危险因素的控制、健康的环境、智力刺激以及生活水平的提高可能是痴呆发病率下降的原因。未来还需要更多研究来探讨，随着全球人口的老龄化，痴呆的发病率是否会继续下降（Derby et al.，2017）。

大脑老化发生的改变，曾经只被视为对技能下降的补偿，现在被认为是新能力发展的标志。这些变化具体表现在比年轻人更均衡地使用两个半球，从而增强双边交流潜力；突触密度更大，额叶使用更多，这些在抽象推理、解决问题和概念形成中很重要（Davis et al.，2017；Grossman et al.，2010）。衰老和认知的"脚手架"理论表明，随着年龄的增长，额叶激活增加是大脑适应性的标志，它代表了"补偿性的脚手架效应"，以应对神经结构和功能衰退的挑战。脚手架效应可以被认为是伴随衰老的一种积极的可塑性形式（Reuter-Lorenz and Park，2014）。

成年后期不再被视为个体的生长及认知发展停止的时期，相反，它被看作具有可塑性和独特能力发展的生命阶段。认知能力可以随着年龄的增长而发展并重新得到重视，这提供了一种新的反映许多文化历史的老龄化观点，也为老龄化和人类发展提供了一种更有希望的观点。虽然"一些领域的体验会下降（例如，记忆力和处理速度），但在智慧、知识和应变能力等领域有所改善"（Fick，2016，p. 6）（第 36 章）。

## 流体智力和晶体智力

流体智力和晶体智力是可以在标准化智商测试中衡量的一般智力因素。流体智力（通常称为原生智力）由生物学决定的技能组成，独立于经验或学习。它是指在紧急情况下进行逻辑思考和解决问题的能力，独立于所获得的知识。流体智力，可以比作"街头智慧"。晶体智力由一个人通过教育和生活获得的知识和能力组成（"书本智慧"），主要通过一个人的词汇和知识来体现。晶体智力有持久性，并随着经验的增加而提高。

老年人在表现量表（流体智力）上的得分下降，但在语言量表（晶体智力）上的分数保持稳定。这被称为经典的衰老模式。这种下降的趋向可能是由感知觉以及心理机能的变化造成的。然而，Rascar 等（2014）对此质疑，他们认为，老年人需要更多时间来处理其从经验中获得的知识。"换句话说，你越聪明，年老的时候反应越慢"（Hill，2017）。另外，不同的测试方法也可能导致差异。

## 记忆

记忆被定义为保留或存储信息并在需要时检索信息的能力。记忆是一组复杂的进程和存储系统。记忆分为三类：瞬时记忆、短期记忆（可能从几分钟到几天不等）和远程或长期记忆。生物、功能、环境和社会心理因素会影响整个成年期的记忆发展。对新接触信息的回忆似乎随着年龄的增长而减少，记忆下降往往与复杂的任务和策略有关。尽管一些老年人在处理信息的能力、反应时间、感知和注意力任务能力方面有下降表现，但大多数功能仍然完好无损。表5.1列出了提高记忆力的技巧。

　　熟悉程度、既往的学习和生活经验弥补了基本神经过程的轻微效率损失。然而在陌生、压力或复杂的环境下，处理效率下降可能更为明显（例如住院）。健康老年人可能会抱怨记忆力问题，但他们的症状不符合轻度或重度神经认知障碍的标准（第23章）。年龄相关认知功能衰退（ARCD）指的是根据一个人的年龄和受教育水平而判断为正常的记忆下降。这可能包括处理、存储和回忆新信息速度的普遍下降，以及难以记住姓名和单词。然而，这些表现会给那些害怕患痴呆的老年人带来极大的焦虑（知识链接5.3）。其他健康问题或精神障碍（谵妄、抑郁）也会影响记忆能力，因此，对有记忆障碍主诉

---

**知识链接 5.3　记忆和思维：什么是正常的，什么不是？**

**正常老化/年龄相关认知功能衰退**

- 偶尔做出错误的决定
- 忘记每月付款
- 忘记今天是哪一天，以后再想起来
- 有时忘记名字或用什么词
- 时不时丢东西

**痴呆**

- 经常做出错误的判断和决定
- 处理每月账单/管理财务的问题
- 忘记日期、年份或时间
- 无法进行对话
- 经常放错东西，找不到

资料来源：From National Institute on Aging: *Memory and thinking: what's normaland what's not*？

---

**表 5.1　提高记忆力的技巧**

| 技巧 | 举例 |
|---|---|
| 注意手头的任务；尽量减少干扰，避免多任务处理 | 当你一边开车，一边听别人给你指路时，不要一直开着收音机。 |
| 参与到你的感官中 | 为了帮助你记住你所遇到的人的名字，看着他们的眼睛，和他们握手，然后重复他们的名字。<br>使用听觉提示，如计时器、闹钟、手机提醒。 |
| 使用重复操作 | 多次说出你想记住的事情。<br>大声说话（"我把车钥匙放在大厅的桌子上"）。<br>在每天结束时回顾当天学到的新内容。 |
| 将信息分组并学会组织信息 | 在尝试记住一个电话号码时，请将其分成3条信息（区号、3位数字前缀和一组4位数字）。<br>记下要做的事情，组织日常任务，在有时间集中精力的时候提前做好准备。 |
| 使用辅助记忆的手段（线索可帮助你记忆）（视觉图像、首字母缩略词、押韵和头韵） | 用"家（HOMES）"这个词来记住五大湖的名字：休伦（H）、安大略（O）、密歇根（M）、伊利（E）和苏必利尔（S）。<br>记住一年中有30天的月份，可以使用押韵"30天有九月……"<br>试图记忆一些东西的时候，搜索字母表。<br>在网上搜索你想要记住的东西。 |
| 将信息与你已经知道的内容关联起来 | 当你需要记住一个地址时，可以想想你认识的住在同一条街上的人。 |
| 充足的睡眠，使用减轻压力的技巧，坚持体育活动 | 睡眠是记忆巩固所必需的，而关键的记忆增强活动发生在睡眠的最深阶段。<br>认知训练和记忆训练可以改善睡眠。<br>正念冥想帮助在脑细胞之间建立更多的联系，并增加精神敏锐度和记忆能力。<br>运动可以增加对大脑的供氧量，降低患病的风险，增强有益的大脑化学物质的作用，并保护脑细胞。 |

资料来源：Modified from Grobol J: 8 tips for improving your memory. *Psych Central*, 2010.

的老年人进行综合评估非常重要(第7、23和29章)。

## 认知健康

认知健康被定义为多维认知结构的发展和维持,使老年人能够保持社会联系、持续的目标感和独立的工作能力,使老年人能够从疾病或伤害中恢复功能,并应对可能残存的功能缺陷(Hendrie et al.,2006,p. 12)。健康的大脑是"能够执行认知的所有心理过程,拥有学习新事物、直觉、判断、语言和记忆的能力"(CDC,2017b)。

认知健康受到许多因素的影响,这些因素构成了第1章中讨论的健康的多个维度。和身心健康一样,认知健康也应该自受孕开始重视,并持续关注。许多影响身体和情绪健康的行为也会促进认知健康(图5.1)。健康认知老化的观点是全面且积极的,这意味着认知健康不仅仅是没有随着年龄的增长而下降(Desai et al.,2010)。美国国家创造性老龄化运动中心的活动"美丽心灵:发现您的终身潜力"介绍了迈向美丽心灵的四个步骤(知识链接5.4)。

> **知识链接5.4　迈向美丽心灵的四个步骤**
>
> **滋养心灵:**低饱和脂肪和低胆固醇,富含多不饱和脂肪和 omega-3 脂肪酸等有益脂肪,并富含维生素 E 和叶黄素等保护性营养素的饮食,可以保护脑细胞并促进大脑健康。
>
> **全神贯注的大脑:**脑细胞和肌肉细胞一样,会随着认知挑战和刺激而变得更大更强。持续学习、参与新的活动、学习技能和发展兴趣爱好有助于在大脑中建立联系并增强功能。
>
> **社会联系的思维:**社会联系对健康和长寿至关重要。丰富的社交网络可以促进大脑健康,并为个人提供更好的资源和刺激。
>
> **积极锻炼:**身体活动很重要,并且与提高认知技能或减少认知衰退有关。

资料来源:Data from National Center for Creative Aging: *Four steps to a beautiful mind*,2014.

## 促进健康老龄化:对老年护理的影响

几项美国全国性研究系统地回顾了促进认知健康和预防痴呆的干预措施。目前,还没有足够

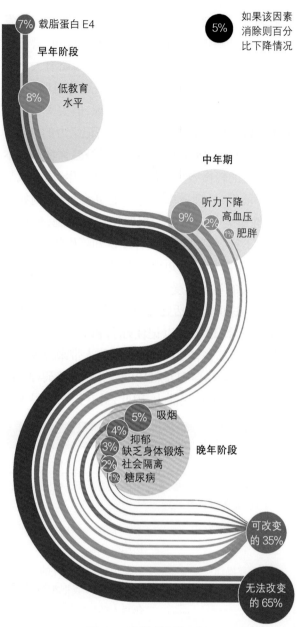

图 5.1　痴呆的危险因素

的证据来确定哪些特定的干预措施对预防认知能力下降或痴呆有效。没有预防老年痴呆的特效药(Larson,2018)。但有证据表明,中年期的血压管理、体育活动(每周两次运动训练)(第18章)、坚持地中海饮食(MetDiet)、地中海饮食联合得舒(DASH)饮食计划[针对神经退行性延迟的地中海得舒饮食干预(MIND)]和认知训练可能会降低 ARCD 的风险,但还需要进一步研究(McEvoy et al.,2017)(第14章)。今后亟待研究的领域包括:延迟或减缓痴呆进展的治疗方法;糖尿病治疗;抑郁症治疗;饮食干预;降脂治疗;睡眠质量干预;社会参与干预;维生素 B₁₂ 加叶酸补充剂(Agency for Healthcare Research and Quality, 2017; National Academies of Sciences, Engineering, Medicine, 2017; Petersen et al., 2018)。听力下降对认知能力下降和痴呆的影响还需要进一步研究(Liu et al., 2013; National Institute on Aging, 2017b)(第 12 章)。

护士可以教给所有年龄段的人提高认知健康的策略,以促进认知储备和大脑可塑性。图 5.2 展示了一份可供临床医生使用的促进大脑健康老化

的清单。知识链接 5.5 为公众和专业人士提供了有关大脑健康的资源。虽然关于认知刺激对大脑健康有益的证据尚无定论,但保持终身学习很重要。玩游戏(拼字游戏、棋类游戏、卡片游戏)、拼图、学习新语言、培养新爱好、上课、参加志愿服务、阅读和与他人交流都是刺激大脑的方法。在各种类型的认知刺激活动中,卡片或拼图等游戏似乎特别有用(Jeffrey, 2014; Rebok et al., 2014)。

| 1. | 提供戒烟咨询 | ☐ |
| | 意见: | |
| 2. | 建议遵循美国心脏协会和美国运动医学院联合提出的关于日常体育活动的指导 | ☐ |
| | 意见: | |
| 3. | 关于营养与健康的建议(例如,地中海饮食、得舒饮食) | ☐ |
| | 意见: | |
| 4. | 建议参与有挑战性的智力、休闲活动 | ☐ |
| | 意见: | |
| 5. | 提供心理咨询,减少心理痛苦、抑郁,促进情绪恢复(如放松练习、正念—冥想练习) | ☐ |
| | 意见: | |
| 6. | 建议保持积极的、有社交活动的生活方式 | ☐ |
| | 意见: | |
| 7. | 探讨改善睡眠的策略 | ☐ |
| | 意见: | |
| 8. | 提供避免头部严重受伤的策略教育(例如,在骑单车、滑雪橇、滑滑板时系安全带、戴头盔等) | ☐ |
| | 意见: | |
| 9. | 提供减少和危险物品接触的策略教育(例如,在使用杀虫剂、熏蒸剂、肥料和落叶剂时穿防护服) | ☐ |
| | 意见: | |
| 10. | 提供戒酒指导和咨询 | ☐ |
| | 意见: | |
| 11. | 提供保持健康体重和减重的重要性教育 | ☐ |
| | 意见: | |
| 12. | 讨论并实施控制血压的策略 | ☐ |
| | 意见: | |
| 13. | 讨论并实施减少血脂异常(如高胆固醇)的相关策略 | ☐ |
| | 意见: | |
| 14. | 讨论并实施控制血糖/糖尿病的相关策略 | ☐ |
| | 意见: | |
| 15. | 讨论药物、补充剂、中草药和维生素促进脑健康的风险和益处 | ☐ |
| | 意见: | |
| 16. | 讨论并实施脑卒中二级预防的策略(如每日服用阿司匹林) | ☐ |
| | 意见: | |

图 5.2　促进健康老龄化:认知健康

选择大脑锻炼活动应符合以下标准:①新鲜、陌生且超出你的舒适区;②具有挑战性,需要一定的脑力劳动;③有趣,能激发你的兴趣。目前,尚没有证据表明通过"大脑训练"的计算机软件可以获得长期认知改善的效果,也没有证据表明认知训练可以延缓痴呆的发生(AHRQ,2017)。知识链接 5.6 中介绍了最佳实践建议。

认知健康的教育应针对特定的种群和文化亚群,因为这些群体对认知健康的看法存在差异。一项对认知健康看法的研究结果表明,群体之间有共同的主题,但也有差异(Centers for Disease Control and Prevention,2017c;Laditka et al.,2009)。因此,我们需要更多的研究,以了解特定种群和文化亚群对干预措施的适应性(第 4 章)。

# 晚年学习

随着年龄的增长,基本智力保持不变,因此应为老年人提供继续学习的机会。调整交流和教学方式,采用有效教学策略,可以增强老年人对知识的理解。老年教育(Geragogy)是将成人学习理论的原则应用于老年人的教学干预的学科。

老年人希望教学情境具有相关性;新知识必须与旧知识存在关联,还应该强调具体和实用的信息。老化(例如听力、视力下降以及认知下降)可能影响学习效果。疼痛和不适也会影响学习。此外,衰老可能会加剧老年人的其他个人生活挑战,例如文化和群体差异以及教育。许多老年人早年缺乏教育,因此对正规学习感到焦虑,可能会有特殊的学习需求。

受教育程度和文化差异对于加强学习和知识的实用性很重要。就个人(年轻人和老年人)记忆而言,情绪极其重要。换句话说,在危急情况或焦虑状态下的回忆会有偏倚。这对为生病或沮丧的老年人提供信息的医疗卫生专业人员很重要,尤其是在出院等特殊时期。

## 学习机会

老年人有许多正式和非正式的学习机会:自学、上大学、参加研讨会和其他会议、观看公共电视节目、学习音频课程、学习互联网课程等。在大多数学院和大学中,老年人会参加多种类型的课程。60 岁以上老年人的费用通常较低,个人可以选择攻读学位或旁听课程。一些老年中心和当地学校通常也提供广泛的成人教育课程。道路学者计划(Road Scholar,前身为老年公寓)是为老年人设计的将继续学习与旅行相结合的一个项目计划。该计划提供前往 50 个州和 150 个国家/地区的旅行。道路学者计划还为祖父母和 4 岁及以上的孙辈提供代际交流项目。

## 信息技术和老年人

老年人是使用计算机和互联网数量增长最快的人群。Hill(2017)认为,数字鸿沟正在缩小。2000 年,只有 14% 的老年人使用互联网;2016 年,

64%的老年人使用互联网，80%的老年人拥有手机，34%的老年人使用社交媒体。超过一半（56%）的65岁及65岁以上互联网用户使用"脸书"（Facebook）（Pew Research Center，2018）。与其他年龄段相比，老年人认为互联网是一种宝贵的资源，可以帮助他们更轻松地获取信息并与亲人取得联系。例如，从使用手机设置服药提醒到使用Skype和FaceTime与远方的孙子互动。许多人还使用电子邮件与他们的健康照护者沟通（知识链接5.7）。网络老年人协会（Cyber Seniors）和美国退休人员协会（AARP）等组织为老年人提供基本的计算机和互联网培训。

## 知识链接5.7　这就是90岁老年人的样子

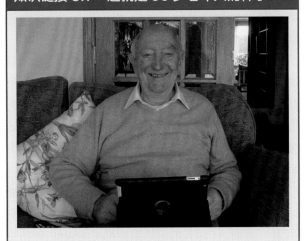

当英国在欧洲参战时，我决定退学，当我到了服役年龄，我自愿参加皇家空军，成为空勤人员，并接受了飞行员的培训。受伤后，我于1951年离开了英国皇家空军，很快发现进入工业市场并不容易。在我恢复平民身份后不久，我就娶了我在英国皇家空军康复部门遇到的一位护士，在我们结婚的50年里，我们抚养了6个孩子。

我最终在新塑料行业找到了工作，并惊讶地发现新工厂及其管理人员的知识是如此匮乏；因此，在获得了一些加工知识后，我加入了一个旨在制造加工机械的工程组。幸运的是，我在服务中接受了良好的液压和电气背景培训，这让我能够改进设备。

在我任职期间，橡胶和塑料协会选拔我为行业服务的研究员。我退休时已经是开发和

技术培训的主管。退休后，我又做了17年培训顾问。

80多岁时我失去了妻子，这对我来说是双重打击。经历了50多年的共同陪伴，独自生活是很困难的，而由于年龄的增长，我又有很多不便，未来的日子看起来非常黯淡。在这个困难时期，我的孩子们帮助了我，我学会了珍惜所有，并改变自己来适应生活。现在我已经90岁了，虽然不再驾驶飞机，但我仍然对驾驶充满信心。我有一定的灵活性，这有助于我处理生活中的问题。我发现学会识别什么是可以的，什么是危险的，并意识到这些因素确实会发生变化，这是我在变老时学到的重要一课。

与Victor T. Gardner的Skype聊天记录

随着婴儿潮一代和懂技术的年轻人迈入老年，在未来护理和服务老年人中应用信息技术是可以想象到的。未来的技术可以通过增加对健康信息和资源的访问，加强老年人与家人、朋友的沟通，提供认知刺激和休闲活动，以及减轻社区和养老院老年人的孤独感，从而提高不同环境中的老年人的生活质量（Culley et al.，2013；Tak et al.，2007）。Hill（2017）建议护士在使用技术时需要采用以人为本的方法，包括让老年人参与技术的开发、测试和评估，考虑个人需求、偏好和特征，以及针对个体制定目标。第20章进一步讨论了技术在实践中的应用。

## 促进健康老龄化：对老年护理的启示

提供健康信息和服务的传统方式正在发生改变，公立和私立机构都在越来越多地使用互联网和其他先进技术。这给不会使用计算机和受教育程度较低的老年人带来了挑战。护士可以分享给那些想要学习计算机但有限制的老年人一些更方便、使用起来更友好的资源（例如触摸屏、语音系统）。护士和其他医疗卫生专业人员需要培养老年人理解和使用健康信息的技能，并教老年人如何评估互联网上健康信息的可靠性和有效性（知识链接5.8）。

将社交媒体作为健康提升和健康教育平台的方法近年来也成了一种新的趋势。持续关注如何获取技术,特别是弱势群体如何获取技术,以及如何提高这些技术在文化和语言上的适应性是至关重要的(Culley et al.,2013)。

---

### 知识链接 5.8　评估互联网健康信息

- **网站性质:**考虑网站来源:仅使用官方认可的网站。政府机构网址中有 .gov;教育机构或医学院网址中有 .edu;专业组织网址中有 .org。这些网站通常是获取健康信息的最佳网站。MedlinePlus(美国国家医学图书馆创建的一个公众健康网站)、美国国家卫生研究院高级卫生中心、疾病预防控制中心,以及 Healthfinder(美国一个提供健康有关信息的政府网站)可以提供可靠的信息,并且可以链接到其他可信的网站。
- **网站应明确确定赞助商,**包括为网站上的资金、服务或材料做出贡献的商业和非商业组织的身份。一些商业网站(.com)也会提供有价值或可信的信息,但其他网站可能代表出于商业原因(售卖产品)使用网络的特定公司。因此,销售类广告应该标注清楚。
- **目的:**本网站的目的是否要进行通知?是为了销售一种产品吗?是为了筹集资金吗?对于销售产品或服务的网站应保持谨慎。如果产品或服务听起来好得令人难以置信,那就很可能是假的。
- **时效:**网站应该经常更新并始终可用,最新修订的日期应该清晰地呈现出来(通常在页面底部)。
- **真实信息:**信息应以能够被验证的明确方式呈现。推荐意见更应清楚说明,其来源应是专业人士或合法组织。
- **受众:**网站应该说明信息的目标人群是普通消费者还是健康专业人员。
- **其他:**可靠的网站会有如何转链到其他网站的条款说明。查阅网站介绍,通常在"关于此

- 注重隐私保护政策,谨慎提供个人信息,除非你确定个人信息的提供是必要且安全的。
- 在使用网络搜索中找到的信息之前,请先咨询医疗卫生专业人员。

资料来源:Adapted from Medline Plus:*Medline Plus guide to healthy Web surfing*,2012.

---

## 健康素养

健康素养被定义为个人获取、处理和理解并做出适当健康决策所需的基本健康信息和服务的程度(CDC,2017a)。健康素养的不足与多种因素有关,如健康差距扩大、健康结果不佳、预防保健不足、医疗卫生服务使用增加、医疗卫生费用增加、老年人死亡风险增加以及包括医疗和用药错误等在内的若干医疗卫生安全问题(Cutilli et al.,2018)。

健康素养在改善所有人的健康和医疗卫生质量方面发挥着重要作用。过去,健康素养被视为患者个体的缺陷(缺乏有关健康问题的知识),但现在被认为是涉及患者、医疗卫生专业人员和医疗卫生系统的复杂问题。《健康人民 2020》(*Healthy People 2020*)中就包括提高健康素养和信息技术使用的目标。

近 90% 的成年人不具备必需的健康素养技能水平。收入和受教育程度是健康素养的最强预测因素。然而,任何人的健康素养都可能较低,包括受教育程度较高的人。大多数人在他们生命中的某个阶段会难以理解健康信息。在当今复杂的医疗卫生系统中,健康素养还包括获取和应用相关信息、理解视觉信息、操作计算机、搜索互联网和评估网站、计算或推理数值以及与医疗卫生专业人员互动的能力。

### 健康素养和老年人

老年人或多或少都会受到健康知识普及不足的影响。慢性病和感觉损伤进一步增加了他们在沟通和理解方面的挑战。老年人的健康素养要低于所有其他年龄人群。如今,在 65 岁以上的老年人中,超过一半的人的健康素养水平位于健康素养平均水平以下(MacLeod et al.,2017)。考虑到老年人在个体特征和文化水平方面的异质性,增强他们对健康信息的理解需要个性化的策略。老年人作为国家医疗卫生服务的主要消费者,往往面临着理解医疗卫生服务信息和医疗卫生系统相关的不良结果的风险。

## 健康人民 2020

**信息技术、健康素养**

### 目标

使用健康传播策略和健康信息技术(IT)来改善人群健康状况和医疗卫生服务质量并实现健康公平。

### 子目标

- 提高人群的健康素养。
- 增加上网的人群比例。
- 增加有宽带接入互联网的人群比例。
- 增加使用移动设备的人群比例。
- 增加使用互联网追踪个人健康信息的人群比例,如护理、实验室检查结果或医疗预约信息。
- 增加使用互联网与健康照护人员交流的人群比例。
- 增加符合三项或三项以上互联网信息可靠性标准的健康网站的比例。
- 增加线上搜索、咨询健康信息的人群比例。

资料来源:Data from U.S. Department of Health and Human Services, Office of Disease Prevention and Health Promotion: *Healthy People 2020*, 2012.

### 研究亮点 A

该研究使用 Newest Vital Sign(NVS)来评估葡萄牙老年人的健康素养水平。参与者包括433 名 65 岁以上的人,主要是女性,受教育程度不同。本研究显示,NVS 是对健康素养的一种可靠且敏感的评估方法。80% 参与者的健康素养水平较低。该研究显示,性别、受教育程度、年龄、婚姻状况,以及个人对一般健康状况和生活质量的看法可以显著影响健康素养水平。受教育程度是对健康素养影响最大的因素之一。健康状况不佳的参与者的健康素养水平低于平均水平。研究者建议,政策制定者、医疗卫生组织和专业人员负责制定促进健康素养的教育干预措施。关于健康素养的国际研究很少,还需要进一步调查。

资料来源:From Veiga S, Serrao C: Health literacy of a sample of Portuguese elderly, *Appl Res Health Soc Sci Interface Interaction* 13(1):14-25, 2016.

## 促进健康老龄化:对老年护理的启示

在健康连续体中,护理工作的一个不可或缺的组成部分是提供健康信息。老年人是医疗卫生服务的主要使用者,因此护士将有很多机会为这个年龄段的人提供健康教育。老年人的健康素养及其与健康状况的关系日益受到关注(MacLeod et al., 2017)。除了较差的健康素养技能外,一些老年人还可能存在其他多种风险因素,这些风险因素会影响他们理解和使用健康信息的能力(如感知觉变化、认知变化、复杂的医疗方案)。了解老年学基本知识、理解健康素养、出色的沟通技巧、创造力、文化能力以及了解哪些是对个人最重要的知识都是至关重要的。

### 评估

护士可以使用许多广泛可用的资源(知识链接5.9)来评估健康素养和设计有效的教学计划(手册、一对一或小组教学、网络资源)。识别高危老年人(不会说英语,高中学历以下)有助于提供针对性干预措施(第 4 章)。有几种可行的且易于管理的健康素养筛查工具[广泛成就测试修订版(WRAT-R)、成人健康素养快速评估、成人功能健康素养测试和 Newest Vital Sign]可供选择。临床环境中的健康素养筛查将成为老年人的有益工具(Chesser et al., 2016)。健康素养普及工具包(AHRQ, 2013)开发的目的是帮助健康素养有限的老年人构建护理支持。该策略旨在提高老年人的理解力,因此所有人都可从中获益。

### 知识链接 5.9 最佳实践资源

**健康素养/老年教育资源**

- **美国医疗保健研究与质量局(AHRQ)**:健康素养通用预防工具包
- **美国疾病预防控制中心(CDC)**:提高老年人的健康素养;简单地说:创建易于理解材料的指南
- **美国卫生资源和服务管理局(HRSA)**:医疗卫生专业人员的有效沟通(免费在线课程)
- **美国国家卫生研究院(NIH)老年人健康中心**:帮助老年人在线搜索健康相关信息:培训师工具包
- **Speros C**:超越文字:促进老年人的健康素养, OJIN:医疗卫生专业人员提高老年人健康素

养的策略

- **美国卫生和公众服务部(USDHHS),疾病预防和健康促进办公室**:编写和设计易于使用的健康网站的指南;健康素养和老年人的快速指南;简明语言:传播健康信息和提高健康素养的有效策略

## 干预措施

研究表明,老年人更喜欢在与医疗卫生专业人员互动时接收健康信息,而不是从互联网上获取(Cutilli et al.,2018)。患者教育材料应使用通俗易懂的语言,例如不使用高于六年级水平的语言文字(可因人的能力而异),适当考虑文化因素,并使用不同的形式(图片、视频)。医疗保险和医疗补助服务中心(CMS)认为,书面材料在满足以下标准时是清晰而有效的:①吸引目标读者的注意力;②保持读者的注意力;③使读者感到被尊重和理解;④帮助读者理解材料中的信息;⑤促使读者采取行动。材料的翻译应由经过认证的医学翻译人员或目标语言的母语人士完成,而不是将英语直译为另一种语言,因为许多概念无法翻译(Pearce and Clark,2013)。

### 研究亮点 B

髋关节置换术后,文化程度较低的老年人的出院说明可采用象形图的形式(简单的线条图或带有显示明确护理操作的简笔画)。研究者首先评估了老年人对这类材料的可接受性和理解能力,发现象形图受到了不同种族/民族的所有参与者的欢迎。他们认为,这种形式的说明有助于老年人理解医疗卫生信息,尤其是每一阶段的治疗和出院后的护理。象形图在文化和语言上是中性的,因此适合不同种族、年龄、语言和性别的人群。象形图方法是一种有效的出院指导策略,适用于识字率低的患者以及沟通困难的移民人群。象形图也可以作为书面文字材料的补充。

今后还需要进一步的研究来评价这种方法的效果,并将其与其他文字说明的方法进行对比。

资料来源:From Choi J:Older adults' perceptions of pictograph-based discharge instructions after hip replacement surgery,*J Gerontol Nurs* 39(7),48-54,2013.

### 知识链接 5.10　最佳实践建议

**提高老年学习者健康素养的策略**

管理教学环境

- 在休息时间安排预约
- 确保学习者处于舒适状态(合适的座位和房间温度、必要时服用镇痛药)
- 将训练时间限制为 10~15 分钟
- 注意观察有无疲劳、不适的迹象

增强语言沟通效果

- 注意视力和听力障碍(面对面,慢慢说话,保持低音调,消除背景噪声)
- 与文化、语言、健康素养相适应的材料
- 将内容限制在 3~5 条,并经常重复关键点
- 语言具体和正确;尽可能使用简单的语言
- 将新的知识与过去的经验联系起来
- 注意总结要点

调整书面沟通形式

- 使用 16~18 磅 Arial 字体书写大写和小写字母
- 使用高对比度颜色(文本颜色较深,背景颜色较浅,白底黑字)
- 除了印刷材料外,还可以使用手势、示范和图片
- 重点突出
- 避免使用带有行和列的图表
- 注意留白

评估理解

- 使用"回授"方法确保学习者理解所学内容
- 让学习者复述
- 让学习者示范和提供反馈
- 鼓励学习者在你在场时,教授家人/照护者

个人应该能够理解和使用所提供的信息。可以使用"回授"(teach-back,也称"show-me""close the loop")方法来检验沟通效果,包括让患者向你解释或复述讲授的内容。例如,你可以说"我想确保你正确理解了用药信息,你能告诉我你打算怎样服药吗?"(知识链接 5.10)。由于药物管理对老年人来说

是一项高风险活动,所以必须注意提高老年人理解用药信息和正确服用药物的能力。除了有效教学、简化药物治疗方案和使用辅助药物管理设备外,还应鼓励制药公司制作适合文化程度较低人群的教育材料。

专门测验老年人健康素养和提高老年人健康素养策略的研究相对较少(Chesser et al.,2016)。护士应倡导发展和研究有效的、针对不同年龄和文化的人群的健康素养材料和干预措施。针对不同人群的干预措施尤为重要(Lee et al.,2017)。

## 主要概念

- 虽然大脑随着年龄的增长发生了变化,但在没有疾病的情况下,认知功能不会受到影响。需要充分评估认知功能的改变。
- 衰老的大脑仍保持着补偿年龄相关变化的能力。现有的研究反驳了成年人大脑不如儿童大脑可塑的误区,成年人大脑也可以增强和增加神经元的联系。
- 成年后期不再被视为是生长停止、认知发展停止的时期;相反,它被视为是一个针对可塑性和独特能力发展的生活阶段。
- 需要注意,认知健康和身体健康同样重要。
- 利用老年教育学的原理和调整教学策略可以加强晚年的学习,克服听力下降、视力下降和低文化水平等障碍。
- 老年人的健康素养水平不同,护士需要选择适当的方式为老年人提供健康信息。

## 关键思考问题和措施

1. 回顾关于衰老和大脑的误解(知识链接5.1),有没有让你感到惊讶的事实?

2. 与他人合作,利用促进认知健康的清单(图5.2),讨论哪些领域可能需要改进,以增强衰老过程中的认知健康。

3. 为增强衰老过程中的认知健康,你会为年轻人提供哪些类型的健康教育?

4. 与他人合作,设计一本小册子,向老年人介绍增强认知健康的干预措施。你将采用哪些调整措施来确保健康素养低的老年人能理解和接受措施?

## 研究问题

1. 不同文化背景的老年人对衰老和大脑功能有什么看法?

2. 老年人应每天参与哪些类型的认知刺激活动?

3. 哪些策略最有助于提高老年人对健康信息的理解?

4. 老年人在使用计算机方面有哪些学习需求?

5. 老年人认为参与"脸书"等社交网站的好处是什么?

（崔玲玲 译）

## 参考文献

Agency for Healthcare Research and Quality: *Health literacy universal precautions toolkit,* 2013. www.ahrq.gov/professionals/quality-patient-safety/quality-resources/tools/literacy-toolkit/index.html. Accessed October 30, 2017.

Agency for Healthcare Research and Quality: Interventions to prevent age-related cognitive decline, mild cognitive impairment and clinical Alzheimer's-type dementia, *Comp Eff Rev* 188, 2017. https://effectivehealthcare.ahrq.gov/topics/cognitive-decline/research-2017/. Accessed October 22, 2017.

Centers for Disease Control and Prevention (CDC): *Health literacy,* 2017a. https://www.cdc.gov/healthliteracy/index.html. Accessed October 30, 2017.

Centers for Disease Control and Prevention (CDC): *Healthy Brain Initiative,* 2017b. https://www.cdc.gov/aging/healthybrain/index.htm. Accessed January 2019.

Centers for Disease Control and Prevention (CDC): *What is a healthy brain? New research explores perceptions of cognitive health among diverse older adults,* 2017c. https://www.cdc.gov/aging/pdf/Perceptions_of_Cog_Hlth_factsheet.pdf. Accessed October 2017.

Chesser AK, Keene Woods N, Smothers K, Rogers N: Health literacy and older adults, *Gerontol Geriatr Med* 2:2333721416630492, 2016.

Crowley SL: Aging brain's staying power, *AARP Bulletin* 37:1, 1996.

Culley JM, Herman JA, Smith D, Tavakoli A: Effects of technology and connectedness on community-dwelling older adults, *Online J Nurs Inform* 17(3), 2013.

Cutilli CC, Simko LC, Colbert AM, Bennett IM: Health literacy, health disparities, and sources of health information in U.S. older adults, *Orthop Nurs* 37(1):54–65, 2018.

Davis SW, Luber B, Murphy DLK, Lisanby SH, Cabeza R: Frequency-specific neuromodulation of local and distant connectivity in aging and episodic memory function, *Hum Brain Mapp* 38(12):5987–6004, 2017.

Derby CA, Katz MJ, Lipton RB, Hall CB: Trends in dementia incidence in a birth cohort analysis of the Einstein Aging Study, *JAMA Neurol* 74(11):1345–1351, 2017.

Desai AK, Grossberg GT, Chibnall JT: Healthy brain aging: a road map, *Clin Geriatr Med* 26(1):1–16, 2010.

Fick DM: Promoting cognitive health, *J Gerontol Nurs* 42(7):4–6, 2016.

Grossman I, Na J, Varnum ME, Park DC, Kitayama S, Nisbett RE: Reasoning about social conflicts improves into old age, *Proc Natl Acad Sci USA* 107(16):7246–7250, 2010.

Hendrie HC, Albert MS, Butters MA, et al: The NIH Cognitive and Emotional Health Project: report of the Critical Evaluation Study Committee, *Alzheimers Dement* 2:12–32, 2006.

Hill NL: Person-centered technology for older adults, *J Gerontol Nurs* 43(4):3–4, 2017.

Jeffrey S: More evidence brain games boost cognitive health, *Medscape Medical News from the Alzheimer's Association International Conference,* 2014. http://www.medscape.com/viewarticle/828285#3. Accessed July 2014.

Laditka SB, Corwin SJ, Laditka JN, et al: Attitudes about aging well among a diverse group of older Americans: implications for promoting cognitive health, *Gerontologist* 49(Suppl 1):S30–S39, 2009.

Larson EB: Prevention of late-life dementia: no magic bullet, *Ann Intern Med* 168(1):77–79, 2018.

Lee SJ, Song M, Im EO: Effect of a health-literacy-considered diabetes self-management program for older adults in South Korea, *Res Gerontol Nurs* 10(5):215–225, 2017.

Lin FR, Yaffe K, Xia J, et al: Hearing loss and cognitive decline in older adults, *JAMA Intern Med* 173(4):293–299, 2013.

MacLeod S, Musich S, Gulyas S, et al: The impact of inadequate health literacy on patient satisfaction, healthcare utilization, and expenditures among older adults, *Geriatr Nurs* 38(4):334–341, 2017.

McEvoy CT, Guyer H, Langa KM, Yaffe K: Neuroprotective diets are associated with better cognitive function: the Health and Retirement Study, *J Am Geriatr Soc* 65:1857–1862, 2017.

National Academies of Science, Engineering, Medicine: *Preventing cognitive decline and dementia: A way forward,* 2017, National Academies of Science. http://www.nationalacademies.org/hmd/Reports/2017/preventing-cognitive-decline-and-dementia-a-way-forward.aspx. Accessed October 27, 2017.

National Institute on Aging: *Cognitive health and older adults,* 2017a. https://www.nia.nih.gov/health/cognitive-health-and-older-adults. Accessed October 22, 2017.

National Institute on Aging: *What's the connection between hearing and cognitive health?* 2017b. https://www.nia.nih.gov/news/whats-connection-between-hearing-and-cognitive-health. Accessed October 27, 2017.

Pearce T, Clark D: Strategies to address low health literacy in the older adult, *Top Geriatr Rehabil* 29(2):98–106, 2013.

Petersen RC, Lopez O, Armstrong MJ, et al: Practice guideline update summary: mild cognitive impairment, *Neurology* 90(3):126–135, 2018.

Petrus E, Isaiah A, Jones A, et al: Crossmodal induction of thalamocortical potentiation leads to enhanced information processing in the auditory cortex, *Neuron* 81(3):664–673, 2014.

Pew Research Center: *Social media fact sheet,* 2018. http://www.pewinternet.org/fact-sheet/social-media/. Accessed October 27, 2017.

Pinto C, Tander K: Review article: Cognitive reserve: concept, determinants and promotion, *J Geriatr Ment Health* 3(1):44–51, 2016.

Ramscar M, Hendrix P, Shaoul C, Milin P, Baayen H: The myth of cognitive decline: non-linear dynamics of lifelong learning, *Top Cogn Sci* 6(1):5–42, 2014.

Rebok GW, Ball K, Guey LT, et al: Ten-year effects of the advanced cognitive training for independent and vital elderly cognitive training trial on cognition and everyday functioning in older adults, *J Am Geriatr Soc* 62:16–24, 2014.

Reuter-Lorenz PA, Park DC: How does it STAC Up? Revisiting the scaffolding theory of aging and cognition, *Neuropsychol Rev* 24(3):366–370, 2014.

Tak SH, Beck C, McMahon E: Computer and Internet access for long-term care residents, *J Gerontol Nurs* 33:32–40, 2007.

The National Academies of Sciences, Engineering, Medicine: *Preventing cognitive decline and dementia: A way forward,* 2017. http://nationalacademies.org/hmd/reports/2017/preventing-cognitive-decline-and-dementia-a-way-forward.aspx. Accessed October 22, 2017.

Vance DE: Potential factors that may promote successful cognitive aging, *Nursing (Auckl)* 2:27–32, 2012.

# 第二部分

# 照护的基础

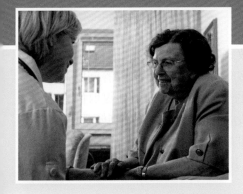

# 与老年人的沟通

*Theris A. Touhy*

当我得知要去疗养院采访一位老年人的生活时,我真的很紧张。我的祖父母已经去世了,在他们在世时,我也很少和他们亲近。我很少和老年人接触,说实话,我觉得他们有点无聊。在我看来,他们总是在抱怨、评判和谈论过去的美好时光。我不确定能从这次安排中学到什么东西。我打算以后去儿科,所以这次去疗养院采访对我来说并不是很重要。

22 岁的学生 James

我喜欢住在疗养院,但我也怀念和年轻人在一起的时光。我的孙子孙女们住得很远,我不常见到他们。我更喜欢和年轻人待在一起,他们总是能带来看待事物的新视角,并且充满热情和活力。能够跟上他们的步伐,参与他们所参与的新事物是件好事。我认为老年人和年轻人能够互相学习到很多东西。

82 岁的老年人 Frances

## 学习目标

学完本章后,读者将能够:

1. 描述沟通对老年人生活的重要性。
2. 讨论对老年歧视的态度如何影响与老年人的沟通。
3. 理解生活故事对了解老年人的意义。
4. 讨论回忆和生命回顾的方式。
5. 确定促进与老年个体和群体沟通的有效方法。

沟通(communication)是人类最重要的能力。没有什么比无法有效沟通和与他人进行社会互动更不人道的了。沟通、被倾听、被听到的需求并不会随着年龄增长和身体损害而发生改变。进行有意义的沟通并且积极参与社会活动有助于促进健康老龄化,提高老年人的生存寿命,同时可以更好地执行医疗保健干预措施,保持老年人的最佳功能(Herman and Williams, 2009;Rowe and Kahn, 1998;Van Leuven, 2010;Williams et al., 2008)。

对于一些人来说,失去家人和朋友、患病、丧失感觉和认知等,可能导致他们的社交活动受限。公众和卫生专业人员对老年歧视的态度,也阻碍了与其进行有效沟通(Fick and Lundebjerg, 2017;Saliba, 2017)。良好的沟通技巧是准确评估、制订护理计划和构建护患关系的基础。

本章主要讨论卫生专业人员对老龄化的态度在与老年人沟通时产生的影响,以及在治疗过程中必不可少的沟通技巧。本章内容主要包括生活故事、回忆、生命回顾和老年人小组沟通的意义。第 11 和 12 章讨论与丧失视力和听力的老年人沟通的技巧，第 29 章讨论与认知障碍老年人沟通的技巧。

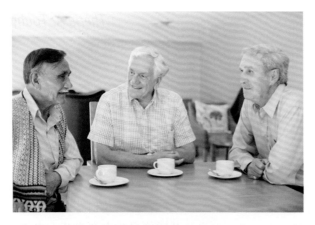

老人们边喝咖啡边聊天

## 老年歧视和沟通

　　部分卫生专业人员、社会大众和老年人本身对老龄化和年龄歧视的误解及刻板印象可能会影响其有效沟通的能力。例如，如果护士认为所有老年人都有记忆问题、无法学习或处理信息，他们就不太可能和老年人交流，不会提供适当的健康信息，或者不会尊重老年人。如果老年人认为随着年龄的增长，疾病是不可避免的，他们就可能不会报告健康状况的改变或采取促进健康的策略。

　　对老年专业护理人员来说，意识到他们自己对老龄化的态度和看法，以及这些态度和看法对于与老年人沟通和所提供的护理所造成的影响是至关重要的。提升人际沟通技巧，改变个人和社会对老龄化的态度是做好老年人治疗性沟通（therapeutic communication）的基础。教育工作者在塑造医学生对老年人的态度方面发挥着重要的作用（Kydd et al.，2014）（第 2 章）。

## 老年人治疗性沟通

　　适用于所有护理情境的基本沟通策略都适用于与老年人的沟通，例如，专心聆听、真实存在、非判断性的态度、澄清、提供信息、寻求验证理解、保持专注和使用开放式问题等。在大多数情况下，老年人可能需要更多时间来提供信息或回答问题，因为他们有更丰富的生活经验，需要从中提取信息。整理思绪需要一段时间的沉思，因此仔细倾听而不要催促老年人是非常重要的。老年人对于词语的检索可能较慢，尤其是对于名词和名称的反应（第 5 章）。

　　开放式问题（open-ended questions）是很有用的与老年人沟通的策略，但可能也很困难。那些渴望取悦别人的老年人，尤其是当他们内心脆弱且需要依赖他人的时候，可能想知道你想听什么而不是他们想说什么。最有效的沟通应该首先集中在老年人最关心的问题上，而并非根据护理评估的优先次序进行。需要注意的是，当使用封闭式问题来获取具体信息时，老年人可能当场就能感受到，因此可能不会立马得到合适的信息。判断精神状态时尤其如此。如果以质问或者贬低的方式提问，老年人可能会由于焦虑或感到威胁而发生心理障碍。

　　老年人也可能因为担心后果而不愿意说出某些信息。例如，如果他们有记忆力问题或者经常跌倒，透露这些信息可能意味着他们要放弃一些活动，甚至离开家，搬到一个更具保护性的住所。当与卧床或坐在轮椅上的老年人进行沟通时，一定要注意和他们处于同一高度，而不是越过床栏或站在高于他们的位置，同时要注意他们的眼神、手势、肢体语言，以及他们声音的音调、音量和语气，以帮助我们更好地理解他们想要表达的信息，要注意未明确表达的想法也同样重要。你可以问："你现在在想什么？"，询问清楚以确保你和老年人的理解是一致的。年代、文化和地区不同，老年人在说话方式和习语方面也存在很多差异，因此需要反复求证你听到的内容。如果你说话很快，尤其是你和患者的口音不一样时，尽量放慢语速，给对方一点时间理解你所说的内容。

## 生活故事

　　随着年龄的增长，人们从漫长的岁月中积累了复杂多样的故事。故事讲述（storytelling）作为一种补充和替代疗法，可以增进护士与老年人的沟通（Moss，2014；Westerhof and Bohlmeijer，2014）。生活故事（life story）可以提供很多关于老年人的信息，而且是评估过程中非常重要的一部分内容。故事从患者的角度提供了病因、诊断、治疗、预后以及带病生活的经历等重要信息。听故事也是一种展示文化能力的方式(第4章)。通过仔细聆听,护士可以获得很多关于老年人的经历、沟通方式、人际关系、应对机制、优势、恐惧、情感和适应能力等方面的信息。

聆听老年人的回忆和生活故事需要时间和耐心,并且要相信故事和人物是有价值、有意义的。当无法使用其他沟通方式时,通过故事回忆获取的信息是非常珍贵的。很多的记忆被保存下来,留给那些会耐心等待并且珍惜它们的人。故事很重要,"人们带来他们的故事,他们希望他们讲述得足够好以便我们了解他们生活中的真相,他们希望我们知道如何正确解读他们的故事"(Coles,1989,p. 7)。

在过去30年里,通过回忆、日记、生命回顾或自传构建的生活故事引起了老年医学专家的极大关注。其中,生活故事作为一种文化载体,展现出了对老年人的关爱和世代延续性,并且生活故事的讲述容易开展,因此引起了很多专家的重视。与老年人一起工作,最令人兴奋的就是见证生活故事的出现:一种转变和融合的模式。

## 回忆

回忆(reminiscing)是一个总括性的术语,包括对过去的任何回忆,它可以从童年开始,特别是在人生的转折时刻。Robert Butler(2002)强调,在过去,人们认为回忆是衰老或者是我们现在所说的阿尔茨海默病的标志。他们认为,老年人反复谈论过去那些相同的故事是无聊的。然而,现在人们认为,回忆是贯穿整个生命周期的关键发展技能,但对老年人来说,它是一项特别重要的心理任务。随着年龄的增长,回忆的重点发生了变化,老年人会更多地将回忆用于为死亡做准备和教导/告知他人(Westerhof and Bohlmeijer,2014)。这种新兴的回忆模式效果已经在东西方文化背景下得到验证,但还需要在其他文化背景下进行进一步的研究(Bergman et al.,2013;Cappeliez,2013;O'Rourke et al.,2012)。

对于护士来说,回忆是评估和获取信息过程中一种非常重要的治疗干预手段。Irene B-urnside,Priscilla Ebersole 和 Barbara Haight 等几位老年护理领头人的工作,促进了回忆相关知识体系的构建并且彰显了其在护理工作中的重要性。美国老

年医学学会有一个官方兴趣小组,是一个专门做回忆和生命回顾相关工作的国际研究所,它每半年举办一次国际会议,这些会议为护士及其他学科成员从事研究和实践提供了非常宝贵的资源,该小组还出版了《回忆与生命回顾国际期刊》(International Journal of Reminiscence and Life Review)。

回忆有很多作用。它不仅提供了愉快的体验,提高了生活质量,而且提升了幸福感,减轻了抑郁症状,增强了社交,提供了认知刺激,改善了沟通,并且帮助人们寻找到了生命的意义(Kris et al.,2017;Westerhof and Bohlmejier,2014)。回忆可以以与老年人对话的形式进行,也可以按照护理需求来组织,或者以小组形式让人们分享自己的记忆或者倾听别人分享他们的记忆。近期研究表明,故事分享干预策略可以改善那些需要长期护理的老年人的抑郁症状,同时提升他们的生活幸福感(Sullivan et al.,2019)。鼓励回忆的一些建议参见知识链接 6.1。

代际间的回忆活动可能对老年人和年轻人都有益处,包括增加活动参与度、热情、欣赏、尊重和对老年人的同理心(Gammonley et al.,2015;Yamashita et al.,2017)。"在长期护理机构参加回忆活动的护士认为,通过回忆,他们可以更好地了解老年人,从而增强了他们的人格"(Kris et al.,2017,p. 36)。家庭照护者也可以运用回忆与有认知障碍的家庭成员加强沟通,进而增进关系(Karlsson et al.,2017;Latha et al.,2014)。

数字化故事(digital storytelling)是另一种媒介,它可以通过包括平板计算机和智能手机在内的多种可分享平台来记录老年人的故事和记忆。数字化故事以第一人称的形式陈述,结合了个人叙述、视频、动画、手工制品和音乐或其他声音等多种形式。一些研究已经证明,使用数字化故事可以增进护士和其他卫生保健工作者与居民的关系,同时有助于人们建立社区意识。数字化故事是一种很好的代际交流工具,可以帮助护生了解和重视老年人以及他们的人生旅程。科技的进步可以轻松地将数字化故事并入常规护理记录和电子病历中(Flottemesch,2013;Gammonley et al.,2015;Karlsson et al.,2017)。对于那些对数字化故事感兴趣的人来说,有很多可用的资源,社区中心、教育机构以及互联网等都可以提供相关指导(知识链接 6.2)。

## 知识链接 6.1　鼓励回忆的建议

- 积极倾听,不要纠正或批判。老年人正在表达他们对现实的看法,我们的想法属于下一代的观点。
- 鼓励老年人讨论他们在不同年龄和不同阶段的生活状况。我们可以使用这样的问题,例如,"在农场里长大是什么感觉?""你们年轻的时候都玩什么?",或者"第二次世界大战对你来说是什么样的?"
- 当老年人重复说一件事时,保持耐心,不要打断。有时候,人们往往需要重复讲述同一个故事来描述这段经历,尤其是这个故事对他们来说很有意义时。如果他们失忆了,这可能是他们唯一记住的故事,能够与他人分享这段故事对他们来说是非常重要的。
- 在谈话中注意老年人的抑郁迹象(沉湎于悲伤的话题)或身体状况以及行为的变化,并提供适当的评估和干预措施。
- 如果老年人不想讨论一个话题,那就换到另外一个话题。
- 如果老年人觉得生活无趣而不愿意分享,要让他们认为每个人的生活都是有价值的、有趣的,并且告诉他们,他们的回忆对别人有多重要。
- 请记住,回忆不是一个有序的过程。一种记忆可以以一种似乎不相关的方式触发另一种记忆,保持事情井然有序或者核实其准确性并不重要。

- 将谈话的重点放在进行回忆的人身上,但是注意也要分享你自己的一些与正在讨论的内容相关的回忆。平等参与,享受彼此的分享。
- 积极回应并通过关怀、适当的评论进行反馈,以鼓励人们继续讨论话题。
- 使用道具和能够使人们产生触动的物品,例如照片、纪念品(例如,童年玩具或古董、关于过去的小故事或诗歌、最喜欢的食物、视频、老歌)。
- 使用开放式问题来鼓励回忆。如果是小组活动,可以提前准备问题,也可以让组员选择一个他们感兴趣的话题。一个问题或主题可能就足够整个小组讨论了。
- 可以考虑采纳以下问题:
  - 你的父母是怎么认识的?
  - 你对母亲最深的印象是什么?还有父亲?祖母?祖父?
  - 从童年时期开始,你最喜欢的记忆是什么?
  - 你记忆当中的第一所房子是什么?
  - 你小时候最喜欢的食物是什么?
  - 你小时候养过宠物吗?
  - 你还记得你的第一份工作是什么吗?
  - 你是如何庆祝生日或其他节日的?
  - 如果你已婚,你对婚礼当天的回忆是什么?
  - 你一生中最大的成就或快乐是什么?

## 研究亮点

　　本研究的目的在于了解疗养院对认知障碍老年人使用回忆疗法的程度,以及他们使用这种方法的原因和达到的效果。研究证实,护理人员经常参与回忆活动有助于获取老年人的相关信息。来自 Connecticut. Homes 的 3 所郊区疗养院的 23 名有执照的护理人员和 20 名经过认证的护理助理(certified nursing assistant,CNA)参与了此项研究。这些疗养院的床位在 107~353 张。该研究使用了先前验证过的回忆调查工具中的关键要素和想法,以及修订版的回忆功能简表,86% 的参与者认为回忆在他们的个人生活和职业生涯中是愉快和有价值的。然而,有不到一半的人表示曾经频繁或者非常频繁地进行回忆活动。研究者表示,造成这样的结果可能有很多原因(时间不足,认为回忆是没有价值的,或认为自己在从事回忆活动或与他人分享个人经历方面是不专业的)。回忆最常用的功能是平息焦虑,帮助人们看到生活的意义,使困惑的人调整方向。那些从事回忆活动的人经常说他们可以更好地了解人们——这是高质量护理的标志。未来的研究需要进一步探索阻碍回忆活动开展的障碍因素,以及促进回忆实践的策略。先前研究的重要结果表明,老年人更倾向于和疗养院的工作人员一起回忆,并且这种方法有助于增进护患关系。

　　资料来源:Adapted from Kris A,Henkel L,Krauss K,Birney S:Functions and value of reminiscence for nursing home staff,*J Gerontol Nurs* 43(6):35-44,2017.

## 与认知障碍老年人一起回忆和讲故事

有认知障碍的老年人不一定不能参加回忆或故事讲述活动。人们不应该因为老年人存在认知障碍而剥夺他们讲述生活故事、享受回忆和实现自我完善（ego integrity）的机会。对于轻中度认知障碍的老年人来说，虽然心理治疗方法中的个人生命回顾不是一种适当的治疗方法，但是可以根据老年人的认知状况进行调整，从而使他们从注重回忆和故事讲述的小组活动中获益。

新的证据表明，对于痴呆患者来说，回忆疗法是一种重要的非药物干预方法。回忆和故事讲述提供了一种沟通和互动的形式，可以提高患者的生活质量并改善患者的情绪（Cooney et al.，2014；O'Shea et al.，2014；Testad et al.，2014）。一项针对长期照护机构痴呆患者的研究显示（Cooney et al.，2014），回忆疗法使患者、工作人员和家庭成员都能获益。对于患者，可以增加其社交和互动的机会，增加幸福感和潜在的行为变化（例如，更健谈并且更愿意参与到同伴和工作人员的活动中）。对于工作人员，可以增加他们对患者的了解，建立工作关系，提升工作满意度。对于家庭成员，可以使他们知道家人在疗养院能够得到更好的了解和关心（而不只是被照顾）。对家庭照护者和痴呆患者进行回忆和生命回顾等沟通技能的训练可以增加他们之间的沟通，改善沟通效果，降低照护者的压力和负担，并减少行为问题。

当护士照护认知障碍的老年人时，小组回忆的重点应该是分享记忆，无论他们表达如何，不要太关注对事件的具体回忆。应该让他们回答一些简单的问题，如"你出生在哪里？"或者"你的第一份工作是什么？"。准确地说，讨论要围绕人们曾经做过的工作和住过的地方来进行。可以借助道具，例如音乐、图片、熟悉的物品（例如，国旗、旧咖啡研磨机），开展一些能够触发过去记忆的、熟悉的活动（例如，举办茶话会、叠床单）。对于存在记忆问题的老年人，小组引领者必须采取更积极的方法促进其回忆。

TimeSlips 项目（Basting，2003，2006，2013，2014）是一项循证创新项目，美国卫生保健研究和质量机构（Agency for Healthcare Research and Quality，AHRQ）引用该项目证明了故事讲述疗法可以改善认知障碍患者的生活。该项目的研究结果显示，故事讲述疗法可以提高认知障碍患者的口头表达能力，使他们的行为发生积极改变，促进沟通和社交，减少困惑（Basting，2013；Phillips et al.，2010）。TimeSlips 项目是一种有益且具有成本效益的治疗干预措施，可用于多种场景。

照护者可以使用 TimeSlips 形式，鼓励小组成员通过观看图片创作故事。图片可以是奇幻有趣的，如问候卡片；也可以是怀旧的，如 Norman Rockwell 的画作。任何讨论内容都可以，没有对错之分，每个人所说的内容都会以故事的形式被记录下来。在会议期间，记录下来的故事会读给参与者听并且以创作者的名字命名。在每个环节开始时，都会为参与者阅读上一个环节的故事，同时要注意称赞每个成员对这个精彩故事的贡献。这些故事通常充满幽默和创造力，并且常常包含记忆和回忆形式的讨论。

本书的作者之一（T. Touhy）已经将故事讲述的方式广泛应用于轻中度认知障碍老年人，作为对记忆丧失老年人治疗性活动效果研究的一部分，取得了很大的成功。小组参与者和家属的反响很好，他们表示对这个过程很满意。在为期 16 周的小组活动结束时，这些故事被装订成"书"送给每一位参与者，"书"中还附带了一张小组成员照片，每个成员的姓名也被列入其中。许多参与者和他们的家人都引以为豪，甚至和他们的孙辈和曾孙辈分享这本"书"。

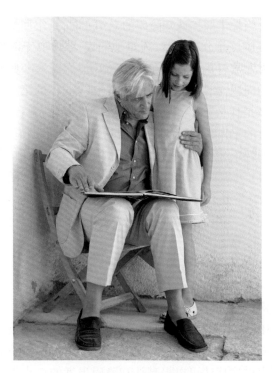

祖父和孙女分享故事

### 生命回顾

Robert Butler（1963）首先关注到生命回顾（life review），并把它呈现在大众面前。这个回顾过程通常发生在已经意识到自己濒临死亡的老年人身上，而这种濒临死亡的状态会造成无法解决的冲突，Butler 称这个过程为生命回顾。在危机过渡时期，生命回顾对许多人来说是很自然的过程。然而，Butler（2003）注意到，当人们年老的时候，会更加重视梳理生命的过程。他认为，生命回顾多数时候是内心记忆的回顾，是一种非常私密的自我反省活动。

生命回顾是一种比回忆更正式的治疗技术，其以结构化的形式且按照时间顺序带领一个人回顾他的一生。生命回顾疗法（Butler and Lewis，1983）、自传（Birren and Deutchman，1991）和结构化的生命回顾（Haight and Webster，2002）是基于生命回顾概念的心理治疗技术。参与老年人回忆和生命回顾过程的老年医学护士需要获得一些技能，以达到这些治疗技术的目的。生命回顾对于患有抑郁症和面临死亡的老年人尤为重要（Chan et al.，2014；Kris et al.，2017；Pot et al.，2010）。

我们在一生中应该经常进行生命回顾，而不只是在年老或面临死亡的时候。这个过程可以帮助

我们定位自己在生活中的位置，改变我们的行为方式或设定新的目标。Butler（2003）认为，持续不断地进行生命回顾，可以使人们避免在没有时间做出改变的生命末期出现极端绝望感。

## 以小组形式与老年人沟通

老年人小组沟通形式已广泛用于各种机构环境中，以一种更加经济有效的方式满足老年人的各种需求。各种治疗原因使护士主导着老年人的小组活动。老年护理学专家，如 Irene Burnsid 和 Priscilla Ebersole，已经广泛讨论了小组工作模式对老年人和小组引导者的益处，并为开展小组工作提供了更加深入的指导。知识链接 6.3 展示了小组工作的益处。

| 知识链接 6.3　老年人小组工作的益处 |
| :--- |
| <ul><li>小组体验为老年人提供了尝试新角色的机会——老师、专家、故事讲述者，甚至是小丑。</li><li>小组形式可以提高孤独、害羞或孤僻，以及那些有沟通障碍或记忆障碍的老年人的沟通技巧。</li><li>小组形式可以提供同龄人支持和分享共同经历的机会，它们可能会促进友谊的发展，这种友谊可以在小组活动结束后持续很长时间。</li><li>小组形式可能会引起其他老年人、工作人员和亲属的兴趣，并且可能提高满意度和士气。特别是工作人员会从不同的角度看待患者——不仅仅是把他们看作需要照护的患者，而是一个整体的人。</li><li>积极倾听和对老年人所说的话感兴趣可以提高他们的自尊心，并让他们感觉自己是有价值的人。</li><li>小组工作需要引导者发挥创造力和运用多种形式，例如，音乐、艺术、舞蹈、诗歌、运动和时事。</li><li>小组工作需要引导者每周评估人们的情绪、认知水平和功能水平。</li></ul> |

资料来源：Adapted from Burnside IM：Group work with older persons，*J Gerontol Nurs* 20：43，1994.

许多小组工作可以由目标明确、具有指导和培训能力的工作人员进行有效管理。通过教授志愿者、护士助理、学生和文娱人员，可以让他们管理很多类型的小组工作，但以心理治疗为重点的小组工作需要训练有素且技术娴熟的引导者。本章介绍了小组工作的一些基本注意事项，但对于老年人小组工作感兴趣的护士应该查阅相关小组工作的内容，以获取更深入的信息。

小组工作可以在许多环境中实施，包括成人日间健康计划、退休社区、辅助生活设施、营养站和疗养院。可以按照人们的需要安排各种形式的小组，如怀旧小组、心理教育小组、照护者支持小组和适合记忆障碍者参与的小组，以及其他条件下的小组，如患有帕金森病或脑卒中。有些小组可以同时满足多种需求。

## 小组结构和特殊注意事项

实施小组干预需要对环境、需求和各种小组策略的潜力进行全面评估。要达到的主要目标将决定选择何种干预策略，例如，急性护理环境中的糖尿病患者可能需要的是糖尿病相关的健康护理知识，护士如果把健康教育和恢复（或控制）正常的生活方式作为主要目标，最适合的策略应该是激励或教育。有轻度神经认知障碍的患者可能会从一个支持情感表达的小组活动或者教授增强记忆力策略的小组活动中受益。成功的小组工作取决于组织机构、对细节的关注、机构支持、评估和考虑老年人的需求和状况，以及引导者的关心、敏感和技能水平等多个方面。

不同于年轻人，老年人的小组工作有一些特殊要求，要求小组引导者具有特殊的技能和训练经历，以及很强的奉献精神。Irene Burnside（1994）在老年小组工作中的创举是该领域的典范，尽管一些特有的方面可能不适用于所有的老年人，知识链接6.4 展示了一些策略。知识链接6.5 分享了一个老年人智慧而幽默的故事。

---

### 知识链接6.4　老年人小组工作的特殊注意事项

- 小组引导者必须特别注意感官缺失的老年人以及对视听力缺失进行补偿。
- 小组成员的节奏是不同的，引导者必须根据小组成员生理和心理的反应能力减慢活动速度。
- 小组成员经常需要帮助或需借助交通工具参加小组活动，所以必须留出足够的集合时间以及他们返回家或者房间的时间。
- 小组活动的时间安排很重要。活动时间不应该与洗澡和吃饭的时间冲突，老年人不适合晚上进行小组活动，活动后他们可能会很累。对于社区老年人，晚上使用交通工具可能会不方便。
- 小组成员通常应是具有相似认知能力水平的人。将认知正常的老年人与有记忆障碍和沟通障碍的老年人放在一起，需要使用特殊的技能。如果小组里老年人的认知水平不同，警觉的人往往会问，"我会变得和他们一样吗？"而有记忆障碍和沟通障碍的人，如果意识到自己的表现没有其他人好，可能会变得焦虑。

- 许多需要小组帮助的老年人可能患有抑郁症或者失去了一些很重要的东西（健康、朋友、配偶）。一个容易抑郁的人不适合做小组引导者，因为对他们来说，讨论失去和悲伤情绪可能会很难。
- 提醒成员该小组的终止日期，以便他们能够做好准备，避免遭受其他损失。
- 引导者必须为某些成员的患病、疾病恶化和死亡做好准备。需要明确成员离去之后的安排。
- 引导者要不断处理小组成员的老龄化以及他们对待老龄化的态度，因此找一个互相支持的伙伴是个不错的决定。如果是单独带领小组，找一个擅长老年小组工作的人，他们可以与你一起讨论小组经历并且可以提供支持和指导。如果是学生作为小组引导者，通常应该是两人一组并且需要有人监督。
- 总结每次小组会议以及整个小组的经验，并且让小组成员参与其中。

资料来源：From Burnside IM：Group work with older persons，J Gerontol Nurs 20：43，1994；Stinson C：Structured group reminiscence：an intervention for older adults，*J Contin Educ Nurs* 40（11）：521- 528，2009.

**知识链接 6.5    小组工作：老年人的智慧**

当该章节的作者在对认知障碍老年人进行每周一次的小组回忆活动时，引导者告诉我们，我们其中的一个成员已经去世了。小组成员中有一位牧师，我们请他为已故的成员祈祷。他做得很棒，大家都很感激他。一周后，令我们惊讶的是，那个据说已经去世的成员出现在了小组中（她一直在医院）。当我们不知道该如何处理这种情况时，其余成员说："这次牧师的祈祷真的奏效了。"有时候老年人的智慧和幽默可以教会我们很多。

## 促进健康老龄化：对老年护理的启示

本章试图传达一种可能性，人们变老后也可以进行真诚而充满希望的沟通。与老年人沟通需要技能、耐心和尊重。我们必须突破障碍，继续朝着人性化方向前进，相信沟通是我们提供的最重要的服务，这是护理的核心。熟练、细腻、有爱心的个体和小组沟通策略对满足老年人的需求是至关重要的，也是建立治疗性护患关系的基础。正如所有人都需要沟通并满足基本需求一样，他们也有获得有意义和充实体验的权利。年龄、语言障碍或精神状态不会改变这些需求。第 29 章将讨论与认知障碍老年人的沟通。

### 主要概念

- 沟通是一种基本需求，与年龄或损伤无关。
- 老年专业护士必须了解自身对老龄化的态度和看法，以及他们的态度对沟通、护理以及健康和幸福的作用。
- 人们的生活史是一个需要被引发和珍惜的故事。这一点在生命的最后阶段尤为重要。
- 故事讲述是一种补充和替代疗法，护士可以用来了解老年人并加强与他们的沟通。
- 在瞬息万变的社会中，老年人分享他们的生活故事让我们有一种世代延续的感觉。
- 小组工作可以满足许多需求，老年人和引导者对这种方式都很满意并且能够从中获益。

### 关键思考问题和措施

1. 观察人们与老年人沟通的方式（例如，在餐馆、商店和医疗机构）。

2. 在电视上看一些与老年人有关的广告。他们塑造了怎样的形象？

3. 请一位你认识的老年人，告诉你他或她的生活故事。反思你是否学到了一些令人惊讶的东西。

4. 如果你要创建自己的数字化生活故事，你会用什么样的音乐、图片和手工艺品来帮助人们了解你的生活？

5. 和另一个学生坐在一起，分享你的人生故事。反思这个练习对你和他人意味着什么。

### 研究问题

1. 老年人分享他们的生活故事可以给他们带来什么益处？

2. 数字化故事的交流方式会使护生对老年人的态度更加积极吗？

3. 使用回忆和故事讲述的方式能够更加全面地评估老年人吗？

（张丹丹 译）

# 参考文献

Agency for Healthcare Research and Quality: Weekly group storytelling enhances verbal skills, encourages positive behavior change, and reduces confusion in patients with Alzheimer's and related dementias, 2014, AHRQ Innovations Exchange. https://innovations.ahrq.gov/profiles/weekly-group-storytelling-enhances-verbal-skills-encourages-positive-behavior-change-and/. Accessed November 2017.

Basting AD: Reading the story behind the story: context and content in stories by people with dementia, *Generations* 27:25–29, 2003.

Basting AD: Arts in dementia care: "This is not the end . . . it's the end of this chapter," *Generations* 30:16–20, 2006.

Basting AD: Time Slips: creativity for people with dementia, *Age Action* 28(4):1–5, 2013.

Bergman YS, Bodner E, Cohen-Fridel S: Cross-cultural ageism: ageism and attitudes toward aging among Jews and Arabs in Israel, *Int Psychogeriatr* 25(1):6–15, 2013.

Birren JE, Deutchman DE: *Guiding autobiography groups for older adults: exploring the fabric of life,* Baltimore, 1991, Johns Hopkins University Press.

Burnside IM: Group work with older persons, *J Gerontol Nurs* 20:43, 1994.

Butler R: The life review: an interpretation of reminiscence in the aged, *Psychiatry* 26:65–76, 1963.

Butler R: Age-ism: another form of bigotry, *Gerontologist* 9:243–246, 1969.

Butler R: Age, death and life review. In Doka K, editor: *Living with grief: loss in later life,* Washington, DC, 2003, Hospice Foundation.

Butler R, Lewis M: *Aging and mental health: positive psychosocial approaches,* ed 3, St Louis, MO, 1983, Mosby.

Cappeliez P: Neglected issue and new orientations for research and practice in reminiscence and life review, *Int J Reminiscence Life Rev* 1(1):19–25, 2013.

Chan MF, Leong KS, Heng BL, et al: Reducing depression among community-dwelling older adults using life-story review: a pilot study, *Geriatr Nurs* 35:105–110, 2014.

Coles R: *The call of stories,* Boston, 1989, Houghton Mifflin.

Cooney A, Hunter A, Murphy K, et al: 'Seeing me through my memories': a grounded theory study on using reminiscence with people with dementia living in long-term care, *J Clin Nurs* 23:3564–3574, 2014.

Corwin AI: Overcoming elderspeak: a qualitative study of three alternatives, *Gerontologist* 58:724–729, 2017.

Fick DM, Lundebjerg NE: When it comes to older adults, language matters, *J Gerontol Nurs* 43(9):2–4, 2017.

Flottemesch K: Learning through narratives: the impact of digital storytelling on intergenerational relationships, *Acad Educ Leadersh J* 17(3):53–60, 2013.

FrameWorks Institute: *Framing strategies to advance aging and address ageism as policy issues,* 2017. https://frameworksinstitute.org/toolkits/aging/elements/items/aging_frame_brief.pdf. Accessed November 5, 2017.

Gammonley D, Lester C, Fleishman D, Duran L, Cravero G: Using life history narratives to educate staff members about personhood in assisted living, *Gerontol Geriatr Educ* 36:109–123, 2015.

Gerontological Society of America: *Communicating with older adults: an evidence based review of what really works,* 2012. https://www.geron.org/programs-services/alliances-and-multi-stakeholder-collaborations/communicating-with-older-adults. Accessed November 2017.

Haight B, Webster J: *Critical advances in reminiscence work: from theory to application,* New York, 2002, Springer.

Heliker D: Enhancing relationships in long-term care through story-sharing, *J Gerontol Nurs* 35(6):43–49, 2009.

International Longevity Center, Anti-ageism Task Force: *Ageism in America,* New York, 2006, International Longevity Center.

Karlsson E, Zingmark K, Axelsson K, Sävenstedt S: Aspects of self and identify in narrations about recent events: communication with individuals with Alzheimer's disease enabled by a digital photograph diary, *J Gerontol Nurs* 43(6):25–31, 2017.

Kris AE, Henkel LA, Krauss KM, Birney SC: Functions and value of reminiscence for nursing home staff, *J Gerontol Nurs* 43(6):35–44, 2017.

Kydd A, Touhy T, Newman D, Fagerberg I, Engstrom G: Attitudes toward caring for older adults in Scotland, Sweden and the United States, *Nurs Older People* 26(2):33–40, 2014.

Levy BR, Zonderman AB, Slade MD, Ferrucci L: Age stereotypes held earlier in life predict cardiovascular events in later life, *Psychol Sci* 20:296–298, 2009.

Lombardi NJ, Buchanan JA, Afierbach S, Campana K Sattler A, Lai D: Is elderspeak appropriate? A survey of certified nursing assistants, *J Gerontol Nurs* 40:44–52, 2014.

Moss M: Storytelling. In Lindquist R, Snyder M, Tracy M, editors: *Complementary and alternative therapies in nursing,* ed 7, New York, 2014, Springer, pp 215–228.

O'Rourke N, Carmel S, Chaudhury H, Polchenko N, Bachner YG: A cross-national comparison of reminiscence functions between Canadian and Israeli older adults, *J Gerontol B Psychol Sci Soc Sci* 68(2):184–192, 2012.

O'Shea E, Devane D, Cooney A, et al: The impact of reminiscence on the quality of life of residents with dementia in long-stay care, *Int J Geriatr Psychiatry* 29:1062–1070, 2014.

Perese EF, Simon MR, Ryan E: Promoting positive student clinical experiences with older adults through the use of group reminiscence therapy, *J Gerontol Nurs* 34(12):46–51, 2008.

Phillips LJ, Reid-Arndt SA, Pak Y: Effects of a creative expression intervention on emotions, communication, and quality of life in persons with dementia, *Nurs Res* 59(6):417–425, 2010.

Pot AM, Bahlmeijer ET, Onrust S, Melenhorst AS, Veerbeek M, De Vries W: The impact of life review on depression in older adults: a randomized controlled trial, *Int Psychogeriatr* 22:572–585, 2010.

Rowe JW, Kahn RL: *Successful aging,* New York, 1998, Pantheon Books.

Saliba D: Looking at our words as if seeing them for the first time, *J Gerontol Nurs* 43(9):47–48, 2017.

Stinson CK: Structured group reminiscence: an intervention for older adults, *J Contin Educ Nurs* 40(11):521–528, 2009.

Sullivan GJ, Hain DJ, Williams C, Newman D: Story-sharing intervention to improve depression and well-being in older adults transitioning to long-term care. *Res Gerontol Nurs* 29(1):1-10, 2019.

Sweetland J, Volmert A, O'Neill M: *Finding the frame: an empirical approach to reframing aging and ageism,* 2017, FrameWorks Institute. http://frameworksinstitute.org/assets/files/aging_elder_abuse/aging_research_report_final_2017.pdf. Accessed November 10, 2017.

Testad I, Corbett A, Aarsland D, et al: The value of personalized psychosocial interventions to address behavioral and psychological symptoms in people with dementia living in care home settings: a systematic review, *Int Psychogeriatr* 26:1083–1098, 2014.

Touhy T, Williams C: Communicating with older adults. In Williams C, editor: *Therapeutic interaction in nursing,* ed 2, Boston, 2008, Jones & Bartlett.

Van Leuven KA: Health practices of older adults in good health: engagement is the key, *J Gerontol Nurs* 36:38–46, 2010.

Westerhof GJ, Bohlmeijer ET: Celebrating fifty years of research and applications in reminiscence and life review: state of the art and new directions, *J Aging Stud* 29:107–114, 2014.

Williams KN: Improving outcomes of nursing home interactions, *Res Nurs Health* 29:121–133, 2006.

Williams KN, Herman R, Gajewski B, Wilson K: Elderspeak communication: impact on dementia care, *Am J Alzheimers Dis Other Demen* 24(1):11–20, 2009.

Williams K, Kemper S, Hummert L: Enhancing communication with older adults: overcoming elderspeak, *J Gerontol Nurs* 30:17–25, 2004.

Williams K, Kemper S, Hummert L: Improving nursing home communication: an intervention to reduce elderspeak, *Gerontologist* 43:242–247, 2003.

Williams KN, Perkounkova Y, Herman R, Bossen A: A communication intervention to reduce resistiveness to dementia care: a cluster randomized controlled trial, *Gerontologist* 57:707–718, 2017.

Williams K, Shaw C, Lee A, et al: Voicing ageism in nursing home dementia care, *J Gerontol Nurs* 43(9):16–20, 2017.

Yamashita T, Hahn S, Kinney J, Poon L: Impact of life stories on college students' positive and negative attitudes toward older adults, *Gerontol Geriatr Educ* 39(3):326–340, 2018.

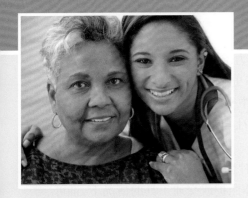

# 健康评估

*Kathleen Jett*

从老年人那里获取健康史需要花费很长时间——他们有很多故事。我学会了认真倾听,以便找准问题所在来提供最佳的护理。毕竟,他们大多数人存在健康问题的时间比我的年龄还要长!

20 岁的学生 Michelle

每次我去看医生,我都觉得他们很匆忙,从来没有为我认认真真地做过检查。于是我预约了一个老年专业护士,我简直不敢相信有这么大的差别!我不仅觉得自己被倾听了,还觉得自己得到了有史以来最好的检查。我相信她会帮我变得更好!

76 岁的老年人 Henry

## 学习目标

学完本章后,读者将能够:

1. 识别老年人和年轻人身体评估结果存在的有意义的差异。

2. 列出老年人综合健康评估的主要内容。

3. 讨论使用标准化评估工具的优缺点。

4. 描述老年人功能评估的目的。

在促进健康老龄化的过程中,老年专业护士能够对老年人实施熟练、详细的评估。即使仅针对一个简单的问题,老年人的健康评估(health assessment)与年轻人也有着显著差异,因为老年人的问题更加复杂。与年轻人相比,老年人的治疗、功能和社会复杂性增加,因而他们的健康评估需要花费更多的时间。当需要医疗口译员时,则大约需要两倍的时间(第 4 章)。

在进行健康评估时,老年专业护士必须耐心倾听,在评估过程中可以停顿,提出一些易被忽略的问题,观察细节,根据所有可利用资源来获取信息,并识别与年龄增长相关的正常变化,而这些变化在年轻人中可能被认为是异常情况。健康评估的质量和效率由经验积累所决定。新手护士既不要被过高地期望,也不要期望自己能很快达到这一水平,而要在长期的实践中不断积累,使技能和效率逐渐提升。

Benner(1984)认为,健康评估是专家的职责。然而,专家并不总能被找到。具备一定技能水平的护士都应本着高度的同情心,了解老年人的生理变化,掌握评估工具正确的使用方法,开展健康评估,以促进健康老龄化。

健康评估提供的信息对于目标设定至关重要,并有助于制订促进健康老龄化的护理计划,减少潜在的慢性病相关并发症的发生,提高老年人的自我效能和自我照护能力。护士以初始评估结果为基线,即老年人在那一时刻的健康状况。当老年人沿着健康轨迹移动时,后续的评估结果用于比较和修改设定目标。健康评估是一个复杂的过程,但相关书籍中涉及老年人健康评估的内容通常很简短。本章概述了老年评估的主要内容,并介绍照护老年人时常用的针对性或适用性工具。本书其他章节还涉及老年评估相关的专业知识,比如跌倒、排泄控制、照护者负担和安全。

## 健康史

健康史(health history)的采集标志着评估过程中护患关系的开始。由于并发疾病的种类多,且其中一些疾病的病因不明,老年人健康史的采集需要更长的时间。一般可通过在就诊前填写表格,或面对面访谈,或将两者相结合的方式来收集信息(知识链接 7.1)。健康史所需的信息包括人口统计信息、既往史、当前用药和膳食补充剂(处方药、非处方药、“家庭秘方”和草药)、功能状态和社会史。有无预立医嘱 ① 通常会影响健康史的完整度(第 35 章)。应获得这些文件和其他相关文件的副本。所有的其他医疗信息都被载入电子病历(electronic medical record,EMR)。

| 知识链接 7.1　影响健康史信息采集的因素 |
| --- |
| ● 视觉和听觉灵敏度 |
| ● 手的灵巧性 |
| ● 语言的流畅度和健康的连续性 |
| ● 翻译材料的充分性 |
| ● 受过训练的医疗口译员的可用性 |
| ● 认知能力和阅读水平 |

功能状态可能是健康史信息采集中比较困难的部分之一,因为它涉及个体独立日常生活管理的能力程度。它包括病史记录,如跌倒;管理日常活动的能力,如烹饪和驾驶记录。讨论这些问题时必须具有技巧,以避免让存在某些缺陷的老年人感到尴尬,如因为颤抖,勺子里面的东西会洒出来,老

---

① 预立医嘱是一种表达患者临终时医疗照护意愿的文书,是患者在有决策能力时预先设立的, 当无自主意识或丧失决策能力时希望接受或拒绝的医疗照护选择。

年专业护士应尽力维护老年人的尊严(Kim et al., 2004)。功能状态史多以筛查工具的形式展现,本章稍后将讨论其中一些工具。

健康史中的社会属性通常是功能评估的一部分。本章介绍了一些工具以解决这些信息的收集问题。它包括对社会支持网络的讨论,特别是在需要经济资助、身体照护或交通工具的情况下,谁可以提供帮助。尤为重要的是,社会史还包括参与卫生保健决策的人员相关信息,如卫生保健代理人或受托人(第 31 章)。同时,老年专业护士必须认识到,90 多岁和 100 多岁的老年人可能比其子女和其他亲属都长寿。

## 系统评估

健康史的最后一部分是系统评估(review of systems,ROS),或个人对身体各系统症状的描述。由于年轻人大多数身体系统正常,这一评估过程可能会很快完成。然而,随着年龄的增长和健康问题的增多,且一个系统会影响另一个系统,这一评估过程将变得更加复杂和耗时。通常,系统评估仅限于与症状相关的系统。当患者未提及任何症状时,ROS 从与患者慢性病相关的系统,或者从患者的国家、民族、社会经济阶层或年龄中最有可能出现问题的系统开始(知识链接 7.2)。

从患者自身获取健康史是最理想的,这可以让老年专业护士更好地了解患者的健康状况。如果做不到这一点,就需要从代理人那里获取信息,代理人是指非常了解患者并有权代表其发言的人。在某些情况下,当使用简单的语言时,认知障碍的老年人仍可以参与评估过程,如“你今天疼吗？”或者“你哪里受伤了？”

Kleinman 解 释 模 型(Kleinman's explanatory model)增加了一些额外的问题,以补充健康史收集的常规信息。该模型能够帮助护士更好地理解老年人,并为其制订个性化的有效干预措施(知识链接 4.11)(Kleinman,1980)。

## 身体评估

可在系统评估之后或同时进行身体评估(physical assessment),这取决于患者的精力或有无

## 知识链接 7.2　最佳实践建议

### 老年人系统评估

| 主要内容 | 泌尿系统 |
|---|---|

**保健**

- 代谢水平改变？食欲改变？

**泌尿系统**

- 尿流改变或排尿困难？
- 尿失禁，如果是新发生的，在什么情况下，量是多少？

**感觉**

- 视力改变？突然的还是缓慢进展的，是什么类型？
- 听力灵敏度改变？在特定情形下或被其他人注意到？近期检查过耵聍栓塞吗？近期有助听器"体检"吗？
- 龋齿增加？味觉改变、牙龈出血或当前牙齿护理水平的变化？
- 嗅觉改变？
- 感知觉改变？减退还是增强？疼痛[a]？

**性**

- 平时参与性活动的欲望或能力的改变？
- 可能影响性活动的衰老变化（例如，阴道干燥、勃起功能障碍）？

**肌肉骨骼**

- 关节、背部或肌肉疼痛？[a]
- 步态和移动安全感的改变？
- 如果出现关节僵直，什么时候最严重，活动后是否缓解？
- 如果行动或活动受限，对日常生活有何影响？自理能力如何？

**呼吸**

- 呼吸急促，如果存在，是在什么情况下？
- 需要坐在椅子上还是枕着枕头？
- 如果使用"吸入器/喷雾器"，是否需要更多剂量的药物才能达到同样的效果？

**神经**

- 感觉改变，尤其是四肢？
- 记忆力改变（非常小的改变除外）？
- 能够继续日常认知活动？记忆力改变？
- 平衡感改变或头晕发作？
- 跌倒、绊倒、滑倒史？

**心脏**

- 在什么情况下，胸部、肩或下颌疼痛？
- 感觉心悸？
- 如果使用抗凝血药，包括阿司匹林，是否有瘀斑或出血的迹象？

**胃肠**

- 失禁、便秘、腹胀、厌食？
- 消化不良或反流？

**血管**

- 痛性痉挛或极度疼痛？
- 水肿，一天当中什么时候和何种程度（能否穿平常的鞋）？
- 皮肤颜色改变，如果有，是什么颜色？

**皮肤**

- 干燥，受伤频率和愈合速度？
- 瘙痒、干燥、皮肤癌史？

注：[a] 如果报告疼痛，则必须完成全面的疼痛评估，参见第27章。

资料来源：Adapted from Elsawy B, Higgins KE: The geriatric assessment. *Am Fam Physician* 83(1):48-56, 2011.

其他时间限制。当需要进行全面体格检查时，根据患者当前健康问题的复杂程度和功能状态，可能会分两次进行。

许多体格检查的操作技术在年轻人和老年人中的使用没有区别，如耳镜的使用。但必须考虑年龄增长导致的生理变化，及其对检查和结果的影响（知识链接7.3）。当躯体或认知受限时，这些在理想状态下的精确检查无法正常进行（知识链

**老年人身体评估的注意事项**

**身高和体重**
- 监测体重变化。
- 体重增加:对于有任何心脏病的患者尤为重要;警惕心力衰竭的早期征兆。
- 体重减少:警惕牙齿问题、抑郁症或癌症引起的营养不良迹象。不合适义齿造成的口腔损伤。痴呆患者体重急剧减少会导致死亡率增加。

**体温**
- 低热也可能是严重疾病的征兆。体温37.8℃可能提示即将发生败血症。

**血压**
- 直立性低血压的发生率很高(从坐位转变为立位时血压下降20/10mmHg或更多),因此,应获取体位性血压读数。单纯性收缩期高血压很常见。由于高血压发病率高,所以听诊无音间隙很常见。

**皮肤**
- 检查有无皮肤癌,尤其是那些有日光损伤的人。由于皮肤变薄,"饱满"并不代表水合状态良好。

**耳朵**
- 耳道内毛发增多可能会使鼓膜难以显现。
- 可能无法完全拉直耳道。先用耳镜在耳道内轻轻向后拉,直到鼓膜可见。

**颈部**
- 因为皮下脂肪组织减少,颈动脉在未扩张时可能会看似扩张。

**胸部/肺**
- 任何脊柱后凸或桶状胸都会改变肺叶的位置,因此仔细评估更为重要。咳嗽时肺下叶裂可能会随之消失。

- 吸入性肺炎的风险增加,因此,侧位检查和血氧饱和度测量尤为重要。

**心脏**
- 仔细听诊有无杂音以及第三和第四心音。第四心音比较常见。第三心音提示心力衰竭。
- 存在水肿,尤其是下肢水肿。

**四肢**
- 足背动脉和胫后动脉难以触及。必须寻找血管完整性的其他指标。水肿常见。

**腹部/胃肠**
- 由于腹部脂肪堆积,听诊肠鸣音可能很困难。
- 如果担心有失禁或便秘,可能需要进行温和的直肠检查,痔疮很常见。隐血试验可以同时进行。

**听力**
- 耵聍干燥和栓塞很常见。在充分评估听力和鼓膜前必须去除耵聍。
- 高频听力损失(老年性耳聋)很常见。
- 通过护士同质化的培训来评估功能性听力。

**眼睛**
- 常见小瞳孔(瞳孔缩小)。如果双侧瞳孔等大,则正常。虹膜周围的灰色环(老年环)正常。上睑下垂。

**视力**
- 如果没有斯内伦视力表(Snellen chart),可以用报纸测试视力,记录能够看清的标题大小(佩戴老花镜)。
- 眩光敏感度增加,对比敏感度降低,需要更多的光线才能看清和阅读。
- 颜色辨别能力下降可能会影响用药安全自我管理的能力。

口腔

- 常见过度干燥,许多药物会加剧这种情况。牙周病非常常见。味觉和口渴感下降。牙齿表面磨损。

肌肉骨骼

- 骨关节炎非常常见,而且疼痛经常未得到充分治疗。询问关节的疼痛和功能。如果不能进行主动关节活动度(range-of-motion,ROM)练习,可进行温和的被动 ROM 练习。不要超出舒适范围。观察有无步态障碍。观察患者在椅子上坐下站起,评估其自理能力和跌倒风险。
- 尽管肌力逐渐下降,但双侧肌力仍应保持平衡。
- 观察有无赫伯登结节(Heberden's nodes)。
- 观察步态。

神经系统

- 踝关节(跟腱)反射减弱或消失是常见和正常的。下肢振动感减弱或消失是常见的。反应迟钝是正常的,但双侧应该是一致的。语言流畅度应该完好无损;评估谈话质量。轻微的记忆力丧失非常常见。

泌尿生殖系统:男性

- 阴囊下垂,皱褶较少;阴茎变小;阴毛细灰。

泌尿生殖系统:女性

- 卵巢小至不可触及;阴道短、干燥;阴唇和阴蒂变小;阴毛稀疏。检查时要格外小心,以免损伤组织。

接 7.4)。例如,门诊患者若因关节炎、脊柱后凸或其他骨骼畸形不能采取平卧位,则可能无法进行全面的腹部检查。而此时最好的办法是让患者尽可能向后靠在椅子上,检查者则像往常一样听诊、叩诊和触诊(称为"限制性腹部检查")。除非在特殊情况下,如访问"欢迎参加医疗保险",否则不太可能进行"从头到脚"的全面检查(知识链接 7.5)(Zambas,2010)。检查最好从现存的问题、相关系统以及暴露于最大风险的问题/症状开始,例如,存在任何老年综合征的迹象(知识链接 7.6)。在很多情况下,检查的注意事项取决于评估的环境和目的。我们有必要了解影响体格检查的文化礼仪规则和禁忌事项(知识链接 7.7)。

---

**知识链接 7.4　简化检查**

　　Alice 患有严重痴呆。她大部分时间都在居住单元里走来走去。当她累了,她会躺在她附近的任何一张床上,不管有没有人。当需要在门诊进行检查时,我们唯一能做的就是在她四处走动时,由一名助手非常安静、温和地"跟着她",并能将她安全送回。

---

**知识链接 7.5　"欢迎参加医疗保险"检查的选择项目[a]**

- 全面回顾疾病史和社会史
- 评估抑郁症风险
- 评估功能能力和安全性
- 针对已识别的风险因素开展简短的健康教育,并制订解决这些风险因素的计划

注:[a] 这些活动通常由老年护理高级执业护士进行,不收取任何费用。详见第 30 章。

---

**知识链接 7.6　老年综合征[a]**

- 跌倒和步态异常
- 衰弱
- 谵妄
- 尿失禁
- 睡眠障碍
- 压力性损伤

注:[a] 表示对于"老年综合征"是否是一种确切"病症"有很多的讨论。人们一致认为,综合征并不完全属于一种疾病。

资料来源:Brown-O'Hara T:Geriatric syndromes and their implications for nursing. *Nursing* 43(1):1-3,2013.

估水合状态显得尤为重要(第 14 和 15 章)。

**A:Aeration,通气**　由于肺功能(通气)和心血管功能关系密切,两者需同时评估。老年人肺部听诊应该包括下肺叶的侧面。血氧饱和度的测量是这项检查的一部分,在任何情况下都可以用一个小而便宜的指尖设备轻松完成。许多心脏病患者家里已经备有这些设备,可为护士提供非常有用的信息。多数慢性周围性发绀患者都会存在虚假低读数。如果使用了乳胶指甲油,可能需要用足趾检测血氧饱和度。当怀疑个体存在呼吸或心脏受损时,应随时评估休息和活动时的呼吸频率及深度(第25 章)。心血管系统的评估将在第 22 章详细讨论。

**N:Nutrition,营养**　蛋白质-能量营养不良在虚弱、独居或社会隔离的老年人中很常见。营养评估是一个复杂的过程,但对于虚弱或痴呆老年人尤其重要。对于体重减轻的虚弱老年人来说,即使摄入量充足,死亡的风险仍会大大增加。第 14 章将介绍营养状况的评估以及老年专业护士对营养状况改变的应对策略。

**C:Communication,沟通**　健康老年人的沟通能力评估与年轻人相同,包括对适应环境的能力,满足自我护理需求的能力,以及通过口头、视觉和听觉进行有效沟通的能力的评估。老年人群中听力损失(老年性耳聋)和视觉损害(例如,青光眼、黄斑变性、老视)的高发生率,使得许多老年人将会发生或已经存在某种程度的沟通障碍,因此,沟通能力是常被忽视的重要评估领域。

**A:Activity,活动**　持续安全行走的能力和参与文娱活动的能力是健康生活的重要组成部分,这不会随着年龄的增长而改变。然而,由于老年人的活动范围很广,活动评估极其复杂。随着越来越多的婴儿潮一代[①]老年群体,评估的复杂性也随之增加。评估范围从跌倒风险到辅助器具的需求和正确使用,再到参加有氧活动的程度。活动能力评估通常由护士、物理治疗师和专业教练共同完成(第18 和 19 章)。

**P:Pain,疼痛**　疼痛评估包括身体、心理和精神方面的评估。很少单独发生在一个方面。许多护士听到患者向他们倾诉:"我到底做了什么,需要

---

**知识链接 7.7　遵守文化规则和礼仪需要考虑的要点**

- 了解过去在卫生保健环境中的经历。
- 询问是否有人(如家庭中的男性)需要到场或以某种方式参与检查。
- 尊重卫生保健环境中使用的沟通方式。
- 未经允许,不要侵入个人空间。
- 确定与时间相关的总体健康方向(过去、现在、未来)。
- 询问有关人员的适当称呼;除非有其他受欢迎的称呼(如 Jones 夫人),否则默认使用姓氏。
- 询问检查时触摸适当部位的可接受度。
- 询问对评估者性别的可接受度。

## 身体评估工具

标准化、循证的工具被证实能够帮助解决身体评估各部分之间复杂的相互关系。哈特福德老年护理研究所网站提供了许多工具汇编以供使用。在许多情况下,还包括演示视频。

FANCAPES 和 SPICES 这两个助记词可帮助老年专业护士记住体格检查的各个部分。由此得出的结果将表明需要更详细评估的领域,其中许多将在后续章节中讨论。

### FANCAPES

助记词 FANCAPES 代表液体(fluids)、通气(aeration)、营养(nutrition)、沟通(communication)、活动(activity)、疼痛(pain)、排泄(elimination)和社会化(social skills)。该指南是 Barbara Bent(2005)在北卡罗来纳州阿什维尔的密苏里医院(Missouri Hospital in Ashville,North Carolina)担任老年资源护士时编写的,它在任何情况下都具有广泛的适用性。

**F:Fluids,液体**　对个体的水合状态(液体)的评估,包括评估有助于保持充足液体的生理、情境、功能和精神因素,如获得足够液体、表达口渴和有效吞咽的能力。评估药物情况,以确定哪些药物可能影响液体摄入。当老年专业护士在照护功能受限而无法独立获取液体的老年人,或者干渴感降低(随着年龄增长而出现的常见变化)的老年人时,评

---

[①]　是指美国第二次世界大战后的"4664"现象,即从 1946—1964 年,这 18 年间婴儿潮人口高达 7 800 万人。

承受这种疼痛？"老年专业护士需要特别注意，老年人每增长十岁，疼痛就会更严重(例如，关节炎的程度加重或功能丧失的数量增多)(第27章)。

E：Elimination，排泄　通常情况下，肠道和膀胱功能不会随着衰老而改变，但相比于年轻人，肠道和膀胱功能障碍在老年人中很常见，这可能是躯体受限(如脑卒中后)或药物(如利尿药)导致的行动不便等因素引发的。失禁可能是由认知改变引起的，会导致个体在需要排尿或排便时，感觉减弱，甚至消失。生活在护理机构中的老年人存在许多排泄问题，他们需要依赖他人的帮助来维持自我控制(如及时如厕)。如果个体存在肠道或膀胱功能障碍，包括失禁和便秘，且从未被发现，那么评估首先要"打开一扇门"，让大家就一些可能羞于承认、无法开诚布公讨论的问题进行交流。如细心的护士进行胸部检查时可能会注意到失禁内裤的上边缘，或者高级实践护士进行妇科检查时可能会注意到生殖器周围有刺激的表现。提供一个安全、无偏见的沟通环境，并寻找双方都能接受和理解的语言，是解决这一难题的方法(第6章)。老年专业护士需要敏锐地识别这些对话在文化上的可接受度。

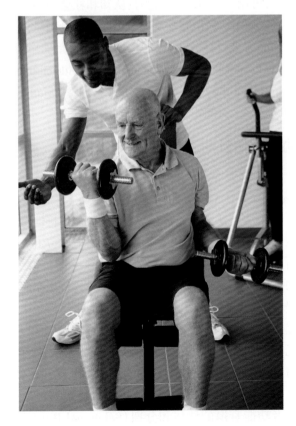

老年人锻炼身体

S：Social skills，社交技能　社会化和社交技能包括个人适应社会的能力，给予和接受爱与友谊的能力，以及感受自我价值的能力。处于社交网络中的个体会受到高度的文化影响(知识链接7.8)。社交技能的评估可能相当复杂(第33和34章)。

---

**知识链接7.8　文化建设支持**

"我在一个天主教大家庭中长大。作为一个成长中的孩子，我们所有的活动，甚至生活，都围绕着教会和家庭。现在我的表兄妹都长大了，有了自己的家庭。我们虽然生活在全国各地，但能够保持情感联络。这些年来，我逐渐远离了教会。现在我需要支持，而我没有这方面的经验——因为以前我不需要去寻求，它就在那儿。我通过"脸书"与家人保持联系，但这种感觉和以前不太一样。"

——52岁的Helen

---

## SPICES

和FANCAPES一样，助记符SPICES帮助护士记住评估的关键特征(Fulmer and Wallace，2012；Montgomery et al.，2008)。SPICES指的是需要护理干预的六种常见且非常严重的老年综合征：睡眠障碍(sleep disorders)、进食问题(problem with eating)、失禁(incontinence)、意识错乱(confusion)、跌倒迹象(evidence of falls)和皮肤破损(skin breakdown)。与FANCAPES类似，以上任何一种情况出现时，都提醒护士应该关注影响个体健康和幸福的因素，尤其是那些存在一种或多种不稳定疾病，或存在进一步影响身体和功能衰退风险的个体。

## 功能评估

FANCAPES和SPICES主要针对身体指标，而功能评估(functional assessment)是对个体自我照护和独立生活能力的评估。它还包括个体应对身体和社会环境的能力。功能评估通过完成以下工作，帮助老年专业护士促进患者迈向健康老龄化：

- 确定需要或不需要帮助的具体领域；
- 确定不同时期的能力变化；

- 提供可能有助于评估生活环境安全性的信息。

循证的工具可用于筛查、描述、监控和预测个体执行日常生活所需的活动或任务的能力。这些活动被认为是相互排斥的，并且大多数工具对它们的评分是笼统的。例如，未将饮水活动细分为拿起杯子和吞咽水。当个体可以完成活动的一部分，而不能完成另一部分时，这一活动被视为一个整体来衡量。一些工具的评级和评分为：①可以单独完成任务；②需要帮助；③完全无法完成任务。评级可通过自我报告、代理人报告或直接观察的方式来完成。这种类型的评分对细微变化不敏感，只能作为整体评估的一部分。需要注意的是，一些研究发现，与代理人报告不同，自我报告高估了功能水平（Sakurai et al.，2013；Stratford et al.，2010）。虽然所有日常生活活动（activities of daily living，ADL）是人类的普遍需求，但满足这些需求的方式是由社会和文化决定的。然而，这些工具是有益的，因为它们为护理人员提供了一个通用的术语，从而提高护理质量。当发现某些功能存在缺陷时，老年专业护士或护理团队需要进行更详细的评估。

## 日常生活活动

与个体需求相关的日常活动称为 ADL（知识链接 7.9）。其中，两项活动［穿衣（包括修饰）和洗澡］比其他活动需要更高级别的认知功能。而如果没有其他健康问题的干扰，如优势侧脑卒中，进食的能力则至少能一直保持到痴呆晚期。

| 知识链接 7.9　日常生活活动 | |
| --- | --- |
| • 洗澡 | • 转移 |
| • 穿衣 | • 控制大小便 |
| • 如厕 | • 进食/饮食 |

## Katz 指数

1963 年，Sidney Katz 及其同事首次使用 Katz 指数（Katz index）来评估日常生活活动能力（Katz et al.，1963）。Katz 指数已成为制定大多数延续护理措施的基本框架。它仅采用二分法来进行评分：能够独立完成任务（1分）或完全无法完成任务（0分）（Skelkey and Wallace，2012）。但由于所有活动的权重相等，所以该指数不能用于识别具体的需求领域，也不

能辨别能力的改变。多年来，该工具已得到改进，使其对功能状态的差别和变化更加敏感（Nikula et al.，2003）。

## Barthel 指数（BI）

Barthel 指数（Barthel index，BI）是一种快速可靠的工具，可用于评估活动能力和执行 ADL 的能力（Mahoney and Barthel，1965）。该工具可通过自评的方式，在 2~3 分钟完成，或者通过直接观察的方式，在 20 分钟左右完成。根据项目不同，评级方式也各不相同。研究发现，BI 足以识别个体首次需要帮助的时间，并衡量其活动能力的进步或衰退，尤其是脑卒中患者（Quinn et al.，2011）。

## 功能独立性评定量表

功能独立性评定量表（functional independence measure，FIM）旨在评估个体在住院期间和出院计划中对辅助完成 ADL 的需求，尤其是脑卒中患者（Cournan，2011；Rayegani et al.，2016）。一些研究认为，BI 和 FIM 具有可比性（Sangha et al.，2005）。另一些研究则认为，FIM 更可取。FIM 是一种高度敏感的工具，可用于 ADL、移动能力、认知和社会功能的测量。它采用从完全独立到完全依赖的七分制量表对活动能力进行评分。它是美国退伍军人管理医院康复科（the rehabilitation setting in Veterans' Administration hospitals in the United States）的必备工具（Shulkin，2017）。该工具的相关信息可在网络上查询。

## 功能评估分期工具

功能评估分期工具（functional assessment staging tool，FAST）的独特之处在于，它是一种描述性的评估工具，专门对阿尔茨海默病等进行性痴呆患者现存和预期的功能变化进行评估（表 7.1）。它由老年病学家 Barry Reisberg（1988）设计，旨在帮助临床医生确定患者的功能水平（阶段），并在此过程中帮助家属了解患者的预后，以及如何为未来的变化作好准备。量表的等级从第 1 阶段（功能正常，无任何认知功能障碍）到第 7 阶段［无法执行任何 ADL，严重的（晚期）认知障碍］。研究发现，它是一种可靠且有效的工具，可用于阿尔茨海默病患者功能衰退的评估和分期（Sclan and Reisberg，1992）。

| 表 7.1 功能评估分期工具（FAST） | |
| --- | --- |
| 第 1 阶段—正常成人 | 无功能衰退 |
| 第 2 阶段—正常老年人 | 个体感知到某些功能衰退 |
| 第 3 阶段—早期阿尔茨海默病 | 在高要求的工作环境中表现出明显的缺陷 |
| 第 4 阶段—轻度阿尔茨海默病 | 在处理复杂的任务时需要协助，例如处理财务或策划派对 |
| 第 5 阶段—中度阿尔茨海默病 | 在选择合适的衣物时需要协助 |
| 第 6 阶段—中重度阿尔茨海默病 | 需要协助穿衣、洗澡和如厕，大小便失禁 |
| 第 7 阶段—重度阿尔茨海默病 | 语言能力下降到只能说出大约 6 个可以理解的单词<br>逐渐丧失行走、坐起、微笑和抬头的能力 |

资料来源：From Reisberg B：Functional Assessment Staging（FAST），*Psychopharmacol Bull* 24：653-659，1998. Copyright ©1984 by Barry Reisberg，MD. Reproduced with permission.

## 工具性日常生活活动

在日常生活中，个体维持独立生活所必需的活动被称为工具性日常生活活动（instrumental activities of daily living，IADLs）（知识链接 7.10）。这并不意味着个体需要完成某些任务，只是在被要求的情况下可以完成任务（知识链接 7.11）。人们普遍认为，与 ADLs 相比，执行 IADLs 需要更高的认知和身体机能。

| 知识链接 7.10 工具性日常生活活动 | |
| --- | --- |
| • 使用电话的能力 | • 准备食物 |
| • 与旅行相关的能力 | • 处理财务 |
| • 购物 | • 做家务 |
| • 自我用药管理 | • 清洗衣物 |

### 知识链接 7.11 Evelyn：从依赖走向独立

当我第一次见到 Evelyn 的时候，她 65 岁，刚刚丧偶。她很早就结婚了，从父母家搬到了她丈夫的家。在他们的整个婚姻过程中，她从未独自驾车、加油、购物，除了照顾孩子、做饭和打扫房间，她什么也没做过。她对他们的家庭财务状况一无所知。她有严重的 IADL 缺陷，但在丈夫去世后，她别无选择，只能学会如何独立照顾自己。

## Lawton IADL 量表

最初的 Lawton IADL 量表（Lawton IADL scale）将 IADLs 计为 0 分（最低功能）到 8 分（最高功能）（Lawton and Brody，1969）。其功能水平由总分决定。它可作为一种筛查工具，帮助了解一般功能的基线水平，但与 Katz 指数一样，它对任何一个需求领域的变化都不敏感。无论是初始工具还是后续迭代工具，评估方式多为自我报告、代理人报告或直接观察，评估大约需要 15 分钟。痴呆患者 IADL 的能力会随着疾病进展逐渐减弱，首先减弱的是那些与高级神经心理功能有关的能力，例如处理财务状况和购物。这些能力的评估可能会受到年龄和文化的影响而出现偏差（Cress，2017；LaPlante，2010）。

## 功能与认知

当同时进行功能和认知的健康评估时，需要一些不同的工具。

## 认知

认知功能的综合评估可获取认知的基线测量值。但对于那些有潜在健康问题的人来说，任何筛查或测量都会给患者和家属带来巨大压力。信任的环境和关系可以保障更准确地评估，同时又能减少尴尬。认知评估可以被形象地描述为"了解大脑如何运作"，类似于心脏听诊。与其他评估一样，认知评估最好是在患者感到舒适、充分休息和没有疼痛时进行。老年专业护士需要敏锐地观察患者的一些微妙变化，这些变化可能提示存在可逆的健康问题或需要进行更深入的评估（第29 章）。

### 简易精神状态检查

多年来，简易精神状态检查（mini-mental state examination，MMSE）一直是认知状态简单筛查的主要手段（Folstein et al.，1975；Mitchell，2009）。它已被翻译成 10 种语言（Folstein and Folstein，n.d.），条目由最初的 30 个修订为 16 个（MMSE-2），用于筛选和监测各种认知技能（包括定向力、短期记忆和注意力、计算能力、语言和结构）。该工具需要老年人具备功能性视觉和动手能力。对于教育水平较低的人的得分可以适当调整。它的测试结果与类似的量表相当。护士必须确保每次使用时能够熟练运用该工具,以保证结果的可靠性。这些工具、使用许可和说明书可从心理评估资源公司购买。

## 画钟试验

自 1992 年开始使用的画钟试验(clock drawing test)也可测试一系列的认知技能。它的使用和评分既快速又简单。画钟试验的结果与 MMSE 结果高度相关(Aprahamian et al.,2010;Ehreke et al.,2010)。它不适合盲人或有限制条件的人使用,例如震颤或影响惯用手的脑卒中患者。画钟试验需要老年人能够流畅计数、具备听觉和视觉能力、手部灵活度足以握笔以及有模拟时钟的经验,但不要求能够流畅阅读(图 7.1)。得分基于数字和手的相对位置。该工具不能用作痴呆的唯一衡量标准,但它确实可以作为结构性失用症早期指标的测试工具(Nair et al.,2010)。研究发现,它能够用于排除痴呆(Janssen et al.,2017)。画钟试验是一种循证的工具,在不同的文化和语言环境中都可以使用(Borson et al.,1999)。

## 简易智力状态评估量表

在某些情况下,简易智力状态评估量表(Mini-Cog)被用作认知障碍的筛查工具(Borson et al.,2000)。研究发现,它与 MMSE 一样准确可靠,但偏差较小,更易于管理,并且对痴呆的评估更敏感(Mitchell and Malladi,2010)。Mini-Cog 将短期记忆试验与画钟试验的执行功能相结合(知识链接 7.12 和 7.13)。研究发现,它对于英语和非英语使用者来说同样可靠(Doerflinger,2013)。与本章中讨论的其他筛查工具一样,Mini-Cog 评估过程需要 3~5 分钟,它的结果仅作为是否需要进一步评估的指标。该工具需要老年人能够流畅计数,具有听和看的能力、握笔能力,并有模拟时钟的经验。

> ### 知识链接 7.12　Mini-Cog 和画钟试验的实施说明
>
> 1. 说出 3 个不相关的词,如"椅子""硬币""树";清楚而缓慢地说出每个单词,每个单词约需 1 秒钟。
> 2. 请对方重复这些单词;如果他无法做到,你可以重复这些单词至多 3 次,他有 3 次机会尝试将它们复述给你听。
> 3. 要求对方像在画钟试验中一样,绘制一个时钟。
>    a. 为对方提供一张白纸,上面画有一个圆圈。
>    b. 请对方在圆圈中画数字,使它看起来像一个时钟,然后将指针画在圆圈中读出"4点 10 分"。
> 4. 要求对方回忆步骤 1 中的 3 个单词。

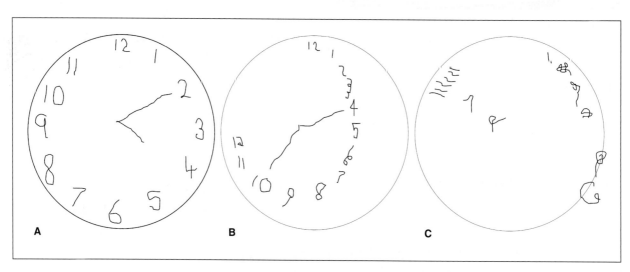

图 7.1　画钟试验结果示例
A. 未受损;B 和 C. 受损

## 知识链接 7.13　Mini-Cog 和画钟试验的评分

**评分**

　　首先对回忆单词进行计分。采用以下评分系统：3 个词都未记住，可能是痴呆；3 个词都被记住，排除痴呆；能回忆 1 个或 2 个词，则必须考虑画钟试验的结果：正常（所有数字和指针正确）或异常（出现任何错误）。

　　心理学家就如何对画钟试验进行评分提出了一些建议。所有人都应考虑：①数字的对称性（提前计划）：所有数字是否都被包含在内，有无重复或遗漏；它们是在圈内还是圈外；它们是否以数字的形式出现；②时钟指针：这些数字是否出现，以及它们相对于数字的位置是否正确（抽象思维）。

### 蒙特利尔认知评估

　　蒙特利尔认知评估（Montreal cognitive assessment，MoCA）被设计为一种简单的筛查工具，用于识别轻度认知障碍。与 MMSE 一样，它旨在评估个体在以下认知领域中执行活动的能力：注意力和专注度、执行功能、记忆力、语言、视结构技能、概念思维、计算和定向力（Nasreddine，2010）。然而，事实证明，MoCA 比 MMSE 更敏感（Ciesielska et al.，2016；Nasreddine et al.，2005）。研究发现，它适用于多个国家（Fujiwara et al.，2010；Memoria et al.，2013）。由于各个认知领域测试的复杂性，老年人需要具备理解语言的能力、数学能力、视力、功能性听力以及使用铅笔或钢笔的能力。

## 情绪评估

　　情绪评估尤为重要，因为晚年许多常见疾病都与抑郁症有关，例如脑卒中（33%）和帕金森病（高达 75%）。另一组抑郁症高发的群体是长期生活在照护机构的人，比例占到 5%~82%。女性和社会孤立的老年人患抑郁症的风险会增加（Fox et al.，2017）。患有未经治疗或治疗不足的抑郁症的老年人功能受损更为严重，住院时间和在疗养院居住的时间延长，生活质量降低，且总体发病率和死亡率增加。抑郁症患者可能表现为痴呆，许多痴呆患者也患有抑郁症（Bowker et al.，2012）。护士需要具备相应的技能和敏感性，以察觉两者之间的相互联系，从而确保老年人得到最适当、有效和及时的护理。虽然已有多种工具被使用，但最常用的是老年人抑郁量表。康奈尔量表（Cornell scale）是一种专门针对痴呆患者的观察工具（第 28 章）。

### 老年人抑郁量表

　　老年人抑郁量表（geriatric depression scale，GDS）是一个专门为评估老年人抑郁而研发的有 30 个条目的筛查工具（Brink，1982；Yesavage et al.，1983）。现在常使用的是 15 个条目的简版（表 7.2）。也有人建议，对一些失语但能够用指示板交流的人使用简版。量表得分≥5 分表明可能患有重度抑郁症，并需要由精神科医生或心理健康高级实践护士进行更详细的临床评估。相较于其他的抑郁量表而言，GDS 不强调身体不适、性欲和食欲的改变，因此它不受这些因素的干扰，能够灵敏地识别抑郁症（Lach et al.，2010）。该量表已经翻译为多国语言并进行了广泛的应用（Ortiz and Romero，2008）。借助 Yesavage 博士和 Brink 博士提供的免费资源，该量表可以在 iPhone 或 Android 手机上完成，并自动将计算结果下载到计算机上。使用者可以直接联系美国斯坦福大学的 Yesavage 博士以了解更多信息和产品。

### 表 7.2　老年人抑郁量表（简版）

| | | |
|---|---|---|
| 您对自己的生活基本满意吗？ | 是 | 否* |
| 您是否已放弃了很多活动和兴趣？ | 是* | 否 |
| 您是否觉得生活空虚？ | 是* | 否 |
| 您是否常感到厌倦？ | 是* | 否 |
| 您是否大部分时间精力充沛？ | 是 | 否* |
| 您是否害怕会有不幸的事情落到您头上？ | 是* | 否 |
| 您是否大部分时间感到幸福？ | 是 | 否* |
| 您是否常感到孤立无援？ | 是* | 否 |
| 您是否希望待在家里而不愿去做些新鲜事？ | 是* | 否 |
| 您是否觉得记忆力比大多数人差？ | 是* | 否 |
| 您是否觉得活着很美好？ | 是 | 否* |

| 表 7.2　老年人抑郁量表(简版)(续) | | |
|---|---|---|
| 您是否觉得您现在的样子一文不值？ | 是 * | 否 |
| 您是否觉得自己充满活力？ | 是 | 否 * |
| 您是否觉得您的处境已经毫无希望？ | 是 * | 否 |
| 您是否觉得大多数人都比您强得多？ | 是 * | 否 |

注：* 表示该答案计1分。分数 >5 表示需要进一步评估。
资料来源：From Yesavage J, Brink TL, Rose TL, et al.: Development and validation of a Geriatric Depression Screening Scale: a preliminary report, *J Psychiatric Res* 17:37, 1982-1983.

## 康奈尔痴呆抑郁量表

康奈尔痴呆抑郁量表(Cornell scale for depression in dementia, CSD-D)旨在识别重度抑郁症患者(Alexopoulos et al., 1988; Lim et al., 2012)。它在痴呆患者或非痴呆患者中都可以使用。首先要与代理人面谈，然后再尝试与患者面谈。如果他或她无法回答问题，则可以通过观察来完成。这些问题是指在面谈前一周是否出现抑郁症状。CSD-D被认为是评估痴呆患者情绪的金标准(Sheehan, 2012)。

# 老年综合评估

老年综合评估是在某些情况下应采用的综合评估方法，不是某个单一工具或多个单独工具的集合，而是一种结合了身体、功能和社会心理因素的方法。最常用的综合工具是 OARS 多维功能评估问卷(OARS multidimensional functional assessment questionnaire, OMFAQ)、居民评估工具(resident assessment instrument, RAI)和结果与评估信息集(outcomes and assessment information set, OASIS)。这些评估都非常全面，且花费时间长，但一旦完成，就可以作为制订详细护理计划的基础。这些评估需要耗费大量精力，因此使用成本很高。RAI 适用于在专业护理机构中的老年人，OASIS 则适用于在家庭保健机构接受专业护理的老年人。

## OARS 多维功能评估问卷

经典的美国老年人资源和服务问卷(older Americans resources and services, OARS)是由杜克大学老龄化与人类发展研究中心开发的，后来更新为 OMFAQ(Duke University Center for the Study of Aging and Human Development, 2014)。更新后的问卷包括：①对个人能力、功能障碍、功能水平的评估；②确定资源的利用程度和强度。在第一部分，评估分为 5 个子量表，可以单独使用或联合使用。个体在每个领域的功能按 1 分(功能良好)到 6 分(功能完全受损)进行等级评定。累积损伤评分(cumulative impairment score, CIS)的计算范围从功能良好(6 分)到完全残疾(30 分)。评估过程大约需要 45 分钟，并且需要进行培训。以下部分分别描述各子量表。OMFAQ 被认为是评估功能最佳的工具之一(Haywood, 2006)。

### 社会资源

人际交往能力以及谈判和交友的能力是衡量社会资源的标准。此人能否向朋友、家人和陌生人获取资源？谁是照护者，他们可以照护多久？此人是否属于某个社会网络或社会群体。

### 经济资源

收集有关每月收入和经济来源的信息，以确定经济收入是否满足需求。这将有助于深入了解老年人的生活水平，并识别可利用的额外资源(例如政府发的食物券)，以缓解经济压力。

### 精神健康

评估有或无精神症状时的智力功能，以及个体从生活中获得快乐的程度(第 28 章)。

### 身体健康

当前的诊断、处方药和非处方药的使用，以及个体对其健康状况的感知都是身体健康评估的一部分。良好的身体健康状况包括每周至少参加两次积极的活动，例如散步、跳舞或骑自行车。当存在一种或多种非常痛苦或危及生命的疾病或残疾时，或需要大量护理时，表明身体健康严重受损。

### ADLs 和 IADLs

该量表中所包含的 ADLs 是指能够步行、上下床、洗澡和修饰(例如，梳理头发、剃须)、穿衣、吃饭和按时如厕的能力。IADLs 包括拨打电话、驾驶汽车、挂衣服、购买杂货、服用药物以及正确了解药物剂量等任务。

OMFAQ 问卷和培训材料只需支付象征性的费用,即可从杜克大学老龄化与人类发展研究中心购买。

## 居民评估工具

1986 年,美国医学研究院(institute of medicine, IOM)的一项研究结果表明,尽管美国专业护理机构提供的护理服务质量存在相当大的差异,但大部分都不尽如人意。因此,在 1987 年《综合预算协调法案》(omnibus budget reconciliation act, OBRA)中将疗养院改革作为立法的一部分。OBRA 的创立者认识到,从急性护理机构转院到疗养院后,患者病情的逐渐加重给护理工作带来了一定的挑战。与此同时,有必要对护理需求、计划、实施和评价的过程进行全面评估、系统决策和文档记录。

RAI 制定于 1990 年,所有接受医疗保险制度或医疗补助制度补偿的专业护理机构被强制要求使用(第 30 章)。2017 年,RAI 和质量措施(RAI 的一部分)被更新(CMS,2017)。这些质量措施向公众提供了有关护理服务的具体指标的信息,并向疗养院提供了有关需要改进的具体领域的信息。质量措施分为"短期停留"(<100 天)和"长期停留"(知识链接 7.14)。

在最新的 RAI 3.0 版本中,450 项最小数据集(minimum data set,MDS 3.0)作为它的一部分,成了评估的基础。随着对 MDS 的分析,具体的需求领域被确定,并用于指导护理计划的制订和修订(CMS,2014)。MDS 尽可能纳入更多的循证评估工具(Saliba and Buchanan,2008)。与 MDS 2.0 相比,MDS 3.0 的一个重大变化是将被照护者访谈也纳入在内。

RAI 在患者入住专业护理机构时以及入住后的指定时间内,为其提供了全面的健康、社会和功能评估概况。初始评估可作为个人初始目标和取得护理成效的基础框架。根据设定的时间段和需要来进行重复评估,护士和护理团队的其他成员可以跟踪已识别问题的解决进度,并酌情更改护理计划。随着目标的实现和资源的获得,评估将作为转介到哪一级机构的依据,例如回家或转介到辅助生活设施。对于病情逐渐恶化的老年人,RAI 可指导老年专业护士制订一个侧重于舒适度的护理计划。RAI 过程是动态的,且以护理为导向。它用于收集明确的信息,并在特定的护理环境中以整体护理的方式促进健康老龄化。RAI 由护士主导,并要求其签名以证实评估的准确性。

---

**知识链接 7.14　质量指标:衡量专业护理机构提供的护理质量时考虑的因素 [a]**

| 短期停留居民 | 长期停留居民 |
| --- | --- |
| • 自我报告重度疼痛<br>• 压力性损伤:新的或恶化的<br>• 评估/接种季节性流感疫苗<br>• 评估/接种肺炎球菌疫苗<br>• 接受新的抗精神病药物 | 在短期停留居民的指标上增加:<br>• 一次或多次跌倒重伤<br>• 发生尿路感染<br>• 发生失禁<br>• 膀胱留置尿管<br>• 使用身体约束<br>• 对协助日常生活活动的需求增加<br>• 表现出体重过度减轻<br>• 表现出抑郁症状<br>• 接受抗精神病药物 |

注:[a] 质量指标是以居民的百分比来衡量的。

资料来源:From Centers for Medicare and Medicaid Services:*Quality measures*,2017.

## 结果与评估信息集（OASIS D）

　　为居家老年人提供的专业护理计划是基于 OASIS 制订的，并被记录在其数据库中。最新版本于 2019 年 1 月 1 日生效（CMS，2019）。OASIS 主要用于评估机体功能、行为和身体状态以及服务的利用率。该评估非常全面，并且侧重于改进护理干预措施，从而改善急性后期护理，预防再住院的发生并确保家庭环境安全。评估条目包括识别患者住院风险的条目（知识链接 7.15）。大多数文书记录都在患者家中完成，并输入笔记本计算机或平板计算机，以便传输到机构的数据库，与医疗保险和医疗补助服务中心对接。与其他工具一样，评估在护理开始时完成，之后每隔一段时间完成一次。护士要不断为 OASIS 数据补充必要的信息，以提供个性化、针对性的护理措施。为达到这一目的，护士需要经过不断的培训。

# 促进健康老龄化：对老年护理的启示

　　无论是开发新工具或使用标准化工具，无论护理环境或患者健康状况如何，护士的目标始终是帮助患者沿着健康轨迹迈向健康老龄化。护士应准确收集数据，并以最有效、最贴心的方式进行。评估工具的使用有助于数据管理，并把不同时间点的数据进行比较。每个工具都有优缺点，每次完成的评估也是如此。影响老年人评估的因素繁多且复杂，包括区分衰老的影响与疾病引起的影响、确定合并症的存在、老年人对症状的报告不足、疾病的非典型表现或非特异性表现，以及医源性

**知识链接 7.15　　以结果和评估信息集评估住院风险**

　　1. 跌倒史（在过去 12 个月内跌倒两次或两次以上，或任何跌倒受伤）

　　2. 过去 12 个月内非故意地减重 4.5kg 及以上

　　3. 过去 6 个月内多次住院（两次或两次以上）

　　4. 过去 6 个月内多次去急诊就诊（两次或两次以上）

　　5. 过去 3 个月内精神、情绪或行为状态下滑

　　6. 过去 3 个月内自我报告或直接观察到任何未遵守医疗指示（例如，服药、饮食、运动）的行为

　　7. 目前服用 5 种或更多的药物

　　8. 目前报告疲惫

　　9. 1~8 中未列出的其他风险

　　10. 以上都没有

疾病的增加。

　　当不考虑正常的年龄变化和评估不充分时，就会出现过度诊断和诊断不足。至少，评估一个患有多种慢性病的老年人是一项复杂的任务。许多症状或主诉被归因于正常衰老，而不是可能正在发展的疾病本身，因此护士通常需要进行仔细且以问题为导向的评估。一种疾病的症状可能会加剧或掩盖另一种疾病的症状。老年专业护士面临的挑战是在评估老年人时提供最高水平的优质护理服务，而又不在此过程中增加患者的负担。

## ■ 主要概念

- 身体、认知、社会心理、功能和环境状况的评估，对于确定具体需求至关重要，并且有助于实施适当的干预措施，以提高老年人的生活质量。

- 无论是通过自我报告、代理人报告还是通过护士直接观察，评估数据的质量和数量都受数据来源的影响。

- 循证工具可用于评估老年人的多种情况。

- 为了准确管理评估工具，需要掌握评估工具的使用方法，有时还需要接受培训。

- 多种因素使获取和解释评估数据以及为老年人提供最高质量的护理变得复杂。

## 护理研究：是否需要综合评估？

80 岁的 Señora Hernandez 刚住进你们的急症护理病房。在经历一场晕厥发作后，她在这里接受评估。她与有轻度痴呆的 90 岁丈夫和 60 岁的女儿住在一起。她的女儿承认，她的父母都过得不好，医生们"只是还没弄清楚"。但是，作为一名老年专业资源护士，你知道 Señora Hernandez 将接受神经和心脏两方面的检查，你也知道综合评估可能对她和她的家人有益。决定完成哪些方面的评估属于你所在机构的实践范围。

- 在你可用的评估工具中，你认为哪一种对确定 Señora Hernandez 的当前需求最重要？
- 为 Señora Hernandez 出院做准备，你将使用哪种或哪些工具来收集促进其健康和安全所需的数据？
- 你将收集哪些信息来补充你使用标准化工具获得的信息？

### 关键思考问题和措施

1. 在你常用的评估工具中，哪些适用于急诊科？给出你选择的理由。

2. 在专业护理机构中，你对上述问题的回答会有何变化？在养老机构中呢？在家庭环境中呢？你的理由是什么？

3. 如果你不能对老年人进行完整的全身检查并获知详细的病史，请按优先顺序列出评估时必要的部分。

4. 回顾文献并向同学展示两种适用于不同文化或语言的工具。

5. 选择你最不熟悉的工具或工具的一部分，并与同学一起通过角色扮演实施评估，直到你认为熟悉为止。

### 研究问题

1. 评估老年人 ADL 和 IADL 的重要性是什么？

2. 影响评估工具有效性的因素有哪些？

（汪晖 译）

# 参考文献

Alexopoulos GS, Abrams RC, Young RC, Shamoian CA: Cornell Scale for Depression in Dementia, *Biol Psychiatry* 23:271–284, 1988.

Aprahamian I, Martinelli JE, Neri AL, Yassuda MS: The accuracy of the Clock Drawing Test compared to that of standard screening tests for Alzheimer's disease: results from a study of Brazilian elderly with heterogeneous educational backgrounds, *Int Psychogeriatr* 22:64–71, 2010.

Benner P: *From novice to expert*, Menlo Park, CA, 1984, Addison-Wesley.

Bent B: FANCAPES Assessment: increases in longevity lead to need for expertise in geriatric care, *Adv Healthcare Netw Nurs* 7(14):10, 2005.

Borson S, Brush M, Gil E, et al: The Clock Drawing Test: utility for dementia detection in multiethnic elders, *J Gerontol A Biol Sci Med Sci* 54(11):M534–M540, 1999.

Borson S, Scanlan J, Brush M, Vitaliano P, Dokmak A: The Mini-Cog: a cognitive "vital signs" measure for dementia screening in multilingual elderly, *Int J Geriatr Psychiatry* 15(11):1021–1207, 2000.

Bowker LK, Price JD, Smith SC, editors: *Oxford handbook of geriatric medicine*, ed 2, Oxford, 2012, Oxford University Press.

Brink TL, Yesavage JA, Lum O, Heersema PH, Adey M, Rose TL: Screening tests for geriatric depression, *Clin Gerontol* 1:37–43, 1982.

Centers for Medicare & Medicaid Services: *OASIS Data Sets,* 2019. https://www.cms.gov/Medicare/Quality-Initiatives-Patient-Assessment-Instruments/HomeHealthQualityInits/OASIS-Data-Sets.html. Accessed February, 2019.

Centers for Medicare & Medicaid Services: *MDS 3.0 RAI Manuel,* 2017. https://www.cms.gov/Medicare/Quality-Initiatives-Patient-Assessment-Instruments/NursingHomeQualityInits/MDS30RAIManual.html. Accessed December 2017.

Ciesielska N, Sokołowski R, Mazur E, Podhorecka M, Polak-Szabela A, Kedziora-Kornatowska K: Is the Montreal Cognitive Assessment (MoCA) test better suited than the Mini-Mental State Examination (MMSE) in mild cognitive impairment (MCI) detection among people aged over 60? Meta-analysis, *Psychiatr Pol* 50(5):1039–1052, 2016.

Cournan M: Use of the Functional Independence Measure for outcomes measurement in acute inpatient rehabilitation, *Rehabil Nurs* 36(3):111–117, 2011.

Cress CJ: *Handbook of geriatric care management,* ed 4, Burlington MA, 2017, Jones and Bartlett.

Doerflinger DM: *Mental status assessment of older adults: The Mini-Cog™*. Issue 3, 2013. https://consultgeri.org/try-this/general-assessment/issue-3.1.pdf. Accessed December 2017.

Duke University Center for the Study of Aging and Human Development: *Older Americans resources and services*, 2015. https://sites.

duke.edu/centerforaging/services/older-americans-resources-and-services/. Accessed December 2017.

Folstein MF, Folstein SE: *Mini-Mental State Examination,* ed 2. http://www4.parinc.com/WebUploads/samplerpts/Fact%20Sheet%20MMSE-2.pdf. Accessed December 2017.

Folstein MF, Folstein SE, McHugh PR: Mini-Mental State: a practical method for grading the cognitive state of patients for the clinician, *J Psychiatr Res* 12:189–198, 1975.

Fujiwara Y, Suzuki H, Yasunaga M, et al: Brief screen tool for mild cognitive impairment in older Japanese: validation of the Japanese version of the Montreal Cognitive Assessment, *Geriatr Gerontol Int* 10(3):225–232, 2010.

Fulmer T, Wallace M: *Fulmer SPICES: an overall assessment tool for older adults,* New York, NY, 2012, Hartford Institute for Geriatric Nursing. https://consultgeri.org/try-this/general-assessment/issue-1.

Janssen J, Koekkoek PS, Moll van Charante EP., Jaap Kappelle L, Biessels GJ, Rutten GEHM: How to choose the most appropriate cognitive test to evaluate cognitive complaints in primary care, *BMC Fam Pract* 18:101, 2017. https://bmcfampract.biomedcentral.com/articles/10.1186/s12875-017-0675-4.

Katz S, Ford AB, Moskowitz RW, Jackson BA, Jaffe MW: Studies of illness in the aged: the index of ADL: a standardized measure of biological and psychosocial function, *JAMA* 185:914–919, 1963.

Kim EY, Bean RA, Harper JM: Do general treatment guidelines for Asian American families have applications to specific ethnic groups? The case of culturally-competent therapy with Korean American, *J Marital Fam Ther* 30(3):359–372, 2004.

Kleinman A: *Patient and healers in the context of culture: an exploration of the borderland between anthropology, medicine, and psychiatry,* Berkeley, CA, 1980, University of California Press.

Lach HW, Chang YP, Edwards D: Can older adults accurately report depression using brief forms? *J Gerontol Nurs* 36:30–37, 2010.

LaPlante MP: The classic measure of disability of activities of daily living is biased by age but an expanded IADL/ADL measure is not, *J Gerontol B Psychol Sci Soc Sci* 65(6):720–732, 2010.

Lawton MP, Brody EM: Assessment of older people: self-maintaining and instrumental activities of daily living, *Gerontologist* 9:179–186, 1969.

Mahoney FI, Barthel DW: Functional evaluation: the Barthel Index, *Md State Med J* 14:61–65, 1965.

Memória CM, Yassuda MS, Nakano EY, Forlenza OV: Brief screen for mild cognitive impairment: validation of the Brazilian version of the Montreal cognitive assessment, *Int J Geriatr Psychiatry* 28(1):34–40, 2013.

Mitchell AJ: A meta-analysis of the accuracy of the Mini-Mental Status Examination in the detection of dementia and mild cognitive impairment, *J Psychiatr Res* 43:411–431, 2009.

Mitchell AJ, Malladi S: Screening and case finding tools for the detection of dementia. Part 1. Evidence-based meta-analysis of multidomain tests, *Am J Geriatr Psychiatry* 18:759–782, 2010.

Montgomery J, Mitty E, Flores S: Resident condition change: should I call 911? *Geriatr Nurs* 29:15–26, 2008.

Nair AK, Gavett BE, Damman M, et al: Clock Drawing Test ratings by dementia specialists: interrater reliability and diagnostic accuracy, *J Neuropsychiatry Clin Neurosci* 22(1):85–92, 2010.

Nasreddine Z: *Montreal cognitive assessment: administration and score instructions,* 2010. www.mocatest.org. Accessed December 2017.

Nasreddine ZS, Phillips NA, Bédirian V, et al: The Montreal Cognitive Assessment, MoCA: a brief screen tool for mild cognitive impairment, *J Am Geriatr Soc* 53(4):695–699, 2005.

Nikula S, Jylhä M, Bardage C, et al: Are ADLs comparable across countries? Sociodemographic associates of harmonized IADL measures, *Aging Clin Exp Res* 15(6):451–459, 2003.

Ortiz I, Romero L: Cultural implications for assessment and treatment of depression in Hispanic elderly individuals, *Ann Longterm Care* 16:45, 2008.

Quinn TJ, Langhorne P, Stott DJ: Barthel Index for stroke trials: development, properties and application, *Stroke* 42:1146–1151, 2011.

Rayegani SM, Raeissadat SA, Alikhani E, Bayat M, Bahrami MH, Karimzadeh A: Evaluation of complete functional status of patients with stroke by Functional Independence Scale on admission, discharge, and six months post-stroke, *Iran J Neurol* 15(4):202–208, 2016.

Reisberg B: Functional Assessment Staging (FAST), *Psychopharmacol Bull* 24:653, 1988.

Sakurai R, Fujiwara Y, Ishihara M, Higuchi T, Uchida H, Imanaka K: Age-related self-overestimation of step-over ability in the healthy older adults and its relationship to fall risk, *BMC Geriatr* 13:44, 2013.

Saliba D, Buchanan J: *Development and validation of a revised nursing home assessment tool: MDS 3.0.* Santa Monica, CA, 2008, RAND Corporation.

Sangha H, Lipson D, Foley N, et al: A comparison of the Barthel Index and the functional independence measure as outcome measures in stroke rehabilitation: patterns of disability scale usage in clinical trials, *Int J Rehabil Res* 28:135–139, 2005.

Sclan SG, Reisberg B: Functional Assessment Staging (FAST) in Alzheimer's disease: reliability, validity, and ordinality, *Int Psychogeriatr* 4:55–69, 1992.

Sheehan B: Assessment scales in dementia, *Ther Adv Neurol Disord* 5(6):349–358, 2012.

Shelkey M, Wallace M: *Katz Index of Independence in Activities of Daily Living (ADL). No. 2 try this: Best practices in nursing care of older adults,* 2012. https://consultgeri.org/try-this/general-assessment/issue-2.pdf. Accessed December 2017.

Shulkin DJ: Physical medicine and rehabilitation outcomes for inpatient rehabilitation units. *VHA Directive 1225,* 2017. https://www.va.gov/search/?query=VHA+directive+1225. Accessed February 2019.

Stratford PW, Kennedy DM, Maly MR, Macintyre NJ: Quantifying self-report measures' overestimation of mobility scores post-arthroplasty, *Phys Ther* 90(9):1288–1296, 2010.

Yesavage JA, Brink TL, Rose TL, et al: Development and validation of a geriatric depression screening scale: a preliminary report, *J Psychiatr Res* 17:37–49, 1983.

Zambas SI: Purpose of the systematic physical assessment in everyday practice: critique of a "sacred cow," *J Nurs Educ* 49(6):305–311, 2010.

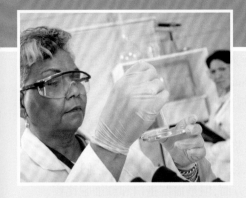

# 实验室诊断和老年医学

*kathleen Jett*

我一直认为，随着年龄的增长，血糖略有升高是无关紧要的。但是现在我意识到，无论年龄大小，空腹血糖升高都表示存在健康问题。

*20 岁的学生 Susan*

每当我回头，就有人想抽我的血。他们说需要"密切关注我"，但是我不知道这和抽血有什么关系。如果抽血过多导致我生病怎么办？

*92 岁的老年人 Sung Ye*

## 学习目标

学完本章后，读者将能够：

1. 讨论监测老年人常见健康问题的关键实验室检查指标。

2. 了解老年人可能出现的异常实验室检查结果的意义。

3. 明确护士向老年人解释实验室检查结果时的注意事项。

---

自古以来，医学诊断在部分程度上是基于实验室检查结果的。这些结果是对健康或疾病状态的定量评估。其中，"标准"或"参考范围"是根据正常健康成年人的结果来确定的。

然而，目前尚未建立一个老年人的实验室检查结果"参考范围"（Lapin and Mueller, 2017）。首先，年龄越大，老年人就越有可能患多种慢性病，其中任何一种疾病都有可能影响实验室检查结果。其次，第 3 章介绍过，老龄化表现为生理功能持续、渐进地下降，老龄化过程中的一些变化可以从实验室检查结果中发现。最后，与年龄相关的参考范围并不能解释老龄化过程中的高度个体差异，还需要考虑的影响因素包括：身体耐力、营养状况、活动能力、认知状况和主要疾病（Lapin and Mueller, 2017）。

然而，系统性因素也会影响与体弱老年人密切相关的实验室检查结果。例如，某实验室负责某疗养院患者的静脉血标本采集，有一天，采集人员在患者进食后才到达，但是与"禁食"相关的检查仍然进行了，而这种不规范的操作不一定会引起照护者的注意。在大多数情况下，该实验室负责多家机构的标本采集，而此疗养院是标本采集的第一站，因此标本会延迟到达实验室。如果发现结果异常，这些标本能否反映系统、健康、疾病或老龄化的问题？随着"现场快速检验"（point-of-care tests，POCTs）的不断普及，其中一些问题将能够得到有效解决。

护士掌握实验室检查数值相关的知识，在护理老年人时具有特殊意义。个体年龄越大，异常情况就越常见。本章将回顾最常见的实验室检查，并讨论其临床意义，以及与年龄增长相关的正常变化如何影响实验室检查结果。

# 血液学检查

血液学检查是指与血液和淋巴液及其组成部分相关的检查,血细胞包括红细胞(red blood cell/erythrocyte,RBC)、白细胞(white blood cell/leukocytes,WBC)和血小板。这些细胞一起漂浮在一种被称为血浆的液体基质中。基本的全血细胞计数(complete blood count,CBC)包含RBC、WBC、血小板的数量,红细胞比容和血红蛋白指数。全血细胞计数五分类①则是对WBC亚型的数量和比例进行检测,包括粒细胞(中性粒细胞、嗜酸性粒细胞和嗜碱性粒细胞)、无粒细胞(淋巴细胞和单核细胞)。

血液学实验室检查通常用于诊断贫血或者判断治疗的潜在副作用,例如,化学治疗剂的治疗。它们也被用来评估疲劳、虚弱、呼吸短促、心率加快、头痛、低血压或面色苍白等症状。老年人的一些常见情况也会影响实验室检查结果,尤其是脱水、营养不良、感染和炎症。

## 红细胞计数

RBC由长骨的骨髓产生,主要功能是转运血红蛋白分子。RBC的平均寿命约为120天,并不断进行更新。患者如果发生脱水,红细胞计数将会偏高。患者如果大量补充水分,将会发生贫血。然而,下结论之前应知晓渴觉会随着年龄的增长而减弱。

## 血红蛋白和红细胞比容

血红蛋白(Hemoglobin,Hgb)是一种共轭蛋白,也是红细胞的主要成分,含有铁和血红素。铁是线粒体蛋白质合成的成分,对产生细胞能量至关重要,并且参与氧气和二氧化碳从肺到组织以及从组织到肺的运输和交换过程。当血红蛋白≤5g/dL或>20g/dL时,无论患者年龄大小,都应该被视为"危急值",需要进行紧急干预(知识链接8.1)。如果血红蛋白突然下降,很可能是创伤引起的,如跌倒后的硬膜下血肿。如果血红蛋白缓慢下降(一种"慢

---

① 原文为有差异的全血细胞计数,我国常称为全血细胞计数五分类。

性出血"),且老年人自诉疲劳,较为常见的原因是胃肠(gastrointestinal,GI)出血。老年人可能在达到危急值之前就表现出生理不适。

红细胞比容一词的意思是"分离血液",它是指在红细胞与血浆分离后(通常称为"沉降"),血液中红细胞与血浆的相对百分比。虽然它们测量的是RBC的不同方面,但是血红蛋白和红细胞比容在数值上具有相关性,血红蛋白数值约为红细胞比容数值的1/3。例如,一个血红蛋白为12g/dL的患者,红细胞比容约为36%(Chernecky and Berger,2013)。

> ## 知识链接 8.1　谨慎解释红细胞比容和血红蛋白水平
>
> 红细胞比容和血红蛋白水平升高可能是病理过程的结果,但更可能是营养不良、脱水或严重腹泻引起的低血容量的早期体征。在解释病情之前,必须纠正机体损耗。

没有迹象表明,健康老年人的RBC数量会发生变化。然而,老年人的造血功能会下降(骨髓储备减少)。这将成为一个潜在的问题,例如在反复静脉采血或者大出血后,患者需要更长的时间恢复,这也增加了跌倒、谵妄和其他老年综合征的风险(第21章)。

**铁**　铁的主要来源是含铁的食物,例如绿叶蔬菜和红肉。铁通过血浆蛋白转铁蛋白运输到骨髓中储存,供机体使用。铁的血清浓度由其吸收和储存以及血红蛋白的分解和合成共同决定。铁的相关检查包括测量血清铁、总铁结合力(total iron binding capacity,TIBC)、铁蛋白和转铁蛋白水平。

TIBC是测量血液中已有铁含量和血清中可用转铁蛋白含量的总和。铁蛋白是由氢氧化铁和蛋白质组成的复杂分子,它的数值反映了机体铁的储存量。如果患者体内有足够的铁储备,则在氧气和能量需求增加时能够快速做出反应,并补充因出血而丢失的铁。

**贫血**　贫血(anemia)是指男性的红细胞比容低于41%,女性低于36%(Damon and Andreadis,2017)。虽然贫血不是衰老的正常表现,但是10%~24%的65岁以上社区居民存在贫血症状。对于那些居住在疗养院的人,这个数值会更高,为48%~54%。与白人和拉美裔相比,非裔美国人贫

血的发病率最高（Ershler，2017）。老年人常见的贫血原因包括铁缺乏、维生素 $B_{12}$/叶酸缺乏、肾功能不全、慢性炎症和其他不明原因。

　　年轻、健康的人群很少进行贫血筛查。在老年人中贫血很常见，但也很少进行贫血筛查，除非存在以下几种症状（知识链接 8.2）。贫血的诊断检查包括 CBC 参数分析、铁元素测定、多种维生素的检测，尤其是叶酸和维生素 $B_{12}$。

| 知识链接 8.2　老年人血红蛋白下降的潜在影响 |
| --- |
| 生活质量下降<br>抑郁症<br>跌倒<br>功能障碍<br>步行速度减慢<br>行动不便<br>握力降低 |

资料来源：From Lapin A，Mueller E：Laboratory diagnosis and geriatrics：more than just reference intervals for older adults. In Fillit HM，Rockwood K，Young R，editors：*Brocklehurst's textbook of geriatric medicine and gerontology*，Philadelphia，2017，Elsevier，pp. 220-225.

　　进行性、未经治疗或治疗无效的贫血易造成患者死亡。老年专业高级实践护士应该将贫血看作主诉不明确（如疲劳）患者的致病因素。护士应该能够识别潜在贫血，并监测其治疗过程。

## 白细胞计数

　　白细胞（white blood cell，WBC）是一种免疫细胞，主要功能是阻止外来病菌的入侵和保护机体免受感染。它们由骨髓和胸腺产生，储存在淋巴结、脾和扁桃体中，然后进入病菌入侵或感染的部位发挥作用。成年人外周血中正常白细胞计数为 $(5\sim10)\times10^9$/L。WBC 的数量和类型在很大程度上受内分泌系统和身体在某个时间点对特定细胞需求的影响。WBC 的平均生存寿命为 13~20 天，在淋巴系统中凋亡，并通过粪便排出。WBC 过量称为白细胞增多症，不足称为白细胞减少症[①]。受药物副作

---

① 白细胞增多症指成人外周血白细胞绝对计数持续高于 $10\times10^9$/L，白细胞减少症指成人外周血白细胞绝对计数持续低于 $4\times10^9$/L。

用的影响，这两种情况在老年人中都很常见。白细胞减少症可由抗生素、抗惊厥药、抗组胺药、镇痛药、磺胺药和利尿药等药物引起。白细胞增多症可由别嘌呤醇、阿司匹林、肝素和类固醇等药物引起（Dugdale，2013）。

> ### ⚡ 安全警示
>
> 　　由于老年人免疫功能下降，与感染相关的实验室指标可能会延迟出现。等待老年人表现出感染的"常见体征"，可能会导致他/她死亡。相反，护士必须警惕细微的疾病征兆，例如，新发或加剧的意识模糊、跌倒或失禁，并尽早对这些变化做出反应。

### 粒细胞

　　**中性粒细胞**　中性粒细胞（neutrophil）每 7~14 天在骨髓中产生一次，在血液循环中停留大约 6 小时。它们通过吞噬细菌和外来物质发挥作用，对抗疾病。中性粒细胞增多症，或中性粒细胞数量增加是一种非特异性疾病。它可能是反映老年人身体状况的指标，包括感染和结缔组织疾病（如类风湿关节炎）、药物副作用（如皮质类固醇）、创伤（如跌倒）（Chernecky and Berger，2013）。

　　**嗜酸性粒细胞和嗜碱性粒细胞**　嗜酸性粒细胞（eosinophil）通过摄取由免疫球蛋白 E 介导的抗原抗体复合物，攻击过敏原和寄生虫。嗜酸性粒细胞计数偏高常见于 I 型超敏反应，如花粉症和哮喘。随着年龄增长，免疫功能会明显下降，因此，老年人嗜酸性粒细胞会减少（Liesveld and Reagan，2014）。嗜碱性粒细胞（basophil）运输组胺，可以在免疫和抗炎反应中发挥作用。与嗜酸性粒细胞一样，它们在过敏反应中发挥作用，但不参与细菌或病毒感染（Chernecky and Berger，2013）。

### 无粒细胞

　　**淋巴细胞**　淋巴细胞（lymphocyte）在免疫系统中发挥着重要作用（Lin et al.，2016）。淋巴细胞包括 T 细胞和 B 细胞。T 细胞产生于胸腺，在细胞免疫中很活跃；B 细胞产生于骨髓，参与抗体的产生（体液免疫）。T 细胞活性在老年人中尤为重要，原因是自然发生的免疫衰老导致的 T 细胞反应和

T 细胞-巨噬细胞活性降低(第 3 章)。评估免疫缺陷患者的健康状况和治疗反应时,应检测 T 细胞的数量,例如,那些正在接受化疗或感染人类免疫缺陷病毒(HIV)的患者。

**单核细胞**　单核细胞(monocyte)是体积最大的白细胞。它们成熟后会变成巨噬细胞,保护机体免受外来物质特别是机体认为的外来物质的伤害。巨噬细胞迁移到体内某一部位,通过吞噬作用清除病原微生物、死亡的红细胞和细胞碎片。如果单核细胞的数量很少,患者对抗感染的能力将会下降。因此,必须密切关注单核细胞的数量,尤其是患病和虚弱的老年人。

### 感染

随着年龄的增长,免疫系统反应将会减慢或延迟。因此,感染对于老年人尤其危险。一个普通的病毒感染(如感冒)可能会快速进展为细菌性支气管炎,甚至是威胁生命的肺炎。

理论上,确定感染强度的方法是检测 WBC 的数量。WBC 计数大于 $10 \times 10^9$/L 就表明存在潜在感染,尤其是老年人。然而,高达 50% 的肺炎患者最初的 WBC 计数是在正常范围内的,高达 95% 的患者会出现核左移,即形成未成熟的中性粒细胞(Reuben et al.,2017)。然而,随着年龄的增长,感染的早期体征越来越难以被发现。WBC 作为感染指征并不会立刻出现异常,患者经常也未出现发热。了解这些变化,对老年专业护士具有重要的意义。

### 血小板

血小板(platelet)是一种小而不规则的颗粒,也被称为血栓细胞,是凝血系统的重要成分。血小板形成于骨髓、肺和脾,并在血管受损时被释放出来。当它们到达受损部位时,将会变成“黏合剂”,在该部位形成栓塞,进而止血,并触发凝血连锁反应(Leavitt and Minichiello,2017)。虽然血小板计数不随年龄增长而改变,但凝血酶(凝血因子Ⅶ、凝血因子Ⅷ和纤维蛋白原)的浓度随着年龄增长有所增加,这表明老年人更有可能处于血液高凝状态。老年人也有可能出现低凝状态,导致不明原因的瘀伤、流鼻血或手术中过度出血。如果存在以上情况,可进行血小板计数和凝血功能检查。血小板计数在 $(150{\sim}400) \times 10^9$/L 属正常范围,当血小板计数低于 $100 \times 10^9$/L 时应该考虑是否存在血小板减少症,当血小板计数低至 $20 \times 10^9$/L 时可能会发生自发性出血。在患有血小板减少症的情况下使用抗凝血(例如,华法林、阿哌沙班),会增加出血的风险。血小板计数大于 $1\,000 \times 10^9$/L 为血小板增多症,但血小板增多症患者仍然可能因为功能异常而出血。

老年专业护士照护老年人,特别是衰弱和症状不典型的老年人时,需要监测出血风险,并理解血液学实验室检查结果的意义。对于体弱的老年人,例如,在长期护理机构的老年人,如果发生非甾体抗炎药(non-steroidal anti-inflammatory drug,NSAID)相关的胃出血或跌倒后无法识别的硬膜下血肿,可能会因为血小板减少症而迅速死亡。

## 炎症反应评估

### 红细胞沉降率

红细胞沉降率(erythrocyte sedimentation rate,ESR),也被称为“血沉”,它能够间接反映现存炎症、感染、坏死、梗死或晚期肿瘤的严重程度。由于长期存在的慢性病和伴随出现的炎症,老年人的 ESR 会略有升高(Ferri,2015)。ESR 大于 100mm/h 时,表明患者可能存在重大疾病,但当没有明显的升高原因时,应在进一步检查前重新检查一次。ESR 可以用于监测几种炎症性疾病及其治疗效果,如风湿性多肌痛、颞动脉炎或类风湿关节炎(第 26 章)。心力衰竭等突发情况导致的 ESR 升高可持续数周(Litao and Kamat,2014)。然而,在评估结果时必须时刻注意 ESR 是一个非特异性的检查。

## 维生素

维生素缺乏症在老年人中很常见,当患者主诉症状不明确(尤其是疲劳)、出现认知障碍、伤口愈合缓慢或疑似贫血时,应考虑是否患有维生素缺乏症。其中,风险最高的是存在蛋白质-能量营养不良的患者。维生素 B 缺乏症更可能发生在长期营养不良的人群中,例如,生活在低收入国家的人群(Mathew and Jacobs,2014)。目前发现,健康和患病的成年人也可能患有维生素 D 缺乏症。

## B 族维生素

在老年人中，尤为重要的两种 B 族维生素是叶酸和维生素 $B_{12}$。

### 叶酸（$B_9$）

叶酸（folate）由肠道菌群产生，它对于 RBC 和 WBC 发挥正常功能以及 DNA 的合成都具有重要作用（Rote and McCance，2012）。叶酸储存于肝中，存在于鸡蛋、牛奶、绿叶蔬菜、酵母、动物肝和水果等食物中。叶酸减少提示可能存在蛋白质-能量营养不良、贫血以及肝肾疾病。叶酸缺乏常见于长期酗酒和药物滥用的人群。长期叶酸缺乏将导致认知功能障碍和抑郁症。

由于富含叶酸的食物数量较多，叶酸缺乏以及与叶酸相关的贫血较为少见。尽管如此，当患者存在明显的营养不良时，护士仍需警惕潜在的叶酸缺乏，例如，极其虚弱和酗酒的患者。

### 维生素 $B_{12}$

维生素 $B_{12}$（vitamin $B_{12}$，氰钴胺素），是一种水溶性维生素，是 RBC 正常发育、神经系统发挥正常功能和 DNA 合成所必需的元素。机体无法合成维生素 $B_{12}$，因此必须通过饮食和补充剂提供。维生素 $B_{12}$ 缺乏症在老年人中很常见，约 3.2% 的 51 岁以上的人会受到影响。维生素 $B_{12}$ 和叶酸缺乏会导致巨幼红细胞贫血。维生素 $B_{12}$ 和叶酸水平的检测是痴呆、不明原因的神经或功能衰退的标准检查项目的一部分（Damon and Andreadis，2017）。

维生素 $B_{12}$ 存在于鸡蛋、鱼、贝类和肉类等食物蛋白质中。胃功能正常的成年人通常只能部分吸收摄入的维生素 $B_{12}$。它在胃酸和内因子（intrinsic factor，IF）等其他化合物的作用下，从胃内蛋白质中被提取出来。恶性贫血是一种以胃内因子分泌障碍为特征的贫血。与年龄相关的胃酸和内因子分泌减少将显著增加维生素 $B_{12}$ 缺乏症的风险。血清维生素 $B_{12}$ 的含量没有明确的数值范围[①]（Wong，2015）。

### 维生素 D

当暴露于紫外线（ultraviolet light，UV）时，皮肤将 7-脱氢胆固醇转化为维生素 $D_3$（胆钙化醇）以产生维生素 D（vitamin D）（NHLBI，2011）。测量血液中维生素 D 的水平时，应考虑维生素 $D_2$、维生素 $D_3$ 和总水平。维生素 D 总量应不低于 30ng/mL。维生素 D 缺乏症在所有年龄段人群中都很常见。维生素 D 是维持骨骼强度的关键成分。那些较少接触紫外线的人，例如，生活在极端地区的人，患维生素 D 缺乏症的风险高于其他人群。皮肤老化（即皮肤合成维生素 D 的能力下降）也大大增加了维生素 D 缺乏症的风险。通过食物、阳光照射和补充剂，确保摄入足量的钙和维生素 D，对健康老龄化至关重要。当前普遍建议，50 岁以上的女性每天摄入 1 200mg 钙，70 岁以上的男性每天摄入 1 000mg 钙（分次服用）。此外，每天还应服用 800~1 000 单位的维生素 $D_3$（Reuben，2017）。

## 血生化检查

血生化检查用于检测存在于血液中的各种离子、糖类、脂类、蛋白质以及各种酶、激素和机体的多种代谢产物的含量。受药物和常见慢性病的影响，老年人标准血生化检查包括血脂（胆固醇和甘油三酯）、维生素 D 和维生素 $B_{12}$（见上文），以及促甲状腺激素。部分检查主要用于健康筛查，部分则用于监测特定的健康问题和治疗效果。必须根据当前诊断选择相应的检查项目，这样才能报销（表 8.1）。护士必须熟悉患者实验室检查项目的名称和检测成分，高级实践护士还需要知道什么时候进行紧急血生化检查，以及相应的处理措施。

| 表 8.1　实验室检测和相关诊断示例 | |
| --- | --- |
| 诊断 | 合理的实验室检测示例 |
| 高血压 | 基本生化检查（检测与治疗相关的肾功能和电解质） |
| 精神状态改变 | 血生化全项、维生素 D、维生素 $B_{12}$、促甲状腺激素、尿液分析（尿培养和药物敏感性试验阳性） |
| 血脂异常 | 血脂全套、肝功能检查（通常为血生化全项的一部分） |

### 基本生化和生化全项

基本生化（basic metabolic panel，BMP）可以被

---

[①]　我国血清维生素 $B_{12}$ 的正常值范围为 100~300μg/mL。

称为 BMP(8 项检查)或 Chem-7。它主要检测肾的健康状况[肌酐和血尿素氮(BUN)]、整体代谢、血糖、电解质和酸碱平衡。生化全项(comprehensive metabolic panel,CMP)包括 BMP 中的所有检测项目,以及营养状况(白蛋白)和肝功能的检测。

电解质(electrolyte)是有助于维持细胞稳态的化合物。它们调节机体水分和血液 pH,并且在神经和肌肉功能中发挥重要作用,例如,患者钙、钠或钾失衡,可能会出现肌无力或肌强直。老年人对电解质紊乱更加敏感,因此当老年人的精神状态突然发生变化、调整药物(如钾)剂量、液体摄入量改变或患者转移时(例如,从家到医院、从疗养院到医院、从普通病房到重症监护室),都应该进行电解质检测。过度使用利尿药、药物相互作用(如同时使用钾和保钾类药物)和脱水可能是老年人电解质紊乱的常见原因。

电解质通过肾排出,如果肾功能受损,将会很快发生电解质紊乱。老年人最常见的电解质紊乱是钠和钾代谢紊乱。居住在长期护理机构、服用多种药物的虚弱老年人风险最高。

> ⚡ **安全警示**
>
> 轻微的电解质紊乱可能对年轻人影响不大,但会导致老年人,尤其是那些在医学上或认知上被认为很虚弱的老年人的病情快速恶化。老年人电解质紊乱的症状和体征包括虚弱、疲劳、乏力、跌倒或谵妄(精神状态改变)。

## 钠

血清钠(sodium,Na$^+$)是维持血压、传导神经冲动和调节体液进出细胞所必需的物质(Filippatos et al.,2017)(表 8.2)。钠总是伴随着氯离子(Cl$^-$),并以氯化钠的形式存在。两者都包含在 BMP 和 CMP 的检查项目中。

**低钠血症** 低钠血症(hyponatremia)或血清钠低于 130mmol/L 的原因可以分为 3 种:细胞外液(extracellular fluid,ECF)增加、体液排出受损(如肾功能不全)、抗利尿激素分泌失调综合征(syndrome of inappropriate antidiuretic hormone,SIADH)(较少见)。在大多数情况下,老年人发生低钠血症的原因是多方面的。噻嗪类利尿药和几种抗抑郁药(如

| 表 8.2 钠代谢紊乱的症状和体征 | | |
|---|---|---|
| | 低钠血症 | 高钠血症 |
| 体征 | 血清钠 ≤ 130mmol/L | 血清钠 ≥150mmol/L |
| | 血压下降(血容量不足) | 皮肤弹性差 |
| | 心动过缓(血容量不足) | 黏膜干燥 |
| 症状 | 精神状态改变 | 精神状态改变 |

资料来源:Data from Doig AK,Huether SE:The cellular environment fluids and electrolytes,acids and bases. In McCance KL,Huether SE,Brashers VL,et al.,editors:*Pathophysiology: the biological basis for disease in adults and children*,St Louis, 2014,Elsevier,pp. 103-134.

米氮平)会使患者处于低钠血症的高风险中。饮食状况差(例如,低盐、低蛋白质饮食并伴大量饮水)的患者也存在风险(Filippatos et al.,2017)。

低钠血症通常没有明显的症状,直到血清钠浓度低于 130mmol/L。当血清钠浓度在 125~130mmol/L 或更低时,患者会出现精神状态和中枢神经系统的变化。随着钠离子的进一步流失,其他中枢神经系统症状可能会迅速进展,包括继发于脑水肿的癫痫和昏迷。低容量性低钠血症常常伴随着直立性低血压和代偿性心动过速。严重的低钠血症会导致较高的死亡率。低钠血症是老年人发生谵妄的常见原因之一。缓慢地恢复血清钠浓度非常重要。

**高钠血症** 高钠血症(hypernatremia)是指血清钠高于 145mmol/L,表明身体含水量相对于钠含量不足(即水分的摄入少于排出)。高钠血症通常是由渴觉感受器受损或功能减弱(老龄化的正常表现)及水源有限引起的。这在老年人中较为常见,尤其是虚弱、住院或居住在长期护理机构的老年人。高钠血症的促发因素包括对除水以外其他液体的依赖、口渴产生的生理机制受损、体内水分减少以及使用呋塞米等消耗体液的药物。高钠血症的症状和体征包括精神错乱、口渴、虚弱、恶心和肌肉抽搐(Lewis,2016a)。

社区人群高钠血症的发病率约为 3.7%,住院患者约为 2%,而在发热患者中高达 30%。对于老年人,除非及时发现并治疗,否则死亡率非常高(Shah et al.,2014)。

## 钾

钾(potassium,K$^+$)是一种主要存在于细胞内的

电解质。它对维持细胞的渗透压,保持肌肉功能和传导神经冲动至关重要,也是维持酸碱平衡的重要物质。血清钾的水平随着体重的下降而减少是老化的一种正常表现。当患者服用保钾或排钾药物时,必须密切监测血清钾水平。

**低钾血症**　肾和胃肠道的钾流失(如腹泻)是低钾血症(hypokalemia)发生的最常见原因。经肾失钾通常是"钾消耗"类药物(如呋塞米)的副作用(Lewis,2016)。轻度低钾时,患者没有明显症状,但随着钾流失的增加,可能会出现肌肉无力、多尿等症状。血清钾水平低于 3.0mmol/L 是非常严重的,会导致痉挛、意识模糊、疲劳、麻痹性肠梗阻、心电图(electrocardiogram,ECG)改变和心动过速、室颤和猝死(Chernecky and Berger,2013)。慢性的低钾状态可能会导致肾小管功能障碍。

**高钾血症**　高钾血症(hyperkalemia)是指血清钾大于 5.5mmol/L,通常在钾不能通过肾充分排出时发生,也见于酸中毒、血管紧张素转换酶抑制药(ACEI)等保钾药物监测不足或过量补钾的患者。在出现心脏毒性之前,钾代谢紊乱的症状和体征可能并不明显(知识链接 8.3)(Cho,2017)。

| 知识链接 8.3　钾水平紊乱的症状和体征 | |
| --- | --- |
| 低钾血症 | 高钾血症 |
| 全身性肌无力 | 肌肉活动受损 |
| 疲劳 | 乏力 |
| 肌肉痉挛 | 肌肉疼痛/痉挛 |
| 便秘 | 胃肠动力增加 |
| 肠梗阻 | 心动过缓 |
| 弛缓性瘫痪 | 心脏骤停 |
| 反射减弱 | 心电图改变: |
| 高碳酸血症 | P 波变平 |
| 抽搐 | T 波高尖 |
| 心电图改变: | QRS 波增宽 |
| 　Q-T 间期延长 | 双向 QRS-T 复合波 |
| 　T 波低平 | |
| 　ST 段压低 | |

更多信息,可以参见 Cho KC:Electrolyte and acid-base disorders. In Papadakis MA,McPhee SJ,editors:*Current medical diagnosis and treatment*,New York,2017,McGraw-Hill,pp. 884-912.

## 葡萄糖

葡萄糖(glucose)是由胰腺分解产生的一种复杂物质。血液中的葡萄糖和脂肪是能量的来源。大多数葡萄糖被脑细胞消耗。当未被使用时,它会转化为糖原储存在骨骼肌和肝中。空腹血糖为 70~126mg/dL(常用值为 3.9~6.1mmol/L)。虽然葡萄糖的需求不会随着年龄的增长而变化,但血糖升高或降低时个体的症状和体征可能会发生变化。空腹血糖水平高于正常水平时,进食后恢复至正常血糖水平的时间会更长。这种改变最可能与机体的胰岛素敏感性下降有关。对于许多老年人来说,即使是轻微的低血糖也会导致中枢神经系统活动混乱和抑制。在患者处于高渗性高血糖状态(hyperosmolar hyperglycemic state,HHS)或昏迷之前,患者的血糖升高可能不明显。血糖检测和相关护理干预必须在患者进食后的一段时间内进行。由于老年人对高血糖反应迟钝,所以老年患者昏迷的风险非常高。

**糖化血红蛋白 A1c**　实验室检测全血血糖或血浆血糖水平可随时为患者提供"实时"信息。为了更准确地测量和监测葡萄糖浓度,老年人也可以像糖尿病患者一样进行糖化血红蛋白 A1c(glycosylated hemoglobin A1c,HbA1c)测定。细胞中大约 6.5% 的血红蛋白可以通过糖基化过程与葡萄糖结合,而葡萄糖附着后不易逆转,因此它(HbA1c)可以在 RBC 的整个生命周期内(约 120 天)持续存在,为总体血糖水平提供一个很好的评估环境。无论年龄大小,在非糖尿病患者中,HbA1c 低于 6.5% 是正常范围;低于 7% 表示糖尿病控制良好,8%~9% 表示糖尿病控制一般,超过 9% 表示糖尿病控制不良。HbA1c 超过 9% 可能提示全血血糖平均为 200mg/dL(Ferri,2015)。HbA1c 水平可能会因为 RBC 寿命改变而出现偏差,如那些服用促红细胞生成素(刺激红细胞生长)的虚弱老年人。此外,种族也是影响 HbA1c 结果的相关因素(ADA,2018)。

## 尿酸

尿酸(uric acid)是尿液代谢后自然产生的最终产物。尿酸通常在特定的血清化学检测中进行测量,也能在尿液中测量。通常 2/3 的尿酸由肾排泄,其余随着粪便排出。当尿酸水平升高(>7mg/dL)时,可以确定为尿酸生成过多或排泄不足。这项指标可用于诊断痛风,但不是诊断痛风的必要条件。老年人经常服用的华法林可抑制尿酸水平(Ferri,2015)。虽然所有痛风患者的尿酸水平都会升高(>13mg/dL),但一些尿酸水平升高的患者并没有痛风(Nakasato and Christensen,2014)。一些特殊情况可以导致机体的尿酸水平升高,如甲状腺功能减退症、酗酒、药物使用(尤其是噻嗪类利尿药)、外科手术、急性疾病。对本身存在尿酸水平升高的患者使用噻嗪类利尿药可能会导致痛风的发作或复发。随着年龄的增长,尿酸的水平也会略有增加(Chernecky and Berger,2013)

## 前列腺特异性抗原

　　前列腺癌的筛查主要是通过血液检测来测量前列腺特异性抗原(prostate-specific antigen,PSA)的水平。然而,在对该检测进行科学详细的分析后发现,虽然它有一定的作用,但也会存在大量假阳性的情况,且假阳性的危害极大。当患者未罹患癌时,出现的假阳性结果会导致过度的检查和治疗。治疗"假癌症"的常见危害包括阳痿、失禁(肠道与膀胱)和不必要的外科手术。2018年,美国预防服务工作组(U.S. Preventive Services Task Force,USPSTF)建议,除非在特殊情况下,否则不再将PSA用于筛查癌症。

　　指南不建议对70岁以上的男性进行PSA筛查,但应考虑对其他人群进行筛查。与白人男性相比,非裔美国男性更容易在年轻的时候患上侵袭性前列腺癌。虽然关于非裔美国男性的研究仍然不足,但筛查可能会对他们有所帮助。对明显具有前列腺癌家族史的男性进行筛查,也可能有一些益处。虽然目前证据尚不确凿,但是那些有2~3个近亲患病的人,可能有患某种遗传性癌症的风险。PSA仍继续被用作衡量男性前列腺癌治疗效果的总体指标。对于那些选择用PSA进行前列腺癌筛查的人,起初的筛查年龄在55岁。

## 心脏健康实验室检查

　　心脏病仍然是人群死亡的主要原因。因此,老年专业护士必须了解最常见的与心功能相关的实验室检查。这些检查包括急性心脏事件后采取的检查,以及用于确定心脏健康和心脏健康风险的检查。

## 急性心脏事件

　　出现急性和突发疾病的老年人可能是发生了缺血性事件,需要立即送往急诊科进行评估。在急诊科,对急性心肌梗死(acute myocardial infarction,AMI)患者的初步检查至少包括心电图和心肌酶或组织标志物(肌酸激酶和肌钙蛋白)的检测。通常需要联合使用超敏C反应蛋白(high-sensitivity C-reactive protein,hs-CRP)和血沉(ESR)来评估炎症情况。

### 肌酸激酶

　　心肌酶中的肌酸激酶(creatinine kinase,CK)以不同形式(称为同工酶)存在于身体的各个部位。同工酶CK-MB的升高与心肌组织损伤有关,CK-MB的实验室值可用于AMI和多种疾病的诊断,包括老年人中很常见的横纹肌溶解和脑卒中(Ferri,2015)。CK-MB水平在AMI症状出现后6小时内升高,在12~24小时达到高峰(除非梗死灶扩大),12~48小时恢复正常;因此,在这段时间之后,CK-MB的数值就不再具有参考价值。许多用于治疗慢性病的药物都可能导致CK-MB检测结果有误(知识链接8.4)。为了获得更准确的诊断结果,CK-MB常作为肌钙蛋白的参考指标(Reuben,2017)。

| 知识链接 8.4　导致 CK-MB 检测结果有误的药物 | |
| --- | --- |
| 抗凝血剂 | 乙醇 |
| 阿司匹林 | 洛伐他汀 |
| 地塞米松 | 利多卡因 |
| 呋塞米 | 普萘洛尔 |
| 卡托普利 | 吗啡 |
| 秋水仙碱 | |

### 肌钙蛋白

　　肌钙蛋白(troponin)是一种心肌和骨骼肌蛋白。急性心脏疾病和其他疾病或情况均可引起短暂或持续的肌钙蛋白 I 和肌钙蛋白 T 升高,包括高血压、急性充血性心力衰竭、败血症、横纹肌溶解和急性中枢神经系统疾病(Reuben et al.,2017)。以上这些因素与老年人密切相关,因此对老年专业护士来说也尤为重要。肌钙蛋白 T 为 0.50ng/mL 或更低时,表明 AMI 的可能性很大。这一敏感的标志物在AMI 后 48 小时内出现,并在 5~7 天内持续升高。心肌肌钙蛋白 I 在前 8 小时可见,24 小时达到峰值,持续 7 天。肌钙蛋白 I 越高,死亡率越高(Ferri,2015)。

许多老年人发生 AMI 时表现为"无症状",肌钙蛋白可能是因其他急性健康问题而被偶然测量的(第 22 章)。肌钙蛋白升高伴 CK-MB 正常,可用于识别 AMI 发生后第 1 周和此后 5 年内的再梗死(Reuben et al.,2017)。

### 心血管风险和健康监测

hs-CRP、同型半胱氨酸和脑钠肽(brain natriuretic peptide,BNP)这三种生化标记物越来越受到人们的重视,它们被认为在检测心脏病、评估心血管疾病风险或降低未来心血管事件风险方面具有价值。检测和监测血脂异常,以及甘油三酯水平升高对于确定心脏健康和健康风险都十分重要(Takata et al.,2014)。

### hs-CRP

C- 反应蛋白(C-reactive protein,CRP)主要由肝合成,每当体内某个部位出现炎症时,CRP 就会增加。对于存在冠心病危险因素的人,建议其至少进行一次血清 CRP 测量(Reuben et al.,2017)。

虽然 CRP 最初用于识别心血管事件,但研究发现,它也是评估其他炎症的有效指标,如受伤后、手术后或感染时。CRP 还是评估心脏风险的标志物,如在心血管事件发生前识别"无症状"动脉粥样硬化(Ferri,2015)。在急性心脏事件发生时,CRP和 ESR 检测可用于确定与 AMI 相关的组织损伤。这些指标会在 3~7 天恢复正常(Litao and Kamat,2014)。高灵敏度的 hs-CRP 测定提高了测量的准确性,即使是在血清 CRP 水平较低时。

### 同型半胱氨酸

血清同型半胱氨酸是一种天然存在的氨基酸,在蛋白质(如肉类)的代谢过程中产生。它的参考范围随年龄增长而增加(>59 岁:5.8~11.9μmol/L)。血清同型半胱氨酸升高与痴呆、动脉粥样硬化、脑卒中、AMI 以及周围血管疾病相关,并会增加患这些疾病的风险。在维生素 $B_6$、维生素 $B_{12}$ 和叶酸缺乏症中也会出现血清同型半胱氨酸升高(Ferri,2015)。老年专业护士在照护老年人时应避免这类维生素缺乏,从而促进老年人的认知健康和心脏健康(Beckett et al.,2017)。

### B 型利尿钠肽

B 型利尿钠肽(B-type natriuretic peptide ,BNP)和 N 端 B 型利尿钠肽前体(N-terminal pro b-type natriuretic peptide,NT-proBNP)由心脏生成,并在心脏被拉伸时释放。它随年龄增长而升高,在女性中更高(Ferri,2015)。它在几种心脏疾病中都会升高,但最常见于急性心力衰竭。BNP 和 NT-proBNP 水平也用于监测治疗效果。BNP 升高是猝死死亡率的预测因子(Mayo Clinic,n.d.)。

### 脂质全套

无论年龄大小,胆固醇(cholesterol)和甘油三酯(triglycerides)的升高都表明存在健康风险。如果不加以控制,它们会成为冠心病的主要预测因素。实验室检查中的脂质全套检测通常包括总胆固醇、低密度脂蛋白(low-density lipoprotein,LDL)、高密度脂蛋白(high-density lipoprotein,HDL)和甘油三酯的水平。它既是一种常规的健康检查项目,也是一种监测治疗效果的手段。患者在检测前 12~15 小时应禁食,以确保检测结果的准确性。

**胆固醇**　胆固醇是用来稳定细胞膜形态的固醇化合物。它在肝进行代谢,与低密度脂蛋白、高密度脂蛋白和极低密度脂蛋白(very-low-density lipoprotein,VLDL)结合。大量研究证据表明,在 75 岁以上人群中未发现胆固醇的水平与心脏疾病的发病率相关(Baron,2017)。

尽管脂质全套常用于他汀类药物治疗的管理,但根据美国心脏协会的最新指南,在考虑脂质检查的内容时,不再要求完全使用脂质全套,可根据具体情况进行调整。多年来,人们普遍相信,高胆固醇与任何年龄段的心脏病发病之间存在相关性。然而,美国心脏协会现在建议,在参考"数值"

时要综合多种因素考虑。这些因素包括家族史、心脏病的其他危险因素以及长期风险收益比（Grundy et al.，2018）。尽管如此，体弱的老年人总胆固醇水平<160mg/dL仍然是死亡率增加的危险因素。总胆固醇水平≥200mg/dL也被认为会加重阿尔茨海默病的神经精神症状，尤其是男性患者（Hall et al.，2014）。

甘油三酯在肝合成，并进入血液循环。大多数血清甘油三酯与极低密度脂蛋白结合。血液中过量的甘油三酯会沉积在脂肪组织中。血清甘油三酯升高的原因包括慢性肾衰竭和控制不良的糖尿病。甘油三酯水平升高（>2000mg/dL）是胰腺炎的一个重要危险因素（Mathew and Jacobs，2014）。

## 白蛋白

血清白蛋白（serum albumin）被视为内脏蛋白的生物标志物，因此也成为营养评估的一部分。最近的研究显示，较低的血清白蛋白水平表明可能存在慢性炎症（通过hs-CRP检测），而不只是反映蛋白质的储存量或体重降低（Alves et al.，2018）。血清白蛋白的浓度取决于许多因素，例如，体重减轻、肝的合成功能、蛋白质分解的速度和程度。当摄入量较低时，血清白蛋白浓度会下降，但除非伴有炎症，否则不会特别危险。

虽然血清白蛋白检测很常用，但其对营养状况评估不具敏感性，也无特异性，而且在老年人中它通常处于正常范围的较低值。脱水会导致白蛋白水平的虚假升高，同时白蛋白水平会随着水中毒、肝肾疾病、吸收不良以及抽血时从直立姿势变为仰卧姿势而降低（Ferri，2016）。白蛋白的半衰期约为3周，因此除了突发的严重情况外，白蛋白水平变化不会很快显现出来。然而，白蛋白水平仍是评估疾病严重程度和死亡风险最有用的指标。前白蛋白（甲状腺素转运蛋白）的半衰期只有2~3天，因此它是一个较敏感的标志物。前白蛋白水平低可以认为患者营养状况不佳，并作为积极治疗的监测指标。

## 肾脏健康相关实验室检查

随着年龄的增长，肾功能显著下降，但在大多数情况下，身体仍可以完全代偿，使实验室检查结果保持在"正常范围"。然而，对于那些体重减轻（随年龄增长的正常变化）、蛋白质摄入过多、新陈代谢改变，以及检查前剧烈运动的人，实验室检查的结果可能并不可靠。老年人的肾功能常受疾病和药物的影响。因此，测量和监测肾功能对老年人和老年专业护士来说尤为重要。血尿素氮和肌酐水平升高是诊断肾病的重要指标。这两项检查都包含在基本生化中。

## 血尿素氮

尿素氮（blood urea nitrogen，BUN）是蛋白质代谢的最终产物。它常用于评估肾功能和水合水平。年龄会导致肝和肾的相关改变，因此，BUN的血液水平通常处于正常范围的较高值。随着时间的推移，BUN水平的变化显得尤为重要，尤其是在评估脱水、肾功能不全或肾衰竭时。氮质血症是指BUN水平升高。肾前性氮质血症是指血液在流经肾之前BUN水平已经升高，其原因包括休克、严重脱水、充血性心力衰竭和蛋白质过度分解代谢（如饥饿）等情况。成年人正常的BUN水平为8~18mg/dL（Ferri，2015）。

## 肌酐

肌酐（creatinine）是一种代谢产物，通常在能量代谢过程中由肌肉分解产生，其水平主要依赖于人体肌肉量。如果肌肉量保持不变，血清肌酐水平应该保持恒定。正常衰老时，肌肉量的减少会导致肌酐水平的降低。在评价肾功能时，通常应同时考虑BUN和肌酐水平。

肾小球滤过率（glomerular filtration rate，GFR）是一种评价肾滤过功能的指标。肾小球滤过率通常随着年龄的增长而降低，因此护士必须谨慎使用医生开具或患者服用的肾毒性药物。GFR是一个估计值，通常由实验室检测。

评估肾功能的另一个指标是肌酐清除率（creatinine clearance，CrCl）。它是通过计算得出的数字，相关因素包括年龄、性别、体重和血清肌酐。网上有多种计算器可以计算。

## 治疗性血药浓度监测

药物使用后的生理指标监测非常重要。药物

浓度低时,药物的作用可能会忽略不计;药物浓度过高时,则易导致不良事件(第9章)。

## 抗凝血剂

抗凝治疗已成为房颤和人工心脏瓣膜病患者预防脑卒中的主要手段(第22章),也是治疗或预防深静脉血栓的主要措施。当血液过度抗凝时,患者将面临危及生命的出血风险。当血液中的抗凝血剂水平过低时,将会丧失保护作用。

截至本文撰写时,美国已有9种口服和1种皮下注射抗凝血药,但临床上只能监测华法林和肝素的血药浓度。由于这些药物的治疗窗很窄,所以任何服用华法林或肝素的人都必须定期测量其凝血功能。这些结果对于指导和调整个体抗凝血药的使用量有重要意义。

部分凝血活酶时间(partial thromboplastin time, PTT)检测和抗Xa活性试验常用于监测肝素的凝血状态。PTT的检测结果有时会有波动。它的实验室正常范围可以用于判断药物使用剂量是否正确。肝素在急诊机构中常用。

在过去,由于实验室间的检测结果差异很大,所以很难精确监测华法林的抗凝效果。现在常用国际标准化比值(international normalized ratio, INR)来解决这些难题。INR可由实验室或现场快速检验(point of care, POC)进行测量,例如在诊所或护理机构中,使用类似于血糖检测仪的设备进行测量。大多数的INR标准范围如下:心房颤动或心房扑动的患者标准范围为2.0~3.0,心脏机械瓣膜植入、深静脉血栓形成或肺栓塞的患者为2.5~3.5。一些患者会对INR进行自我监测,并将监测结果传给自己的医生,医生再根据情况调整华法林的剂量。现场快速检验的INR测试常由经过专门培训的药剂师和注册护士完成。

### 抗心律失常药:地高辛

地高辛常用于慢性心房颤动患者以控制其心室率。给药时应缓慢而小心,以防止心率下降过快。一旦给药剂量稳定,护士需要观察给药前后心率的变化和药物的不良反应等,以监测药物的效果。监测措施包括定期测定血药浓度。采用地高辛治疗时,正常血药浓度范围为0.9~2.0ng/mL,当大于3.0ng/mL时,会产生毒性反应。然而,年龄引起的正常变化会

导致药物代谢动力学的改变,因此在低于3.0ng/mL的水平时也可能出现毒性反应。无论实验室检查结果如何,观察地高辛毒性反应的症状都很有意义。这对于使用剂量高于0.125mg/d(不推荐)的老年人来说尤其重要。护士只能将药物的血药浓度作为参考,同时结合患者的临床表现(包括心率)来判断。

### 甲状腺全套

甲状腺全套主要用于诊断甲状腺疾病并监测其治疗效果。该全套项目包括促甲状腺激素(thyroid-stimulating hormone, TSH)、游离三碘甲腺原氨酸(free triiodothyronine, $T_3$)和游离甲状腺素(free thyroxin, $T_4$)的水平。这三种激素的水平密切相关,诊断时应予以综合考虑(第24章)。在大多数情况下,仅监测TSH水平即可评价相关治疗(特别是甲状腺替代治疗)效果。最初每隔6~8周就要做一次检测,直到确认甲状腺功能恢复正常状态。在此之后,若患者病情稳定,只需要每年评估一次。护士在监控患者甲状腺功能方面发挥重要作用,他们需要确保患者及时进行TSH水平检测。

## 尿液检查

尿液是新陈代谢的最终产物,理论上只包含超出人体可利用范围的代谢产物。如果肾功能正常,尿液中某一化合物的水平升高时,血液中的含量也会相应升高。然而,如果肾出现问题,尿液中化合物的水平可能会较低。在老年人的日常护理中,最常见的尿液检查是尿液分析。

尿液肉眼检查可在门诊进行,但更多情况下是在实验室进行。在健康的老年人中,尿液检查结果与年轻人没有差异,但由于老年人中糖尿病、肾功能不全、亚临床菌尿和蛋白尿多发,老年患者常出现尿液检查结果异常。

> ⚡ **安全警示**
>
> 血尿,即使是门诊患者的肉眼血尿,也需要进行进一步的评估。

尿液标本可通过清洁采集法或导尿术采集。如果在门诊,最好是在实验室采集标本或将标本立即送到实验室。在必要的情况下,可将其收集并冷

藏 2 小时。任何未妥善保存或未及时检测的标本必须予以处理并重新采集新的标本。标本越干净、越新鲜,结果就越准确。长期以来,在门诊使用"蘸尿棒"法进行尿液检测的准确性和可靠性一直备受争议。实验室和门诊均可分析尿液比重、pH、尿蛋白、葡萄糖、酮类、血液、胆红素、硝酸盐和白细胞的结果。

尿比重是一个衡量肾浓缩机制是否充分的指标。它能测量水合水平,是虚弱的老年人一个重要的参考指标。成年人的尿比重通常在 1.005~1.030。老年人肾单位的数量减少了 33%~50%,削弱了肾浓缩尿液的能力,因此浓缩功能随着年龄的增长而降低。尿液的 pH 表明其酸碱平衡状态。碱性尿通常由细菌感染(这可能表明有尿路感染)、摄入富含柑橘和蔬菜的饮食或碳酸氢钠引起。酸性尿则易发生于饥饿、脱水、饮食中富含肉类和蔓越莓等情况。尿白蛋白水平接近 30mg/dL 时,预示蛋白尿的发生率高,需要进一步评估肾功能。抗坏血酸和阿司匹林会导致尿液中葡萄糖的假阴性结果。人在进食高蛋白饮食、减肥饮食或饥饿时,尿液中的酮类可能会呈阳性。

感染时,尿液中常出现硝酸盐和/或白细胞。尿液分析提示存在细菌时,通常会采取进一步的检测,最常见的是尿液培养和细菌抗生素敏感性检测。这些通常按照"U/A(尿液分析)C&S(培养和敏感性)"的顺序进行。然而,由于任何感染都可能威胁患病老年人的生命,所以当有充分的临床证据表明存在潜在感染时,可能需要在获得培养结果(3~4 天)前就开始治疗。

## 促进健康老龄化:对老年护理的启示

家庭保健护士应具备基本解读实验室检查结果的能力,了解恰当的检测时机以及影响因素。在长期护理机构工作的护士应在患者发生异常情况时,懂得如何及时、妥善地为患者提供治疗更为重要。高级实践护士有责任知道什么时候去做什么检测,并对检测结果进行规范化的解读,从而促进健康老龄化。

实验室检查结果通常与一系列的标准化值或参考范围[称为"正常范围内"(within normal limits,WNL)]相关。解读实验室检查结果时,应特别注意个体的整体健康和随年龄增长的正常变化。

在照护疗养院的患者时,通常采用实验室检查和定期筛查的方式。不同的机构和实验室为接受长期护理的患者制定的常规实验室检查方案有所不同。老年专业护士应为患者提供优质护理服务,合理规划实验室检查项目,并制定符合循证标准的方案,以便在住院环境中对长期和短期住院患者进行筛查和检测。

有关实验室检查结果的使用、检查频率和相关知识对提供高质量的护理服务极其重要。这些技能对老年护理实践尤其重要——不是为了解释老年人实验室检查结果的正常变化,而是为了及时发现慢性病患者的常用处方药物对其结果的潜在影响。

实验室检查结果是了解患者临床体征和症状的有效工具,然而仅基于实验室检查结果的临床决策不能作为治疗的(唯一)依据。异常的实验室检查结果会触发全面的患者评估,包括获取有关临床体征和症状、患者病史以及心理社会和体格检查的信息。护士将这些信息与实验室检查结果结合起来,与患者的开业护士或医生合作,以制定最合适的护理方案。同时,开业护士可以快速准确地解读检查结果,并将其转化为护理计划。

## ▌ 主要概念

- 实验室诊断结果的正常范围不随年龄而变化。
- 因为老年人经济能力有限,所以老年人往往对生物参数的微小变化更为敏感。
- 护士通常负责对实验室检查结果进行初步解释。

在考虑可能存在的药物毒性时,护士不能完全依赖于实验室检查结果。
- 药物和慢性病之间的相互作用使老年人实验室检查结果的解释变得更为复杂。

## 护理研究:评估实验室检查结果

　　Jones 先生是一位 84 岁的白人男性,正在你工作的疗养院接受治疗。他有心脏病、高血压、糖尿病、便秘和慢性炎症性贫血的病史。你发现他没有发热、胸痛、肢体麻木或刺痛感、腿部肿胀或心悸的症状。他的糖尿病得到了很好的控制,但他很难告诉你他使用的胰岛素剂量。他的皮肤摸起来有点暖和。他昏昏欲睡,但你注意到他有些许肌肉抽搐。他今天要做血液检查,包括血细胞计数和一项完整的血生化全套。你提醒他进行血液检查,并在晚上追踪检查结果。他使用的药物及剂量如下:赖诺普利,20mg/d;呋塞米,40mg/d;钾,5mmol/d;甘精胰岛素,每天早上 12 个单位;根据需要使用轻泻药;每天服用复合维生素。晚饭前的血糖是 243mg/dL。

| | 结果 | 美国正常范围参考值 | 国内正常范围参考值 |
|---|---|---|---|
| 钠 | 135mmol/L | 136~148mmol/L | 135~145mmol/L |
| 钾 | 5.8mmol/L | 3.5~5.3mmol/L | 3.5~5.5mmol/L |
| 氯化物 | 110mmol/L | 97~108mmol/L | 98~106mmol/L |
| 葡萄糖 | 60mg/dL | 70~110mg/dL | 70~140mg/dL |
| 尿素氮 | 25mg/dL | 10~20mg/dL | 9~20mg/dL |
| 肌酐 | 1.8mg/dL | 0.6~1.2mg/dL | 0.6~1.2mg/dL |
| 白蛋白 | 24g/L | 35~58g/L | 35~51g/L |
| 白细胞 | $7 \times 10^9$/L | $(5\sim10) \times 10^9$/L | $(4\sim10) \times 10^9$/L |
| 红细胞 | $4.0 \times 10^{12}$/L | $(4.4\sim5.8) \times 10^{12}$/L | $(4.0\sim5.5) \times 10^{12}$/L |
| 血红蛋白 | 102g/L | 140~180g/L | 120~165g/L |
| 血细胞比容 | 30.6% | 39%~48% | 40%~50% |

- 考虑到 Jones 先生和他目前的健康状况,你最关心的是哪项指标的实验室检查结果?
- 结果中是否存在正常老龄化导致的异常值?
- 目前,在这些偏离正常值的情况中,对 Jones 先生来说,可能最危险的是哪一项? 为什么?
- 是否有任何与他使用的药物有关的异常血液检查结果?
- 是否有任何结果需要立即提交给 Jones 先生的家庭医生? 如果有,是哪一项或哪几项?

## 关键思考问题和措施

　　1. 无论你作为一名护士、开业护士还是实习护士,照护一位老年人时,请查看他最新的实验室检查报告,并确定哪些变化更可能反映他的疾病状态,而不是他的年龄。

　　2. 课堂讨论:如果你为一位 90 岁呼吸困难(呼吸短促)伴疲劳的患者开具实验室检查单,你会优先选择哪些检查项目?

　　3. 总结老年人认为的最"关键"的实验室检查结果,以及针对这些结果所采取的应对措施。

## 研究问题

　　1. 食物和乙醇的摄入如何影响实验室检查结果的准确性?

　　2. 如果某人长期患有多种慢性病,但其仍然充满活力且"健康",那么哪些实验室检查结果可能超出正常范围?

(刘于 译)

# 参考文献

Alves FC, Sun J, Qureshi AR, et al: The higher mortality associated with low serum albumin is dependent on systemic inflammation in end-stage kidney disease, *PLoS One* 13(1):e0190410, 2018. Accessed January 2018.

American Diabetes Association: Classification and diagnosis of diabetes: standards of medical care in diabetes—2018, *Diabetes Care* 41(Suppl 1):S13–S27, 2018.

Beckett EL, Martin C, Boyd L, et al: Reduced plasma homocysteine levels in elderly Australians following mandatory folic acid fortification—a comparison of two cross-sectional cohorts, *J Nutr Intermed Metab* 8:14–20, 2019.

Chernecky CC, Berger BJ: *Laboratory tests and diagnostic procedures,* ed 6, St Louis, MO, 2013, Elsevier.

Cho KC: Electrolyte and acid-base disorders. In Papadakis MA, McPhee SJ, editors: *Current medical diagnosis and treatment 2017,* New York, NY, 2017, McGraw-Hill, pp 884–912.

Damon LE, Andreadis CB: Blood disorders. In Papadakis MA, McPhee SJ, editors: *Current medical diagnosis and treatment 2017,* New York, NY, 2017, McGraw-Hill, pp 499–545.

Dugdale DC: *Blood differential,* 2017, MedlinePlus. https://medlineplus.gov/lab-tests/blood-differential/. Accessed February 2019.

Ershler WB: Blood disorders in older adults. In Fillit HM, Rockwood K, Young JB, editors: *Brocklehurst's Textbook of geriatric medicine and gerontology,* Philadelphia, PA, 2017, Elsevier, pp 757–771.

Ferri FF: *Ferri's best test: a practical guide to clinical laboratory medicine and diagnostic imaging,* Philadelphia, PA, 2015, Saunders.

Filippatos TD, Makri A, Elisaf MS, Liamis G: Hyponatremia in the elderly: challenges and solutions, *Clin Interv Aging* 12:1957–1965, 2017.

Grundy SM, Stone NJ, Bailey AL, et al: *Guideline on the management of blood cholesterol,* 2018. Retrieved from https://www.acc.org/~/media/Non-Clinical/Files-PDFs-Excel-MS-Word-etc/Guidelines/2018/Guidelines-Made-Simple-Tool-2018-Cholesterol.pdf Accessed April 2019.

Hall JR, Wiechmann AR, Johnson LA, et al: Total cholesterol and neuropsychiatric symptoms in Alzheimer's disease: the impact of total cholesterol level and gender, *Dement Geriat Cogn Disord* 38(5–6):300–309, 2014.

Lapin A, Mueller E: Laboratory diagnosis and geriatrics: more than just reference intervals for older adults. In Fillit HM, Rockwood K, Young JB, editors: *Brocklehurst's textbook of geriatric medicine and gerontology,* Philadelphia, PA, 2017, Elsevier, pp 220–225.

Leavitt AD, Minichiello T: Disorders of hemostasis, thrombosis, & antithrombotic therapy. In Papadakis MA, McPhee SJ, editors: *Current medical diagnosis and treatment 2017,* New York, NY, 2017, McGraw-Hill, pp 884–912.

Lewis JL: *Hypernatremia. Merck manual: Professional version,* 2016a. http://www.merckmanuals.com/professional/endocrine-and-metabolic-disorders/electrolyte-disorders/hypernatremia. Accessed January 2018.

Lewis JL: *Hypokalemia. Merck manual: Professional version,* 2016b. http://www.merckmanuals.com/professional/endocrine-and-metabolic-disorders/electrolyte-disorders/hypokalemia. Accessed January 2018.

Lin Y, Kim J, Metter EJ, et al: Changes in blood lymphocyte numbers with age in vivo and their association with the levels of cytokines/cytokine receptors, *Immun Ageing* 13:24, 2016.

Litao MK, Kamat D: Erythrocyte sedimentation rate and C-reactive protein: how best to use them in clinical practice, *Pediatr Ann* 43(10):417–420, 2014.

Mathew MK, Jacobs MS: Malnutrition and feeding problems. In Ham RJ, Sloane PD, Warshaw GA, Potter J, Flaherty E, editors: *Ham's primary care geriatrics: a case-based approach,* ed 6, Philadelphia, PA, 2014, Elsevier, pp 315–322.

Mayo Clinic: *Test ID: PBNP: NT-Pro B-type natriuretic peptide (BNP), serum.* https://www.mayomedicallaboratories.com/test-catalog/Clinical+and+Interpretive/84291. Accessed January 2018.

Nakasato Y, Christensen M: Arthritis and related disorders. In Ham RJ, Sloane PD, Warshaw GA, Potter J, Flaherty E, editors: *Ham's primary care geriatrics: a case-based approach,* ed 6, Philadelphia, PA, 2014, Elsevier, pp 456–465.

Reuben DB, Herr KA, Pacala JT, Pollock BG, Potter JF, Semla TP: *Geriatrics at your fingertips,* ed 19, New York, NY, 2017, American Geriatric Society.

Rote NS, McCance KL: Structure and function of the hematologic system. In McCance KL, Huether SE, Brashers VL, Rote NS, editors: *Pathophysiology: the biologic basis for disease in adults and children,* ed 7t, St Louis, MO, 2014, Elsevier, pp 945–981.

Shah MK, Workeneh B, Taffet GE: Hypernatremia in the geriatric population, *Clin Interv Aging* 9:1987–1992, 2014.

Takata Y, Ansai T, Soh I, et al: Serum total cholesterol concentration and 10-year mortality in an 85-year-old population, *Clin Interv Aging* 9:293–300, 2014.

U.S. Preventive Services Task Force: *Final recommendation statement: prostate cancer: Screening,* 2018. https://www.uspreventiveservicestaskforce.org/Page/Document/RecommendationStatementFinal/prostate-cancer-screening1. Accessed February 2019.

Wong CW: Vitamin B12 deficiency in the elderly: is it worth screening? *Hong Kong Med J* 21(2):155–164, 2015.

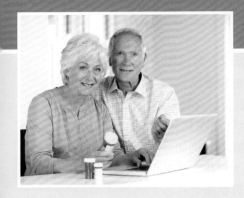

# 药理学

*Kathleen Jett*

> 每当我在诊所接诊患者时，在添加任何一种药物前，我都非常慎重，但由于很多患者同时患有多种疾病，有时很难做决定！
>
> *32 岁的老年护理方向实习生 Helen*

> 每次去诊所看病，我都会拿到一张新的处方单。我觉得自己不需要吃那么多药，所以并不按要求服用。
>
> *72 岁的老年人 Annie*

## 学习目标

学完本章后，读者将能够：

1. 描述药物代谢动力学和药效动力学随年龄增长而发生的正常变化。
2. 描述与终末期药物治疗相关的潜在问题。
3. 识别终末期常用药物。
4. 识别用药不当的情况，并解释其如何影响健康老龄化。
5. 识别药物早期不良反应和不良事件，并确定预防策略。
6. 讨论影响老年人服药依从性的障碍因素。
7. 制订护理计划，以促进安全用药和防止药物中毒。

在美国，65 岁及以上的老年人用药种类是最多的。虽然不同研究的确切数据有所不同，但所有的发现都表明，随着年龄的增长，处方药物、膳食补充剂和草药产品的摄入量也逐渐增加。一项对 55 岁以上人群的调查表明，有 53% 的人至少服用了 4 种药物；补充剂的使用比例从 1998 年的 14% 增加到 2006 年的 49%（Slattum et al., 2017）。

如果使用得当，药物干预可以提高生活质量，促进健康老龄化；如果使用不当，对任何年龄的人而言，都会增加发病率和死亡率。不幸的是，即使药物的开具、管理和服用得当，药物不良反应和事件也会发生，特别是在老年人中。造成这种情况的原因有很多，如器官功能和生理储备的下降，以及卫生保健人员的技能水平参差不齐。

本章综述了衰老对药物代谢动力学和药效动力学的影响，讨论了老年人用药的一些问题，包括多重用药、药物相互作用、药物不良反应和事件，以及精神活性药物的使用。

## 药物代谢动力学

药物代谢动力学（pharmacokinetics）研究药物从服用到排出过程中在体内的运动和作用。药物代谢动力学过程决定了药物在体内的浓度，而浓度又决定了药物的效果。药物在不同时间的浓度取决于药物如何进入体内（吸收）、药物在机体中扩散

（分布）的部位、药物如何分解（代谢），以及药物如何排出体外（排泄）（知识链接9.1）。

### 知识链接9.1  随着年龄增长机体发生的生理变化及其对药物代谢动力学和药效动力学的影响

**吸收**

  唾液减少

  老年性吞咽障碍

  胃酸减少

  胃排空延迟

  肠蠕动减慢

**分布**

  心输出量减少和循环血量减少

  体内水分减少

  细胞体积减小

  脂肪组织增多

  血清白蛋白和其他人体蛋白质水平降低

  新陈代谢改变

  肝体积减小

  肝循环减慢

  酶活性降低

**排泄**

  肾小球滤过率和肌酐清除率降低

## 吸收

　　一些与年龄相关的正常生理改变可能会影响药物的吸收，从而影响用于治疗及会产生不良反应的药物量。大多数药物都是口服的。这就存在一个潜在的问题，即唾液的分泌量会随着年龄的增长而减少。当唾液与具有强抗胆碱能特性的药物结合时，吞咽有时会非常困难。与年龄相关的食管动力下降（老年性吞咽障碍）会进一步加重吞咽困难，在极端情况下，还会导致组织侵蚀（Shim et al.，2017）。舌下给药时，药物通过黏膜直接吸收进入体循环，但是口干会减少或延迟口腔黏膜对药物的吸收。当患者不能耐受口服或舌下给药时，如终末期患者，透皮给药和直肠给药可能更适宜。

　　生理性胃功能改变对药物的吸收存在潜在影响。胃酸减少可能会延缓具有pH依赖的药物的作用。胃排空延迟可能会降低或消除短效药物的有效性，这些药物可能在到达小肠之前就已经失活。一些肠溶药物制剂，例如需避开胃酸起效的阿司匹林，可能会因为胃排空延迟在胃内开始发挥药物作用，从而导致胃刺激或恶心。

　　一旦经口（或肠内）给药，药物可能会从胃直接吸收入血（如乙醇），但通常吸收始于小肠中的十二指肠，一直到大肠。虽然肠蠕动减慢不属于衰老的正常变化，但在老年人群中经常发生。因此，药物与肠壁接触时间的延长，增加了发生不良反应和不可预测结果的风险。

　　老年专业护士需要熟悉透皮给药系统（transdermal drug delivery system，TDDS），该系统是为改善脂溶性药物吸收缓慢问题而专门设计的，对在较长时间内（通常超过72小时）需服用极小剂量药物的人非常有效。这种给药方式解决了首过效应问题，比其他方式更便捷、易被接受，而且可能更可靠，特别是对于有认知障碍的人而言。在理想情况下，TDDS提供了更稳定的给药速率，减少了胃肠道吸收变化、胃肠道不耐受和药物相互作用等因素对药效产生的影响。然而，使用皮肤贴片需要确保手的灵活性，这并不总是可行的，尤其是对有骨性关节炎等骨科畸形的患者。此外，对于体重过轻或超重的人来说，透皮给药可能是不可靠的。老年人具有皮肤薄、干燥等特点，也可能会影响特定时间内特定剂量药物的吸收。最后，固有免疫的降低也会导致贴片过敏反应的风险增加（Castelo Branco and Soveral，2014）。

## 分布

　　体循环将药物输送到身体内靶器官的细胞受体上，药物与受体结合并开始产生治疗效果。高血流量的器官/组织（如脑、肾、肺和肝）会迅速达到最高药物浓度，而药物向低血流量的器官/组织（如皮肤、肌肉、脂肪）分布的速度较慢，致使药物在这些组织中的浓度较低。老年人常见的循环系统疾病，如周围血管疾病，会对药物分布产生不利影响。

　　随着年龄的增长，机体会发生一些生理性的变化，包括体内总水分的减少和脂肪组织的增加（因为脂肪取代了肌肉组织）。到 70 岁时，健康老年男性的脂肪组织增加到 36%，老年女性增加到 45%。亲脂性（lipophilic）（脂溶性）药物在脂肪组织中的浓度比在其他组织中高。如果药物在脂肪组织中积累过多，可能会增加药物的效果，严重者甚至会造成潜在的致命性药物过量。从 20 岁到 65 岁，细胞外液减少至 40%，体内水分减少至 17%（Slattum et al.，2017）。

药物分布还取决于以脂蛋白、球蛋白，尤其是以白蛋白形式存在的血浆蛋白的可利用率，其与血浆蛋白结合，以利于进一步地分布（知识链接 9.2）（Cambridge，2017）。在健康成年人中，由于与蛋白质相结合，会有一定比例的药物被灭活。当血浆达到有效药物浓度时，未被灭活的游离药物可在血液中发挥治疗作用。

| 知识链接 9.2　与血浆白蛋白结合率高的药物 | |
| --- | --- |
| 头孢曲松 | 丙戊酸 |
| 布洛芬 | 华法林 |
| 萘普生 | |

血清白蛋白水平随着年龄的增长而降低（Lapin and Mueller，2017）（图 9.1）。在患有急、慢性疾病的人群中，其会进一步降低。这种情况在身体虚弱、需要居家或在长期照护机构接受专业护理的人群中尤为常见（第 32 章）。血清白蛋白的减少降低了其与药物结合的能力，使游离药物的浓度增加，导致无法预测后续可发挥治疗作用的药物浓度。因此，机体可能很快出现药物毒性反应的迹象，这在与白蛋白结合率高且治疗窗狭窄的药物中尤其危险，如华法林。

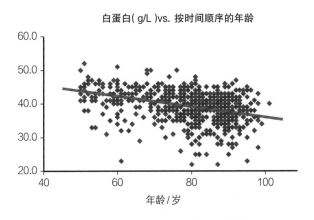

白蛋白（g/L）vs. 按时间顺序的年龄

图 9.1　白蛋白水平与年龄的相关性

## 代谢

药物代谢或生物转化，是使药物在体内发生化学变化，形成更容易被排出体外的代谢产物的过程。在转化过程中，药物变成代谢产物，这一过程通常发生在肝，并由酶催化。影响药物代谢的主要因素包括吸烟、衰弱、性别等。衰老引起肝体积减小，导致肝灌注减少了 30%~40%，进一步限制了生物转化的速度（Lavan et al.，2016）。有些药物"首过"肝，但不被代谢，仍可用于治疗（Slattum et al.，2017）。

## 排泄

药物以自身或代谢产物的形式排出体外，一些药物通过肺、胆汁、粪便或母乳排出，少量药物通过毛发、汗液、唾液、泪液和精液排出。肾脏系统是主要的排泄部位，因为药物或代谢产物通过肾进入膀胱时，排泄取决于药物与蛋白质结合的速率和程度，只有未结合的药物可以通过肾排泄。排泄的效果取决于身体的健康状况，排泄效率可以通过肾小球滤过率（glomerular filtration rate，GFR）来测定。

生理性肾功能改变对药物/代谢产物的排泄有显著影响。大多数人从 20 岁左右开始，每年会减少 1% 的 GFR（Slattum et al.，2017）。这种改变通过延长药物的半衰期，即药物从体内消除一半所需的时间，降低了身体及时清除药物的能力。这会加大药物积累的风险，并可能导致潜在的毒性或其他不良事件。

肾滤过功能可以通过计算肌酐清除率（creatinine clearance，CrCl）来估算（第 8 章）。网上有许多免费的自动计算工具。CrCl 使护士能够根据肾功能损害程度来评估哪些患者需要调整药物剂量。

## 药效动力学

药效动力学（pharmacodynamics）是指药物与人体之间，特别是进入人体的化合物与细胞膜上的受体之间的相互作用。这些受体是具有独特形状和离子电荷的细胞蛋白质，它们与特定药物结合，就像手套与手一样。当发生结合时，受体蛋白的结构发生变化，进而导致一系列生物化学反应，并产生治疗效果。

患者的年龄越大，药效动力学评价越不可靠。

虽然这并不能解释或预测所有的变化,但有些变化是被熟知的。在衰老过程中,特别值得注意的是与镇静或抗胆碱药相关的副作用,这些副作用会显著加快功能衰退的速度和增加意外伤害的风险(知识链接 9.3)(Reuben et al.,2017)。压力感受器反射应答随着年龄的增加而降低,导致直立性低血压的易感性增加,在使用抗高血压药物时需要特别注意。生理性渴感下降可能导致脱水和后续的药物代谢变化。α-肾上腺素能系统的反应性降低会致使对β受体激动剂和β受体拮抗剂药物(如β受体阻滞药)的敏感性降低。

| 知识链接 9.3　具有强抗胆碱能和镇静作用的药物及其主要副作用 | |
| --- | --- |
| **药物举例** | **主要副作用** |
| 抗组胺药 | 便秘 |
| 抗尿失禁药 | 口干、视物模糊 |
| 解痉药 | 头晕 |
| 苯二氮䓬类药物 | 意识模糊 |
| 抗精神病药 | 尿潴留 |
| 抗抑郁药 | 功能障碍 |
| 阿片类药物 | 心率加快 |

资料来源:Kouladjian L,Gnjidic D,Chen TF,et al.:Drug burden index in older adults:theoretical and practical issues, *Clin Interv Aging* 9,1503-1515,2014.

## 药物使用中的问题

### 多重用药

多重用药(polypharmacy)目前国际上尚无统一定义,最常用的定义是同时使用 5 种或 5 种以上的药物,或使用超出治疗需要范围的药物,或使用多种药物治疗同一问题(Levy,2017;Maher et al.,2014)。不同国家多重用药的发生率不同。在美国,社区 55 岁以上人群中,53% 的人每天至少服用 4 种药物(Slattum et al.,2017)。一项针对 65 岁以上人群的研究发现,41.4% 的人在出院时服用 5~8 种药物,58.6% 的人服用了一种或多种可能被认为不必要的药物。美国疗养院一直面临将人均用药数量控制在 9 种以内的压力(Maher et al.,2014)。

如果患者患有多种慢性病,即使遵循指南要求,联合用药可能也是必要的。若在开具新处方时不考虑现有的药物治疗方案,就可能发生多重用药的情况。当任何一种非处方药(over-the-counter,OTC)补充剂,如维生素和草药被加入处方中,就会使多重用药的情况加剧。

如果患者向多位医疗保健专家咨询,而这些专家又不愿停用他人开具的可能不必要的药物,这样就会加剧多重用药的情况,也会导致患者继续使用可能不再需要的药物。当患者、护士、其他卫生保健提供者及照护者之间缺乏沟通时,多重用药、不适当用药、超剂量用药和药物间相互作用的风险就会增加。多重用药在老年人中极为常见,是造成多种潜在疾病发生和死亡的原因之一(知识链接 9.4)。多重用药会增加药物相互作用和不良事件的风险,服用的药物越多,风险越大。

| 知识链接 9.4　多重用药的后果 |
| --- |
| 医疗保健成本增加 |
| 药物不良反应和事件 |
| 药物相互作用(药物、补充剂、疾病) |
| 依从性差 |
| 功能状态下降 |
| 认知障碍 |
| 跌倒 |
| 尿失禁 |
| 营养不良 |

改编自 Maher RL,Hanlon JT,Hajjar ER:Clinical consequences of polypharmacy in elderly, *Expert Opin Drug Saf* 13(1):57-65,2014.

### 药物相互作用

个体服用的处方药物和任何其他物质(如草药、维生素、膳食补充剂、食物)越多,药物之间发生相互作用的可能性就越大。同时,个体患有的慢性病越多,治疗不同疾病的药物相互影响的可能性就越大。例如,患者服用用于治疗关节炎疼痛的布洛芬后,会加重他们的高血压。当两种或两种以上的药物(或任何类型的产品,包括食品)在同一时间或短时间内一起服用时,药物之间可能会产生增强作用(比单独服用时具有更强的效果)或产生对抗作用(降低效果),甚至会导致药物失活。

## 药物—草药/补充剂相互作用

随着草药和其他膳食补充剂的普及,其与处方药物相互作用的风险也在增加。尽管仍有许多未知反应,但老年专业护士基于实践,每天都在获取用药新知识。例如,许多草药对凝血有直接影响,当这些草药与华法林一起服用时,可能会显著增加出血的风险。如果草药影响 INR 或其他凝血指标的结果,调整华法林的剂量将会导致潜在的危险发生。当处方药物与草药或膳食补充剂联合使用时,表 9.1 中显示了它们之间的相互作用,这仅仅是其中一小部分现存和潜在的问题,详细内容请参阅第10章。

## 药物—食物相互作用

许多药物和食物相互作用,产生药效增强、减弱或改变的效果。例如,乳制品中的钙会与左旋甲状腺素、四环素和环丙沙星结合,极大地减少它们的吸收;高脂肪、低纤维的膳食会增加洛伐他汀的吸收。葡萄柚汁含有抑制肠壁和肝中同工酶 CYP3A4 介导代谢的物质,可增加或降低药物的生

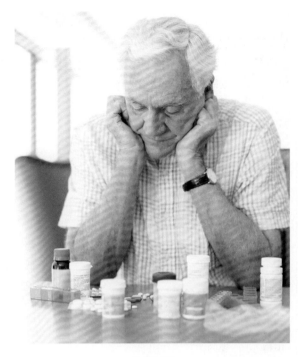

多重用药

物利用度(表 9.2)。

螺内酯(spironolactone)用于治疗终末期心力衰竭时,增加了肾小管对钾离子($K^+$)的重吸收。如果患者同时摄入高钾饮食(例如,氯化钾盐替代

| 草药 | 药物 | 并发症 | 护理措施 |
|---|---|---|---|
| 紫锥菊 | **任何抗凝血药**,如华法林、地高辛 | 出血风险可能增加;地高辛治疗水平可能会改变 | 未经医生批准不建议服用 |
| 大蒜 | **任何抗凝血药或抗血小板药**,如华法林、溶栓酶、阿司匹林、其他 NSAID | 出血风险可能增加 | 未经医生批准不建议服用 |
| | 抗高血压药 | 增加降压效果 | 建议经医生批准服用 |
| | 抗病毒药,如利托那韦 | 药物效应改变 | 不建议使用 |
| | 抗代谢物,如环孢素 | 药效减弱的风险 | 不建议使用 |
| | 胰岛素或口服降血糖药,如吡格列酮或甲苯磺丁脲 | 血糖控制可能会改善;需要较少的降血糖药 | 监测血糖水平 |
| 银杏 | 阿司匹林、其他 NSAID、肝素钠、华法林钠、**任何抗凝血药** | 出血风险可能发生 | 未经医生批准不建议服用 |
| | 抗血小板药,如噻氯匹定 | | |
| | 降血糖药:胰岛素、口服 DMT2 药如二甲双胍 | 可能改变血糖水平 | 密切监测血糖水平 |
| | 抗抑郁药、MAOI、SSRI | 可能引发异常反应或降低有效性 | 不建议服用 |
| | 抗高血压药 | 可能增强效果 | 监测血压 |
| | 抗癫痫药 | 如果有癫痫发作病史,则有诱发癫痫的风险 | 不建议服用 |

表 9.1　选择性的药物—草药相互作用 [a]

表 9.1    选择性的药物—草药相互作用 ª（续）

| 草药 | 药物 | 并发症 | 护理措施 |
|---|---|---|---|
| 人参 | 胰岛素或口服降血糖药 | 可能改变血糖水平 | 密切监测血糖水平 |
| | **抗凝血药和抗血小板药** | 可能增加出血风险 | 建议在医生的监督下谨慎服用 |
| | 阿司匹林和其他 NSAID | | |
| | MAOI 如异卡波肼 | 头痛、震颤、燥热 | 不建议服用 |
| | 抗高血压药,心脏病相关药物如钙通道阻滞剂 | 可能改变药效 | 不建议服用,除非在医生的密切监测下 |
| | 免疫抑制剂 | 可能干扰药效 | 不建议服用 |
| | 兴奋剂 | 可能引发相加效应 | 不建议服用 |
| | 胡芦巴 | 降低血糖 | 密切监测血糖水平 |
| 绿茶 | **华法林钠** | 可能改变抗凝效果 | 不建议服用 |
| | 兴奋剂 | 可能引发相加效应 | 建议谨慎使用 |
| 山楂 | 地高辛 | 可能导致钾的流失,引发药物毒性反应 | 监测血压 |
| | β 受体阻滞剂和其他降低血压和改善血流的药物 | 可能增加药效 | 严密监测血压;这一点也适用于使用勃起功能障碍药物时 |
| 红曲米 | 贝特类降脂药,其他胆固醇药 | 可能导致相加效应 | 避免共同使用 |
| | 降血糖药 | 可能改变血糖水平 | 监测血糖水平 |
| | **抗凝血药**,抗血小板药,NSAID | 可能增加出血风险 | 警示患者并密切监测 |
| 圣·约翰草/连翘 | 曲坦类药物,如舒马曲坦、佐米曲坦 | 可能增加血清素的不良反应、血清素综合征、脑血管收缩的风险 | 不建议服用 |
| | HMG-CoA 还原酶抑制剂 | 可能降低血药浓度 | 监测血脂水平 |
| | MAOI | 可能产生与使用 SSRI 类似的效果 | 不建议服用 |
| | 地高辛 | 降低药效 | 不建议服用 |
| | 阿普唑仑 | 可能降低药效 | 不建议服用 |
| | 酪洛芬 | 光敏性 | 建议避光使用 |
| | 曲马多和一些 SSRI | 可能增加血清素综合征风险 | 不建议服用 |
| | 奥氮平 | 可能导致血清素综合征 | 不建议服用 |
| | 帕罗西汀 | 镇静催眠药物中毒 | 不建议服用 |
| | 茶碱 | 增强代谢;降低血药浓度 | 监测药效 |
| | 沙丁胺醇 | | |
| | **华法林** | 可能降低抗凝效果 | 不建议服用 |
| | 氨氯地平 | 降低钙通道的功效 | 不建议服用 |
| | 雌激素或孕酮 | 可能减弱激素的作用 | 告知可能出现的作用 |

注: ª 列出的相互作用仅代表部分的草药-药物相互作用,应严格避免或密切监控干扰肝细胞色素 P450 酶系统药物代谢的草药的使用。

DMT2,2 型糖尿病;HMG-CoA,3-羟-3-甲基戊二酰辅酶 A;MAOI,单胺氧化酶抑制药;NSAID,非甾体抗炎药;SSRI,选择性 5-羟色胺再摄取抑制药。

表 9.2　常见的药物-食物相互作用

| 食物 | 药物 | 潜在效应 |
|---|---|---|
| 膳食纤维 | 地高辛 | 将药物吸收到膳食纤维中，减少药物作用 |
| 含维生素 K 的食物 | 华法林 | 降低药效 |
| 食物 | 多种抗生素 | 降低药物吸收率 |
| 维生素 $B_6$ 补充剂 | 左旋多巴-卡比多巴 | 逆转抗震颤麻痹效果 |
| 葡萄柚汁 | 多种药物 | 代谢和排泄的改变会增加药物浓度 |
| 柑橘类果汁 | 钙通道阻滞剂 | 加重胃反流 |

品、糖蜜、橙子、香蕉)或其他保钾剂(如赖诺普利)，$K^+$ 水平会显著上升并迅速达到毒性水平。绿叶蔬菜中的维生素 K 可以拮抗(降低)华法林的抗凝作用，可能会在很大程度上影响抗凝效果(Reuben，2017)。因此，建议患者在服用华法林时，保持绿叶蔬菜的摄入量长期一致，以免华法林的水平发生变化(知识链接 9.5)。

### 知识链接 9.5　服用华法林时应避免的 10 种食物

| | |
|---|---|
| 羽衣甘蓝 | 芜菁菜 |
| 菠菜 | 香芹菜 |
| 甘蓝 | 青花菜 |
| 叶甜菜 | 抱子甘蓝 |
| 芥菜 | 煮熟的抱子甘蓝 |

### 药物—药物相互作用

多重用药作为老年医疗保健的必要组成部分，显著增加了药物相互作用的风险和频次。这可能发生在从药物进入机体到排出体外的任何时间内。例如，脑卒中后不能吞咽的患者可以通过肠内营养吸收所有的食物和药物。用于口服的药物必须转化为可溶形式，以便其不阻塞肠内营养管，同时还可以保持其原始形式。当几种药物被碾碎、混合，然后溶解在水中给药时，一种新药物就产生了，药物之间的相互作用可能就已经开始了。

### 通过肠内营养管安全给药

经由肠内途径给药的患者出现用药错误的风险很高，安全服用并不容易，需要对药物(及其配方)有详细的了解并具备适当准备药物的技能。这种准备通常发生在床边，却增加了出错的风险。此类错误可能导致导管堵塞、药物疗效降低、药物毒性、伤害和死亡等后果。其中，最常见的 3 个错误分别是给药方式不兼容、准备不当和管理不当。

当一种药物在小肠中与另一种药物结合形成不可吸收的化合物时，吸收效果就会发生改变。例如，老年人经常服用的环丙沙星和铁化合物，当它们结合在一起时，就都失去了治疗效果。其他药物可能会争夺相同的受体部位，导致一种或两种药物的生物利用度发生变化。对酶活性的干扰可能会改变药物的新陈代谢，导致药效降低或药物毒性。抗痉挛药物可以进一步减缓胃肠运动。在某些情况下，这种药效延长可能是有益的，但当延长的效应导致药物累积和潜在的药物中毒时，这种效应可能是有害的。

药物之间相互争夺受体可能会引起药物分布的改变，而这种改变是老年人药物不良反应的常见原因之一，也是低白蛋白水平患者面临的重要问题之一。药物分布的改变在长期患病、体弱的老年人中很常见，如居住在长期照护机构中的老年人(Slattum et al.，2017)。

当一种药物改变尿液的酸碱度，使另一种药物被重新吸收或排泄超过预期时，就会发生排泄改变以及与年龄相关的肾功能下降。药物还会通过影响肾小管主动转运的增加或减少从而影响另一种药物的作用(例如，丙磺舒减少青霉素的主动转运，从而延长其半衰期)。

药效动力学中的药物相互作用，包括两种或多种类似药物的协同作用，对老年人来说尤为危险；也就是说，它们合用比单独使用的效果更强(Slattum et al.，2017)。多重用药和药物相互作用会对老年人的日常用药、给药和药效监测产生显著影响(知识链接 9.6)。

知识链接 9.6 最佳实践建议

**具有高风险不良反应发生率的联合用药示例**

- ACEI 和保钾利尿药
- ACEI/ARB 和复方新诺明(复方新诺明片)
- 大环内酯类抗生素(如盐酸环丙沙星制剂)和钙通道阻滞剂/地高辛
- 华法林和任何抗生素或 NSAID

注:ACEI,血管紧张素转换酶抑制药;ARB,血管紧张素受体阻滞药;NSAID,非甾体抗炎药。

## 药物不良反应和事件

当药物产生有害反应时会发生药物不良反应(adverse drug reaction,ADR)和药物不良事件(adverse drug event,ADE)。这种反应的影响程度可能从轻微不适到死亡,是住院的常见原因。对178 000 个急诊就诊病例分析发现,3.6% 的药物不良反应和事件与潜在的用药不当有关,其中,有 3种药物(华法林、地高辛和胰岛素)占了 1/3。在急诊住院治疗的患者中,服用 4 种药物(华法林、胰岛素、口服抗血小板药、口服降血糖药)者占 67%(Rochon,2018)。与此同时,由于实施了"合理用药"的要求,2010—2013 年,院内 ADE 发生率总体下降了 19%(Furukawa et al.,2017)。

有时候,药物的药理作用可以预测不良反应,如化疗药物引起的骨髓抑制或抗凝血药引起的出血;有时候,药物的不良反应是不可预测的,如抗生素的过敏反应。随着免疫功能的下降,过敏反应在老年人中更加常见(第 24 章)。我们有理由认为,老年人的许多 ADR 不容易被识别,是因为其具有非特异性,并且其与老化引发的潜在变化和许多老年常见慢性病的不典型症状和体征具有相似性。

当药物反应对人体有害时就会发生 ADE。这些不良事件必须向美国食品药品监督管理局(Food and Drug Administration,FDA)或其他监督管理机构报告。如前所述,ADE 可由一种药物或多种药物的相互作用引起。尽管以前对 ADE 的报告仅限于处方药,但现在这种报告已经扩大到了任何声称与健康相关的产品(如膳食补充剂)(FDA,2017)。尽管大多数报告是自愿的,然而还是强烈鼓励人们进行相关报告,因为对于 ADE 和产品质量的报告有助于保护公众免受伤害。

尽管 ADR 和 ADE 仍会发生,但在降低其发生率的策略预防方面已经取得了相当大的进展,尤其是在识别与年龄相关的药物代谢动力学和药效动力学变化方面。目前已知,在多数情况下,老年人常用的几种药物应该开具较低剂量,尤其是在开具新的药物治疗方案时。为了将 ADR 发生的可能性降至最低,可以缓慢增加剂量,以达到安全治疗水平,这一过程可概括为"从小剂量开始,缓慢但持续用药"。人们还认识到,某些药物发生 ADE 的风险非常高,所以不建议在具有任何已知风险因素的人群中使用它们。

## Beers 标准

老年人合理用药意味着仅在必要时、为达到预期治疗效果,给予其所需的最小剂量的药物,同时最大限度地考虑其预期寿命、健康、生活方式和价值观等。1997 年,Beers 公布了一份养老院"潜在不适当用药(potentially inappropriate medication,PIM)"清单(Beers,1997),该清单经过几次扩增,以期涵盖所有照护场景,最后一次修订是由美国老年医学会(American Geriatrics Society,AGS)完成的(AGS,2019)。

Beers 标准对老年人经常使用的药物进行了详尽的分析和报告。2019 年的清单包括:可能不适合老年人使用的药物、可能不适合患有某些疾病的老年人使用的药物、应谨慎使用的药物、肾功能受损者应避免或更改剂量使用的药物,以及对老年人有害的药物间的相互作用。AGS 亦制定了替代品清单,计划与 Beers 标准协同使用(AGS,2019)。

虽然 Beers 标准已被纳入监管政策,但起草2019 年清单的作者强调,有必要将其作为推荐意见,而不是强制执行。该标准是美国国家质量保证委员会(National Committee for Quality Assurance,NCQA)和医疗保健效果数据和信息集(Healthcare Effectiveness Data and Information Set,HEDIS)(NCQA,2018)质量措施的一部分。当医生在长期照护机构中开具了可能不适当的药物却没有记录使用该药物的绝对益处时,就会被视为药物滥用(知识链接 9.7)。已经发现,PIM 与意识错乱、跌倒、其他综合征(第 21 章)以及死亡有关。

**知识链接 9.7　根据 Beers 标准，老年患者（>65 岁）可能不适合使用的药物**

**在大多数情况下可能不适合**

　美克洛嗪

　双嘧达莫（短效）

　呋喃妥因

　地高辛（尤其是作为一线用药）

　三环类抗抑郁药

　抗精神病药（有限情况下除外）

　苯二氮䓬类（有限情况下除外）

　磺酰脲类

　哌替啶

　非甾体抗炎药（短暂使用除外）

　胺碘酮

　扎来普隆

　唑吡坦

　可变剂量胰岛素

　质子泵抑制剂使用超过 8 周

　去氨加压素

　阿片类药物（尤其是有跌倒史的人群）

**应根据肾功能情况避免或调整使用剂量**

　抗凝血药

　螺内酯

　氨苯蝶啶

　阿哌沙班

　伊多沙班

　利伐沙班

　加巴喷丁

　曲马多

　雷尼替丁

　秋水仙碱

**可能加重老年人病情的药源性疾病或药物相互作用综合征**

　抗胆碱能类

　第一代抗组胺药

　$\alpha_1$ 受体阻滞剂

　$H_2$ 受体拮抗剂

　皮质类固醇

　硝苯地平速释剂

　三环类抗抑郁药

　巴比妥类

　苯二氮䓬类

　可变剂量胰岛素

　哌替啶

　非环氧化酶选择性非甾体抗炎药

更全面的清单和信息可以见 American Geriatrics Society（AGS）Expert Panel：American Geriatrics Society 2019 updated Beers Criteria for potentially inappropriate medication use in older adults，*J Am Geriatr Soc* 67（4）：674-694，2019.

## 精神活性药物

　　精神活性药物是指影响老年人精神功能的药物，精神功能又反过来影响其行为和对世界的体验。老年专业护士，尤其是在长期护理机构工作的护士，很可能会护理正在接受精神药物治疗的老年人，尤其是那些患有抑郁症、焦虑症和双相情感障碍（bipolar disorder）的老年人（第 28 章）。使用精神活性药物发生不良事件的风险更高，因此，医生必须在清楚年龄如何影响其吸收、分布、排泄和肝功能的情况下开具处方并且让患者服用。

　　为控制疗养院中日益增长的精神药物的使用，医疗保险和医疗补助服务中心发布了一份说明，用来指导完成患者护理质量的监管工作（通常是州调查员）（CMS，2013）。精神活性药物永远不可能作为一个"快速解决方案"，只有在完成全面评估、证明非药物方法无效，且精神活性药物会使患者明显获益时才能使用。

　　抗精神病药作为一种特殊的精神活性药物，有时会用于神经系统变性疾病和行为障碍患者的治疗，因为这部分患者可能会产生幻觉和妄想而伤害周围的人。只有在尝试了所有非药物方法无效之后，才能使用抗精神病药，并且必须对服用这类药物的人进行特别监护。

### 抗精神病药

　　抗精神病药物（antipsychotic medication）具有镇静作用，用于治疗重度抑郁症、双相情感障碍和精神病伴痴呆患者，其作用机制以阻断大脑中的多巴胺受体通路为主,亦可影响下丘脑和体温调节通路,常见的副作用包括镇静、低血压和锥体外系(和抗胆碱药)不良反应、神经阻滞剂恶性综合征(neuroleptic malignant syndrome,NMS)和运动障碍等。

最早生产的此类药物(20世纪50年代)被称为"典型抗精神病药"(如氟哌啶醇、氯丙嗪),第二代抗精神病药(自20世纪90年代开始生产)被归类为"非典型抗精神病药"[如喹硫平(Seroquel)]。使用其中任何一种药物都有危险,因此需要对它们的使用进行充分的论证,并进行仔细的成本效益分析。典型抗精神病药不可用于被诊断为路易体痴呆的患者。

合理谨慎地应用抗精神病药,可以减轻人们恐惧和失能的症状。不恰当使用抗精神病药可能会掩盖精神病的可逆原因(例如,谵妄、感染、脱水、发热或电解质失衡)、药物副作用或环境的突然变化。由于其副作用和相关并发症多且严重,所以处方剂量应尽可能低且服用时间应尽可能短。当医生开具抗精神病药时,必须比平时更加谨慎,并且必须密切监测患者。

> ⚡ **安全警示**
>
> 　　抗精神病药的副作用包括嗜睡、头晕、体重增加、便秘、低血压、震颤、躁动、强直和肌肉痉挛(National Institute of Mental Health,2016)。

## 恶性综合征

因为抗精神病药会影响体温调节通路,所以服用此类药物的患者无法耐受高温环境。即使是体核温度的轻微升高也会导致肝损伤,称为神经阻滞剂恶性综合征。急性NMS的特点是高热、强直、精神状态改变和其他自主神经不稳定症状,如心动过速和面色苍白。因此,护士或照护者必须确保患者所处的环境始终保持凉爽,并且保证其摄入充足的水分,从而防止患者受到NMS的伤害。同时,应避免阳光直射。由于患者可能无法或没有能力表达其对高温的不适,所以必须定期评估体温。任何导致脱水的情况都会增加老年人中暑的风险,进而导致其死亡率上升。

## 运动障碍

在老年人服用抗精神病药产生的副作用中,

NMS并不常见,最为常见的是运动障碍,也称为锥体外系综合征(extrapyramidal syndrome,EPS),包括急性肌张力障碍、静坐不能、帕金森综合征和迟发性运动障碍(tardive dyskinesia,TD)。虽然这种情况在典型抗精神病药的使用中更常见,但也可发生在应用任何一种抗精神病药物时。一旦发现此类症状或体征,应立即通知医生。很多患者会有潜在的生命危险。在多数情况下,必须立即停止使用药物,甚至可能需要住院治疗。

## 急性肌张力障碍

急性肌张力异常反应是一种异常的不自主运动,包括缓慢和持续的肌肉收缩或口腔、颌、面部和颈部的痉挛,如下颌僵硬(牙关紧闭)、舌后坠并阻塞气道,颈部可能会向后拱起(角弓反张),或者眼睛紧闭。在眼动危象中,眼睛会固定在一个位置,向上凝视。这些反应可能在用药后数小时、数天或增加剂量后发生,并可能持续数分钟至数小时。

## 静坐不能

静坐不能是一种强迫运动,患者有一种无法静止的不安感觉和一种无法抑制的想要运动的欲望。患者常常有踱步、坐立不安、明显躁动的表现。通常这种症状被误认为是精神病恶化,而不是药物不良反应。它可能发生在治疗期间的任何时候。

## 帕金森综合征

使用抗精神病药可能会引起一系列类似于帕金森病的症状:双侧震颤(与真正的帕金森病的单侧震颤不同)、运动迟缓、强直,这些症状可能会发展到无法移动。患者可能有僵硬的面部表情,表现出厌烦和冷漠,从而被错误地诊断为抑郁症。这些副作用在高效价抗精神病药的使用中更为常见,可发生于药物治疗后几周到几个月内。

## 迟发性运动障碍

当连续使用抗精神病药3~6个月后,患者有发展为不可逆运动障碍,即迟发性运动障碍的风险。除抗精神病药外,几种精神药物也可能导致TD或增加其发生风险。TD的症状通常首先表现为舌的不自主节律性运动和其他面部运动,包括扮鬼脸、眨眼和皱眉。其他症状还包括四肢、躯干、颈部、面部和眼睛(不自主闭眼)缓慢、持续、不自主地扭动(Williams and DeBattista,2017)。TD进展的危险因素有年龄、女性、痴呆、非洲人或非裔美国人。没有任何治疗能完全逆转TD,因此,护士必须注意早期监测,以便卫生保健人员可以及时调整精神药物的治疗方案。建议定期重复使用标准化监测仪器(Cornett et al.,2017)。

## 促进健康老龄化:对老年护理的启示

老年专业护士是确保药物使用合理、有效和安全的关键人物。知识储备丰富的护士能够在早期识别药物潜在的相互作用和不良反应的迹象或症状。长期照护机构中的护士负责监测患者的整体健康状况,包括液体和饮食摄入量,并评估实验室检查和其他护理措施的必要性,以确保正确的药物剂量。他们负责及时关注患者的病情变化(如$K^+$水平),这些变化通常会受药物治疗的影响。护士通常是最初对患者进行用药评估、效果评价,并为其提供安全用药及用药自我管理指导的人。

在任何情况下,护理的一个重要职能就是对患者进行健康教育,确保他们了解药物的目的和副作用,并帮助患者及其家属根据其身体功能和生活方式调整药物的治疗方案。

### 评估

确保药物安全并有效使用的第一步是进行全面的药物评估。尽管在某些情况下,临床药师会询问患者的用药史,但更多情况下,此类评估是通过注册护士和卫生保健人员(例如医生或执业护士)的共同努力完成的。

评估的金标准是"牛皮袋"法,对老年人尤其重要,该方法要求患者向护士出示其正在服用的所有药物,包括OTC、草药和其他膳食补充剂。随着每种药物从袋子中取出,护士就可以获得和整理必要的信息。为了防止可能存在的误解或误用,最好询问患者是如何服药的,而不是依赖说明书。通过这种方式完成评估,护士可以发现处方剂量和服用剂量之间的差异,发现潜在的药物相互作用,并识别潜在或实际的不良反应。老年人综合药物评估的基本要素与年轻人相同(知识链接9.8)。这种评估中需要的信息细节,对老年人尤为重要,见知识链接9.9。

---

**知识链接9.8　用药相关评估结果的基本分析**

1. 药物治疗能有效改善患者的症状吗?
   a. 药物的预期治疗效果是什么?
   b. 产生治疗效果的时间范围是什么?
   c. 是否开具了合适的药物和药物剂量?
   d. 治疗的周期是否合适?
2. 药物对患者有害吗?
   a. 正在发生哪些生理变化?
   b. 哪些实验室指标正在改变?
   c. 正在发生哪些精神状态变化?
   d. 正在发生哪些功能变化?
   e. 患者是否出现副作用?
   f. 该药物是否与其他药物发生了相互作用?
3. 患者能否理解以下内容?
   a. 为什么要服药?
   b. 药物应该如何服用?
   c. 副作用是什么,如果发生,应该向谁报告?
   d. 如何减少或管理副作用?
   e. 服用药物有哪些限制(如镇静作用)?

**知识链接9.9　最佳实践建议**

**针对老年人的药物评估内容**

- 支付药物费用的能力
- 获得药物和药物补给的能力
- 个人参与用药决策
- 从他人处已获得的药物
- 最近停用的药物或"剩余"处方
- 用于记住何时服药的方法
- 近期血药浓度水平是否合适
- 近期肝肾功能的评估
- 拆除外包装、处理药物和储存药物的能力

护士或高级实践护士应着重识别不必要或不恰当的药物,确保安全使用,确认患者的自我药物管理能力,监控当前药物和其他产品(如草药)的效果和相互作用,以及评估所提供的健康教育的有效性。在理想情况下,护士应该了解可获取哪些资源来指导用药,如向临床药师咨询。护士能够很好地协调护理工作,识别患者的目标,确定患者需要学习哪些内容以了解其用药知识,并进行随访以确定

药物教育的效果(第 7 章)。

## 教育

患者教育可用于促进用药安全。由于老年患者的需求复杂,教育可能特别具有挑战性。以下提示可能有助于促进与药物使用相关的健康老龄化。

**关键人物:**找出是谁(如果有人的话)管理该患者的药物,在患者同意后帮助或协助其做决策;确保在进行任何教学时有帮手在场(知识链接 9.10)。

---

### 知识链接 9.10 知道你在与谁对话

M. François 第一次来就诊是因为其高血压未得到控制。执业护士通过翻译人员,花了很长时间向他解释如何服用药物、药物的用途等。他和他的照护者(推测是)静静地坐在那儿,似乎理解了谈话内容。当一个月后他再次来就诊时,他的血压仍然未得到控制。这次陪同患者的是另外一个人,她问了第一次会面时提到的所有问题。经过进一步调查,确定了第一次带 M.François 来的人只是帮忙的邻居,并没有参与他的日常生活!"照顾"他生活的侄女上次会面时没有时间,这次才来。

---

**环境:**减少分心,避免在患者看电视、有孙辈或其他患者关注的人在场时进行宣教,并确保患者处于无饥饿和疼痛等舒适状态。

**时机:**在一天中最好的时间宣教,选择患者一天中最投入、最有活力的时候。保持宣教过程简短高效。

**沟通:**确保你的话被理解。确保患者佩戴眼镜或助听器(如果使用的话)。使用简单直接的语言,避免使用医学或护理术语(如"摄入")。说话要清楚,直面对方,让光线照在你的脸与头部位置。除非得到许可,否则默认使用正式称呼(如李先生)。不要触摸患者,除非患者向你表示其可以接受这样做[例如,患者把手放在你的手上(第 4 章)]。如果患者是盲人,可以从药房取得盲文说明。如果患者在医疗语言方面的能力有限,则需要一名训练有素的医疗口译员。

**强化教学:**虽然现在市面上有各种各样的教学和用药提醒工具,但许多老年人仍然使用多年来自创的方法来记忆服用的药物。采取的方法可能很简单,比如用装鸡蛋的盒子作为储物盒,或者每天用药后把瓶子倒过来,或者让家庭成员或朋友在指定的时间打电话提醒。鼓励患者使用过去有效的或新开发的方法,以确保在需要时正确及时地使用药物。所有的用药宣教均可以使用人们(如果是有文化的人)能够理解的书面或图形语言的形式进行辅助,以便人们可以阅读或者理解。

## 安全用药

一个安全、理想、可行的药物治疗方案是患者能够坚持使用的。适当的护理干预措施包括最大限度地减少多重用药、避免药物不良反应、提高可促进健康老龄化(或临终关怀)的药物治疗方案的依从性(知识链接 9.11)。老年人身体和社会的脆弱性,以及治疗的复杂性十分常见,且药物相互作用的可能性更大,不良反应也更致命,因此照顾衰弱老年人极具挑战性。使用筛查工具,如 STOPP/START,可能有助于快速评估潜在的不适当用药(Hill-Taylor et al.,2016;O'Mahony et al.,2015)。

---

### 知识链接 9.11 最佳实践建议

**减少药物不良事件**

高级实践护士参照以下为老年人开具处方和监测用药的原则,可以降低药物不良事件的风险:
- 尽量使用最低剂量
- 停止不必要的治疗
- 首先尝试非药物干预
- 尽可能使用最安全的药物
- 评估肾功能
- 在添加药物时,始终考虑风险效益比
- 评估与任何新处方或补充剂的药物相互作用
- 避免处方级联反应(即添加新药时不考虑那些已经停用的药物)
- 避免使用不适当的药物

---

促进安全用药需要注意潜在的 ADR/ADE、药物误用,包括过度使用、不正当使用、不规范使用和禁忌使用。计算机的药物相互作用程序和电子病历是降低 ADE 风险的重要工具。患者的误用可能是无意的,如误解;或有目的的,如因为成本试图使

处方持续更长的时间;或认为药物不适用于已经确定的致病病因(知识链接 9.12)(Lavan et al.,2016)。个体可能很难坚持与其既定的生活模式或信念不一致的药物治疗方案。例如,如果一个人每天只吃两顿饭,他或她就不能按照医嘱每天三次随餐服药。当药物治疗方案的复杂性与衰老导致的自我给药困难同时发生时,老年人坚持用药会变得更加复杂(表 9.3)。

### 知识链接 9.12　一个潜在的致命错误

我去拜访 Helena 女士,让她参加一项研究。当我们询问她的健康状况和目前使用的药物时,她告诉我们,她一直感觉不太好,以为是心脏的问题,她被告知"服用白色的小药丸",直到她感觉好些为止。当我看到她的药瓶时,她已经在大约 2 小时内服用了 5 片或更多的地高辛。我立即叫了救护车。

### 表 9.3　衰老可能会影响自我给药的示例

| 老化改变 | 结果 |
| --- | --- |
| **感觉方面** | |
| 视力下降 | 阅读说明书难度更大 |
| 感觉下降 | 拿取药物难度更大 |
| 吞咽能力下降 | 吞咽困难 |
| **运动方面** | |
| 精细运动协调能力下降 | 拿取药物和打开包装更困难 |
| 关节僵硬 | 自我服药的难度更大 |

所有药物都有适应证、副作用、相互作用和患者个体化反应。护士必须确定副作用是最小的、可忍受的还是严重的(表 9.4)。询问主观问题,观察患者的互动情况、行为、心情、情绪反应和日常习惯,可以提供必要的客观数据。护士通过整合这些获取的信息,可以描述患者的问题,制定护理诊断和结果标准,并开始干预。

最后,老年专业护士有必要监测和评估处方治疗的疗效和副作用(表 9.5)。监测和评估包括进行敏锐地观察并记录这些观察结果,注意身体和功能

### 表 9.4　老年人常用药物的毒性指征

| 药物 | 症状和体征 |
| --- | --- |
| 苯二氮䓬类(如地西泮) | 共济失调、躁动、意识错乱、抑郁、抗胆碱能作用 |
| 西咪替丁(泰加美) | 意识错乱、抑郁 |
| 洋地黄类(地高辛) | 意识错乱、头痛、厌食、呕吐、心律失常、视物模糊或视觉变化(光晕、复视、色盲)、感觉异常 |
| 呋喃硫酰胺(呋塞米) | 电解质失衡、肝改变、胰腺炎、白细胞减少、血小板减少 |
| 左旋多巴 | 肌肉和眼睛抽搐、定向障碍、扑翼样震颤、幻觉、运动障碍、扮鬼脸、抑郁、谵妄、共济失调 |
| NSAID,如布洛芬和萘普生 | 光敏性、液体潴留、贫血、肾毒性、视力变化、出血、血压升高 |
| 雷尼替丁 | 肝功能障碍、血液恶病质 |
| 第一代磺酰脲类(如氯磺丙脲) | 低血糖、肝功能改变、心力衰竭、骨髓抑制、黄疸 |

状态(例如,生命体征、日常生活能力、睡眠、饮食、饮水、排泄)和精神状态(例如,注意力和警觉水平、记忆、定向力、行为、心理、情感表达和引起情感的因素,以及互动的内容和特征)的变化。监测还意味着确保在需要时测量实验室检查相关指标,例如,所有接受甲状腺替代疗法的患者需常规检查促甲状腺激素(TSH)水平;所有服用华法林的患者需定期监测 INR 水平;所有糖尿病患者需定期监测 HbA1c 水平(第 24 章)。护士应及时将发现的潜在问题传达给患者的执业护士或医生。护士准确掌握和理解患者的治疗和用药信息可以提高监测的准确性。

药物在许多老年人的生活中占据着重要地位:成本、可接受性、相互作用、不良反应和不良事件,以及合理安排药物治疗的需求,这些因素综合起来造成了诸多困难。护士可以通过了解生理性变化对药效动力学和药物代谢动力学的影响,以及关注所有护理环境中老年人用药的关键问题来促进健康老龄化。

| 表 9.5　老年人常用药物的监测参数和疗效评价 | |
| --- | --- |
| **药物分类** | **监测指标** |
| 抗生素和抗病毒药物 | 感染状况改善：症状减轻 |
| 抗高血脂药 | 血脂情况：血脂和甘油三酯在正常范围内 |
| | 肝功能检测：功能无变化 |
| | 血糖：无升高 |
| 心脏药物 | 心率和节律的测量：在参考范围内 |
| 抗凝血药 | 凝血时间（INR，凝血酶原时间）：无出血；如果使用 INR，在大多数情况下保持在 2.0~3.0 |
| 抗高血压药 | 血压测量：保持在设定的范围内，没有出现直立性低血压 |
| | 体重：没有不明原因的体重增加 |
| 降血糖药 | HbA1c：维持在 6.0~7.0，虚弱患者除外（目标和健康状况结合仍存在争议） |
| 抗关节炎药 | 缓解关节炎症状，如疼痛和炎症 |
| 抗帕金森病药 | 改善功能状态 |
| | 不明显的静止状态 |
| 镇痛药 | 改善疼痛和炎症症状 |

## ■ 主要概念

- 药物治疗的目标是减少预期症状和控制疾病状况而不产生副作用。

- 必须时刻警惕药物—药物、药物—草药以及药物—食物的相互作用，尽管有些是已知的和可预期的，但仍有一些可能是意料之外的。

- 多重用药显著增加了药物相互作用和药物不良事件的风险。多重用药风险随着用药的增加而增加。

- 任何时候患者状态发生变化，应首先考虑发生药物反应的可能性，这在照顾老年人和体弱者时至关重要。

- 医生的做法、自行用药、生理特质、生物降解性、营养和液体状态以及用药前评估不足都可能引发药物误用。

- 如果观察到患者精神状态发生变化，护士必须立即调查药物使用情况。当用药或治疗干扰了患者的生活，或对其健康造成伤害，或当错误信息或残疾阻碍了用药依从性时，患者将无法依从该处方或治疗。

- 精神药物的副作用差异很大。因此，在为老年人开具处方时，必须谨慎选择这些药物。

- 老年人对精神药物治疗的反应应该表现为痛苦减轻、思维清晰，以及自身和他人的安全性增强。

- 人们总是期望精神药物的治疗方法增多而不是取代非药物治疗方法。

- 使用抗精神病药时，老年人特别容易出现运动障碍（锥体外系综合征、帕金森综合征、静坐不能、肌张力障碍）。

- 美国卫生保健筹资管理局和综合预算协调法案严格限制老年人使用精神药物，除非这些药物确实是用于特定疾病和维持或改善功能所必需的，并且使用时需要仔细监测和持续调整。

## 护理研究：面临不良事件的风险

Rosa，78 岁，女，独自居住在大城市，丧偶 10 年。她和丈夫在孩子们很小的时候就移民到了美国，并且非常努力地维护这个家。现在孩子们都长大了，并且很成功，她为孩子们感到非常自豪。她只接受过几年的小学教育，仍然保留了许多"故国"的生活方式。她说着英语和母语的混合语言，孩子们被她弄得有点尴尬。他们认为她有点疑病症，因为她不断向他们抱怨各种疼痛，她的膝盖"筋疲力尽"，她的"糖"和"水"问题，以及心悸。她被诊断患有轻度糖尿病和心力衰竭。她是一名虔诚的天主教徒，每天早上都做弥撒。她的社交生活包括徒步去教堂参加活动，去教堂的老年中心，去寻找各种各样的医生（内科医生，骨科、心血管和眼科专家）。一天，老年中心的主任注意到她从钱包里拿出一个装药瓶的纸袋。她坐下来和 Rosa 谈论她的药物，意识到 Rosa 对大多数药物的作用只有一个模糊的概念，并且发现在她觉得需要服药的时候就会随意服用。

- 你最担心哪些 Rosa 可能存在的滥用药物的因素？
- 根据案例提供的信息，列出 Rosa 的 2 个优点。
- 确定 3 种适合本案例的护理诊断。必须以具体和可衡量的术语来表述。
- 针对每个护理诊断列出计划并陈述一项或多项干预措施。提供用于确定适当的干预措施以及如何评估有效性的依据。

### ■ 关键思考问题和措施

1. 作为一个访问该中心 6 周的学生，你将如何开始帮助像 Rosa 这样的患者？

2. 谁应该负责教育和监督像 Rosa 这样的患者正确使用药物？

3. 你长期护理的一个患者 J 女士不断地呼叫护士，其他患者都在抱怨，你根本无法让她长时间安静下来。根据环境因素和 OBRA 指南，你将如何处理这种情况？

4. 当你拿到一个药物处方时，你会思考什么？

5. 你认为大多数老年人在服用药物前会寻求有关药物的足够信息吗？

### ■ 研究问题

1. 对于语言能力有限的患者，你可以从哪里获得足够的药物信息？

2. 老年人自行使用非处方药和草药治疗的最常见症状是什么？

3. 在预防老年人药物不良事件中，护士的作用是什么？

4. 以下 3 种宣教策略：计算机辅助宣教、电话指导、面对面指导，你觉得哪一种效果最好？为什么？

5. 你认为 Rosa 出现的与用药有关的状况，哪些在独居老年人中较为常见？

（史铁英 译）

## 参考文献

American Geriatrics Society 2019 Beers Criteria Update Expert Panel: American Geriatrics Society 2019 updated Beers Criteria for potentially inappropriate medication use in older adults, *J Am Geriatr Soc* 67(4):674–694, 2019.

Beers MH: Explicit criteria for determining potentially inappropriate medication use by the elderly. An update, *Arch Intern Med* 157:1531–1536, 1997.

Cambridge MedChem Consulting: *Distribution and plasma protein binding,* 2017. https://www.cambridgemedchemconsulting.com/resources/ADME/distribution.html. Accessed January 2018.

Castelo-Branco C, Soveral I: The immune system and aging: a review, *Gynecol Endocrinol* 30(1):16–22, 2014.

Centers for Medicare & Medicaid Services: *Atypical antipsychotic medications: use in adults,* 2013. https://www.cms.gov/medicare-medicaid-coordination/fraud-prevention/medicaid-integrity-education/pharmacy-education-materials/downloads/atyp-antipsych-adult-factsheet.pdf. Accessed February 2018.

Cornett EM, Novitch M, Kaye AD, Kata V, Kaye AM: Medication-induced tardive dyskinesia: a review and update, *Ochsner J* 17(2):162–174, 2017.

Furukawa MF, Spector WD, Rhona Limcangco M, Encinosa WE: Meaningful use of health information technology and declines in in-hospital adverse drug events, *J Am Med Inform Assoc* 24(4):729–736, 2017.

Hill-Taylor B, Walsh KA, Stewart S, Hayden J, Byrne S, Sketris IS: Effectiveness of the STOPP/START (Screening Tool of Older Persons' potentially inappropriate Prescriptions/Screening Tool to Alert doctors to the Right Treatment) criteria: systematic review and meta-analysis of randomized controlled studies, *J Clin Pharm Ther* 41(2):158–169, 2016.

Kouladjian L, Gnjidic D, Chen TF, Mangoni AA, Hilmer SN: Drug burden index in older adults: theoretical and practical issues, *Clin Interv Aging* 9:1503–1515, 2014.

Lavan AH, Gallagher PE, O'Mahony D: Methods to reduce prescribing errors in elderly patients with multimorbidity, *Clin Interv Aging* 11:857–866, 2016.

Levy HB: Polypharmacy reduction strategies: tips on incorporating American Geriatrics Society Beers and Screening Tool of Older People's Prescriptions Criteria, *Clin Geriatr Med* 33(2):177–187, 2017.

Maher RL, Hanlon J, Hajjar ER: Clinical consequences of polypharmacy in elderly, *Expert Opin Drug Saf* 13(1):57–65, 2014.

National Institute of Mental Health: *Mental health medications,* 2016. https://www.nimh.nih.gov/health/topics/mental-health-medications/index.shtml. Accessed February 2018.

Reuben DB, Herr KA, Pacala JT, Pollock BG, Potter JF, Semla TP: *Geriatrics at your fingertips,* ed 19, New York, NY, 2017, American Geriatrics Society.

Rochon PA: *Drug prescribing for older adults, UpToDate,* 2018. https://www.uptodate.com/contents/drug-prescribing-for-older-adults. Accessed February 2018.

Shim YK, Kim N, Park YH, et al: Effects of age on esophageal motility: use of high-resolution esophageal impedance manometry, *J Neurogastroenterol Motil* 23(2):229–236, 2017.

Slattum PW, Ogbonna KC, Peron EP: The pharmacology of aging. In Fillit HM, Rockwood K, Young JB, editors: *Brocklehurst's textbook of geriatric medicine and gerontology,* ed 8, Philadelphia, PA, 2017, Elsevier, pp 160–165.

U.S. Food and Drug Administration: *FDA 101: Dietary supplements,* 2017. https://www.fda.gov/ForConsumers/ConsumerUpdates/ucm050803.htm. Accessed February 2018.

Williams N, DeBattista C: Psychiatric disorders. In Papadakis MA, McPhee SJ, editors: *CURRENT Medical diagnosis and treatment,* ed 56, New York, NY, 2017, McGraw-Hill Education, pp 1050–1107.

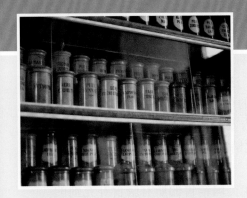

# 膳食补充剂的使用：
# 关注草药产品

*Kevin W. Chamberlin and Marissa C. Salvo*

> 我不知道人们能吃多少种不同的东西,老年人的营养品太多了! 各种草药和维生素……我想知道它们是否有效。
>
> 18 岁的学生 Kelly

> 护士给我的药我总是负担不起,所以我问我的朋友该怎么办,因为她懂很多草药和茶的用处。我用它们替代我的药,有时它们真的很有疗效。
>
> 65 岁的老年人 Jean

## 学习目标

学完本章后,读者将能够:

1. 理解影响膳食补充剂使用的法定标准。
2. 讨论老年人应该知道的关于选择的膳食补充剂的使用信息。
3. 讨论老年专业护士在帮助使用膳食补充剂的老年人时的作用。
4. 描述所选的常用膳食补充剂对老年人及其慢性病的影响。
5. 制订护理计划来预防与膳食补充剂使用相关的不良反应。

人们常用各种术语来描述膳食补充剂(dietary supplement,DS),比如营养保健品、天然产品、补充剂、草药、植物药和植物化学物质。美国食品药品监督管理局(Food and Drug Administration,FDA),将膳食补充剂分类为维生素、矿物质、草药和其他用于补充饮食的植物药和氨基酸(NCCIH,2015;NIH,1994)。膳食补充剂被用于促进健康和治疗疾病已有数千年的历史。2016 年的一份报告显示,美国人在膳食补充剂上的花费达 388 亿美元(约为 2677 亿人民币),其中,18% 用于购买草药和植物药(Nutrition Business Journal,2016)。研究表明,50~59 岁的人群草药的使用率最高(Barnes et al.,2008;

Nahin et al.,2009)。

然而不同种族、不同人群膳食补充剂的使用率是有差异的,全美健康和营养调查研究(National Health and Nutrition Examination Survey)结果显示,膳食补充剂使用率最高的人群是非拉美裔白人、老年人、受过高等教育(大学教育或以上)的女性,他们将自我健康状况评级为"非常优秀"(Barnes et al.,2008)。在此项调查研究开始前的 30 天内,受访者最常用的非维生素、非矿物质膳食补充剂为鱼油/ ω -3 脂肪酸/二十二碳六烯酸(DHA)(37%)、葡糖胺(20%)、紫锥菊(20%)、亚麻籽(16%)和人参(14%)(Barnes et al.,2008)。

在美国,老年人希望通过使用膳食补充剂预防疾病、促进健康、维持健康、治疗健康问题或补充目前缺失的饮食成分,因此使用膳食补充剂的老年人日益增多(Bruno and Ellis,2005;Cheung et al.,2007;Yoon and Horne,2001;Yoon et al.,2004)。 在使用处方药物治疗的老年人中,使用膳食补充剂的多为患有慢性病的老年人(Nieva et al.,2012;Ryder et al.,2008;Yoon and Schaffer,2006)。将膳食补充剂与处方药或非处方药(over-the-counter,OTC)结合使用会增加老年人出现不良反应的可能性(Lam and Bradley,2006;Loya et al.,2009)。然而通过以往研究调查得知,患者不太愿意将自己的膳食补充剂使用情况告知卫生保健人员(Bruno and Ellis,2005;Cheung et al.,2007),50 岁以上的人可能比年轻人更愿意分享膳食补充剂的使用情况(Durante et al.,2001;Israel and Youngkin,2005;Ryder et al.,2008)。无论如何,老年专业护士应该经常询问患者膳食补充剂的使用情况,并且能够预测老年患者除处方药及非处方药外,可能还在使用各种补充和替代疗法,包括膳食补充剂。护士有义务提出合理质疑,并获得补充或替代疗法有关的具体信息,包括原因、配方、频率、持续时间、剂量、副作用以及患者是否有继续使用补充或替代疗法的计划。在了解上述具体信息后,护士应警惕补充或替代疗法中使用的药物是否会与患者目前使用的处方药或非处方药发生相互作用。

## 行业标准

1994 年,《膳食补充剂健康和教育法》(the Dietary Supplement Health and Education Act)正式立法,并规定膳食补充剂只需符合食品制备的标准,即安全标准,不需要符合处方药、非处方药的纯度和效力标准(National Registry,1994)。膳食补充剂缺乏严格的生产规范,使消费者面临风险。为了提高膳食补充剂的质量,FDA 于 2007 年制定了药品生产质量管理规范(Good Manufacturing Practices,GMPs)。GMPs 为膳食补充剂的制备和储存提供指导,它要求制造商保证膳食补充剂的特性、纯度、强度和成分。一些制造商还通过额外的质量控制项目(如美国药典)对其产品进行测试,以验证其是否符合 GMP 的标准,从而确保产品的标准化。消费者可在产品的标签上找到标明 GMPs 合规性的标签(USP)。由于这不是一项硬性要求,加上膳食补充剂中所使用的植物产品(比如整株植物及提取物)、不同产品组合及专有配方、制造工艺均存在差异等原因,商业化销售的膳食补充剂产品很难进行系统的研究。

根据规定,在美国销售的所有膳食补充剂的标签上必须包含以下内容:产品名称,"补充剂"(supplements)字样,净含量,制造商、包装商或经销商的名称和营业地点,以及使用说明(CRN,2008;National Registry,1994)。标签不能宣称产品可以治愈、减轻、治疗或预防疾病;除非该产品已被研究证实并得到 FDA 的认可,并且在这种情况下,该产品必须符合药品的规定(USFDA,2017a)。产品在上市后 30 天通知 FDA,可在标签上声明该产品可对身体哪些部位产生益处,以及该产品的功效,并说明该产品如何影响或维持身体的正常机能。例如,如果声称"有助于维持关节功能",则产品标签上还必须显示以下内容:"该声明未经 FDA 评估。本产品不用于诊断、治疗、治愈或预防疾病"(USFDA,2017b)。为了进一步保护消费者,2006 年的《膳食补充剂和非处方药消费者保护法》(the Dietary Supplement and Nonprescription Drug Consumer Protection Act)要求膳食补充剂的制造商、包装商、经销商向 FDA 提交严重不良事件报告。消费者和医疗保健专业人员也可以通过 FDA MedWatch 项目报告不良事件(National Registry,1994)。

护士可以提醒和教育患者注意膳食补充剂的潜在风险、副作用以及药物的相互作用。护士必须了解最新的膳食补充剂知识,这样才能在他们进行完整的药物审查时(第9章)识别潜在和实际的不良影响。此外,护士需要考虑每种产品的预期用途、剂量、可能产生的副作用,以及是否会与患者目前所患疾病需要服用的药物发生相互作用。护士还应该督促患者在注意以上问题的同时,从信誉良好的经销商那里购买产品,并与卫生保健人员以及药剂师共同讨论膳食补充剂的使用。

## 产品配方

膳食补充剂有多种配方,具体取决于所用的原材料。例如,与非植物性膳食补充剂(如葡糖胺)相比,基于植物的膳食补充剂(如大蒜)受其化学成分和植物因素(例如收获时间、植物种类、植物的使用部分)的影响而具有更多的可用配方(Gurib-Fakim,2006)。常见的配方包括提取物、酊剂、胶囊、片剂、茶、药膏和精油(Khalsa,2007)。膳食补充剂根据所用草药的成分和制剂的不同,疗效也各不相同;在评估有关膳食补充剂疗效的文献时,应考虑到这一点(Khalsa,2007)。

提取物(extract)是新鲜或干燥的草药浓缩的液体或固体形式,它是将原始植物浸泡在乙醇、水、乙醇和水的混合物或油中,然后经过蒸馏或蒸发制成的(Khalsa,2007)。酊剂(tincture)是使用乙醇作为提取介质的液体提取物(Khalsa,2007)。老年人和/或服用镇静药的人,或服用有双硫仑样反应警告药物的人,都应谨慎使用酊剂。蒸发提取液并干燥剩余产品可制备片剂或胶囊。药膏(salve)是一种局部使用的软膏(Khalsa,2007)。茶(tea)通常被制备成一种浸泡液,先将沸水倒在新鲜或干燥的植物部位上(即叶、根、树皮),然后浸泡。茶的效力取决于浸泡的时间和植物的用量。精油(essential oil)是从新鲜植物的不同部位提取的芳香、挥发性化合物,常用于芳香疗法或按摩疗法(Tillett and Ames,2010)。

## 选择常用的膳食补充剂

尽管各种产品对人体健康的益处已被报道过,但必须注意,在许多情况下,支持膳食补充剂益处的科学证据仍是有限的或不确定的(Basch and Ulbricht,2005)。建议根据现有文献选择配方和剂量。有关膳食补充剂研究和最新研究的信息,请参考表 10.1 中列出的资源。本部分概述了一些常用的膳食补充剂。

## 紫锥菊

紫锥菊(echinacea)又称狭叶紫锥菊、紫锥果菊、白色紫锥菊,是一种非常受欢迎的产品,尤其适用于治疗和预防呼吸道感染(respiratory infection),如普通感冒(common cold)(Shah et al.,2007)。它在商业上有单一成分和复合成分的配方,包括胶囊、片剂、茶、果汁、提取物和咽喉喷雾剂。不同产品中所含的植物及植物部位不同,这使得研究比较困难,而且通常销售的产品比研究中使用的产品浓度低。

在 Cochrane 数据库中,一篇 2013 年的系统综述中纳入了 24 项双盲研究,比较了单一成分紫锥菊产品与安慰剂在预防和治疗普通感冒方面的作用。虽然一些研究发现,使用紫锥菊会缩短感冒持续时间(在症状刚出现时就开始使用,可缩短 1~2 天),但总体临床治疗效果较弱。然而,几乎所有实验都证明了紫锥菊具有一定的预防作用,尽管如此,临床相关性仍值得怀疑(Karsch-Völk et al.,2014;Therapeutic Research Center,2018a)。紫锥菊的不良反应包括发热、咽痛、腹泻、恶心、呕吐、腹痛和眼干燥症(Askeroglu et al.,2013)。紫锥菊表现出一些细胞色素 P450(CYP)和 P 糖蛋白效应,然而,除非与禁忌药物一起使用,否则这些不良反应并不

| 表 10.1 膳食补充剂信息的可靠来源 | |
| --- | --- |
| 资源 | 网站 |
| AltMedDEx,Micromedex 公司 [a] | www.micromedexsolutions.com/home/dispatch |
| Cochrane 数据库 | www.cochranelibrary.com/cochrane-database-of-systematic-reviews |
| 饮食标签数据库 | https://dsld.od.nih.gov |
| MedlinePlus 公司 | www.medlineplus.gov |
| 美国综合健康中心 | www.nccih.nih.gov |
| 天然药物综合数据库/标准 [a] | http://naturaldatabase.therapeuticresearch.com/home.aspx?cs=&s=ND |
| 美国国家卫生研究院膳食补充剂办公室 | https://ods.od.nih.gov https://ods.od.nih.gov/Research/CARDS_Database.aspx |
| PubMed 中关于膳食补充剂的子集 | https://ods.od.nih.gov/Research/PubMed_Dietary_Supplement_Subset.aspx |

注: [a] 表示"访问需付费订阅"。

显著(Hermann,2012)。

> **⚡ 安全警示**
>
> 　　紫锥菊不应用于有哮喘或过敏史、对豚草或菊花严重过敏，存在严重的系统性疾病(艾滋病、肺结核、多发性硬化、自身免疫性疾病)或正在服用免疫抑制剂的患者(Lee,2004)。

## 接骨木

接骨木(elderberry)是黑接骨木浆果的汁液或提取物，已用于治疗或预防流感和其他上呼吸道疾病。配方包括喷雾、干果汁、标准糖浆和胶囊提取物(Murkovic et al.,2004)。通过在甲型和乙型流感暴发时对接骨木提取物的研究发现，相较于安慰剂，它能在更短的时间内减少发热持续的时间，缓解不适症状(Zakay-Rones et al.,1995,2004)。

> **⚡ 安全警示**
>
> 　　商业化销售的接骨木提取物产品耐受性良好。使用未充分煮熟或未成熟的浆果、茎或叶可导致恶心、呕吐、眩晕和虚弱(Vlachojannis et al.,2010)。

## 辅酶 Q10

辅酶Q10(Coenzyme Q10),也被称为CoQ10或泛素，可以在体内转化为泛醇，并存在于细胞线粒体中。辅酶Q10参与能量和抗氧化剂的生成。人们认为，辅酶Q10可以影响血管舒张及收缩，且在心脏中的浓度最高。他汀类药物可以不同程度地降低辅酶Q10的浓度(Laaksonen et al.,1995;Rundek et al.,2004;Toyama et al.,2001;Turunen et al.,2004)。轻度胃肠道反应和肝功能异常可能是服用辅酶Q10的不良反应。

辅酶Q10已被研究用于一系列心血管疾病，包括心力衰竭、高血压和心血管疾病(cardiovascular disease,CVD)的一级预防。一篇纳入7个小型随机对照试验的系统综述中，由于各研究结果存在较大差异，无法评估辅酶Q10在临床中对心力衰竭的影响(Madmani et al.,2014)。有中等质量的证据表明，辅酶Q10对降低血压没有临床意义

(Ho et al.,2016)。此外，一些试验表明，辅酶Q10在心血管疾病一级预防中的作用尚不明确(Flowers et al.,2014)。虽然他汀类药物降低了辅酶Q10的浓度，但是其临床意义尚不清楚，使用辅酶Q10可能逆转或不能逆转部分他汀类药物相关的不良反应(Langsjoen et al.,2005)

## 鱼油

美国心脏协会建议每周食用2份(烹饪后的鱼肉为99.2g)富含油脂的鱼，如鲭鱼、沙丁鱼、长鳍金枪鱼和鲑鱼(AHA,2019)。鱼油(fish oil)是 ω-3 多不饱和脂肪酸(polyunsaturated fatty acid,PUFA)的主要来源，其中包括二十碳五烯酸(eicosapentaenoic acid,EPA)和DHA类物质。市场上现有的鱼油产品含有不同量的EPA和DHA,相关研究主要纳入每个胶囊中的EPA:DHA分别为1.2:1和1.5:1的产品。使用 ω-3 多不饱和脂肪酸产品时要注意，不同鱼油产品的EPA:DHA各不同;处方产品在比例一致性方面可能更可靠。鱼油的副作用包括胃肠道不适、嗳气和有鱼腥味(de Leiris et al.,2009)。服用抗凝血药或抗血小板药的患者每天摄入的鱼油不应超过3g,因为剂量越大，出血风险越高。知识链接10.1详细说明了一些选定的膳食补充剂与抗凝血药、抗血小板药的相互作用。

ω-3 PUFA 已被研究用于改善心脏健康及炎症情况，这主要是由于它具有增加非炎性细胞因子、减少促炎性细胞因子、降低胆固醇以及减少肠道胆固醇吸收的功能(Adkins and Kelley,2010)。处方 ω-3 PUFA 产品被批准用于高甘油三酯血症，研究表明，使用处方 ω-3 PUFA 产品的患者甘油三酯(triglyceride,TG)水平降低达30%(Hartweg et al.,2007)。

美国心脏协会的咨询小组认为，使用 ω-3 PUFA 作为患者的补充剂是合理的。此外，他们建议为左室射血分数异常的心力衰竭患者补充 ω-3 PUFA,以降低死亡率和住院率(Siscovick et al.,2017)。值得注意的是，对糖尿病或糖尿病前期患者不建议通过补充 ω-3 PUFA 来预防冠心病;对高心血管疾病风险和复发性心房颤动患者，不建议通过补充 ω-3 PUFA 来预防脑卒中(Siscovick et al.,2017)。

资料来源:Kuhn MA:Herbal remedies:drug-herb interactions,*Crit Care Nurse* 22(2):22-28,2002;Basch E,Ulbricht C:*Natural standard herb & supplement handbook:the clinical bottom line*,St Louis,MO,2005,Mosby;Stanger MJ,Thompson LA,Young AJ,Lieberman HR:Anticoagulant activity of select dietary supplements,*Nutr Rev* 70:107-117,2012;Engelsen J:Effect of coenzyme Q10 and ginkgo biloba on warfarin dosage in stable,long-term warfarin treated outpatients.A randomised,double blind,placebo-crossover trial,*ThrombHaemost* 87(6):1075-1076,2002;Kaye AD,Kucera I,Sabar R:Perioperative anesthesia clinical considerations of alternative medicines,*Anesthesiol Clin North America* 22:125-139,2004.

## 大蒜

大蒜(garlic),来源于干燥或新鲜的球茎,含有一种名为大蒜素(allicin)的含硫化合物,当蒜瓣被压碎、咀嚼或切碎时会释放出来。大蒜素被用作标准化的质量标志物。研究通常涉及大蒜粉、片剂或胶囊形式,标准大蒜素含量为 1%~1.6%。大部分研究都集中在大蒜对高脂血症和高血压的治疗方面(Stabler,2012)。据报道,大蒜能降低低密度脂蛋白(高达 16%)、甘油三酯(高达 22%)和总胆固醇(高达 12%)水平(Alder and Reinhart,2009;Sobenin et al.,2010)。两项荟萃分析结果表明,大蒜有助于降低血压(Reinhart et al.,2008;Ried et al.,2008,2013)。然而,目前还没有足够的证据推荐在治疗中使用大蒜(Simons et al.,2009;Stabler et al.,2012)。大蒜降低心血管病发病率和死亡率的机制

尚不清楚(Stabler et al.,2012)。

人们都知道,大蒜的气味会导致口臭和体味,这对它的使用造成了一定的限制。服用过量的大蒜会导致胃肠胀气、恶心和胃灼热(Tachjian et al.,2010)。

> ⚡ **安全警示**
>
> 大蒜可能会与通过 CYP 3A4 和 CYP 2D6 代谢的药物发生相互作用。

## 红曲米

红曲米(red yeast rice)作为中国传统的药物和食物至少已有数百年的历史。多项研究表明,红曲米可以降低血脂(低密度脂蛋白、甘油三酯和总胆固醇)的浓度(Liu et al.,2006)。其中,具有降脂作用的有效成分是莫纳可林 K(monacolin K),这是一种天然的洛伐他汀类似物。相关药物的使用剂量为 1.2~2.4g,每天分 2 次服用。但当药物中含有过量的莫纳可林 K 时,则被视为未经批准的药物,不能在美国合法销售(NCCIH,2017a),销售限制使得产品更加可靠。目前,尚不清楚其他不含莫纳可林 K 的红曲产品是否对胆固醇水平有影响(Gordon et al.,2010)。红曲米的副作用包含头痛、胃灼热、肝功能试验(liver function test,LFT)结果异常和肌痛。建议定期监测肝功能。

> ⚡ **安全警示**
>
> 红曲米在发酵过程中会产生橘青霉素(citrinin),导致肾功能衰竭。因此,从可靠的途径购买经测试不含橘青霉素的红曲米十分重要。肾病患者不宜使用红曲米。

## 银杏

银杏(ginkgo biloba)是从现存最古老的树种中提取的标准化浓缩叶提取物(Sierpina et al.,2003)。银杏一般以胶囊、片剂和提取物的形式制备。剂量因用途而异,分 2 次或 3 次给药(Therapeutic Research Center,2017a)。黄酮类、苷类和萜类,如银杏内酯 B 和银杏内酯,是其主要的活性成分(Jiang et al.,2011)。它通常被称为 EGB761,这是一种标

准的提取物,含有 22%~27% 的黄酮苷和 5%~7% 的萜类化合物。

许多研究(通常规模很小)调查了银杏对眩晕、耳鸣、黄斑退化、抑郁症、高原病和急性痔疮的作用,但尚无清晰一致的科学证据支持上述用法(Therapeutic Research Center,2017a)。据报道,银杏的副作用包括血压升高、肠道不适、头痛、心悸、头晕、肌无力和便秘(Jalili et al.,2013)。

人们普遍认为,银杏有益于痴呆或认知功能衰退的患者。然而,没有科学证据表明银杏能改善认知障碍、记忆力、注意力、表达能力、视觉空间能力、躯体控制机能或减缓痴呆和认知正常老年人的阿尔茨海默病的发展(Amieva et al.,2013;Birks et al.,2009;Canter and Ernst,2007)。一项针对社区老年人的研究显示,没有认知障碍或轻度认知障碍的老年人每天接受两次银杏或安慰剂治疗,随访 6 年,简易精神状态检查的结果(包括记忆力、注意力和躯体控制机能测试)没有差异(第 7 章)(Snitz et al.,2009)。

## 圣约翰草

圣约翰草(St. John's Wort,SJW)也称贯叶连翘,是一种黄花植物,其花和叶含有的茶用化合物浓度最高,用于制备茶、片剂、胶囊、提取物和药膏。圣约翰草中的活性成分包括金丝桃素和贯叶金丝桃素。WS 5570 是一种标准化产品,含有 0.1%~0.3% 的金丝桃素和 3%~6% 的贯叶金丝桃素;然而,与其他膳食补充剂一样,这些活性成分的含量在商业制备的产品中有所不同。圣约翰草在血清素、多巴胺和去甲肾上腺素活性、γ-氨基丁酸(gamma-aminobutyric acid,GABA)和谷氨酸受体的激活以及单胺氧化酶(monoamine oxidase,MAO)的抑制中发挥作用(Butterweck and Schmidt,2007)。

圣约翰草最常用于抑郁症的自我治疗,也用于治疗其他疾病,如季节性情感障碍、焦虑、疼痛缓解和经前期综合征,但缺乏明确的证据支持(Ernst,2002;Lawvere and Mahoney,2005;NCCIH,2017b;Ravindran et al.,2009;van der Watt et al.,2008)。许多专家担心,当其他治疗延迟时,圣约翰草的使用会增加自杀的风险,从而危及抑郁症患者的生命。

Cochrane 数据库中的一篇综述评估了 18 项安慰剂对照和 17 项主动对照研究中的圣约翰草的疗

效,发现圣约翰草与安慰剂相比,更能减轻患者的抑郁症状,并且圣约翰草与常用的治疗轻度或中度抑郁症并且耐受性较好的抗抑郁药(如西酞普兰、舍曲林等)具有类似的疗效;圣约翰草起效需要几周的时间(Linde et al.,2008;Therapeutic Research Center,2018b)。研究证实,圣约翰草在治疗重度抑郁症方面无效(NCCIH,2018;Shelton,2009)。

在推荐剂量下,如无禁忌证,圣约翰草最多服用 1~3 个月,此时圣约翰草的耐受性相对较好(Brattström,2009;Therapeutic Research Center,2018b)。与处方抗抑郁药一样,圣约翰草的副作用也很常见,但并不严重,大约 1/3 的患者会出现副作用,包括皮炎、胃肠不适、烦躁、焦虑、头痛、口干和可能的性功能障碍(Therapeutic Research Center,2018b)。服用圣约翰草的患者应注意其光敏性,建议长时间在户外暴露时涂防晒霜和遮阳。已被报道的副作用还有躁狂症伴随双相情感障碍、自杀和杀人倾向、高血压(Jalili et al.,2013)。

> ⚡ **安全警示**
>
> 　　圣约翰草是一种已知的 CYP 3A4 酶诱导剂,不能与通过这种途径代谢的药物(包括华法林和地高辛)一起服用,因为可能会降低这些药物的有效性(NCCIH,2015)。

## 褪黑素

褪黑素(melatonin)是松果体产生的内源性调节睡眠觉醒周期的重要信号。褪黑素水平在白天较低,晚上升高,整夜维持在较高水平,早晨又下降;因此,它通常被用来促进睡眠。大量的荟萃分析和系统综述已经证明,褪黑素可以预防时差反应,儿童、成年人、老年人失眠和睡眠时相延迟综合征(Ferracioli-Oda et al.,2013;Krystal et al.,2013;Ramar and Olson,2013;Wilhelmsen-Langeland et al.,2013)。在通常情况下,睡前 30 分钟服用褪黑素 3~5mg 可以治疗失眠,2~5mg 可以治疗时差反应。服用褪黑素的不良反应包括头痛、恶心和易怒(Therapeutic Research Center,2017b)。

褪黑素能降低睡眠起始潜伏期,延长睡眠时长,改善睡眠质量;尽管其作用通常不如苯二氮草类药物(benzodiazepines)和苯二氮草受体激动剂强,但后者禁止用于老年人(AGS,2019;Ferracioli-Oda et al.,2013)。褪黑素有速释和缓释两种形式,而且都是有效的。一项针对 55 岁以上患者的缓释褪黑素制剂的荟萃分析发现,睡前 2 小时口服 2mg 缓释褪黑素制剂可有效降低睡眠起始潜伏期,改善睡眠质量,改善早醒状况(Lemoine and Zisapel,2012)。

> ⚡ **安全警示**
>
> 如果患者正在服用其他可能增加内源性褪黑素浓度的药物,如三环类抗抑郁药、选择性 5-羟色胺再摄取抑制药或单胺氧化酶抑制药时,应谨慎服用褪黑素。其他药物如钙通道阻滞剂、苯二氮䓬类药物和丙戊酸钠对褪黑素的浓度有不同程度的影响(Therapeutic Research Center,2017b)。

## 肉桂

肉桂(cinnamon)也称桂皮或香樟,可作为香料、胶囊和水提取物,含有可降低血糖的类黄酮。一茶匙肉桂大约有 2g。肉桂研究的差异性主要表现在肉桂的用量上,每天服用肉桂的剂量为 1~6g。

所用的配方不同,肉桂降低血糖的效果也不同。一项试验发现,与安慰剂相比,当在标准糖尿病药物中添加 2g/d 的肉桂粉时,患者 12 周内平均 HbA1c 从 8.22% 显著降低至 7.86%(Akilen et al.,2010)。然而,Cochrane 数据库中一篇纳入 10 项前瞻性随机对照试验的综述显示,服用肉桂(平均剂量为 2g)片剂或胶囊 4~16 周,试验组与对照组(安慰剂或活性药物)相比,HbA1c 无显著差异(Leach and Kumar,2012)。如果在使用 3~4 个月后没有效果,应考虑停止服用肉桂,因为与降血糖药物一起使用,可能会导致低血糖。肉桂的不良反应较少,但是,由于肉桂含有香豆素,高剂量的香豆素可能会导致肝毒性(Abraham et al.,2010)。

## 人参

人参(ginseng)包括两个大类:美洲人参和亚洲人参。亚洲人参也被称为中国人参、高丽参,其拉丁名是 *Panax ginseng*。另一种被称为西伯利亚人参或刺五加(eleuthero)的草本植物,不是真正的人参。人参的根被晒干,用来制成片剂、胶囊、提取

物、茶和酊剂。人参中最有效的成分是人参苷或泛磷苷,此外,人参还含有对一些疾病起作用的化合物(Therapeutic Research Center,2017c)。人参的使用剂量因类型、制剂、食用频率、剂量强度和使用指征而异。

人参在数千年的使用中得到了广泛应用,例如,可以改善身体健康,舒缓压力,增强免疫功能,减少氧化细胞损伤。它还被认为可以改善精神和身体症状,降低血糖水平和血压,调节与更年期有关的症状(NCCIH,2017d),治疗勃起功能障碍(Hong et al.,2002)。

一项纳入 7 组随机对照试验的系统综述显示,亚洲人参对治疗勃起功能障碍有显著疗效(Jang et al.,2008)。一项纳入 4 项试验的系统综述显示,亚洲人参对空腹和餐后 2 小时血糖没有显著影响(Kim et al.,2014)。没有足够的证据表明人参可改善记忆和增强幸福感(Therapeutic Research Center,2017c)。

大多数人在推荐剂量下短期使用人参是安全的,但受益有限。不建议长期服用人参。服用人参的不良反应包括血压波动、失眠和头痛(Amico et al.,2013;Jalili et al.,2013;Lee and Ahn et al.,2008;Therapeutic Research Center,2017c;Tachjian et al.,2010)。应避免将人参与苯乙嗪、单胺氧化酶抑制药、皮质类固醇、伊马替尼、咖啡因或大剂量兴奋剂一起使用(Izzo,2012;Ulbricht et al.,2008)。

> ⚡ **安全警示**
>
> 对五加科植物过敏的人可能会对人参过敏。

## 绿茶

绿茶(green tea)有多种产品类型,包括茶、咀嚼糖果、提取物和外用制剂。灌木或茶树(camellia sinensis)的茶叶,在收获后立即加热、碾压,然后烘干,制成绿茶。作为一种茶,它含有咖啡因、黄烷醇、类黄酮和酚酸,据报道,这些物质有助于抗氧化和抗肿瘤,减轻体重,并提升身体机能(Henning et al.,2004;Jurgens et al.,2012)。Cochrane 数据库中的一篇综述显示,绿茶对于超重及肥胖人群减轻体重有很微弱的作用,但并无统计学意义。未发现喝茶可

以使体重减轻(Jurgens et al.,2012)。

一篇关于绿茶对心血管疾病影响的系统综述表明,绿茶有抗炎、抗氧化和抗肿瘤作用,但其作用受生活方式和饮食习惯的影响(Deka and Vita,2011)。其他综述评估了绿茶对健康个体和心血管疾病高危人群的有效性。结果表明,绿茶对降低血压和低密度脂蛋白胆固醇有显著作用;关于绿茶在心血管疾病一级预防中的益处,需要研究人员进行后续研究(Hartley et al.,2013)。

有证据支持绿茶可预防肺癌、胰腺癌和直肠癌(Boehm et al.,2009)。值得注意的是,这些研究大多数都是在茶叶饮用量很高的亚洲地区进行的,当地居民每天大概会饮用3~5杯茶(Boehm et al.,2009)。

虽然饮用绿茶是安全的,但绿茶中的咖啡因在过量饮用时会导致胃肠道、中枢神经系统发生不良反应以及引起心脏刺激。与其他含咖啡因的饮料一样,饮用者应该注意咖啡因的含量。一杯236.6mL的绿茶所含的咖啡因(25~29mg)少于同等量的咖啡中所含的咖啡因(95~165mg)(Mayo Clinic,1998—2018)。然而,所有茶中咖啡因的含量都不同。因此,建议患者检查茶叶标签,知晓每种产品的咖啡因含量。

> **⚡ 安全警示**
> - 由于绿茶含有咖啡因,所以在使用其他刺激性药物时应限制绿茶的摄入量。
> - 含有绿茶的产品与肝毒性有关(Sarma et al.,2008)。

## 氨基葡萄糖和硫酸软骨素

氨基葡萄糖(glucosamine)是一种能促进软骨合成的内源性物质;硫酸软骨素(chondroitin sulfate)是一种在软骨中被发现的、能抑制氨基葡萄糖降解的物质,硫酸软骨素也能作为软骨生成的构建原料(Martel-Pelletier et al.,2010;Nagaoka et al.,2012;Volpi,2011)。虽然它们可以单独购买,但通常以片剂或胶囊的形式组合售卖,一般用于治疗骨关节炎(osteoarthritis,OA)和关节保健(Therapeutic Research Center,2018c)。科学家对这些产品的安全性和有效性进行了大量的单独研究和联合研究。

值得注意的是,氨基葡萄糖有两种盐类:硫酸盐和盐酸盐。在试验中,每种药物都有不同的疗效和结果。

氨基葡萄糖/硫酸软骨素针对关节炎的干预试验发现,尽管其耐受性良好且无明显不良反应,但单独或联合使用盐酸氨基葡萄糖或硫酸胆红素均没有安慰剂或塞来昔布(一种抗炎药)有效(Sawitzke et al.,2010)。然而,研究发现,盐酸氨基葡萄糖组和塞来昔布组患者的西大略和麦克马斯特大学(Western Ontario McMaster Universities,WOMAC)骨关节炎指数评分量表(衡量5个疼痛项目的标准化问卷)的得分降低了20%(Bruyere and Reginster,2007;Clegg et al.,2006)。尽管如此,仍不建议将盐酸氨基葡萄糖作为单一疗法使用。

在使用硫酸氨基葡萄糖联合或不联合硫酸软骨素治疗膝骨关节炎的试验中,发现患者的疼痛明显减轻,运动能力得到改善(Reginster et al.,2012)。Cochrane数据库中的一项研究发现,Rotta实验室含结晶硫酸氨基葡萄糖的产品在治疗OA疼痛和功能损害方面优于安慰剂(Towheed et al.,2005)。Cochrane数据库的另一篇综述发现,在短期(6个月)内,硫酸软骨素单独或与氨基葡萄糖联合使用在改善疼痛方面优于安慰剂。此外,单独服用硫酸软骨素时疼痛评分降低,功能评分提高(Singh et al.,2015)。

如果选择补充剂治疗,推荐将硫酸氨基葡萄糖作为初始治疗,每日总剂量为1 500mg。这可能需要6~8周才能看到初步效果,4~6个月才能看到完全效果。如果有效果但症状仍持续,则可考虑在4个月左右添加硫酸软骨素(每日总剂量为1 200mg)。氨基葡萄糖和硫酸软骨素均可引起胃肠道不适,因此应指导患者随餐服用。

> **⚡ 安全警示**
> 氨基葡萄糖是由甲壳素制成或人工合成的,有严重贝类过敏的人不应该使用,过敏程度较轻的患者应该谨慎使用。应该告知吃素或纯素饮食的人软骨素通常来自动物软骨,以防他们不想食用这些产品。

## 甲基磺酰基甲烷

甲基磺酰基甲烷(methylsulfonylmethane,MSM)

是人类体内的一种天然化合物,当被肠道细菌分解时,会释放出硫;硫是连接软骨的关键。关于 MSM 与氨基葡萄糖及硫酸软骨素联合使用的多项研究正在进行。在一项针对 32 名参与者的预试验中,发现这种组合可以显著减少参与者的疼痛和氧化应激(Nakasone et al.,2011)。一些临床试验支持单独使用 MSM,而且 MSM 可以减轻疼痛和功能损伤(Debbi et al.,2011;Kim et al.,2006)。然而,一项纳入 3 项研究的荟萃分析显示,MSM 在膝骨关节炎中没有明显的益处,这表明 MSM 在用于临床之前还需要进行更多的研究(Brien et al.,2011)。

MSM 可以单独购买,也可以与硫酸氨基葡萄糖和软骨素一起购买,每日总剂量不应超过 3 000mg。MSM 有一些较轻的副作用,包括胃肠道不适、失眠、头痛和皮肤反应。MSM 与降血糖药或抗凝血药联合使用时应谨慎(Burks,2005)。

## 蔓越莓

蔓越莓(cranberry)是一种常绿灌木,也被称为越橘(vaccinium macrocarpon),原产于美国,含有原花青素以及儿茶素。其可被制成蔓越莓汁及其浓缩片。蔓越莓的药效与原花青素的含量有关。人们认为,蔓越莓可能通过阻断大肠埃希菌(*Escherichia coli*)黏附在膀胱、肾和尿道上,从而防止泌尿系统感染(Howell,2007)。

早期证据表明,蔓越莓对预防女性反复尿路感染有一定的益处。然而,Cochrane 数据库中一篇纳入了 14 项研究的综述的结论有所不同。这篇综述通过对 24 项研究进行整合分析,发现连续 12 个月使用蔓越莓汁对于预防复发性尿路感染,在减少症状性尿路感染方面没有统计学意义。所有研究和现有产品的主要影响因素是原花青素的含量不一致(Jepson et al.,2012)。

蔓越莓的副作用包括:高剂量的蔓越莓会导致腹泻,长期使用蔓越莓浓缩片可能会导致肾结石形成,以及对于服用华法林的患者,同时摄入蔓越莓会使患者的出血风险增加(Haber et al.,2012;Izzo,2012;Terris et al.,2001)。

## 锯棕榈

锯棕榈(saw palmetto)是一种生长在美国南部的棕榈树,可结果实。成熟的水果或浆果可以被晒干,磨成片剂或胶囊,制成提取物或茶。锯棕榈可以用于治疗多种症状,尤其是与良性前列腺增生(benign prostatic hyperplasia,BPH)相关的症状(Tacklind et al.,2009)。它抑制 5α-还原酶和雄激素受体,对前列腺有局部抗雌激素和抗炎作用。锯棕榈最常见的副作用是轻度胃肠道反应(Therapeutic Research Center,2018d)。

尽管它常用于良性前列腺增生,但目前没有相关证据支持。Cochrane 数据库中一篇纳入 32 项随机对照试验的综述显示,使用锯棕榈并未改善尿流率或前列腺大小(Tacklind et al.,2012)。其他几项研究,包括美国国家卫生研究院资助的研究,均发现锯棕榈不比安慰剂更有效果(Barry et al.,2011;Kim et al.,2012;MacDonald et al.,2012)。

> ⚡ **安全警示**
>
> 锯棕榈不得与其他用于治疗良性前列腺增生或前列腺癌的药物,以及任何可能影响睾酮的药物或补充剂一起服用(Therapeutic Research Center,2018d)。患者在考虑使用锯棕榈之前,应排除前列腺癌。

# 在特定情况下使用膳食补充剂

## 高血压

许多膳食补充剂都有可能降低血压,但需要更多的研究来支持其在治疗中的作用。其中,辅酶 Q10、鱼油、大蒜、绿茶和褪黑素被证实会降低血压(Therapeutic Research Center,2017d,2017e)。

一些研究表明,50~100mg 的辅酶 Q10,每天分两次口服,无论是否辅以其他抗高血压药,12 周后可均显著降低血压(Therapeutic Research Center,2017b)。然而,Cochrane 数据库中的一篇综述对辅酶 Q10 能在原发性高血压的长期治疗中起到降低血压的作用质疑,因为只有 3 项临床试验中的 96 名参与者符合纳入标准(Ho and Li,2016)。患者和医疗保健提供者应注意辅酶 Q10 不应与华法林一起服用(Heck et al.,2000)。

临床研究表明,鱼油可使高血压患者的收缩压降低 2.5~5mmHg,舒张压降低 1.5~3.5mmHg,但鱼油的降压作用是否具有剂量依赖性仍有待进一步研究（Therapeutic Research Center，2017c）。

绿茶可以降低血压的相关证据仍存在争议，一些证据表明，绿茶可能有助于延缓高血压的发展，降低高血压患者或未确诊高血压患者的血压。一项荟萃分析显示，绿茶可使收缩压降低1.94~3.2mmHg，舒张压降低1.7~3.4mmHg。但其他研究表明，绿茶对于血压正常的患者和高血压患者的血压均没有影响（Therapeutic Research Center，2017e）。

褪黑素对血压没有影响。然而，原发性高血压或夜间高血压患者，连续4周睡前口服2~3mg褪黑素，可使收缩压下降3.8~6mmHg，舒张压下降3.6~4mmHg（Therapeutic Research Center，2017b）。

## 与艾滋病毒相关的症状

老年艾滋病毒感染者人数正在增加，其中许多人选择使用补充和替代疗法来控制自己的症状，如草药。在一项研究中，92%的人都在使用草药疗法（Eller et al.，2005）。另一项研究显示，芦荟（n=54，49.1%）、生姜（n=33，30.0%）和大蒜（n=23，20.9%）是艾滋病患者最常使用的草药（Bahall，2017）。值得关注的是，一些草药产品可能会改变艾滋病患者使用的抗反转录病毒药物的代谢（Ladenheim et al.，2008；Walubo，2007）。例如，圣约翰草通常用于治疗抑郁症，但研究表明，它可能会降低抗反转录病毒药物的血药浓度，如茚地那韦、蛋白酶抑制剂、非核苷类反转录酶抑制剂（nonnucleoside reverse transcriptase inhibitors，NNRTIs）和马拉维罗克一起服用（Therapeutic Research Center，2018b）。

## 胃肠道疾病

患有肠易激综合征（irritable bowel syndrome，IBS）等胃肠道疾病的老年人可能会使用替代疗法，如草药（Tillisch，2006）。几千年来，中国人一直在使用草药疗法治疗肠易激综合征。一篇纳入75项随机临床试验的荟萃分析表明，草药疗法可以减少IBS的症状（Liu，et al.，2006）。尽管服用泻药与IBS的症状得到改善看起来是矛盾的，但研究显示，车前子（psyllium）（车前草和欧车前）用作散装泻药（Natural Standard，2018b）的效果良好，可减少患者IBS的症状（Basch and Ulbricht，2005）。钙

被FDA批准并被支持用于降低胃液酸度。益生菌产品有助于控制肠道中的有害生物，如幽门螺杆菌（helicobacter pylori）（Natural Standard，2018b）。 奶蓟（milk thistle）已被证明能改善消化不良（Melzer et al.，2004），但没有足够的证据支持其可改善酒精性肝病（Rambaldi et al.，2007）。

## 癌症

癌症（cancer）在老年很常见。当化疗和放疗等治疗方法无效时，许多人转向补充和替代疗法。许多草药需要更多的科学研究来证实它们在降低癌症风险方面可能发挥的作用。有效的补充剂包括但不限于钙片（结直肠癌）、鱼油（子宫内膜癌）、大蒜（结直肠癌症、前列腺癌）和人参（乳腺癌、胃癌、肺癌、肝癌、卵巢癌、皮肤癌）（Therapeutic Research Center，2017f）。

喝红茶或绿茶有助于降低46%的卵巢癌风险（Larsson and Wolk，2005）和降低21%的子宫内膜癌风险（Tang et al.，2009），但证据仍存在差异和不足（Boehm et al.，2009）。人们经常在没有数据支持的情况下声称某种物质或草药对癌症患者有益。老年专业护士必须警惕这种情况，并与有关各方合作，尽可能提供最佳的循证护理。

## 阿尔茨海默病

根据2016年的一份报告，2015年美国人在OTC补充剂上花费了388亿美元（约2 677.2亿人民币），其中9 100万美元（约62 790万人民币）用于银杏叶上市（Nutrition Business Journal，2016）。一篇系统综述总结了OTC补充剂用于预防认知衰退、轻度认知障碍（mild cognitive impairment，MCI）或阿尔茨海默病性痴呆的疗效及其副作用的证据（Butler et al.，2018）。作者得出结论，目前仍缺乏禁止认知正常或MCI的成年人服用OTC补充剂的证据（Butler et al.，2018）。

在82名患有痴呆和抑郁症的老年退伍军人中，近1/5及其看护人使用草药和补充剂（Kales et al.，2004）。患有痴呆的老年人经常使用银杏，因为人们认为银杏可以增加大脑的血液供应（Mashayekh et al.，2011）。3项随机研究（n=5 559）观察了银杏叶对假定认知正常的老年人的影响，最长观察时间为6年。其中，2项研究表明阿尔茨海默病性痴呆的

发病率并未降低(DeKosky et al.,2008;Snitz et al.,2009;Vellas et al.,2012),也无法证明相较于安慰剂,银杏叶对于预防老年人认知衰退更有益。同样,缺乏证据支持银杏叶能使老年人身体机能增强(Snitz et al.,2009)、注意力集中或记忆增强(Dodge et al.,2008)。银杏并不是没有风险,3项研究都报告了包括脑卒中和心脏病在内的不良事件,Dodge等人的研究显示,在3.5年内,银杏组脑卒中或短暂性脑缺血发作(transient ischemic attack,TIA)的发生率高于安慰剂组(7:0;$p$=0.001)(Dodge et al.,2008)。

建议对老年痴呆和阿尔茨海默病患者使用鼠尾草进行进一步研究。据阿尔茨海默病医学与科学协会的负责人 William Thies 说,从事中度到重度的体力活动、每天喝茶 1~4 次以及维持正常的血清维生素 D 水平都能降低认知衰退的风险。目前,还需要更多的研究来证实是否可以使用褪黑素来改善睡眠,以及使用柠檬香膏来缓解阿尔茨海默病或痴呆患者的焦虑(Natural Standard,2013a)。

ω-3 脂肪酸中的 DHA 是在大脑神经细胞周围的脂肪膜中发现的最主要的 ω-3 脂肪酸。ω-3 脂肪酸可以预防痴呆,主要是由于其对心脏和血管的益处、抗炎作用以及对神经细胞膜的支持和保护作用(Alzheimer's Association,2019)。在一项针对 295 名受试者的研究中,试验组(每日摄入 2g DHA,$n$=171)与安慰剂组进行了 18 个月的比较,发现 DHA 并未减缓轻度至中度阿尔茨海默病患者认知或功能下降的速度(Quinn et al.,2010)。

辛酸(caprylic acid)是一种中链甘油三酯(脂肪),由椰子油或棕榈仁油加工而成。辛酸的作用机制是通过代谢产生的酮体为阿尔茨海默病导致葡萄糖利用能力丧失的脑细胞,提供另一种能量来源(Henderson et al.,2009)。

石杉碱甲(huperzine A)是一种苔藓提取物,用于中药,具有胆碱酯酶抑制药(cholinesterase inhibitors,CIs)(如盐酸多奈哌齐片,商品名为安理申)的特性。然而,石杉碱甲治疗轻中度阿尔茨海默病的大规模试验显示,其益处并不比安慰剂大(Alzheimer's Disease Cooperative Study,2017)。

## 糖尿病

草药治疗糖尿病的方法在 1921 年发现胰岛素之前就已经存在了。据报道,多达 400 种草药和补充剂对治疗糖尿病有益(Kasuli,2011),自然药物数据库列出了 20 多种对糖尿病患者可能有效的药物(Therapeutic Research Center,2017g)。支持性数据大多来源于细胞和动物试验,研究表明,其作用机制包括增加胰岛素分泌和减少胰岛素抵抗,改善脂肪和肌肉组织中葡萄糖的摄取,减少肠道葡萄糖吸收和肝细胞葡萄糖生成,以及发挥抗炎作用(Li et al.,2012)。然而,人体试验往往设计得并不完美,产生的结果要么是负面的,要么是好坏参半的。

胡芦巴(fenugreek)是一种种子粉末,当作为茶每天饮用 3 次或作为胶囊口服时,可引起低血糖反应,必须小心使用(Basch and Ulbricht,2005)。它可以引起腹泻和胃肠胀气,并可能增加抗凝血药的活性。研究表明,咖啡因在降低 2 型糖尿病的风险方面具有剂量依赖性(Iso et al.,2006;Salazar-Martinez et al.,2004;Tuomilehto et al.,2004)。每天喝 6~10 杯以上咖啡,北美男性患糖尿病的风险降低了54%,北美女性降低了 29%(Salazar-Martinez et al.,2004)。欧洲和日本成年人在咖啡因降低糖尿病风险方面的数据甚至更好(Iso et al.,2006;Tuomilehto et al.,2004)。然而,过量摄入咖啡因可能会导致一些不良反应,包括头痛、失眠、焦虑、紧张、高血压和心律失常。

肉桂是另一种与降低血糖水平有关的草药,但科学证据参差不齐,总体结果并不支持其对糖尿病的疗效(Baker et al.,2008;Kirkham et al.,2009;Leach and Kumar,2012;Pham et al.,2007)。其他与降低血糖水平相关的草药或补充剂包括 α-硫辛酸、西洋参、小檗碱、铬、亚麻籽、人参、匙羹藤、镁、奶蓟和白藜芦醇(Kasuli,2011;Lee and Dugoua,2011)。

其他物质在降血糖方面的科学证据不足或相互矛盾,例如黄芪、越橘、红曲米、蜂蜜,甚至还有葛藤,没有足够的证据支持这些药物可以有效治疗或减少 2 型糖尿病的发生(Therapeutic Research Center;Natural Medicines,2017f)。到目前为止,还没有足够的数据支持在糖尿病的初级治疗中使用草药补充剂。如果患者使用任何草药或补充剂进行糖尿病治疗,卫生保健专业人员需要督促其仔细监测血糖,并指导其适当调整处方药的剂量。

## 与标准药物的相互作用

考虑到老年人已经服用的药物数量，补充剂使用中的一个主要问题是存在相互作用的风险(Tsai et al.,2012)。一项对 3 000 多名 75 岁或以上的美国老年人进行的为期 22 个月的研究发现，2 250 名受试者每天至少服用一种处方药和一种膳食补充剂，10%~33% 的受试者每天服用 5 种处方药和 5 种补充剂(Nahin et al.,2009)。而患者服用的处方药、非处方药和膳食补充剂越多，发生相互作用的可能性就越大(第 9 章) (Kuhn,2002)。一项对 58 名 65 岁及以上的女性进行的研究发现，近 75% 的女性正在服用草药、处方药和/或非处方药，这些药物发生相互作用的风险为中高度(Yoon and Schaffer, 2006)。需要注意的是，膳食补充剂的含量因其制造商和配方的不同而有很大差异；因此，治疗效果和相互作用也各不相同。

## 促进健康老龄化：对老年护理的启示

对于使用或正在考虑使用膳食补充剂的人群，老年专业护士可以通过多种方式促进他们健康衰老。首先，要建立一种安全、无偏见的关系，在这种关系中，患者可以轻松地描述他或她对膳食补充剂的使用和理解。医疗保健提供者的语言或者非语言行为可能会妨碍这种讨论的开放性，也可能会导致其对于患者知识的评估缺乏关键资料。一旦谈话开始，护士和老年人都可以开始讨论关于安全使用膳食补充剂的现有知识，包括膳食补充剂的名称和制造商、预期用途、结果、潜在副作用和相互作用。同时，对话也是一种非常有效的宣教方式，比如告知患者如何安全使用膳食补充剂。第 4 章中讨论过的 LEARN 模式对此可能非常有用。

此外，老年专业护士可以帮助老年人确定膳食补充剂的使用方式是否合适；鼓励老年人在下一次就诊时带好特殊的膳食补充剂产品，并讨论其使用方法，这有助于确保膳食补充剂的安全使用。有时，使用膳食补充剂可能会产生安慰剂效应。也就是说，患者健康情况的改善并不是服用膳食补充剂造成的。在这种情况下，如果膳食补充剂没有对患者的健康造成伤害，就可以继续使用；然而，膳食补充剂的安全性往往很难确定，安慰剂效应也无法衡量，卫生保健专业人员有责任评估膳食补充剂使用的适当性和安全性。表 10.1 为收集膳食补充剂信息提供了可靠的资源，可以帮助卫生保健专业人员有效决策。

老年专业护士在促进健康老龄化方面的重要干预措施包括：评估患者膳食补充剂的使用情况；监测有无副作用及不良反应的发生；膳食补充剂与药物、食物是否发生相互作用；膳食补充剂是否适用于患者目前的疾病状态；对患者实行健康宣教，尤其是在无法保证膳食补充剂使用安全的情况下。在怀疑已经发生不良反应或有害的相互作用时，必须督促患者停止服用膳食补充剂，并要求患者去熟悉的卫生保健专业人员处就诊或者去急诊治疗。对患者进行关于最新膳食补充剂知识的健康宣教是一项重要且有效的干预措施，宣教必须根据患者的年龄和需求进行。

需要与膳食补充剂服用者一起解决的其他几个问题如下：

- 强调在开始服用膳食补充剂前向卫生保健专业人员报告膳食补充剂服用情况的重要性。
- 关于产品的安全性：①制造商之间没有统一的标准，因此各品牌单位剂量的有效成分含量可能不一致；②应从信誉良好的渠道购买膳食补充剂；③膳食补充剂有不同的配方，难以精确给药；④大多数对膳食补充剂潜在不良影响和有益影响的研究都不够充分，难以对特定产品提出建议；⑤对某些植物过敏的人可能对同科植物的产品也过敏。
- 老年人对膳食补充剂的反应可能与年轻人不同。如果在服用膳食补充剂后 1 小时或 2 小时内出现副作用，应立即停止服用。如果副作用持续或恶化，服用者应向医疗机构报告，或前往最近的急诊。
- 许多成年人在服用处方药和非处方药的同时服用膳食补充剂。因此，沟通过程必须是开放且具有鼓励性质的，以便进行有效的膳食补充剂使用评估、风险评估、监测和干预，以及在沟通过程中进行有效的宣教。老年专业护士必须了解膳食补充剂的最新使用信息。

## 主要概念

- 许多老年人仍然在使用处方药和非处方药的同时，使用补充和替代药物，包括膳食补充剂。
- 美国政府没有制定或执行膳食补充剂的制造或质量保证标准。
- 护士和其他卫生保健提供者在与患者面谈时，应询问膳食补充剂的使用情况。
- 护士和其他卫生保健提供者应提供一个开放的、非评判性的环境，以促进对膳食补充剂的讨论和教育。

## 护理研究：常用的膳食补充剂

Anna 是一位 80 岁的法国裔妇女，住在一个大城市的郊区。她丧偶，有 2 个已成年的孩子和 6 个孙子。Anna 为他们所有人感到骄傲。她在学校教了 20 年英语，她成长于有"古老传统"的乡村，在她成长的大部分时间里都说法语。她被诊断患有高血压、糖尿病和关节炎，但在这样的生活背景下，她宁愿使用补充剂进行"家庭治疗"，也不愿使用处方"药丸"。她经常抱怨与这些慢性病有关的症状，但她拒绝治疗或服用任何处方药。Anna 每天都做弥撒，并且参加社区活动。

在访问她的医疗保健提供者时，她提到自己在使用补充剂。经过一番讨论后，护士意识到 Anna 几乎没有关于补充剂的知识信息，并且对补充剂有一些不正确的观点。

- 针对 Anna 使用膳食补充剂的情况，你会问她什么问题？
- 关于膳食补充剂的使用，可以进行哪些健康教育？
- 你将如何满足 Anna 对膳食补充剂益处的期望？

## 关键思考问题和措施

1. 采访一位在你的医疗保健社区中推荐同时使用膳食补充剂和处方药的成员。

2. 阅读常用的膳食补充剂的说明书，这些说明书上是否列出了你所期望的信息？你怎样确保患者获得足够的信息来选择合适的产品？

3. 参观一个老年人中心，与老年人谈论他们使用膳食补充剂的情况，记录常用的产品及其使用的原因。

## 研究问题

1. 老年人如何决定使用哪种膳食补充剂？

2. 老年人是否知道使用膳食补充剂可能带来的负面影响？

3. 老年人认为使用膳食补充剂的回报收益（积极因素）和成本（消极因素）是什么？

4. 医疗保健提供者可以使用哪些策略来弥补患者对膳食补充剂和处方药之间的认知差异？

（邵欣 译）

## 参考文献

Abraham K, Wöhrlin F, Lindtner O, Heinemeyer G, Lampen A: Toxicology and risk assessment of coumarin: focus on human data, *Mol Nutr Food Res* 54(2):228–239, 2010.

Adkins Y, Kelley DS: Mechanisms underlying the cardioprotective effects of omega-3 polyunsaturated fatty acids, *J Nutr Biochem* 21(9):781–792, 2010.

Akilen R, Tsiami A, Devendra D, Robinson N: Glycated haemoglobin and blood pressure-lowering effect of cinnamon in multi-ethnic type 2 diabetic patients in the UK: a randomized, placebo-controlled, double-blind clinical trial, *Diabet Med* 27(10): 1159–1167, 2010.

Alzheimer's Association: *Alternative treatments,* 2019. https://www.alz.org/alzheimers_disease_alternative_treatments.asp. Accessed April 2019.

Alzheimer's Disease Cooperative Study: *Huperzine A,* 2017. https://www.adcs.org/huperzine-a-study. Accessed December 2017.

American Geriatrics Society Beers Criteria Update Expert Panel: American Geriatrics Society 2019 updated Beers Criteria for potentially inappropriate medication use in older adults, *J Am Geriatr Soc* 67(4):674–694, 2019.

American Heart Association: *Fish and omega-3 fatty acids,* 2019. https://www.heart.org/en/healthy-living/healthy-eating/eat-smart/fats/fish-and-omega-3-fatty-acids?s=q%253Dfish%252520and%252520omega%2525203%252520fatty%252520acids%2526sort%253Drelevancy. Accessed April 2019.

Amico AP, Terlizzi A, Damiani S, Ranieri M, Megna M, Fiore P: Immunopharmacology of the main herbal supplements: a review, *Endocr Metab Immune Disord Drug Targets* 13:283–288, 2013.

Amieva H, Meillon C, Helmer C, Barberger-Gateau P, Dartigues JF: Ginkgo biloba extract and long-term cognitive decline: a 20-year follow-up population-based study, *PLoS One* 8(1): e52755, 2013.

Askeroglu U, Alleyne B, Guyuron B: Pharmaceutical and herbal products that may contribute to dry eyes, *Plast Reconstr Surg* 131:159–167, 2013.

Bahall M: Prevalence, patterns, and perceived value of complementary and alternative medicine among HIV patients: a descriptive study, *BMC Complement Altern Med* 17:422, 2017.

Barnes PM, Bloom B, Nahin RL: Complementary and alternative medicine use among adults and children: United States, 2007, *Natl Health Stat Report* (12):1–23, 2008.

Barry MJ, Meleth S, Lee JY, et al: Effect of increasing doses of saw palmetto extract on lower urinary tract symptoms: a randomized trial, *JAMA* 306:1344–1351, 2011.

Basch E, Ulbricht C: *Natural standard herb & supplement handbook: the clinical bottom line,* St Louis, MO, 2005, Mosby.

Birks J, Grimley Evans J: Ginkgo biloba for cognitive impairment and dementia, *Cochrane Database Syst Rev* (1):CD003120, 2009.

Boehm K, Borrelli F, Ernst E, et al: Green tea (*Camellia sinensis*) for the prevention of cancer, *Cochrane Database Syst Rev* (3):CD005004, 2009.

Brattström A: Long-term effects of St. John's wort (*Hypericum perforatum*) treatment: a 1-year safety study in mild to moderate depression, *Phytomedicine* 16:277–283, 2009.

Brien S, Prescott P, Lewith G: Meta-analysis of the related nutritional supplements dimethyl sulfoxide and methylsulfonylmethane in the treatment of osteoarthritis of the knee, *Evid Based Complement Alternat Med* 2011:528403, 2011.

Bruno JJ, Ellis JJ: Herbal use among US elderly: 2002 National Health Interview Survey, *Ann Pharmacother* 39:643–648, 2005.

Bruyere O, Reginster JY: Glucosamine and chondroitin sulfate as therapeutic agents for knee and hip osteoarthritis, *Drugs Aging* 24:573–580, 2007.

Burks K: Osteoarthritis in older adults: current treatments, *J Gerontol Nurs* 31:11–19, 2005.

Butler M, Nelson VA, Davila H, et al: Over-the-counter supplement interventions to prevent cognitive decline, mild cognitive impairment, and clinical Alzheimer-type dementia: a systematic review, *Ann Intern Med* 168(1):52–62, 2018. doi:10.7326/M17-1530.

Butterweck V, Schmidt M: St. John's wort: role of active compounds for its mechanism of action and efficacy, *Wien Med Wochenschr* 157(13-14):356–361, 2007.

Canter PH, Ernst E: Ginkgo biloba is not a smart drug: an updated systematic review of randomised clinical trials testing the nootropic effects of G. biloba extracts in healthy people, *Hum Psychopharmacol* 22:265–278, 2007.

Cheung CK, Wyman JF, Halcon LL: Use of complementary and alternative therapies in community-dwelling older adults, *J Altern Complement Med* 13:997–1006, 2007.

Clegg DO, Reda DJ, Harris CL, et al: Glucosamine, chondroitin sulfate, and the two in combination for painful knee osteoarthritis, *N Engl J Med* 354:795–808, 2006.

Council for Responsible Nutrition: *How do you read a supplement label?* 2008. www.herbalnutritionhealth.com/CRNlabel0302.pdf. Accessed January 2018.

de Leiris J, de Lorgeril M, Boucher F: Fish oil and heart health, *J Cardiovasc Pharmacol* 54:378–384, 2009.

Debbi EM, Agar G, Fichman G, et al: Efficacy of methylsulfonylmethane supplementation on osteoarthritis of the knee: a randomized controlled study, *BMC Complement Altern Med* 11:50, 2011.

Deka A, Vita JA: Tea and cardiovascular disease, *Pharmacol Res* 64:136–145, 2011.

DeKosky ST, Williamson JD, Fitzpatrick AL, et al: Ginkgo biloba for prevention of dementia: a randomized controlled trial, *JAMA* 300:2253–2262, 2008.

Dodge HH, Zitzelberger T, Oken BS, Howieson D, Kaye J: A randomized placebo-controlled trial of Ginkgo biloba for the prevention of cognitive decline, *Neurology* 70:1809–1817, 2008.

Durante KM, Whitmore B, Jones CA, Campbell NR: Use of vitamins, minerals and herbs: a survey of patients attending family practice clinics, *Clin Invest Med* 24:242–249, 2001.

Engelsen J, Nielsen JD, Winther K: Effect of coenzyme Q10 and Ginkgo biloba on warfarin dosage in stable, long-term warfarin treated outpatients. A randomised, double blind, placebo-crossover trial, *Thromb Haemost* 87(6):1075–1076, 2002.

Ernst E: The risk-benefit profile of commonly used herbal therapies: ginkgo, St. John's wort, ginseng, echinacea, saw palmetto, and kava, *Ann Intern Med* 136:42–53, 2002.

Federal Registry. Current good manufacturing practice in manufacturing, packaging, labeling, or holding operations for dietary supplements. Final rule, *Federal Register* 72:34752–34958, 2007. https://www.federalregister.gov/documents/2007/06/25/07-3039/current-good-manufacturing-practice-in-manufacturing-packaging-labeling-or-holding-operations-for. Accessed April 2019.

Ferracioli-Oda E, Qawasmi A, Bloch MH: Meta-analysis: melatonin for the treatment of primary sleep disorders, *PLoS One* 8:e63773, 2013.

Flowers N, Hartley L, Todkill D, Stranges S, Rees K: Co-enzyme Q10 supplementation for the primary prevention of cardiovascular disease, *Cochrane Database Syst Rev* (12):CD010405, 2014.

Gordon RY, Cooperman T, Obermeyer W, Becker DJ: Marked variability of monacolin levels in commercial red yeast rice products: buyer beware! *Arch Intern Med* 170(19):1722–1727, 2010.

Gurib-Fakim A: Medicinal plants: traditions of yesterday and drugs of tomorrow, *Mol Aspects Med* 27(1):1–93, 2006.

Haber SL, Cauthon KA, Raney EC: Cranberry and warfarin interaction: a case report and review of the literature, *Consult Pharm* 27(1):58–65, 2012.

Hartley L, Flowers N, Holmes J, et al: Green and black tea for the primary prevention of cardiovascular disease, *Cochrane Database Syst Rev* (6):CD009934, 2013.

Hartweg J, Farmer AJ, Perera R, Holman RR, Neil HA: Meta-analysis of the effects of n-3 polyunsaturated fatty acids on lipoproteins and other emerging lipid cardiovascular risk markers in patients with type 2 diabetes, *Diabetologia* 50(8):1593–1602, 2007.

Heck AM, DeWitt BA, Lukes AL: Potential interactions between alternative therapies and warfarin, *Am J Health Syst Pharm* 57:1221–1227, 2000.

Henderson ST, Vogel JL, Barr LJ, Garvin F, Jones JJ, Costantini LC: Study of the ketogenic agent AC-1202 in mild to moderate Alzheimer's disease: a randomized, double-blind, placebo-controlled, multicenter trial, *Nutr Metab (Lond)* 6:31, 2009.

Henning SM, Niu Y, Lee NH, et al: Bioavailability and antioxidant activity of tea flavanols after consumption of green tea, black tea, or a green tea extract supplement, *Am J Clin Nutr* 80(6):1558–1564, 2004.

Hermann R, von Richter O: Clinical evidence of herbal drugs as perpetrators of pharmacokinetic drug interactions, *Planta Med* 78(13):1458–1477, 2012.

Ho MJ, Li EC, Wright JM: Blood pressure lowering efficacy of coenzyme Q10 for primary hypertension, *Cochrane Database Syst Rev* 3:CD007435, 2016.

Hong B, Ji YH, Hong JH, Nam KY, Ahn TY: A double-blind crossover study evaluating the efficacy of Korean red ginseng in patients with erectile dysfunction: a preliminary report, *J Urol* 168:2070–2073, 2002.

Howell AB: Bioactive compounds in cranberries and their role in prevention of urinary tract infections, *Mol Nutr Food Res* 51(6):732–737, 2007.

Iso H, Date C, Wakai K, Fukui M, Tamakoshi A, JACC Study Group: The relationship between green tea and total caffeine intake and risk for self-reported type 2 diabetes among Japanese adults, *Ann Intern Med* 144:554–562, 2006.

Israel D, Youngkin E: Herbal therapies for common health problems. In Youngkin EQ, Sawin KB, Kissinger JF, Israel DS, editors: *Pharmacotherapeutics: a primary care clinical guide*, ed 2, Upper Saddle River, NJ, 2005, Pearson Prentice Hall.

Izzo AA: Interactions between herbs and conventional drugs: overview of the clinical data, *Med Princ Pract* 21(5):404–428, 2012.

Jalili J, Askeroglu U, Alleyne B, Guyuron B: Herbal products that may contribute to hypertension, *Plast Reconstr Surg* 131:168–173, 2013.

Jang DJ, Lee MS, Shin BC, Lee YC, Ernst E: Red ginseng for treating erectile dysfunction: a systematic review, *Br J Clin Pharmacol* 66(4):444–450, 2008.

Jepson RG, Williams G, Craig JC: Cranberries for preventing urinary tract infections, *Cochrane Database Syst Rev* (10):CD001321, 2012.

Jiang W, Qiu W, Wang Y, et al: Ginkgo may prevent genetic-associated ovarian cancer risk: multiple biomarkers and anticancer pathways induced by ginkgolide B in BRCA1-mutant ovarian epithelial cells, *Eur J Cancer Prev* 20:508–517, 2011.

Jurgens TM, Whelan AM, Killian L, Doucette S, Kirk S, Foy E: Green tea for weight loss and weight maintenance in overweight or obese adults, *Cochrane Database Syst Rev* (12):CD008650, 2012.

Karsch-Völk M, Barrett B, Kiefer D, Bauer R, Ardjomand-Woelkart K, Linde K: Echinacea for preventing and treating the common cold, *Cochrane Database Syst Rev* (2):CD000530, 2014.

Khalsa KP: Preparing botanical medicines, *J Herb Pharmacother* 7:267–277, 2007.

Kim LS, Axelrod LJ, Howard P, Buratovich N, Waters RF: Efficacy of methylsulfonylmethane (MSM) in osteoarthritis pain of the knee: a pilot clinical trial, *Osteoarthritis Cartilage* 14:286–294, 2006.

Kim TH, Lim HJ, Kim MS, Lee MS: Dietary supplements for benign prostatic hyperplasia: an overview of systematic reviews, *Maturitas* 73:180–185, 2012.

Krystal AD, Benca RM, Kilduff TS: Understanding the sleep-wake cycle: sleep, insomnia, and the orexin system, *J Clin Psychiatry* 74(Suppl 1):3–20, 2013.

Kuhn MA: Herbal remedies: drug-herb interactions, *Crit Care Nurse* 22:22–28, 2002.

Laaksonen R, Jokelainen K, Sahi T, Tikkanen MJ, Himberg JJ: Decreases in serum ubiquinone concentrations do not result in reduced levels in muscle tissue during short-term simvastatin treatment in humans, *Clin Pharmacol Ther* 57:62–66, 1995.

Lam A, Bradley G: Use of self-prescribed nonprescription medications and dietary supplements among assisted living facility residents, *J Am Pharm Assoc* 46:574–581, 2006.

Langsjoen PH, Langsjoen JO, Langsjoen AM, Lucas LA: Treatment of statin adverse effects with supplemental coenzyme Q10 and statin drug discontinuation, *Biofactors* 25:147–152, 2005.

Larsson SC, Wolk A: Tea consumption and ovarian cancer risk in a population-based cohort, *Arch Intern Med* 165:2683–2686, 2005.

Lawvere S, Mahoney MC: St. John's wort, *Am Fam Physician* 72:2249–2254, 2005.

Leach MJ, Kumar S: Cinnamon for diabetes mellitus, *Cochrane Database Syst Rev* (9):CD007170, 2012.

Lee AN, Werth VP: Activation of autoimmunity following use of immunostimulatory herbal supplements, *Arch Dermatol* 140(6):723–727, 2004.

Lee SH, Ahn YM, Ahn SY, Doo HK, Lee BC: Interaction between warfarin and *Panax ginseng* in ischemic stroke patients, *J Altern Complement Med* 14:715–721, 2008.

Lemoine P, Zisapel N: Prolonged-release formulation of melatonin (Circadin) for the treatment of insomnia, *Expert Opin Pharmacother* 13:895–905, 2012.

Linde K, Berner MM, Kriston L: St. John's wort for major depression, *Cochrane Database Syst Rev* (4):CD000448, 2008.

Liu J, Zhang J, Shi Y, Grimsgaard S, Alraek T, Fønnebø V: Chinese red yeast rice (*Monascus purpureus*) for primary hyperlipidemia: a meta-analysis of randomized controlled trials, *Chin Med* 1:4, 2006.

Loya AM, González-Stuart A, Rivera JO: Prevalence of polypharmacy, polyherbacy, nutritional supplement use and potential product interactions among older adults living on the United States–Mexico border: a descriptive, questionnaire-based study, *Drugs Aging* 26:423–436, 2009.

MacDonald R, Tacklind JW, Rutks I, Wilt TJ: Serenoa repens monotherapy for benign prostatic hyperplasia (BPH): an updated Cochrane systematic review, *BJU Int* 109:1756–1761, 2012.

Madmani ME, Yusuf Solaiman A, Tamr Agha K, et al: Coenzyme Q10 for heart failure, *Cochrane Database Syst Rev* (6):CD008684, 2014.

Martel-Pelletier J, Kwan Tat S, Pelletier JP: Effects of chondroitin sulfate in the pathophysiology of the osteoarthritic joint: a narrative review, *Osteoarthritis Cartilage* 18:S7–S11, 2010.

Mashayekh A, Pham DL, Yousem DM, Dizon M, Barker PB, Lin DD: Effects of Ginkgo biloba on cerebral blood flow assessed by quantitative MR perfusion imaging: a pilot study, *Neuroradiology* 53(3):185–191, 2011.

Mayo Clinic: *Caffeine content for coffee, tea, soda and more*, 1998-2018. https://www.mayoclinic.org/healthy-lifestyle/nutrition-and-healthy-eating/in-depth/caffeine/art-20049372.

Melzer J, Rösch W, Reichling J, Brignoli R, Saller R: Meta-analysis: phytotherapy of functional dyspepsia with the herbal drug preparation STW 5 (Iberogast), *Aliment Pharmacol Ther* 20:1279–1287, 2004.

Murkovic M, Abuja PM, Bergmann AR, et al: Effects of elderberry juice on fasting and postprandial serum lipids and low-density lipoprotein oxidation in healthy volunteers: a randomized, double-blind, placebo-controlled study, *Eur J Clin Nutr* 2004;58:244–249.

Nagaoka I, Igarashi M, Sakamoto K: Biological activities of glucosamine and its related substances, *Adv Food Nutr Res* 65:337–352, 2012.

Nahin RL, Barnes PM, Stussman BJ, Bloom B: Costs of complementary and alternative medicine (CAM) and frequency of visits to CAM practitioners: United States, 2007, *Natl Health Stat Report* 18:1–14, 2009.

Nakasone Y, Watabe K, Watanabe K, et al: Effect of a glucosamine-based combination supplement containing chondroitin sulfate and antioxidant micronutrients in subjects with symptomatic knee osteoarthritis: a pilot study, *Exp Ther Med* 2:893–899, 2011.

National Center for Complementary and Integrative Health: *6 tips: how herbs can interact with medicines*, 2015. https://nccih.nih.gov/health/tips/herb-drug. Accessed February 2018.

National Center for Complementary and Integrative Health: *Red yeast rice*, 2017a. https://nccih.nih.gov/health/redyeastrice. Accessed February 2018.

National Center for Complementary and Integrative Health: *St. John's wort and depression: in depth*, 2017b. https://nccih.nih.gov/health/stjohnswort/sjw-and-depression.htm. Accessed March 2018.

National Center for Complementary and Integrative Health: *St. John's wort*, 2017c. https://nccih.nih.gov/health/stjohnswort. Accessed February 2018.

National Center for Complementary and Integrative Health: *Ginseng*, 2017d. https://nccih.nih.gov/health/asianginseng. Accessed February 2018.

National Center for Complementary and Integrative Health: *St. John's wort and depression: in depth*, 2018. https://nccih.nih.gov/health/stjohnswort/sjw-and-depression.htm. Accessed February 2018.

National Institute of Health: *Dietary Supplement Health and Education Act of 1994. Public Law 103-417. 103rd Congress*, 1994. https://ods.od.nih.gov/About/DSHEA_Wording.aspx. Accessed April 2019.

Nieva R, Safavynia SA, Lee Bishop K, Laurence S: Herbal, vitamin, and mineral supplement use in patients enrolled in a cardiac rehabilitation program, *J Cardiopulm Rehabil Prev* 32:270–277, 2012.

Nutrition Business Journal: *2016 Supplement Business Report*, New York, NY, 2016, Penton Media.

Quinn JF, Raman R, Thomas RG, et al: Docosahexaenoic acid supplementation and cognitive decline in Alzheimer disease: a randomized trial, *JAAM* 304(17):1903–1911, 2010.

Ramar K, Olson EJ: Management of common sleep disorders, *Am Fam Physician* 88:231–238, 2013.

Rambaldi A, Jacobs BP, Gluud C: Milk thistle for alcoholic and/or hepatitis B or C virus liver diseases, *Cochrane Database Syst Rev* (4):CD003620, 2007.

Ravindran AV, Lam RW, Filteau MJ, et al: Canadian Network for Mood and Anxiety Treatments (CANMAT) clinical guidelines for the management of major depressive disorder in adults. V. Complementary and alternative medicine treatments, *J Affect Disord* 117(Suppl 1):S54–S64, 2009.

Reginster JY, Neuprez A, Lecart MP, Sarlet N, Bruyere O: Role of glucosamine in the treatment for osteoarthritis, *Rheumatol Int* 32:2959–2967, 2012.

Reinhart KM, Coleman CI, Teevan C, Vachhani P, White CM: Effects of garlic on blood pressure in patients with and without systolic hypertension: a meta-analysis, *Ann Pharmacother* 42:1766–1771, 2008.

Reinhart KM, Talati R, White CM, Coleman CI: The impact of garlic on lipid parameters: a systematic review and meta-analysis, *Nutr Res Rev* 22:39–48, 2009.

Ried K, Frank OR, Stocks NP: Aged garlic extract reduces blood pressure in hypertensives: a dose-response trial, *Eur J Clin Nutr* 67:64–70, 2013.

Ried K, Frank OR, Stocks NP, Fakler P, Sullivan T: Effect of garlic on blood pressure: a systematic review and meta-analysis, *BMC Cardiovasc Disord* 8:13, 2008.

Rundek T, Naini A, Sacco R, Coates K, DiMauro S: Atorvastatin decreases the coenzyme Q10 level in the blood of patients at risk for cardiovascular disease and stroke, *Arch Neurol* 61:889–892, 2004.

Ryder PT, Wolpert B, Orwig D, Carter-Pokras O, Black SA: Complementary and alternative medicine use among older urban African Americans: individual and neighborhood associations, *J Natl Med Assoc* 100:1186–1192, 2008.

Salazar-Martinez E, Willett WC, Ascherio A, et al: Coffee consumption and risk for type 2 diabetes mellitus, *Ann Intern Med* 140:1–8, 2004.

Sarma DN, Barrett ML, Chavez ML, et al: Safety of green tea extracts: a systematic review by the US Pharmacopeia, *Drug Saf* 31(6):469–484, 2008.

Sawitzke AD, Shi H, Finco MF, et al: Clinical efficacy and safety of glucosamine, chondroitin sulphate, their combination, celecoxib or placebo taken to treat osteoarthritis of the knee: 2-year results from GAIT, *Ann Rheum Dis* 69:1459–1464, 2010.

Shah SA, Sander S, White CM, Rinaldi M, Coleman CI: Evaluation of echinacea for the prevention and treatment of the common cold: a meta-analysis, *Lancet Infect Dis* 7:473–480, 2007.

Shelton RC: St. John's wort (Hypericum perforatum) in major depression, *J Clin Psychiatry* 70(Suppl 5):23–27, 2009.

Sierpina VS, Wollschlaeger B, Blumenthal M: Ginkgo biloba, *Am Fam Physician* 68:923–926, 2003.

Simons S, Wollersheim H, Thien T: A systematic review on the influence of trial quality on the effect of garlic on blood pressure, *Neth J Med* 67:212–219, 2009.

Singh JA, Noorbaloochi S, MacDonald R, Maxwell LJ: Chondroitin for osteoarthritis, *Cochrane Database Syst Rev* (1):CD005614, 2015.

Siscovick DS, Barringer TA, Fretts AM, et al: Omega-3 polyunsaturated fatty acid (fish oil) supplementation and the prevention of clinical cardiovascular disease: a science advisory from the American Heart Association, *Circulation* 135(15), e867–e884, 2017.

Snitz BE, O'Meara ES, Carlson MC, et al. Ginkgo Evaluation of Memory (GEM) Study Investigators. Ginkgo biloba for preventing cognitive decline in older adults: a randomized trial, *JAMA* 302:2663–2670, 2009.

Sobenin IA, Pryanishnikov VV, Kunnova LM, Rabinovich YA, Martirosyan DM, Orekhov AN: The effects of time-released garlic powder tablets on multifunctional cardiovascular risk in patients with coronary artery disease, *Lipids Health Dis* 9:119, 2010.

Stabler SN, Tejani AM, Huynh F, Fowkes C: Garlic for the prevention of cardiovascular morbidity and mortality in hypertensive patients, *Cochrane Database Syst Rev* (8):CD007653, 2012.

Tachjian A, Maria V, Jahangir A: Use of herbal products and potential interactions in patients with cardiovascular diseases, *J Am Coll Cardiol* 55:515–525, 2010.

Tacklind J, MacDonald R, Rutks I, Stanke JU, Wilt TJ: Serenoa repens for benign prostatic hyperplasia, *Cochrane Database Syst Rev* 12:CD001423, 2012.

Tacklind J, MacDonald R, Rutks I, Wilt TJ: Serenoa repens for benign prostatic hyperplasia, *Cochrane Database Syst Rev* (2):CD001423, 2009.

Tang NP, Hua L, Zhou YL, Zhou GM, Ma J: Tea consumption and risk of endometrial cancer: a metaanalysis, *Am J Obstet Gynecol* 201(6):e1-8, 2009.

Terris MK, Issa MM, Tacker JR: Dietary supplementation with cranberry concentrate tablets may increase the risk of nephrolithiasis, *Urology* 57:26–29, 2001.

Therapeutic Research Center: *Natural medicines: ginkgo*, 2017a. https://naturalmedicines.therapeuticresearch.com/databases/food,-herbs-supplements/professional.aspx?productid=333. Accessed March 22, 2018.

Therapeutic Research Center: *Natural medicines: melatonin*, 2017b. https://naturalmedicines.therapeuticresearch.com/databases/food,-herbs-supplements/professional.aspx?productid=940. Accessed March 22, 2018.

Therapeutic Research Center: *Natural medicines: Ginseng Panax*, 2017c. https://naturalmedicines.therapeuticresearch.com/databases/food,-herbs-supplements/professional.aspx?productid=1000. Accessed March 22, 2018.

Therapeutic Research Center: *Natural medicines: coenzyme Q10*, 2017d. https://naturalmedicines.therapeuticresearch.com/. Accessed December 28, 2017

Therapeutic Research Center: *Natural medicines: green tea*, 2017e. https://naturalmedicines.therapeuticresearch.com/search.aspx?q=green+tea. Accessed December 28, 2017.

Therapeutic Research Center: *Natural medicines: diabetes*, 2017f. https://naturalmedicines.therapeuticresearch.com/search.aspx?q=diabetes. Accessed December 29, 2017.

Therapeutic Research Center: *Natural Medicines—Effectiveness Checker, 2017—"garlic"*, 2017g. https://naturalmedicines.therapeuticresearch.com/databases/food,-herbs-supplements/professional.aspx?productid=300. Accessed December 28, 2017.

Therapeutic Research Center: *Natural medicines: echinacea*, 2018a. https://naturalmedicines.therapeuticresearch.com/databases/food,-herbs-supplements/professional.aspx?productid=981. Accessed March 22, 2018.

Therapeutic Research Center: *Natural medicines: St. John's wort*, 2018b. https://naturalmedicines.therapeuticresearch.com/databases/food,-herbs-supplements/professional.aspx?productid=329. Accessed March 22, 2018.

Therapeutic Research Center: *Natural medicines: chondroitin sulfate*,

2018c. https://naturalmedicines.therapeuticresearch.com/databases/food,-herbs-supplements/professional.aspx?productid=744. Accessed March 22, 2018.

Therapeutic Research Center: *Natural medicines: saw palmetto*, 2018d. https://naturalmedicines.therapeuticresearch.com/databases/food,-herbs-supplements/professional.aspx?productid=971. Accessed March 22, 2018.

Tillett J, Ames D: The uses of aromatherapy in women's health, *J Perinat Neonatal Nurs* 24:238–245, 2010.

Towheed TE, Maxwell L, Anastassiades TP, et al: Glucosamine therapy for treating osteoarthritis, *Cochrane Database Syst Rev* (2):CD002946, 2005.

Toyama K, Sugiyama S, Oka H, et al: Rosuvastatin combined with regular exercise preserves coenzyme Q10 levels associated with a significant increase in high-density lipoprotein cholesterol in patients with coronary artery disease, *Atherosclerosis* 217:158–164, 2001.

Tuomilehto J, Hu G, Bidel S, Lindström J, Jousilahti P: Coffee consumption and risk of type 2 diabetes mellitus among middle-aged Finnish men and women, *JAMA* 291:1213–1219, 2004.

Turunen M, Olsson J, Dallner G: Metabolism and function of coenzyme Q, *Biochim Biophys Acta* 1660(1-2):171–199, 2004.

U.S. Food and Drug Administration: *Dietary supplements*, 2017a. http://www.fda.gov/Food/Dietarysupplements/default.htm. Accessed January 2018.

U.S. Food and Drug Administration: *Structure/function claims*, 2017b. https://www.fda.gov/Food/LabelingNutrition/ucm2006881.htm. Accessed January 2018.

Ulbricht C, Chao W, Costa D, Rusie-Seamon E, Weissner W, Woods J: Clinical evidence of herb-drug interactions: a systematic review by the Natural Standard Research Collaboration, *Curr Drug Metab* 9(10):1063–1120, 2008.

van der Watt G, Laugharne J, Janca A: Complementary and alternative medicine in the treatment of anxiety and depression, *Curr Opin Psychiatry* 21:37–42, 2008.

Vellas B, Coley N, Ousset PJ, et al: Long-term use of standardised Ginkgo biloba extract for the prevention of Alzheimer's disease (GuidAge): a randomised placebo-controlled trial, *Lancet Neurol* 11:851–859, 2012.

Vlachojannis JE, Cameron M, Chrubasik S: A systematic review on the Sambuci fructus effect and efficacy profiles, *Phytother Res* 24(1):1–8, 2010.

Volpi N: Anti-inflammatory activity of chondroitin sulphate: new functions from an old natural macromolecule, *Inflammopharmacology* 19(6):299–306, 2011.

Wilhelmsen-Langeland A, Saxvig IW, Pallesen S, et al: A randomized controlled trial with bright light and melatonin for the treatment of delayed sleep phase disorder: effects on subjective and objective sleepiness and cognitive function, *J Biol Rhythms* 28:306–321, 2013.

Yoon SL, Horne CH, Adams C: Herbal product use by African American older women, *Clin Nurs Res* 13:271–288, 2004.

Yoon SJ, Horne CH: Herbal products and conventional medicines used by community-residing older women, *J Adv Nurs* 33:51–59, 2001.

Yoon SL, Schaffer SD: Herbal, prescribed, and over-the-counter drug use in older women: prevalence of drug interactions, *Geriatr Nurs* 27:118–129, 2006.

Zakay-Rones Z, Thom E, Wollan T, Wadstein J: Randomized study of the efficacy and safety of oral elderberry extract in the treatment of influenza A and B virus infections, *J Int Med Res* 32(2):132–140, 2004.

Zakay-Rones Z, Varsano N, Zlotnik M, et al: Inhibition of several strains of influenza virus in vitro and reduction of symptoms by an elderberry extract (Sambucus nigra L.) during an outbreak of influenza B Panama, *J Altern Complement Med* 1(4):361–369, 1995.

第三部分

健康和功能

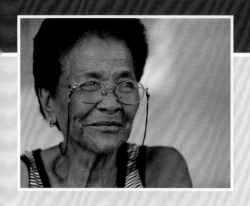

# 视力

*Theris A. Touhy*

我能理解随着年龄的增长视力受损带来的问题。不戴眼镜的时候我几乎是个盲人,甚至连闹钟上的数字都看不见。我对我老了以后的视力很担心。我在养老院照顾过一个有黄斑变性的女人,我问她这种病是如何影响视力的,她把一只手放在我面前说:"我能看到你的头发及其颜色,以及你周围的一些空间,但我看不清你的脸和你的肤色。"在生活中,她使用低视力辅助设备,效果似乎很好。即使她失去了视力,她仍能精神饱满地生活,这既让我有些害怕,又给了我希望。我打算搜索一些如何保持眼睛健康的信息。我以前从未思考过,现在可以做些什么让我在未来能够获益。

27 岁的学生 Debbie

视力是最强的挫败感的来源之一。人们完全可以习惯大号字体并使用白纸黑字,但为什么现代出版商总喜欢使用闪亮、光滑的白纸,淡色墨水和极小的字体呢?还好现在有带灯光菜单的餐厅,还有我新买的有亮屏的手机。

85 岁的老年人 Lyn

## 学习目标

学完本章后,读者将能够:

1. 识别与年龄相关的影响视力的眼部变化,讨论促进终身眼部健康的建议。

2. 讨论可能发生于老年人的眼部疾病。

3. 描述筛查、健康教育和治疗眼病的重要性,以防止不必要的视力损伤。

4. 为有视力障碍的老年人确定有效的沟通策略。

5. 了解提高视力的辅助设备。

## 视力变化

眼睛结构的变化从年轻时就开始了,呈渐进性,包括功能性和结构性的改变。受影响最严重的结构是角膜、前房、晶状体、睫状肌和视网膜。所有与年龄相关的变化都会影响视觉的准确性和调节功能。尽管老视(年龄引起的近视力下降)最初出现于 45~55 岁,但在 65 岁及以上的老年人中,仍有 80% 的人可在 90 岁以后维持良好的远视力。为增强近距离视力,超过 95% 的 65 岁以上的老年人会使用眼镜。

## 眼外的变化

就像身体其他部位的皮肤一样,眼睑会失去弹性导致下垂(老年性上睑下垂)。在多数情况下,这只是一个外观形象问题。但在某些情况下,如果上睑下垂到超过了下睑边缘,就会影响视力。眼轮匝肌的痉挛可能会导致下睑向内翻转,如果眼睑持续这样,就称为睑内翻。随着眼睑的翻转,下睑睫毛也会向内转动,导致角膜发炎和擦伤,这时就需要通过手术来防止永久性损伤。眼轮匝肌肌力下降可能导致下睑外翻(图 11.1)。没有完整的下睑槽,眼泪就会顺着脸颊流下,而不会浸湿角膜,再加上眼睑闭合不全,就会导致眼睛过度干燥(眼干燥症),需要使用人工泪液来缓解。患者在睡觉时可能也需要用胶带来帮助眼睛闭合。结膜杯状细胞的减少是老年人眼睛干燥的另一个原因。杯状细胞能够产生减缓泪膜蒸发的黏液蛋白,对眼睛的润滑和运动至关重要。

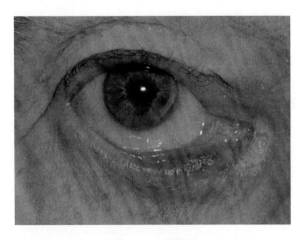

图 11.1 睑外翻

## 眼部的变化

眼角膜是眼球前部无血管的一层透明薄膜,能使通过瞳孔进入眼睛的光线发生折射(弯曲)。随着年龄的增长,角膜变得更平坦、更不光滑、更厚,明显的变化是外观黯淡或透明度降低,由此就增加了散光的发生率。前房是角膜与晶状体之间的空腔。前房的边缘有控制房水含量和流动的管道。年老后,由于晶状体的增厚,前房的体积和容量略有减小,眼内液体的吸收效率降低,甚至可能彻底失效。当情况严重时,可能会导致眼压(IOP)增加并最终发展为青光眼。

虹膜是前房内的一圈肌肉。虹膜包绕着眼睛的开口(瞳孔),使眼睛呈现出不同的颜色,并能调节到达视网膜的光线量。随着年龄的增长,虹膜由于色素的流失和胶原纤维密度的增加而变得苍白。虹膜与年龄相关的正常变化,与其他神经系统变化有关——对感官刺激的反应变慢,具体来说,就是对光亮和黑暗的反应。在黑暗的环境中,瞳孔扩大变慢,会造成老年人看不清道路(例如,从一个明亮的区域移动到像电影院这样的黑暗区域)。

瞳孔适应光线变化的能力较弱,由此眩光成为一个主要问题。眩光不仅可以由阳光引起,还可以由任何闪亮物体(如大灯或抛光的地板)上的光反射引起。在户外使用太阳镜(如室内有相当的眩光,也可以使用)会减少眩光的问题。对于夜盲症患者,迎面而来的车辆车头灯的眩光会增加驾驶的安全风险。持续性瞳孔收缩称为老年性瞳孔缩小,这常在体格检查时发现,若双侧瞳孔等大则为正常表现。在角膜和虹膜的边缘有一个叫角膜缘的小环。一些老年人的眼部会出现一个灰白色的环或半环,形成 1~2mm 的内侧缘,称为角膜老年环,它由沉积的钙和胆固醇盐组成,不影响视力。

晶状体是位于虹膜后面的一个柔韧的、双凸晶体状结构,负责调节进入瞳孔的光线并将其聚焦到视网膜上,从而提高视觉的准确性。与老龄相关的晶状体变化普遍存在,但很多变化被认为是暴露于紫外线中的结果。随着年龄的增长,晶状体纤维不断被压缩、产生黄斑病变,加上为晶状体提供营养的房水不足,这些都会改变晶状体的透明度。虽然晶状体细胞可持续生长,但速度比以前慢。晶状体不能使透镜有效地聚焦(折射)近距离物体,称为调节能力下降。

悬韧带、睫状肌和副交感神经的改变也会造成调节能力下降,最终导致光线的散射增加,颜色感知减弱。对于早年近视的人来说,这种改变实际上可能会改善视力。晶状体混浊(白内障)在 50 岁左右开始发生,其发病机制尚不完全清楚,但是紫外线通过使胶原蛋白交联,导致晶状体结构变硬、变厚,促进了白内障的发生。

## 眼内的变化

玻璃体是赋予眼球形状和支撑力的结构,随

着年龄的增长,它失去了一些水分和纤维骨骼的支撑。由此可造成非白内障性质的混浊感,即人们可以看到线、网、点或点簇,每次随着眼睛的运动在视野中快速移动。这些混浊被称为"飞蚊",是视网膜外围或中心部分脱落后愈合的玻璃体碎片。这些碎片大多数是无害的,只是在其自行消散或被适应前会给人带来困扰。然而,如果患者看到大量飞蚊和闪光,这可能是眼部急症(视网膜脱离),需立即就医。

视网膜位于眼睛的内部,与年轻人相比,老年人的视网膜边缘不太明显,外观也更暗淡。光谱中蓝色、紫色和绿色的颜色保真度变差;暖色如红色、橙色和黄色更容易被看到。颜色清晰度在60岁时下降25%,在80岁时下降59%,可能的原因包括:晶状体变性,光线进入视网膜的能力受损,视网膜中央凹不够明亮。80岁的人若想和20岁的人看得同样清晰,则需要其两倍的光线才能办到(Huether et al., 2014)。

黄斑区可能出现黄斑点(黄白色斑点)。在这些病变没有伴随视物扭曲或视力下降发生前,它们的临床表现是不显著的。最后,视网膜周围的视杆细胞和相关神经的数量减少,导致周围视觉不再离散或缺失。眼后动脉可表现为动脉粥样硬化和轻微狭窄。如果患者有长期的高血压病史,动静脉交叉处的静脉可能会出现压痕(血管局部狭窄)。表11.1总结了眼睛随年龄增长的变化。

**表 11.1 眼睛随年龄增长的变化**

| 结构 | 变化 | 结果 |
| --- | --- | --- |
| 角膜 | 变厚,曲度减少 角膜边缘灰色环(角膜老年环)形成 | 散光增加 不损伤视力 |
| 前房 | 晶状体变厚引起尺寸和体积减小 | 偶尔对虹膜静脉窦施加压力,可导致眼压升高及青光眼 |
| 晶状体 | 透明度降低<br><br>弹性丧失 | 减少折射、增加光散射、降低色觉(绿色和蓝色),暗适应能力降低;白内障调节能力丧失(老视:对近距离物体失去聚焦能力) |
| 睫状肌 | 瞳孔直径减小,径向扩张肌萎缩 | 持续性收缩(老年性瞳孔缩小);临界闪烁频率降低[a] |
| 视网膜 | 周围视杆细胞减少,视杆细胞及相关神经细胞消失 | 视物所需的最小光量增加 |
| 黄斑 | 萎缩,如老年性黄斑变性(又称年龄相关性黄斑变性,AMD) | 视力下降 |
| 玻璃体 | 玻璃体液化,凝胶减少 | 玻璃体后部脱离导致"飞蚊";视网膜脱离风险 |

注:[a] 表示人们感知为稳定光的最小闪烁光的频率,可以呈现出连续的视觉刺激。

## 视觉障碍

### 发病率和患病率

衰老过程中的视力下降是可以避免的,但与年龄相关的变化会促进视力下降。即使是视力良好(裸眼视力0.5或更好)且无明显眼疾的老年人,也会表现出视觉功能缺陷,需要调整以增强视力,保障安全。随着年龄的增长,罹患与年龄相关的眼病和其他疾病(高血压、糖尿病)的风险也会增加,如果不加以治疗,就会导致视力下降。

视力丧失是年龄相关性残疾的主要原因。超过2/3的视力障碍患者年龄大于65岁,80岁以上的老年人占严重视力障碍病例的70%。世界卫生组织(WHO,2019)将视觉障碍定义为:即使在佩戴了矫正镜片的情况下,视力较好的那只眼睛的视力低于0.3,但高于0.05(法定盲)。

20世纪90年代以来,由于眼科保健卫生服务(特别是白内障手术)的普及、眼科保健教育的推广和传染病治疗水平的提高,全世界视觉障碍的发生率有所下降。然而,视觉障碍是全球范围内的一个主要的公共卫生问题,预计随着人口老龄化的进展,其发生率将大幅增加。预计弱势群体和少数群体,特别是糖尿病和高血压发病率不断升高的非裔美国人和拉丁裔人群,失明和视觉障碍的比例将进一步增加。在美国,视觉障碍的主要原因是白内障、青光眼、糖尿病神经病变和老年性黄斑变性。在全球范围内,未经矫正的屈光不正(近视、远视或散光)以及未经手术治疗的白内障和青光眼是视觉障碍的主要原因。

在发展中国家,眼疾导致的视力丧失尤其令人担忧,世界上 90% 的盲人生活在这些国家。在经济困难的国家,白内障是导致失明的主要原因,主要是由卫生服务和治疗不足(World Health Organization,2019)所引起。世界卫生组织的《全民眼健康:2014—2019 年全球行动计划》建议至 2019 年,全球可避免的视觉障碍减少 25%。其他目标包括纳入改善卫生系统服务的全面眼科保健服务,确保人们可得到视力康复服务(World Health Organization,2017)。据估计,有 80% 的视觉障碍是可以避免或可以治愈的。具体可参见《健康人民 2020》知识链接中老年人的视力目标。

### ♥ 健康人民 2020

**目标:老年人的视力**

- 增加过去两年内接受全面眼科检查(包括散瞳)的成年人比例
- 减少糖尿病视网膜病变造成的视觉障碍
- 减少青光眼造成的视觉障碍
- 减少白内障造成的视觉障碍
- 减少老年性黄斑变性造成的视觉障碍
- 更多视觉障碍人士能接受视力康复服务
- 更多视觉障碍人士使用辅助和自适应装置

资料来源:U.S. Department of Health and Human Services, Office of Disease Prevention and Health Promotion:*Healthy People 2020*,2012.

### 视觉障碍的后果

视觉问题如同心脏病和癌症这些危及生命的疾病一样,会对生活质量产生负面影响。视力丧失会影响个人的生活质量以及日常活动能力,如驾驶、阅读、安全操作、穿衣、烹饪、服药和参与社交活动。视力下降被视为是跌倒和其他事故的一个重要危险因素,并与认知能力下降、抑郁症、住院风险增加、死亡有关。"视力丧失不仅会严重损害一个人的独立性和自给自足的能力,还会对老年人、家庭、照护者以及整个社会的健康和福祉产生'滚雪球效应',而人们严重低估了这种累积效应"(International Federation on Ageing,2012,p. 4)。

### 视觉障碍的预防

许多与年龄相关的眼部疾病在早期没有任何症状,但可以通过全面的眼部检查及早发现。然而,非医疗专业人员和医疗专业人员对眼部疾病及其治疗相关的知识均存在不足。社会经济地位和受教育程度是重要的社会决定因素,通过影响人们获得和使用有效及适当的眼部护理,从而影响疾病的识别和治疗(MacLennan et al.,2014;Zhang et al.,2013)。

在所有年龄段,注重眼部健康和保护视力都很重要(知识链接 11.1)。预防和治疗眼部疾病是护士和其他卫生专业人员的重要职责。美国眼科研究所(NEI)的全国眼科健康教育计划(NEHEP)为卫生专业人员提供了一个以循证为基础的工具和资源方案,可在社区环境中使用,为老年人提供有关眼部健康和保持健康视力的相关知识。该计划为眼部疾病高危人群提供健康教育材料和组织宣传活动,包括非裔美国人、美洲印第安人、阿拉斯加原住民、拉美裔/拉丁裔以及有糖尿病和青光眼家族史的人(NEI,NEHEP,2017)(知识链接 11.2)。

### 知识链接 11.1   促进眼部健康

- 进行一次全面的散瞳眼科检查
- 了解家人的眼部健康史
- 合理饮食以保护视力(选择富含绿叶蔬菜、水果和鱼类的饮食)
- 保持健康体重
- 佩戴防护眼镜
- 戒烟或者永远不要吸烟
- 戴上墨镜保持凉爽
- 在计算机上工作或专注于一件事情时,需要让你的眼睛得到休息。每隔 20 分钟将目光移至 20m 远的地方 20 秒,这将有助于减轻眼睛疲劳
- 正确清洁双手及角膜接触镜(俗称隐形眼镜)
- 在工作场所采取眼睛安全措施(如果需要,可佩戴防护眼镜)

资料来源:National Eye Institute:*Information for healthy vision.*

## 视力

- **疾病预防控制中心**:提供健康教育,年龄相关的视力问题如老年性黄斑变性、青光眼、糖尿病视网膜病变的宣教视频资料
- **美国视力健康**:网络验光中心
- **灯塔国际**:教育资源、专业发展、公共政策中心
- **美国全国眼科健康教育计划(NEHEP)和美国全国眼科研究所(NEI)**:教育和专业资源,老年与视力计划,一生好视力工具包,常见的视力问题介绍短片,用眼健康与眼部疾病的相关视频
- **全国盲人联合会**:教育信息、资源
- **美国卫生与公众服务部/美国卫生保健研究与质量控制(USDHHS/AHRQ)**:循证实践指南:开角型青光眼患者的护理
- **视觉感知(美国盲人基金会)**:为丧失视力的人提供独立生活的资源;新发失明者的工具包;指导盲人如何行走
- **世界卫生组织计划**

# 眼部疾病

## 白内障

白内障(cataract)是指眼睛原本透明的晶状体变混浊,导致其失去透明度或散光。白内障可发生在任何年龄段(包括婴儿出生时),但最常见于晚年。在美国,75 岁及以上的老年人中约有 70% 患有白内障。根据病变在晶状体内的不同位置,白内障可分为核性、皮质性和后囊下(位于晶状体囊后部)白内障。核性白内障是最常见的类型,发病率与年龄和吸烟呈正相关。皮质性白内障的发病率也随年龄增长而增加,其形成与长期暴露在紫外线中有关。糖尿病老年人比非糖尿病老年人患白内障的可能性高 60%。在有青光眼手术史或其他类型眼科手术史的人群中,白内障也更容易发生。

在白内障的发展过程中,没有疼痛感,最常见的症状是视觉变得浑浊或模糊。患者看到的一切都变得昏暗,就像透过需要清洗的眼镜看东西一样。其他症状还有眩光、在灯光周围看到晕圈、夜视差、感觉颜色褪色或物体呈黄色、阅读时需要更亮的光线。患者对红色反射缺失,可表现为黑影。图 11.2A 为正常视力;图 11.2B 显示了白内障对视力的影响。美国眼科研究所提供了关于眼部疾病和用眼健康的视频(知识链接 11.2)。

## 白内障的治疗

白内障最有效的治疗方式为外科手术,同时白内障手术是美国最常见的外科手术。该手术包括摘除晶状体并植入人工晶体(IOL)。在大多数情况下,白内障手术只需要进行局部麻醉,而且可在门诊进行。如果眼睛除了白内障,其他一切正常,那么手术将提高患者 95% 的视力。严重的术后并发症(如炎症、感染、出血、视网膜脱离、肿胀和青光眼)的发生率很低。患有糖尿病或其他眼部疾病的人较容易出现并发症。

## 术前及术后护理

在护理白内障手术患者时,护理干预措施包括:让患者做好视力对光线适应能力改变的准备,并确保患者已接受有关实际术后期望的充分咨询准备。大多数患者在手术后都会感到轻微的不适。手术后的第一天,眼睛可能会出现发红、瘙痒、分泌物增多的症状,也可能会有一些黑点或黑影(漂浮物)飘过视野。视觉会在几天或几周内保持模糊,然后会随着眼睛的恢复而逐渐改善。

如果患者患有双侧白内障,则需先对一只眼睛进行手术,一个月以后再对另一只眼睛进行第二次手术,以确保伤口更好地愈合。手术后,患者需避免提重物、用力和弯腰,可以使用眼药水促进伤口愈合并预防感染。护士需为患者进行跌倒预防措施的宣教,强调进行家庭安全环境改造的重要性。相关研究表明,白内障手术后,患者跌倒的风险会增加,特别是在第一次和第二次手术之间。如果一个人有一只"好"眼和一只"坏"眼,他可能会因为视力不平衡而增加跌倒的风险。

## 青光眼

青光眼(glaucoma)是一组会损害视神经的疾病,它是美国第二大致盲原因。青光眼影响着约 230 万 40 岁以上的美国人,65 岁以上人群中有 6%

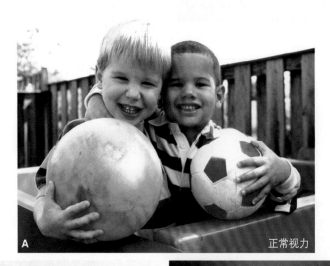

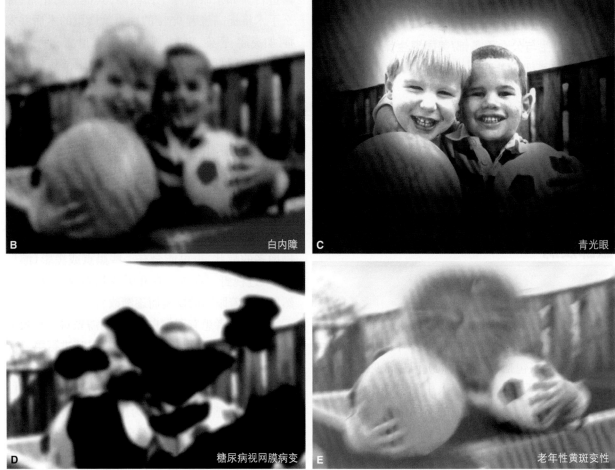

图 11.2 （A）正常视力;(B)白内障模拟视力;(C)青光眼模拟视力;(D)糖尿病视网膜病变模拟视力;(E)老年性黄斑变性模拟视力

的人患有青光眼。其中,最常见的类型是原发性开角型青光眼(primary open-angle glaucoma,POAG),它首先影响侧面视力,并有可能多年不被发现,因此至少有一半的青光眼患者并不知道自己患有这种疾病。

青光眼的高危人群包括 40 岁以上的非裔美国人,有青光眼家族史的人,60 岁及以上的人,以及墨西哥裔美国人。拉美裔美国人青光眼的发病率是白人的 4 倍,黑人的发病率是白人的 5 倍。与其他种族和民族相比,非裔美国人在更早的时候就有患青光眼的风险,并且青光眼致盲的概率是白人的 4~5 倍。82% 的 POAG 与 2 型糖尿病相关,POAG 的危险因素还包括眼部创伤、严重近视及眼部手术史。青光眼的其他高危人群包括有使用皮质类固醇史、眼部创伤、近视及眼部手术史的人(NEI,2017a)。部分遗传变异与眼压升高有关,因此家族史也是一个重要的危险因素(Sussman,2016)。现阶段正在开展有关于青光眼如何损害眼睛的基因研究(NEI,2016)。

青光眼对视神经的损害是不可逆转的,不可自主恢复的,因此早期诊断至关重要。如果及早发现,青光眼通常可以得到控制,并可防止严重的视力下降。青光眼的症状包括头痛、昏暗灯光下视力下降、对眩光的敏感度增加、"眼睛疲劳"、周边视力受损、瞳孔固定和扩张,以及经常更换矫正镜片。图 11.2C 呈现了青光眼对视力的影响。

闭角型青光眼不像 POAG 那么常见,常发生于当虹膜角导致房水通过小梁网受阻时。眼睛较小的人、亚洲人和女性是该病的高危人群。闭角型青光眼可由感染或创伤所致,表现为眼压迅速上升,伴有眼内及眼周发红、疼痛,严重头痛,恶心、呕吐及视物模糊。这是一种急症,患者可能在 2 天内失明。治疗方案是采用虹膜切除术,用以缓解眼压。许多具有抗胆碱能特性的药物,包括抗组胺药、兴奋剂、血管扩张药和拟交感神经药,对易患急性闭合性青光眼的个体尤其危险。

> ⚡ **安全警示**
>
> 闭角型青光眼会导致眼内及眼周发红、疼痛,严重头痛,恶心、呕吐及视物模糊。这是一种急症,患者可能在 2 天内失明。

## 青光眼的筛查与治疗

诊断青光眼,需进行散瞳检查和眼压测定。65 岁及以上的老年人应每年进行一次散瞳检查,而对于需用药物控制的青光眼患者应至少每 6 个月检查一次。针对 40 岁以上的非裔美国人和其他有青光眼家族史的人,也建议每年进行一次筛查。虽然基本医疗保险不包含常规的眼科检查,但对于青光眼高危人群和糖尿病患者,医疗保险可报销 80% 的散瞳检查费用。

青光眼的治疗包括以降低眼压为目的的药物治疗(口服或局部使用滴眼液)和/或激光手术(小梁成形术)和滤过手术。药物通过减少眼内产生的房水量或改善引流角的流量来降低眼压。β 受体阻滞剂是治疗青光眼的一线药物,其次是前列腺素类似物。二线药物包括局部的碳酸酐酶抑制剂和 $\alpha_2$ 受体激动剂。患者有时也需要联合使用多种眼药水。目前,正在研究一种角膜接触镜,可以提供持续释放剂量的青光眼药物。还需要进一步的研究才能将此角膜接触镜应用于人类,不过这可能会成为青光眼治疗的另一种选择,并且可以改善那些难以精确使用眼药水的患者的预后(Ciolino et al.,2016)。

在医院或长期护理机构中,了解病史以确定患者是否患有青光眼,并确保根据患者的治疗方案给予眼药水是很重要的。如果不按时使用眼药水,眼压会升高并导致青光眼急性加重。通常情况下,使用药物是可以控制青光眼的,但对于某些类型的青光眼,可能需要进行激光手术(小梁成形术)和滤过手术。通常仅在必要情况下才建议进行手术,以防止对视神经的进一步损伤。

## 糖尿病眼病

糖尿病眼病包括糖尿病视网膜病变(diabetic retinopathy,DR)和糖尿病性黄斑水肿(diabetic macular edema,DME)。糖尿病患者白内障和青光眼的发病率高于普通人群。所有类型的糖尿病眼病都有可能导致严重的视力障碍和失明(NEI,2017c)。

## 糖尿病视网膜病变

糖尿病在美国是一种常见病,1 型和 2 型糖尿病都可能发生 DR(第 24 章)。一个人患糖尿病的时间越长,患 DR 的风险就越高。几乎所有的 1 型糖尿病患者最终都会患上视网膜病变。与 1 型糖尿病患者相比,2型糖尿病患者发展为严重视网膜病变的概率很低。糖尿病所致的慢性高血糖与视网膜中的微小血管损伤有关,从而导致DR。血液和脂质渗漏会导致黄斑水肿和硬性渗出物(由脂质组成)形成。在糖尿病视网膜病变晚期,新的脆弱血管形成,容易出血。伴随糖尿病的血管和细胞改变,通常也会发生其他病理视力状况的迅速恶化(图11.2D)。DR的进展分为4个阶段(知识链接11.3)。

---

### 知识链接11.3　糖尿病视网膜病变分期

- **轻度非增殖性视网膜病变**　疾病早期,会出现微动脉瘤,这是视网膜细小血管中气球状的肿胀区域。
- **中度非增殖性视网膜病变**　随着疾病的进展,一些营养视网膜的血管被阻塞。
- **重度非增殖性视网膜病变**　更多的血管被阻塞,影响视网膜部分区域的供血功能,随之这些区域向身体发送信号,生长出新的血管以获取营养。
- **增殖性视网膜病变**　疾病晚期,视网膜发出的获取营养的信号触发了新血管的生长,这些异常且脆弱的血管沿着视网膜和填充眼睛内部的透明玻璃体凝胶的表面生长。这些新生的血管本身不会引起症状或导致视力下降,但是血管壁又薄又脆,若破裂出血,会导致严重的视力丧失,甚至失明(NEI,2017c)。

---

#### 糖尿病视网膜病变的筛查与治疗

早期发现和治疗DR至关重要。在DR的早期阶段,患者没有任何症状。这种疾病通常会在不知不觉中发展,直到影响视力,人们才会感知到。异常视网膜血管出血会导致"漂浮"斑点的出现,有时这些斑点会自行消除。如果不及时治疗,出血经常复发,就会增加永久性失明的风险。通过眼底镜检查,可以看到DR早期的迹象,包括微动脉瘤、火焰状出血、棉絮状斑点、硬性渗出物和扩张的毛细血管。人们可通过持续并严格地控制血糖水平、胆固醇水平、血压水平以及采取激光光凝术(LPC)来阻止疾病的进展。

建议确诊1型糖尿病5年后和确诊2型糖尿病的患者,每年进行一次眼底散瞳检查。护士需向糖尿病患者提供有关DR风险、早期识别和控制血

糖重要性的相关宣教。据报道,轻度至中度非增殖性DR患者跌倒的风险增加,应向疾病早期的患者提供预防跌倒的相关教育(Gupta et al.,2017)。目前,已有很好的治疗方法可以逆转视力下降和改善视力,但前提是个人必须有机会接受筛查,进行眼部检查。因此,一些专家鼓励开展大规模的筛查。

#### 糖尿病性黄斑水肿

DME是视网膜黄斑区域细胞外液积聚,导致的黄斑水肿。DME是糖尿病导致视力损害的最常见原因,也是导致失明的主要原因。在40岁及以上的糖尿病患者中,每25人中就有1人患有DME,非裔美国人和拉美裔美国人的发病率更高。大约一半的DR患者会发展成DME。有高血压和动脉粥样硬化病史的人更容易患DME。尽管随着DR的恶化,DME的发生风险会增加,但DME也可发生在DR的任何阶段。DME的症状包括视物模糊、色彩对比度下降、视力减退、出现"漂浮"在眼前的黑点或黑条(Genentech,2017)。

DME的治疗包括玻璃体腔内注药及激光治疗。玻璃体腔内注药以注射抗VEGF(血管内皮生长因子)药物和可的松药物为主。激光治疗可烧灼渗漏的血管和减少黄斑内积液。在治疗有DME的DR患者时,抗VEGF疗法(雷珠单抗,即Lucentis)可单独使用或与激光疗法联合使用。这种治疗耐受性良好,但需要在36个月内进行12~15次的眼部注射(NEI,2017c)。

对于DME患者,严格控制血糖、胆固醇及血压值,每年进行一次眼科散瞳检查,开展有关眼病和糖尿病的健康教育都非常重要。然而,近期一项研究发现,40岁及以上DME患者中仅有44.7%的人被医生告知过糖尿病影响了自己的眼睛,59.7%的人在过去一年中接受过眼科散瞳检查。大约55%的DME患者不知道自己患有这种眼科疾病(Genentech,2017)。近几年,干细胞技术和组织工程的不断发展,为替换因青光眼、DR和AMD而丧失的视网膜神经元提供了可能(Levin et al.,2017)。

#### 视网膜脱离

视网膜脱离可发生于任何年龄段,但在40岁以后更常见。此病需要紧急救治,否则可能导致永久性视力丧失。视网膜可能存在的小区域撕裂(视

网膜撕裂或破裂），会导致视网膜脱离。这种情况可能发生在白内障患者、近期行白内障手术的患者及眼部外伤患者身上，也可能是自发性的。视网膜脱离的症状包括"飞蚊"的数量逐渐增加和/或眼睛闪光，也表现为在视野上犹如落下了帷幕。小孔或撕裂可使用激光手术或冷冻治疗（冷冻固定术）修复。视网膜脱离需要进行手术治疗。超过 90% 的视网膜脱离患者可以成功治愈，但有时也需二次治疗。然而，治疗结果并不是完全可预测的，有时在手术后的几个月内都无法得知。如果在黄斑脱离之前修复视网膜脱离，视觉效果最好，因此当有症状时必须立即采取治疗措施（NEI, 2017d）。

## 老年性黄斑变性

老年性黄斑变性即年龄相关性黄斑变性（age-related macular degeneration, AMD）。在 50 岁及以上的人群中，AMD 是视力障碍首次出现最常见的原因，尽管这种情况大多数时候是发生在 60 岁之后（NEI, 2017e）。AMD 的患病率随年龄增长而急剧升高，超过 15% 的 80 岁及以上的白人女性患有此种疾病。与非裔美国人或拉美裔/拉丁美国人相比，白人和亚裔美国人更容易因 AMD 而失明。预计未来 20 年受影响的老年人数量将会增加，AMD 已经成为日益严重的全球性流行病。

AMD 是一种影响黄斑的退行性眼部疾病。黄斑位于视网膜中心，使中央视觉变得清晰。该病会导致中央视觉逐渐丧失，只留下完好的周边视觉。在疾病的早期和中期，患者通常没有症状，只有进行充分的散瞳检查才能检测到 AMD。患者会发现视物不像以前那么清晰了，并且会将自身的视力问题归咎于正常老化或白内障。

AMD 进一步发展后，中央视野附近会出现模糊区域。随着时间的推移，模糊区域可能会变大，中央视野出现空白点。AMD 不会导致完全失明，但中央视觉的丧失会影响日常活动，如交谈过程中看清对方的脸、阅读、驾驶、近距离工作的能力，并导致行动不便、跌倒风险增加、抑郁症和生活质量下降（NEI, 2017e）。图 11.2E 显示了 AMD 对视力的影响。

AMD 是由循环系统变化、细胞废物累积、组织萎缩以及视网膜下脉络膜层异常血管生长所造成的。纤维疤痕会破坏感光细胞的营养，导致它们死亡并失去中央视觉。AMD 的危险因素与冠状动脉疾病（高血压、动脉粥样硬化）相似，包括炎症和饮食。高糖饮食与 AMD 的发生及进展有关（Rowan et al., 2017）。吸烟会使 AMD 发生的风险增加一倍。有 AMD 家族史的个体患病的风险更高。现已明确，至少有 20 种基因和 AMD 的发病相关，并且可能还有其他的基因也与此病有关（NEI, 2017e）。

根据视网膜下玻璃疣的大小和数量，AMD 被分为 3 个阶段（知识链接 11.4）。一个人可能仅一

### 研究亮点

该项解释性现象学研究的目的是了解新生血管性 AMD 的个体经历，包括正在进行的抗血管内皮生长因子治疗（抗 VEGF 疗法）。该研究在澳大利亚一家公立医院的诊所开展。对年龄在 67~90 岁的 13 名女性和 12 名男性参与者进行了访谈，这些参与者至少有一只眼睛被诊断为新生血管性 AMD，并且正在接受常规抗 VEGF 治疗。主题分析确定了两个主要主题：新生血管性 AMD 和生活的不确定性。

对于大多数参与者而言，诊断为 AMD 需要持续注射抗 VEGF，这会改变他们的生活，患者会出现由高度焦虑到接受现实的恐惧所引起的一系列感受。参与者表示，对于可以治疗的疾病，他们感到宽慰，但一想到"有针扎进眼睛"，就会感到恐惧。注射过程中所积累的正向经验有助于减轻患者产生的焦虑，但如果是新的临床医生给予注射或是出现了意外症状/并发症（例如疼痛、眼内出血），患者的焦虑就会随之增加。治疗和视力限制导致他们失去了生活的乐趣，这让他们感到难过，并且也很难根据预约来安排他们的生活。患者对失明的恐惧无处不在。在疾病的进展方面，许多人经历了明显的缓解过程，视力得到了改善。然而，他们仍在与预后的不确定性作持续的斗争。

医疗机构工作人员和患者之间的关系，对于帮助患者克服焦虑至关重要。安慰、关怀、交流以及被支持和被了解的感觉，能够帮助患者忍受治疗的严酷性，他们对能够得到的治疗表示感激。保证家庭生计、治疗技术的连续性以及了解患者及其经历也是非常重要的。

资料来源：McCloud C, Lake S: Understanding the patient's lived experience of neovascular age-related macular degeneration: a qualitative study, Eye (Lond) 29(12), 1561-1569, 2015.

知识链接 11.4　老年性黄斑变性的 3 个阶段

- 根据视网膜下玻璃疣的大小和数量，AMD 被分为 3 个阶段。患者可能是仅一只眼患有 AMD，或双眼均患有 AMD，其中一只眼患病晚于另一只眼。
- **早期 AMD**：早期 AMD 患者存在中等大小的玻璃疣，玻璃疣的宽度约为人类头发的平均宽度。患有早期 AMD 的个体通常不存在视力丧失。
- **中期 AMD**：中期 AMD 患者通常有大玻璃疣、视网膜色素变化，或两者皆有。同样，这些变化只能通过散瞳检查检测到。中期 AMD 可能会导致部分视力丧失，但大多数人不会出现任何症状。
- **晚期 AMD**：除了玻璃疣，晚期 AMD 患者会出现由黄斑损伤所引起的视力丧失。晚期 AMD 包括两种类型：

  地图样萎缩（也称为干性 AMD），黄斑中向大脑传递视觉信息的光敏细胞和黄斑下方的支持组织逐渐分解，这些变化会导致视力丧失。

  新生血管性 AMD（也称为湿性 AMD），异常血管在视网膜下生长。"新生血管"的字面意思是"新血管"，这些血管会渗血、渗液，导致黄斑肿胀和损伤。与地图样萎缩的渐进式发展过程不同，新生血管性 AMD 的损害迅速且严重。地图样萎缩和新生血管性 AMD 有可能同时存在于同一只眼中，也可能是其中一种情况先出现。

资料来源：National Eye Institute：*Facts about age-related macular degeneration*.

只眼患有 AMD，或者一只眼的病变程度比另一只眼要严重。并非所有有早期 AMD 的患者都会发展至晚期。在一只眼有早期 AMD 而另一只眼无患 AMD 迹象的患者中，约 5% 的人的患眼会在 10 年后发展为晚期 AMD。双眼有早期 AMD 的患者，约 14% 的人，至少有一只眼会在 10 年后发展为晚期 AMD。一只眼有晚期 AMD 的患者会增加另一只眼发展为晚期 AMD 的风险。

AMD 晚期时，黄斑损伤致使视力下降。晚期 AMD 分为两种类型：地图样萎缩（干性 AMD）和新生血管性 AMD（湿性 AMD）。当视网膜后的异常血管开始在黄斑下生长时，就会发生新生血管性 AMD。这些新血管很脆弱，经常会出现渗血、渗液，从而将黄斑从眼部后方的正常位置抬高。对于湿性 AMD，中央视觉会迅速且严重丧失，许多人会在诊断后 2 年内失明。

## AMD 的筛查与治疗

AMD 的早期诊断是关键。阿姆斯勒方格（Amsler grid）（图 11.3）可以用来确定视力的清晰度，若发现方格表中心区域呈波浪线，则可判定机体已开始发生黄斑变性。随着疾病的进展，患者可能会看到阻挡视觉中心的黑暗或空白区域。在对 AMD 患者进行健康教育时强调，应每天使用阿姆斯勒方格表对眼睛进行测试，这样就能察觉到眼睛的细微变化。AMD 在保持运动、不吸烟和食用富含绿色、多叶蔬菜及水果的个体中的发生率较低。早期 AMD 患者保持以上习惯有助于保持视力（NEI，2017e）。

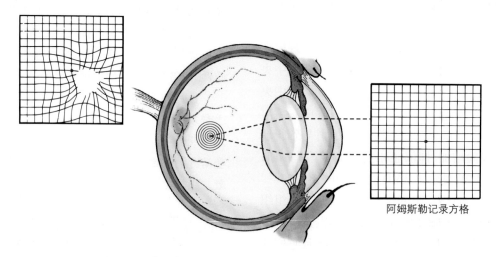

阿姆斯勒记录方格

图 11.3　黄斑变性：中央视觉扭曲（左），周边视觉正常（右）

NEI 年龄相关眼病研究（AREDS/AREDS2）发现，每天摄入某种高剂量的维生素和矿物质，可以延缓中期 AMD 患者和单眼晚期 AMD 患者的疾病进程。但补充这些维生素和矿物质对早期 AMD 患者无益，也不会恢复其已失去的视力。患者应该与他们的眼科护理专业人员一起讨论补充配方。

湿性 AMD 的治疗包括光动力疗法（PDT）、LPC 和抗 VEGF 疗法。2010 年，FDA 批准了一种植入式望远镜（IMT），用以帮助 65 岁及以上由 AMD 造成视力下降的患者。IMT 可以通过放大在视野中心的物体，来帮助晚期 AMD 患者（Duffy，2017）。

雷珠单抗（Lucentis）和阿瓦斯汀（Avastin）（抗 VEGF 疗法）为生物制剂，是新生血管性 AMD 最常见的治疗形式。湿性 AMD 患者的眼睛会出现特定生长因子异常增高，导致异常血管生长。抗 VEGF 疗法阻断了生长因子的作用。这类药物每月注射入眼内一次，可以帮助减缓 AMD 造成的视力损伤，在某些情况下还可以改善视力。带有激光治疗的 PDT 也可用于治疗 AMD（NEI，2017e）。

## Charles Bonnet 综合征

Charles Bonnet 综合征（幻视）是 AMD 患者视力损伤的一个常见副作用。个体可能会看到颜色或形状简单的图像，或人、动物、建筑或风景的详细图像。有时这些图像符合逻辑上的视觉场景，实际情况却并非如此。这就要求护士必须知晓 Charles Bonnet 综合征，不要将这种症状归因于认知障碍或精神疾病。

这种情况类似于幻肢综合征，即个体有肢体缺损但仍能感受到手指、足趾的存在或出现瘙痒感的情况。同样，当大脑失去了来自眼睛的输入时，它可以通过自己生成视觉图像来填补空白。这种综合征通常在疾病开始 18~24 个月后消失。减轻此类症状的干预措施包括给予充足照明、鼓励个体进行睁眼闭眼训练或专注于某个真实物体（NEI，2017e）。

## 眼干燥症

眼干燥症（俗称干眼病）不是眼病，却是老年人的常见主诉。随着年龄的增长，眼泪的产生通常会减少，这种情况被称为干燥性角膜结膜炎。眼干燥症最常见于绝经后的女性。润湿眼球表面所必需的分泌黏蛋白的细胞、泪腺和分泌表面油脂的睑板腺均随年龄而改变，所有的这些变化都可同时发生。轻症患者会有干燥、发痒的感觉（眼干燥症）。在严重情况下，黏液分泌减少，患者会出现明显的不适感。

部分药物会导致眼干燥症，特别是抗胆碱药、抗组胺药、利尿药、β 受体阻滞剂和一些催眠药。干燥综合征是一种细胞介导的自身免疫性疾病，表现为泪腺活性降低。此疾病可通过眼科医生行希尔默试验（Schirmer tear test）得出诊断，即将滤纸条放在下睑下，以测量眼泪产生的速度。针对眼干燥症，常见的治疗方法是使用人工泪液或生理盐水凝胶，但二者均含有防腐剂，有一定的刺激性，眼干燥症患者可能对其很敏感。眼科医生还可以暂时或永久地关闭患者的泪道。其他措施还包括使用加湿器保证房间空气湿润，避免风吹和使用吹风机，在睡觉时使用人工泪液膏等。维生素 A 缺乏是眼干燥症的一个成因，因此可使用维生素 A 软膏进行治疗。

# 促进健康老龄化：对老年护理的启示

## 评估

视力障碍在老年人中十分普遍，与衰老和眼部疾病有关，可显著影响老年人的沟通能力、躯体功能、活动安全和生活质量。为了促进健康老龄化以及改善老年人的生活质量，所有医疗机构中照护老年人的护士，可采取以下措施来改善老年人视力障碍的临床结局。这些措施包括：评估老年人的视力变化，改善环境以扩大视野提高安全性，进行适当的沟通交流，提供健康教育及预防治疗的建议，使用视力相关辅助设备。

## 干预措施

护理视力障碍患者的一般原则包括：使用暖色调的白炽灯；增加照明强度；使用遮阳板和百叶窗来控制眩光；使用黄色和琥珀色镜片来减少眩光；佩戴能够阻挡所有紫外线的太阳镜；推荐阅读字体大、深色、间距均匀的文字材料；选择具有良好对比度和强度的颜色。颜色对比度强有助于对物品的定位，因此强烈对比的颜色对视力不全的人是非常有帮助的。例如，在米色墙上，有一条颜色明亮的毛巾和一条白色毛巾,视力不全的人更容易找到颜色明亮的毛巾。在选择颜色的时候,最好是在光谱的最前端使用红黄蓝三原色,而不是最后再选择红黄蓝三原色。如果你想选择彩虹色,比起蓝色和绿色,人们更有可能看到的是红色和橙色。图 11.4 完美地说明了丹麦哥本哈根一家疗养院颜色的使用情况。知识链接 11.5 提供了护理视力障碍老年人的最佳实践建议。

## 长期护理机构中的注意事项

与居住在社区的同龄老年人相比,养老院老年人视力障碍的发生率高了 3%~15%(Johnson and Record,2014)。认知和听力障碍通常伴随着视力障碍,严重影响沟通、安全、功能状态和生活质量。2017 年的一项研究(Jensen and Tubaek,2017)表明,白内障和 AMD 是导致视力障碍的最常见原因。关

---

**知识链接 11.5　最佳实践建议**

### 与患有视力障碍的老年人沟通

- 评估患者视力下降情况。
- 在说话前确保患者已经注意到你了。
- 清楚地识别自己和患者的身份。当你离开的时候告知患者,确保患者知道你的离开。
- 说话时与患者平视。
- 确保光线充足,消除眩光。
- 当其他人在场时,通过呼唤名字或轻轻触碰手臂开始与视力障碍患者的对话。
- 选择色彩强烈的油漆、家具和图片(例如,红色、橙色)。
- 使用大的、深色的、间距均匀的印刷字体。
- 使用对比鲜明的打印材料(例如,在白纸上用黑色标记)。
- 在浴室和走廊上使用夜灯,并使用照明开关。
- 在没有任何说明的情况下,不要改变房间格局或个人物品的摆放位置。

- 如果在医院或养老院,使用一些方法确认哪些人存在视力障碍并将视力障碍列入护理计划中。
- 使用钟表面进行类比,以定位物品的位置(例如,用钟表相关位置描述食物的位置,如肉位于 3 点钟方向,甜品位于 6 点钟方向)。
- 给眼镜贴好标签,如果可能的话准备一副备用眼镜;保证眼镜是可佩戴的和干净的。
- 知晓低视力辅助设备,例如语音报时表、有声书和放大镜,并能够便利地使用这些设备。
- 如果患者完全看不见,询问患者你可为他提供何种帮助。如果患者正在行走,不要推拉他。让患者只抓住你肘部以上的手臂,并给出详细的方向指令(例如,板凳位于您的右侧);当坐下时,把他的手放在椅背上。
- 推荐老年人进行视力筛查和一年一次的散瞳检查。

---

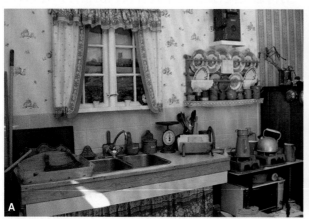 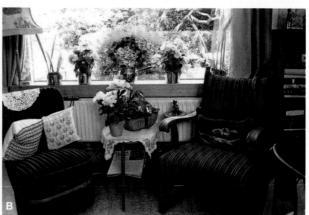

图 11.4 (A)怀旧式厨房;(B)客厅

于眼科诊断的信息往往缺乏医疗记录,养老院的工作人员经常意识不到老人的视力障碍。建议个体在进入养老院之前进行眼科检查,同时在护理计划中要体现出个体使用的视觉辅助设备(眼镜、照明、光学辅助)。除此之外,动态评估也是非常重要的,如果眼部的功能下降,就需转诊看眼科医生。如有需要,可采取治疗来改善视力,如白内障摘除术。即使在有严重白内障的痴呆患者中,手术也能够改善视力,延缓认知功能下降的进程,减少神经精神症状,降低护理人员的压力(Cassels,2014)。

　　佩戴眼镜的人需坚持佩戴眼镜,并定期清洗眼镜。此外,询问此人或他的家人/其他照护人员,了解其是否经常戴眼镜,以及此人的视力是否能满足正常工作的需要也非常重要。在养老院和人们十分关注且需要改善的辅助生活设施方面,与视力障碍相关的研究非常有限。

## 低视力光学设备

　　在过去的十年里,随着技术的进步,出现了一系列低视力设备,这些设备可成功地用于视力障碍患者的护理。这些设备分为"近距离"活动设备(如阅读、缝纫和书写)和"远距离"活动设备(如看电影、看路标和识别公交车与火车上的数字)。护士可以给低视力或失明的患者提供视力康复服务的相关指引,这些服务包括在沟通技能方面的帮助、相关咨询服务和独立生活与个人管理技能、独立活动和旅行技能、低视力设备使用的相关培训和职业康复。熟悉患者所在社区提供这些服务的机构是很重要的。有严重视力障碍的患者,有资格通过政府和包含视力康复计划的私人项目,获得残疾财政与社会服务援助。

　　目前已有一系列可用的低视力辅助设备,包括胰岛素运输系统、语音报时表和手表、大字体印刷书籍、望远镜(手持式或安装在眼镜上),以及通过闭路电视或计算机软件实现电子放大倍数和通过人工语言输出转化为文本的软件。iPod 有一个音

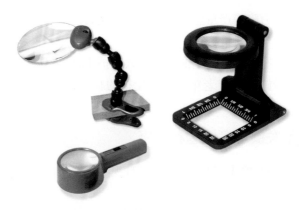

放大镜

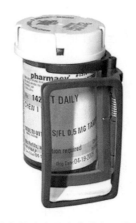

用放大镜放大处方药药瓶上的信息

频菜单的设置,微软和苹果的计算机程序允许个人改变配色方案,选择一个有较高对比度的显示器,并能够放大打印内容。许多网站也可选择音频文本。Kindle 的电子阅读器允许用户在电子书中将字体放大到 40 磅,并提供文本朗读功能。苹果的 iPad 可以将文本以及画外音的字体放大到 56 磅,这个功能可阅读屏幕显示的所有内容,使其完全可供低视力或失明的人使用。越来越多的手机具备语音识别功能,其中,三星手机就附带语音助手,人们能够指挥语音助手进行各项操作。由于每个人需求不同,建议在选择视力辅助设备之前,向低视力相关中心或专家进行个体化咨询。本文还介绍了其他与视力相关的资源,详见知识链接 11.2。

### ■ 主要概念

- 视力丧失是导致年龄相关性残疾的主要原因。
- 在美国,AMD、白内障、青光眼和 DR 是导致老年人视力障碍的常见原因。

- 引起视力障碍的原因是可预防的,所以终身保持眼部健康和早期发现与治疗眼部疾病是至关重要的。

- 视力障碍严重影响一个人独立生活的能力,降低其生活质量。
- 所有医疗机构中照护老年人的护士,可采取以下措施来改善老年人视力受损的临床结局。这些措施包括:评估老年人的视力变化,改善环境以扩大视野提高安全性,进行适当的沟通交流,提供健康教育及预防治疗的建议,使用视力相关辅助设备。

## ■ 关键思考问题和措施

1. 护士如何提高人们对视力障碍的认识和教育?

2. 让学生佩戴被凡士林涂抹过的镜片或其中一个镜片被遮住的太阳镜,并尝试着走动、阅读和服用模拟药物。

3. 在视力筛查与评估中,急症护理/长期护理单元中的护士承担着什么样的角色?

4. 为新诊断为青光眼的个体制订健康教育计划。

5. 你所在的地区有哪些社区资源可供视力障碍的人使用?

## ■ 研究问题

1. 人们认为有哪些措施可加强与视力障碍患者之间的沟通?

2. 护理学学士课程中包含了哪些视力障碍和护理干预的内容?

3. 有哪些因素影响了老年人为视力问题寻求帮助的决定?

4. 在教育老年人预防和治疗眼部疾病方面,哪些类型的教育项目和延伸活动最有效?

5. 不同老年人群对老龄化视觉健康的看法是否存在差异?

6. 视力康复服务对视力障碍老年人的日常生活活动(ADL)能力、工具性日常生活活动(IADL)能力及生活质量有何影响?

7. 提出一个与在长期护理机构中照护视力障碍老年人相关的研究问题。

(周晓娟 译)

## 参考文献

Cassels C: Cataract surgery may cut cognitive decline in dementia, *Medscape Medical News*, 2014. http://www.medscape.com/viewarticle/828188. Accessed July 2014.

Ciolino JB, Ross AE, Tulsan R, et al: Latanoprost-eluting contact lenses in glaucomatous monkeys, *Opthalmology* 123(10):2085–2092, 2016. http://www.aaojournal.org/article/S0161-6420(16)30506-1/fulltext. Accessed November 2017.

Duffy M: *The implantable miniature telescope (IMT) for end-stage age-related macular degeneration,* 2017. http://www.visionaware.org/info/your-eye-condition/age-related-macular-degeneration-amd/new-fda-approved-implantable-telescope-for-end-stage-amd/125. Accessed November 2017.

Genentech: *Retinal diseases fact sheet,* 2017. https://www.gene.com/stories/retinal-diseases-fact-sheet. Accessed November 2017.

Gupta P, Aravindhan A, Gand ATL, et al: Association between the severity of DR and falls in an Asian population with diabetes: the Singapore epidemiology of eye diseases study, *JAMA Ophthalmol* 135(12):1410–1416, 2017.

Huether S, Rodway G, DeFriez C: Pain, temperature regulation, sleep, and sensory function. In McCance K, Huether S, editors: *Pathophysiology,* ed 7, St Louis, 2014, Elsevier, p 516.

International Federation on Ageing: *The high cost of low vision: the evidence on ageing and the loss of sight,* 2012. https://www.ifa-fiv.org/publication/vision/the-high-cost-of-low-vision-the-evidence-on-ageing-and-the-loss-of-sight/. Accessed December 2017.

Jensen H, Tubæk G: Elderly people need an eye examination before entering nursing homes, *Dan Med J* 64(2), 2017. https://www.ncbi.nlm.nih.gov/pubmed/28157061. Accessed November 2017.

Johnson K, Record S: Visual impairment and eye problems. In Ham R, Sloane R, Warshaw G, et al, editors: *Primary care geriatrics,* ed 6, Philadelphia, 2014, Elsevier Saunders, pp 301–305.

Levin LA, Miller JW, Zack DJ, Friedlander M, Smith LEH: Special commentary: early clinical development of cell replacement therapy: considerations for the National Eye Institute Audacious Goals Initiative, *Ophthalmology* 124(7):926–934, 2017.

MacLennan PA, McGivin G Jr, Heckemeyer C, et al: Eye care use among a high-risk diabetic population seen in a public hospital's clinics, *JAMA Ophthalmol* 132(2):162–167, 2014.

National Eye Institute, National Eye Health Education Program: *Facts about glaucoma,* 2015. https://nei.nih.gov/health/glaucoma/glaucoma_facts. Accessed November 2017a.

National Eye Institute: *Researchers discover three glaucoma-related genes,* 2016. https://nei.nih.gov/news/pressrelease/three_glaucoma_related_genes. Accessed November 2017b.

National Eye Institute: *Facts about diabetic eye disease.* https://nei.nih.gov/health/diabetic/retinopathy. Accessed November 2017c.

National Eye Institute, National Eye Health Education Program: *Facts about retinal detachment.* https://nei.nih.gov/health/retinaldetach. Accessed November 2017d. http://www.nei.nih.gov/health/retinaldetach. Accessed July 2014.

National Eye Institute: *Facts about age-related macular degeneration.* https://nei.nih.gov/health/maculardegen/armd_facts. Accessed December 2017e.

National Eye Institute, National Eye Health Education Program: *Vision and aging: See Well for a Lifetime Toolkit.* https://nei.nih.gov/nehep/programs/visionandaging/toolkit. Accessed November 2017.

Rowan S, Jiang S, Korem T, et al: Involvement of a gut-retina axis in protection against dietary glycemia-induced age-related macular degeneration, *Proc Natl Acad Sci USA* 114(22):E4472–E4481, 2017.

Sussman R: *Understanding glaucoma: epidemiology and pathophysiology,* 2016. https://www.medpagetoday.com/resource-center/Ocular-Health/Understanding-Glaucoma/a/60891. Accessed November 2017.

World Health Organization: *Visual impairment and blindness,* 2017. https://www.who.int/news-room/fact-sheets/detail/blindness-and-visual-impairment. Accessed February 2019.

World Health Organization: Prevention of blindness and visual impairment: *Universal eye health: a global action plan 2014–2019,* 2013. https://www.who.int/blindness/actionplan/en/. Accessed February 2019.

Zhang X, Beckles GL, Chou CF, et al: Socioeconomic disparity in use of eye care services among US adults with age-related eye diseases: National Health Interview Survey, 2002 and 2008, *JAMA Ophthalmol* 131(9):1198–1206, 2013.

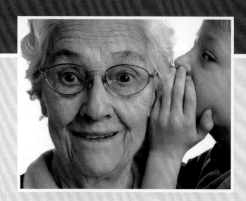

# 12

# 听力

*Theris A. Touhy*

　　我爸爸的听力出现问题已经好几年了,这让我们都快疯了。他不肯承认自己听不见,总说是我们说话声音小或者找其他的借口。当进入房间时,电视的声音很大,导致没有人可以在里面正常交谈和逗留。当我给他打电话时,他只能听懂一半。他的反应很多时候都很反常。我相信,如果他愿意接受这个问题,有一件事一定会很有用——它肯定会对我们有帮助!

21 岁的学生 Sophia

　　听力损失的烦恼体现在生活的细节中,尤其是伴侣也有听力损失的时候。例如,你需要经常重复说过的话,而且听不见甜蜜耳语。

80 岁的老年人 Bob

## 学习目标

学完本章后,读者将能够:

1. 讨论听力随年龄的变化,并描述其对生活质量和功能的影响。
2. 描述听力损失的类型和影响因素。
3. 描述健康教育和听力问题筛查的重要性。
4. 确定听力和听力损失重点评估的内容。
5. 为有听力障碍的人制定有效的沟通策略。
6. 进一步识别能够帮助听力损失患者的可用资源。
7. 讨论护士在帮助个人使用助听器和辅助技术提高听力方面的作用。

　　虽然视力障碍和听力障碍对生活的各个方面都有显著影响,但 Oliver Sacks (1989) 在他的《看见声音》(*Seeing Voices*) 一书中提出了一个观点,即失明可能实际上不如失聪严重。听力损失会影响与他人的沟通交流,同时也会影响沟通双方信息的发出和验证。海伦·凯勒的表达最为深刻:"见不到心爱之人的脸、见不到夏日的日落,这的确是一种障碍;不过我还能摸到他的脸,感觉到太阳的温暖。但是,听不到春天第一只知更鸟的歌声和孩子们的笑声,我感到了漫长而可怕的悲伤"(Keller, 1902)。

## 听力障碍

　　听力损失是美国第三大常见慢性病,也是引起老年人交流障碍最重要的原因。听力损失是一个未被充分认识的公共卫生问题。在 70 岁及以上的老年人中,近 2/3 的人听力损失严重,并已对他们的日常交流造成影响。在所有人群中,男性比女性更容易出现听力损失,美国黑人听力损失的患病率低于白人或拉美裔美国人（Lin and Whitson, 2017）。"健康人民 2020"提出了与听力损失和老年人相关的目标。

年龄相关听力损失（age-related hearing loss, ARHL）是一种由年龄相关变化（表 12.1）、遗传因素、生活方式和环境因素相互作用引起的复杂性疾病。与听力损失相关的因素包括噪声暴露、耳部感染、吸烟以及慢性病（如糖尿病、慢性肾病、心脏病）（Bainbridge and Wallhagen, 2014）。听力损失不再是老龄化不可避免的一部分，人们也越来越关注生活方式相关因素（例如吸烟、营养不良、高血压）与听力损失之间的联系（知识链接 12.1）。

| 表 12.1　与年龄相关的听力变化 | |
| --- | --- |
| 结构变化 | 功能变化 |
| • 耳蜗毛细胞变性；柯蒂器螺旋神经节中听觉神经元的丢失 | • 无法听到高频声音（老年性耳聋，感音神经丧失）；干扰理解言语；不定时发生双耳听力丧失 |
| • 耳蜗基底（耳蜗）传导膜退化 | • 不能听到所有频率的声音，在较高频率时更明显（耳蜗传导损耗） |
| • 耳蜗血管减少；皮质听觉神经元丢失 | • 对所有频率的声音损失相等（听力损失）；无法对声音进行定位 |

💜 **健康人民 2020**

**目标：老年人的听力**

- 增加使用助听器、助听设备、植入耳蜗的听力障碍患者的比例。
- 提高过去 5 年中，70 岁以上人群接受听力检查的比例。
- 增加由初级保健医生或其他保健者转诊进行听力评估和治疗的人数。
- 增加因耳鸣就诊的人群比例。
- 增加在过去 12 个月内，利用互联网资源提供保健信息、指导或建议的听力障碍和其他感觉交流障碍患者的比例。

资料来源：U.S. Department of Health and Human Services, Office ofDisease Prevention and Health Promotion: *Healthy People 2020*, 2012.

| 知识链接 12.1　促进健康听力 |
| --- |
| 避免暴露于过大的噪声中。<br>避免吸烟。<br>将血压/胆固醇维持在正常水平。<br>健康饮食。<br>如果有任何变化，及时进行听力评估。<br>避免使用棉签和其他清洁材料造成的伤害。 |

## 听力障碍的后果

听力损失的影响包括功能和临床表现两个方面，但听力损失不应该被当作衰老过程中的正常表现。听力损失会降低生活质量，产生多种负面结果，包括功能下降、沟通不畅、抑郁、跌倒、自尊丧失、安全风险升高、认知功能下降，以及可能增加的医疗服务利用率，这些都是未满足的医疗需求造成的（Strawbridge and Wallhagen, 2017；Wallhagen and Strawbridge, 2017）。无效的临床沟通被认为是医疗事故的主要原因，ARHL 对医院和社区卫生服务中心的临床沟通均产生负面影响（Cohen et al., 2017；Cudmore et al., 2017）。ARHL 还与老年认知障碍有关，从长远来讲，纠正听力损失可有效减缓认知能力的下降（Logroscino and Panza, 2016）。

听力损失会增加老年人的孤独感，并可能使他们变得多疑、不信任、偏执。因为有听力损失的老年人无法理解或正确地回应谈话，所以他们可能会被误诊为痴呆。住院的老年人有出现不良后果的风险，例如感到困惑、失去控制、恐惧和焦虑加剧，以及对护理计划的误解（Funk et al., 2018）。听力障碍带来的这些后果，进一步加剧了社会对老年人的孤立，减少了有意义的互动交流机会。

## 听力损失的类型

听力损失的两种主要类型是传导性耳聋和感觉神经性耳聋。感觉神经性耳聋（sensorineural hearing loss）是由内耳的损伤或通往大脑的神经通路受损引起的。老年性耳聋（也称为年龄相关听力损失）是最常见的听力损失类型，是一种与衰老相关的感觉神经性耳聋。老年性耳聋随着年龄的增长呈缓慢进行性加重，通常是永久性的。耳蜗可能是导致老年性耳聋的发病部位，但老年性耳聋的确切病因尚不明确。

　　老年感觉神经性耳聋的第二大常见原因是噪声性听力减退(noise-induced hearing loss, NIHL)。耳蜗感觉毛细胞的直接机械性损伤会导致 NIHL,持续地暴露于噪声环境中与间歇性暴露相比,会造成更大的损害(Lewis, 2014)。NIHL 是永久性的,但在很大程度上是可预防的。由于老年人数量的增加,越来越多的军事人员在战争中受到爆炸的影响,听力损失的发病率逐年上升。通过研发更好的护耳装置、进行有关暴露于高噪声环境中的教育、加强保护或修复身体听力关键的耳朵毛细胞的相关研究可减少 NIHL 的发生[National Institute on Deafness and Other Communication Disorders (NIDCD), 2017]。

　　老年性耳聋是一种缓慢、渐进的听力损失,对双耳的影响是一样的。由于其进展缓慢,许多人多年来一直忽视他们的听力损失,认为这只是衰老的一部分。根据听力损失的程度,美国听力损失人群中仅有 10%~25% 的人佩戴助听器(Strawbridge and Wallhagen, 2017)。老年人经常否认自己有听力损失,并指责别人说话含糊不清。然而,在老年人承认自己的听力损失之前,他们的配偶或家人就已经因此问题而感到沮丧。

　　老年性耳聋最初的症状是在嘈杂的环境中难以听清和理解言语。它的一个特点是很难从背景噪声中分离出传入的语音信号(Cohen et al., 2017)。老年性耳聋先是对高频声音不敏感,随后对低频声音的敏感性降低。高频辅音对语音的理解很重要。老年性耳聋相关的变化使得一些发嘶音的辅音如 z, s, sh, f, p, k, t 和 g 很难区分。人们在和听力受损的人说话时经常会提高嗓门,当这种情况发生时,更多的辅音从语音中消失,这让听力受损的人接收起来更加困难。没有辅音字母,高频音调的语言变得不连贯,容易被误解。患有老年性耳聋的老年人对于过滤掉环境中的噪声有困难,而且还会因为难以听懂妇女和儿童讲的话(音调较高)以及人群中的谈话而经常抱怨。感觉神经性耳聋的治疗方法是使用助听器,在某些情况下,还可以植入人工耳蜗。

### 传导性耳聋

　　传导性耳聋(conductive hearing loss)通常由外

耳和中耳的异常所致,这会减弱声音传递到中耳的能力。耳硬化、感染、鼓膜穿孔、中耳积液、肿瘤或耵聍积聚会导致传导性耳聋。耵聍栓塞是所有老年人听力问题中最常见且最容易纠正的(图 12.1)。

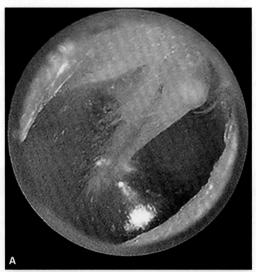

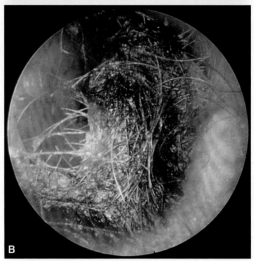

图 12.1 （A)正常鼓膜;(B)耵聍栓塞鼓膜

　　耵聍会通过鼓膜中的空气干扰声音的传导。产生耵聍的腺体数量及个体活动的减少,导致耵聍栓塞的趋势增长。栓塞长期存在,耵聍就会变得坚硬、干燥,呈深褐色。有潜在栓塞风险的人群包括非裔美国人、佩戴助听器的人以及耳道耳内有大量毛发的老年男性,因为这些人群的毛发容易与耵聍缠结在一起。1/3~2/3 的养老院居民和 65 岁以上的人群有耵聍栓塞。在认知障碍患者中,耵聍栓塞的发生率为 28%~36%(Sun, 2017)。在初级保健评估和长期护理机构的居民中,开展耳部耵聍栓塞的评估是非常重要且必要的（Schwartz et al.，2017）。

当怀疑有听力损失，或已有听力损失的人遇到越来越大的困难时，首先应排查是否存在耵聍栓塞。准确评估后，若需去除耵聍，可采取以下几种处理方式：冲洗、使用溶解耵聍的药物、人工取出（Schwartz et al.，2017）（安全警示）。知识链接12.2提出了管理耵聍栓塞的循证建议。

---

⚡ **安全警示**

　　如果有耳部手术史、鼓膜破裂、外耳炎（游泳性耳病）或耳外伤史，请勿尝试自行洗耳或去除耵聍。专业人士操作时需使用消毒过的设备，以避免感染和细菌传播。糖尿病患者需更加谨慎，因为其感染的风险会增加。

---

**知识链接12.2　耵聍栓塞管理指南**

- 解释预防耵聍栓塞的耳卫生方法
- 当用耳镜发现耵聍堆积，妨碍耳朵评估时，可诊断为耵聍栓塞
- 使用耳镜检查佩戴助听器的患者是否有耵聍
- 评估影响治疗的因素（如抗凝治疗、免疫功能低下、糖尿病、头颈部放疗前、耳道狭窄、鼓膜不完整）
- 对耵聍栓塞患者进行适当的干预，包括以下一种或多种干预：使用耵聍溶解药、冲洗、借助器械手动清除

资料来源：Schwartz S，Magit A，Rosenfeld R：Clinical practice guideline（update）：earwax（cerumen impaction），*Otolaryngol Head Neck Surg* 156（1S）：S1-S29，2016.

---

## 提高听力的干预措施

### 助听器

助听器（hearing aid）是一种小型扩音器，包括麦克风、放大器和扬声器。目前有多种类型的带有模拟电路或数字电路的助听器。助听器的尺寸、外观和有效性都有很大的改进（减少了病耻感），并且许多特殊需求可以通过编程来满足。数字助听器体积更小，音质和降噪效果更好，声反馈更少，但是价格很昂贵。完全耳道内（completely in-the-canal，

CIC）助听器完全放置在耳道内。这种类型的设备是最昂贵的，要求具有良好的灵活性。还有一些助听器是隐形的，放置在耳道深处，每4个月更换一次。通过智能手机内置的软件，新型助听器可根据噪声环境和手机使用情况进行精准调节。

大多数人可通过助听器增强听力，但在70岁及以上的老年人中，仅有不到1/3的人使用过助听器（Kimball et al.，2017）。选择何种设备取决于听力损失的类型和个人预算。通过佩戴基础级到中级的助听器，大多数人的听力可得到改善。购买一个好的助听器将会使患者受益良多，合适的佩戴方式也是至关重要的。听力保健的可及性和可负担性是听力损失患者面临的巨大障碍。在美国，双侧助听器的平均费用为4 700美元（约32 430元人民币），且需要多次到听力专家的诊室进行调试。助听器的花费通常不包含在健康保险或医疗保险中，这成为购买助听器的另一阻碍因素。

助听器的监管和销售方式也是阻碍其推广使用的因素之一。美国国家科学院、工程院和医学院2016年就听力保健提出了以下建议：①在医疗保险中增加听力保健的项目；②取消购买助听器前进行医疗鉴定的规定；③创建一种新的监管方式，可在柜台为轻度至中度听力损失的成年人出售助听器（Lin and Whitson，2017；Warren and Grassley，2017）。

### 助听器的调试

在购买助听器的人群中，有近50%的人从未佩戴过，或是在很短的时间内就不再佩戴了。购买助听器后使用率低的因素包括：设备使用操作困难、噪声恼人、感官超负荷、头痛和病耻感。助听器放大了所有的声音，使声音变得不同。和其他任何身体损伤一样，应对ARHL需要健康咨询、康复训练、健康教育、环境设施改进以及耐性。互联网可成为一种辅助听觉康复、提高助听器的适应性以及改善交流的有用工具（Lewis，2014）。影响听力损失者寻求帮助的影响因素，有赖于进一步的研究（Wallhagen and Strawbridge，2017）。

对于护士来说，在护理佩戴助听器的患者时，了解助听器的维护和保养知识是非常重要的。护士可以教会患者、家人或照护者正确使用和保养助听器。许多老年人在医院或疗养院会遇到不必要

的沟通交流问题,原因包括:没有佩戴助听器、助听器未正常工作、助听器需更换电池、助听器遗失。此外,佩戴助听器的人,经常在一些紧急情况下不佩戴或不携带助听器,例如去医院时,因为他们担心助听器会被弄丢或被损坏(Kimball et al.,2018)。

## 人工耳蜗

越来越多的患有感觉神经性耳聋的老年人使用人工耳蜗(cochlear implant),因为他们无法通过助听器获得有效的语音识别。人工耳蜗安全且耐受性良好,并能有效改善沟通交流。人工耳蜗是一种小型、复杂的电子设备,由体外言语处理部分和经手术植入的体内部分组成(图12.2)。与助听器放大声音不同,人工耳蜗绕过了耳朵受损部分,直接刺激听觉神经。人工耳蜗恢复的听力与正常听力不同,需要进行学习适应和训练。大多数保险都可以报销人工耳蜗植入手术的费用。植入手术

也存在一定风险,例如手术会破坏残留的听力。因此,人工耳蜗使用者将永远不能再使用助听器。建议人工耳蜗使用者永远不要进行磁共振成像(MRI)检查,因为MRI检查可能会导致植入物移位或内部磁铁消磁。

## 自适应听力设备

辅助听力设备(也称为个人听觉系统)可被视为助听器的辅助设备,或用于替代听力障碍患者的助听器。这些设备可在市场上买到,用于增强面对面的交流,并更好地理解剧院等大房间内的演讲,帮助听力障碍人士更好地理解语音内容、使用电话和收听电视。许多电影院都有扩音器和字幕显示器。助听环传导系统是一种较新的技术,由安装在房间或其他场所周围的铜线组成,可以将麦克风或电视声音信号传输到具有"远程"接收器的助听器或人工耳蜗(内置于大多数助听器和人工耳蜗中)。

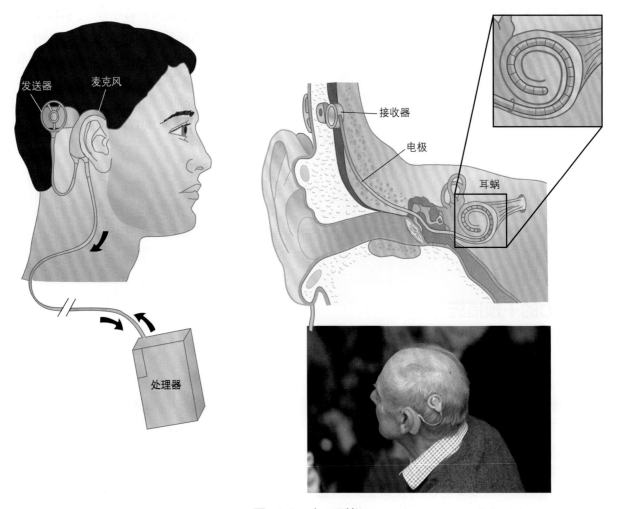

图 12.2    人工耳蜗

系统会接收到来自麦克风或电视的声音,但不会接收背景噪声。这就将助听器转变成了扬声器,为听力损失者传递声音。这些设备在欧洲广泛使用,美国的剧院、教堂、地铁信息亭、出租车后座和家庭电视房间也有很多。

自适应听力设备还有含短信设备的电话和隐藏字幕的电视,现在所有 13 英寸及以上的电视都有隐藏字幕的功能。除此之外,还有一些可用的提醒装置,如能够震动床或者闪光的震动闹钟,对门铃和电话的声音做出反应的声光灯等。当有声音和入侵者时,特殊服务犬("助听犬")能提醒听力障碍者。助听犬经过专业训练,会对不同的声音如电话、烟雾报警器、闹钟、门铃/敲门声和主人称谓等产生回应,并引导主人对上述声响做出回应。

计算机和电子邮件的运用使得听力障碍患者

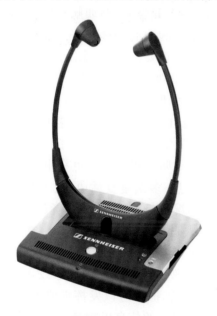

袖珍型放大器

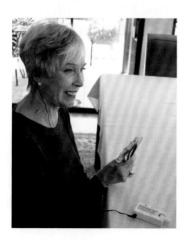

电视助听器

与他人的交流更加简单轻松。Skype 和 FaceTime 等程序也很有用,因为它们可以让患者读唇语和随意调节音量。袖珍型放大器(在零售店有售)特别有助于改善医疗环境中的沟通。在临床环境中,护士最好能获得适当的设备以供听力受损的患者使用。最近一项研究表明,住院患者易于接受并使用这些设备,而且患者和护士都对此表示非常满意(Kimball et al.,2018)。

## 促进健康老龄化:对老年护理的启示

### 评估

听力障碍在老年人中未得到充分的诊断和治疗。尽管老年人听力障碍的患病率很高,但在初级保健中,听力筛查率却很低。老年人最初可能没有意识到自己有听力障碍,因为它是逐渐发展的,所以检查结果可能不会报告任何问题。听力障碍筛查和适当治疗是老年人初级保健的重要组成部分(Wallhagen and Strawbridge,2017)。在医院和长期护理机构中,床旁筛查听力损失就显得尤为重要。

护士应注意到任何听力损失的非语言迹象(例如,托起耳朵,当被问到问题时把头转向一边,或误解问题)。此时,应直接询问患者是否存在听力障碍。许多人未意识到或否认听力障碍的存在,因此筛查应包含一段简短的对话,而不仅仅是"是"或"否"的问题。一个推荐的问题是"您能告诉我,您在听力或理解问题方面有什么问题吗?"。同时识别影响听力的因素也是很重要的,如背景噪声、不熟悉的口音、呼叫系统扬声器。护士还应询问个人,了解他增强听力的首选方法,如书写或使用个人扩音器。以上所有这些信息都需纳入护理计划中(Funk et al.,2018)。

听力评估包括重点病史、体格检查以及听力障碍筛查。护士要询问患者在嘈杂的环境、使用电话或日常谈话中是否有任何理解言语的困难。同时从他们身边重要的人那里获取有关听力问题的信息也很有用。评估可使用自我评估工具(知识链接 12.3)和老年听力障碍量表筛查版(HHIE-S)(知识链接12.4)。此外,还需要了解患者是否长期接触噪声、有无耳部受伤史及使用有潜在耳毒性药物的情况。

## 知识链接 12.3　我的听力有问题吗？

- 我在接听电话时是否有问题？
- 当环境中有噪声时，我的听力是否不好？
- 当两人或多人同时说话时，我是否很难跟上对话？
- 我理解对话是否很费劲？
- 与我交谈的很多人似乎都在喃喃自语（或说话不清晰）？
- 我是否误解了别人的意思，并做出不恰当的回应？
- 我是否在理解妇女和儿童的讲话时有困难？
- 别人是否会抱怨我把电视音量调得太高？
- 我是否经常听到铃声、咆哮声、嘶嘶声？
- 有些声音是否听起来太大了？

资料来源：National Institute on Deafness and Other Communication Disorders：*Hearing loss and older adults*，2014.

## 知识链接 12.4　最佳实践资源

**听力障碍**

- **美国耳鸣协会**：倾听耳鸣者的声音；患者和专业信息
- **听力损失**：不公平听力测试
- **哈特福德老年护理研究所**：老年听力障碍量表筛查版（HHIE-S）
- **美国国家耳聋和其他沟通障碍研究所（NIDCD）**：Hearing loss and older adults patient information；Interactive hearing test；"It's a noisy planet：protect their hearing"；resources for health professionals
- **美国国家卫生研究院（NIH）**：老年健康：听力损失（患者信息）

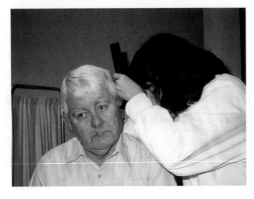

耳镜检查的正确技术

体格检查包括评估外耳，确定有无感染的证据，并使用耳镜观察内耳，寻找传导性听力损失的可能原因，如耵聍嵌塞或异物。检查鼓膜（TM）是否完整。根据检查结果，患者可能需要转介专科医生进行随访。最近的一项研究结果显示，手指摩擦试验灵敏度高，需要的时间少，不需要特殊的设备，使其成为初级保健的有效筛查工具（Srawbridge and Wallhagen，2017）。

### 干预措施

护理措施应基于评估结果来制定，包括听力学专家的意见、听力损失健康教育（包括预防和不良后果）、助听器和辅助听力设备的使用以及沟通技巧。如果发现耵聍栓塞，需去除耵聍（知识链接 12.2）。护士为个人和家庭成员提供健康教育是非常重要的，例如解释听力损失是如何影响一个人的沟通，为什么在病程早期解决听力损失问题很重要，助听器能做什么和不能做什么，如何使用助听器的替代品。以上这些措施将有效促进听力保健服务的开展（Wallhagen and Srawbridge，2017）。在一项关于老年听力损失患者住院经历的定性研究中，提出了以下几点建议：工作人员应对听力损失患者更有耐心；可用笔和纸来传达信息；多次重复话语；交班时对患者的听力损失情况进行交接，这样患者就不必不断地提醒工作人员（Funk et al.，2018）。在教育患者和家人时可借鉴许多循证资源，这些资源还可协助护士制定教育方案（知识链接 12.4）。利用本章提供的信息，护士可以发挥重要作用，为老年人提供他们需要的信息以改善听力，避免听力损失未及时干预带来的负面影响。在与听力损失的患者共事时，有效的沟通策略可以参见知识链接 12.5。

## 耳鸣

耳鸣（tinnitus）是指在缺乏外部声源的情况下，一只或两只耳朵或头部对声音的异常感觉，但也可能表现为嗡嗡声、嘶嘶声、口哨声、蟋蟀唧唧声、铃铛声、咆哮声、滴答声、搏动声或嗖嗖声。这些声音可以是持续的或间断的，并且在夜间或安静的环境中更为明显。耳鸣最常见的类型是伴

**与听力障碍患者的沟通**

- 排除其他因素之前(如感染,耵聍栓塞),勿将听力损失归咎于年龄。
- 听力损失的症状包括不恰当的回复、注意力不集中、冷漠。
- 面向患者,与患者站或坐在同一水平面上,说话时不要转身(如面对计算机)。
- 开始说话之前要引起对方的注意。说话时直视对方的眼睛。
- 确定一只耳朵的听力是否比另一只耳朵好,并适当地调整自己的位置。
- 如果使用助听器,确保它放置在正确的位置,电池正常。
- 询问患者或家人,什么有助于患者听得更清楚。
- 双手远离嘴巴,通过控制横膈膜呼吸来发声。
- 谈话过程中,避免说话人的脸暴露在强光或黑暗中;把灯光对准说话人的脸。
- 降低说话的音调,清晰地表达,保持适当的语速。
- 当患者在医院或护理机构时,在图表及对讲机按钮上进行标注,并告知所有护理人员,患者有听力障碍。
- 采用非语言的方法:手势、演示、视觉辅助工具和书面材料。
- 在句子或短语之间停顿一下,确认对方理解的程度。
- 转变话题时,在更改前进行陈述说明。
- 减少背景噪声(如关掉电视、关上门)。
- 利用辅助听力设备,如袖珍型放大器。
- 交谈中,验证你说的话已被对方清楚理解。听力损失者可能会赞同你所说的所有内容,即使他没有听到你说的话,似乎也能理解你的意思(其实只是在虚张声势)。
- 为听力障碍者分享资源,提供参考。

资料来源:Adams-Wendling L,Pimple C:Evidence-based guideline:nursing management of hearing impairment in nursing facility residents,*J Gerontol Nurs*,34(11):9-16,2008.

有感觉神经性丧失的高频耳鸣;较少见的是伴有传导性损失的低频耳鸣,如梅尼埃病。大约 1/5 的人患有耳鸣。美国退伍军人中与服役有关的残疾,排名第一位的是耳鸣。同时,耳鸣也是那些从伊拉克或阿富汗返回的美国退伍军人残疾的主要原因(American Tinnitus Association,2017)。

耳鸣确切的发病机制尚不清楚,但有几种可能会引发或加重耳鸣的因素。暴露在噪声中是引起耳鸣的主要原因,这种暴露会损伤和破坏内耳的纤毛。一旦损坏,纤毛就不能再生或修复。耳鸣的其他原因包括头颈部创伤、某些类型的肿瘤、耵聍积聚、下颌错位、心血管疾病和使用耳毒性药物。超过 200 种处方药和非处方药将耳鸣列为副作用,其中,阿司匹林最常见。相关证据表明,咖啡因、乙醇、香烟、压力和疲劳可能会加剧耳鸣。

## 干预措施

有些耳鸣患者永远找不到病因,而对于某些人来说,耳鸣可能会随时消失。助听器可以通过放大环境声音来掩盖耳鸣,并且有一种结合掩蔽器和助听器功能的设备,可以发出一种具有竞争力但令人愉悦的声音,以分散头部对噪声的注意力。耳鸣的治疗方式包括经颅电刺激、电离子透入疗法、生物反馈疗法、耳鸣掩蔽疗法(白噪声)、人工耳蜗植入和使用助听器。有研究者发现,催眠、认知行为疗法、针灸和脊椎按摩疗法、自然疗法、习服疗法及药物治疗对于耳鸣均是有效的。

护理措施包括与患者讨论噪声最令人恼火的时段,并让患者写日记以寻找规律;对可能导致耳鸣问题的药物进行评估;对生活方式的改变和一些认为有效的替代方法进行讨论。此外,还可向患者介绍美国耳鸣协会,了解耳鸣最新的研究动态、健康教育知识和支持小组(知识链接 12.4)。

## 主要概念

- 听力障碍是美国第三常见的慢性病,也是引起老年人交流障碍最重要的原因。
- 年龄相关听力损失(ARHL)是一种由年龄相关变化、遗传因素、生活方式和环境因素相互作用引起的复杂性疾病。
- 听力损失的两种主要类型是传导性耳聋和感觉神经性耳聋。
- 老年性耳聋(也称为年龄相关听力损失)是最常见的听力损失类型,是一种与衰老相关的感觉神经性耳聋。

- 助听器和人工耳蜗可用来改善听力,两者都需经过一段时间的适应期。
- 听力损失会降低生活质量,产生多种负面结果,包括功能下降、沟通不畅、抑郁、跌倒、自尊丧失、安全风险升高、认知功能下降。
- 听力损失筛查是老年人评估的一个重要组成部分。
- 护士需向患者提供听力健康宣教,以及助听器和听力辅助设备的使用指导,从而加强听力损失者的沟通交流。

## 护理研究:听力障碍

　　Sonya 是一名 66 岁的高中护士/顾问。在服役 20 年后,她以军官军衔从军队护士团退役。在职业生涯的早期,她的大部分时间都是在战争中度过的,在那里曾多次遭受炮击。大约 45 岁时,她开始意识到自己出现听力损失,到 55 岁时变得更加严重。在服役期间,她得到了士官的很多帮助,使她的耳朵功能维持在正常水平。当她回归居民生活时,听力损失变得更加难以控制,但她不愿意向其他人承认她有听力问题。那些年里,她试图尽可能地掩盖她的听力问题,一些同事认为她很迟钝,还有人怀疑她耳聋。当她在学区任职时,工作涉及三所高中,需与众多教职员工和学生进行沟通交流,这是她工作的主要方面。在第一年年底的评估中,评估结果提示她存在注意力不集中。随后,她承认自己有听力问题,并被建议佩戴助听器。她说:"这些年来,我认识好几个戴助听器的人,但没有一个人对助听器感到满意。我想这就是为什么之前我没有使用它的原因。"她接受了助听器,但是几周后,她就很少再佩戴了。学校董事会的人事官员,在听到几起关于沟通不当的投诉后,告诉她如果她想继续担任该职位,就必须戴上助听器。Sonya 知道助听器是必不可少的,不仅是为了交流,也是为了安全——她走路时差点被车撞了,因为她根本没有听见车来了。但 Sonya 不想再去听力诊所,因为

诊所的人似乎不知道自己在做什么,而且每次不同的人都会给 Sonya 不同的意见。她尝试了三种不同类型的听力辅助工具,但似乎都没什么帮助。Sonya 对自己的耳鼻喉医生失去了信心,因为他一直无法帮助她解决耳鸣问题。Sonya 的学区与一家健康维护组织签订了合同,现在她不确定她应该去哪寻求医疗保健服务。

　　在护理研究的基础上,使用以下程序制订护理计划[a]:
- 列出 Sonya 提供的主观资料。
- 列出提供客观资料的信息。
- 从这些资料中,使用公认的格式确定并说明你认为的目前对 Sonya 来说两个最重要的护理诊断。列出你从资料中发现的 Sonya 的两个优点。
- 确定并说明每个诊断的结局标准。这些标准必须反映护理诊断中确定的问题得到了一定程度的缓解,并且必须以具体和可衡量的术语进行陈述。
- 针对每个护理诊断列出护理计划并陈述一项或多项干预措施。提供用于确定适当干预措施来源的具体文件。结合 Sonya 现有的优点,至少计划实施一次干预。
- 评估干预措施的有效性。干预措施必须与设定的结局标准直接相关,以衡量是否取得了相应的效果。

注:[a] 表示建议学生参考护理诊断相关书籍,确定可能或潜在的问题。

## 关键思考问题和措施

1. Sonya 在如此年轻的时候就患上严重的听力障碍，可能的原因是什么？

2. 讨论听力损失和使用助听器的病耻感。

3. 获得"助听器代替品"，指导学生佩戴数小时，并以书面形式报告他们的反应，列出他们所遇到的困难。

4. 如果你是 Sonya 的护士或者朋友，你会给她什么建议呢？

5. 讨论各种助听器，并解释它们的不同之处。

6. 讨论 Sonya 不再佩戴助听器的原因。

7. 你认为哪些建议有助于更好地适应助听器？

8. 由衰老带来的各种感官、知觉相关变化中，你认为最难以应对的是哪一种？

9. 讨论学生和老年人的观点差异所带来的思考及意义，这些与你自己的经验有何不同？

## 研究问题

1. 老年人认为哪些措施有助于加强与听力障碍者的沟通？

2. 促进对助听器的适应方面最有效的策略是什么？

3. 听力损失给老年人及其家人带来了什么挑战？

4. 专业护士对听力障碍与沟通策略的相关知识水平如何？

5. 否认听力损失和佩戴助听器与病耻感之间的关系是什么？

（周晓娟　译）

# 参考文献

American Tinnitus Association: *Understanding the facts:* Tinnitus. https://www.ata.org/understanding-facts. Accessed December 2017.

Bainbridge KE, Wallhagen MI: Hearing loss in an aging American population: extent, impact, and management, *Annu Rev Public Health* 35:139–152, 2014.

Cohen JM, Blustein J, Weinstein BE, et al: Studies of physician-patient communication with older patients: how often is hearing loss considered? A systematic literature review, *J Am Geriatr Soc* 65:1642–1648, 2017.

Cudmore V, Henn P, O'Tuathaigh CMP, Smith S: Age-related hearing loss and communication breakdown in the clinical setting, *JAMA Otolaryngol Head Neck Surg* 143(10):105–1055, 2017.

Funk A, Garcia C, Mullen T: Original research: understanding the hospital experience of older adults with hearing impairment, *Am J Nurs* 118(6):28–34, 2018.

Keller H: *The story of my life,* Garden City, NY, 1902, Doubleday.

Kimball AR, Roscigno CI, Jenerette CM, Hughart KM, Jenkins WW, Hsu W: Amplified hearing device use in acute care settings for patients with hearing loss: a feasibility study, *Geriatr Nurs* 39: 279–284, 2018.

Lewis T: Hearing impairment. In Ham R, Sloane P, Warshaw G, et al, editors: *Primary Care Geriatrics,* ed 6, Philadelphia, 2014, Elsevier Saunders, pp 291–300.

Lin FR, Whitson HE: The common sense of considering the senses in patient communication, *J Am Geriatr Soc* 65:1659–1660, 2017.

Logroscino G, Panza F: The role of hearing impairment in cognitive decline: need for the special sense assessment in evaluating cognition in older age, *Neuroepidemiology* 6(46):290–291, 2016.

National Academies of Sciences, Engineering, and Medicine: *Hearing health care for adults: priorities for improving access and affordability,* Washington, DC, 2016, The National Academies Press.

National Institute on Deafness and Other Communication Disorders (NIDCD): *Hearing, ear infections, and deafness.* https://www.nidcd.nih.gov/health/hearing-ear-infections-deafness. Accessed December 2017.

Sacks O: *Seeing voices: a journey into the world of the deaf,* Berkeley, 1989, University of California Press.

Schwartz S, Magit A, Rosenfeld R, et al: Clinical practice guideline (update): earwax (cerumen impaction), *Otolaryngol Head Neck Surg* 156(1S):S1–S29, 2017.

Strawbridge WJ, Wallhagen MI: Simple tests compare well with a hand-held audiometer for hearing loss screening in primary care, *J Am Geriatr Soc* 65:2282–2284, 2017.

Sun G: Dealing with cerumen impaction, *Medscape Nurses,* 2017. https://www.medscape.com/viewarticle/875560_print. Accessed December 2017.

Wallhagen M, Strawbridge W: Hearing loss education for older adults in primary care clinics: benefits of a concise educational brochure, *Geriatr Nurs* 38(6):527–530, 2017.

Warren E, Grassley C: Over-the-counter hearing aids: the path forward, *JAMA Intern Med* 177(5):609–610, 2017.

# 13

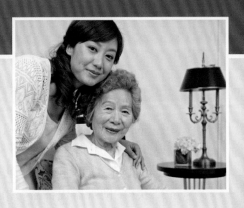

# 皮肤护理

*Theris A. Touhy*

　　一名老妇人和她脸上长满雀斑的小孙子在动物园里玩。许多孩子在排队,等一位当地艺人在他们的脸颊上画虎爪装饰。

　　"你脸上的雀斑太多了,没地方画了!"一位排队的女孩对小男孩说道。

　　小男孩尴尬地低下了头。他的祖母俯下身说:"我喜欢你的雀斑。当我还是个小女孩的时候,我一直想要雀斑,雀斑很漂亮。"她一边说一边抚摸男孩的脸颊。

　　小男孩抬起头说:"真的吗?"

　　"当然,"祖母说,"还有什么比雀斑更漂亮的东西吗?"

　　小男孩想了想,凝视着奶奶的脸,轻声说道:"皱纹。"

——一个小男孩

　　妈妈总是让我呵护自己的皮肤,这样长大后皮肤还会很好。比如,远离美黑沙龙和阳光,涂防晒霜,使用保湿霜。如果我现在不好好护肤,很难想象50年后我还可能拥有如此美丽的皮肤。妈妈指着冰箱贴说道:"当我老了,皱纹是我不想要的东西。"

19 岁的学生 Janine

　　我是白皮肤,从 40 岁开始皮肤就有很多问题,有癌前病变,甚至有一两次基底细胞皮肤癌。当然,我从小并不了解防晒霜,我记得我在皮肤上涂婴儿油和碘,让皮肤变成好看的棕褐色(或烧伤的样子)。我坚持每 3 个月去看一次皮肤科医生,并且远离阳光。一年前,她在我背上发现了可疑病变并做了活检,结果是黑色素瘤,随后在整形外科进行了切除。医生告诉我,很幸运能及早发现,否则我只有 6 个月的生存期。这个部位看起来非常正常,没有变化,没有刺激,没有不规则的边界,没有凸起,总之,看起来好像什么改变都没有。医生建议我定期做皮肤检查,这可能会救我的命。

70 岁的老年人 Bob

## 学习目标

学完本章后,读者将能够:

1. 掌握年龄相关的皮肤变化。
2. 掌握老年人常见的皮肤问题。
3. 掌握皮肤问题的预防、健康皮肤的维持和损伤修复措施。
4. 识别压力性损伤的危险因素,并设计基于循证的预防和治疗措施。

老年专业护士在促进患者皮肤健康方面发挥着重要作用。当我们关注疾病或急症问题时,皮肤问题可能经常被忽视。然而,皮肤问题非常具有挑战性,它影响到患者的整体健康以及生活质量。老龄相关的循证评估与干预对健康老龄化和老年护理最佳实践非常重要。

## 皮肤

皮肤是身体最大的器官,至少具有 7 种生理功能(知识链接 13.1)。即使暴露在热、冷、水、创伤、摩擦和压力下,皮肤仍然能保持内环境稳定。健康的皮肤持久、柔韧、结实,能够通过吸收、反射、缓冲和限制各种可能进入并改变其功能的物质和力量来保护身体,但它又足够敏感,可以向大脑传递微妙的信息。当皮肤功能失常或不堪重负时,不适、毁容或死亡可能接踵而至。然而,在促进最佳健康的过程中,护士可以迅速识别风险并预防皮肤损伤。

许多与衰老相关的皮肤变化是可见的,而身体其他器官的类似变化却不容易观察到。虽然这些

> **知识链接 13.1　皮肤的生理功能**
>
> - 保护皮下组织
> - 调节体温
> - 作为感觉器官之一
> - 储存脂肪
> - 参与电解质代谢
> - 参与双向气体交换
> - 在光照时产生维生素 D

变化有一些与老龄相关,但遗传和环境因素(紫外线照射、吸烟、炎症反应和重力)也参与了这些变化(McCance and Huether, 2014)。随着年龄的增长,无论是在健康状态方面,还是在疾病或行动受限的情况下,都会出现许多皮肤问题。尽管许多人担心皱纹和白发,但衰老最常见的皮肤问题是干燥症(皮肤干燥)、瘙痒、脂溢性角化病、带状疱疹(herpes zoster, HZ)和癌症。那些不能移动或身体脆弱的人有真菌感染和压力性损伤(pressure injury, PI)的风险,这两者都是健康的主要威胁因素。表 13.1 概述了与衰老相关的皮肤变化。

### 表 13.1　与衰老相关的皮肤变化

| 变化 | 影响 |
| --- | --- |
| **皮肤** | |
| **表皮** | |
| 黑色素细胞减少 | 整体肤色变浅;降低对紫外线辐射的防护 |
| 角质细胞变小;再生较慢 | 伤口愈合缓慢 |
| 非癌性色斑(雀斑、痣)增大 | 主要是影响容貌 |
| 雀斑样痣("老年斑"或"肝斑")增多,脂溢性角化病常见 | 主要是影响容貌(图 13.1) |
| 黑色丘疹性皮肤病、深色皮肤角化病的变种增加 | 在临床上无关紧要(图 13.2) |
| | |
| **真皮** | |
| 厚度损失 20% | 皮肤更加透明、脆弱;皮肤容易撕裂/擦伤 |
| 真皮血管减少 | 皮肤苍白,皮温较低;对皮肤癌的易感性增加;皮肤清除能力、吸收能力和免疫反应降低 |

### 表 13.1　与衰老相关的皮肤变化（续）

| 变化 | 影响 |
| --- | --- |
| 交联增加；胶原合成减少 | 皮肤弹性降低，容易撕裂 |
| 弹性蛋白纤维增厚并断裂 | 拉伸和弹性丧失；"下垂"外观 |
| 皮脂生成减少 | 皮肤变得干燥；裂纹和干燥的风险增加 |
| **皮下组织** | |
| 皮下脂肪移位；皮下组织损失 | 即使体重大幅增加，手背的皮褶也会减少；随着缓冲的减少，受伤的风险更大；皮肤出现皱纹和下垂 |
| 外分泌腺效率降低 | 温度调节受损；高温和低温风险；水分蒸发很快；皮肤更干燥 |
| 迈斯纳小体/帕奇尼小体减少 | 触觉敏感性降低；更易受伤 |
| 朗格汉斯细胞减少 | 皮肤的免疫反应降低 |
| **毛发** | |
| 黑色素细胞减少；毛囊缺失 | 50% 的人有白发或部分白发 |
| 其他变化 | 男性的头顶、额叶和颞区出现脱发；到 60 岁时，80% 的男性基本上秃顶；在女性中不太明显。种族、性别、性别基因和激素平衡影响一个人的最大发量和一生中发生的变化 |
| | 绝经后妇女的面部和下颌区域会出现毛发 |
| | 耳朵、鼻子、眉毛的毛量增加；腋毛、四肢汗毛和阴毛减少或消失 |
| **指甲** | |
| 循环减少 | 手指甲和足趾甲变厚，形状和颜色发生变化 |
| | 指甲变脆、变平或变凹而不是变凸；纵向条纹；可能呈现黄色或浅灰色，伴有轮廓不清或无月牙；角质层变得又厚又宽 |
| | 甲弯曲（甲板增厚和变形）和真菌感染（甲剥离）很常见，但不是正常老化的一部分 |

## 常见的皮肤问题

### 干燥症

　　干燥症(xerosis)指皮肤极度干燥、破裂和发痒，是最常见的皮肤问题，可能和与年龄相关的表皮丝聚蛋白（一种将角蛋白丝结合成巨纤维所需的蛋白质）数量的急剧减少有关。这导致真皮和表皮表面分离，损害了两层皮肤之间的营养转移。干燥症主要发生在四肢，尤其是腿部，但也会影响面部和躯干。年龄较大的人皮肤表皮较薄，导致更多的水分流失。液体摄入不足会加重干燥症，因为身体会从皮肤中吸取水分，以抵抗全身性失水。知识链接 13.2 介绍了预防和治疗干燥症的最佳实践建议。

### 瘙痒

　　干燥症的后果之一是瘙痒(pruritus)，即皮肤发痒。这是一种症状，而不是诊断或疾病，并且会威胁到皮肤的完整性，因为人们会试图通过抓挠来缓解瘙痒。香味洗涤剂、织物柔软剂、高温、突然的温度变化、压力、振动、电刺激、汗液、紧身服装、疲劳、锻炼和焦虑都会加重这种情况。药物副作用是瘙痒的另一个常见原因。瘙痒也可能伴随全身性疾病，如慢性肾衰竭和胆道或肝脏疾病。唤醒个体的亚急性至慢性的全身瘙痒是寻找继发性原因（尤其是淋巴瘤或血液疾病）的指征之一（Endo and Norman, 2014）。

　　老年专业护士应始终仔细倾听患者对瘙痒发生原因的看法，以及患者对加重和缓解因素的描述。如果角质层（皮肤外层）的再水化以及其他预

## 知识链接 13.2　最佳实践建议

### 干燥症的预防和治疗

**评估**

- 评估有无脱水、营养缺乏、全身性疾病(糖尿病、甲状腺功能减退症、肾病)和开放性损伤
- 确定诱发和缓解因素
- 评估当前的治疗措施和有效性

**干预**

- 保持环境湿度为 60%
- 促进充足的液体摄入;只能用水对皮肤补充水分
- 沐浴后,应立即用毛巾擦干潮湿的皮肤,涂抹面霜、润滑剂和润肤剂;应使用不含香料或乙醇的含水乳液
- 矿物油或凡士林比商业洗剂和油更有效、更经济
- 洗澡时只使用温水;避免长时间洗澡;可能不需要每天洗澡和淋浴;建议用海绵洗澡
- 使用高脂肥皂或皮肤清洁剂(丝塔芙、多芬、卢丽斯香皂;露得清和玉兰油沐浴露);除腋窝和腹股沟等处外,避免使用除臭皂
- 在极度干燥的情况下,可以在睡前将凡士林涂抹在患处(可以穿棉手套和袜子)

防和治疗干燥症的措施不足以控制瘙痒,冷敷、燕麦片或泻盐浴可能会有所帮助。无法控制的瘙痒会增加湿疹、抓痕、皮肤裂纹、炎症和感染(通常由线性抓痕引起)的风险。护士应该警惕感染的迹象。

## 疥疮

疥疮(scabies)是由一种叫作疥螨的微小穴居螨引起的强烈瘙痒的皮肤病,尤其是在夜间。疥疮具有传染性,容易由感染者传染给家庭成员、照护者或性伴侣。在家庭、儿童托管机构或学校班级,疥疮很容易通过密切的身体接触传播。疥疮暴发发生在患者、来访者、养老院和医院等机构的工作人员中。这些类型的暴发通常是结痂性疥疮诊断和治疗延迟的结果。一些免疫功能低下、残疾或虚弱的人有患这种疥疮的风险。

结痂性疥疮的个体有厚厚的皮肤结痂,其中含有大量的疥螨和虫卵。除了通过皮肤接触传播外,结痂性疥疮还可以通过污染的衣物、床单和家具间接传播。由于结痂性疥疮没有疥疮的特征性瘙痒和皮疹症状,所以可能存在误诊、治疗延迟或治疗不充分,从而导致持续传播。要想确诊疥疮,就需要进行密切的皮肤检查,以寻找螨虫的迹象,包括它们特有的洞穴。检查时,可以先在皮肤的某个区域进行刮擦,再在显微镜下观察,以确定螨虫或虫卵的存在。

疥疮的治疗包括用指定的洗液和乳膏消除感染。可能有必要使用两次或更多次,中间大约间隔 1 周,尤其是对于结痂性疥疮。治疗方法通常提供给家庭成员和其他密切接触者,即使他们没有表现出疥疮感染的迹象。药物能杀死螨虫,但瘙痒可能会持续几周。口服药物可能适合免疫系统疾病、结痂性疥疮患者或对处方洗液和乳膏不敏感的患者。在治疗前,所有衣服和床单至少要用热肥皂水清洗 3 次,并高温烘干。结痂性疥疮患者的房间应彻底清洁和吸尘(Centers for Disease Control and Prevention,2017)。

## 紫癜

真皮层变薄导致真皮毛细血管的脆性增加,轻微的损伤即可导致血管破裂,血液外渗到周围组织,常见于前臂背侧和手部,称为紫癜(purpura)。大多数病例与病理状况无关。紫癜的发病率随着年龄的增长而增加,这是皮肤的正常变化。服用血液稀释剂的人特别容易患紫癜。对于那些容易患紫癜的人,建议穿防护服装(比如长袖裤子和衬衫)。建议医护人员在为皮肤敏感或易受创伤的患者提供护理时,动作要温柔。

## 皮肤撕裂

皮肤撕裂(skin tear,ST)是疼痛、急性、意外的伤口,可能比压力性损伤更普遍,并且在很大程度上是可以预防的。虽然皮肤撕裂经常由外伤引起,但愈合缓慢,可能成为慢性伤口。如果管理不当,可能容易发生继发伤口感染。养老院、社区等各种环境中的人都可能发生 ST,但老年人的风险最高。皮肤的生理变化,如真皮和皮下组织的丢失和干燥,是老年人 ST 的危险因素。完全依赖他人护理的老年人患 ST 的风险最高,能独立走动的老年

人风险第二高。ST 的主要原因包括设备损伤、患者转移、跌倒、日常生活活动以及治疗和换药。关于 ST 患病率和发病率以及危险因素的文献非常有限。应使用改编的 Payne-Martin 皮肤撕裂分类工具 2（知识链接 13.3）对 ST 进行分类（LeBlanc et al.，2016）。

---

**知识链接 13.3　改编的 Payne-Martin 皮肤撕裂分类工具 2**

- **ⅠA 类**：线形皮肤撕裂，表皮和真皮撕裂，无组织损失
- **ⅠB 类**：表皮瓣完全覆盖伤口边缘 1mm 以内的真皮
- **ⅡA 类**：表皮瓣缺失的组织缺失类型少于 25%
- **ⅡB 类**：表皮瓣缺失的比例大于 25%
- **Ⅲ类**：表皮瓣缺失

资料来源：Payne R，Martin M. The epidemiology and management of skin tears in older adults. *Ostomy Wound Manage* 26(1):26-37，1990.

---

ST 的管理包括正确评估 ST 的类别、控制出血、用无菌溶液（生理盐水或非离子型表面活性剂清洁剂）清洗、使用合适的敷料以提供湿性愈合环境、保护伤口周围的皮肤、管理渗出物、预防感染、实施预防方案和教育。如果存在皮瓣，不应该去除，而应该卷回开放、清洁的地区。无菌条可能非常有用，不过不建议缝合（Cheung，2017；LeBlanc et al.，2016）。

ST 的预防非常重要，需要所有机构的护士给予关注。ST 的护理方案要包括 PI 预防和跌倒预防的干预措施，而 PI 和跌倒的护理方案也要包括 ST 的预防（LeBlanc and Baranoski，2017）。国际皮肤撕裂咨询小组网站上有皮肤撕裂工具包（LeBlanc and Baranoski，2013）、穿衣建议以及关于评估和预防的综合信息（知识链接 13.4）。知识链接 13.5 提供了 ST 预防和治疗的建议。

## 角化病

角化病（keratosis）有两种类型：脂溢性和光线性。光线性角化病（actinic keratosis）是一种癌前病变，脂溢性角化病（seborrheic keratosis）是一种良性生长，主要出现在躯干、面部、颈部和头皮上，表

---

**知识链接 13.4　最佳实践资源**

### 压疮的预防和治疗

**美国卫生保健研究与质量机构**：预防医院压疮：提高护理质量的工具包；养老院安全计划，及时预防压疮

**哈特福德老年护理研究所**：Braden 量表和演示 Braden 量表使用的视频；实践方案的护理标准：预防压疮和皮肤撕裂

**美国国家压疮咨询小组（National Pressure Ulcer Advisory Panel，NPUAP）**：国际压疮预防指南（有 17 种语言版本）；压疮愈合量表（PUSH）：PUSH 工具 3.0、压疮愈合图表、压疮预防要点、支撑面标准倡议、压疮照片以及其他关于预防和治疗的教育材料也可在线获得，并可通过 iPhone、iPad 和 Android 设备的应用程序获得

**SkinTears.org**：皮肤撕裂工具包、科学共识声明状态、教育材料

**伤口来源**：伤口相关设备的类别和产品信息

**The VA Pressure Ulcer/Injury Resource app（VA PUR）**：苹果应用商店和谷歌 Play 商店都有这款应用

---

现为单发或多发病变。几乎所有 65 岁以上的成年人都有一个或多个病变，男性更常见。一个人可能有几十个这样的良性病变。脂溢性角化病是一种蜡状隆起性病变，呈肉色或有色素沉着，大小不一。病灶有一种"黏着"的外观，好像可以刮掉一样。出于美容原因，皮肤科医生可能会"去除"脂溢性角化病（图 13.1）。深色皮肤人群中出现的一种变异主要是在面部，表现为许多小的、深色的、可能是标签状的病变（图 13.2）。

光线性角化病是一种癌前病变，被认为是光老化变化和鳞状细胞癌之间的中间病变（Endo and Norman，2014）。这与多年过度暴露在紫外线下直接相关。危险因素是老龄和肤色白皙。它存在于面部、唇部、手和前臂——日常生活中长期暴露在阳光下的区域。光线性角化病的特征是有粗糙、多鳞、砂纸样斑块，红斑基底为粉红色至红棕色（图 13.3）。病变可以是单发或多发，可能是无痛的或有

## 知识链接13.5　　最佳实践建议

### 皮肤撕裂：预防和治疗

#### 预防

- 识别高危个体。风险因素包括高龄、脆弱的肌肤、皮肤撕裂或撕脱史，以及活动、能力、感觉和认知受损。依赖型患者的风险最高。皮肤撕裂的首要原因是设备损伤、患者转移、日常生活活动、跌倒，以及治疗和敷料移除。
- 穿长袖或长裤以保护四肢。
- 确保摄入充足的水分和营养；提供营养咨询。
- 用低过敏性保湿剂润滑皮肤，每天两次；也适用于沐浴后的潮湿皮肤。
- 进行患者转移时要谨慎细心；使用升降台移动和翻转患者。
- 用软垫包裹病床栏杆、轮椅扶手、支撑腿和家具边缘。
- 避免使用粘胶产品。仅在需要时使用非黏性敷料和纸质胶带。
- 使用纱布、弹力织物、弹性网或其他包裹物来固定敷料。
- 使用免冲洗、无皂沐浴产品和温水洗澡。
- 照护人需要保持短指甲，不佩戴容易夹住和导致皮肤撕裂的首饰。
- 实施预防跌倒的方案。
- 对患者、医务人员和医疗保健人员进行预防教育和管理培训。

#### 治疗

- 如果皮肤发生撕裂，根据Payne-Martin分类系统进行分类并评估大小。
- 用生理盐水轻柔地清洁皮肤。
- 用风吹干或小心拍干。
- 将皮肤撕裂瓣近似为"敷料"（如果可行）；考虑使用无菌条；不要缝合。
- 使用非黏性敷料。
- 使用皮肤密封剂保护周围皮肤。
- 在敷料上画一个箭头指示皮肤撕裂方向，以尽量减少去除敷料时的进一步损伤；考虑进行伤口监测。
- 记录评估和治疗结果

资料来源：LeBlanc K，Baranoski S：Skin tears：state of the science：consensus statements for the prevention，prediction，assessment and treatment of skin tears，*Adv Skin Wound Care* 24（Suppl 9）：2，2011.

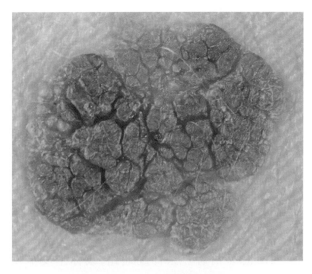

图13.1　老年人脂溢性角化病

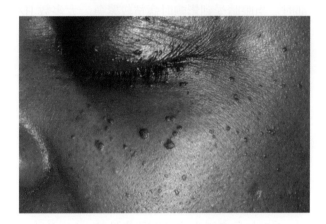

图13.2　黑色丘疹性皮肤病

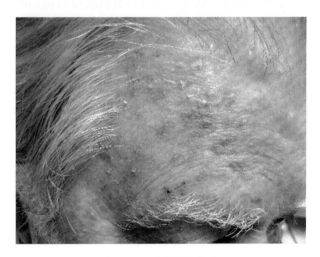

图13.3　光线性角化病

轻微的疼痛。患有光线性角化病的人应由皮肤科医生每6~12个月监测一次病变外观的任何变化。早期识别、治疗和切除这些病变非常容易且非常重要，并且可以与局部治疗相结合（Endo and Norman，2014）。

## 带状疱疹

带状疱疹(herpes zoster,HZ)是一种病毒感染,常见于 50 岁以上的成年人、患有免疫系疾病的人或接受免疫抑制药的人。在美国,大约 1/3 的人会在有生之年患上 HZ。HZ 是在最初的水痘-带状疱疹病毒(varicella-zoster virus,VZV)感染后的几十年,由潜伏的 VZV 在背根神经节的感觉神经元内重新激活引起的。世界上 90% 以上的人感染过这种病毒,大约一半的病例发生在 60 岁或 60 岁以上的人身上(CDC,2017)。

HZ 总是沿着一条神经通路,或称生皮节发生。累及的皮肤越多,感染越严重,尤其是累及头部时。当眼睛受到影响时病情较紧急。大多数 HZ 发生在胸部区域,但也可以发生在三叉神经区域和颈部、腰部和骶骨区域。HZ 的水疱不会跨越中线。在大多数情况下,感染的严重程度随着年龄的增长而增加。区分 HZ 和单纯疱疹很重要。单纯疱疹不会以生皮节分布,而且会复发。在皮疹发作的前几天,受 HZ 影响皮肤可能会出现瘙痒、刺痛或疼痛。在愈合过程中,成簇的丘疹水疱会沿着神经通路发展。水疱最终会破裂、结痂并消退,可能会留下疤痕,尤其是抓挠或不卫生导致继发细菌感染时。HZ 在水疱结痂前是有传染性的。HZ 可能会引起剧烈疼痛和瘙痒。及时口服抗病毒药物如阿昔洛韦、伐昔洛韦和泛昔洛韦可缩短病程或减轻病情;然而,必须在皮疹出现后尽快开始用药才有效。镇痛药可能有助于缓解疼痛。湿敷、炉甘石洗剂和胶状燕麦浴可能有助于缓解瘙痒症状。

带状疱疹疫苗可以推荐给所有无禁忌证的 60 岁及以上人群,包括既往有带状疱疹发作或患有慢性病的人群(CDC,2017)。接种疫苗的老年人患 HZ 的风险可能降低一半;如果得了 HZ,症状可能更温和。《健康人民 2020》(*Healthy People 2020*)在减少或消除可接种疫苗预防疾病的总体目标中,增加了接种带状疱疹疫苗的成年人比例。

对于接种疫苗的人来说,最大限度减少的一种常见并发症是疱疹后神经痛(postherpetic neuralgia,PHN),这是一种慢性病,会经常导致患者虚弱、疼痛,可持续数月甚至数年。老年人更有可能患 PHN,而且疼痛持续时间更长、更剧烈。HZ 的另一种并发症是眼部受累,10%~25% 的带状疱疹发作会出现眼部受累,并可导致长时间或永久性疼痛、面部疤痕和视力丧失。PHN 带来的痛苦一直难以被控制,会严重影响患者的生活质量。治疗应包括医疗、心理、补充和替代医学选择以及康复等方面。药物治疗的最佳证据研究表明,最有效的是三环类抗抑郁药、加巴喷丁(gabapentin)和普瑞巴林(pregabalin)、卡马西平(carbamazepine,用于治疗三叉神经痛)、阿片类药物(opioids)、曲马多(tramadol)、局部利多卡因贴剂和度洛西汀(duloxetine)或文拉法辛(venlafaxine)。PHN 相对较新的治疗方法包括使用高浓度(8%)局部辣椒素贴片、胃滞留型加巴喷丁、加巴喷丁缓释片(gabapentin enacarbil)和普瑞巴林联合利多卡因贴剂、羟考酮(oxycodone)或经皮神经电刺激(transcutaneous electrical nerve stimulation,TENS)(Endo and Norman,2014)。疼痛的评估和管理在第 27 章中讨论。

## 念珠菌病(白念珠菌)

真菌白念珠菌(称为"酵母")存在于任何年龄的健康人的皮肤上。然而,在某些情况下,在适宜的环境中,真菌感染可能会加重。肥胖或营养不良、正在接受抗生素或类固醇治疗,或患有糖尿病的人群风险增加。念珠菌在潮湿、温暖和黑暗的环境中生长特别好,如皮褶、腋窝、腹股沟区和下垂乳房下。它也可以出现在嘴角,与口角炎引起的慢性潮湿有关。在阴道里,它也被称为"酵母感染",如果在老年妇女中发现,可能意味着她患有未确诊或控制不佳的糖尿病。

口腔内念珠菌感染被称为"鹅口疮",与个体不良卫生和免疫功能低下有关,例如长期使用类固醇(如慢性阻塞性肺疾病)、正在接受化疗,或人类免疫缺陷病毒(human immunodeficiency virus,HIV)检测呈阳性或患有获得性免疫缺陷综合征(acquired immunodeficiency syndrome,AIDS)。在口腔中,念珠菌病表现为红斑基底上出现不规则的、白色的、扁平至轻微凸起的斑块,不能通过刮擦去除。感染会蔓延到咽喉,导致吞咽疼痛。在免疫功能严重受损的人群中,感染可蔓延至整个胃肠道。

色素沉着较少的人的皮肤念珠菌病通常呈斑丘疹、光滑和暗粉色,而色素沉着较多的人呈灰色。如果是晚期,中心区域可能完全呈红色和/或深色,并伴有特征性的鲜红色和/或深色卫星病灶(离中心不远的明显病灶)。此时,皮肤可能会出现水肿、瘙痒和灼热。

管理真菌感染的最佳方法是预防,而预防的关键是限制利于真菌生长的条件。肥胖、卧床不起、大小便失禁或出汗者要提前预防(知识链接 13.6)。

---

**知识链接 13.6　最佳实践建议**

**念珠菌病:预防和治疗**

- 识别高危个体(例如肥胖、卧床不起、大小便失禁、出汗或免疫功能低下)并限制利于真菌生长的条件。
- 沐浴后对目标区域进行充分干燥,并加强大小便失禁患者的皮肤管理。低档的吹风机可以帮助吹干难以触及的脆弱区域。
- 可以将干燥的折叠毛巾或棉质卫生巾放在乳房下方或皮褶之间,用以促进空气流通和光线照射。
- 穿着宽松的衣服和内衣;及时更换潮湿的衣服和床上用品。
- 避免使用紧身或塑料的接触皮肤的失禁产品。
- 避免食用玉米淀粉,其会促进念珠菌的生长。
- 优化营养和血糖控制。
- 治疗的目的是根除感染,可能包括使用规定的抗真菌药物 7~14 天或直到感染完全被清除。抗真菌制剂有粉剂、霜剂和洗剂。推荐使用粉剂,因为它比其他剂型吸收水分更少。

---

## 皮肤的光损伤

虽然阳光照射对维生素 D 的产生是必要的,但阳光也是皮肤损伤和皮肤癌最常见的原因。通常认为,90% 以上可见的皮肤老化是由阳光引起的(Skin Cancer Foundation, 2017)。随着年龄的增长,个体会积累更多的阳光照射,加上表皮变薄,大大增加了老年人患病的风险。皮肤损伤(光照或日照损伤)是由长时间暴露在日常环境中的或日光浴期间的紫外线造成的。尽管太阳引起的损害程度因皮肤类型、遗传和地理位置而异,但大部分相关损害是可以预防的。在理想情况下,预防措施始于儿童时期,但临床证据表明,无论肤色如何,通过减少阳光照射和日常使用防晒霜,任何时期都可以获益。

## 皮肤癌

### 事实与数据

在美国,每年有超过 330 万人接受超过 540 万例非黑色素瘤皮肤癌的治疗。皮肤癌(包括黑色素瘤和非黑色素瘤皮肤癌)是所有癌症中最常见的。皮肤癌是一个主要的公共卫生问题,与许多其他癌症不同,美国的皮肤癌发病率持续上升。1/5 的美国人一生中会患上皮肤癌(Skin Cancer Foundation, 2017)。高加索人群通常比深色皮肤人群患非黑色素瘤或黑色素瘤皮肤癌的风险高得多,但所有肤色的人都应尽量减少阳光照射。皮肤苍白或有雀斑、头发金色或红色、眼睛蓝色的人属于最高风险群体。大约 90% 的非黑色素瘤皮肤癌与阳光中的紫外线辐射有关。

最近的研究表明,25 岁之前患有非黑色素瘤皮肤癌的人患膀胱癌、脑癌、乳腺癌、肺癌、胰腺癌和胃癌的风险很高。随着年龄的增长,此类人群患癌症的风险有所降低,但仍然高于年轻时未患非黑色素瘤皮肤癌的人群(Ong et al., 2014)。基底细胞癌和鳞状细胞癌的准确数据还不确定,因为它们没有被报告到癌症登记处,但据估计,每年发现的基底细胞癌和鳞状细胞皮肤癌超过 200 万例,并且大多数是基底细胞癌,鳞状细胞癌不太常见,但发病率正在上升。其中,大多数是可以治愈的;最有可能导致死亡的类型是黑色素瘤。

### 基底细胞癌

基底细胞癌(basal cell carcinoma)是最常见的恶性皮肤癌。它主要发生在老年群体中,但年轻人的患病率也越来越高。基底细胞癌生长缓慢,较少发生转移。基底细胞损伤可由大量阳光照射引发,尤其是烧伤、慢性刺激和慢性皮肤溃疡。它在浅肤色人群中更为普遍,通常始于一个有明显毛细血管扩张(血管)的珍珠状丘疹,或一个没有外伤史的疤痕样区域(图 13.4)。基底细胞癌也会表现为溃疡。它可能与鳞状细胞癌无法区分,只能通过活检来诊断。早期发现和治疗是必要的,以尽量减少缺陷。基底细胞癌一般通过外科手术进行治疗,包括简单

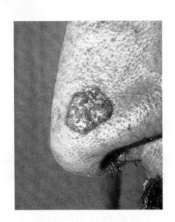

图 13.4    基底细胞癌

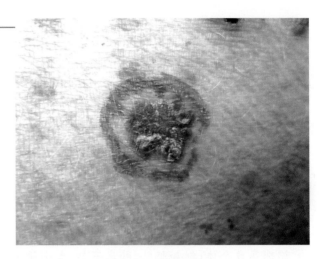

图 13.5    鳞状细胞癌

切除或采用莫氏显微手术（Endo and Norman，2014）。

## 鳞状细胞癌

鳞状细胞癌（squamous cell carcinoma）是第二常见的皮肤癌。然而，如果没有及时发现和治疗，它具有侵袭性和较高的转移率。鳞状细胞癌的主要危险因素包括日晒、皮肤白皙和免疫抑制。已经或长期暴露在阳光下的 60 多岁的人（例如，在户外工作的人或运动员）是这种类型癌症的高危人群。较少见的原因包括慢性淤积性溃疡、损伤疤痕以及接触化学致癌物，如局部碳氢化合物、砷和辐射（尤其是 20 世纪中期接受痤疮治疗的人）（Endo and Norman，2014）。

鳞状细胞癌的初始病变为坚硬、不规则、肉质、粉红色的结节，逐渐变红并呈鳞状，很像光线性角化病，但它可能会迅速增大；也可以是坚硬的疣状，顶部为灰色，质地为角质；或者也可以是溃疡和硬结，边缘凸起、清晰（图 13.5）。因为它有各种不同的表现，所以经常被忽视或被认为是小问题。所有人，尤其是那些生活在阳光充足地方的人，应该定期接受皮肤科医生的筛查。治疗方式主要取决于病变大小、组织学特征和患者意愿，具体包括电干燥和刮除、采用莫氏显微手术、积极冷冻或局部使用 5- 氟尿嘧啶（Endo and Norman，2014）。鳞状细胞癌一旦被确诊，患者便需要常规随访，因为大多数复发发生在最初几年内。

## 黑色素瘤

黑色素瘤（melanoma）是一种影响皮肤的黑色素细胞肿瘤，少数病例可影响视网膜。黑色素瘤具有典型的多色凸起外观，不对称且边缘不规则。它可能看起来大小不一，但表面大小不一定反映下层的大小，在概念上就类似于冰山。如果黑色素瘤在侵犯周围组织之前就被早期诊断出来，是可以治疗的。黑色素瘤占皮肤癌的比例不到 2%，但它是皮肤癌患者的主要死因。如果早期发现并及时治疗，黑色素瘤的治愈率是较高的（Skin Cancer Foundation，2017）。

### 发病率和流行率

皮肤癌基金会（2017）估计，2017 年新增诊断约 87 110 例黑色素瘤病例。至少 30 年来，美国黑色素瘤的发病率一直在增加。总的来说，白人一生中患黑色素瘤的风险约为 1/50，黑人为 1/1 000，拉美裔为 1/200。在过去的 40 年里，中年人尤其是中年女性黑色素瘤的发病率有所上升（Garrett et al.，2014）。男性患黑色素瘤的概率比女性高，曾患有黑色素瘤的人复发的风险更高。

### 危险因素

黑色素瘤的危险因素包括个人黑色素瘤病史；存在非典型、较大或较多（超过 50）个痣；日光过敏；过度日晒和严重晒伤史；晒黑棚的使用；自然金发或红发；免疫抑制疾病或治疗；以及皮肤癌病史。随着年龄的增长和日晒史的增加，黑色素瘤发生的风险会进一步增加。女性的腿部和背部，以及男性的背部是黑色素瘤最常发生的部位。许多研究将躯干、腿部和手臂的黑色素瘤与频繁的晒伤联系起来，尤其是在儿童时期。18 岁前的水疱晒伤被认为会损害朗格汉斯细胞，从而影响皮肤的免疫反应，增加后期发生黑色素瘤的风险。2/3 的黑色素瘤由先前存在的痣发展而来；只有 1/3 是单独出现的。

室内美黑。尽管黑色素瘤在老年人中更常见，但它也是30岁以下人群中最常见的癌症之一。发达国家常见的室内美黑被认为是年轻人群中黑色素瘤和其他皮肤癌发病率增加的一种原因。当在35岁之前就开始室内美黑时，黑色素瘤的患病风险会增加75%。室内制革工人患鳞状细胞癌的可能性是普通人的2.5倍，患基底细胞癌的可能性是普通人的1.5倍。在美国，35%的成年人和55%的大学生使用过室内美黑设备。在世界范围内，室内美黑导致的皮肤癌病例比吸烟导致的肺癌病例多（Skin Cancer Foundation，2017）。这被认为是一个重大的公共卫生问题，因此许多州限制未成年人去美黑沙龙。美国联邦药品管理局已经将美黑设备重新分类为Ⅱ类（中度风险器械）。《健康人民2020》（*Healthy People 2020*）包含减少青少年和成年人使用室内美黑设备比例的目标。

## 促进健康老龄化：对老年护理的启示

与年龄相关的皮肤变化，如黑色素细胞变薄和数量减少，会显著增加发生日光损伤和皮肤癌的风险。护士在预防和早期识别皮肤癌方面起着积极的作用。这一作用可能包括与社区宣传和教育项目以及筛查诊所合作，并直接提供护理。到目前为止，最重要的预防性护理干预是提供关于皮肤癌的风险因素和充分的终身保护措施的教育（知识链接13.7）。

**知识链接13.7 促进皮肤健康**

**防晒**
- 寻找阴凉处。
- 避免晒伤。
- 避免室内日光浴和太阳灯。
- 戴帽檐足够宽的帽子，遮住脸、耳朵和脖子，衣服要充分覆盖手臂、腿和躯干。用衣服遮挡，包括戴宽边帽和防紫外线太阳镜。
- 每天使用防晒系数（UVA/UVB）为30或更高的防晒霜。
- 出门前30分钟，在全身涂抹2大勺防晒霜。每2小时，或游泳，或出汗过多后立即重新涂抹。
- 每个月从头到脚检查皮肤。
- 每年查体，进行专业的皮肤检查。

资料来源：Skin Cancer Foundation：Prevention guidelines.

仔细的皮肤检查是必不可少的，护士要谨慎观察皮肤的变化，确认是否需要进一步评估。患者教育还包括如何通过每月一次的皮肤检查发现预警信号或任何可疑的病变。如果有伴侣，可以定期"检查"彼此的皮肤，观察有无变化的迹象，并需要及时联系家庭保健医生或皮肤科医生。对于患有角化病和多发性雀斑（痣）的人来说，拍摄身体部位可能是一个有用的参考建议。"有疑问时，去检查一下"这句格言很重要，定期检查应该是所有老年人健康保健的一部分。此外，也可以使用"ABCDE"方法评估此类潜在病变（知识链接13.8）。

**知识链接13.8 危险信号：记住ABCDE**

| | |
|---|---|
| A | 不对称（不是规则的圆形或椭圆形） |
| B | 边界不规则 |
| C | 颜色变化（黑色、棕色、棕褐色、蓝色、红色、白色或混合色区域） |
| D | 直径大于铅笔头橡皮的大小（尽管早期可能较小） |
| E | 隆起和增大[a] |

注：[a]表示变化、发痒、出血或不愈合的病变也是警报信号。

资料来源：Skin Cancer Foundation：*Do you know your ABCDEs?*，2018.

## 压力性损伤

老龄化使PI的发生风险增加；70%的PI发生在老年人中。PI被认为是老年综合征之一（第7章），《健康人民2020》（*Healthy People 2020*）提出了这个问题，并提出了降低老年人与PI相关的住院率的目标。尽管PI的预防和治疗需要跨专业的方法，但美国国家护理质量指标数据库（Ayello et al.，2017）特别将PI视为护理敏感指标，即将医院获得性压力性损伤（hospital-acquired pressure injuries，HAPI）作为护理敏感指标（Al-Majid et al.，2017）。护士在预防PI和选择循证治疗策略方面发挥着关键作用。

### 定义

美国国家压疮咨询委员会（National Pressure Ulcer Advisory Panel，NPUAP）和欧洲压疮咨询委员

会(European Pressure Ulcer Advisory Panel，EPUAP)组成了一个国际合作组织，旨在制定基于证据的建议，在全球范围内用于预防和治疗压力相关性损伤。2016年，NPUAP开始使用术语"压力性损伤"来代替"压疮"，以更准确地描述完整皮肤和溃疡皮肤的压力性损伤。除了术语的改变，分期中还使用阿拉伯数字代替罗马数字，更全面地描述了分期，并且添加了两个额外的PI定义。

PI被定义为"对皮肤和/或软组织的局部损伤，通常在骨突处，或与医疗或其他设备相关。这种损伤可以表现为完整的皮肤或开放性溃疡，可能伴有疼痛。这种损伤是由强烈的压力和/或长时间的压力或压力联合剪切力造成的。软组织对压力和剪切力的耐受性也可能受到微循环、营养、灌注、并发症和软组织状况的影响"(NPUAP，2016)。

## 问题的范围

PI会导致疼痛、失能、住院时间延长和长期护理需求，并增加成本。据报告，HAPI的患病率在急诊高达38%，在重症患者中为42%，在家庭护理中为17%，在长期护理中为23%。PI是全球面临的一大挑战，也是全球疾病发病率、死亡率和医疗负担的主要原因(Ramundo et al.，2018)。PI的流行病学因临床环境而异。重症监护室(ICU)中的危重患者被认为是PI发展的最高危人群，因为他们高度敏感，并且接受多种干预和治疗(Alderden et al.，2017)。

美国各地的HAPI发生率都有所下降。尽管越来越多的资源投入循证预防方案的制定和实施中，在全球范围内，临床中器械获得性PI的发生率仍然很高，尤其是在老年人和危重患者等高风险人群中(Balzer and Kottner，2015；Rondinelli et al.，2018)。基于对PI全球问题的关注，NPUAP建立了压疮登记制度，这是第一个允许临床医生输入PI病例的数据库，该数据库可提供PI相关变量的数据并进行统计分析(NPUAP，2014)。

## 成本和法规要求

就医疗保健支出和患者痛苦而言，PI的治疗费用高昂。2008年，医疗保险和医疗补助服务中心(Center for Medicare and Medicaid Service，CMS)

将HAPI列为可预防的不良事件(医疗获得性疾病，health care-acquired condition，HAC)之一。3期或4期PI的发展被认为是"永不发生的事件"(可预防的严重医疗错误或不良事件，不应发生在患者身上)。医院不再获得额外的补偿来照顾在医院护理下发生PI的患者，这有可能大大增加未能应对这一挑战的机构的财政压力。在长期护理机构中，当PI在入院后发展并被确定为可避免时，可以进行民事罚款(知识链接13.9)。

---

**知识链接13.9　可避免和不可避免的压力性损伤**

**可避免的：**当机构未进行以下一项或多项操作时，出现的压力性损伤：
- 评估患者的临床状况和压疮危险因素
- 定义并实施符合患者需求、患者目标和公认实践标准的干预措施
- 监测和评估干预措施的影响；或酌情修改干预措施

**不可避免的：**即使机构做到以下操作，仍出现的压力性损伤：
- 评估患者的临床状况和压疮危险因素
- 定义并实施符合患者需求、患者目标的干预措施
- 公认的实践标准
- 监测和评估干预措施的影响
- 酌情修改干预措施

资料来源：Centers for Medicare and Medicaid Services：*CMS manual system*. Publication No. 100-07 State Operations. Baltimore，MD，2004，Author.

---

## 特征

PI可以发生在身体的任何部位，但最常见于背侧，尤其是骶骨、足跟和大转子。其次是膝盖和足外踝。耳郭、枕骨、肘部和肩胛骨也是容易发生PI的部位。足跟的解剖结构导致其特别容易发生PI。它由覆盖在杯状结缔组织外壳上的皮肤组成，基本上形成了一个血管相对较少的密封的脂肪隔室，容易出现缺血。结缔组织的外壳和密封的隔室结构抑制了外部压力的分布。此外，当压力直接施加在骨骼上时，接触面积小和皮下组织少也会导致PI(Ramundo et al.，2018)。

⚡ **安全警示**

25%~35% 的压力性损伤发生在足跟。患有周围血管疾病（peripheral vascular disease，PVD）的人属于高风险人群。可以在小腿下垫一个枕头，保持足跟抬高，离开床面，或者使用足跟悬空靴。预防性多层泡沫敷料，结合压力性损伤预防计划，也被推荐用于预防足跟压力性损伤（Ramundo et al.，2018）。

## 分级

EPUAP 和 NPUAP 的 PI 分级见知识链接 13.10。此外，还添加了以下两个附加的 PI 定义：

医疗器械相关压力性损伤：医疗器械相关压力性损伤（medical device-related pressure injurie，MDRPI）是使用为诊断或治疗目的而设计和应用的器械造成的。由此导致的 PI 通常与器械的图案或形状一致，不应使用分级系统来进行分级。

**黏膜压力性损伤**：其损伤部位的黏膜有医疗器械使用史。由于组织的解剖结构，这些损伤不能分期。

压力性损伤总是按"达到"的最高分期进行分类，从不使用反向分期。这意味着伤口被记录为已发生的最大损伤和深度的阶段。随着伤口愈合，它会被由内皮细胞、成纤维细胞、胶原蛋白和细胞外基质组成的肉芽组织填充。肌肉、皮下脂肪和真皮

---

### 知识链接 13.10 　压力性损伤分期/分级

**深部组织压力性损伤（deep tissue pressure injury，DTPI）：持续不可变白的深红色、褐红色或紫色**

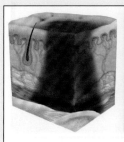 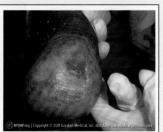

足跟，有色皮肤

皮肤完整或不完整，局部的、持续的、不可变白的深红色，褐红色或紫色变色，或表皮分离，表现为深色的伤口疮或血性水疱。疼痛和温度的变化往往先于肤色的变化。深色皮肤的颜色变化可能会有所不同。这种损伤是由骨—肌肉界面处的强烈和/或持续的压力和剪切力引起的。伤口可能会迅速发展，以暴露组织损伤的实际程度，或者在没有组织损伤的情况下愈合。

尽管进行了最佳护理，DTPI 仍可能会演变为全层伤口。如果坏死组织、皮下组织、肉芽组织、筋膜、肌肉或其他潜在结构可见，则表明为全层压力损伤（不稳定、3 期或 4 期）。不要用 DTPI 来描述血管性、创伤性、神经性或皮肤性疾病。如果 PI 发在黏膜上，要进行记录，但不要分期。

**1 期压力性损伤：完整皮肤上有不可变白的红斑**

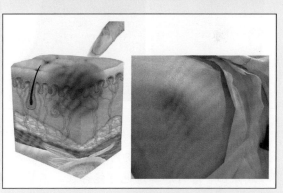

皮肤完整，局部区域有不可变白的红斑，在深色皮肤中表现不同。视觉变化之前可能会出现可变白的红斑或感觉、温度或硬度的变化。颜色变化不包括紫色或栗色，这些可能提示存在 DTPI。

**2 期压力性损伤：部分真皮层皮肤缺损**

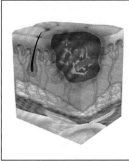 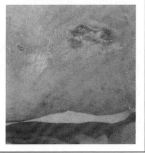

部分真皮层皮肤缺损。伤口创面有活力，呈粉红色或红色，潮湿，也可能表现为完整或破溃的浆液性水疱。脂肪及更深的组织不可见，不暴露肉芽组织，无腐肉和焦痂。这些损伤通常是由不良循环或骨盆上方皮肤的剪切力以及足跟的剪切力造成的。此阶段不用于描述潮湿相关性皮肤损伤（moisture-associated skin damage，MASD），包括失禁性皮炎（incontinence-associated dermatitis，IAD）、皮肤褶皱处皮炎（intertriginous dermatitis，ITD）、医用粘胶相关皮肤损伤（medical adhesive-related skin injury，MARSI）或外伤性伤口（皮肤撕裂、烧伤、擦伤）。

### 3期压力性损伤：全层皮肤缺损

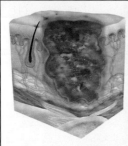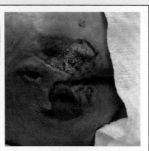

全层皮肤缺损。溃疡处可见脂肪，经常有肉芽组织伤口边缘卷边（上皮内卷）。可能存在腐肉和/或焦痂。潜行和窦道也可能存在。不暴露筋膜、肌肉、肌腱、韧带、软骨和/或骨骼。如果腐肉或焦痂掩盖了组织缺损的程度，则为不可分期的压力性损伤。

### 4期压力性损伤：全层皮肤和组织缺损

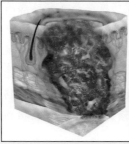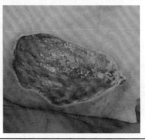

全层皮肤和组织缺损，溃疡处有暴露或直接可触及的筋膜、肌肉、肌腱、韧带、软骨或骨骼。可见腐肉和/或焦痂。卷边、潜行、窦道经常发生。深度因解剖位置而异。如果腐肉或焦痂掩盖了组织缺损的程度，则为不可分期的压力性损伤。

### 不可分期的压力性损伤：全层皮肤和组织缺损被掩盖

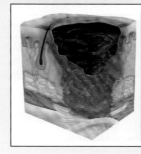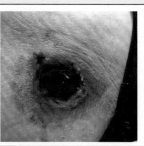

全层皮肤和组织缺损，其中溃疡内组织损伤的程度无法确定，因为它被腐肉或焦痂掩盖。如果去除腐肉或焦痂，将会呈现为3期或4期压力性损伤。不应去除缺血性肢体或足跟上的稳定焦痂（如干燥、附着、完整无红斑或波动）。

资料来源：National Pressure Ulcer Advisory Panel（NPUAP）：National Pressure Ulcer Advisory Panel（NPUAP）announces a change in terminology from pressure ulcer to pressure injury and updates the stages of pressure injury，2016. Reprinted with permission of the NPUAP，2016；National Pressure Ulcer Advisory Panel：NPRAP Position Statement on Staging - 2017 Clarifications，2017. Reprinted with permission of the NPUAP，2017. DTPI photo：From NPUAP. Stages 1-4 photos：From Cameron MH，Monroe L. Physical rehabilitation for the physical therapist assistant，St Louis，2011，Saunders. Unstageable photo：From Ham RJ，Sloane PD，Warshaw GA，et al.：*Primary care geriatrics*，ed 6，Philadelphia，2014，Elsevier.

不会重建。正在愈合的4期压力性损伤不会恢复到3期压力性损伤和2期压力性损伤。它仍然被定义为4期压力性损伤。

## 风险因素

许多因素会增加压力性损伤发生的风险，包括皮肤变化、合并症、营养状况、虚弱、外科手术（尤其是骨科/心脏手术）、认知缺陷、尿失禁和行动不便（知识链接13.11）。一个主要的风险因素是压力的强度和持续时间，以及组织耐受性。被限制卧床或坐位且无法定期转移重心或复位的人处于高风险中。除了未缓解的压力外，组织耐受性也是压力性损伤的风险。组织耐受性与组织分布和骨突耐受压力的能力有关。影响组织耐受性的因素包括水分、摩擦力、剪切力、营养状况、年龄、感官知觉和动脉压。

---

### 知识链接 13.11　压力性损伤的风险因素

**长时间的压力/固定体位**

　　长时间卧床，或坐在椅子或轮椅上而不改变姿势或减轻压力

　　长时间躺着进行 X 线检查和手术

　　神经系统疾病（昏迷、脊髓损伤、认知障碍或脑血管疾病）

　　骨折或挛缩

　　衰弱：在医院和养老院的老年人

　　疼痛

　　使用镇静药

　　剪切力（在粗糙床单上移动）

**疾病/组织因素**

　　组织灌注受损；缺血

　　大便或尿失禁；长时间暴露在潮湿环境中

　　营养不良、脱水

　　伴有贫血、水肿、肾衰竭、营养不良、周围血管疾病或败血症的慢性病

　　既往有压力性损伤史

**危重患者的其他风险因素**

　　输注去甲肾上腺素

　　急性生理学和慢性健康评估（APACHE Ⅱ）

　　评分状态

　　　　贫血

　　　　年龄超过 40 岁

　　　　多器官系统疾病或合并症

　　　　住院时长

资料来源：McCance KL, Huether SE: *Pathophysiology*, ed 7, St Louis, 2014, Elsevier.

---

在深肤色人群中，在皮肤损伤的早期可能不会观察到发红和发白。在深色皮肤中，皮肤损伤的早期迹象可能表现为皮肤呈紫色或有瘀伤。重要的是，观察周围皮肤是否有硬结、变黑，有无颜色变化或皮肤外观改变。与邻近组织相比，受影响的皮肤区域可能会变硬、变热、变凉或疼痛。加强对深色

皮肤损伤早期迹象的评估以及在入院前和养老院期间更加注意预防压力性损伤非常重要（Harms et al., 2014）。

## 压力性损伤的预防

　　预防压力性损伤的重要性反复被强调，同时也是治疗的关键。知识链接 13.12 介绍了预防压力性损伤的关键要素。包含多种干预措施（照护组合）的综合压力性损伤项目能够使患者得到更好的临床结局。照护组合由一组循证实践组成，通过合作及有力的实施，可以改善患者的预后。患者和家人的参与能够提高照护的有效性（Chaboyer et al., 2016；Gillespie et al., 2014；Roberts et al., 2017）。核心预防策略包括风险评估、皮肤评估、营养评估、变换体位和使用适当的支撑面。解决活动受限、皮肤完整性受损和营养支持的干预措施与改善压力性损伤的发生率有关（Gillespie et al., 2014）。最近的一项质量改进研究报告称，护理人员在急性护理中担任伤口护理顾问的领导角色可能有助于降低压力性损伤的发生率（Irvin et al., 2017）。

---

### 知识链接 13.12　压力性损伤预防的关键因素

- 对有压力性损伤风险的患者进行皮肤评估
- 日常风险评估
- 日常皮肤检查
- 潮湿管理
- 优化营养和水合作用
- 最小化压力（变换体位）
- 压力性损伤护理教育
- 建立伤口护理团队
- 多学科合作

资料来源：Jin Y, Jin T, Lee S: Automated pressure injury risk assessment system incorporated into an electronic record system, *Nurs Res* 66(6):462-472, 2017.

---

　　系统预防计划已被证明可以减少医院获得性压力性损伤的发生。Olsho 及其同事（2014）报告称，美国卫生保健研究与质量机构（Agency for Healthcare Research and Quality, AHRQ）运用及时压力性损伤预防项目（AHRQ, 2014）（知识链接 13.4），使养老院中压力性损伤的月发病率降低了59%。该项目的重点是预防和及时治疗长期照护中的压力性损伤。可以使用记录压力性损伤愈合

和治疗的工具以及监测愈合过程的报告。即使认识到其重要性,压力性损伤的预防策略也并未得到一致实施,并且持续的压力性损伤对各种护理环境中的患者结局和医疗保健成本产生了负面影响(Balzer and Kottner,2015;Chaboyer et al.,2016)。

压力性损伤的教育培训对执业护士和护生来说是必不可少的,应该成为医疗机构和教育课程的一部分(Garrigues et al.,2017)。美国和其他国家/地区的研究表明,无论是否获得伤口护士认证,护士的压力性损伤知识水平都很有限(Ayello et al.,2017)。 Miller 等人(2017)报告说,护士对分期比预防有更多的了解。创新的教育方法很重要,可能包括"及时"互动的教育方法,如手机应用程序。美国退伍军人事务部(Veterans Affairs,VA)为退伍军人和护理人员开发了一款创新的移动应用程序来预防和治疗压力性损伤——the VA Pressure Ulcer/Injury Resource app(VA PUR)(知识链接 13.4)。压力性损伤的预防和管理持续专业发展需要跨专业合作,包括制定循证教育材料和策略;需要在各级(新手到专家)人员中实施专业的护理能力和绩效评估。Ayello 等人(2017)列举了评估清单。

### 压力性损伤的结局

压力性损伤的治疗和愈合以及康复的成本很高。并发症包括需要植皮或截肢、感染,甚至死亡,并可能导致患者或其代表对照护者提起法律诉讼。压力性损伤也严重影响着患者的健康和生活质量,但尚未得到很好的理解或研究。一项探讨患者对压力性损伤及其治疗对健康和生活质量影响看法的研究结果表明,压力性损伤会给患者带来痛苦、疼痛、不适和困扰,而这些痛苦、疼痛、不适和困扰并没有被所有护理人员认识到或得到充分治疗。压力性损伤对患者的生活,包括身体、社交、情感和精神有着深远的影响(Spillsbury et al.,2007)。

### 压力性损伤都是可以预防的吗?

压力性损伤的形成是多因素的。在绝大多数情况下,适当的预防和治疗干预可以防止或最大限度地减少压力性损伤的形成。"然而,在某些情况下,压力性损伤是不可避免的,因为风险的规模和严重程度非常高,或者考虑到风险的规模和严重程度,预防措施是无法实施或不能充分实施的"

(Edsberg et al.,2014,p. 314)。尽管照护团队提供了循证护理,但一些压力性损伤还是不可避免的(NPUAP,2017)。NPUAP(Edsberg et al.,2014)和伤口、造口和失禁护士协会(WOCN 协会)(Schmitt et al.,2017)都发表了关于可避免和不可避免的压力性损伤的声明。临床状况会严重影响预防压力性损伤的效果。其中一些是预先存在的深部组织损伤(DTI)(但没有可见的溃疡)、无法移动、血流动力学不稳定、使用医疗设备、营养不良和临终患者(Edsberg et al.,2014)。

皮肤衰竭是一个新概念,尤其是在安宁疗护中。"皮肤是身体最大的器官,它会像任何其他器官系统一样衰老"(Levine,2017a,p. 201)。皮肤衰竭被定义为"组织耐受性受到严重损害的状态,细胞无法在生理损伤区域存活,包括缺氧、局部机械应力、营养输送受损和代谢副产物的积累。皮肤衰竭包括压力性损伤、临终时的伤口以及多系统器官衰竭的情况"(Levine,2017a)。皮肤衰竭可能发生在急性和慢性病的过程中,也可能发生在临终时。

临终时的皮肤衰竭与压力性损伤不同(Black et al.,2011)。防止伤口恶化或愈合可能是不现实的目标。临终伤口管理的重点是舒适度,包括症状控制、现有伤口的稳定以及预防额外伤口和感染并发症。如果伤口愈合的机会有限,则结果可能是维持伤口目前的状态。在某些情况下,即使目标不是治愈伤口,姑息性伤口也可能受益于手术清创或使用支撑面等干预措施。护理计划必须符合患者和家人的目标和愿望。相关人员需要进一步研究以充分了解在临终等高风险情况下不可避免的压力性损伤的发展(Levine,2017a)。

## 促进健康老龄化:对老年护理的影响

护士作为直接照护人员,是进行皮肤评估、识别风险因素和实施多种预防干预措施的关键成员。护士要提醒照护者对患者进行处方治疗、转诊治疗,管理和评估伤口的变化状态和认识到治疗的充分性。

### 压力性损伤的风险评估

入院时和患者状态发生变化时都要进行皮肤评估(知识链接 13.13)。在养老院,MDS 3.0 提供了皮肤完整性和压力性损伤的循证评估并提供了相应的护理指南(第7章)。评估内容包括询问病史、全身详细的皮肤检查、营养评估和化验结果分析。与压力性损伤的发展和愈合不良风险相关的实验室检查包括贫血和营养状况不佳。护士要对整个皮肤表面进行视觉和触觉检查,特别要注意骨突处。护士还要检查所有部位的皮肤有无完整性受损或其他变化,包括发红或充血。必须特别注意对深色皮肤的评估,因为其损伤和浅色皮肤的组织损伤会有所不同。评估与压力性损伤相关的疼痛(换药、翻身)很重要,因为可以据此给予适当的治疗以缓解疼痛(第27章)。

---

**知识链接 13.13　皮肤评估指南**

**急性护理:**入院时,至少每24小时重新评估一次,如果患者的病情发生变化则评估频率更高

**长期护理:**入院时,每周一次,持续4周,然后每季度一次,以及病情发生变化时

**家庭护理:**登记时和每次护士家访时

---

资料来源:NPUAP:Pressure ulcer prevention points,2007.

　　如果存在压力,要减轻压力,并在1小时内重新评估该区域。护士应触诊受压区域和周围组织,以了解温度和组织弹性的变化。此外,还要注意有无充血和结痂的水疱或丘疹。受压区域出现伴或不伴充血和结痂的水疱或丘疹即为可疑。检查最好在无眩光的日光下完成,如果环境不允许,则使用聚焦照明。如果评估对象使用矫形装置(如紧身胸衣、支具、假肢、姿势支撑物、夹板、吊带或石膏),应特别注意评估相关区域,以及其他装置(如气管内插管和气管切开插管)周围的皮肤。医疗器械相关压力性损伤的发生源自使用为诊断目的而设计和应用的设备。在皮肤上,压力性损伤大多呈现出设备的形状,应使用NPUAP分期系统(知识链接13.10)进行分期。关于医疗器械相关压力性损伤的风险或频率的可用信息很少,而且很多时候并未将皮肤状况记为压力性损伤。知识链接13.14为预防和治疗医疗器械相关压力性损伤提供了依据(Delmore,2017)。

　　早期风险识别对于及时采取干预措施来解决特定的风险因素至关重要。由护士 Barbara Braden 和 Nancy Bergstrom 开发的用于预测压疮风险的 Braden 量表得到了临床验证,并被广泛使用。Braden 量表可在线获取并在大多数医疗机构中使用(Murphree,2017)(知识链接13.14)。该量表基于6个风险因素的数字评分系统评估压力性损伤的风险:感知觉、水分、活动度、移动性、营养和摩擦/剪切力。由于 Braden 量表不包括压力性损伤的所有风险因素,所以建议将其用作辅助诊断而不是代替临床判断。护士需要全面了解患者的病史,以评估其他风险因素,如年龄、药物、合并症(糖尿病、周围血管疾病)、压力性损伤病史和其他因素,这对于采取适当的预防干预措施,以充分解除压力性损伤发展的风险非常重要(Jull and Griffiths,2010;Warner-Maron,2015)。

---

**知识链接 13.14　DEVICE 助记符用于预防医疗器械相关压力性损伤**

D　确定所有医疗器械
- 是商业制造的,用于临床环境(非自制)
- 可以在不接触之前或在现有压力性损伤的情况下放置

E　每天至少评估所有设备、每个皮肤-设备界面和周围的皮肤两次,对局部或全身性水肿患者应更频繁地评估

V　确认所有护理人员都已学会如何正确使用和固定医疗器械,并了解必须将医疗器械相关压力性损伤与皮肤压力性损伤分开记录和追踪

I　识别所有患者身上的所有医疗器械,尤其是那些最容易受到医疗器械相关伤害的患者:重症患者、新生儿、儿童、老年人和肥胖患者

C　每当使用医疗设备时,请考虑以下事项:
- 患者是否仍然需要使用该装置——它可以旋转、重新定位、更换或移除吗?
- 是否合适?
- 是否可以在高风险区域(例如鼻梁)的器械下方使用预防性敷料?

E　指导所有人发现可能存在于患者身下的床或椅子上的物体

---

　　一项系统分析发现,标准的压力性损伤风险评估工具并不比常规护理评估更有效(Chou,2013)。

一些作者建议,预防工作的重点要根据 Braden 量表分量表的分数来制定,而不是累积分数(Alderden et al.,2017)。

### 研究亮点

该研究的目的是验证外科重症监护病房(ICU)人群中压力性损伤的发生与 Braden 压力性损伤风险分量表评分之间的关系,并确定分量表评分所代表的风险在年轻患者和年长患者之间是否不同。作者指出,尽管年龄是 ICU 人群压力性损伤发生的关键风险因素,但尚无探究 Braden 分量表评分与老年人压力性损伤风险的研究发表。

研究者对 6 377 名患者的电子病历进行了回顾性调查。结果显示,在所有分量表中,除摩擦/剪切力分量表外,其他分量表的得分处于中等风险水平的患者发生压力性损伤的可能性最高。在这一类别中,得分最高的患者发生压力性损伤的风险显著增加。年龄与 Braden 量表分数和分量表分数之间的相互作用,特别是活动、潮湿、感官知觉和营养分量表,增加了一个重要的维度,应将其视为预防护理计划的一个因素。活动和潮湿分量表的分数与老年患者压力性损伤发生的风险有较强的相关性。潮湿管理(失禁计划)和增加活动对于老年人防止压力性损伤尤为重要。作者假设护士会重视 Braden 工具上 Braden 量表评分高的患者,并采取最大程度的干预和预防措施,而评分较低(中等)的患者可能不会被视为高风险组。即使 Braden 量表的分数并不表示高风险,护士也需要仔细查看子量表的分数,并在每个领域针对风险采取干预和预防措施。风险工具评分对于制定干预和预防措施很重要,同时也必须进行持续的护理评估和临床判断。

资料来源:Alderden J,Cummins M,Pepper G et al.:Midrange Braden subscale scores are associated with increased risk for pressure injury development among critical care patients. *J Wound Ostomy Continence Nurs* 44(5),420-428,2017.

人员配备不足和工作量增加会影响护士进行综合压力性损伤评估的能力。需要一个可以减少护士工作量的压力性损伤风险评估系统。韩国的护理研究人员报告说,自动压力性损伤风险评估系统(Auto-PIRAS)使用可用数据评估压力性损伤的风险,不需要护士收集或输入额外数据,显示出来与 Braden 量表评估相似的预测性(Jin et al.,2017)。

### 干预

预防有助于保持皮肤的完整性,抵御各种可能导致损伤的环境、机械和化学因素。护理措施包括减少对皮肤的摩擦和刺激,如剪切力;减少潮湿,避免组织浸渍;管理失禁;增强活动能力,减轻骨突部位的压力,促进局部血液循环。护士应熟悉支撑面的类型,选用最有效的产品。支撑面算法(SSA)是一种基于证据的工具,可用来形成有效的压力性损伤解决方案(知识链接 13.4)。推荐使用悬挂装置而不是采用拖拽患者的方式进行转移和体位变换,使用枕头或泡沫垫以免皮肤表面直接接触床单位,同时使用足跟减压装置。

众所周知,更换体位是预防压力性损伤最重要和最有效的措施之一,但对于患者个人最有效的更换频率或类型尚未达成共识。对于某些患者来说,4 小时更换体位可能就足够了,而对于其他人来说,即使每小时更换也不能避免压力性损伤的发生。从过往的经验来看,无论个体需求如何,都建议 2 小时更换一次体位。Hampton(2017)认为该建议源自 Florence Nightingale,她在克里米亚战争中照顾士兵时就意识到了更换体位的重要性,但没有规定时间,她从一张床到另一张床,在大病房里转了一圈后花了 2 个小时。因此,2 小时翻身的传统就诞生了。

正确的体位摆放技术包括使用 30° 侧卧位并避免床头抬高,以及有足够的支撑面。当患者在压力重新分布的床垫上时,也必须遵循更换体位指南。持续床边压力图(CBPM)设备(图 13.6)使护理人员和患者能够可视化地评估和监测患者与支撑面之间的压力点。压力传感图测量来自数千个离散点的压力,并使用颜色方案在监视器上显示患者身体的变化,有助于可视化由高(红色)到低(蓝色)的压力点。几项研究显示,CBPM 设备提高了压力性损伤的预防效果(推动了压力性损伤的预防工作,减少了接触面的压力)(Hultin et al.,2017;Scott and Thurman,2014),但还需要进一步研究。CBPM 设备被认为是压力性损伤预防活动的辅助手段,例如减少潮湿,减轻压力、剪切力和摩擦力,以及改善营养。

其他重要的压力性损伤干预措施包括确保摄入足够的液体和食物,并向各级医疗保健提供者、患者、家庭和照护人员提供压力性损伤预防教育项目。

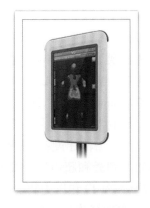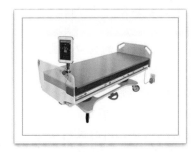

图 13.6　持续床边压力图（CBPM）设备

---

**⚡ 安全警示**

　　躺在压力重新分配床垫上的患者仍然需要根据个性化的时间表翻身及更换体位。

---

　　营养团队的会诊也很重要。需要监测患者营养的摄入以及血清白蛋白、血细胞比容和血红蛋白的水平。如果有证据表明营养素缺乏，可以考虑补充热量、蛋白质、维生素和/或矿物质。为了预防和/或治疗压力性损伤，常规使用的高于每日推荐摄入量的维生素 C 和锌并没有得到证据支持（Jamshed and Schneider，2010）。护士可以通过确保患者在进食时得到足够的帮助，以及确保患者有愉悦的进餐体验，以此来提高患者的营养水平（第 14 章）。需要向各级卫生保健提供者、患者、家庭和照护人员提供压力性损伤的预防教育计划。

### 压力性损伤的评估

　　每次更换敷料时都需要评估压力性损伤的情况，并且每周、每两周或根据需要重复一次。目的是具体而仔细地评估治疗的有效性。

　　PUSH 工具（压力溃疡愈合量表）（知识链接13.4）提供了一个详细的表格，涵盖了评估的所有方面，但只包含 3 个项目，并且仅需要很短的时间来完成。强烈建议在发现问题时和治疗期间每隔一段时间利用照片来记录。

　　如果伤口数周都没有愈合的迹象或恶化，可能是治疗无效，或者是伤口已经感染；在这两种情况下，都必须改变治疗方式。为了实施适当的预防措施，确定压力性损伤的原因很重要。护理团队要与患者和家属协商，讨论护理评估和护理计划，可能

的话，要明确根本原因是否可逆，从而提供适当的治疗方式以确保患者舒适。对于广泛或不愈合的伤口，建议咨询伤口护理专家。专科护士，在伤口中心工作或与外科医生合作的肠造口治疗师，或开业护士，可以为养老院、办公室或诊所提供咨询。

### 压力性损伤敷料

　　敷料类型的选择要基于对压力性损伤状况的仔细评估；肉芽、坏死组织和腐肉的情况；渗液量；微生物状态；以及周围皮肤的情况。如果伤口有坏死组织，则必须进行清创。清创方法包括机械清创（冲洗、从湿到干）、锐性清创（手术刀、剪刀）、化学清创（胶原酶）、和自溶性清创（水胶体、水凝胶）。伤口清洗应使用无毒制剂；建议使用生理盐水。其他原则在知识链接 13.15 中介绍。NPUAP压疮预防和治疗临床实践指南（2017）提供了根据伤口特征选择合适的伤口敷料的指导。知识链接13.16 提供了选择压力性损伤敷料的一般指南。

　　有许多可用的压力性损伤产品和设备，但关于

---

**知识链接 13.15　压力性损伤治疗助记符：DIPAMOPI**

| | |
|---|---|
| D | 清创 |
| I | 识别和治疗感染 |
| P | 填塞无效腔 |
| A | 吸收多余的渗出液 |
| M | 保持伤口表面湿润 |
| O | 打开或切除闭合的伤口边缘 |
| P | 保护愈合中的伤口免受感染/创伤 |
| I | 封闭以保持正常温度 |

特定伤口敷料或局部治疗和设备是否对伤口愈合产生有益影响的研究证据很少，即使与基本敷料相比也是如此(Westby et al.,2017)。需要对最广泛使用的敷料的有效性进行质量研究，并应包括愈合时间以及是否愈合，还应考虑成本效益。虽然需要进一步研究，但预防性多层硅胶型泡沫敷料的使用，特别是在足跟和骶骨，有助于预防压力性损伤以及剪切和摩擦损伤，改善皮肤的微环境。必须将预防性敷料视为与标准减压措施一起使用的辅助治疗措施(Al-Majid et al.,2017;Cornish,2017;Padula,2017;Ramundo et al.,2018)。

其他常用的与伤口护理相关的设备和治疗种类包括压力治疗设备；减重装置(悬空)；辅助疗法，例如电刺激和超声以及高压氧疗法(HBOT)；负压治疗(NPWT)和压力再分配支撑面(专用床、支撑面)。在选择伤口预防和管理设备和开具处方时，建议采用循证方法。Levine(2017b)认为，负压治疗是一种昂贵的、以治愈为目的的治疗方法，在治疗无望的情况下经常被过度使用。在确定最合适的设备或治疗方法时，卫生专业人员需要参考Cochrane Review 等文献和 NPUAP 等临床实践指南(Krasner et al.,2017)，也可以在知识链接 13.4 上找到具体的产品信息。

对患者、家属和专业人员的教育也必须包括在所有皮肤护理计划中。患者和家庭的需求必须纳入护理计划。要向患者及其家属宣教伤口正常的愈合过程，并让他们了解愈合的进展(或无进展)，包括应引起专业人员注意的迹象和症状，并就所使用的设备进行指导。

## 主要概念

- 皮肤是人体最大、最明显的器官；它在维持人体健康方面有多重作用。
- 保持口腔足够湿润和皮肤润滑将减少干燥症和其他皮肤问题的发生率。
- 将皮肤癌发生的风险降至最低的最佳方法是避免长时间暴露在阳光下。
- 压力性损伤发生的主要风险因素是不移动和少活动。
- 年龄、合并症、营养状况、低体重、剪切力和摩擦力相关的皮肤变化也会增加压力性损伤发生的风险。高危人群包括那些被限制在床上或椅子上且无法自行转移重心或更换体位的人。
- 所有机构都应采用结构化方案和预防套装，这些方案已经被证明可以减少压力性损伤的发生。
- 按反映组织损伤最严重程度的分期来记录压力性损伤，当它愈合时，反向分期是不合适的。
- 被坏死组织(焦痂或腐肉)覆盖的压力性损伤在清创前不能进行分期。
- 深色皮肤不会表现出 1 期压力性损伤或早期 DTI 的"典型"红斑；因此，必须保持高度警惕。

## 护理研究:皮肤变化

James 是一名 84 岁的黑人男性，因右髋骨折需手术治疗入院。他一个人住，晚上 8 点左右，他的邻居发现他躺在浴室的地板上。James 告诉他们，他从下午开始就一直躺在那里，但够不到电话以致无法求救，也无法动弹。James 有高血压和糖尿病病史。

当护士在术后第二天进行评估时,他记录了 James 右足跟上的一个区域,该区域呈紫色,似乎有瘀伤。该区域触摸起来比周围的皮肤凉。没有发红,也没有开放性伤口;James 否认足跟有任何疼痛感。

在护理研究的基础上,使用以下程序制订护理计划[a]:

- 列出主观资料。
- 列出提供客观资料的信息。
- 从这些资料中,使用公认的格式确定并说明你认为的目前两个最重要的护理诊断。

- 确定并说明每个诊断的结局标准。这些标准必须反映护理诊断中确定的问题得到了一定程度的缓解,并且必须以具体和可衡量的术语进行陈述。
- 针对每个护理诊断列出护理计划并陈述一项或多项干预措施,提供用于确定适当干预措施来源的具体文件。
- 评估干预措施的有效性。干预措施必须与设定的结局标准直接相关,以衡量是否取得了相应的效果。

注:[a] 表示建议学生参考护理诊断相关书籍,并确定可能或潜在的问题。

## 关键思考问题和措施

1. 上述护理研究案例中存在哪些压力性损伤风险因素?

2. 肤色如何影响 DTI 的呈现?

3. 身体的哪些部位容易发生压力性损伤,为什么?

4. 需要对患者、工作人员和家属进行哪些教育?

5. 当 James 回家后,应采取哪些干预措施来加强他的安全?

## 研究问题

1. 让年轻人知道日晒和日光浴会增加皮肤癌发生风险的最有效方法是什么?

2. 老年人对压力性损伤发生风险的了解程度如何?

3. 护理人员实施压力性损伤的预防措施的主要阻碍是什么?

4. 目前的患者教育内容在提高不同种族和文化的老年人对压力性损伤发生风险的预防知识方面的效果如何?

(刘文静 译)

## 参考文献

Alderden J, Cummins MR, Pepper GA, et al: Midrange Braden sub-scale scores are associated with increased risk for pressure injury development among critical care patients, *J Wound Ostomy Continence Nurs* 44(5):420–428, 2017.

Al-Majid S, Vuncanon B, Carlson N, Rakovski C: The effect of offloading heels on sacral pressure, *AORN J* 106(3):194–200, 2017.

Agency for Healthcare Research and Quality (AHQR) Safety Program for Nursing Homes: *On-time pressure ulcer prevention*, Rockville, MD. Content last reviewed November 2014, Agency for Healthcare Research and Quality. http://www.ahrq.gov/professionals/systems/long-term-care/resources/ontime/pruprev/pruprev-intro.html. Accessed March 2019.

Ayello EA, Zulkowski K, Capezuti E, Jicman WH, Sibbald RG: Educating nurses in the United States about pressure injuries, *Adv Skin Wound Care* 30(2):83–94, 2017.

Balzer K, Kottner J: Evidence-based practices in pressure ulcer prevention: lost in implementation? *Int J Nurs Stud* 52(11):1655–1658, 2015.

Black JM, Edsberg LE, Baharestani MM, et al: Pressure ulcers: avoidable or unavoidable? Results of the National Pressure Ulcer Advisory Panel Consensus Conference, *Ostomy Wound Manage* 57(2):24–37, 2011.

Centers for Disease Control and Prevention: *Shingles (herpes zoster)*, 2017. https://www.cdc.gov/shingles/index.html. Accessed January 2018.

Centers for Medicare & Medicaid Services: *CMS manual system*, Publication No. 100-07 State Operations Manual, Baltimore, MD, 2004, Author.

Chaboyer W, Bucknall T, Webster J, et al: The effect of a patient centred care bundle intervention on pressure ulcer incidence (INTACT): a cluster randomised trial, *Int J Nurs Stud* 64:63–71, 2016.

Cheung C: Older adults, falls, and skin integrity, *Adv Skin Wound Care* 30(1):40–46, 2017.

Chou R: Pressure ulcer risk assessment and prevention, *Ann Intern Med* 159(1):28–38, 2013.

Cornish L: The use of prophylactic dressings in the prevention of pressure ulcers: a literature review, *Br J Community Nurs* 22

(Suppl 6):S26–S32, 2017.

Delmore BA, Ayello EA: Pressure injuries caused by medical devices and other objects: a clinical update, *Am J Nurs* 117(12):36–45, 2017.

Edsberg LE, Langemo D, Baharestani MM, Posthauer ME, Goldberg M: Unavoidable pressure injury: state of the science and consensus outcomes, *J Wound Ostomy Continence Nurs* 41(4):313–314, 2014.

Endo J, Norman R: Skin problems. In Ham R, Sloane P, Warshaw G, Potter J, Flaherty E, editors: *Ham's primary care geriatrics,* ed 6, Philadelphia, PA, 2014, Elsevier Saunders, pp 573–587.

Garrett C, Saavedra A, Reed K, et al: Increasing incidence of melanoma among middle-aged adults: an epidemiological study in Olmsted County, Minnesota, *Mayo Clin Proc* 89(1):52–59, 2014.

Garrigues LJ, Cartwright JC, Bliss DZ: Attitudes of nursing students about pressure injury prevention, *J Wound Ostomy Continence Nurs* 44(2):123–128, 2017.

Gillespie BM, Chaboyer W, Sykes M, O'Brien J, Brandis S: Development and pilot testing of a patient-participatory pressure ulcer prevention care bundle, *J Nurs Care Qual* 29(1):74–82, 2014.

Hampton S: Could lateral tilt mattresses be the answer to pressure ulcer prevention and management? *Br J Community Nurs* 22(Suppl 3):S6– S12, 2017.

Harms S, Bliss DZ, Garrard J, et al: Prevalence of pressure ulcers by race and ethnicity for older adults admitted to nursing homes, *J Gerontol Nurs* 40(3):20–26, 2014.

Hultin L, Olsson E, Carli C, Gunningberg L: Pressure mapping in elderly care: a tool to increase pressure injury knowledge and awareness among staff, *J Wound Ostomy Continence Nurs* 44(2):142–147, 2017.

Irvin C, Sedlak E, Walton C, Collier S, Bernhofer EI: Hospital-acquired pressure injuries: the significance of the advanced practice registered nurse's role in a community hospital, *J Am Assoc Nurse Pract* 29(4):203–208, 2017.

Jamshed N, Schneider E: Is the use of supplemental vitamin C and zinc for the prevention and treatment of pressure ulcers evidence-based? *Ann Longterm Care* 18:28–32, 2010.

Jin Y, Jin T, Lee SM: Automated pressure injury risk assessment system incorporated into an electronic health record system, *Nurs Res* 66(6):462–472, 2017.

Jull A, Griffiths P: Is pressure sore prevention a sensitive indicator of the quality of nursing care? A cautionary note, *Int J Nurs Stud* 47:531–533, 2010.

Krasner D, Sibbald R, Woo K, Norton L: Interprofessional perspectives on individualized wound device product selection, *Wound Source, White Paper,* 2017. http://www.woundsource.com/whitepaper/interprofessional-perspectives-individualized-wound-device-product-selection?page=show. Accessed January 2018.

LeBlanc K, Baranoski S: Skin tears: finally recognized, *Adv Skin Wound Care* 30(2):62–63, 2017.

LeBlanc K, Baranoski S, Christensen D, et al: The art of dressing selection: a consensus statement on skin tears and best practice, *Adv Skin Wound Care* 29(1):32–46, 2016.

LeBlanc K, Baranoski S, Christensen D, et al: International Skin Tear Advisory Panel: a tool kit to aid in the prevention, assessment, and treatment of skin tears using a Simplified Classification System©, *Adv Skin Wound Care* 26:459–476, 2013.

Levine JM: *Skin failure: a new paradigm,* GeriPal, 2017a. http://www.geripal.org/2017/10/skin-failure-new-paradigm.html. Accessed January 2018.

Levine JM: *Palliative wound care: a new frontier,* GeriPal, 2017b. http://www.geripal.org/2017/09/palliative-wound-care-new-frontier.html. Accessed January 2018.

McCance KL, Huether SE: Structure, function, and disorders of the integument. In McCance KL, Huether SE, editors: *Pathophysiology,* ed 7, St Louis, MO, 2014, Elsevier, pp 1616–1651.

Miller DM, Neelon L, Kish-Smith K, Whitney L, Burant CJ: Pressure injury knowledge in critical care nurses, *J Wound Ostomy Continence Nurs* 44(5):455–457, 2017.

Murphree RW: Impairments in skin integrity, *Nurs Clin North Am* 52:405–417, 2017.

National Pressure Ulcer Advisory Panel: *National Pressure Ulcer Advisory Panel (NPUAP) announces a change in terminology from pressure ulcer to pressure injury and updates the stages of pressure injury,* 2016. http://www.npuap.org/national-pressure-ulcer-advisory-panel-npuap-announces-a-change-in-terminology-from-pressure-ulcer-to-pressure-injury-and-updates-the-stages-of-pressure-injury/. Accessed January 2018.

National Pressure Ulcer Advisory Panel: *PUSH tool,* 2014. http://www.npuap.org/resources/educational-and-clinical-resources/push-tool/. Accessed January 2018.

National Pressure Ulcer Advisory Panel: *NPUAP position statement on staging—2017 clarifications,* 2017. http://www.npuap.org/wp-content/uploads/2012/01/NPUAP-Position-Statement-on-Staging-Jan-2017.pdf. Accessed January 2017.

Olsho LE, Spector WD, Williams CS, et al: Evaluation of AHRQ's on-time pressure ulcer prevention program: a facilitator-assisted clinical decision support intervention for nursing homes, *Med Care* 52(3):258–266, 2014.

Ong EL, Goldacre R, Hoang U, Sinclair R, Goldacre M: Subsequent primary malignancies in patients with nonmelanoma skin cancer in England: a national record-linkage study, *Cancer Epidemiol Biomarkers Prev* 23:490–498, 2014.

Padula WW: Effectiveness and value of prophylactic 5-layer foam sacral dressings to prevent hospital-acquired pressure injuries in acute care hospitals: an observational cohort study, *J Wound Ostomy Continence Nurs* 44(5):413–419, 2017.

Ramundo J, Pike C, Pittman J: Do prophylactic foam dressings reduce heel pressure injuries? *J Wound Ostomy Continence Nurs* 45(1):75–82, 2018.

Roberts S, Wallis M, McInnes E, et al: Patients' perceptions of a pressure ulcer prevention care bundle in hospital: a qualitative descriptive study to guide evidence-based practice, *Worldviews Evid Based Nurs* 14(5):385–393, 2017.

Rondinelli J, Zuniga S, Kipnis P, Kawar LN, Liu V, Escobar GJ: Hospital-acquired pressure injury: risk-adjusted comparisons in an integrated healthcare delivery system, *Nurs Res* 67(1):16–25, 2018.

Schmitt S, Andries MK, Ashmore PM, Brunette G, Judge K, Bonham PA: WOCN Society position paper: avoidable versus unavoidable pressure ulcers/injuries, *J Wound Ostomy Continence Nurs* 44(5):458–468, 2017.

Scott RG, Thurman KM: Visual feedback of continuous bedside pressure mapping to optimize effective patient repositioning, *Adv Wound Care* 3(5):376–382, 2014.

Skin Cancer Foundation: *Skin cancer facts & statistics,* 2017. https://www.skincancer.org/skin-cancer-information/skin-cancer-facts. Accessed January 2018.

Spilsbury K, Nelson A, Cullum N, Iglesias C, Nixon J, Mason S: Pressure ulcers and their treatment and effects on quality of life: hospital inpatient perspectives, *J Adv Nurs* 57:494–504, 2007.

Warner-Maron I: The risk of risk assessment: pressure ulcer assessment and the Braden Scale, *Ann Longterm Care* 23(5):23–27, 2015.

Westby MJ, Dumville JC, Soares MO, Stubbs N, Norman G: Dressings and topical agents for treating pressure ulcers, *Cochrane Database of Syst Rev,* 2017. http://www.cochrane.org/CD011947/WOUNDS_which-dressings-or-topical-agents-are-most-effective-healing-pressure-ulcers. Accessed January 2018.

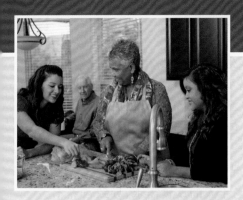

# 营养

*Theris A. Touhy*

我在一家专业护理机构担任注册护士助理,负责在晚餐时为10位患者喂食。我试着让他们吃东西,但他们吃得很慢。因为进餐时间有限,有些时候不得不在最后把食物混合在一起,让他们吃几勺。痴呆患者需要更多的进餐时间,我知道他们吃不饱。这让我感觉很糟糕,我们需要更多的帮助才能做好工作。

21 岁的学生 Marcia

如果我真的到了无法自己进食的地步,我希望握着我进食叉子的人对我的情况感同身受。我希望帮助我的人能记住她所了解到的关于我的一切,并且对我的认识随着接触次数的增多而加深。这会造成什么不同呢? 我确信,如果我需要被喂食的经历发生在我被真正了解的前提下,我的感受将会改变……我想知道我所依赖的人的日常生活情况,尤其是那些为我拿着叉子的人。如果她愿意和我说话,如果我们可以一起笑,我甚至可以忘记自己没用的双手带来的懊恼。我们会进行对话,而不是单纯的喂食。

选自 Lustbader W:Thoughts on the meaning of frailty, Generations 13:21-22,1999.

## 学习目标

学完本章后,读者将能够:

1. 讨论老年人的营养需求和影响其营养状况的因素。
2. 描述营养不良的风险因素并确定管理策略。
3. 描述营养筛查和评估的方法。
4. 明确以循证为基础的策略,以确保充足的营养。
5. 描述确保住院和收容人员获得充足营养的特殊注意事项。
6. 讨论吞咽困难老年人的评估和干预方法。
7. 制订帮助老年人形成和维持良好营养状况的护理计划。

在经济能力许可范围内的充足的食品供应和营养改善是全世界关注的问题,发达国家和发展中国家之间存在一些差异。尽管全球不同地区的问题各不相同,但营养作为健康的主要因素是所有国家的重要关注点。健康饮食模式和健康老龄化之间的联系是有据可查的。饮食的质量和数量是预防、延缓和管理与衰老相关的慢性病的重要因素。大约50%的美国成年人患有一种或多种可预防的与饮食相关的慢性病,包括心血管疾病、2型糖尿病以及超重和肥胖[ U.S. Department of Health and Human Services(USHHS) and U.S. Department of Agriculture(USDA), 2015—2020 ]。

适当的营养意味着所有必需的营养素(即碳水化合物、脂肪、蛋白质、维生素、矿物质和水)都得到充分供应和使用,以保持最佳健康状态。尽管胃肠

(GI)系统确实会发生一些与年龄相关的变化(知识链接14.1),但这些变化很少作为引发营养不良的主要因素。老年人营养需求的满足往往受到许多其他因素的影响,包括慢性病、饮食习惯、种族、社会关系、收入、交通、住房、情绪、食物知识、功能障碍、健康和牙齿情况。

本章讨论了老年人的饮食需求、导致营养不良的危险因素,肥胖、疾病、功能和认知障碍,以及吞咽困难对营养的影响。有些老年人经常遇到的、

---

### 知识链接14.1　影响营养的与衰老相关的改变

**味觉**

- 个体的味觉敏感性水平不同,这可能是由遗传、体质和年龄变化决定的
- 随着个体年龄的增长,味觉细胞的数量减少,剩余的细胞发生萎缩(从40~60岁开始),但它们可以再生,而再生的滞后时间可能会导致味觉反应减弱
- 口腔分泌的唾液较少,会影响味觉
- 通常先失去对咸味和甜味的感觉,其次是苦味和酸味
- 义齿、吸烟和药物会影响味觉

**嗅觉**

- 检测气味的传感器细胞的数量以及将信号传递到大脑的神经和处理它们的嗅球的数量逐渐减少;鼻子中产生的黏液减少
- 气味阈值提高和气味识别能力下降
- 影响气味的因素有很多:鼻窦疾病、病毒感染对嗅觉受体造成的损伤、在适当的安全标准/设备到位之前工业工作造成的损坏、吸烟、药物治疗、牙周病/牙科问题
- 与阿尔茨海默病和帕金森病相关的气味变化
- 在烹饪过程中闻闻食物的味道并参与食物的准备可以刺激食欲

**消化系统**

- 消化系统的变化不会显著影响功能;消化系统能终身保持足够功能
- 年龄相关性胃萎缩导致胃动力和容量下降,碳酸氢盐和胃液分泌减少,导致胃酸过少(盐酸不足)

- 如果胃不能消化摄入的维生素 $B_{12}$,内因子的产生减少会导致恶性贫血
- 胃的保护性碱性黏液因胃液 pH 升高而丢失,使胃更容易受到幽门螺杆菌感染和消化性溃疡的影响,尤其是在使用非甾体抗炎药的情况下
- 可能会出现老年性食管炎(推进波强度降低),迫使下端扩张并可能导致消化不良
- 病理情况越来越常见,包括胃食管反流病(GERD)和食管裂孔疝
- 胃内平滑肌的功能丧失会延迟胃排空时间,引起腹胀、进食饱腹感和过早的饱腹感,从而导致厌食或体重减轻

**口腔**

- 牙齿磨损,颜色变深,容易出现纵向裂纹
- 牙本质变脆变厚,牙髓间隙变小
- 面部骨骼的骨质减少以及皮肤、鼻窦和口腔结缔组织的细微变化
- 30%的老年人会出现口干燥症(口干),影响其进食、吞咽和说话,并导致龋齿。500多种药物可以影响唾液分泌;人工唾液制剂和充足的液体摄入会有所帮助

**食欲调节**

- 食欲取决于体力活动、功能限制、嗅觉、味觉、情绪、社交、舒适度、药物、慢性病、口腔/牙科问题
- 个体可能在餐前饥饿感较弱,饱腹感较强,在进餐时吃得较少,餐后饱腹感更强

- 胃肠激素如胆囊收缩素(CCK)在不同程度上调节饱腹感。随着年龄的增长,CCK 的基础水平和餐后水平都会增加,可能会使人有更强的饱腹感。疾病状态会增加细胞因子水平,这是疾病组织释放导致的结果。营养不良也会导致 CCK 水平升高,从而进一步降低食欲
- 服用内源性阿片类药物的动力减少,导致食欲下降和脱水
- 胃底顺应性降低,睾酮降低,瘦素和胰岛素增

加也被认为会导致食欲下降
- 自我喂养能力/员工喂养技术,以及用餐时的氛围也会影响食欲

**身体成分**
- 身体脂肪增加,包括内脏脂肪的储存
- 肌肉量减少
- 体重通常在 50 岁或 60 岁达到峰值,并在 65 岁或 70 岁之前保持稳定,之后体重会缓慢下降

---

与充足的饮食和营养状况有关的情况需要深入讨论。脱水和口腔健康在第 15 章讨论,神经认知障碍对营养的影响在第 29 章讨论。读者可以参考营养文本以获得关于营养、衰老和疾病的更全面的信息。

## 与年龄相关的需求

### 美国膳食指南

由美国联邦政府发布的《2015—2020 年美国居民膳食指南》(*2015—2020 Dietary Guidelines for Americans*)旨在帮助 2 岁及以上的个人和他们的家庭食用健康、营养充足的饮食。该指南用于制定联邦食品、营养、健康计划和政策。饮食模式及其食品和营养特性是最新指南的重点。五条总体指南鼓励健康的饮食模式,认识到个人需要改变他们的食品和饮料选择才能实现健康的模式,并承认社会的所有阶层都可以在支持健康选择方面发挥作用。该指南提供了一个适应性框架,人们可以在其中享用满足其个人、文化和传统偏好并符合其预算的食物(知识链接 14.2)(USDA and USHHS,2015—2020)。《健康人民 2020》(*Healthy People 2020*)还提供了营养目标。

### 老年人餐盘

"选择我的餐盘"(Choose MyPlate)是每日食物摄入量的一种视觉描述方法。塔夫茨大学的美国农业部老龄化人类营养研究中心基于 2015—2020 年美国居民膳食指南(*2015—2020 Dietary Guidelines for Americans*)(图 14.1)框架,开发了"老

**知识链接 14.2　膳食指南(USHHS/USDA)**

- 终身遵循健康的饮食模式
- 关注种类、营养密度和数量
- 限制来自添加糖和饱和脂肪的卡路里并减少钠的摄入量
- 选择更健康的食品和饮品
- 支持所有的健康饮食模式

资料来源:U.S. Department of Health and Human Services and U.S. Department of Agriculture:*2015-2020 Dietary Guidelines for Americans* ed 8.

**♥ 健康人民 2020**

**营养和体重状况**

- 通过健康饮食和保持体重来促进健康并减少慢性病。
- 增加定期测量成年患者体重指数的初级保健医生的比例。
- 增加肥胖成年患者的就诊比例,包括与减肥、营养或体育活动相关的咨询或教育。
- 增加正常体重的成年人比例。
- 减少家庭存粮的不安全性,从而减少饥饿。

资料来源:U.S. Department of Health and Human Services, Office of Disease Prevention and Health Promotion:*Healthy People 2020*,2012.

年人餐盘"(Myplate for Older Adults),强调了老年人的营养需求。"老年人餐盘"主要包含:大约 50% 的水果和蔬菜;25% 的谷物,其中许多是全谷物;以及 25% 富含蛋白质的食物,如坚果、豆类、鱼、瘦肉、家禽,以及无脂和低脂乳制品,如牛奶、奶酪

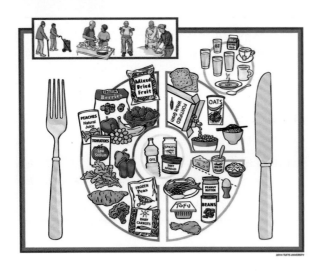

图 14.1　老年人餐盘

和酸奶组成的彩色盘子。另外，还包括有益心脏健康的脂肪的优质资源图像，如植物油和软人造黄油；以及用于代替盐以降低钠摄入量的草药和香料（Tufts University, 2016）。

　　一般来说，老年人的能量需求较低，需要的卡路里较少，因为他们的活动量减少，代谢率下降。然而，他们仍然需要相同或更高水平的营养才能保持健康。对于患有疾病的人来说，这些推荐建议可能需要修改。得舒（dietary approaches to stop hypertension, DASH）饮食是一项被推荐的饮食计划，可帮助患者维持最佳体重和管理高血压。该计划包括水果、蔬菜、全谷物、低脂乳制品、家禽、鱼类和限制盐的摄入量。

　　地中海饮食（Mediterranean diet, MedDiet）与较低的慢性病发病率、体重增加和身体功能受损的发生率以及认知改善有关。这种饮食的特点是水果、蔬菜、豆类、全谷物和鱼类的摄入量增加；红肉和加工肉类的摄入量减少；单一饱和脂肪的摄入量增加，主要由地中海国家的橄榄油提供；饱和脂肪的摄入量减少。针对神经退行性延迟的地中海得舒饮食干预（Mediterranean-DASH diet intervention for neurodegeneration delay, MIND）将地中海饮食与得舒饮食相结合。在具有代表性的大样本老年人中，对地中海饮食和得舒饮食的更好依从性与更好的认知功能和更低的认知障碍风险独立相关。还需要进一步的研究和临床试验来了解饮食模式在认知老化和脑疾病中的作用（McEvoy et al., 2017）（知识链接 14.3）。

## 其他饮食建议

### 脂肪

　　和其他年龄段的人一样，老年人应该限制饱和脂肪和反式脂肪酸的摄入量。高脂肪饮食会导致肥胖，增加患心脏病和癌症的风险。每天来自饱和脂肪的热量应低于 10%。

### 蛋白质

　　目前，所有年龄段的健康成年人的蛋白质推荐营养素摄入量（RNI）为 0.8g/kg 体重。然而，新出现的循证研究表明，增加蛋白质摄入量可能有益于满足弱势老年人的需求，尤其是患有慢性病的老年人。此外，建议补充蛋白质、钙和维生素 D 以防止骨质流失并保持现有的骨密度，从而降低跌倒和骨折的发生风险（第 26 章）。某些营养素（例如蛋白质、维生素 D 和抗氧化剂、维生素 E 和硒）的摄入量高于 RNI，有益于身体功能和老年慢性病的预防（Baugreet et al., 2017）。患病的老年人是社会中最有可能出现蛋白质缺乏的群体。那些在购物、烹饪和消费食物方面受到限制的人也面临出现蛋白质缺乏和营养不良的风险。

### 纤维素

　　纤维素是重要的膳食成分，一些老年人纤维素的摄入量不足。建议每天摄入 25g 纤维素，并且必须与足量的液体相结合。饮食中纤维素的量不足和液体不足会导致便秘。纤维素是难以消化的物质,它支撑着植物的结构。它在未加工的水果和蔬菜以及非精制的谷物中含量丰富(知识链接 14.4)。

---

**知识链接 14.4　最佳实践建议**

### 关于饮食中纤维素的教学

**纤维素的好处**

- 促进水分的吸收;通过延迟胃排空和提供饱腹感来帮助控制体重;改善葡萄糖耐量;预防或减少便秘、痔疮、憩室病;降低患心脏病的风险;预防癌症

**添加纤维素的饮食小贴士**

- 最好从食物而不是补充剂中获取纤维素,因为补充剂中没有高纤维食物中的必需营养素,而且抗癌效果也值得怀疑;食物越精制或被加工得越多,纤维素的含量越低(例如,苹果皮的纤维素含量高于苹果酱或果汁)
- 增加新鲜水果和蔬菜的摄入量;吃干豆、豌豆和扁豆;吃水果和蔬菜要带皮;吃整个水果而不是喝果汁;吃全麦面包和谷物;在意大利面酱、汤和砂锅菜中加入切碎的蔬菜;在奶昔中加入一杯菠菜汁或其他绿叶蔬菜汁(你根本不会尝到菠菜的味道,但你的饮料会是绿色的);将无糖麸皮撒在谷物上或放入汤、肉饼或砂锅菜中
- 一些天然的纤维素含量高的食物:带皮的大梨(7g);1 杯新鲜树莓(8g);1/2 个中等鳄梨(5g);1 盎司杏仁(3.5g);1/4 杯煮熟的黑豆(7.5g);3 杯空气爆米花(3.6g);1 杯煮熟的珍珠大麦(6g)

**需要多少麦麸?**

- 一般每天 1~2 汤匙;从 1 茶匙开始,然后逐渐增加,以避免出现腹胀、胀气、腹泻和其他结肠不适

**需要摄入多少液体?**

- 每天 1.89L,除非限制液体摄入

---

### 维生素和矿物质

每天食用 5 份水果和蔬菜的老年人将获得足够的维生素 A、维生素 C、维生素 E 及钾。然而,所有年龄段的美国人食用的水果和蔬菜量都不到推荐量的一半。维生素 $B_{12}$ 在延缓衰老方面起着关键作用,但 50% 的 50 岁以成年人缺乏维生素 $B_{12}$。维生素 $B_{12}$ 缺乏症是一种常见但未被充分认识的疾病(Hooshmand et al.,2016)。50 岁以后,胃产生的胃酸较少,这使得维生素 $B_{12}$ 的吸收效率降低。老年人应该增加从全麦早餐麦片等强化食品中摄取结晶形式的维生素 $B_{12}$ 的量。其他食物来源包括鲑鱼、金枪鱼、草饲牛肉、沙丁鱼、鸡蛋和奶酪。服用质子泵抑制剂(例如奥美拉唑、兰索拉唑)的个体在服用这些药物 2 年后,维生素 $B_{12}$ 缺乏症的发生风险增加了 65%。食用素食和接受某种形式的减肥手术的人也更有可能含有较低的维生素。

## 肥胖(营养过剩)

世界上大多数人生活在超重和肥胖致死人数多于体重不足人数的国家。除了撒哈拉以南的非洲国家,每个国家肥胖的患病率都令人震惊,自 2000 年以来已经上升了 82%。在美国,大约 35% 的 60 岁以上的成年人患有肥胖,女性肥胖的患病率(38%)高于男性(32%)(Gretebeck et al.,2017)。自 20 世纪 90 年代以来,老年人肥胖的患病率增加了一倍。超重和肥胖会增加医疗保健费用、功能障碍、残疾、慢性病和疗养院入住率。肥胖是最常见的致残疾病,是骨关节炎、动脉粥样硬化、糖尿病和脑卒中的主要危险因素(Kritchevsky,2017)。

世界卫生组织(WHO)(2017)对超重和肥胖的定义如下:超重是指体重指数(body mass index,BMI)大于或等于 25;肥胖是指 BMI 大于或等于 30。然而,对于衡量老年人口肥胖的最佳方式,目前还没有达成共识。身体成分的正常变化可能会降低 BMI 的准确度。随着年龄的增长,脂肪量增加,瘦肉量减少,BMI 会低估总体肥胖度。此外,大多数老年人的身高也会下降,导致对肥胖的总体高估。

尽管有强有力的证据表明，年轻人的肥胖会降低预期寿命，并对功能和发病率产生负面影响，但与儿童和成年人相比，人们对老年人肥胖的益处和风险知之甚少。超重或肥胖的老年人的发病率和死亡率与年轻人不同，特别是在晚年肥胖的情况下。在所谓的肥胖悖论中，一些研究发现，对于活到70岁的人来说，根据BMI被归类为超重的人的死亡风险最低（Kalish，2016）。较高的BMI与骨关节炎、糖尿病和残疾的发生风险增加有关，但当晚年才出现体重上升时，代谢和心血管健康风险的发生时间会减少。肥胖可以防止骨密度下降和髋部骨折，对于功能状态严重下降的虚弱老年人来说，肥胖可以被视为功能和死亡率方面的保护因素（Kalish，2016）。

需要进一步研究以了解长期有意减肥和相关的身体成分变化如何影响慢性病的发作（Bowman et al.，2017）。对老年人的减肥建议应在个体化的基础上仔细考虑，并注意体重史和医疗条件。一个重要目标是维持或提高生活质量和身体功能。减肥伴随着游离脂肪量的下降，因此所有老年人的减肥计划都应包括保持肌肉力量的活动，例如渐进式阻力训练。随着年龄的增长，终身保持健康的体重可以预防许多疾病和功能受限。

# 营养失调（营养不良）

营养不良是公认的老年综合征。营养不良最常见的定义是能量、蛋白质和营养素过少或过多，这会对人体及其功能和临床结局造成不利影响。当个体需要的营养与他们接受的营养不平衡时，就会发生营养失调，这可能是由营养过剩和营养不足造成的。在急诊、长期照护机构和社区中，老年人营养不良的发生率在不断上升。

据估计，入院时的医院营养不良会影响50%以上的患者，许多其他患者在住院期间也会出现营养不良（Avelino-Silva and Jaluul，2017）。多达50%的老年患者在出院时处于营养不良的状态。据估计，多达15%的社区老年人、20%~60%的住院老年人和30%~85%的住在养老院的老年人都有营养不良。随着人口老龄化，这些数字预计将在未来30年内急剧上升。风险最大的是老年妇女、少数民族和贫困人口或生活在农村地区的人。75岁及以上是营养不良的独立危险因素（Crogan，2017；Tilly，2017）。在各种情况下，老年人营养不良显然是卫生专业人员面临的一个严峻挑战。

## 特征

对营养不良的理解在不断发展，相关的研究也在进行中。不能根据单一的标志物或实验室检查结果诊断营养不良。已有研究确定了营养不良的特征（Mueller，2015）（知识链接14.5）。营养不良是一种复杂的综合征，可能按照两条主要轨迹发展。当个体没有摄入足够的微量营养素（即维生素、矿物质、植物化学物质）以及维持器官功能和健康组织所需的大量营养素（即蛋白质、碳水化合物、脂肪、水）时，就会发生这种情况。这种类型的营养不良可能是由长期营养不良或营养过剩引起的。相比之下，炎症相关的营养不良是由损伤、手术或疾病状态导致的，这些状态会触发炎症介质，导致代谢率增加和营养利用受损（Cederholm et al.，2017；Mogensen and DiMaria-Ghalili，2015）。目前，还没有单一的标志物可以诊断任何病因引起的成人营养不良。

> **知识链接 14.5　营养不良的特征**
>
> 对于营养不良的诊断，必须具备以下两个或两个以上特征：
> - 能量摄入不足
> - 体重减轻
> - 肌肉量减少
> - 皮下脂肪减少
> - 可能掩盖体重减轻的局部或全身积液
> - 按握力衡量的功能状态减弱

炎症越来越多地被认为是增加营养不良发生风险的重要潜在因素，也是导致对营养不良干预的反应不佳和死亡风险增加的一个促成因素。体重减轻经常发生在两个轨迹中，但体重本身并不是营养状况的指标。当摄入足够的卡路里但缺乏影响其营养状况的重要营养素时，个体也会发生营养不良（Tilly，2017）。国际指南委员会正在制定一种共识方法，以确定营养不良的核心属性，该方法考虑到了民族/种族差异和肥胖个体中营养不良的存在。因为营养不良的诊断方法存在很大差异,所以国际指南委员会还将提出识别营养不良的标准(Cederholm et al.,2017)。

## 结果

营养不良是衰弱的前兆,会导致严重的后果,包括感染、压力性损伤、贫血、低血压、认知障碍、肌少症(与衰老相关的肌肉量低)、髋部骨折、住院时间延长、依赖程度增加,降低生活质量并增加发病率和死亡率(Tilly,2017)。营养不良的患者发生压力性损伤的可能性是正常人的2倍,感染的可能性是其3倍。据报道,在住院期间发生跌倒的患者中,几乎有一半存在营养不良。最后,因营养不良入院的老年人的住院时间更长,出院前死亡的可能性更大(Avelino-Silva and Jaluul,2017)。有许多因素会导致老年人营养不良的发生(知识链接14.6)。

> **知识链接 14.6　营养不良的危险因素**
>
> 对于营养不良的诊断,必须具备以下两个或两个以上特征:
> - 慢性病
> - 急性病/创伤
> - 多重用药
> - 过度限制饮食
> - 牙齿不齐
> - 吞咽困难
> - 功能状态差;无法准备食物
> - 抑郁
> - 精神状态改变/痴呆
> - 社会孤立和有限的社会支持
> - 缺乏购买食物的交通工具
> - 社会经济剥夺

## 影响营养需求满足的因素

### 终身饮食习惯

一个人的营养状况反映了个人的饮食历史和现在的饮食习惯。"饮食方式被定义为一个民族、地区或历史时期的饮食习惯和烹饪做法"

(Furman,2014,p. 80)。这包括不同文化和宗教群体的独特饮食模式。饮食方式影响食物偏好、用餐期望和营养摄入。饮食习惯并不总是与营养需求的满足一致,当个人食物消费与饮食方式不一致时,尤其可能会影响个人食物消费的能力和欲望。食物和用餐时间的意义通常建立在童年时期,"随着年龄的增长变得更加深刻"(Furman,2014,p. 83)。美国联合委员会(the Joint Commission)及医疗保险和医疗补助服务中心(the Centers for Medicare and Medicaid Services,CMS)(2014)在患者安全工具中详细说明了饮食需求和限制的评估(知识链接14.7)。

> **知识链接 14.7　美国医疗保险和医疗补助服务中心及联合委员会膳食评估指南**
>
> - 询问患者:"关于你的饮食,你的提供者有什么应该注意的吗?"
> - 确定患者的宗教或精神信仰或习俗是否要求或禁止食用某些食物。
> - 确定患者是否例行地或定期地禁食。
> - 在医疗记录中记录饮食需求或限制,并将其传达给工作人员。
> - 确保医院的餐饮服务符合患者的喜好以及文化和宗教饮食习惯。
>
> 资料来源:The Joint Commission:*Advancing effective communication,cultural competence,and patient-and-family centered care—a roadmap for hospitals*,2014.

终身节食或吃流行食物的习惯也会在晚年出现。老年人可能会成为声称特定食物可以逆转衰老或摆脱慢性病的广告的牺牲品。遵循"老年人餐盘"(图 14.1)是理想饮食的最佳选择,并根据特定的问题进行调整,如高胆固醇血症。应建议个体根据有效的研究,并与初级保健提供者协商来做出饮食决定。对于健康的个体来说,应从食物来源中获取必需营养素,而不是依赖膳食补充剂。

### 社会化

从根本上说,饮食的社交性与分享和归属感有关。我们所有人都把食物作为给予和接受爱、友谊或归属感的一种手段。进餐时有其他人在场是热量摄入的一个重要预测指标。吃饭的意义和享受往往会随着年龄的增长、需要住院或住在养老院、或经历慢性病、抑郁、孤立和功能限制而受到挑战。对食物不感兴趣也可能是药物治疗或疾病过程导致的。酒精误用和滥用在老年人中很普遍，由此带来的公众健康问题也与日俱增。过量饮酒会干扰营养状况，因为饮酒会消耗身体所需的营养，并经常取代膳食，从而使个体容易发生营养不良（第28章）。

根据美国老年人法案（the Older Americans Act，OAA）第3章授权的老年人营养计划是专门针对老年人的、最大的国家食品和营养计划。这些计划和服务包括集体营养计划、上门送餐服务（meals-on-wheels）以及营养筛查和教育。该计划不需要进行经济状况调查，参与者可以自愿保密地支付餐费。OAA确实需要为那些最有社会和经济需求的人提供了服务。大部分的计划参与者可能是社会经济贫困者、少数族裔、独居者、残疾或健康状况不佳的人。家庭送餐被证明在改善老年人的营养和其他结果方面最有效（Tilly，2017）。随着社会强调提供以社区为基础的护理而不是机构护理，扩大营养服务应该是当务之急。

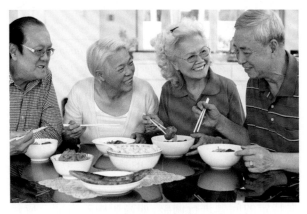

老年人一起用餐

## 社会经济剥夺

营养不良与社会经济剥夺之间存在密切关系。在美国，老年人是增长最快的食物不安全人群，这意味着他们不确定下一顿饭在哪里或如何吃。2016年，7.8%的老年家庭存在食物不安全问题。如果老年人生活在南部，有残疾，年龄在69岁以

下，与孙子和/或非裔美国人或拉美裔生活在一起，他们可能会出现食物不安全问题（National Council on Aging，2018）。低收入者可能需要在食物、暖气、电话费、药物和医疗检查等各种满足生活需求的项目中做出选择。一些老年人每天只吃一顿饭，以期自己的收入能维持一个月的生活。

补充营养援助计划（the supplemental nutrition assistance program，SNAP）是美国农业部食品和营养服务部的一项计划，为符合条件的社会经济贫困个人和家庭提供营养援助，但老年人使用食品援助计划的可能性比其他任何年龄段的人都低。有资格参加SNAP的老年人中有3/5没有参加。一些人可能看不到其中的好处，而另一些人，特别是那些经历过大萧条的人，非常不愿意接受"福利"（第1章）。活动和技术相关的障碍也是导致老年人低参与率的原因。

为了加强对老年人的服务，SNAP与州机构、营养教育工作者、社区和宗教组织合作，帮助那些有资格获得营养援助的人在申请项目和获得福利方面做出知情决定。在沃尔玛基金会的支持下，美国国家老龄化委员会（the National Council on Aging，NCOA）已向社区组织提供了超过200万美元（约13.8万人民币）的赠款，以帮助老年人申请和注册SNAP。NCOA福利筛查（知识链接14.3）是一项免费的在线服务，用于筛查收入有限的老年人的福利。

那些收入有限的人也可以在配送中心（食品库）获得免费食品计划，比如捐赠的商品。虽然这是另一个有价值的选择，但使用这样的计划并不总是可行的，因为每个人都想在某一天或某一周买到不同种类的食物；分发的数量往往太大，以至于单身的老年人或老年夫妇无法使用，甚至无法从分发地点带回去；该地点可能太远或难以到达；而且配送食品的时间也可能不方便。

有些自助餐厅和餐馆为老年人提供特价餐食，但成本会随着食品价格的上涨而上涨。之前外出就餐的优势已经不复存在。然而，许多单身的老年人大部分时间都在外面吃饭。越来越多的老年人在快餐店吃饭，这些餐馆通常不提供低脂/低盐的菜单项目。提供有关快餐营养成分的教育和其他促进健康营养摄入的便捷方法很重要（知识链接14.3）。

## 交通

对老年人来说，方便可用的交通工具有限。随着大型超市的扩张，许多小型的、长期存在的社区食品店已经关闭，这些超市位于为更大一部分人口提供服务的地区。小型便利店可能没有健康食品可供选择。步行去市场、乘坐公共交通工具、一边使用手杖或助行器一边提一袋食品杂货可能会变得困难。恐惧是老年人考虑交通问题的主要原因。他们可能会害怕走在街上被抢劫，害怕不能在交通灯改变的时间内过马路，或者在拥挤的街道上行走时被撞倒或摔倒。尽管老年人乘坐公共汽车的费用降低了，但许多老年人在使用公共交通工具时仍然非常害怕遭到袭击。功能障碍也使一些人难以使用公共交通工具。

对于一个收入有限的人来说，乘坐出租车或使用其他交通服务是不现实的，但与其他需要购物的人共乘一辆出租车可以支持老年人去食品价格更便宜的地方，而且可以购买到打折商品。美国许多地区的老年公民组织一直在为老年人提供前往购物区的面包车服务。在住宅区，老年人可以组成团体共同前往超市。许多城市社区有多种可用的交通工具，但个人可能没有意识到。农村的资源比较有限。对护士来说，了解社区交通资源是很重要的。

此外，许多老年人，尤其是丧偶的男性，可能从未学会购物和准备食物。通常，个人不得不依赖他人为自己购物，这可能是一个令人担忧的原因，具体取决于是否有支持，以及不愿依赖他人，特别是家人。对于那些有计算机的人来说，网上购物和送货是有好处的，尽管价格可能比商店里的要高。

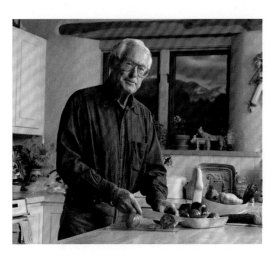

一位老年男性正在准备餐食

## 慢性病及慢性状态

许多慢性病及其后遗症给老年人带来了营养障碍。心力衰竭和慢性阻塞性肺疾病（chronic obstructive pulmonary disease，COPD）与疲劳、能量消耗增加和食欲下降有关。糖尿病的饮食干预是必要的，但也可能影响日常饮食模式，并需要改变生活方式。牙齿状况和牙齿问题也会影响营养（第15章）。与慢性病相关的功能和认知障碍会影响个体独立购物、烹饪和进食的能力。关于慢性病的更多详细信息可以在第21~27章中找到。

慢性病治疗药物的副作用可能会进一步损害营养状况。临床上存在明显的药物—营养相互作用导致营养丢失的情况，越来越多的证据表明，使用营养补充剂有可能抵消这些可能由药物引起的营养消耗。全面的药物审查是营养评估的重要组成部分，个人应接受有关处方药、草药和补充剂对营养状况影响的教育（第9章）。

### 影响营养的慢性病

虽然肠道中有一些生理和功能上的变化与衰老有关，但大多数问题是由外部因素造成的。多重用药、高脂肪饮食、大量进餐、缺乏活动和合并症都是加重病情的因素。此处将讨论一些经常影响营养摄入的疾病，如胃食管反流病（gastroesophageal reflux disease，GERD）、憩室病和吞咽困难。

**胃食管反流病。** 胃食管反流病是一种综合征，其定义为胃内容物从胃反流进入食管造成黏膜损伤。它是影响老年人的最常见的胃肠道疾病。胃食管反流病是根据病史和对治疗的反应凭经验诊断的。当标准治疗无法缓解症状时，需要进行内镜检查（Iannetti，2017）。

**病因。** 大多数胃食管反流病是由食管下括约肌（the lower esophageal sphincter，LES）异常引起的。当该括约肌松弛并允许反流或整体功能减弱时，可能会引起胃食管反流病。食管裂孔疝、肥胖、妊娠、吸烟或吸入二手烟等都是其发生原因。所有年龄段的人都可能患上胃食管反流病，其中一些原因不明。

**体征和症状。** 虽然单纯"烧心"的主诉通常来自消化不良，但当加上其他体征和症状时，就更令人担忧了。胃食管反流病的典型症状是烧心和反流——当部分消化的食物和胃酸不恰当地返回后口咽部时,咽喉就有灼热感。老年人常有持续咳嗽、哮喘加重、喉炎和间歇性胸痛的非典型症状。腹痛可能在餐后1小时内出现,躺下时食管下括约肌上的重力压力增加,症状会更严重。进食前或进食期间饮酒会加剧反流。

**并发症**。持续的症状可能导致食管炎、消化性狭窄、食管溃疡(伴有出血),最重要的是,巴雷特食管(一种癌症的前兆)。最严重的并发症是胃内容物误吸而发展为肺炎。龋齿可能是长期接触胃酸引起的。

**治疗**。胃食管反流病的治疗是将生活方式的改变与循序渐进地使用药物制剂结合起来。生活方式的改变包括少食多餐;睡前3~4小时停止进食;避免摄入高脂肪食物、酒精、咖啡因和尼古丁;抬高床头睡觉。减肥和戒烟也是有帮助的。在没有并发症的情况下,仅这些策略就可以控制大多数症状。药物制剂从非处方抗酸药开始,如碳酸钙和碳酸二羟铝钠,然后发展到$H_2$受体阻滞剂,如雷尼替丁(Zantac),然后是质子泵抑制剂,如兰索拉唑(Prevacid)。在胃食管反流病严重的情况下,有必要通过手术收紧食管下括约肌。护士应与老年人合作,确定加剧胃食管反流病症状的情况(如暴饮暴食、在用餐时饮酒),并制定最佳应对策略。护士要将一些危险体征告知胃食管反流病患者,这些体征应得到医护人员的及时评估(知识链接14.8)。

---

**知识链接 14.8　提示可能发生 GERD 并发症的危险体征**

- 贫血
- 厌食
- 吞咽困难
- 呕血
- 吞咽疼痛
- 体重减轻

GERD,胃食管反流。

---

**憩室病**。憩室是黏膜的小疝或囊状突起,延伸至结肠壁的肌层,几乎不包括乙状结肠。它们形成于结肠壁的薄弱部位,通常是动脉穿过并为黏膜层提供营养的地方。憩室直径通常小于1cm,如果是空的,其壁薄且可压缩;如果充满粪便,其壁硬。憩室病的患病率随着年龄的增长而增加。憩室病的

危险因素见知识链接14.9。憩室炎是憩室病的一种急性炎症并发症。

---

**知识链接 14.9　憩室病的危险因素**

- 家族史
- 胆囊疾病史
- 膳食纤维摄入量低
- 使用减缓粪便通过时间的药物
- 慢性便秘
- 肥胖

---

**病因**。虽然憩室病的确切病因尚不清楚,但它被认为是低纤维素饮食的结果,伴有腹内压升高和慢性便秘时更易发生。吸烟和肥胖与憩室炎有关,而身体活动可降低其发生风险。

**体征和症状**。大多数憩室病患者完全没有症状,只有在因其他原因进行钡剂灌肠、结肠镜检查或计算机断层扫描(CT)检查时才被发现。患有单纯性憩室炎的人会有腹痛的主诉,尤其是左下腹痛,并且可能伴有发热和白细胞计数升高,尽管后者的症状在老年人中可能会延迟或不存在。体检结果可能完全否定这个诊断。直肠出血通常起病急,无痛,可自行停止。

**并发症**。憩室炎的并发症有破裂、脓肿、狭窄或瘘管。任何穿孔都可能引起腹膜炎。有并发症的个体可能会出现脉搏加快或低血压;然而,在老年人中,也可能会出现无法解释的嗜睡或意识模糊。还可触及左下腹肿块。复杂的憩室炎总是被认为是紧急情况,需要住院治疗并可能需要手术修复。

**治疗**。对于憩室病患者,治疗的目的是预防憩室炎。在美国、欧洲和亚洲的研究中,认为高纤维素饮食(25~30g/d)可以预防憩室病。此外,人们应该争取每天摄入6~8杯液体,最好是咖啡因含量较少的液体。

急性憩室炎患者可能会非常痛苦。护士要与患者一起寻找有效和安全的舒适策略,包括使用镇痛药和创造性的非药物方法,如按摩、热敷或冷敷、做伸展运动、放松、听音乐或冥想。无并发症的憩室炎患者通常在门诊用抗生素和清流质饮食治疗。

在促进健康老龄化方面,护士要与老年人一起

分析饮食、液体摄入量和活动水平,以确保胃肠道内有足够的活力和最小的压力。如果老年人超重或有肥胖,减轻体重可以降低腹内压并减少新憩室形成和胃食管反流病恶化的风险。护士要与老年人共同协作,帮助他们实现生活方式的改变,并提供有关药物的适当使用,潜在问题的危险体征,以及对这些体征或症状的最佳处理的健康教育。当在跨文化环境中与老年人一起协作时,对护士来说,有效的沟通及将文化期望和习惯(如饮食)纳入护理计划尤为重要。

**吞咽困难。**吞咽困难,或咽下困难,是老年人群中一种普遍存在且日益严重的问题。吞咽是一个复杂的过程,大约由 50 对肌肉和许多神经共同协作,将食物送入口腔,经过准备,再将食物从口腔移动到胃内。通常情况下,吞咽是一个快速且无缝衔接的行为,但涉及几个阶段(知识链接 14.10)。吞咽困难可继发于吞咽的任何阶段。任何削弱或损害用于吞咽的肌肉和神经的情况都可能导致吞咽困难。例如神经系统疾病中的肌萎缩侧索硬化(amyotrophic lateral sclerosis, ALS)和帕金森病(第 23 章)。脑卒中或头部损伤可能削弱或影响吞咽肌肉的协调性或限制口腔和咽喉的感觉。脑血管意外是神经性吞咽困难的主要原因,发生在 51%~73% 的脑卒中患者中(Paik and Moberg-Wolff, 2017)(第 22 章)。此外,头颈部癌或食管癌可能导致吞咽问题,记忆力减退和认知障碍也可能导致咀嚼或吞咽困难(知识链接 14.11)(第 29 章)。

---

**知识链接 14.10　吞咽的阶段**

1. 口腔准备阶段:咀嚼食物,与唾液混合,然后在舌和上颚之间形成软化的团块(丸状)。

2. 口腔传输阶段:食团向后送至舌根。

3. 口咽阶段:食团到达舌根并自动触发吞咽反射。

4. 咽部阶段:食团从舌根向下移动,经过闭合和升高的咽喉,到达食管的入口处。这是自动吞咽反射的延续。

5. 食管阶段:食管肌肉松弛,允许食团进入食管上部,通过食管下括约肌的肌肉收缩波向下传递,进入胃部。

---

**知识链接 14.11　吞咽困难的危险因素**

- 脑血管意外
- 帕金森病
- 神经肌肉疾病(ALS、MS、重症肌无力)
- 痴呆
- 头颈部癌
- 创伤性脑损伤
- 吸入性肺炎
- 喂养技术不当
- 牙齿排列不齐

ALS,肌萎缩侧索硬化症;MS,多发性硬化。

---

最常见的吞咽困难类型是口咽吞咽困难(otopharyngeal dysphagia, OD)。口咽吞咽困难是一个非常普遍但在很大程度上未被认识到的健康问题。患有神经系统疾病的老年人的患病率最高,并且随着年龄的增长和虚弱程度而增加。70~79 岁独立生活的老年人的患病率为 16%,80 岁以上为 33%。高达 47% 的因急性疾病住院的老年人患有口咽吞咽困难,超过 50% 的养老院居民受到该疾病的影响。数据表明,有大量社区和养老院居民在基线水平上有一定程度的吞咽困难,随着急性疾病、住院率和虚弱程度的增加,吞咽困难的情况会恶化(Finucane, 2017)。

吞咽困难是一个严重的问题并具有负面后果,包括进餐时的极度痛苦、慢性支气管炎和吸入性肺炎导致的误吸、体重减轻、营养不良和脱水导致的食物和液体摄入减少,以及死亡风险增加。对于吞咽困难的老年人来说,误吸是最严峻和最危险的问题。卫生保健相关吸入性肺炎的 30 天死亡率为 30%。虚弱的老年吸入性肺炎患者在入院 30 天内的死亡率显著增加(Wirth et al., 2016)。

## 评估

筛查评估很重要,可用于识别吞咽困难风险最大的患者。获取老年人吞咽困难反应的详细病史并在进餐时观察患者很重要。知识链接 14.12 呈现了提醒护士注意可能存在吞咽问题的症状。如果怀疑患者存在吞咽困难,吞咽的综合临床评估和转诊至语言病理学家(a speech-language pathologist, SLP) 是必不可少的。综合检查包括临床吞咽评估、综合病史、口腔和运动功能体格检查以及食物摄入评估。仪器评估包括吞咽造影录像检查 (videofluoroscopy swallowing study, VFSS) 和吞咽纤维内镜检查 (fiberoptic endoscopic evaluation of swallowing, FEES)。在吞咽评估完成之前,应保持禁食 (nothing-by-mouth, NPO) 状态。

---

### 知识链接 14.12　吞咽困难或可能误吸的症状

- 吞咽困难、费力
- 流口水
- 大量口腔分泌物
- 咳嗽、进餐时窒息
- 将食物/药物放入或含在口中
- 难以将食物或液体从口腔移动到咽喉
- 咀嚼困难
- 鼻音或声音嘶哑
- 湿漉漉的或咕噜咕噜的声音
- 过度清嗓子
- 食物或液体从鼻腔漏出
- 延长进食时间
- 吞咽疼痛
- 吞咽时头部或颈部姿势异常
- 吞咽时感觉有东西卡在咽喉;咽喉有肿块的感觉
- 烧心
- 胸痛
- 打嗝
- 体重下降
- 频繁的呼吸道感染、肺炎

---

## 干预

吞咽评估后,必须就患者吞咽障碍功能改善的潜力以及患者吞咽液体和固体食物的安全性做出决定。吞咽困难治疗的主要目标是降低与胸部感染和营养不良相关的发病率和死亡率。护士要与言语治疗师和营养师密切合作,实施预防误吸的干预措施。干预措施包括改变姿势,例如吞咽时收紧下颌或转动头部,以及调整食团的体积、稠度、温度和出现速度。饮食的质地可以从布丁状到几乎正常质地的固体。液体的种类可能有匙状厚的、蜂蜜状的、花蜜状的和稀薄的,也可提供商用增稠剂和增稠产品。没有充分的证据表明,质地改变的食物和增稠的液体可以减轻吞咽困难的影响。此外,患者往往不喜欢这类食物,这可能会减少患者的营养摄入。

神经肌肉电刺激已获得 FDA 批准用于治疗吞咽困难。这种疗法涉及向咽喉的吞咽肌肉施加小电脉冲,并与传统的吞咽练习结合使用。关于老年人吞咽障碍的适当管理的研究非常有限,特别是在急性疾病期间和长期护理机构中,因此必须进行额外的研究 (Wirth et al., 2016)。可在知识链接 14.3 中找到防止吞咽困难的老年人误吸的方案以及获取吞咽困难视频演示的说明。知识链接 14.13 中介绍了有助于预防人工喂养期间误吸的干预措施建议。

---

### 知识链接 14.13　最佳实践建议

**预防吞咽困难患者的误吸:人工喂养**

- 用餐前提供 30 分钟的休息时间;休息充足的人更少发生吞咽困难。
- 在所有口服 (PO) 摄入期间,患者应保持 90° 坐姿。
- 口服摄入后保持 90° 姿势至少 1 小时。
- 根据患者的耐受性调整喂食速度和咬口大小;避免仓促或强迫喂食。
- 交替使用固体和液体丸剂。
- 让患者在咽下一口之前先吞咽两次。
- 向下抚摸下颌,提示开始吞咽。
- 遵循言语治疗师的建议,使用安全的吞咽技巧和改良食物的稠度(可能需要浓稠的液体、泥状食物)。
- 如果出现面部无力,将食物放在口腔未受损的一侧。
- 避免使用可能损害咳嗽反射和吞咽能力的镇静剂和催眠药。
- 随时准备好吸引设备。
- 监督所有餐食。
- 监控温度。
- 观察痰的颜色。
- 目视检查是否有食物在脸颊上。
- 检查义齿下的食物。
- 每 4 小时和饭前饭后进行口腔护理,包括清洁义齿。

在开始严格限制饮食调整或考虑使用管饲饮食之前,特别是对于患有终末期痴呆或生命末期的老年人,必须对吞咽问题和其他影响摄入的因素进行全面评估(第 29 章)。几乎没有证据表明,在任何一组成人患者中,管饲饮食可以降低吸入性肺炎的风险,事实上,肠内营养通常被认为是吸入性肺炎的一个危险因素(Finucane,2017)。然而,在某些情况下,提供临时短期管饲饮食可能是合适的(例如,脑卒中和由此导致的吞咽困难,以及其他情况的个体在某个时候可能恢复口服营养)。第 29 章详细讨论了管饲饮食。

## 促进健康老龄化:对老年护理的启示

护理在营养评估和干预中的作用应该是全面的,包括关注饮食过程和整个用餐仪式,以及在跨专业团队内对营养状况的评估。护士通常是第一个发现患者需要营养干预的人,并在鼓励患者从入院到出院期间进行营养摄入方面起到不可或缺的作用(Sauer et al.,2016)。全面的营养筛查和评估对于识别有营养问题风险或营养不良的老年人至关重要。在没有严重营养不良的情况下,评估营养健康可能很困难,而且老年人比年轻人更不可能出现营养不良和营养吸收不良的迹象。

没有既往史、临床或实验室参数可以作为自身营养状况的可靠和有效指标,因此全面评估对于揭示缺陷至关重要(Mueller,2015)。护士应在患者入院后 24 小时内对发现的问题进行筛查和评估,并在整个住院期间定期重新评估(Avelino-Silva and Jaluul,2017)。护士可以使用有效工具定期对患者进行营养风险筛查,如微型营养评估简表(mini-nutritional assessment short-form,MNA-SF),并可纳入 75 岁及以上老年人的年度健康检查中。

## 营养筛查

营养筛查是识别有营养不良风险或营养不良的个体的第一步,它决定了是否需要进行更全面的评估和营养干预。筛选是初步的,不能被视为对个人综合评估的替代(Mueller,2015)。护士在患者住院或进入长期护理机构的最初几个小时内进行的营养筛查为优质护理奠定了基础。有几种针对老年人的筛查工具,筛查可以在任何环境中完成。营养筛查计划清单(图 14.2)可以由家庭成员或医疗团队的任何成员自行管理或完成。

MNA-SF(图 14.3)提供了一种简单、快速的方法来识别有营养不良风险的老年人。Self-MNA 是一个简单的工具,旨在帮助老年人确定他们是否获得了所需的营养。Self-MNA 提供英语、保加利亚语、丹麦语、芬兰语、德语、希腊语、意大利语、葡萄牙语、西班牙语和瑞典语(知识链接 14.3)。

用于长期护理机构的最小数据集 3.0(MDS3.0)(第 7 章)也是一种有用的营养风险筛查工具。MDS 并不能确定营养不良,而是一种制订护理计划的工具(Mueller,2015)。MDS 包括可用于识别潜在营养问题、风险因素和改善功能潜力的评估信

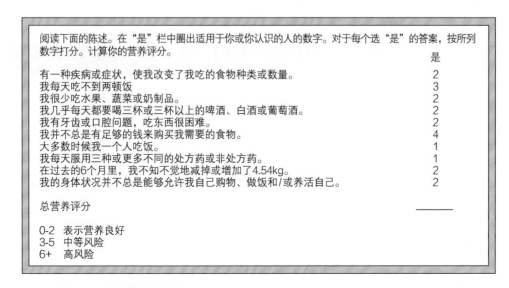

图 14.2　营养筛查计划(Courtesy The Nutrition Screening Initiative,Washington,DC.)

# Mini Nutritional Assessment MNA®

**Nestlé NutritionInstitute**

| 姓: | | 名: | | |
|---|---|---|---|---|
| 性别: | 年龄: | 体重/kg: | 身高/cm: | 日期 |

在方框内填入适当的数字，完成筛查。将这些数字相加，就得到了最终的筛查分数。

## 筛查

**A** 过去3个月内有没有因食欲不振、消化问题、咀嚼或吞咽困难而减少食量？

0=食量重度减少
1=食量中度减少
2=食量没有改变 □

**B** 过去3个月内体重下降情况
0=体重下降大于3kg
1=不知道
2=体重下降介于1~3kg
3=体重没有下降 □

**C** 活动能力

0=需长期卧床或坐轮椅
1=可以下床或离开轮椅，但不能外出
2=可以外出 □

**D** 过去3个月内有没有受到心理创伤或患上急性疾病？

0=有　2=没有 □

**E** 精神心理问题

0=严重痴呆或抑郁
1=轻度痴呆
2=没有精神心理问题 □

**F1** 体重指数（BMI）［体重（kg）/身高（m）²］

0=BMI小于19
1=BMI在19~21之间
2=BMI在21~23之间
3=BMI大于或等于23 □

　　如果BMI无法获得，请将问题F1替换为问题F2。如果问题F1已经完成，请勿回答问题F2。

**F2** 小腿围（CC，单位为cm）

0=CC小于31
3=CC大于或等于31 □

## 筛查得分（满分14分）

12~14分：营养状况正常
8~11分：有营养不良的风险
0~7分：营养不良 □ □

**参考文献**

1. Vellas B, Villars H, Abellan G, et al. Overview of the MNA® - Its History and Challenges. J Nutr Health Aging. 2006;**10**:456-465.

2. Rubenstein LZ, Harker JO, Salva A, Guigoz Y, Vellas B. Screening for Undernutrition in Geriatric Practice: Developing the Short-Form Mini Nutritional Assessment (MNA-SF). J. Geront. 2001; **56A**: M366-377

3. Guigoz Y. The Mini-Nutritional Assessment (MNA®) Review of the Literature - What does it tell us? J Nutr Health Aging. 2006; **10**:466-487.

4. Kaiser MJ, Bauer JM, Ramsch C, et al. Validation of the Mini Nutritional Assessment Short-Form (MNA®-SF): A practical tool for identification of nutritional status. J Nutr Health Aging. 2009; **13**:782-788.

® Société des Produits Nestlé, S.A., Vevey, Switzerland, Trademark Owners © Nestlé, 1994, Revision 2009. N67200 12/99 10M

**For more information: www.mna-elderly.com**

图 14.3　微型营养评估（MNA）

息。对问题进行更彻底调查的诱因包括体重下降、口味改变、药物治疗、处方药、饥饿、肠外或静脉内喂养、机械改变或治疗性饮食、未吃食物的百分比、压力性损伤和水肿。

## 营养评估

当发现营养不良或有营养不良的风险时,需要进行全面的营养评估,并提供有关个人实际营养状况的最确凿的数据。采用跨专业的方法是适当评估和干预的关键,应该包括医学、护理、饮食、物理、职业、言语治疗和社会工作。收集到的结果提供了识别当前和潜在营养问题所需的数据,以便实施获得足够营养的监督、援助和教育计划。营养评估的组成部分包括访谈、病史、体格检查、人体测量数据、实验室检查数据、食物/营养素摄入量和功能评估。知识链接 14.14 给出了总结。下面就几个组成部分给出了解释说明。

### 知识链接 14.14  营养评估的组成部分

**饮食历史和目前的摄入量**

- 食物偏好和习惯;食物对于个人的意义和重要性;他们一个人吃饭吗?
- 文化或宗教饮食习惯
- 获得和准备食物的能力,包括有足够的资金来获得有营养的食物
- 社交活动和正常模式;用餐频次
- 控制食物的挑选和选择
- 液体摄入量
- 酒精摄入量
- 特殊饮食
- 维生素/矿物质/补充剂的使用
- 咀嚼/吞咽问题
- 影响进食独立性的功能限制
- 影响食欲/自我进食能力的认知变化
- 抑郁症筛查(如果有迹象暗示)

**病史/身体状况**

- 主诉、病史、慢性病、有无炎症(发热、体温过低、有全身炎症反应的迹象)、通常的体重和任何减少或增加、体液潴留、肌肉/脂肪减少、口腔健康和牙齿排列情况、药物使用

**人体测量**

- 体重指数
- 身高
- 当前体重和正常成人体重
- 最近的体重变化
- 皮褶测量

**生化分析**

- 全血细胞计数
- 蛋白质状态
- 脂质谱
- 电解质
- 血尿素氮(BUN)/肌酐比值

**食物/营养摄入量**

- 摄入量不足的时期[禁食(NPO)状态]
- 24 小时或 3 天饮食记录

**功能评估**

- 握力
- 标准功能评估(第 7 章)

资料来源:Mathew M,Jacobs M:Malnutrition and feeding problems. In Ham R,Sloane P,Warshaw G,et al.,editors:*Primary care geriatrics:a case-based approach*,ed 6,Philadelphia,2014,Elsevier Saunders,p. 318.

### 食物/营养摄入量

通常,与"老年人餐盘"(图 14.1)相比,24 小时饮食回忆可以估计营养供给是否充足。当个人无法提供所有要求的信息时,可以从家庭成员或其他来源(例如购物收据)获取数据。然而,有时信息并不像人们希望的那样完整,或者过于自豪而不愿承认自己没有进食的人会提供错误的信息。即便如此,护士仍能从营养评估的其他 3 个方面获得额外的数据。

另一个评估工具是记录 3 天的饮食。这可以由个人、家庭或照护者完成。饮食回忆包括吃了什么食物,什么时候吃的,吃了多少。饮食记录的计算机分析可提供有关能量、维生素和矿物质摄入量的信息。打印输出可以为个人和医疗保健提供者提供摄入量的可视化图表。在医院和长期护理机

构准确完成 3 天饮食记录可能会出现问题,摄入量可能会被低估或高估。应制定标准化的观察方案,以确保口服摄入记录的准确性,以及进餐期间辅助喂养的充分性和质量。护士应确保对直接照护者进行适当观察和记录摄入量的教育,并应密切监测这方面的表现。

## 人体测量

人体测量为营养状况的评估提供了重要数据,但会受到衰老过程的影响。身高、体重、皮褶厚度和肌肉周长都受到衰老的影响。与骨科疾病相关的骨骼变化、脊柱完整性受损、肌少症和皮下脂肪减少都导致了与适用于年轻人的正常标准的差异(Mueller,2015)。MNA-SF 利用小腿围进行人体测量(小于 31cm 表示处于高风险类别)。

## 体重/身高方面的考虑因素

体重变化(与平常相比)提供了最有用的营养状况信息,并且应获得详细的体重历史和当前体重。病史应包括体重减轻史,体重减轻是有意的还是无意的,以及发生在什么时期。厌食症的病史也很重要,许多老年人,尤其是女性,一生都在控制体重。关于确定适合老年人的体重表的争论仍在继续。虽然体重本身并不能说明饮食是否充足,但体重的意外波动是很重要的,应加以评估。

在长期护理环境中,有时很难获得准确的体重模式。应该建立称重程序,并始终如一地遵循,以获得体重变化的准确数据。称重过程应由有执照的人员监督,一旦有变化应立即报告给照护者。一个人的身高可能符合与该身高相对应的体重值,但体重变化可能是体液潴留、水肿或腹水导致的结果,值得研究。在 6~12 个月内体重减轻 5% 的正常体重是最被临床广泛接受的对老年人体重减轻的定义(DiMaria-Ghalili,2014)。在长期护理机构中,1 个月内体重减轻 5% 以上、3 个月内体重减轻 7.5% 以上或 6 个月内体重减轻 10% 以上被认为是营养不良和 MDS 触发的重要指标。

应始终测量身高,切勿估计或通过自我评估给出。如果患者无法站立,测量站立高度的另一种方法是使用特殊卡尺测量膝高。膝高测量的替代方法是半跨度测量,它是总臂展的一半。老年人的 BMI 测量可能不可靠,并且不能提供与年轻人相

同的老年人健康状况线索。BMI 低于 23 的老年人(65 岁以上)属于体重过轻,可能需要营养干预。在年轻人群中,BMI 在 18.5~25 的健康风险可能不适用于 65 岁以上的人群(Chernoff,2014;Sauer et al.,2016)。

## 内脏蛋白的生化分析/测定

血清白蛋白、前白蛋白和转铁蛋白的实验室检测数据与营养不良的相关性是有限的。这些急性期蛋白质并不会随着体重减轻、热量限制或负氮平衡而持续或可预测地变化。它们似乎更能反映炎症反应的严重程度,而不是营养状况不佳。因此,需要进一步研究低蛋白水平的重要性(Avelino-Silva and Jaluul,2017)。

## 干预

护士在确保充足的营养以促进健康老龄化方面发挥着关键作用。角色的本质是:①评估与个人进餐时间表现相关的问题;②改变环境以使进餐愉快;③监督进餐;④在提高摄取量以及保持尊严和独立性的喂养技术方面为工作人员提供指导和支持;⑤疗效评价(Amella and Aselage,2012)。养育和滋养被描述为护士在营养护理中的作用(Jefferies et al.,2011)(知识链接 14.14)。护士与跨专业团队(例如,营养师、药剂师、社会工作者、职业或言语治疗师)的合作在计划干预中非常重要。

对于居住在社区的老年人,营养教育和与老年人及其家庭成员或护理人员一起解决问题,以最好地解决潜在或实际的营养不足是很重要的。营养不良的原因是复杂的,本章所强调的所有因素在规划个性化干预措施以确保老年人营养充足时都是重要的评估因素。知识链接 14.3 提供了帮助老年人规划良好营养的资源。

在医院和长期护理机构中的老年人更有可能因营养不良而入院,处于营养不良的高风险中,并且患有导致营养不良的疾病。严重限制饮食、长期处于禁食状态以及提供喂养援助的时间和人员不足也会导致营养不足。患有痴呆的老年人特别容易出现体重减轻和营养不足的情况(第 29 章)。

## 辅助喂养

长期护理中进食障碍的发生率很高,估计有 50% 的居民不能独立进食。营养不良和水分不足

与长期护理机构人员不足有关。在一项关于长期护理喂养的经典研究中，Kayser-Jones（1997）指出："认证护理助理（certified nursing assistant，CNA）有一项不可能完成的任务，那就是试图为需要帮助的人提供食物"（第19页）。Simmons等（2001）的一项研究表明，50%的居民在接受一对一的辅助喂养时，用餐时间显著增加了他们的口粮和液体摄入量。实施辅助喂养所需的时间（38分钟）大大超过了护理人员在正常用餐条件下协助住院患者的时间（9分钟）。

为了应对长期护理机构在进餐时间缺乏足够帮助的问题，CMS实施了一项规则，允许喂养助理接受8小时的批准培训，以帮助居民进食。喂养助理必须由注册护士（registered nurse，RN）或有执业护士（licensed practical-vocational nurse，LPN-LVN）监督。家庭成员也可能愿意并能够在吃饭时提供帮助，并为患者提供熟悉的社交环境。在医院提供膳食援助也是一个令人关注的问题，有报道称，有志愿者项目旨在解决住院患者的独特需求（Buys et al.，2013）。医院辅助喂养项目的有效性需要进一步研究（知识链接14.15）。

源自一项护理研究的饮食行为受损理论表明，在住院期间，食物和进餐对老年人的意义受到了挑战。随着年龄的增长，传统食物和用餐时间变得越来越有意义。如果食物的味道不是传统的，或者与老年人适应的饮食习惯不一致，那么食物和膳食的意义就会受到影响，从而影响食物的摄入量。加强食物和用餐时间意义的策略可以改善医院环境中与营养不良相关的负面后果（详见研究亮点）。

## 长期护理中提高摄入量的方法

除了充足的工作人员，许多创新和循证的证据可以改善机构的营养摄入。文献里提供了很多建议：家庭式餐厅；自助餐厅式的服务；易于获得果汁、水和健康零食的小吃店；护理单元的厨房；用餐时间的选择；质地和形状都很吸引人的果酱食品；音乐；触摸。

注意用餐的环境很重要。在用餐时间，经常会通过公共广播系统听到："喂食盘准备好了。"对于那些不能自行进食的人，这种提示本身就是一种贬低，抹去了个人试图在受控环境中保持任何尊严的痕迹。这不是护士或其他照护者的恶意，而是一种

**知识链接14.15　最佳实践建议**

### 改善住院期间的营养摄入

- 评估营养和口腔健康状况，包括进食能力和所需帮助的次数。
- 确保义齿的正常使用以及正确佩戴和清洁。
- 保持口腔卫生，并允许患者在饭前洗手。
- 确保环境有利于进食（移走小便器和便盆等物品；清理床头柜）。可以问问自己是否愿意在这样的环境中进食。
- 让患者安全进食（如果可能，将床头抬高或让患者坐在椅子上）。
- 停止进餐期间非必要的临床活动（如护理操作、查房、给药）。
- 确保所有护理人员都知道需要帮助进食的患者并提供足够的帮助。
- 确保所有必需品都在托盘上；如果需要，准备托盘上的所有食物；给面包涂上黄油，打开容器，提供吸管，根据需要提供适应性设备。
- 考虑让志愿者或家庭成员协助饮食、培训和监督。
- 按时间表给患者服用缓解疼痛或恶心的药物，确保进餐舒适。
- 确定食物偏好；提供食物选择；包括适合文化和宗教习俗的食物。
- 使用有效的方法准确评估膳食摄入量。
- 随时调整饮食。
- 每天24小时提供食物——在两餐之间和晚上提供零食。
- 限制禁食时间，并在患者能够进食时立即提供食物。
- 如果摄入量不足，可以考虑放宽治疗性饮食；按照指示提供饮食选择/替代方案，包括增加调味剂。

资料来源：Furman E：The theory of compromised eating behavior，*Res Gerontol Nurs* 7（2）：78-86，2014.

方便的习惯。喂养进食困难的老年人可能是机械的，没有感觉。喂养过程变得迅速，如果停滞不前，变得太慢，用餐可能会突然结束，这取决于照护者分配给患者的喂养时间。从社交和饮食中获得的任何乐趣，以及任何可以维持的尊严，通常都是缺

## 研究亮点

Furman(2014)运用扎根理论方法形成了饮食行为受损理论。研究的背景是在一家大型的急症护理医院，参与者包括8名老年人和4名医护人员。通过访谈、用餐时间观察和文献回顾的方法收集数据。下面是观察患者得到的研究结果，可用于指导护士制定干预措施，以促进患者在医院环境中有足够的摄入量。

"我们有肉饼，但它是火鸡肉饼，对我来说不是很好吃。在我看来不像肉饼，也不像普罗旺斯虾这样的精美菜肴。菜单用这些花哨的描述来描述它。我想人们不敢点它是因为他们不确定它是什么。"

"这取决于他们把餐盘放在哪里，以及我床铺的位置。如果我的床升高一点，也许我能够到；如果它稍微下降一点，也许我也能够到。如果我不能，也许我会问别人。如果他们进来，我就吃；如果他们不进来，我就不吃。我甚至看都不看它一眼。"

"一位注册护士建议某患者喝汤。然而，她没有注意到患者的手颤抖得厉害，根本无法将汤从托盘送到嘴里而不让汤洒出来。护士没有提供帮助，患者也没有寻求帮助。这顿饭的总膳食摄入量就只是一块饼干，这是老年人好不容易得到的，此外还有在服药期间喝的一小口牛奶。"

资料来源：Furman E：The theory of compromised eating behavior，*Res Gerontol Nurs* 7(2)：78-86，2014.

失的(参见本章开头的"老年人发言")。其他建议可在知识链接14.16中找到，提高痴呆患者摄入量的建议将在第29章中介绍。

### 限量饮食和热量补充剂

对长期护理机构中的虚弱老年人来说，使用限制性治疗性饮食(低胆固醇、低盐、无浓缩甜食)往往会减少其食物摄入量，而不会显著改善个体的临床状况(Pioneer Network and Rothschild Foundation，2011)。在常规服药过程中服用少量高热量口服营养补充剂(2cal/mL)，对体重增加的影响可能比在正餐时或在两餐之间服用传统补充剂(1.06cal/mL)更大。小剂量的高营养补充剂对食欲的影响可能

## 知识链接 14.16　最佳实践建议

### 改善长期护理中的营养摄入

- 评估营养和口腔健康状况。
- 评估进食能力和所需帮助的次数。
- 尽可能让患者坐在椅子上而不是在床上用餐。
- 按时间表提供镇痛药和止吐药，确保进餐舒适。
- 确定食物偏好；提供食物选择；包括符合文化和宗教习俗的食物。
- 考虑自助式用餐，使用蒸汽桌，而不是托盘、咖啡馆或小酒馆式餐厅的送餐服务。
- 每天24小时提供食物——在两餐之间和晚上提供零食。
- 如果可能，不要为了服药中断用餐。
- 将员工休息时间限制在患者进餐前和进餐后，以确保有足够的员工来协助进餐。
- 用餐时间，工作人员在用餐区或房间内走动，以确定患者是否正在食用食物或是否需要帮助。
- 鼓励家庭成员在进餐时间与患者分享，以提高社交。
- 如果使用热量补充剂，请在两餐之间或服药时提供。
- 确保义齿的正确佩戴和使用。
- 保持口腔卫生，并允许患者在饭前洗手。
- 让患者在用餐时戴上眼镜。
- 为需要帮助的人喂食时坐下、触摸并进行社交对话。
- 用餐期间播放轻音乐。
- 使用可容纳6~8人的小型圆桌，考虑使用桌布和中心装饰品。
- 让兴趣和能力相近的人坐在一起，鼓励社交。
- 参与恢复性用餐计划。
- 根据健康状况，使饮食尽可能自由，尤其是对于没有摄入足够食物的虚弱老年人。
- 考虑将有饮食困难的个体转介给作业治疗师。

较小，并将增加正餐和零食的食物摄入量。通过这种饮食方式，护士可以观察和记录患者的消耗情况。越来越多的证据表明，补充剂可能会改善住院患者的预后，包括住院时间、费用和再入院率(Avelino-Silva and Jaluul，2017)。

需要进一步的研究和随机临床试验来评估营养补充剂的有效性。美国老年医学会建议避免使用高热量补充剂来治疗老年人的厌食症，而是建议通过优化社会支持，提供喂养帮助，明确患者的目标和期望来改善厌食症（American Geriatrics Society，2014）。非有意的体重减轻是生病或虚弱的老年人的常见问题。尽管高热量补充剂会增加老年人的体重，但没有证据表明它们会影响其他重要的临床结局，如生活质量、情绪、功能状态或生存率。

### 药物治疗

美国老年医学会不推荐使用刺激食欲的药物（促食欲药物）来治疗老年人的食欲减退或营养不良（American Geriatrics Society，2014）。一些药物，如甲地孕酮等，促进食欲和增加体重的作用很小，基本不会改善患者的生活质量或生存质量，反而增加了血栓、体液潴留和死亡的风险。系统评价显示，在大麻素、多不饱和脂肪酸（DHA 和 EPA）、沙利度胺和合成类固醇等药物对体重增加的有效性和安全性方面，研究证据尚不足。评估和处理进餐困难的循证方案，请参阅知识链接 14.3。

### 患者教育

护士应向患者提供有关健康的营养需求、慢性病管理的特殊饮食调整、年龄相关变化和药物对营养的影响的教育，以及帮助维持充足营养的社区资源。医疗保险要涵盖选定疾病的营养治疗，如糖尿病和肾病。

## 促进健康老龄化：对老年护理的启示

随着年龄的增长，维持足够的营养健康是极其复杂的。了解晚年的营养需求以及导致营养不足的许多因素对于老年专业护士来说是必不可少的，并且应该成为每次对老年人进行评估的一部分。在社区、医院和长期护理环境中，与跨专业团队的成员合作对治疗干预措施进行适当的评估和开发是一项重要的护理任务。护士要使用循证实践证据确定支持和改善营养状况的护理干预措施，这一点很重要。

预防营养不良、维持饮食需要和食物也是道德责任。老年人不应该因为不能购物、做饭、购买和准备食物或独立进食而感到饥饿或口渴。老年人也不应该因为在任何情况下缺乏这些活动的帮助而遭受痛苦。

### 主要概念

- 越来越多的研究结果表明，饮食可以影响寿命，当饮食和改变生活方式相结合时，可以降低疾病发生的风险。
- 很多因素都会影响晚年的充足营养，包括饮食习惯、收入、与年龄相关的变化、慢性病、牙齿排列、情绪障碍、食物准备能力和功能限制。
- 在发达国家和发展中国家，全球范围内日益严重的超重和肥胖流行病——"全球肥胖"——是一个重大的公共卫生问题。在美国，大约 35% 的 60 岁以上成年人患有肥胖，女性（38%）的患病率高于男性（32%）（Gretebeck et al.，2017）。
- 老年人营养不良发生率上升的情况已在急症护理、长期护理和社区中得到证实，预计在未来 30 年内会急剧上升。重要的是，要记住超重/肥胖的人也有营养不良的风险。
- 营养不良是衰弱的先兆，会产生严重的后果，包括感染、压力性损伤、贫血、低血压、认知障碍、髋部骨折、住院时间延长、住院治疗以及发病率和死亡率增加。
- 综合营养评估是老年人评估的重要组成部分。
- 护理在营养评估和干预中的作用应该是全面的，包括对进餐过程和整个用餐程序的关注，以及对跨专业团队内营养状况的评估。
- 让无法独立进食的老年人在用餐时感到愉快和有吸引力是一项护理挑战；护士需要确保用餐时间令人愉快，并且必须提供足够的帮助。
- 吞咽困难是一个严重的问题，其不良后果包括体重减轻、营养不良、脱水、吸入性肺炎，甚至死亡。护士必须仔细评估吞咽困难的危险因素，观察患者的体征和症状，转诊评估，并与语言病理学家合作进行干预，预防误吸。

## 护理研究:营养

　　77 岁的 Helen 一生都在节食——至少看起来是这样。她经常为此责备自己。"毕竟,在我这个年纪,谁会在乎我是不是太胖了呢?我在乎。体重增加时,我会感到沮丧,而当我抑郁时,我的体重会增加得更多。"Helen 身高 162cm,体重 62kg,与她的身高和年龄相比,她的体重是理想的,但 Helen 和她那一代的许多女性一样,把电视上 48kg 的女性形象作为她的理想形象。在她的成年生活中,她只有几周的时间(三四次)达到了这个体重。她尝试过高蛋白饮食、芹菜和白干酪饮食、禁食、商业上准备的减肥食品,以及许多流行的饮食。当她感觉到任何负面影响时,她总是停止节食。她致力于保持身体健康。她最近试图通过全流质饮食减掉 14kg,但没有成功,还留下了便秘、虚弱、易怒、轻度恶心和心悸的感觉。这真的把她吓坏了。医生批评了她的这种做法,但有趣的是,医生同时强调了她的体重对她的年龄来说"恰到好处"。在讨论中,这位医生指出,她是多么幸运,能够开车去市场,有足够的钱买食物,而且可以吃任何东西,不受饮食限制。Helen 觉得自己很傻,离开了办公室。她是一位独立、聪明的女性;她曾是一家大型金融机构的成功经理。在 7 年前,也就是她退休之前,她的工作消耗了她大部分的精力。她没有时间和家人在一起,没有时间谈恋爱,也没有时间发展爱好。最近,她沉浸在阅读哈佛经典著作中,就像她向自己承诺的那样,她退休后会这样做。不幸的是,现在她有时间读了,却失去了兴趣。她知道,她必须开始像医生说的那样"振作起来""感谢她的祝福"。

　　在案例研究的基础上,使用以下程序制订护理计划[a]。

- 列出 Helen 提供的主观资料。
- 列出提供客观资料的信息。
- 从这些资料中,使用公认的格式确定并说明你认为的目前对 Helen 来说两个最重要的护理诊断。列出你从资料中发现的 Helen 的两个优点。
- 确定并说明每个诊断的结局标准。这些标准必须反映护理诊断中确定的问题得到了一定程度的缓解,并且必须以具体和可衡量的术语进行陈述。
- 为每个护理诊断列出计划并陈述一项或多项干预措施。提供用于确定适当干预措施来源的具体文件。结合 Helen 现有的优点,至少计划实施一次干预。
- 评估干预措施的有效性。干预措施必须与设定的结局标准直接相关,以衡量是否取得了相应的效果。

注:[a] 表示建议学生参考护理诊断相关书籍,并确定可能或潜在的问题。

## ■ 关键思考问题和措施

　　1. 讨论你将如何就 Helen 的体重问题给她提供建议。

　　2. 如果 Helen 坚持节食,考虑到她的年龄和活动水平,你会推荐什么饮食?

　　3. 你会向 Helen 建议改变哪些生活方式?

　　4. 在 Helen 的案例中需要注意哪些具体的健康问题?

　　5. Helen 对体重的关注可能与哪些因素有关?

　　6. 流行饮食危险的原因是什么?

## ■ 研究问题

　　1. 独居老人的饮食习惯是怎样的?

　　2. 60 岁以上的女性和男性对自己的体重满意的比例是多少?

　　3. 对于护士、营养师或初级保健者提供的饮食建议,哪些因素会影响老年人的实施情况?

　　4. 哪些护理干预措施可以提高居住在护理机

构的老年人的营养摄入量?

　　5. 急诊护士和长期照护机构的护士对吞咽困

难的认知水平如何?

（牟芸　译）

# 参考文献

American Geriatrics Society: Feeding tubes in advanced dementia position statement. *J Am Geriatr Soc* 62(8):1590-1593, 2014. https://www.ncbi.nlm.nih.gov/pubmed/25039796.linical_guidelines_recommendations. Accessed March 2019.

American Geriatrics Society: *Choosing wisely: five things physicians and patients should question,* 2014. http://www.choosingwisely.org/american-geriatrics-society-releases-second-choosing-wisely-list-identifies-5-more-tests-and-treatments-that-older-patients-and-providers-should-question/. Accessed January 2018.

Avelino-Silva TJ, Jaluul O: Malnutrition in hospitalized older patients: management strategies to improve patient care and clinical outcomes, *Int J Geront* 11(2):56–61, 2017.

Baugreet S, Hamill RM, Kerry JP, McCarthy SN: Mitigating nutrition and health deficiencies in older adults: a role for food innovation? *J Food Sci* 82(4):848–855, 2017.

Bowman K, Delgado J, Henley WE, et al: Obesity in older people with and without conditions associated with weight loss: follow-up of 955,000 primary care patients, *J Gerontol A Biol Sci Med Sci* 72(2):203–209, 2017.

Buys DR, Flood KL, Real K, Chang M, Locher JL: Mealtime assistance for hospitalized older adults: a report on the SPOONS volunteer program. *J Gerontol Nur* 39(9):18–22, 2013.

Cederholm T, Jensen GL: To create a consensus on malnutrition diagnostic criteria: a report from the Global Leadership Initiative on Malnutrition (GLIM) meeting at the ESPEN Congress 2016, *Clin Nutr* 36:7–10, 2017.

Chernoff R: *Geriatric nutrition: the health professionals handbook,* ed 4, Burlington, MA, 2014, Jones and Bartlett Learning.

Crogan NL: Nutritional problems affecting older adults, *Nurs Clin North Am* 52:433–445, 2017.

Finucane TE: Questioning feeding tubes to treat dysphagia, *JAMA Intern Med* 177(3):443, 2017.

Furman E: The theory of compromised eating behavior, *Res Gerontol Nurs* 7(2):78–86, 2014.

Gretebeck KA, Sabatini LM, Black DR, Gretebeck RJ: Physical activity, functional ability, and obesity in older adults: a gender difference, *J Gerontol Nurs* 43(9):38–46, 2017.

Hooshmand B, Mangialasche F, Kalpouzos G, et al: Association of vitamin $B_{12}$, folate, and sulfur amino acids with brain magnetic resonance imaging measures in older adults: a longitudinal population-based study, *JAMA Psychiatry* 73(6):606–613, 2016.

Iannetti A: Updates on the management of GERD disease, *J Gastrointest Dig Syst* 7:523, 2017.

Kalish VB: Obesity in older adults, *Prim Care* 43(1):137–144, 2016.

Kayser-Jones J: Inadequate staffing at mealtime: implications for nursing and health policy, *J Gerontol Nurs* 23:14–21, 1997.

Kritchevsky SB: Taking obesity in older adults seriously, *J Gerontol A Biol Sci Med Sci* 73(1):57–58, 2017.

Lustbader W: Thoughts on the meaning of frailty, *Generations* 13:21, 1999.

McEvoy CT, Guyer H, Langa KM, Yaffe, K: Neuroprotective diets are associated with better cognitive function: the Health and Retirement Study, *J Am Geriatr Soc* 65:1857–1862, 2017.

Mogensen KM, DiMaria-Ghalili RA: Malnutrition in older adults, *Today's Dietician* 17(9):56, 2015.

Mueller CM: Nutrition assessment and older adults, *Top Clin Nutr* 30(1):94–102, 2015.

National Council on Aging: *SNAP and senior hunger facts,* 2018. https://www.ncoa.org/news/resources-for-reporters/get-the-facts/senior-hunger-facts/. Accessed January 2018.

Paik NJ, Moberg-Wolff A: *Dysphagia.* Medscape, 2017. https://emedicine.medscape.com/article/2212409-overview. Accessed January 2018.

Sauer AC, Alish CJ, Strausbaugh K, West K, Quatrara B: Nurses needed: identifying malnutrition in hospitalized older adults, *NursingPlus Open* 2:21–25, 2016.

Simmons SF, Osterweil D, Schnelle JF: Improving food intake in nursing home residents with feeding assistance: a staffing analysis, *J Gerontol A Biol Sci Med Sci* 56(12):M790–M794, 2001.

The Joint Commission: *Patient Safety Tool: Advancing effective communication, cultural competence and patient- and family-centered care: a roadmap for hospitals,* Oakbrook Terrace, IL, 2014, The Joint Commission.

Tilly J: *White Paper: Opportunities to improve nutrition for older adults and reduce risk of poor health outcomes,* 2017, National Resource Center on Nutrition and Aging. http://nutritionandaging.org/opportunities-to-improve-nutrition-for-older-adults-and-reduce-risk-of-poor-health-outcomes/. Accessed January 2018.

Tufts University: *MyPlate for Older Adults,* 2016. http://hnrca.tufts.edu/myplate/. Accessed January 2018.

U.S. Department of Health and Human Services and U.S. Department of Agriculture: *2015—2020 Dietary Guidelines for Americans,* ed 8, 2015-2020. https://health.gov/dietaryguidelines/2015/guidelines/. Accessed January 2018.

Wirth R, Dziewas R, Beck AM, et al: Oropharyngeal dysphagia in older adults—from pathophysiology to adequate intervention: a review and summary of an international expert meeting, *Clin Interv Aging* 11:189–208, 2016.

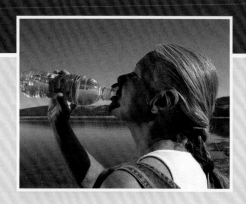

# 15

# 水分和口腔护理

*Theris A. Touhy*

　　我从没想过我的护理工作还包括给别人刷义齿。我甚至不知道我的患者有义齿,直到他让我帮他把义齿拿掉。还好,他能告诉我怎么做,因为我完全不知道。他真的很担心,因为他说上次他住院的时候,好几天没人帮他取出来,导致义齿下面有一个很痛的创面。这次我们一起把它拿出来,清洗干净,然后又安然无恙地放了回去。这让我意识到做好一件小事有多重要。

22 岁的学生 Jeff

　　我知道我没有喝足够的水——只喝了咖啡,而没有喝水。当你坐在轮椅上,只有一只手臂可以工作时,这是很困难的。这个聪明的实习护士帮我解决了这个问题。她给了我一个塑料水瓶,并把它安装在我的轮椅上。现在无论我去哪里,都可以很方便地喝水。

84 岁的老年人 Jack

## 学习目标

学完本章后,读者将能够:

1. 确定影响老年人水分管理的因素。
2. 确定水分评估的组成部分。
3. 描述预防和治疗脱水的干预措施。
4. 了解口腔健康和疾病之间的关系。

5. 讨论随着年龄增长可能出现的常见口腔问题以及适当的评估和干预措施。
6. 讨论在各种环境中促进老年人保持良好口腔卫生的干预措施。

## 水分管理

　　水分管理(hydration management)可以维持足够的体液平衡,防止异常或不理想的体液水平导致并发症。水是几乎所有人都可以获取和可用的物品,但作为营养需求的重要组成部分,它经常被忽视。水在体内的功能包括调节体温,稀释水溶性药物,促进肾和肠道功能,以及为代谢过程创造和维持必要的条件。

　　功能独立的老年人通常可以通过进餐和社交饮品来满足日常对水的需求。然而,相当多的老年人(在 85 岁及以上的老年人中高达 85%)每天喝的液体少于 1L。除需要限制液体摄入量的老年人外,老年人每天应至少摄入 1 500mL 液体。无论年龄大小,维持体液平衡(液体摄入量等于液体排出

220

量)对健康至关重要。

与年龄相关的变化(知识链接 15.1 和图 15.1)、药物使用、功能障碍以及合并的躯体疾病和情绪疾病使一些老年人面临体液平衡变化的风险,尤其是脱水。Mentes(2012)认为,饮水习惯也会影响个体饮用液体的方式和原因。每一类别的人群都有不同的饮水习惯,可用来指导饮水评估和干预。为高危人群提供有针对性的干预措施可能会降低脱水的发生率(知识链接 15.2)。

---

**知识链接 15.1 与年龄相关的水分状态变化**

- 口渴感减弱;口渴与脱水条件下的代谢需求不成正比
- 肌酐清除率下降,肾浓缩尿液的能力降低(特别是患有影响肾功能疾病的个体)
- 全身水分(total body water,TBW)减少
- 肌肉量减少 / 脂肪细胞比例增加;女性比男性多,因为她们的体脂百分比更高,肌肉量更少;脂肪细胞比肌肉细胞含水量少

改编自:Mentes JC:Managing oral hydration. In Boltz M, Capezuti E,Fulmer T,et al.,editors:*Evidence-based geriatric nursing protocols for best practice*,ed 4,New York,2012,Springer, pp. 419-438.

---

**知识链接 15.2 各类型的饮水问题**

**可以饮用**:能够接触和摄入液体,但可能不知道什么是足够的摄入量,或者可能因为认知障碍而忘记饮水。可能需要关于日常液体需求和报告任何变化重要性的教育;口头鼓励和提示;容易获得液体

**不能饮用**:因身体依赖或吞咽障碍,身体上不能获得或安全饮用液体。可能需要预防吞咽困难的干预措施;辅助饮水的身体辅助器具(如运动瓶、吸管杯);吞咽评估与安全吞咽技术;口腔护理;富含流质的食物(冰沙);充分的帮助

**不会饮用**:脱水风险最高。能够安全饮用液体,但因害怕失禁而不饮用;或者认知能力较低,每次摄入的液体量有限(吸管)。干预措施可能包括在每次接触时提供少量液体(首选饮料);活动时提供液体;实施如厕计划;促进关于保持液体摄入量的教育

**生命终末期**:绝症患者,其可能具有其他类别中描述的饮水问题。饮水的作用将取决于居民和家庭的偏好,有预立医嘱

资料来源:Mentes JC:A typology of oral hydration,*J Gerontol Nurs* 32(1):13-19,2006.

---

以水表示的体重比例

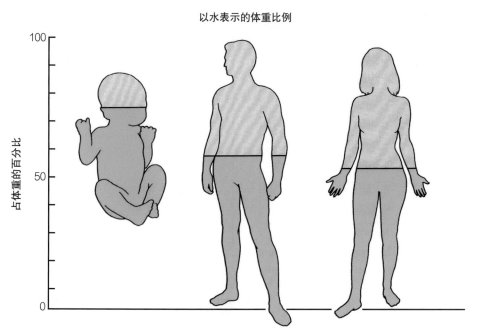

新生儿(80%)　　65岁以上的成年男性(60%)　　65岁以上的成年女性(45%-50%)

图 15.1 人体水分分布随年龄的变化

## 脱水

脱水（dehydration）被认为是一种老年综合征，与常见疾病（如糖尿病、呼吸系统疾病、心力衰竭）和衰弱有关。它通常是一种未被重视的合并症，会加剧潜在的疾病，如尿路感染、呼吸道感染或抑郁症。脱水是谵妄、血栓栓塞并发症、感染、肾结石、便秘和顽固性便秘、跌倒、药物毒性、肾衰竭、癫痫、电解质紊乱、体温过高和伤口延迟愈合的一个重要危险因素（McCrow et al.，2016；Mentes and Aronow，2016）。

脱水有多种形式（知识链接15.3）。失水性脱水（张力亢进、高渗性或细胞内脱水）在老年人中很常见，并且是液体摄入不足导致的（Hooper et al.，2016）。尽管尚未对住院老年人的脱水患病率进行充分研究，但据报道，脱水的发生率为10%~45%。McCrow等人（2016）报告称，入院时脱水率为30%。据估计，有一半的长期照护对象存在脱水现象。在长期照护机构中，沟通、行动和饮食方面的困难使许多人无法独立获得水分，最近的一项研究报告称，大多数居民甚至每天都没有摄入1 500mL液体（Namasivayam-MacDonald et al.，2018）。最近的一项研究报告称，辅助护理机构中记忆障碍患者的水分摄入水平低于对照组中的养老院居民（Gaspar et al.，2019）。

---

**知识链接 15.3　脱水的类型**

- **失水性脱水（张力亢进、高渗性或细胞内脱水）：** 液体摄入不足，导致血清渗透压升高和细胞外液容量下降。
- **容量不足（低血容量）（盐分流失、细胞外脱水）：** 呕吐/腹泻、出血过多、血浆丢失等导致体液流失过多。血清中的液体和电解质均已耗尽。液体流失比失水性脱水发生得更突然。血清渗透压可能保持稳定或略有下降。

资料来源：Hooper L，Bunn D，Aldelhamid A，et al.：Water-loss（intracellular）dehydration assessed using urinary tests：how well do they work？ Diagnostic accuracy in older adults，*Am J Clin Nutr* 104：121-131，2016.

---

### 脱水的危险因素

存在身体或情绪疾病、手术、创伤、虚弱或更高的生理需求会增加脱水的发生风险。老年人特别容易脱水，因为他们肾浓缩尿液的能力较差，并且一些药物（利尿药）会增加液体的排泄量。然而，脱水的主要原因是液体摄入量减少（Namasivayam-MacDonald et al.，2018）。当老年人的体液平衡处于危险状态时，体内平衡机制的有限能力变得很重要（知识链接15.1和图15.1）。知识链接15.4显示了脱水的危险因素。

---

**知识链接 15.4　脱水的危险因素**

与年龄相关的变化

药物：利尿药、轻泻药、血管紧张素转换酶（ACE）抑制药、精神药物

使用4种或4种以上药物

功能缺陷

沟通和理解障碍

口腔问题

吞咽困难

谵妄

痴呆

住院

低体重

需要禁食的诊断程序

用餐时需要身体帮助

女性

对液体/食物摄入的帮助不足

腹泻

发热

呕吐

感染

出血

引流伤口

人工通气

液体限制

环境温度高

多种合并症

---

## 促进健康老龄化：对老年护理的启示

### 评估

预防脱水是必不可少的，但老年人的脱水评估

很复杂。在出现脱水之前,可能不会出现临床症状。关注脱水的危险因素非常重要。此外,最小数据集(MDS)3.0(第7章)也可以用来评估脱水/液体维持。应向老年人及其照护者提供有关液体需求以及脱水体征和症状的教育。应迅速识别并治疗急性情况,例如呕吐、腹泻或发热。入院时必须评估体液情况,特别是对那些身体虚弱的人,并且必须在住院期间和出院后进行定期监测(McCrow et al.,2016)。

### 脱水的体征/症状

老年人可能并不总是会出现典型的脱水体征,而且症状通常也不典型。对于老年人,胸骨处皮肤肿胀和一般的脱水评估是不可靠的标志物,因为随着年龄的增长,皮下组织会减少。口鼻黏膜干燥、舌头纵沟、直立性低血压、语言不连贯、脉搏加快、四肢无力、腋下干燥和眼睛凹陷都可能表明有脱水的情况。然而,脱水的诊断需要经过生化结果验证。

### 实验室检查

血清渗透压≥300mOsmol/L提示老年人存在脱水(Hooper et al.,2016)。虽然大多数脱水病例的血尿素氮(BUN)测量值升高,但BUN/肌酐比值升高还有许多其他原因,因此该测试不能单独用于诊断老年人的脱水。最近的研究报告称,不应使用尿液测量方法(尿液颜色、渗透压、体积)反映老年人的体液状态,因为这些测量方法的敏感性或特异性不高(Hooper et al.,2016)。然而,需要观察尿液形态和颜色的变化。

### 干预

干预措施来源于全面的评估,包括风险识别和水分管理(知识链接15.5)。有功能或认知障碍并依赖他人摄取液体的老年人是发生脱水的高危人群。对于出现发热、腹泻、呕吐或非发热性感染的人,应密切监测记录其摄入量和排出量,并提供额外的液体。对于老年人来说,诊断性检查和外科手术的禁食要求时间应尽可能缩短,一旦检查和手术完成,就应该提供足够的液体。许多程序建议暂停液体摄入2小时。在整个住院期间需要监测液体摄入量,并提供足够的帮助来维持患者液体的摄入。

---

**知识链接 15.5　最佳实践建议**

**持续经口摄入管理:长期照护**

1. 计算每天的液体摄入量。
   - 所有老年人都应该有一个个性化的液体摄入量目标,由记录在案的每日液体摄入量标准来确定。每天应提供至少1 500mL的液体。
2. 将当前摄入量与液体摄入量目标进行比较,以评估水分状况。
3. 全天持续提供液体。
   - 在进餐期间提供75%~80%的液体,其余液体在非用餐时间(如服药时间)提供。
   - 提供患者喜欢的各种液体。
   - 规范给药时提供的液体量(例如,至少177mL)。
4. 为高危人群制订计划。
   - 上午10时左右和下午3时左右进行液体检查。
   - 每天早晚提供两杯237mL的液体。
   - 提供一个"欢乐时光"或"午茶时间",让老年人可以聚在一起补充水分,进行社交活动。
   - 根据个人的能力提供改良的液体容器,例如,更轻的杯子,加重的杯子,带吸管的塑料水瓶(安装在轮椅上,随餐运送)。
   - 确保液体在任何时候都是可获得的,并确保人们能够获得它们——例如,在聚集区域放置装满水的水罐、液体站或饮料车。
   - 留出足够的时间给老年人进食以及工作人员喂食。一餐可以提供每日需要的2/3的液体。
   - 鼓励家庭成员参与喂食和提供液体。
5. 进行液体调节和文档记录。
   - 如果可能的话,教会老年人使用尿液颜色表来监测水分状态。
   - 记录完整的摄入量情况,包括饮水习惯。
   - 了解液体容器的体积,以准确计算液体排出量。
   - 液体摄入量记录的频率在不同的环境中会有所不同,并取决于个人的情况。在大多数情况下,至少应准确记录一次摄入量和排出量,包括液体消耗量、排尿困难情况以及尿液比重和颜色。
   - 对于失禁患者,教会照护者观察尿失禁垫或内裤上的尿量以及排尿频率、尿液颜色变化和气味,并报告与患者正常情况的差异。

改编自:Mentes JC:Managing oral hydration. In Boltz M, Capezuti E, Fulmer T, et al., editors:*Evidence-based geriatric nursing protocols for best practice*, New York,2012,Springer,pp. 419-438.

水分管理包括急性和持续的经口摄入管理。口服补液疗法（oral rehydration therapy）是脱水的首选治疗方法。轻度至中度脱水的患者可以喝水并且不会因体液流失而出现严重的精神或身体损害，他们可以通过口服补充液体。水被认为是最好的液体，但其他清亮的液体也可能有用，这取决于个人的喜好。

### 补液方法

补液方法取决于脱水的严重程度和类型，可能包括静脉注射或皮下注射（HDC）。一般规则是在最初 12 小时内补充 50% 的失水量（或对不发热患者的补充量为 1L/d），或补充足够的量以缓解心动过速和低血压。进一步补充液体可以在较长时间内缓慢进行。监测补水过度的症状（不明原因的体重增加、足部水肿、颈静脉扩张、呼吸急促）是很重要的，特别是对于有心力衰竭或肾病的患者。由于存在低钠血症的风险，服用选择性 5-羟色胺再摄取抑制药（SSRI）的患者应密切监测血清钠水平和体液状态（第 9 章）。增加液体摄入量可能会加重进展中的低钠血症。

### 皮下注射

HDC（也被看作输液）是一种向皮下空间注入等张液体的方法。HDC 安全、易于管理，对于轻度到中度脱水的人，特别是精神状态改变的患者，HDC 是静脉注射的有效替代方式。HDC 不能用于严重脱水或 24 小时内液体需要量超过 3L 的任何情况。常见的注射部位是腹壁外侧、大腿前侧或外侧、锁骨下区域和背部，通常是肩胛间或肩胛下区域，脂肪皱褶至少有 2.54cm 厚（Mei and Auerhahn，2009）。注射时，可以使用正常盐水（0.9%）、半生理盐水（0.45%）、5% 葡萄糖水溶液（D5W）或林格溶液（Thomas et al.，2008）。

与传统的静脉（IV）治疗相比，HDC 提供了更广泛的输注部位，而且当静脉由于脱水而难以找到时可大大减少疼痛。当老年人的精神状态发生变化时，静脉注射也会很困难。HDC 被认为是一种简单、安全、耐受性好、成本低的方法，但很少使用。HDC 几乎可以在任何环境中使用，无须住院。护士对 HDC 作为液体替代疗法知之甚少，需要更多的临床研究来促进决策和指导临床实践（Gomes

et al.，2017；Smith，2014）。关于水分管理的其他资源可以在知识链接 15.5 中找到。

## 口腔健康

口腔健康是整体健康不可或缺的一部分。口腔健康是一项基本需求，但随着年龄的增长、身体虚弱和行动不便，逐渐被忽视。与年龄相关的口腔变化（知识链接 15.1）、医疗条件、不良口腔卫生和缺乏牙科护理都会导致口腔健康不佳。依赖照护者提供身体护理帮助的老年人的口腔卫生状况比自给自足的老年人更差。口腔健康不佳被认为是脱水和营养不良，以及许多全身性疾病的危险因素，包括肺炎、关节感染、心血管疾病以及 1 型和 2 型糖尿病的血糖控制不佳。在一组老年人中，口腔健康状况不佳与死亡率之间存在明确的关系（Kohli et al.，2016）。

口腔健康状况不佳是一个重要的公共卫生问题，并日益成为世界各国的负担。各区域之间和区域内的健康差距很明显，这是由生活条件和口腔保健服务的可获得性造成的。促进口腔健康的方法详见知识链接 15.6。《健康人民 2020》也有关注口腔健康的内容。

### 知识链接 15.6　最佳实践建议

**促进口腔健康**

- 鼓励每年进行牙科检查，包括有义齿的人。
- 每天刷牙和使用牙线两次；使用含氟牙膏和漱口水。
- 确保义齿适合并定期清洁。
- 每天保持足够的液体摄入量（1 500mL）。
- 避免吸烟。
- 限制饮酒。
- 饮食均衡。
- 使用超声波牙刷（更有效地去除牙菌斑）。
- 使用商用牙线手柄以更容易使用牙线。
- 如果手的灵活性受损，请调整牙刷。使用儿童牙刷或扩大成人牙刷的手柄，添加泡沫手柄，或用纱布、橡皮筋包裹，以增加手柄尺寸。
- 如果药物导致口干，请询问医护人员是否有其他可以替代的药物。如果口干无法避免，应多喝水，嚼无糖口香糖，避免烟酒。

## ❤️ 健康人民 2020

**老年人的牙齿健康目标**

- 预防和控制口腔和颅面疾病、健康状况和伤害，并改善获得预防服务和牙齿保健的机会。
- 降低有未治疗龋齿的成年人比例。
- 降低有未治疗龋齿的老年人的比例。
- 降低因龋齿或牙周病而拔除恒牙的成年人的比例。
- 降低65~74岁老年人失去所有天然牙齿的比例。
- 降低患有中度或重度牙周炎的45~74岁成年人的比例。
- 提高早期发现口腔癌和咽癌的比例。

资料来源：U.S. Department of Health and Human Services, Office of Disease Prevention and Health Promotion：*Healthy People 2020*，2012.

## 常见口腔问题

### 口干燥症（口干）

大约30%的老年人存在口干燥症和唾液分泌不足，它们会影响进食、吞咽和说话，并导致龋齿和牙周病。足够的唾液对于消化的开始阶段是必要的，有助于分解淀粉和脂肪。它还具有清除口腔中的食物残渣和防止口腔微生物过度生长的作用。唾液量不会随着年龄的增长而减少，但医疗条件和药物会影响唾液量（Becerra，2017）。超过400种药物具有抑制唾液分泌的副作用，包括抗高血压药、抗抑郁药、抗组胺药、抗精神病药、利尿药和抗帕金森病药。

**口干燥症的治疗。**审查所有药物很重要，如果药物有口干的副作用，则需要更改药物。受影响的个人应当养成良好的口腔卫生习惯，并定期进行牙齿护理，以筛查龋齿。建议摄入足够的水，避免饮酒和摄入含咖啡因的饮料。非处方唾液替代品（口腔平衡凝胶、MouthKote）和唾液刺激剂（如百特能、木糖醇口香糖和无糖糖果）可能会有所帮助。

### 口腔癌

口腔癌（oral cancer）的发病率随着年龄的增长而增加。确诊时的中位年龄为61岁；男性的发病率是女性的两倍。口腔癌在匈牙利和法国比美国常见得多，在墨西哥和日本则少得多。口腔癌的5年存活率为60%，自20世纪60年代末以来没有明显变化。这主要是对疾病确诊晚的结果。口腔癌有多种类型，但大约90%是鳞状细胞癌。从以往数据看，大多数人在发现时都在40岁以上；然而，这个年龄段以下的人的发病率正在增加。在同行评议的研究中，确切的原因变得越来越清晰，包括人乳头瘤病毒16型和使用"无烟"咀嚼或吐烟。在较年轻的人群中，包括从未使用过任何烟草产品的人群，人乳头瘤病毒可能正在取代烟草成为主要的病原体。这种病毒在伴侣之间通过性传播，并且也是90%以上宫颈癌的病因。风险因素见知识链接15.7。

> **知识链接 15.7　口腔癌的风险因素**
>
> 烟草，包括无烟烟草
> 乙醇
> 人乳头瘤病毒16型
> 遗传易感性

早期筛查至关重要，但超过60%的口腔癌直到晚期才被诊断出来。早期体征和症状可能很微妙，本人或照护者无法识别。口腔癌常见的发生区域是舌、扁桃体和口咽部、牙龈和口腔底部。口腔检查有助于早期识别和治疗。所有人，特别是50岁以上的人，无论是否有义齿，都应定期进行口腔检查。口腔癌症基金会（Oral Cancer Foundation）提出了一项新倡议"检查你的口腔"（*Check Your Mouth*），该倡议围绕一个互动网站建立，旨在帮助个人学习如何发现自己口腔中可疑组织的变化（知识链接15.8）。知识链接15.9展示了口腔癌的常见体征和症状。一旦确诊口腔癌，就要基于诊断和分期选择治疗方案，包括手术、放疗和化疗。如果及早发现，这些癌症几乎总能得到成功治疗。接受过治疗的口腔癌患者需要在余生中进行随访检查，因为另一种癌症可能会在口腔、肺部、咽喉或其他部位发生（Oral Cancer Foundation，2018）。

### 口腔护理

在65岁以上的人中，有近1/3的龋齿没有得到治疗。在65岁及以上的成年人中，近1/5的人失去了所有牙齿（无牙），这主要是由牙周炎导致的，先级较低。医疗保险不提供任何口腔保健服务,75岁或75岁以上的美国人很少有私人牙齿保险。口腔科医疗补助覆盖范围因州而异,但资金已经减少,覆盖的年龄有限。老年人看牙医的次数比任何其他年龄段的人都少。口腔健康状况最差的人是那些在经济上处于不利地位和缺乏保险的人。残疾、居家或住院都会增加口腔健康不良的发生风险。在长期照护机构中,患者接触牙医的机会非常有限,许多人不愿意在这些机构中提供相应的护理(Jablonski et al.,2017)。如果长期照护的老年人需要牙齿护理,则需要将其送到牙医办公室,这不仅成本高昂,而且很多时候由于个人状况而无法实现。在许多欠发达国家,缺乏训练有素的口腔科专业人员。除了由其他国家的医疗部门和口腔科等团体提供服务外,根本不存在牙齿保健。

---

**知识链接 15.8　最佳实践资源**

- **口腔癌症基金会**(Oral Cancer Foundation):检查你的口腔,帮助个人进行口腔癌/口腔变化的自我筛查的互动网站
- **笑对生活**(smiles for Life):帮助初级保健医生将口腔保健纳入患者护理的国家级课程
- **哈特福德老年护理研究所**(the Hartford Institute for Geriatric Nursing,Consultgeri. org):护理实践标准:水分管理;口腔护理;Kayser-Jones 简易口腔健康状况检查(BOHSE)
- **美国伯明翰阿拉巴马大学医学院**(University of Alabama at Birmingham School of Medicine):向痴呆患者提供口腔护理技术的视频

---

**知识链接 15.9　口腔癌和喉癌的体征和症状**

- 口唇、牙龈或口腔内的其他区域肿胀或变厚、结块或隆起,或有粗糙的斑点或侵蚀区域
- 口腔中有天鹅绒般的白色、红色或斑点
- 面部、颈部或口上持续的易出血的溃疡
- 不明原因的口腔出血
- 面部、口、颈部或舌的任何部位出现不明原因的麻木、疼痛或压痛
- 咽喉后部酸痛;持续有东西卡在咽喉里的感觉
- 难以咀嚼或吞咽、说话,或移动下颌或舌
- 声音嘶哑、慢性咽喉痛或声音改变
- 体重显著下降
- 颈部肿块或肿胀
- 一只耳朵剧烈疼痛——鼓膜正常
- 牙齿周围疼痛;牙齿松动
- 下颌肿胀或疼痛;下颌移动困难

---

这一年龄组中约 68% 的人患牙周炎(CDC,2016)。随着知识的增加和更多的人使用氟化物、改善营养、采用新的口腔卫生做法以及享受改善后的牙齿保健,牙齿脱落的流行率显著降低。然而,许多人可能没有享受到新的预防性治疗的优势,那些有功能和认知限制的人可能无法保持口腔卫生。

老年人获得牙齿护理的机会可能有限且成本高昂。在现有的卫生保健系统中,牙科保健的优

## 促进健康老龄化:对老年护理的启示

### 评估

让患者保持良好的口腔卫生和及时评估口腔健康是护士的职责。口腔护理就是"口腔感染控制"(Jablonski-Jaudon et al.,2016,p. 15)。口腔健康不佳与全身感染(如肺炎)之间的关系已得到充分证明(Jablonski et al.,2017)。此外,口腔检查可以作为一些疾病的预警提示,以实现早期诊断和治疗。口、牙齿和口腔的评估是健康评估的重要组成部分(第 7 章),在个体住院期间或在长期照护机构中尤为重要。在初级保健中,口腔检查应作为一般医疗检查的一部分(Becerra,2017)。MDS 3.0 需要从口头评估中获得信息。美国联邦法规规定,长期照护机构中的老年人每年都要进行体检。虽然口腔检查最好由牙医进行,但卫生保健机构的护士可以使用诸如 Kayser-Jones 简易口腔健康状况检查(BOHSE)(知识链接 15.8)等工具进行口腔健康筛查。

### 干预

护士可以通过教会个人或照护者推荐的干预措施、口腔疾病的筛查方法和口腔科转诊方法,或者通过在医院和长期照护机构中提供、监督和评估口腔护理,来促进口腔健康。知识链接 15.10 提供了有关提供口腔卫生的信息。

**知识链接 15.10　最佳实践建议**

**提供口腔护理**

1. 向老年人解释所有行为;按需使用手势和演示;通过暗示和提示,鼓励其尽可能多地进行自我照顾。

2. 如果老年人卧床,通过抬高床头或用枕头支撑头部,让其将头转向照护者。将一条干净的毛巾放在老年人胸前和下颌下,然后在下颌下放一个盆。

3. 如果老年人坐在固定的椅子或轮椅上,请站在他身后,通过将一只手放在他的下颌下、将他的头靠在照护者身体上来保持其稳定。将毛巾放在他的胸前和肩膀上。

4. 洗脸盆可以放在老年人的大腿上,或放在他的面前,或旁边的桌子上。轮椅可以放置在水槽前面。

5. 如果老年人的口唇干燥或开裂,可以涂上薄薄的凡士林或使用润唇膏。

6. 检查口腔以识别修复不良、疼痛、病变或发炎的牙齿。

7. 刷牙和使用牙线(如果可能的话,使用电动牙刷、间隙刷)。用舌片或手指收回口唇和脸颊,看着正在被清洁的区域可能会有帮助。如果患者不能张嘴,可以使用张口器。如果使用牙线太困难,可以使用牙线支架或近端刷清洁牙齿近端表面。使用含氟化物的牙膏。刷舌。

8. 根据牙医或卫生人员的指示,为有意识的老年人提供含氟漱口水或其他漱口水。

## 义齿

　　应教会老年人和可能照顾他们的人正确护理义齿和口腔组织,以防止异味、污渍、牙菌斑堆积和口腔感染。所有护理人员都应了解义齿护理(知识链接 15.11)。义齿是非常私人且昂贵的财产,在处理、清洁和存放义齿时应格外小心,尤其是在医院和长期照护机构中。在医院或疗养院期间,义齿丢失、损坏或与其他人的义齿混淆,或者没有取出和清洁的情况并不少见。义齿应该做标记,许多州要求所有新做的义齿都要包含客户的身份证明。义齿标记工具包很容易买到,同时也提供了一种简单、有效和永久的义齿标记方法。

**知识链接 15.11　最佳实践建议**

**提供义齿护理**

1. 取下义齿或要求老年人自己取下义齿。观察老年人去除义齿的能力。
2. 检查口腔。
3. 每顿饭后冲洗一个或多个义齿以去除软碎屑。不要在义齿上使用牙膏,因为它会磨损义齿表面。
4. 每天一次,最好在休息前,取下义齿并彻底清洁。
   a. 虽然普通的软毛牙刷就足够了,但专门设计的义齿刷清洁起来可能会更有效。(注意:亚克力义齿材料比天然牙更柔软,用非常坚固的刷毛清洁可能会将其损坏。)
   b. 在水槽上刷义齿,水槽里铺上面巾,半灌满水。这样可以防止义齿掉落时发生破损。
   c. 用一只手牢牢握住义齿,但不要挤压。另一只手拿着刷子。没有必要使用义齿膏,特别是如果义齿在清洁之前为软化碎屑而被浸泡。切勿使用市售牙粉,因为它具有研磨性,可能会损坏义齿材料。可以使用白水、温和的肥皂或碳酸氢钠。
   d. 在清洁可摘除的局部义齿时,必须非常小心地清除挂在牙齿周围的弯曲金属卡环上的牙菌斑。这可以用普通牙刷或特别设计的扣环刷来完成。
5. 刷牙后,彻底冲洗义齿;然后将其放入义齿清洁液中,浸泡一夜或至少几个小时。(注意:亚克力义齿材料必须始终保持湿润,以防止开裂或翘曲。)早上,将义齿从清洁液中取出并彻底冲洗,然后再将其放入口腔。必要时使用义齿膏固定义齿。
6. 除夜间外,应经常佩戴义齿(以减轻牙龈的压力),并于早晨更换口腔义齿。

　　义齿的破碎或损坏,以及体重下降或口腔变化导致的义齿不合适是老年人常见的问题。许多老年人认为,一旦他们有了义齿,就不再需要口腔护理了,但定期的专业关注是重要的。义齿基托重建是一种提高义齿贴合度的技术。不合适的义齿或未清洁的义齿会导致口腔问题(病变、口腔炎)、营养不良和减少老年人对食物的享受。

## 医院和长期照护机构中的口腔卫生

口腔护理是日常护理中经常被忽视的一部分，应该与其他类型的护理同等优先。疾病、急诊以及功能和认知障碍使口腔护理的供给变得困难。导致口腔护理不足的因素包括对如何提供护理的知识了解不够、缺乏适当的用品、培训和人员配备不足以及缺乏口腔护理协议。当患者无法进行牙齿/口腔护理时，护理人员有责任为其提供口腔护理。

在急性护理机构中，良好的口腔护理对预防呼吸机相关性肺炎(ventilator-associated pneumonia，VAP)至关重要。VAP是最常见的医院获得性感染之一，也是重症监护病房(ICU)中疾病的发病和死亡的主要原因。在所有环境中，注意口腔护理都是必不可少的，但往往没有得到统一实施。在一项观察性研究中，护士为急性病后医院环境中的老年人提供口腔卫生护理干预，只有刚刚超过1/3的病例支持口腔卫生护理，义齿护理也不到位；而且，护士不鼓励患者对天然牙齿进行充分的自我护理，也不经常润湿组织(Coker et al.，2017)。口腔护理可能被视为一种使患者舒适的措施，而不是感染控制的关键组成部分(详见研究亮点)。

### 🔳 研究亮点

该研究的目的是报告晚间查房期间，护士为急性病后医院环境中的患者提供口腔卫生干预措施的实际情况。在安大略省南部的5个医院站点，25名注册护士和注册执业护士在晚间护理期间受到跟踪。观察结果被记录下来，然后在数据分析过程中进行了分类。除了观察，护士们还参与了谈话，这些谈话都在双方同意后进行了录音。

研究人员观察到的做法与实践指南中的现有证据不一致。最显著的不同点与口腔卫生护理的频率和时间、护理义齿的患者、清洁口腔和保持组织湿润有关。略多于1/3的患者完成了他们的口腔护理。他们很少用漱口水漱口，医院提供的漱口水也不抗菌，效果不佳。每日两次口腔护理的实践指南建议没有得到满足。迫切需要研究适当的、可行的口腔卫生干预措施。

资料来源:Coker SE，Ploeg J，Kaasalainen S，Carter N: Observations of oral hygiene care interventions provided by nurses to hospitalized older adults, *Geriatr Nurs* 38(1):17-21, 2017.

居住在长期照护机构中的老年人由于功能和认知障碍，特别容易受到口腔护理问题的影响。许多人依赖工作人员提供卫生服务。老年痴呆患者经常抵制与口腔护理相关的护理活动。抗拒照护行为(care-resistant behavior，CRB)是忽略口腔护理的主要原因之一(Hoben et al.，2017；Jablonski-Jaudon et al.，2016)。在长期照护机构中患有痴呆的老年人中，表现出CRB的人患龋齿的可能性是允许口腔护理者的3倍。

护士研究员Rita Jablonski研究了CRB，并开发了MOUTh干预方案[使用威胁消除策略管理口腔卫生(managing oral hygiene using threat reduction strategies)]以预防和最大限度地减少CRB，从而为患有痴呆的老年人提供口腔护理。方案包括：①循证口腔护理方案；②CRB的识别；③采用策略降低对口腔护理的不利认识，如威胁、可怕或攻击性活动。策略包括接近、建立融洽关系、避免长篇大论(第6章)、手势/哑剧、提示和链接(开始行动时期望本人可以接管)。有关演示技术的视频链接，请参见知识链接15.8。技术可能适用于触发CRB的其他活动，例如沐浴(第29章)(Jablonsk-Jaudoni et al.，2016)。

使用广谱抗菌剂的治疗性漱口水(如洗必泰)已被证明有助于控制牙菌斑，降低40%的VAP(Erickson，2016)。漱口水可以与刷牙一起使用，或者对于那些无法忍受刷牙的人，用漱口水漱口代替刷牙。舌苔和吸入性肺炎发生风险之间的相关性表明，将舌清洁作为口腔护理的一部分是有益的(Erickson，2016)。

许多长期照护机构都实施了计划，例如为口腔科护理团队、牙齿护理冠军提供特别的护理助理培训，定期提供流动口腔科护理单元的探视，或者利用口腔科学生为患者进行口腔筛查和牙齿清洁(Kohli et al.，2017)。在所有医疗保健环境中，护理的一个重要角色是协助制定口腔护理协议、进行员工教育和口腔保健监测。对于需要进行口腔护理的居家老年人，护理人员也需要教育他们的照护者了解口腔护理的重要性和掌握口腔护理的技巧。

### 提供口腔卫生的其他注意事项

管饲饮食与显著的口腔病理定植有关，比在接受口服喂养的人中观察到的要好。有吞咽困难的人(第14章)经常得不到足够的口腔护理,口腔健康状况不佳(Jablonski et al.,2017)。建议是接受管饲饮食的人应该每天刷牙两次,但技术和安全性尚未确定(Huang et al.,2017)。在医院,护士通常会使用与壁式吸痰器相连的牙刷为无法吞咽的患者提供口腔护理。在一项预试验中,Jablonski等人(2017)检查了使用软毛牙刷蘸无乙醇漱口水对长期照护环境中吞咽困难的人的有效性,因为这些人无法使用抽吸设备。该方案在不误吸的情况下改善了口腔卫生。需要研究非口服喂养患者的口腔卫生状况,以及为吞咽困难和管饲饮食患者提供最佳和安全的口腔护理干预,特别是在长期照护和家庭环境中(Ohno et al.,2017)。泡沫棉签可以用于提高口腔卫生,但不能像牙刷一样去除牙菌斑。泡沫棉签可用于清洁无牙老年人的口腔黏膜。

> ### ⚡ 安全警示
>
> 柠檬甘油拭子绝对不能用于口腔护理。结合唾液量减少和口干燥症,它们会抑制唾液分泌,导致口干并促进细菌生长(Booker et al., 2013)。

## 主要概念

- 与年龄相关的变化、药物使用、功能障碍以及合并的医疗和精神疾病使一些老年人面临体液平衡变化的风险,尤其是脱水。
- 在老年人中,脱水大多不是由缺水造成的,最常见的原因是疾病、与年龄相关的变化和/或药物作用。脱水被认为是一种老年综合征,通常与常见病(如糖尿病、呼吸系统疾病、心力衰竭)和虚弱老年人的衰退期有关。
- 预防脱水很重要,但老年人的评估很复杂。临床体征可能在脱水加重之前才会出现,而且体征和症状可能是非特异性的,因此预防和早期识别很重要。

- 与年龄相关的口腔变化、医疗条件、口腔卫生差和缺乏牙齿护理都会导致口腔健康不佳。口腔健康不佳是脱水和营养不良以及许多全身性疾病的危险因素,包括肺炎、关节感染、心血管疾病以及1型和2型糖尿病的血糖控制不佳。
- 良好的口腔卫生和及时的健康评估是护理的关键。
- 护士可以通过教会个人或照护者推荐的干预措施、口腔疾病的筛查方法和口腔科转诊方法,或者通过在医院和长期照护机构中提供、监督和评估口腔护理,来促进口腔健康。

## 护理研究:体液情况

Violet Barnes是一名87岁的女性,住在一家专业护理机构。她患有痴呆、高血压和糖尿病。她能够行走并在帮助下进食。她知道自己的名字并能对谈话做出适当的回应,尽管她不清楚时间或地点。两天前,她在医院的门诊接受了结肠镜检查,怀疑大肠有肿块。她在手术前禁食(NPO)12小时,并在手术后返回护理机构。自从她回来后,经常昏昏欲睡,无法对她熟悉的照护者做出回应。她拒绝进食任何食物或液体。她已经腹泻4次,相关人员正在对她的粪便进行难辨梭菌检测。

在护理研究的基础上,使用以下程序制订护理计划 [a]:

- 列出提供客观资料的信息。

- 从这些资料中,使用公认的格式确定并说明你认为的目前对Violet来说两个最重要的护理诊断。列出你从资料中发现的Violet的两个优点。
- 确定并说明每个诊断的结局标准。这些标准必须反映护理诊断中确定的问题得到了一定程度的缓解,并且必须以具体和可衡量的术语进行陈述。
- 针对每个护理诊断列出计划并陈述一项或多项干预措施。提供用于确定适当干预措施来源的具体文件。结合Violet现有的优点,至少计划实施一次干预。
- 评估干预措施的有效性。干预措施必须与设定的结局标准直接相关,以衡量是否取得了相应的效果。

注: [a] 表示建议学生参考护理诊断相关书籍,并确定可能或潜在的问题。

## 关键思考问题和措施

1. 上述护理研究中存在哪些导致 Violet 病情的危险因素？

2. 护士采取哪些预防性干预措施是合适的？

3. 对于居住在专业护理机构的痴呆患者，你对增加液体摄入量有何建议？

## 研究问题

1. 老年人的口腔保健知识水平如何？

2. 哪些因素会影响老年人进行充分的牙齿护理？

3. 哪些策略最有助于提高长期照护机构中老年人的液体摄入量？

4. 老年人在医院和长期照护机构中获得充分口腔护理的障碍是什么？

5. 你们的护理教育项目包括哪些与口腔健康有关的内容？

(牟芸 译)

## 参考文献

Becerra K: Oral health in older patients: a job for primary care, *Medscape* 2017. https://www.medscape.com/viewarticle/881460/. Accessed February 2018.

Centers for Disease Control and Prevention: *Facts about older adult oral health,* 2016. https://www.cdc.gov/oralhealth/basics/adult-oral-health/adult_older.htm. Accessed February 2018.

Coker E, Ploeg J, Kaasalainen S, Carter N: Observations of oral hygiene care interventions provided by nurses to hospitalized older people, *Geriatr Nurs* 38(1):17–21, 2017.

Erickson LE: The mouth-body connection, *Generations* 40(3), 2016. https://www.asaging.org/blog/mouth%E2%88%92body-connection. Accessed March 2019.

Gaspar P, Scherb C, Rivera-Mariana F: Hydration status of assisted living memory care residents. *J Gerontol Nurs* 45(4):21–28, 2019.

Gomes NS, DaSilva A, Zago L: Nursing knowledge and practices regarding subcutaneous fluid administration, *Rev Bras Enferm* 70(5), 2017. http://www.scielo.br/scielo.php?pid=S0034-71672017000501096&script=sci_arttext. Accessed January 2018.

Hooper L, Bunn DK, Abdelhamid A, et al: Water-loss (intracellular) dehydration assessed using urinary tests: how well do they work? Diagnostic accuracy in older people, *Am J Clin Nutr* 104:121–131, 2016.

Huang S, Chiou C, Liu H: Risk factors for aspiration pneumonia related to improper oral hygiene behavior in community dysphagia persons with nasogastric tube feeding, *J Dent Sci* 12(4):375–381, 2017.

Jablonski-Jaudon RA, Kolanowski AM, Winstead V, Jones-Townsend C, Azuero A: Maturation of the MOUTh intervention: from reducing threat to relationship-centered care, *J Gerontol Nurs* 42(3):15–23, 2016.

Jablonski RA, Winstead V, Azuero A, et al: Feasibility of providing safe mouth care and collecting oral and fecal microbiome samples from nursing home residents with dysphagia: proof of concept study, *J Gerontol Nurs* 43(9):9–15, 2017.

Kohli R, Nelson S, Ulrich S, Finch T, Hall K, Schwarz E: Dental care practices and oral health training for professional caregivers in long-term care facilities: an interdisciplinary approach to address oral health disparities, *Geriatr Nurs* 38(4):296–301, 2017.

McCrow J, Morton M, Travers C, Harvey K, Eeles E: Associations between dehydration, cognitive impairment, and frailty in older hospitalized patients: an exploratory study, *J Gerontol Nurs* 42(5):19–27, 2016.

Mei A, Auerhahn C: Hypodermoclysis: maintaining hydration in the frail older adult, *Ann Long-term Care* 17:28–30, 2009.

Mentes JC: Managing oral hydration. In Boltz M, Capezuti E, Fulmer T, editors: *Evidence-based geriatric nursing protocols for best practice,* ed 4, New York, NY, 2012, Springer, pp 419–438.

Mentes JC, Aronow H: Comparing older adults presenting with dehydration as a primary diagnosis versus a secondary diagnosis in the emergency department, *J Aging Res Clin Pract* 5(4):181–186, 2016.

Namasivayam-MacDonald AM, Slaughter SE, Morrison J, et al: Inadequate fluid intake in long term care residents: prevalence and determinants, *Geriatr Nurs* 39:330–335, 2018.

Ohno T, Heshiki Y, Kogure M, Sumi Y, Miura H: Comparison of oral assessment results between non-oral and oral feeding patients: a preliminary study, *J Gerontol Nurs* 43(4):23–28, 2017.

Smith LS: Hypodermoclysis with older adults, *Nursing* 44(12):66, 2014.

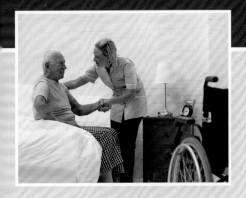

# 代谢

*Theris A. Touhy*

我的祖母不再喜欢和我一起出去购物了。她说她得一直去卫生间，但在商场因走路速度不够快，来不及去卫生间。她不想穿防护服或尿垫，因为它们有异味。我希望自己能在这节课上学到一些对她有帮助的东西。

20 岁的学生 Molly

"失禁了就会变得像一个坏孩子或者一个巨婴。"

"无能为力。好吧，我觉得除了尿布别无选择。"

"你知道，有时我在他们来之前就已经尿床了，但他们都很忙，所以我不得不继续等待。"

"我做了一件非常错误的事。我尽量不喝太多水。怎么能喝太多呢，一直泡在水里吗？"

来自长期照护机构中尿失禁研究参与者们的议论
（MacDonald and Butler, 2007）

尿失禁是一种可防可治的疾病，但其发生率仍被低估。尽管尿失禁是一个基本的护理问题，但并没有引起护士的重视。

来自一位失禁护理专家的评论（Mason et al., 2003, p. 3）

## 学习目标

学完本章后，读者将能够：

1. 识别与年龄相关的肠道和膀胱变化，以及其他影响肠道和膀胱排泄功能的因素。

2. 识别评估肠道和膀胱功能的合适方法。

3. 说明尿失禁的类型及其病因。

4. 识别意外肠道泄漏的危险因素，描述合适的护理干预措施。

5. 应用循证方法进行评估和形成干预措施，以促进肠道和膀胱健康。

人体必须清除新陈代谢的废物以保持健康,但膀胱和肠道的活动受社会影响。人到老年时,尽管膀胱和肠道功能随着年龄的生理变化只发生了轻微的改变(知识链接16.1),却会导致严重到足以干扰继续独立生活的问题,并可能严重威胁躯体功能和生命。膀胱和肠道活动不受控制,是对人体独立性和健康的一种威胁。

代谢属于个人问题,不是社会化公开的。在大多数的社会文化中,孩子很早就被教育自己要处理身体的代谢废物,否则可能不被社会接受,甚至被歧视、排斥和导致社会退缩。护士在实施基于循证的评估和干预措施以增强控尿,改善个人功能、独立性和生活质量方面扮演着关键角色。

## 泌尿系统与年龄相关的变化

泌尿系统负责排泄体内毒素,调节水和盐,以及维持血液中的酸碱平衡。肾是泌尿系统的主要器官,其血管丰富。肾能分泌促红细胞生成素,刺激骨髓造血,同时也能分泌肾素酶,用来调节血压。随着年龄的增长,肾会发生解剖和功能的改变。一般情况下,与年龄相关的肾单位、肾体积缩小及尿液浓缩能力的下降,对其调节和维持体液平衡的能力影响微乎其微。肾病或尿路梗阻会加剧与年龄相关的肾功能下降。这种肾功能的改变有可能引起尿失禁、夜尿和尿频,但尿失禁不应该被视为衰老的一部分。知识链接16.2描述了正常膀胱的代谢过程,知识链接16.3描述了如何促进膀胱健康。

---

### 知识链接16.1　泌尿系统与年龄相关的改变

**肾**

- 40岁时肾的大小和功能开始缩减,到80岁末缩小20%~30%
- 肾血流量和肾小球滤过率(glomerular filtration rate,GFR)降低(在健康个体中不太明显)
- 肾单位远端形成肾小管憩室
- 葡萄糖重吸收减少(尿液中葡萄糖增多)
- 肾调节维生素D的活性下降,导致肠道对钙的吸收减少;需要更多的维生素D来抵消肾功能的下降
- 浓缩尿液的能力下降;高钾血症更常见;血清pH或液体负荷的骤然变化会迅速导致血容量过多或过低。如果个体暴露于环境变化(高温、肾毒性药物)或获取足够液体的功能受限,则会增加不良事件发生的风险

**输尿管,膀胱,尿道**

- 色泽和弹性下降
- 膀胱容量减少
- 膀胱总容量从600mL下降到300mL
- 膀胱容量较低时产生急迫感(160~300mL)
- 膀胱排空时收缩力减弱,导致残余尿,增加膀胱感染的风险
- 夜尿增多;可能是由于昼夜节律、排出、药物的变化,或者是睡眠呼吸暂停的指征
- 胶原蛋白含量增加、间隙连接的变化、肌细胞间空隙增加以及感觉传入神经的敏感性改变,所有这些都可能引起膀胱不自主收缩和膀胱过度活动症

资料来源:Gibson W,Wagg A:New horizons:urinary incontinence in older adults,*Age Ageing* 43:163-167,2014;McCance K,Huether S:*Pathophysiology*,ed 7,St Louis,2014,Elsevier.

---

### 知识链接16.2　正常的膀胱代谢

- 实现正常的膀胱功能需要一个完整的大脑和脊髓,有能力的下尿路功能,控尿能力,如厕能力和促进排尿的环境。
- 膀胱充盈后,膀胱压力增加,发送排尿信号至脊髓和脑干中枢。然后社会训练决定是否应该解决排尿问题或者推迟排尿直到有机会找到如厕设施。
- 当膀胱容量达到500mL及以上时,膀胱内压力增加,难以控制排尿冲动。随着容量持续增加,排空膀胱成为一种无法控制的行为。

---

### 知识链接16.3　促进膀胱健康

- 每天晚上8点前饮够8~10杯水。
- 避免或减少饮用咖啡、茶、黑可乐和酒,尤其是睡前。
- 饭前、饭后、睡前完全排空膀胱。
- 有尿意时及时排尿;不要憋尿。

- 限制使用催眠药、镇静剂和酒，因为这些会减弱排尿的感觉。
- 确保如厕附近的道路通畅，采光良好，尤其是夜间。如果蹲下和站起不方便，考虑使用扶手杆或可升高的马桶座。
- 保持理想体重。
- 经常运动。
- 避免吸烟。
- 出现烧灼感，尿急，尿痛，血尿，或漏尿时寻求专业治疗。

## 尿失禁

尿失禁（urinary incontinence，UI）是指尿液不自主地流出，是一种重要但被忽视的老年综合征。尿失禁是一种被污名化、报告率低、诊断率低、治疗率低的疾病，常常被错误地认为是正常衰老的一部分。低于 50% 的老年人向他们的医疗保健提供者提出了这个问题（Hsu et al.，2016）。女性从首次出现症状到获得疾病诊断，平均需要等待 6.5 年。相反，她们试着自己去应对这种状况，并取得了不同程度的成功。相较于年轻人，老年人不大可能接受基于循证的失禁护理（Gibson and Wagg，2014；Wilde et al.，2014）。

对于尿失禁，人们可能不会去寻求治疗，因为他们羞于讨论这个问题，或者认为它是正常的衰老表现。他们可能不知道有成功的治疗方法。男性不太可能跟他们的主要照护者谈论尿失禁，因为他们觉得这是女性疾病。老年人希望获得更多有关控制膀胱的信息，护士必须带头实施促进控尿的方法和关于尿失禁的公共卫生健康教育。护士应密切参与到个人卫生护理中，在评估和管理尿失禁方面发挥主导作用，这是至关重要的。然而，护理人员倾向于将尿失禁视为一种生活不便，而不是需要评估和治疗的疾病。

研究发现，护士对老年尿失禁人群持消极态度，缺乏尿失禁相关知识，评估、诊断不足，缺乏准确的记录，对基于循证的尿失禁干预措施应用有限。最近的一项急性护理机构研究显示，护士往往不知道老年尿失禁的评估工具，而是使用自行设计的评估工具或者未被验证过的工具。管理尿失禁

最常见的策略是成人尿垫和纸尿裤；很少对其进行评估（Colborne and Dahlke，2017）。

如果失禁护理的基础知识不充分，不应用基于循证的实践指南，护理人员将一直仅采用一些治标的方法来管理尿失禁，比如使用尿垫和纸尿裤。基于简便、护理习惯、患者偏好，或者缺乏时间的原因，这些方法常常被用到（Colborne and Dahlke，2017）。照护老年人的所有执业机构中的护士都应该收集排尿相关的数据，并且实施促进控尿的护理措施。护士在失禁护理中的作用越来越大，通过一些专业机构可以获得高级培训和认证，比如泌尿外科护理协会和伤口、造口、失禁护理协会（Holtzer-Goor，2015；Spencer et al.，2017）。

### UI 的现状和特征

UI 的定义和测量标准不一致，低报告率及低评估率使得难以准确统计其发病率和患病率。然而，由于 UI 的患病率高、慢性过程但可预防的性质，其仍被视为一个公共卫生问题。随着老年人发病率的增长，全世界有数以百万计的成年人深受 UI 困扰。在美国，约 2500 万人有膀胱渗漏（National Association for Continence，2017）。女性患尿失禁比男性更常见，男性尿失禁的患病率大约是女性的一半。超过 50% 的女性和 25% 的男性（年龄 65 岁及以上，且未居住在医疗机构中）报告了不同严重程度的 UI 症状。护理机构中居住的 65 岁及以上老年人，约 50% 患有尿失禁，其余 50% 同时存在大小便失禁（Searcy，2017）。UI 比糖尿病、阿尔茨海默病和许多其他引起更多关注和治疗的慢性病更常见。治疗 UI 的直接医疗费用与冠心病相同，高于糖尿病的治疗费用（Holtzer- Goor et al.，2015）。

### UI 的危险因素

UI 是多因素共同作用的结果（知识链接 16.4）。生理、病理、功能改变都可以引起失禁。"控制排尿不仅仅依赖于功能性的下尿路和盆底肌，同时需要有足够的认知可以报告排尿和上卫生间的需求，可以灵活穿脱衣物，能够安全有效地走到卫生间，以及有合适的排尿环境"（Gibson and Wagg，2014，p. 168）。

痴呆的老年人是发生 UI 的高危人群。痴呆并不导致 UI，而是影响个人排尿和寻找卫生间的意识。有活动能力问题和转移依赖是比痴呆更好

## 知识链接 16.4　尿失禁的危险因素

- 年龄
- 行动不便、功能受限
- 认知功能减退(痴呆、谵妄)
- 药物(抗胆碱药、利尿药)
- 吸烟
- 咖啡因摄入量多
- 液体摄入量少
- 肥胖
- 便秘、粪便嵌塞
- 妊娠、阴道分娩、会阴切开术、产钳分娩、巨婴
- 环境障碍
- 高强度体育锻炼
- 糖尿病、脑卒中、帕金森病、多发性硬化、脊髓损伤
- 子宫切除术
- 盆腔肌肉无力、盆腔脏器脱垂
- 儿童遗尿症
- 前列腺手术
- 雌激素缺乏
- 关节炎和/或腰部问题
- 营养不良
- 抑郁
- 听力或视力障碍

的失禁预测因素,这表明痴呆患者只要可以自由移动,就有可能控制排尿。利尿药、镇静剂和催眠药等可导致困倦、混乱、意识障碍或活动受限,通过减弱排尿冲动引发尿失禁。

## UI 的不良影响

　　UI 引发了生理、社会、心理和经济等一系列问题,影响个体的生活质量,被认为是社区老年人身体衰弱的标志。UI 在老年人中更常见、更严重,与年轻人的潜在并发症息息相关,例如跌倒、骨折、住院和接受长期护理。UI 影响人的自尊心,增加了抑郁、焦虑、自主性丧失、社交孤立、跌倒、皮肤破损和性行为逃避等风险(Ostaszkiewicz,2017)。患有 UI 的老年人失去了独立性和自信,感到羞耻和尴尬。一项对住院老年人的调查研究显示,67% 的人认为大小便失禁和死亡一样,甚至更糟糕。"尽

管个体认为失禁很重要,但许多护士并不认为这是一个很重要的临床问题"(Ostaszkiewicz,2017,p. 11)。

　　失禁影响个人、家庭和专业照护者的社会心理健康。护理人员的一个重要角色就是向照护者提供失禁的健康教育,协助其进行实际有效的管理。为有依赖或认知障碍的个体提供失禁护理可能具有挑战性,且会给提供照护者和护理接受者双方都带来极大的痛苦。失禁护理通常会引发认知障碍患者的躁动或攻击行为,他们可能认为这种私密的护理措施令人恐惧(第 29 章)。Ostaszkiewicz(2017)认为,这可能会导致强制性或虐待性照护,并提出了老年人虐待、失禁和护理依赖之间的关系模型。知识链接 16.5 描述了失禁护理流程中的尊严,以指导痴呆患者的失禁护理实践。

## 知识链接 16.5　失禁护理流程中的尊严

- 提供共情的失禁护理
- 支持痴呆患者的个性
- 使用治疗性沟通
- 建立真正的合作伙伴关系
- 认识耻辱感和社会禁忌
- 实施基本的尿控评估

资料来源:Ostaszkiewicz J:Reframing continence care in care-dependence,*Geriatr Nurs* 38(6):520-526,2017.

## UI 的类型

　　失禁分为暂时性失禁(急性)和已经形成的失禁(慢性)。暂时性失禁突然发生,持续 6 个月或更短时间,常由治疗性因素引起,如尿路感染(urinary tract infection,UTI)、谵妄、便秘和粪便嵌塞,以及高血糖和高钙血症等代谢异常导致的尿量增多。住院的老年人有发生暂时性尿失禁的风险,而且可能在失禁还没解决的情况下就被动出院了。利尿药、抗胆碱药、抗抑郁药、镇静剂、催眠药、钙通道阻滞剂、α-肾上腺素受体激动药和 α-肾上腺素受体阻滞药等药物也可导致暂时性尿失禁。已经形成的尿失禁可能突然发生,也可能缓慢出现,常分为以下几种类型:①压力性,②急迫性,③充溢性,④功能性,⑤混合性(表 16.1)。

| 表16.1　尿失禁的类型和症状 | |
|---|---|
| 类型 | 症状 |
| 压力性 | 1. 腹压增加时(如咳嗽、打喷嚏、运动、弯腰等)发生少量尿液流出<br>2. 多发生于女性,但可见于前列腺手术/治疗后的男性<br>3. 残余尿量(postvoid residual, PVR)少 |
| 急迫性 | 1. 到达卫生间前,中至大量的尿液流出,不能控制排尿冲动<br>2. 可出现尿频和夜尿<br>3. PVR 少<br>4. 可能与膀胱过度活动症(overactive bladder, OAB)有关,以尿频(>8 次/24 小时)、夜尿、尿急、伴有或不伴有尿失禁为特征。约50% 的 OAB 患者有急迫性尿失禁 |
| 充溢性 | 1. 持续性的尿液流出(滴尿)、尿等待、尿流缓慢、尿量少、膀胱排空不完全;可能是急迫性、压力性或残余尿较多的混合性尿失禁<br>2. PVR 多 |
| 功能性 | 1. 下尿路完好,但个人因环境障碍、躯体限制、认知障碍、缺乏帮助、穿脱皮带、拉链、衣物或坐在马桶上不能自理等因素无法如厕<br>2. 可与其他类型的尿失禁同时出现;在自理能力受限的个体中更常见 |
| 混合性 | 一种以上尿失禁类型的混合;一般为压力性尿失禁和急迫性尿失禁的混合 |

## 促进健康老龄化:对老年护理的启示

### 评估

　　膀胱和肠道问题的案例分析被推荐为老年人和临床医生之间沟通交流的部分内容(Shaw and Wagg, 2016)。医护人员必须开始改变他们对失禁的看法,要认识到约80%的失禁是可以被治愈的(National Association for Continence, 2017)。如果无法被彻底治愈,则可以对其进行处理,以将其对患者的不利影响降到最低。对于身体虚弱的老年人,在大多数情况下,实施干预措施会改善 UI 的症状,但要想完全控制不太现实(Engberg and Li, 2017)。护士常常可以识别出 UI,但无论是护士还是医生

都没有特别积极地对其进行管理。

　　对 UI 进行多维度评估,旨在识别失禁特征、失禁变化和促成因素。如果个人入住医院、家庭护理机构或专业护理机构,记录是否存在 UI、既往排尿状况、是否留置导尿管及导尿原因是至关重要的。在长期护理机构中,最小数据集(Minimum Data Set, MDS)3.0(第 7 章)根据医疗保险和医疗补助服务中心(Centers for Medicare and Medicaid Services, CMS)指南提供了关于膀胱控制评估、治疗和评价的循证概述。住院医生应在患者入院时,以及患者认知、躯体能力或泌尿系统功能发生变化时进行评估。环境评估也很重要,包括卫生间的可及性、房间照明的充足性、帮助的可及性及辅助工具的使用(如可升降的马桶座圈或马桶)。

　　针对患有尿失禁的个体,护士应进行多学科团队合作:①识别 UI 是暂时性的还是已经形成的(或两者兼具);②识别 UI 的类型;③识别和记录 UI 的可能病因,包括对其危险因素的筛查(Spencer et al., 2017)。补充性评估见知识链接 16.6。知识链接 16.7 描述了一个护士进行暂时性尿失禁评估的视频信息。完成初步评估后考虑进行进一步的检查。表现为非简单性 UI 特征的个体应立即转诊进行尿流动力学评估。

### 知识链接 16.6　最佳实践建议

**失禁评估**

**筛查问题**

　　1. "你有没有漏过尿? 如果有,对你的影响有多大?"

　　2. "你有没有在去洗手间的路上就漏尿了?"

　　3. "你是否曾经在内裤中使用尿垫、纸巾或尿布来控制漏尿?"

　　4. "你大部分时间都会滴尿吗?"

　　5. "你在排尿时有烧灼感、尿不出或疼痛感吗?"

**筛查工具**

　　1. 泌尿生殖道症状量表-6

　　2. 尿失禁影响问卷简表-男性泌尿系症状量表

3. 膀胱(排尿)日记

4. 由自己或照护者记录 3~7 天(图 16.1)

5. 哪怕一天的排尿日记也是有用的

## 液体摄入特点

1. 24 小时液体的常规摄入量

2. 液体类型和消耗时间

3. 尿量减少或增加

## 排便特征

1. 频率、性状、力度

2. 轻泻药的使用情况

## 尿失禁症状分析

1. 尿失禁是从什么时候开始的?

2. 如何处理尿失禁?

3. 尿失禁发生频率如何?

4. 什么情况下尿失禁会变得更好或更糟?

5. 尿失禁的严重程度如何?

6. 出现排尿症状:等待、紧张、流速慢、间歇性、喷洒

**危险信号:**血尿、尿痛

## 重点病史(内科、神经科、妇科、泌尿生殖科)

回顾过去的健康史:可能导致 UI 的因素、相关诊断(心力衰竭、脑卒中、糖尿病、多发性硬化、帕金森病)

## 用药回顾

1. 回顾所有用药史,包括非处方药(OTC),重点是利尿药、抗胆碱药、精神药物、α-肾上腺素受体阻滞药、α-肾上腺素受体激动药、钙通道阻滞剂

2. 饮酒史

## 重点评估

1. 抑郁筛查

2. 认知和功能

## 观察个人如厕情况

到达和使用卫生间的能力及用时,手指操作衣物的灵活性;尿液的性质(颜色、气味、沉淀物);开始或停止排尿的困难程度

## 体格检查

1. 腹部、直肠、生殖器:评估耻骨区膨隆程度以明确是否存在尿潴留

2. 观察会阴区是否存在刺激、瘙痒、灼热、病变、分泌物、压痛、生殖器组织变薄和苍白(老年性阴道炎)、性交困难、盆腔器官脱垂等现象

3. 检查是否存在粪便嵌塞、压痛

## 其他检查

尿液分析;如果有临床意义上显著的全身或泌尿系统症状,进行尿培养,在排尿后 16 分钟或更短时间内进行残余尿(PVR)测量(膀胱超声检查或导尿术)

改编自:Shaw C,Wagg A:Urinary incontinence in older adults,*Med Older Adults* 45:1,2016.

### 知识链接 16.7　最佳实践资源

Catheterout.org:方案、教育工具、工具包

**美国疾病预防与控制中心(Center for Disease Control and Prevention):**2017 版预防导尿管相关尿路感染的指南

Continence Produce Advisor:为失禁产品用户和医疗保健专业人员提供合理建议

**哈特福德老年护理研究所(Hartford Institute for Geriatric Nursing):**相关部分:老年人尿失禁评估。第一部分:暂时性尿失禁(包括评估视频的链接),第二部分:已形成的尿失禁;导尿管相关尿路感染的预防

**国际尿控协会(International Continence Society):**教育材料,产品指导,研究,宣传

**美国国家尿控协会(National Association for Continence,NAC):**为护理人员、专业临床医生和个人提供尿失禁(UI)和大便失禁(FI)信息的综合网站,包括教育材料、产品指导、宣传、肠道和膀胱日记、膀胱过度活动症(OAB)治疗追踪器

**美国国家糖尿病、消化和肾病研究所(National Institute of Diabetes and Digestive and Kidney Disease,NIDDK):**NIDDK 肠道控制意识运动项目(the NIDDK Bowel Control Awareness Campaign)

**安全护理运动(Safe Care Campaign):**预防医疗保健和社区相关感染:尿路感染

西蒙尿控基金会(Simon Foundation for Continence):教育材料,资源和产品。大便日记和Bristol粪便性状评估表

## 干预

护理干预主要侧重于失禁的恰当评估、对治疗的教学、对支持和治疗方式的实施及评价,以促进和恢复尿控并预防失禁相关并发症,如皮肤破损。护士应向患者分享合适的资源,说明病情,解释不同治疗方式间的差异(知识链接16.8)。

### 知识链接16.8　最佳实践建议

**尿失禁干预的教学**

- 使用治疗性沟通技巧和积极、支持的态度帮助个人克服有关尿失禁(UI)的尴尬。
- 教授可用于尿失禁管理的干预措施。
- 分享有助于尿控的资源。
- 分享他人认为有用的技术。
- 与个体合作,帮助他或她根据自我需求选择最合适、最可接受的干预措施。
- 协助个体制订详细、可实现的行动计划和设定目标。
- 确定评价干预措施有效性的评估方法。
- 回顾进展,找出实施障碍,重新设定可替代目标,如果有必要,也可以选择替代治疗。
- 考虑使用不同的教学形式:面对面咨询、小组会议、基于计算机的尿控促进系统、信息性书面材料。
- 使教学具有协作性和互动性。
- 加强努力、持之以恒。

资料来源:Wilde M,Bliss D,Booth J,et al.:Self-management of urinary and fecal incontinence,*Am J Nurs* 114(2):38-45, 2014.

#### 生活方式干预

某些生活方式与UI的形成或恶化有关。其中包括液体摄入量增加、体重减轻、戒烟、肠道管理、避免摄入含咖啡因和乙醇的液体(已确定为发病诱因)和运动(研究亮点知识链接)。研究表明,患有压力性尿失禁的女性,体重减轻5%~10%,失禁症状就会得到改善,这可能得益于腹部体重、腹内

压、膀胱内压的下降(Wilde et al.,2014)。体弱老年人体重减轻的益处更为复杂(第14章)。通过良好的血糖控制以管理渗透性利尿药引起的高血糖症状,以及对便秘的管理也很重要(Shaw and Wagg,2016)。

### 研究亮点

#### 尿失禁的舞蹈治疗

该研究评估了盆底肌肉锻炼结合虚拟现实康复治疗老年女性混合性尿失禁的可行性。虚拟现实项目是一个舞蹈节目。通过膀胱日记、尿垫试验、患者自我报告症状以及生活质量和满意度问卷进行效果评价。结果表明,患者漏尿次数和漏尿量明显减少,患者自诉症状和生活质量明显改善。约91%的参与者对治疗非常满意。这种联合疗法应通过随机对照试验进行进一步评价。这个项目对参与者来说是可接受的、有效的和令人满意的,在改善UI的同时,还可以鼓励其锻炼和促进社交。

资料来源:Elliott V,de Bruin E,Dumoulin C:Virtual reality rehabilitation as a treatment approach for older women with mixed UI:a feasibility study,*Neurourol Urodyn* 34(3):236-243,2015.

#### 环境干预:促进良好的排尿环境

环境、功能和认知评估对于识别可能影响个体在公共场合、居家、医院和其他机构中如厕能力的因素很重要。在任何类型的UI评估中,都应观察个体使用卫生间的情况。如果个体在医院或其他机构里,这些评估对于作业治疗师是有帮助的,可以为其提供建议和设备(如升高的马桶座圈、扶手等)来改善个体的如厕能力。

对于体弱的老年人,特别是那些活动受限的老年人来说,如厕的便利性与否和是否可以及时获得如厕帮助是已明确的UI的风险因素。对于有认知障碍或视觉感知缺陷的老年人来说,扶手、可升降的马桶座圈、厕所能见度、标牌和图像等如厕辅助设备是有效的。对于那些不能独立如厕的人来说,及时获得如厕帮助对其他所有UI的干预措施的实施至关重要(Engberg and Li,2017)。在所有机构中,护士在布置环境以促进个体如厕和帮助个体维持或恢复尿控方面,发挥着关键作用。

### 行为干预

行为干预,如计划(定时)排尿、提示排尿(prompted voiding,PV)、习惯再训练、膀胱再训练和盆底肌肉锻炼(pelvic floor muscle exercise,PFME),被推荐为尿失禁的一线治疗方法。因为老年人尿失禁可能有多种诱发因素,单一的干预可能不足以解决问题,需要更复杂的多成分干预(Gibson and Wagg,2014)。行为干预有很好的研究基础,护士可以在不进行广泛和昂贵评估的情况下就可以实施。选择哪种方式和干预措施取决于综合评估结果、尿失禁的类型及原因,以及预期结局是治愈还是尽量降低失禁程度和减少并发症。在社区老年人群中,行为干预已被证实是治疗 UI 的有效措施;在长期护理机构中,健全的老年人也应该采取这些措施,虚弱老年人更应如此(Shaw and Wagg,2016)。

**计划(定时)排尿。**定时排尿用于治疗认知功能正常和认知受损老年人的急迫性尿失禁和功能性尿失禁。固定个体的排尿间隔时间,如每4小时排尿一次。排尿的时间表或时间点可以基于常规的排尿模式制订(起床后、饭前和饭后、上午10点左右、下午3点左右和睡觉前)。

**盆底肌肉锻炼。**PFME,也叫凯格尔运动(Kegel exercises),指重复自主性地收缩盆底肌肉。目标肌肉是耻尾肌,围绕在阴道、尿道和直肠周围,对骨盆起支撑作用。重复收缩的目的是增强肌肉,减少漏尿。PFME 被推荐用于治疗老年女性的压力性、急迫性和混合性尿失禁,对治疗前列腺切除术后的男性尿失禁同样有用。PFME 还可用于避免与急迫性尿失禁相关的失禁发作(Shaw and Wagg,2016)。

生物反馈可以强化 PFME 的实施效果,但还需进一步研究去证实。Medicare 为尝试 PFME 4 周后没有改善的个体提供了生物反馈治疗(DeBeau,2014)。最近一项关于评估一款 PFME 应用程序治疗压力性尿失禁效果的研究结果显示,这是一种以具有成本效益的方式向大部分人提供高质量护理的可行方法(Sjöström et al.,2017)。PFME 方案见知识链接 16.9。虽然一些体质虚弱和长期护理机构中的个体受益于 PFME,且有能力学习和实践,但是数量不足以强调证明这种方法就是合理的。

---

**知识链接 16.9　盆底肌肉锻炼**

- **锻炼目的**

  通过增强子宫、膀胱和肠道下方的肌肉,防止尿液不自主流出。

- **谁应该进行盆底肌肉锻炼?**

  存在漏尿或肠道控制问题的男性和女性。

- **识别盆底肌肉**

  想要小便时,尝试使尿流中断,此时感觉阴道、膀胱或肛门的肌肉变紧并向上移动,这些就是盆底肌肉。如果你觉得它们在收缩,你就做对了。

  如果你仍然不确定是否收缩了正确的肌肉,请记住同时放松和收缩盆底所有肌肉。由于这些肌肉控制膀胱、直肠和阴道,下面的方法可能对找到盆底肌肉有所帮助:

  **女性:**将手指插入阴道。像憋尿一样收缩肌肉,然后放松。你应该感觉到肌肉缩紧并向上或向下移动。我们中断大便用的也是这部分肌群。

  **男性:**将手指插入直肠。像憋尿一样收缩肌肉,然后放松。你应该感觉到肌肉缩紧并向上或向下移动。我们中断大便用的也是这部分肌群。

  **注意:**护士可以在进行直肠或阴道检查时,教授患者如何正确识别肌肉群。

- **盆底肌肉锻炼常规方法**

  1. 首先排空膀胱。
  2. 你可以躺下、站起来或坐在椅子上。
  3. 收缩盆底肌肉保持 10 秒。
  4. 完全放松肌肉 10 秒。
  5. 重复做 10 次,每天 3~5 组。
  6. 练习时深呼吸,放松身体。
  7. 做 PFME 时,保持腹部、臀部和大腿肌肉放松非常重要。
  8. 4~6 周后,大多数人会有所改善,但可能需要坚持 3 个月。该方案应持续 12 周。
  9. 几周后,你也可以试着发生漏尿时进行单次 PFME 收缩。

资料来源:U.S. National Library of Medicine,NIH National Institutes of Health:Pelvic floor muscle training exercises,*Medline Plus*,2018.

阴道负重训练是从欧洲引入的,作为识别盆底肌肉有困难女性的一种替代治疗。每天佩戴分级重量阴道球或哑铃两次,每次 16 分钟,或与 PFME 同时进行。阴道放入负重哑铃时,盆底肌肉会收缩防止其滑出。尽管与 PFME 相比,这种技术耗时短且易学,但插入哑铃的困难和不舒适是其使用的障碍。

**习惯再训练。**使用排尿日记来确定个人的排尿模式(图 16.1)。然后制作一个如厕时间计划表,从而避免失禁发作。

**膀胱再训练。**膀胱再训练旨在增加两次排尿的时间间隔。这种方法适用于认知功能完整,可以独立如厕,或拔除导尿管后的急迫性尿失禁患者。膀胱再训练包括频繁地自主排尿以保持低膀胱容量,同时进行 PFME,使用分散注意力或放松的技术抑制排尿冲动。当个人有尿意时,他或她会使用冲动控制技术。一旦急迫感得到控制,再缓慢走到卫生间进行排尿。根据几天或几周的耐受性,初始排尿时间间隔是 2 小时,逐渐延长到 4 小时排尿一次。

**提示排尿。**提示排尿是一种将定时排尿与监测、提示与口头强化相结合的技术。它的目的是增加自发排尿,减少 UI 的发作次数。在老年人醒着的时间段,按照预定时间协助其如厕,如果排尿成功,则会收到积极的反馈。在一定程度上,PV 可以短期内改善长期护理机构中老年人的日间 UI 症状(Lai and Wan,2017)。

长期护理机构中新入院的失禁患者(可以如厕)应接受 3~5 天的提示排尿试验或其他如厕计划训练。这将有助于观察患者的排尿情况,明确失禁的特征和症状(知识链接 16.10)。提示排尿还可以与功能性的干预训练相结合,直接照护者可以通过这种方式将增强肌肉的锻炼放在排尿计划中(Shaw and Wagg,2016)。

**长期护理机构中的特殊考虑。**CMS 规范里要求长期护理机构中要制订尿控计划。基于此,监测和记录失禁护理措施的实施是评价护理质量的指标。尽管越来越多的证据表明,在长期护理机构中实施如厕计划是有用的,但难以持续下去(Liu and Wan,2017)。实施和持续如厕计划的障碍有:人力

## Bladder Diary ("Uro-Log")

在预约医疗服务提供者之前,每天填写一份表格,持续 4 天。为了尽可能地保持最准确的日记,你需要随时随身携带,并在事件发生时记录下来。将填妥的表格带到预约处

姓名:_____
日期:_____

| 时间 | 液体 | | 食物 | | 小便了吗? | | 意外情况 | | |
|---|---|---|---|---|---|---|---|---|---|
| | 什么类型? 有多少? | | 什么类型? 有多少? | | 次数? | 有多少? (sm, med, lg) | 漏出量 有多少? (sm, med, lg) | 你有小便的 冲动吗? | 你当时在 做什么? 打喷嚏、锻炼,等等 |
| 示例 | 咖啡 | 1杯 | 吐司 | 1片 | ✓✓ | med | sm | 有　(无) | 跑步 |
| 6-7 a.m. | | | | | | | | 有　无 | |
| 7-8 a.m. | | | | | | | | 有　无 | |
| 8-9 a.m. | | | | | | | | 有　无 | |
| 9-10 a.m. | | | | | | | | 有　无 | |
| 10-11 a.m. | | | | | | | | 有　无 | |
| 11-12 noon | | | | | | | | 有　无 | |
| 12-1 p.m. | | | | | | | | 有　无 | |
| 1-2 p.m. | | | | | | | | 有　无 | |
| 2-3 p.m. | | | | | | | | 有　无 | |
| 3-4 p.m. | | | | | | | | 有　无 | |
| 4-5 p.m. | | | | | | | | 有　无 | |
| 5-6 p.m. | | | | | | | | 有　无 | |
| 6-7 p.m. | | | | | | | | 有　无 | |
| 7-8 p.m. | | | | | | | | 有　无 | |
| 8-9 p.m. | | | | | | | | 有　无 | |

图 16.1　膀胱日记

## 知识链接 16.10　提示排尿方案:长期照护

1. 从早8点到晚9点(或者根据个体日常就寝时间)每2小时提醒个体排尿一次。

2. 通过询问个体自己目前有没有尿湿衣服或床,将其注意力集中在排尿上。

3. 如果没有回应,再次询问。

4. 检查衣服和床上用品,确定是湿的还是干的。对个体的回应正确与否给予反馈。

5. 无论是湿的还是干的,询问个体是否想去厕所或使用小便器。

如果回答是:

提供帮助。

记录排尿。

对其如厕给予激励。

如果回答否:

重复询问这个问题一两次。

如果已经尿湿了,且拒绝去厕所,就给予更换。

告诉个体你将在2小时内回来,在这之前尽量推迟排尿。

如果在过去的2~3小时内没有人试图排尿,在离开之前至少重复询问两次有没有人想去如厕。

1. 提供液体。

2. 夜间管理:根据个体的睡眠模式和喜好,使用修订的提示排尿计划,即在清醒时使用厕所,否则使用尿垫。

3. 针对反应良好的个体,如果很多工作人员执行了方案后个体的失禁频率仍然在增加,则应进一步评估其可逆因素。

资料来源:Joseph Ouslander,MD,In person communication,February 2016.

不足、缺乏对UI相关知识和已有循证护理方法的了解、专业人员匮乏。成功实施尿控计划需要基于系统的方法,同时需要考虑个人、团体、组织和环境层面的因素。

### 其他干预措施

#### 导尿

**间歇性导尿。**间歇性导尿可用于逼尿肌活动低下(如糖尿病性神经病)导致的尿潴留患者,这些人可能是尿道阻塞(如良性前列腺增生)或脊髓损伤引发的反流性尿失禁患者。间歇性导尿的目的是保持膀胱容量在300mL或更低。与间歇性导尿相关的多数研究人群都是脊髓损伤的儿童或年轻人,但是这种方法对可以自行导尿的老年人同样有用。间歇性导尿是留置导尿的一种重要替代方法。

**留置导尿。**除下列临床情况外,任何需长期管理(超过30天)的患者都不宜使用留置导尿管:

- 急性尿潴留或膀胱出口梗阻
- 需准确记录危重症患者的尿量
- 部分外科手术的围手术期;泌尿外科手术或泌尿生殖道毗连结构的手术;预计手术时间延长(导尿管应在麻醉恢复室拔除);术中预计要接受大量输液或利尿药的患者;术中需监测尿量
- 为促进大小便失禁患者开放性骶骨或会阴伤口的愈合
- 长时间不能活动的患者(可能存在不稳定的胸椎或腰椎、多处创伤性损伤,如骨盆骨折)
- 如需要,改善终末期患者的舒适度(Gould et al.,2017)

养老院对留置导尿的监管标准也遵循以上原则,必须基于临床情况和在其他尿控措施实施无效时,再考虑进行留置导尿。而医院对留置导尿的使用常常是不合理的,存在不恰当地留置导尿管且留置时间很长的情况。在住院期间,约25%的患者在一段时间内会被留置导尿管。住院的老年人更有可能在没有临床指征的情况下被放置导尿管,其中44%~54%被证明导尿管使用不当。那些有更多护理需求、存在认知障碍及发生压力性损伤的人,他们被留置导尿管的风险更高(Hu et al.,2017)。原因如下:①方便管理UI;②不了解使用风险和替代疗法;③插管者未追踪导尿管的持续使用情况;④针对老年尿失禁,缺乏有效的失禁评估工具。误用导尿管插入术应被视为一种医疗差错。

**外置导管。**外置导管(避孕套导管)有时适用于失禁和不能如厕的男性。长期使用外导管可能会导致皮肤出现真菌性感染、阴茎皮肤浸渍、水肿、裂缝、尿素灼伤、尿路感染和败血症。应该每天拔出和更换导管,同时清洗阴茎,保持其干燥、透气,以防止尿液刺激皮肤、浸渍和皮肤破裂发生。如果导管尺寸不合适、使用或监测不当,则会绞伤阴茎体。

**吸收性产品**。除了一些如厕干预措施外,有的人更愿意使用吸收性产品来维持"社交尿控",有很多种类的吸收性产品可供选择(知识链接16.7)。根据臀围和腰围的大小选择一次性吸收产品的尺寸,或者有的产品只有均码,适合所有人使用。现在这些失禁产品看起来跟普通内衣一样,你甚至可以在时尚的电视广告中看到它们。护士应避免使用尿布这个词(往往这是被首选的一个词语),因为老年人认为这是对他们的一种贬低。很重要的一点,护士要建议个体购买合适的、具有吸水性的产品,虽然价格昂贵,但它们可以保护皮肤的完整性。女性可能倾向于使用卫生巾,但它们的吸水性不太好。

## 药物干预

药物治疗不是一线的治疗方法,但在某些情况下可以考虑与行为干预联合应用。药物治疗(抗胆碱药、抗毒蕈碱药)可能适用于急迫性尿失禁和膀胱过度活动症(overactive bladder,OAB)。这些药物包括奥昔布宁(Oxytrol、Ditropan、Ditropan XL)、托特罗定(Detrol、Detrol LA)、曲司氯铵(Sanctura)、达非那新(Enablex)、非索罗定(Toviaz)和索利那剂(VESIcare)。Oxytrol是第一个获得FDA批准的治疗女性OAB的非处方药。这种药以贴片形式呈现,每4天在皮肤上贴一次。上述这些药物治疗急迫性尿失禁的功效相似,主要是根据药物的不良反应、药物—药物和药物—疾病相互作用、给药频率、滴定剂量和成本选择用药(DeBeau,2014)。然而,老年人不能使用奥昔布宁,因其会增加认知障碍的风险(Engberg and Li,2017)。$\beta_3$ 受体激动药是一类用于治疗急迫性尿失禁和OAB的新型药物,但患有严重的无法控制的高血压、肝功能不全,BPH致膀胱梗阻,或服用抗毒蕈碱药的个体慎用此类药物。这些药物也可以提高体内地高辛的药物水平(DeBeau,2014)。

服用治疗急迫性尿失禁和OAB的药物时,应从低剂量开始,然后根据药物副作用和药物间的相互作用逐渐调整用药剂量。推荐坚持服药4~8周。如果一种药物无效,可以尝试更换其他药物。抗胆碱药的副作用有口干和眼干、便秘、认知障碍等。窄角型青光眼患者禁用此类药物,也不能与胆碱酯酶抑制药合用。有认知障碍的人更要慎用这些药物。

这些药物的使用均未在衰弱的老年人中进行过评估,只有在评估和解决了所有潜在可治愈的合并症/因素,以及进行了行为及生活方式干预后,才能考虑使用这些药。谨慎用药有利于药理学管理,可以控制用药后的症状发生(Shaw and Wagg,2016)。对于拒绝如厕帮助,如厕时烦躁,或因认知和功能受损以致得不到收益的个体来说,应该避免对其进行药物治疗。

## 外科干预

对于急迫性尿失禁和压力性尿失禁的患者,当他们被转诊到专科医生那里时,有许多手术治疗方法,包括使用尿道填充剂,治疗压力性尿失禁的尿道悬吊术和膀胱颈悬吊术,以及侵入性肉毒杆菌毒素注射。对于伴随OAB的急迫性尿失禁患者,如果保守或药物治疗无效,可以推荐采用骶神经调节(sacral neuro-modulation,SNM)。SNM通过外科植入骶神经调节系统,刺激骶神经根来控制其症状,治疗时间为12周。外科SNM包括美敦力骶神经调控疗法,FDA已批准用于膀胱功能障碍的治疗,包括尿失禁和大便失禁,且显示治疗可以改善UI的症状。

一般继发于前列腺肥大的流出道梗阻性尿失禁可以通过前列腺切除术来纠正。70%~90%的手术创伤或根治性会阴手术后神经损伤导致的括约肌功能障碍可通过括约肌植入进行修复。对于体弱老年人来说,UI手术治疗的证据有限;然而,年龄本身并不是手术治疗的禁忌证(Engberg and Li,2017;Searcy,2017;Shaw and Wagg,2016)。

## 非手术装置

有多种阴道内或尿道内装置可以缓解UI症状。这些装置包括阴道内支撑装置、子宫托、外部闭塞装置和女性尿道填塞物。男性有泡沫阴茎夹。子宫托主要用于预防子宫脱垂,是一种安装在阴道内并施加压力以抬高盆底尿道与膀胱连接处的装置。医疗保健提供者可以教授个体自行插入和取出子宫托,就像插入和取出避孕套一样。子宫托每周或每月取出一次,用肥皂和水清洗后再重新插入。使用的不良反应包括阴道感染、腰痛和阴道黏膜糜烂。另一个容易发生的问题是可能会忘记取出子宫托。知识链接16.7中提到的资源里提供了有关这些设备的详细信息,但医疗保健提供者应该对压力性尿失禁进行评估,以确定这些装置是否有帮助。

# 尿路感染

尿路感染(urinary tract infection,UTI)是引起老年人细菌性败血症的最常见原因,女性的发病率是男性的10倍。尿路感染的临床表现范围从无症状和复发性尿路感染到由UTI引发需住院治疗的败血症。在临床实践中,对于UTI的构成存在很大差异,同时也面临着在老年人群中UTI的诊断过度问题。对于老年人群,尤其是居住在长期护理机构中的老年人,UTI的评估和治疗非常复杂。认知障碍者可能无法报告症状,护士通常将非特异性体征和症状(食欲不振、行为改变)作为判断UTI的指标。人们普遍认为,老年人的UTI症状表现不典型,但少有证据表明孤立状态下的非特异性症状是UTI的可靠指标(Crnich et al.,2017;Kitsler et al.,2017)。在没有发热或尿路症状的情况下,出现非特异性体征/症状应考虑非感染性疾病而不是UTI。

老年女性的一过性无症状菌尿症被认为是一种良性表现。显著的菌尿和泌尿系统症状很常见,经常同时出现,且对于尿路结构或功能异常的非留置导尿、病情稳定的成年人来说,菌尿和泌尿系统症状常常可自行消退。这与严重的泌尿系疾病和从抗生素治疗中获益的可能性都没有密切联系(Finucane,2017)。美国老年医学会(American Geriatrics Society)建议,除非出现特定的尿路症状,否则不应使用抗菌药物治疗老年人的菌尿(American Geriatrics Society,2014)。然而,抗生素治疗很常见,甚至超过50%用于治疗可疑UTI的抗生素都是不必要的或不合适的(Crinch et al.,2017)。

对无症状的个体也不应该进行尿培养筛查。因为在大多数情况下,尿培养阳性被视为存在尿路感染的假阳性结果(Kistler et al.,2017)。当患者同时出现临床症状(尿痛、下腹痛/压痛、血尿、新出现的或恶化的尿急或尿频、失禁和发热)和尿路感染的实验室证据时,可诊断为症状性尿路感染。可以通过综合考虑病原体类型、局部耐药率及用药不良反应来选择不同的抗生素进行治疗。

## 导尿管相关尿路感染

导尿管相关尿路感染(catheter-associated urinary tract infections,CAUTI)是指患者留置导尿管后,或拔除导尿管48小时内发生的泌尿系统感染。CAUTI是最常见的医疗保健相关感染(health care-associated infection,HAI)之一(CDC,2018)。CAUTI是继发性血流感染的主要原因,且是2008年美国医疗保险计划拒付的首批医院获得性疾病(hospital-acquired condition,HAC)之一(Timmons et al.,2017)。它同时还被进一步定位为"永远不会发生的事件"和美国医院的安全目标(the Joint Commission,2018)。《健康人民2020》的目标之一是预防、减少并最终消除HAI。实施预防CAUTI的循证指南、导管提醒设置、停止令、护士主导的导管移除、对患者及其家属进行CAUTI预防和UTI症状的教育,导尿管集束措施等可以减少急性和长期护理机构中的CAUTI(Mody et al.,2017;Safdar et al.,2016;Saint et al.,2016)。知识链接16.11描述了预防CAUTI的最佳实践建议。

### 知识链接16.11　最佳实践建议

**预防CAUTI的ABCDE流程**

| | |
|---|---|
| A | 遵守常规的感染控制原则(手卫生、监测、无菌导尿、无菌原则、密封、引流通畅和教育) |
| B | 避免不必要的插管 |
| C | 如患者病情允许,考虑使用避孕套导管或其他留置导尿的替代方法,例如间歇性导尿 |
| D | 非必要不进行留置导尿。不使用抗菌导管。除非预计导管会阻塞,否则不要冲洗导管(前列腺或膀胱手术后可能会出血堵塞导管)。不要用防腐剂清洁尿道周围的区域(每天洗澡或淋浴时清洁尿道口就可以) |
| E | 通过提醒设置尽早拔除导尿管或者使用护士主导的拔除方案 |

资料来源:Centers for Disease Control and Prevention: *Healthcare-associated infections*(HAI)progress report,2016.

⚡ 安全警示

> 长期使用导尿管会增加尿路感染反复发作的风险，导致尿脓毒症、男性尿道损伤、尿道炎或瘘管形成。在美国，导尿管相关尿路感染是最常见的医疗保健相关感染之一，医疗保险对此类感染不再给医院报销。应该在适当情况下插入导尿管，且必须尽快拔除，同时使用留置导尿的替代方法（例如，避孕套导管、间歇性导尿、如厕计划）。

## 肠道代谢

通常老年人的肠道功能，因年龄的生理变化而略有改变（知识链接16.12），但仍是一个令人担忧的、潜在的严重问题，尤其是对于功能受损的老年人。正常排泄过程应该是粪便容易排出，没有过度用力或排便不完全的感觉。当粪便充满乙状结肠和直肠时，直肠壁扩张，刺激压力感受器，括约肌松弛，粪便通过肛门，产生排便冲动。粪便的排出是在括约肌松弛和膈肌、腹部肌肉收缩的共同作用下完成的，这个过程会增加腹内压。

### 知识链接 16.12　与年龄相关的肠道变化

**小肠**
- 绒毛变宽、变短、功能下降；血流量减少
- 蛋白质、脂肪、矿物质（含钙）、维生素（尤其是维生素 $B_{12}$）和碳水化合物（尤其是乳糖）吸收变慢，吸收量也更少

**大肠**
- 蠕动减慢、直肠充盈反应迟钝、胶原沉积增加，导致运动障碍、纤维脂肪变性和肛门内括约肌厚度增加

## 便秘

便秘（constipation）是指大便频率减少，大便形成或通过困难。罗马标准描述了便秘的操作性定义，被作为便秘的诊断标准（知识链接16.13）。在所有机构的临床实践中，便秘是最常见的胃肠道疾病之一。无论是普通公众，还是医疗保健专业人员，都认为便秘是一个小问题或小麻烦。然而，它与生活质量受损、医疗保健费用高昂和沉重的经济负担息息相关。便秘也会引起非常严重的后果，如粪便嵌塞、肠梗阻、认知功能障碍、谵妄、跌倒及增加发病率和死亡率。慢性便秘的人患结直肠癌和良性结直肠肿瘤的风险也增加（Guérin et al.，2014）。

### 知识链接 16.13　《罗马Ⅲ标准》对成人慢性功能性便秘的定义

在过去的12个月内，至少有12周存在以下2项或2项以上的症状：
- >25% 的时间排便感到费力
- >25% 的时间排出的粪便为干球粪或硬粪
- >25% 的时间排便有不尽感
- >25% 的时间排便需要手法帮助（手指助便或盆底支持）
- 每周自发排便少于3次

便秘是老年人常见的问题和挑战，与女性和年龄增长有关。在社区中，65岁及以上的女性便秘的患病率为25%，男性为16%。在84岁及以上的人群中，女性便秘的患病率增加到34%，男性增加到26%。在长期护理机构中，患病率高达80%，其中50%~74% 的患者使用轻泻药（Blekken et al.，2016；Schuster et al.，2015）。

便秘属于一种症状表现，而不是一种疾病。它是对不良的生活习惯、结肠反射的反应迟缓、许多慢性病（包括生理上和心理上的）及药物常见副作用的反映。饮食和活动水平在便秘中起着重要作用。便秘和排便习惯的改变也可能预示着更严重的潜在问题，如结肠运动障碍或结肠癌。这些问题不只和年龄有关，所以有必要进行综合评估，需要注意的是，对于认知受损或虚弱的老年人，出现便秘可能表现为认知状态改变、大便失禁、体温升高、食欲不振或无故跌倒。

### 粪便嵌塞

粪便嵌塞（fecal impaction）是便秘主要的并发症，尤其常见于无行为和活动能力的老年人和依赖麻醉药物的人（如处于生命终末期的人）。粪便嵌塞的症状表现为不舒适、食欲不振、腹胀/疼痛、恶心、呕吐、尿潴留、体温升高、二便失禁、大便渗漏、

认知状态改变、裂隙、痔疮和肠梗阻。如果没有及时识别和处理便秘，最终就会发展成粪便嵌塞。腹部 X 线检查和直肠指检可用于明确粪便嵌塞是否存在。粪便持续嵌塞会损害排便感觉，从而需要更大的粪便量来刺激排便冲动，最终形成巨结肠。

反常性腹泻，由受影响周围区域的粪便泄漏引起。要在彻底评估老年人的腹泻报告后，再使用轻泻药，否则会使粪便嵌塞问题进一步复杂化。对于新发腹泻的患者，尤其是居住在社区或新入院的患者，应进行粪便艰难梭菌毒素的检测分析。

消除粪便嵌塞的过程有时比疾病本身更痛苦。通过使用含利多卡因的润滑剂去除直肠中坚硬又厚实的大便来管理粪便嵌塞。一般情况下，会先通过甘油灌肠软化粪便，为手动清除粪便做准备。栓剂的使用是无效的，因为它们发挥作用受直肠中粪便的数量和大小影响。栓剂不利于清除乙状结肠中的粪便，一旦直肠排空了，便可能继续渗出。完全清除乙状结肠和直肠中的粪便可能需要几个疗程或几天。一旦清除成功，就应该列一个治疗方案，包括充足的液体摄入、增加膳食纤维、必要时给药，以及本章后面介绍到的其他预防便秘的措施。所有机构都应制定清除粪便嵌塞的政策和方案。

对于住院或居住在长期护理机构中的患者，准确记录排便情况至关重要；然而这个问题常常被忽略或者排便记录不准确。应向所有直接照护者提供肠道功能重要性、准确报告排便量、性状及频率的相关教育和培训。对于体弱或认知障碍的老年人来说，粪便嵌塞是一个严重又危险的问题，因此对照护者的相关教育培训就显得尤为重要。

## 促进健康老龄化：对老年护理的启示

### 评估

评估和管理肠道功能是护理的重要职责所在。肠道功能的评估内容必须包括发生便秘的诱因和病因。对这些因素的审查可以明确个人的肠道功能是否存在改变的风险，以及已知的一些风险因素是否可以改善。识别便秘具有挑战性，因为个体对便秘的定义与临床医生的定义之间可能存在分歧（知识链接 16.13）。不同的人对便秘的定义不同。便秘评估始于对其定义的澄清和诊断标准的讨论。

获取排便史很重要，包括日常的排便方式、排便频率、粪便大小、粪便稠度、排便变化，以及是否用力排便和大便是否干燥。然而，通过回顾排便频率来诊断便秘的方法已被证明是不可靠的。记录排便日记（知识链接 16.7）和使用 Bristol 大便分型量表（Lewis and Heaton, 1997），可以直观地描述粪便的性状，而且更加准确。评估内容见知识链接 16.14。

### 知识链接 16.14　最佳实践建议

**便秘评估**

问题范例
- 你通常的粪便性状是什么样子？
- 你排便前，在便盆或马桶上等待了多少分钟？
- 你必须紧张到什么程度才能排便？
- 你认为自己有便秘吗？如果有，你为什么这么认为？
- 你是否有腹痛、恶心、呕吐、体重减轻、血便，或直肠疼痛？
- 你做过肠道手术吗？
- 你从事什么类型的体育活动，多久一次？

回顾饮食和液体摄入
服用药物史
- 包括非处方药（OTC）、草药制剂、补充剂

社会心理状态
- 注意有无抑郁、焦虑，以及压力应对情况

回顾医疗相关情况
其他评估
- 排便日记
- Bristol 大便分型量表

重点体格检查
- 腹部检查：有无肿块、腹胀、压痛、高调音或肠鸣音
- 如果以上检查存在异常，应联系初级卫生保健提供者
- 直肠检查：按照机构政策进行，明确是否存在伴有疼痛的肛周疾病，如痔疮或肛裂、直肠脱垂、大便淤积、狭窄、肿块、肛门反射

其他检查
- 全血常规、空腹血糖、生化检查、甲状腺功能
- 乙状结肠镜、结肠镜、计算机断层扫描、腹部 X 线检查

资料来源：McKay S，Fravel M，Scanlon C：Management of constipation，*J Gerontol Nurs*38（7）：9-16，2014.

## 干预

首要的一项干预措施就是检查个体正在服用的药物，并停用那些会导致便秘的药物，最好改用没有便秘这种副作用的药物。药物是引起便秘的主要原因，几乎所有药物都有这种副作用。

### 非药物干预

目前，已经过实施和评价的非药物干预措施如下：①相关的饮食和液体摄入；②运动；③环境影响；④如厕计划；⑤以上措施的综合实施。除非患者有饮水禁忌证，每天至少摄入 1 500mL 液体（主要是自来水）是治疗便秘的基础。常规推荐逐渐增加纤维的摄入量，并将其作为补充剂或纳入日常饮食中。纤维有助于软化大便，使其可以更快地排出，且形成规律排便。对于行动不便或每天饮水量少于 1 500mL 的人，不建议摄入大量纤维。膳食纤维对保证充足的营养和肠道功能的重要性见第 14 章。

**身体活动**。身体活动作为刺激结肠蠕动和排便的一项干预措施，是非常重要的。如果个体可以耐受，建议每天步行 20~30 分钟，尤其是在饭后，这样有助于排便。对行动不便或卧床不起的人来说，骨盆倾斜练习和关节活动度（被动或主动）练习是有助于排便的。锻炼和身体活动将在第 18 章中进行讨论

**体位**。如果个体可以耐受，采取下蹲或坐着的姿势，有利于肠道功能。个体可以通过将身体前倾并用力按压下腹部或将脚放在凳子上来获取类似体位。稳固地坐在马桶上来回摇晃可能会促进粪便排出。按摩腹部或直肠也可能有助于刺激肠道。

**如厕计划**。建立良好的如厕习惯可促进或使肠道功能正常化（排便再训练）。胃结肠反射发生在早餐或晚餐后，可以通过热饮增强反射。考虑到个人隐私和充足的时间需要（至少 10 分钟），许多人每天都会排便。然而，只要有排便冲动时就应该及时去卫生间。对于依赖他人才能满足如厕需要的老年人，应协助其保持正常的作息习惯，为其使用卫生间提供便利。知识链接 16.15 描述了排便训练计划。

### 知识链接 16.15　最佳实践建议

**排便训练计划**

1. 获取排便史，制订排便训练计划表，该计划对患者来说应该是正常和舒适的，且符合其日常的生活方式。
2. 确保纤维和液体量摄入充足（使大便黏稠度正常）。
   a. 纤维
      i 添加高纤维食物（干果、干豆、蔬菜和小麦制品）。
      ii 建议在饮食中添加 1~3 汤匙的麸皮麦片，1~2 次每天（根据排便情况随时调整剂量）。
   b. 液体
      i 每天摄入 2~3L，除非有禁忌证。
      ii 每天可以给予 118mL 的李子汁、无花果汁或梨汁（或温开水），以刺激排便（如在规定排便时间前 30~60 分钟）。
3. 鼓励运动。
   a. 骨盆倾斜，改良版仰卧起坐，增强腹部力量。
   b. 步行，改善肌肉张力和心血管系统功能。
   c. 如情况允许，加大运动强度。
4. 规律排便。
   a. 根据个人的日程安排确定排便时间。
   b. 最佳排便时间是在餐后 20~40 分钟，此时胃结肠反射活跃。
   c. 每天应在规定时间的 15 分钟内以及当患者感觉到直肠膨胀时尝试排空粪便。
   d. 告知患者正常的排便姿势（通常让患者坐在厕所马桶或床边的马桶上；对于无法下床的患者，取左侧卧位最好）。
   e. 指导患者收缩腹部肌肉，并"向下压"。
   f. 让患者身体前倾，通过对大腿施加压力来增加腹压。

g. 如有必要,刺激肛门直肠反射,促进直肠排空。

5. 在准备排便前 15~30 分钟,将直肠栓剂或迷你灌肠剂插入直肠,使栓剂置于肠壁上,或戴手套,润滑手指后插入肛门,轻轻扩张肛门括约肌。

## 药物干预

当改变饮食和生活方式对治疗便秘无效时,可以考虑使用轻泻药。处方药和非处方药的使用率都很高。在美国,老年人常规使用轻泻药,这已经成了一种文化习惯。早些年,人们认为每周服用大黄、蓖麻子、蓖麻油和其他类型的轻泻药可以促进健康。一些人至今仍认为保持肠道清洁和每天排便对维持身体健康至关重要。在不使用轻泻药的情况下,提供有关正常肠道功能、便秘定义和改变生活方式的相关知识有助于促进个体形成健康的排便习惯。

阿片类药物会延迟胃排空,减少肠道蠕动,所以需要为服用此类药物的老年人制订预防便秘发生的方案。治疗慢性便秘常用的轻泻药见表 16.2。

### ⚡ 安全警示

老年人禁用磷酸钠灌肠剂(如 Fleets),因为它们可能会导致与高死亡率、高发病率相关的严重的代谢紊乱。

**灌肠。** 灌肠(enemas)不属于常规的治疗措施。当其他治疗措施无效或发生粪便嵌塞时,再进行灌肠。一般最好选用 41℃ 的生理盐水或自来水(500~1 000mL)进行灌肠,比较安全。柠檬酸钠灌肠剂也是一种安全的选择。肥皂水和磷酸盐灌肠剂会刺激直肠黏膜,不建议使用。甘油灌肠剂用于治疗顽固性便秘和粪便嵌塞。

## 替代治疗

在临床实践中,常推荐将天然纤维、果汁和天然轻泻药混合应用,有研究发现,使用这些混合物可以增加排便频率,并减少轻泻药的使用率(知识链接 16.16)。虽然研究证据仍然有限,但许多补充和替代疗法也可用于治疗便秘,如益生菌、传统草药、生物反馈和按摩。

### 表 16.2　轻泻药的类型:功效、使用方法、副作用

| 轻泻药类型 | 功效、使用方法、副作用 |
| --- | --- |
| 容积性泻药(如车前草,甲基纤维素) | 1. 一般成本低,副作用少,常作为一线用药<br>2. 存在粪便阻塞或肠道蠕动受损时,禁用此类药物<br>3. 体弱的老年人、卧床的人、有吞咽障碍的人慎用<br>4. 必须在液体摄入充足的情况下服用,避免食管、胃、肠道发生梗阻<br>5. 会引起腹胀、胀气 |
| 润滑性泻药(多库酯钠、矿物油) | 1. 增加粪便含水量<br>2. 多库酯钠预防或治疗便秘的证据尚不足;可以缓解直肠手术或心肌梗死患者的紧张情绪<br>3. 软便可能会积聚在直肠穹隆中,而体弱的老年人在排便时可能没有力量"推动"大便,因此慎用<br>4. 由于存在类脂吸入性肺炎的风险,应避免使用润肤剂矿物油 |
| 渗透性泻药[如氧化镁乳(MOM)、乳果糖、山梨糖醇、聚乙二醇(PEG、MiraLax)] | 1. 引起水分滞留在结肠<br>2. 肾功能不全的患者避免使用 MOM,否则会引起高镁血症或高磷血症<br>3. 乳果糖和山梨糖醇会引起腹泻、腹部绞痛和胃肠胀气<br>4. 服用 MiraLax,不易引起腹胀和胀气<br>5. 如果容积性泻药无效,可以改用渗透性泻药 |
| 刺激性泻药(如番泻叶、比沙可啶) | 1. 刺激结直肠,使其运动活跃<br>2. 可能会导致痉挛和电解质或液体流失,但如果使用得当,它们是一种安全有效的选择,特别是对于阿片类药物引起的便秘 |
| 氯离子通道激活剂[鲁比前列酮(Amitiza)] | 1. 刺激回肠分泌,增加粪便含水量<br>2. 适用于慢性便秘的老年人,安全、耐受性良好且有效<br>3. 副作用有恶心、腹泻、头痛<br>4. 药物的使用受费用限制,除非其他药物治疗失败或对其他药物不耐受 |

资料来源:McKay S,Fravel M,Scanlon C:Management of constipation,*J Gerontol Nurs*38(7):9-16,2014;Schuster B,Kosar L,Kamrul R:Constipation in older adults,*Can Fam Physician* 6(12):152-158,2015.

周的排便次数)和粪便的性状(固体、液体或黏液)(AHRQ,2016)。FI的患病率不一,一般在1.4%~18%。45岁及以上的女性中,约20%的人每年至少发生一次FI,9.5%的人至少每月出现1次。FI在糖尿病、肠易激综合征、脑卒中、多发性硬化和脊髓损伤患者中的患病率较高。在长期护理机构的老年人中,FI的患病率可能高达50%,这也是将老年人转移到疗养院的常见原因(Buswell et al.,2017;Paquette et al.,2015)。

FI常常与UI密切关联,50%~70%的UI患者同时伴有FI。FI可以是短暂的(腹泻、急性疾病、粪便嵌塞)或持续性的。FI和UI一样,对个人和家庭的社会心理有严重的不良影响。UI和FI具有相似的促成因素,包括手术或外伤导致的盆底损伤、神经系统疾病、功能障碍、行动不便和痴呆。

直肠和肛门括约肌的感觉,以及运动神经协调支配着肠道控便和排便的过程。一旦任何因素发生改变或缺乏,都可能导致大便失禁。FI的病因很多,包括妊娠、糖尿病、肛门直肠手术史、UI、吸烟、肥胖、体力活动受限、白人种族和神经系统疾病。产科损伤引起的括约肌受损,尤其是在多产、分娩时间长或使用器械助产的妇女中,增加了FI的发生风险。产科创伤造成的损伤通常会延迟FI的发作,许多女性直到50岁后才会出现相应症状(Paquette et al,2015)。

## 促进健康老龄化:对老年护理的启示

### 评估

评估的一个关键点是选择描述FI的术语。在一项针对女性患者的大型研究中,"意外肠漏"比FI更受欢迎(Brown et al,2012;Paquette et al,2015)。评估内容应包括个体完整的疾病史(如UI)(知识链接16.6)、对大便性状和排便频率的调查、轻泻药或灌肠剂的使用、手术和产科病史、用药史、对生活质量的影响、关于胃肠系统重点的体格检查,排便记录等。直肠指检用于确定是否存在肿块、嵌塞或隐血。

### 干预

护理干预旨在管理和/或恢复肠道的排便功

---

## 意外肠漏/大便失禁

大便失禁(fecal incontinence,FI)是指反复出现的不自主排便,取决于排便频率(如每天或每能。饮食和药物治疗被推荐为 FI 的一线治疗方法。FI 和 UI 的治疗措施类似,包括控制环境(使用卫生间)、调整饮食、习惯再训练、PFME、提高转移和行走能力,训练括约肌、生物反馈、药物和/或纠正潜在缺陷的手术,这些措施都是有效的。研究发现,通过咨询专家关于饮食习惯、液体管理、排便习惯和药物改变等内容,22%~54% 的 FI 症状可以得到显著改善(Paquette et al,2015)。提供相关的资源和教育知识也很重要,有助于患者自我管理大便失禁(知识链接 16.7)。其他干预措施见知识链接 16.17。

### 知识链接 16.17　最佳实践建议

**意外肠漏的干预措施**

- 使用治疗性沟通技巧和积极支持的态度,帮助个体克服尴尬。
- 使用术语"意外肠漏"代替"大便失禁"。
- 强调全面评估的重要性。
- 教授可用于管理 FI 的干预措施内容。
- 分享有用的失禁管理资源。
- 让个体记录排便日记,确定诱发因素。例如,如果吃饭或喝咖啡会刺激排便,请在事件后的特定时间上厕所。保持规律排便。
- 鼓励做好充分的准备。根据预期的排便模式合理安排外出、约会、锻炼;建议外出时随身携带更换的内衣、衣服和盥洗用品;使用有吸收性的垫子,脏的尿垫用塑料袋处理;除臭喷雾剂;出门在外时穿深色衣服,这样如果弄脏了,就不会那么明显;外出时巡视环境,找到厕所位置。
- 避免进食油腻和易导致胃肠胀气的食物、乳制品、带籽水果、酸性柑橘类水果、坚果、辛辣食物和其他会引发渗漏的食物。用烘烤或烧烤食物代替油炸食物;按时进餐;公共活动后再进食,以减少渗漏发生的可能性。

资料来源:Wilde M,Bliss D,Booth J,et al:Self-management of urinary and fecal incontinence,*Am J Nurs* 114(2):38-45,2014.

药物干预包括使用止泻药和纤维疗法。生物反馈也被推荐用于治疗 FI,如果保守治疗无效,可以考虑手术治疗。SNM 也被视为手术治疗 FI 的一线选择,且已被证明可以减少 FI 发作的频率。SNM 通过激活或灭活化学介导受体,刺激传入通路,改变与节制机制有关的大脑活动,从而调节直肠感觉。有文献报道,向肛管内注射填充剂可降低 FI 的发生率,但指南基于中等质量级别的证据,对这种治疗为弱推荐(Paquette et al,2015)。还需要进一步的研究去验证这些治疗措施的效果。

大便失禁干预措施的有效性是显而易见的,但需要花费时间。与 UI 一样,治疗 FI 的目标必须切合实际。护士必须为失禁患者提供完整的皮肤护理,这一点再怎么强调也不为过,因为这有关患者的自尊和皮肤完整性。

### ■ 主要概念

- UI 不是正常老龄化表现的一部分。它是潜在问题的征兆,需要对其进行全面评估。
- UI 是可以被缓解或治愈的,护士可以实施很多治疗方法。
- 非药物疗法(PFME、PV、膀胱训练、定时排尿、调整生活方式)是治疗 UI 的一线疗法。
- 无症状菌尿症在老年女性中很常见,不需要治疗。
- 除了某些临床情况外,留置导尿管在任何需长期管理(超过 30 天)的情况下都不合适。正确留置、护理和及时拔除留置导尿管可以减少 CAUTI。
- 健康促进教学、风险因素识别、UI 综合评估、正式和非正式照护者的教育及循证干预措施的使用是护士应具备的基本尿控能力。

## 护理研究：尿控

Helen，女性，今年 80 岁，居住在自己的公寓里，这是一所辅助生活住宅。Helen 有 4 个孩子，她经常见到他们，喜欢家庭活动。她可以自理日常生活，走路拄着手杖。她的膝盖患有骨关节炎，虽然走路很慢，但她可以毫无困难地四处走动。Helen 身高 157cm，体重 68kg。她服用抗高血压药（含利尿药）。她每年都会去诊所行常规的体格检查。执业护士在获取 Helen 的健康史时，询问 Helen 在控尿方面是否存在任何问题，比如漏尿或在排尿前来不及去卫生间。Helen 回答说："有时我确实会漏尿，因为我不能很快地走到洗手间，所以我会使用尿垫。当我咳嗽或打喷嚏时，有时也会发生这种情况，但我认为自己现在这个年纪，也就这样了。"

在护理研究的基础上，使用以下程序制定护理计划[a]：

- 列出 Helen 提供的主观资料。
- 列出提供客观资料的信息。
- 从这些资料中，使用公认的格式确定并说明你认为的目前对 Helen 来说两个最重要的护理诊断。列出你从资料中发现的 Helen 的两个优点。
- 确定并说明每个诊断的结局标准。这些标准必须反映护理诊断中确定的问题得到了一定程度的缓解，并且必须以具体和可衡量的术语进行陈述。
- 针对每个护理诊断列出计划并陈述一项或多项干预措施。提供用于确定适当干预措施来源的具体文件。结合 Helen 现有的优点，至少计划实施一次干预。
- 评估干预措施的有效性。干预措施必须与设定的结局标准直接相关，以衡量是否取得了相应的效果。

注：[a] 表示建议学生参考护理诊断相关书籍，并确定可能或潜在的问题。

## 关键思考问题和措施

1. 在这种情况下，UI 发生的风险因素是什么？

2. 针对 Helen 提出的尿液控制问题，更加全面的评估应该包括哪些？

3. 你认为 Helen 患有哪种类型的 UI？

4. 什么类型的行为干预可能有助于 Helen 更好地控制排尿呢？

5. 你会为 Helen 提供哪些与老年女性泌尿问题相关的健康教育？

6. 你会为 Helen 推荐哪些资源来帮助她更多地了解她的尿液控制问题以及如何处理这些问题？

## 护理研究：便秘

Stella，今年 78 岁，从来没有排便问题，一直很规律——每天早餐后约 1 小时。实际上，她几乎没有考虑过这个问题，因为它们太规律了。去年住院接受足部手术后，她再也没有恢复正常的排便模式。她为此感到非常痛苦，因为规律排便对她来说是健康的象征。不可否认，她现在走动得没有那么多了，并且已经开始使用手杖了。此外，她听说镇痛药有时会导致便秘，所以尽管疼痛，她还是尽量少用。她试图重新建立每天早餐后排便的模式，但收效甚微。现在她开始担心便秘的问题，而且开始使用轻泻药。她认为，"这种便秘真的让我心烦意乱。如果我每天不排便，我就感觉不像自己了。"

在护理研究的基础上，使用以下程序制订护理计划[a]：

- 列出 Stella 提供的主观资料。
- 列出提供客观资料的信息。
- 从这些资料中，使用公认的格式确定并说明你认为的目前对 Stella 来说两个最重要的护理诊断。列出你从资料中发现的 Stella 的两个优点。
- 确定并说明每个诊断的结局标准。这些标准必须反映护理诊断中确定的问题得到了一定程度的缓解，并且必须以具体和可衡量的术语加以陈述。
- 针对每个诊断列出计划并陈述一项或多项干预措施。提供用于确定适当干预措施来源的具体文件。结合 Stella 的优点，至少计划实施一次干预。
- 评估干预措施的有效性。干预措施必须与设定的结局标准直接相关，以衡量是否取得了相应的效果。

注：[a] 表示建议学生参考护理诊断相关书籍，并确定可能或潜在的问题。

## 关键思考问题和措施

1. 你需要向 Stella 获得哪些信息来帮助她确定便秘的原因?

2. 关于使用轻泻药,你会给 Stella 什么建议?

3. 你会向她建议改变何种饮食,为了鼓励她改变,你又会怎么做呢?

4. 关于治疗药物与便秘关系的哪些信息对 Stella 有用?

## 研究问题

1. 孩童时如厕训练的经历和排便信念会影响个体以后的排便功能吗? 这些经历在不同文化中有何不同?

2. 应届护理专业学生和执业护士在 UI 护理方面的知识水平如何?

3. 哪些因素与长期护理中 PV 项目的有效实施和维护有关?

4. 个体没有寻求专业帮助来解决失禁问题的原因是什么?

5. 个体使用什么类型的技术来管理他们的失禁问题,他们对这些技术的满意程度如何?

6. 社区居民如何决策购买失禁产品的类型?

7. 老年人与便秘相关的具体问题是什么?

8. 青年人、中年人、老年人对正常肠道功能的了解程度如何?

(张宇　译)

# 参考文献

Agency for Healthcare Quality and Research: *Treatments for fecal incontinence: current state of the evidence*, 2016. https://effectivehealthcare.ahrq.gov/topics/fecal-incontinence/research. Accessed February 2018.

American Geriatrics Society Choosing Wisely Workgroup: American Geriatrics Society identifies another five things that healthcare providers and patients should question, *J Am Geriatr Soc* 62(5): 950–960, 2014.

Blekken LE, Nakrem S, Vinsnes AG, et al: Constipation and laxative use among nursing home patients: prevalence and associations derived from the Resident Assessment Instrument for Long-Term Care Facilities (interRAI LTCF), *Gastroenterol Res Pract* 1215746, 2016. https://www.hindawi.com/journals/grp/2016/1215746/. Accessed February 2018.

Brown HW, Wexner SD, Segall MM, Brezoczky KL, Lukacz ES: Accidental bowel leakage in the mature women's health study, *Int J Clin Pract* 66(11):1101–1108, 2012.

Buswell M, Goodman C, Roe B, et al: What works to improve and manage fecal incontinence in care home residents with dementia: a realist synthesis of the evidence, *J Am Med Dir Assoc* 18(9): 752–760.el, 2017.

Centers for Disease Control and Prevention: *Healthcare-associated infections (HAI) progress report, 2016*, 2018. http://www.cdc.gov/hai/progress-report/index.html. Accessed February 2018.

Colborne M, Dahlke S: Nurses' perceptions and management of urinary incontinence in hospitalized older adults, *An Integr Rev J Gerontol Nurs* 43(10):46–55, 2017.

Crnich CJ, Jump RL, Nace DA: Improving management of urinary tract infections in older adults: a paradigm shift or therapeutic nihilism? *J Am Geriatr Soc* 65:1661–1663, 2017.

DeBeau C: Urinary incontinence. In Ham R, Sloane R, Warshaw G, editors: *Primary care geriatrics,* ed 6, Philadelphia, PA, 2014, Elsevier Saunders, pp 269–280.

Engberg S, Li H: Urinary incontinence in frail older adults, *Urologic Nurs* 37(3):119–124, 2017.

Finucane TE: "Urinary tract infection"—requiem for a heavyweight, *J Am Geriatr Soc* 65:1650–1655, 2017.

Gibson W, Wagg A: New horizons: urinary incontinence in older adults, *Age Ageing* 43:157–163, 2014.

Guérin A, Mody R, Fok B, et al: Risk of developing colorectal cancer and benign colorectal neoplasm in patients with chronic constipation, *Aliment Pharmacol Ther* 40(1):83–92, 2014.

Holtzer-Goor KM, Gaultney JG, van Houten P, et al: Cost-effectiveness of including a nurse specialist in the treatment of urinary incontinence in primary care in the Netherlands, *PLoS One* 10(10):e0138225, 2015.

Hsu A, Suskind A, Huang AJ: Urinary incontinence among older adults. In Lindquist L, editor: *New directions in geriatric medicine,* 2016, Springer, New York, pp 49–69.

Kitsler CE, Zimmerman S, Scales K, et al: The antibiotic prescribing pathway for presumed urinary tract infections in nursing home residents, *J Am Geriatr Soc* 65:1719–1725, 2017.

Lewis SJ, Heaton KW: Stool form scale as a useful guide to intestinal transit time, *Scand J Gastroenterol* 32:920–924, 1997.

Lai CKY, Wan X: Using prompted voiding to manage urinary incontinence in nursing homes: can it be sustained? *J Am Med Dir Assoc* 18(6):509–514, 2017.

MacDonald DG, Butler L: Silent no more: elderly women's stories of living with urinary incontinence in long-term care, *J Gerontol Nurs* 33:14–20, 2007.

Mason DJ, Newman DK, Palmer MH: Changing UI practice, *Am J Nurs* 103:129, 2003.

Mody L, Greene MT, Meddings J, et al: A national implementation program to prevent catheter-associated urinary tract infection in nursing home residents, *JAMA Intern Med* 177(8):1154–1162, 2017.

National Association for Continence: *urinary incontinence overview, facts and statistics* 2017. https://www.nafc.org/urinary-incontinence/. Accessed February 2018.

Ostaszkiewicz J: A conceptual model of the risk of elder abuse posed by incontinence and care dependence, *Int J Older People Nurs* 13(2):e12182, 2017.

Paquette IM, Varma MG, Kaiser AM, Steele SR, Rafferty JF: The American Society of Colon and Rectal Surgeons clinical practice guideline for the treatment of fecal incontinence, *Dis Colon Rectum*, 58:623–636, 2015.

Safdar N, Codispoti N, Purvis S, Knobloch MJ: Patient perspectives on indwelling catheter use in the hospital, *Am J Infect Control* 44(3):e23–e24, 2016.

Schuster BG, Kosar L, Kamrul R: Constipation in older adults: stepwise approach to keep things moving, *Can Fam Physician* 61(2):152–158, 2015.

Searcy JAR: Geriatric urinary incontinence, *Nurs Clin North Am* 52:447–455, 2017.

Shaw C, Wagg A: Urinary incontinence in older adults, *Med Older Adults* 45(1), 2016. doi:10.1016/j.mpmed.2016.10.001.

Sjöström M, Lindholm L, Samuelsson E: Mobile app for treatment of stress urinary incontinence: a cost-effectiveness analysis, *J Med Int Res* 19(5):e154, 2017.

Spencer M, McManus K, Sabourin J: Incontinence in older adults: the role of the geriatric multidisciplinary team, *BC Med J* 59(2):99–105, 2017.

The Joint Commission: *Hospital National Patient Safety Goals*, 2018. https://www.jointcommission.org/assets/1/6/2018_HAP_NPSG_goals_final.pdf. Accessed February 2018.

Timmons B, Vess J, Conner B: Nurse-driven protocol to reduce indwelling catheter time: a health care improvement initiative, *J Nurs Care Qual*, 32(2):104–107, 2017.

Wilde MH, Bliss DZ, Booth J, Cheater FM, Tannenbaum C: Self-management of urinary and fecal incontinence, *Am J Nurs* 114(2):38–45, 2014.

# 睡眠

*Lenny Chiang-Hanisko and Theris A. Touhy*

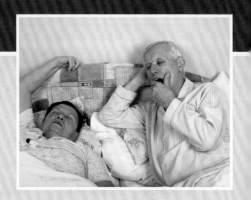

在这个护理项目中,我一直感到紧张和疲倦。因为工作量太大了,我根本没有足够的时间睡觉。一有时间我就会在晚上 7 点睡觉,如果可以的话,我会睡到第二天早上 11 点。我什么时候才能感觉精力充沛和不疲倦呢?

22 岁的学生 Marybeth

年龄改变了我的睡眠模式。我通常需要较长的时间才能入睡。每晚会自然醒 2~3 次去洗手间。除非我思想活跃并且专注于一个不必要的项目,否则我会立即进入睡眠。我需要更早地采取一些补救措施使自己安静下来,否则第二天将不堪设想。我 90 岁的阿姨睡得很少且睡眠很轻,很多时候她都整晚睡不着,她说,她要去洗手间好几次,但只是为了找点事做,而不只是躺在那里。

80 岁的老年人 Ricarda

## 学习目标

学完本章后,读者将能够:

1. 识别与年龄相关的影响睡眠的因素。
2. 描述以下睡眠障碍的体征、症状、治疗和护理干预措施:失眠、阻塞性睡眠呼吸暂停、Willis-Ekbom 病[不宁腿综合征(restless legs syndrome,RLS)]、快速眼动睡眠行为障碍、昼夜节律性睡眠障碍。

3. 使用基于循证的方案进行评估,并确定睡眠护理的干预措施。
4. 对个人/家庭/医疗机构工作人员进行睡眠障碍和睡眠卫生的相关教育。

---

睡眠(sleep)占我们生命的 1/3,并对认知和行为有重要的影响。对睡眠的生理学研究表明,睡眠的恢复功能可能是增强清除机体在清醒时中枢神经系统中累积的潜在神经毒性废物的结果。睡眠是健康的晴雨表,对睡眠评估和对睡眠问题的干预应该和其他生命体征一样受到重视。人们越来越认识到,睡眠问题与健康结局之间的关系,包括过早死亡、骨质疏松症、心血管疾病、糖尿病、代谢性疾病、认知和生理功能受损、焦虑和抑郁、疼痛以及

生活质量下降(Jike et al.,2018;Silva et al.,2016)。

睡眠不足是一种公共卫生流行病,美国疾病预防控制中心(CDC,2018)呼吁对睡眠质量、睡眠持续时间、睡眠行为和睡眠障碍进行持续的公共卫生监测,以追踪调查睡眠困难问题及其对健康的影响。睡眠问题也是一种全球性的流行病,影响着全球范围内高达 45% 的人口。睡眠障碍存在性别差异,在女性和老年人中可能更常见(Theorell-Haglöw et al.,2018;World Association of Sleep Medicine,

2018)。随着全世界老年人比例和肥胖患病率的增加,预计低收入和高收入国家的睡眠问题也会增加(Matricciani et al.,2017;Senaratna et al.,2017)。 由于慢性睡眠不足和睡眠障碍带来的公共卫生负担,以及关于睡眠健康的意识较差,《健康人民2020》(*Healthy People 2020*)将睡眠健康列为专题领域。相关成年人的目标见《健康人民2020》知识链接。

### ♥ 健康人民 2020

**睡眠健康**

> **目标**
> - 提高公众对充足睡眠和治疗睡眠障碍如何改善医疗、生产力、健康、生活质量以及增加在道路上和工作场所中的安全性的认识。
> - 增加有阻塞性睡眠呼吸暂停症状的人寻求医疗评估的比例。
> - 增加充足睡眠的成年人的比例。

　　资料来源:U.S. Department of Health and Human Services, Office of Disease Prevention and Health Promotion:*Healthy People 2020*,2018.

## 生物节律与睡眠

　　我们的生活按照一系列的节律进行,这些节律影响和调节着生理功能、激素水平、表现、行为反应、情绪和适应能力。体温、脉搏、血压和激素水平会在昼夜节律中发生显著且可预测的变化。昼夜节律(circadian rhythms)通过时间线索(zeitgebers)与一天24小时联系起来,其中最重要的是明-暗周期。生物节律因人而异,与年龄相关的生物节律变化(昼夜节律)与健康和衰老过程有关。随着年龄的增长,所有昼夜节律的内源性反应(如体温、脉搏、血压、激素水平)的幅度都会降低。

　　最重要的生物节律是昼夜睡眠清醒节律(sleep-wake rhythm)。随着年龄的增长,自然昼夜节律可能对外部刺激(例如一天中的光线变化)的反应减弱。此外,产生褪黑素的内源性变化减少,导致睡眠效率降低并进一步破坏恢复性睡眠(Saccomano,2014)。基因学研究正在研究睡眠、昼夜节律、新陈代谢、功能和疾病之间的关联路径以及睡眠持续时间的全基因组决定因素(Mukherjee,2018)。

## 睡眠与衰老

　　正常睡眠的可预测模式称为睡眠结构(sleep architecture)。在正常的睡眠模式中,身体会经历5个阶段,包括快速眼动(rapid eye movement,REM)睡眠和非快速眼动(non-rapid eye movement,NREM)睡眠。睡眠结构如知识链接17.1所示。大部分健康成年人的睡眠结构变化始于40~60岁。与年龄相关的变化包括处于第3和第4阶段睡眠(慢波睡眠)的时间减少,处于清醒或第1阶段睡眠的时间增加。这些变化会导致睡眠碎片化和早醒(Suzuki et al.,2017)。REM睡眠的时间也随着年龄的增长而减少,第1阶段和第2阶段之间的转变更为常见。REM睡眠对老年人很重要,因为在这期间,大脑会

> **BOX 17.1　The Stages of Sleep**
>
> **Non–Rapid Eye Movement (NREM)**
> - 75% of night
> - As we begin to fall asleep, we enter NREM sleep, which is composed of stages 1–4
>
> **N1 (Formerly Stage 1)**
> - Between being awake and falling asleep
> - Light sleep
>
> **N2 (Formerly Stage 2)**
> - Onset of sleep
> - Becoming disengaged from surroundings
> - Breathing and heart rate are regular
> - Body temperature drops (so sleeping in a cool room is helpful)
>
> **N3 (Formerly Stages 3 and 4)**
> - Deepest and most restorative sleep
> - Blood pressure drops
> - Breathing becomes slower
> - Muscles are relaxed
> - Blood supply to muscles increases
> - Tissue growth and repair occurs
> - Energy is restored
> - Hormones are released, such as: growth hormone, essential for growth and development, including muscle development
>
> **Rapid Eye Movement (REM)**
> - 25% of night
> - First occurs about 90 minutes after falling asleep and recurs about every 90 minutes, getting longer later in the night
> - Provides energy to brain and body
> - Supports daytime performance
> - Brain is active and dreams occur
> - Eyes dart back and forth
> - Body becomes immobile and relaxed, as muscles are turned off

Adapted from National Sleep Foundation: *What happens when you sleep?* https://sleepfoundation.org/how-sleep-works/what-happens-when-you-sleep. Accessed May 20, 2018. *

---

\* 根据版权授权要求,本图(知识链接)须在文中保留原文。

补充用于记忆、学习和解决问题所必需的神经递质。第 3 和第 4 阶段的睡眠减少开始于 20~30 岁，到 50~60 岁时接近完成。对于 90 岁以上的成年人，第 3 和第 4 阶段可能完全消失（Xiong，2017）。

研究表明，与调节睡眠模式相关的一组神经元的退化，即腹外侧视前核，可能是衰老过程中睡眠下降的原因。退化的神经元越多，就越难入睡。对痴呆患者来说，神经元退化得越多，睡眠问题也就越大（Petrovsky et al.，2018）。与年龄相关的睡眠改变总结在知识链接 17.2 中。

---

**知识链接 17.1　睡眠阶段**

**非快速眼动（NREM）**

- 占整晚睡眠时长的 75%
- 当我们开始入睡，就进入了 NREM 时期，包括 1~4 阶段

**N1（原来的第 1 阶段）**

- 介于清醒和入睡之间
- 轻度睡眠

**N2（原来的第 2 阶段）**

- 睡眠开始
- 意识脱离周围环境
- 规律的呼吸和心率
- 体温下降（所以睡在凉爽的房间有助于睡眠）

**N3（原来的第 3 和第 4 阶段）**

- 最深且最有恢复力的睡眠
- 血压下降
- 呼吸变慢
- 肌肉放松
- 肌肉的血液供应增加
- 组织生长和修复发生
- 恢复精力
- 释放激素，如生长激素，对生长发育，包括肌肉发育至关重要

**快速眼动（REM）**

- 占整晚睡眠时长的 25%
- 第一次发生在入睡后 90 分钟左右，大约每 90 分钟重复一次，在深夜间隔的时间会更长
- 为大脑和身体提供能量
- 支持日间表现
- 大脑活跃，出现梦境
- 眼球快速移动
- 当肌肉不活动时，身体变得不动和放松

改编自：National Sleep Foundation：*What happens when you sleep?*

---

**知识链接 17.2　与年龄相关的睡眠改变**

- 入睡前在床上清醒的时间更长
- 总睡眠时间减少，睡眠效率降低
- 在 50 岁以后频繁觉醒，（>50% 的老年人在入睡后再次觉醒的时长 >30 分钟）
- 白天易打瞌睡
- 昼夜节律的变化（早睡早起）
- 睡眠在主观上和客观上都较浅（第 1 阶段增加，第 4 阶段减少，睡眠中断增加）
- REM 睡眠时间短，强度低，分布更平均
- 异常呼吸事件发生的频率增加
- 睡眠期间腿部运动的频率增加

改编自：Saccomano S：Sleep disorders in older adults，*J Gerontol Nurs* 40（3）：38-45，2014.

---

**⚡ 安全警示**

　　睡眠不好不是衰老的必然结果，而是健康状况的一个指标，并且需要探究原因。

---

一般健康状况良好、情绪积极、有更积极的生活方式和参与更多有意义活动的老年人报告其睡眠更好，睡眠问题更少。一项大型研究（155 877 名参与者）探究了各个年龄组与睡眠相关疾病的患病率，结果发现，平均而言，老年人报告的睡眠质量比年轻人好（Varrasse et al.，2015）。睡眠困扰通常与其他健康问题和睡眠障碍有关（Rodriguez et al.，2015）。

## 睡眠障碍

### 失眠

　　失眠（insomnia）是全世界最常见的睡眠障碍

(Bhaskar et al.,2016)。美国睡眠医学会将失眠定义为一种主观感觉,即在入睡、睡眠时间以及睡眠质量方面出现困难,从而导致日间功能障碍(Matheson and Hainer,2017)。失眠的诊断要求患者至少有1个月难以入睡,且由于睡眠困难对日间功能造成影响。

失眠分为原发性失眠或共病性失眠。原发性失眠(primary insomnia)是指没有其他因素时,发生失眠。通常,共病性失眠(comorbid insomnia)更为常见,其与精神和躯体疾病、药物和原发性睡眠障碍有关,如阻塞性睡眠呼吸暂停(obstructive sleep apnea,OSA)或不宁腿综合征(restless legs syndrome,RLS)。共病性失眠并不是说这些疾病导致了失眠,而是失眠和其他疾病同时发生,这些都需要关注和治疗(Bhaskar et al.,2016;Winkelman,2015)。

一半以上的老年人患有失眠,且女性的睡眠问题普遍多于男性(Suzuki et al.,2017)。慢性失眠是男性认知能力下降的重要危险因素。失眠还与心血管和全因死亡风险增加有关,也是长期护理照护的预测因素(Suzuki et al.,2017)。失眠症状的数量与老年人跌倒风险的增加有关,并且不管是何种形式的失眠,使用助眠药物都会进一步增加跌倒风险(Chen et al.,2017)(第19和28章)。

造成失眠的因素有很多,包括生理、心理和环境(知识链接17.3)。处方药和非处方药以及乙醇会造成睡眠障碍(知识链接17.4)。一天中服用药物的时间也会导致睡眠问题,例如,睡前服用利尿药或早上服用镇静药。

---

**知识链接 17.3　老年人睡眠中断的危险因素**

**身体健康**

- 睡眠结构中与年龄相关的变化
- 合并症(心血管疾病、糖尿病、肺病、肌肉骨骼疾病),中枢神经系统疾病(帕金森病、癫痫、痴呆),胃肠疾病(食管裂孔疝、胃食管反流病、消化性溃疡),泌尿系统疾病(尿失禁、良性前列腺增生)
- 疼痛
- 多重用药
- 缺乏锻炼
- 日间睡眠过多
- 睡眠障碍(呼吸暂停、不宁腿综合征、周期性

---

腿动、快速眼动行为障碍、乙醇、吸烟)

**心理状况**

- 抑郁、焦虑、谵妄、精神病
- 生活压力/对压力的反应
- 与睡眠相关的理念
- 睡眠习惯(每日睡眠/活动的循环周期、午睡)
- 孤独
- 缺乏同伴
- 睡眠卫生差

**物理环境**

- 环境噪声、机构的作息安排
- 照顾有依赖性的老年人
- 缺乏日晒
- 新的环境

改编自:Teodorescu M:Sleep disruptions and insomnia in older adults,*Consultant* 54(3):166-173,2014.

---

**知识链接 17.4　影响睡眠的药物**

- 抗心律失常药
- 抗高血压药(β受体阻滞剂、可乐定、利血平、甲基多巴)
- 抗胆碱药
- 皮质类固醇
- 利尿药
- 左旋多巴
- 含乙醇的药物(常用于咳嗽、风寒、流感)
- 含有咖啡因的药物(常用于头痛、疼痛)
- 尼古丁替代品
- 阿片类
- 苯妥英钠
- 有镇静作用的抗组胺药(常用于风寒、过敏)
- 选择性5-羟色胺再摄取抑制药(SSRI)
- 拟交感神经兴奋剂(常用于注意力缺陷障碍)
- 茶碱类
- 甲状腺激素

---

### 失眠和阿尔茨海默病

睡眠中断影响着60%~70%的老年痴呆患者,并且因痴呆亚型而异。路易体痴呆和帕金森病痴

呆患者睡眠中断的患病率最高(90%),25%~60%的阿尔茨海默病患者存在睡眠中断或昼夜节律异常。多种因素导致痴呆患者的睡眠中断,包括负责昼夜节律的下丘脑视交叉上核(the suprachiasmatic nuclei,SCN)的退行性改变,精神和躯体合并症以及与衰老相关的生理变化(Scales et al.,2018)。此外,日间暴露于自然光下的时间减少以及夜间暴露于噪声和灯光下的时间增加会导致睡眠中断。睡眠中断与神经精神症状增加、功能下降、发病率和死亡率的增加有关。睡眠中断是机构和照护者负担的主要预测因素。痴呆患者的照护者也可能存在睡眠质量低的情况,这会影响照护者的压力情况和健康问题(Leggett et al.,2018;Petrovsky et al.,2018)。

## 促进健康老龄化:对老年护理的启示

### 评估

在任何情况下都应该评估老年人的睡眠习惯。许多人不重视失眠的治疗,并认为睡眠不良是由于衰老导致的。在评估睡眠状况,并提出干预措施以改善老年人的睡眠质量方面,护士处于绝佳地位。"在医护人员中,没有人比护士更关注人们的睡眠,而睡眠障碍会影响健康和疾病的各个方面"(Dean et al.,2016,p.438)。

评估睡眠障碍并识别睡眠不良的影响因素(疼痛、慢性病、药物、饮酒、抑郁、焦虑)很重要。护士应该了解患者在家里睡得怎么样,晚上醒了几次,什么时候退休,睡前有什么习惯。睡前习惯包括吃零食、看电视、听音乐或阅读——这些活动对入睡十分重要。完整的睡眠评估资料见知识链接17.5。

睡眠日记或日志也是评估的重要组成部分(知识链接17.6)。这些信息能准确描述个体的睡

---

**知识链接17.5　最佳实践建议**

**睡眠障碍的评估**

**基本睡眠史问题**
- 你晚上睡在哪里(床、沙发、躺椅)?
- 你有入睡困难吗?
- 你晚上睡觉前做什么?

- 你睡到早上有困难吗?
- 你是否整晚都难以入睡?
- 你多久醒来一次,醒来多长时间?是什么让你不能再次入睡?
- 你自己或其他人曾注意到你在睡觉时打鼾或呼吸停止吗?
- 你是否发现自己在白天不准备睡觉的时候却睡着了?

**后续问题**
- 你通常什么时候上床睡觉?什么时候入睡?
- 什么会让你睡不着?
- 睡觉时,你的腿会踢动或来回移动吗?
- 你白天大部分时间都在自然光下吗?
- 夜间你有疼痛、不舒服或气短的情况吗?
- 你白天都做了哪些运动?

**补充评估**
- 也可以让患者的床伴、家庭成员或照护者提供信息
- 回顾乙醇、尼古丁、咖啡因和药物的摄入量
- 回顾危险因素(肥胖、关节炎、疾病控制不佳)
- 回顾抑郁症状;体重下降;悲伤;或近期的损失
- 回顾参与社会活动的情况
- 回顾功能状态/基本日常生活活动(ADL)/工具性日常生活活动(IADL)的表现

**客观措施**
- 睡眠日记(一天24小时,持续2~4周)
- 睡眠量表自评:匹兹堡睡眠质量指数、艾普沃斯嗜睡量表、失眠严重指数
- 从1~10(最高10分),你给自己的睡眠打几分?

改编自:Dean GE,Klimpt ML,Morris JL,Chasens ER:Protocol: excessive sleepiness. In Boltz M,Capezuti E,Fulmer T,Zwicker D editors:*Evidence-based geriatric nursing protocols for best practice*,New York,2016,Springer,pp. 431-441.

眠问题,并有助于识别睡眠障碍。需要2~4周的时间才能清楚地了解睡眠问题。匹兹堡睡眠质量指数(Pittsburgh Sleep Quality Index,PSQI)是一种自评量表,可以用来衡量老年人的睡眠质量和模式,白天的睡眠可以用艾普沃斯嗜睡量表(Epworth

Sleepiness Scale）来评估，这两个量表都是哈特福德老年护理研究所（Hartford Institute for Geriatric Nursing）推荐的（知识链接17.7）。艾普沃斯嗜睡量表有助于区分有正常睡眠时长的人和需干预的有睡眠剥夺问题的人（Kendzerska et al.,2014；Yaremchuk,2018）（知识链接17.7）。失眠严重指数（insomnia severity index,ISI）是另一个测量失眠严重程度的工具。客观测量包括在睡眠实验室进行的多导睡眠图，如脑电图（EEG）、肌电图（EMG）、腕部活动图和直接观察。

---

**知识链接 17.6　睡眠日记**

使用说明：记录以下信息，并持续2~4周。应由患者完成，如果患者不能完成，则由照护者完成，当有以下情况时，请记录：

- 上床
- 入睡
- 醒来
- 起床
- 日间小睡
- 锻炼
- 饮酒
- 饮用含咖啡因的饮料

资料来源：Centers for Disease Control and Prevention：*What should I do if I can't sleep？*2013.

---

**知识链接 17.7　最佳实践资源**

- 哈特福德老年护理研究所（Hartford Institute for Geriatric Nursing）：试试这个，一般评估方法：艾普沃斯嗜睡量表和匹兹堡睡眠质量指数
- Qaseem A,Owens D,Dallas P,et al：成人阻塞性睡眠呼吸暂停的管理：美国医师学会的临床实践指南
- 不宁腿综合征基金会（Restless Legs Syndrome Foundation）：不宁腿综合征症状日记

---

## 干预措施

### 非药物治疗

在记录完整的睡眠史后才能开始干预，如果有可能的话，还应拿到睡眠日志。护士需要对可识别

的原因进行管理。非药物干预是失眠的一线治疗方法。为促进良好的睡眠习惯，护士应向患者提供有关睡眠结构随年龄变化，以及睡眠卫生原则重要性的健康教育。

认知行为疗法是一种结合心理和行为疗法的多维方法，包括健康的睡眠习惯，放松技巧和干预（知识链接17.8）。多种方法的结合是最有效的，据报道，这些干预措施是治疗老年人慢性失眠的有效和实用的方法（Anderson,2018；Haynes et al.,2018）。与传统的面对面治疗相比，计算机化的认知行为疗法能改善睡眠，且依从性更高（Xiong and Hategan,2017）。认知训练项目（第5章）可以提高患者的睡眠质量和认知能力。太极气功（Tai chi qigong,TCQ）是一种不复杂的太极运动形式，被认为是一种有用的治疗认知障碍患者睡眠问题的非药物方法（Chan et al.,2016）（研究亮点知识链接）。

### 在医院和疗养院的睡眠

在医院和机构中，促进良好的睡眠环境非常重要。研究表明，多达22%~61%的住院患者存在睡眠障碍（Dean et al.,2016）。通过包括设备和工作人员互动在内的多学科方法识别声和光的来源，可以在不影响患者护理安全和质量的情况下改善睡眠（知识链接17.9）。噪声导致的睡眠剥夺可能会加重谵妄。来自监控设备的警报声、注射设备的噪声以及电话铃声均会导致心率加快（Grossman et al.,

---

**知识链接 17.8　失眠的干预措施**

**健康的睡眠习惯**

- 保持睡眠时间规律。即使是在周末或假期也每天在同一时间起床。
- 设定一个足够早的就寝时间，保证至少7小时的睡眠。
- 如果不困，就不要上床睡觉。
- 如果躺在床上20分钟后还没睡着，那就起床。
- 培养睡前放松的习惯。
- 床只用来睡觉和性交。
- 保持安静且使人放松的卧室环境。使房间维持一个舒适、凉爽的温度。
- 限制晚上暴露在强光下的时间。

- 睡前至少 30 分钟不使用电子设备。
- 睡前不要吃太多。如果晚上饿了，吃点清淡健康的零食。
- 定期锻炼，保持健康饮食。
- 避免在傍晚时候或晚上接触咖啡因、乙醇和烟草。
- 睡前减少液体摄入。
- 白天减少或避免睡觉。

## 放松技巧
- 横膈膜呼吸
- 渐进式放松
- 白噪声或音乐
- 睡眠意象引导
- 伸展活动
- 瑜伽或太极

## 干预措施
- 通过与环境信号（光照、饮食、活动、药物）联系来提示昼夜节律。
- 维持日间稳定规律的饮食、活动和药物。
- 增加白天强光或阳光照射的时间和强度。
- 睡前 1~2 小时服用褪黑素可能会有助睡眠。

改编自：American Academy of Sleep Medicine：*Healthy sleep habits*，2017.

### RESEARCH HIGHLIGHTS

More than a quarter of older adults with cognitive impairment experience sleep disturbances such as day-night sleep pattern reversals, frequent night-time awakening, and daytime sleep. The purpose of this pilot study was to evaluate the preliminary effects of tai chi quigong (TCQ) on improving the nighttime sleep quality of older adults with cognitive impairment. TCQ was chosen because it involves repetition of easy-to-follow movements and is recommended over traditional tai chi practice for individuals with dementia. A randomized controlled trial with two groups was conducted with 53 older community-living older adults. The intervention group received TCQ training in two 60-minute sessions each week for 2 months. The control group was advised to maintain their usual activities. Sleep quality was measured by the Chinese Pittsburgh Sleep Quality Index, quality of life measured by Short-form 12, and cognitive functions measured by Mini-Mental State Examination (MMSE) and a memory inventory. The TCQ participants reported better sleep quality (sleep duration, sleep efficiency) and a better quality of life (mental health component) than the control group. Further studies are needed but as a low intensity exercise, TCQ is an appropriate intervention for older adults with cognitive impairment.

Chan A, Yu D, Choi K et al: Tai chi quigong as a means to improve night-time sleep quality among older adults with cognitive impairment, *Clin Interv Aging* 11:1277–1286, 2016.*

---

\* 根据版权授权要求，本图（知识链接）须在文中保留原文。

### 研究亮点

超过 1/4 的认知障碍老年人有过睡眠障碍的经历，如日夜睡眠模式颠倒、频繁夜间醒来和白天嗜睡。本研究旨在探讨 TCQ 对改善认知障碍老年人夜间睡眠质量的初步效果。之所以选择 TCQ，是因为它的动作容易跟随，且动作会重复，所以推荐痴呆患者进行传统太极练习。在一项针对 53 名生活在社区的老年人进行的随机对照试验中，干预组接受为期 2 个月的 TCQ 训练，每周两次，每次 60 分钟。对照组维持正常活动。使用汉化版匹兹堡睡眠质量指数（PSQI）测量睡眠质量，使用 12 条目简明生活质量量表测量生活质量，用简易精神状态检查量表（MMSE）和记忆量表测量认知功能。与对照组相比，TCQ 参与者报告了更好的睡眠质量（睡眠时间、睡眠效率）和生活质量（心理健康部分）。虽然还需要进一步的研究，但 TCQ 作为一种低强度运动，是一种适合认知障碍老年人的干预方法。

资料来源：Chan A，Yu D，Choi K et al：Tai chi qigong as a means to improve night-time sleep quality among older adults with cognitive impairment，*Clin Interv Aging 11*：1277-1286，2016.

2017；McGough et al.，2018；Ye and Richards，2018）。在打断患者睡眠之前（如查看是否有尿失禁或进行一些常规操作）需留出足够的时间，这对于促进 90 分钟的完整睡眠周期很重要。

在机构中，白班和夜班工作人员之间的交流往往有限，而且对睡眠模式重要性的意识不足。夜班工作人员有机会评估睡眠模式，并实施适当的干预措施来提高睡眠质量。Fillary 和同事（2015）为夜班工作人员提供了综合的建议，包括制订夜间护理计划。在睡前进行被动音乐治疗可以提高住在疗养院的老年人的睡眠质量（Sarikaya and Oguz，2016）。最近的一项研究发现，由护士主导的睡眠项目改善了认知完好的疗养院居民的睡眠质量，并减少了抑郁症状。该项目综合评估了睡眠经历、睡眠卫生习惯、一般生活方式、刺激控制以及睡眠受限情况。研究者将评估与动机性访谈相结合，并且参与者积极参与了这个过程（Dolu and Nahcivan，2019）。社区、短期急性护理单元和长期照护机构中老年人的睡眠问题还需进一步研究。

**在医院或疗养院促进睡眠的建议**

- 允许患者在睡觉前尽可能长时间地不在床上和房间里待着。
- 在室外提供一个舒适的位置,进行 30 分钟或更长时间的阳光照射。
- 每天进行 3 次低强度的体力活动。
- 将噪声控制在最低水平,小声说话,不使用头顶的传呼设备,减少走廊和病房的光线。
- 制订改善睡眠的方案——"不打扰"时间、轻音乐、放松、按摩、芳香疗法、睡眠面罩、耳机,允许患者关上门。可以准备一套工具包,将音乐、芳香疗法一起带到床边。
- 在患者清醒时进行必要的护理(如翻身、换装),而不是在晚上 10 点到早上 6 点之间叫醒患者。
- 睡前限制咖啡因和其他液体的过量摄入。
- 睡前提供少量零食或热饮。
- 在可能的情况下停止有创治疗(Foley 导尿管、经皮胃造瘘管、静脉导管)。
- 鼓励和帮助患者在睡前或需要时如厕。
- 疼痛患者在睡前服用镇痛药。
- 疗养院的居民实行每天在相同的时间醒来和起床。
- 保持室内温度舒适;根据需要提供毛毯。
- 在白天提供有意义的活动(以个体化或小组形式)。

## 药物治疗

在美国,非处方(OTC)睡眠辅助药物以及处方镇静药和催眠药物的使用都在增加。尽管 60 岁以上的人口只占总人口的 14%,但他们接受的助眠处方占总体的 33%。美国老年医学会(American Geriatrics Society,AGS)的比尔斯标准[Beers Criteria(2015)]强烈建议避免使用任何类型的苯二氮䓬类药物治疗失眠,因为该药物与机动车事故、认知障碍和跌倒等不良后果相关(Markota et al.,2016;Maust et al.,2016;Schroeck et al.,2016)。这些药物的不良反应也在增加。麻醉镇痛药、镇静药、乙醇摄入和其他处方药与这些药物的联合

使用,是一个越来越值得关注的问题(第 28 章)。应对患者进行健康教育,包括如何正确使用药物、注意药物的副作用,以及药物与乙醇和其他处方药的相互作用。睡眠障碍的药物治疗可与行为干预相结合,但在老年人中必须谨慎对待(Albert et al.,2017)。在长期照护机构中,催眠药物的使用有特定的管理指南,包括药物的处方开具、逐渐减少和停止使用。

苯二氮䓬类或其他镇静催眠药物不应作为治疗老年人失眠的首选(American Geriatrics Society,2015)。

非处方药物如苯海拉明存在于许多非处方的助眠药物中,如泰诺安,这通常被认为是相对无害的,但因其抗组胺和抗胆碱能的副作用,也应避免使用。其他 OTC 助眠制剂含有卡瓦根、缬草根、褪黑素、洋甘菊和色氨酸等成分。这些成分不受监管,因此其功效的信息和结果可能是未知的(第 10 章)。内源性夜间褪黑素是保持昼夜节律的一个主要因素,可能在老年人中水平有所降低。睡前 1~2 小时服用褪黑素,可以模拟褪黑素的自然分泌模式,并促进睡眠觉醒周期昼夜节律的改善。

常规使用 OTC 药物治疗睡眠可能会延误相关医学或心理疾病的正确评估和治疗、睡眠障碍的识别以及适当的咨询和治疗。患者应该向医疗保健者说明自己使用的所有 OTC 药物,因为它们可能与其他药物发生相互作用。

苯二氮䓬受体激动剂容易诱导睡眠,作用与苯二氮䓬类药物相似,如唑吡坦(Ambien)、艾司佐匹克隆(Lunesta)和扎莱普隆(Sonata)。它们会产生有害影响,导致精神状态(谵妄)、记忆丧失、跌倒和骨折、白天嗜睡,以及机动车事故的发生风险增加,而对睡眠潜伏期和持续时间的改善却微乎其微(American Geriatrics Society,2014)。唑吡坦是成人因服药造成不良事件、前往急诊就诊中最常涉及的药物(Hampton et al.,2014)。

美国食品药品监督管理局(FDA,2019)在失眠药物的药品说明书和处方信息上增加了一个黑框警告,如唑吡坦、艾司佐匹克隆和扎莱普

⚡ **安全警示**

　　在用药前应该对睡眠问题进行评估。非药物干预是一线治疗。因为催眠药起效迅速，所以应该在睡前服用。建议短期使用（2~3周，不要超过90天）。

隆，提醒人们注意可能有严重伤害或死亡的副作用。使用这些药物可能会有复杂的睡眠行为：梦游、睡眠驾驶和在没有完全清醒时从事其他活动，这些情况虽然罕见，但后果严重。雷美替胺（Ramelteon）是一种褪黑素激动剂，疗效适中，副作用少，不易成瘾，被建议用于以入睡困难为特征的失眠。苏沃雷生（Suvorexant）是第一个被批准用于治疗失眠的食欲素受体拮抗剂。食欲素系统可以调节睡眠唤醒周期，促进觉醒，其副作用类似于苯二氮䓬受体激动剂，有中度成瘾的可能性。鉴于它的成本高且有成瘾的可能，因此不推荐其作为失眠的一线治疗药物（Matheson and Hainer，2017）。

　　知识链接17.10提供了关于催眠药的健康教育指南。

### 知识链接 17.10　最佳实践建议

#### 催眠药的使用

　　从以下方面提供健康教育：

　　1. 睡眠模式随年龄的正常变化。

　　2. 在用药前对睡眠问题进行正确评估的重要性。

　　3. 睡眠问题的非药物治疗为一线治疗（睡眠卫生、刺激控制、限制睡眠、放松技巧）。

　　4. 避免服用含有苯海拉明的OTC药物，因为其可能会产生思维混乱、视物模糊、便秘、跌倒等副作用。

　　5. 催眠药包括非处方药的副作用包括日常功能受损、精神状态变化、可能造成机动车辆事故、白天嗜睡，以及在睡眠改善很少的情况下跌倒的风险增加。

　　6. 避免使用苯二氮䓬类药物（氟胺安定、三唑仑、羟基安定），因为其可能产生长期镇静作用。

　　7. 如果必需使用催眠药，推荐苯二氮䓬受体激动剂（唑吡坦、艾司佐匹克隆和扎莱普隆）或雷美替胺；尽可能使用最低剂量且仅限短期使用（2~3周，不超过90天）。催眠药应在睡前立即服用。

　　8. 服用催眠药时，避免使用乙醇、麻醉镇痛药和抗焦虑药物。

　　9. 将所有药物均交给医疗保健提供者查看（包括非处方药在内），判断与催眠药的相互作用。

　　10. 在服用催眠药后的第二天要小心谨慎，尤其是在驾驶和从事高危风险活动时；在这些情况下出现事故问题的情况屡见不鲜。

## 睡眠呼吸障碍和睡眠呼吸暂停

　　睡眠呼吸障碍（sleep disordered breathing，SDB）影响大约25%的老年人（男性多于女性），最常见的形式是OSA（知识链接17.11）。在长期照护机构中，OSA的患病率估计高达70%。未经治疗的OSA与心力衰竭、心律失常、脑卒中、2型糖尿病、骨质疏松症，甚至死亡有关（Kapur et al.，2017）。与同样疾病严重程度的年轻人相比，患有OSA的老年人表现出明显的认知能力下降（Leng et al.，2017）。在老年人中，OSA的诊断往往较晚，其症状与年龄有关（McMillan and Morrell，2016）。

### 知识链接 17.11　睡眠障碍的缩写

- 睡眠呼吸障碍（sleep disordered breathing，SDB）
- 阻塞性睡眠呼吸暂停（obstructive sleep apnea，OSA）
- 不宁腿综合征/Willis-Ekbom病（restless legs syndrome/Willis-Ekbom disease，RLS/WED）
- 快速眼动睡眠行为障碍（rapid eye movement sleep behavior disorder，RBD）
- 昼夜节律性睡眠障碍（circadian rhythm sleep disorder，CRSD）
- 睡眠时相超前障碍（advanced sleep phase disorder，ASPD）
- 无规律性昼夜节律相关睡眠障碍（irregular sleep-wake disorder，ISWD）

与年龄相关的上呼吸道肌肉活动下降导致咽部气道开放受损,使老年人更易患 OSA。高体重指数(BMI)和大颈围被认为是 OSA 的危险因素,但这在老年人中并不显著(Martin and Alessi,2014)。其他危险因素见知识链接 17.12。睡眠呼吸暂停的症状包括响亮的周期性打鼾、喘气和憋醒、异常的夜间活动,如直立坐起或从床上掉下来、早晨头痛、无法解释的白天嗜睡、记忆力和智力低下、易怒和性格改变。如果患者在睡眠时有伴侣,通常是伴侣报告患者的夜间症状。睡眠伴侣可能会因为休息受到干扰而搬到另一个房间睡觉。

---

**知识链接 17.12　阻塞性睡眠呼吸暂停的危险因素**

- 年龄增加
- 颈围增加(老年人不明显)
- 男性
- 上呼吸道解剖异常
- 上呼吸道阻力较大和/或梗阻
- 家族史
- 超重
- 饮酒、使用镇静药或镇痛药
- 吸烟
- 高血压

---

## 促进健康老龄化:对老年护理的启示

### 评估

SDB 患者可能会出现失眠或白天嗜睡的症状,应该像前面讨论的那样,对失眠进行评估,包括使用筛查工具,如艾普沃斯嗜睡量表(知识链接17.7)。如果有睡眠伴侣的话,可以评估 OSA 的症状并获得相关信息。在探究睡眠困扰相关情况时,需要复查药物的使用情况。应检查上呼吸道(包括鼻腔和咽部呼吸道)是否有解剖性阻塞、肿瘤或囊肿。应正确评估和管理合并症如心力衰竭和糖尿病等。

如果怀疑有 OSA,应该进行睡眠监测。睡眠监测或多导睡眠图是一种电子传输和记录睡眠期间特定身体活动的多组分测试。将获得的数据给有资质的医生分析,可以确定此人是否患有睡眠障碍。在大多数情况下,睡眠监测在专门的测试性睡眠实验室中进行,并由一名技术人员进行监控,但也可以在家里进行。对老年人 OSA 的识别可能更加困难,因为可能没有睡眠伴侣来报告症状。如果有症状表明患者有睡眠障碍,可以在床边放一台录音机,记录夜间打鼾和呼吸的声音。

### 干预

治疗取决于睡眠呼吸暂停的严重程度和类型,以及是否存在合并症。睡眠呼吸暂停的治疗措施包括避免饮酒和使用镇静催眠药、戒烟、避免仰卧睡姿和减肥。使用催眠药可加重 OSA(Xiong and hategan,2017)。患者应就失眠导致的判断力受损以及驾驶时发生事故的可能性进行风险咨询。

持续气道正压通气(continuous positive airway pressure,CPAP)被推荐作为 OSA 的初级治疗方法,通常可以通过适当的设备滴定装置快速逆转这种情况(Downey et al.,2018)。CPAP 装置通过管道将压缩空气输送到安装在头部周围的鼻罩或鼻枕。加压空气充当气道夹板,能轻轻打开患者的咽喉和呼吸通道,使患者能够正常呼吸,不过只能通过鼻呼吸。初级保健提供者要提供有关未经治疗的 OSA 的影响和强调治疗必要性的健康教育。在开始治疗和持续监测期间采取循序渐进的方法,可以促进更好地使用 CPAP 或防止治疗中断。CPAP 的依从性差是一项重大挑战,据估计,约有一半的患者要么停止治疗,要么不坚持治疗(每晚使用少于4 小时)(Jacobsen et al.,2017;Nadal et al.,2018)。

对于喜欢这种类型装置或对 CPAP 存在不良反应的患者,推荐使用下颌前移装置作为替代治疗。然而,这种治疗的推荐度较低,证据质量也低。这些矫治器还需要稳定的牙列,对于有义齿或大量牙齿缺失的人来说可能会不适用(Dean et al.,2016)。

### 不宁腿综合征/Willis-Ekbom 病

RLS/WED 是一种四肢神经运动障碍,常与睡眠不适有关。RLS/WED 患者有着一种想要活动双腿的强烈冲动,通常伴有腿部不适。其他症状包括感觉异常、蠕动感、蚁走感、刺痛感、肿胀感和烧灼感、疼痛或其他无法形容的感觉。RLS/WED 具有昼夜节律,症状在夜间加重,至早晨好转。运动可暂时缓解症状。

据估计,北美和欧洲有 7%~10% 的成年人患有这种疾病。在大约 50% 的个体中,这种疾病有家族性,通过全基因组关联研究已经确定了几种易感基因(Suzuki et al.,2017)。RLS/WED 在亚洲人群中较少见。女性的发病率会比男性高一倍。虽然这种疾病可能开始于任何年龄(包括儿童),但受影响严重的多是中年人或老年人。随着年龄的增长,症状越来越频繁,持续时间也越来越长[ National Institute of Neurological Disorders and Stroke(NINDS),2017 ]。

在大多数情况下,RLS/WED 是一种原发性特发性疾病,但它也可能与基础疾病有关,包括铁缺乏、终末期肾病(特别是需要透析的个体)、糖尿病和妊娠。抗抑郁药、抗高血压药和抗精神病药可加重 RLS/WED 的症状。体重指数增加、咖啡因摄入、饮酒或吸烟、睡眠不足以及久坐的生活方式也可能是致病因素。其他正在研究的因素包括铁代谢和涉及多巴胺和谷氨酸的神经递质功能障碍(NINDS,2017)。

大部分 RLS/WED 的诊断基于症状,但睡眠监测也可能有所提示。应评估可能导致疾病的高危因素,并且所有有症状的人都应进行全套铁含量的检查,以检测是否缺铁。如果铁含量低,就需要补充铁。只有当症状在频率和严重程度方面对生活质量有较大影响时,才应开始药物治疗;中度病例可考虑间歇性治疗。使用的药物包括左旋多巴、苯二氮䓬类药物或低效阿片类药物。慢性持续性障碍可使用多巴胺激动剂(普拉克索、罗匹尼罗、罗替戈汀贴片)或加上加巴喷丁、加巴喷丁酯和普瑞巴林(Garcia-Borreguero et al.,2016)。

非药物治疗包括下肢拉伸、轻度到中度的身体活动、热水浴、按摩、指压法、放松技巧,以及避免摄入咖啡因、乙醇和烟草。应鼓励患者持续记录 7~14 天的症状日记,以确定诱因和帮助诊断。不宁腿综合征基金会(Restless Legs Syndrome Foundation)在其网站上提供了一份症状日记(知识链接 17.7)。

## 快速眼动睡眠行为障碍

快速眼动睡眠行为障碍(REM sleep behavior disorder,RBD)的特征是在 REM 睡眠中,做梦时肌肉松弛消失且伴随着复杂的行为。患者报告称,他们的梦境中往往带有暴力内容。这可能会带来暴力行为(如拳打脚踢),并可能对个人和睡眠伴侣造成伤害。出现 RBD 的平均年龄为 60 岁,多见于男性(National Sleep Foundation,2018;Suzuki et al.,2017)。

慢性 RBD 通常是特发性的,或与帕金森病和路易体痴呆有关,80%~90% 的 RBD 最终发展为神经系统变性疾病。急性型障碍可由有毒物质代谢异常、药物或酒精戒断,药物使用[ 三环类抗抑郁药、单胺氧化酶抑制药、胆碱能药物和选择性 5- 羟色胺再摄取抑制药(SSRI)]引起。诊断是基于病史、症状和检测疾病关键特征的睡眠监测进行的。约有 90% 的情况可由氯硝西泮来减少或消除,但对老年人来说,应关注白天嗜睡和头晕的副作用。如果氯硝西泮无效,一些抗抑郁药或褪黑素可能会起作用。此外,应该为患者提供一个安全的卧室环境(Suzuki et al.,2017)。

## 昼夜节律性睡眠障碍

昼夜节律性睡眠障碍(circadian rhythm sleep disorder,CRSD)是指相对正常的睡眠发生在异常的时间。CRSD 有两种临床表现:睡眠时相超前障碍(ASPD)和无规律性昼夜节律相关睡眠障碍(ISWD)。在 ASPD 人群中,个体的睡眠开始和结束时间都异乎寻常地早(例如,在晚上 6 点或 7 点上床睡觉,在凌晨 2 点到 5 点起床)。并不是所有睡眠阶段提前的人都患有 ASPD。如果他们不受睡眠时段的困扰,也没有任何功能障碍,我们可能会认为他们是"早起的人"。在 ISWD 人群中,睡眠分散在一天 24 小时内且分布时长不规则。导致这些疾病的因素是与年龄相关的睡眠和昼夜节律改变,以及光照的减少和活动水平的降低。

ASPD 的推荐治疗方法是将良好的睡眠卫生习惯与延迟睡眠和觉醒时间的方法结合起来。强光疗法旨在通过刺激下丘脑视交叉上核(SCN),促进昼夜节律与环境明-暗周期同步(Scales et al.,2018)。强光疗法是一种成本相当低的治疗方法,与药物使用不同,它通常不会产生副作用和耐受性。需要注意的是,由于年龄的变化,老年人可能对光线的敏感性降低,这可能会影响光疗的有效性

（Kim and Duffy，2018）。

在 ISWD 人群中，个体可以在 24 小时内获得足够的睡眠，但睡眠时间被分为至少 3 个不同长度的时间段。白天会有不规律的小憩，而晚上的睡眠则严重地碎片化和缩短，存在慢性失眠和（或）白天嗜睡。ISWD 最常见于痴呆患者，特别是那些机构居民。知识链接 17.8 提供了建议的干预措施。

## 主要概念

- 睡眠是健康的晴雨表，可以被认为是生命体征之一。
- 睡眠问题是一种全球性流行病，影响了多达 50% 的世界人口。
- 除了与年龄相关的睡眠结构变化外，许多慢性病也会影响老年人的睡眠质量和时长。对于睡眠困难的主诉应该彻底排查，而不是归咎于年龄。
- 非药物干预（睡眠卫生、睡眠限制措施、刺激控制、昼夜节律干预、放松技术）是睡眠问题的一线治疗方法。

- 苯二氮䓬类或其他镇静催眠药物不应作为老年人失眠治疗的首选。
- 所有催眠药包括非处方药都有副作用，包括白天嗜睡、精神状态变化、增加跌倒的可能性。
- 如果开具催眠药，推荐使用苯二氮䓬受体激动剂，并以尽可能低的剂量且仅短期使用（2~3 周，不超过 90 天）。
- SDB 影响大约 25% 的老年人（男性多于女性），最常见的形式是 OSA。
- 未经治疗的 OSA 与心力衰竭、心律失常、脑卒中、2 型糖尿病，甚至死亡有关。

## 护理研究：休息和睡眠

　　80 岁的 Gerald 患有睡眠障碍，白天大部分时间都很疲倦，晚上很孤独。与他结婚 45 年的妻子因为再也受不了他响亮的鼾声，最近搬进了缝纫室，晚上睡在沙发上。有时 Gerald 的呼吸似乎停止了，这让她不敢睡觉，并且要看他的腹部是否有起伏。有时他会突然惊醒，大口喘着气。然而 Gerald 一直在忍受，因为他认为没有什么办法可解决这个问题。由于这已经对他的婚姻构成了威胁，他开始积极寻找可能的解决方案。Gerald 对他的临床护士说："我是无所谓，但这让我妻子不高兴。"尽管他没有承认，但他也很担心，因为他开始感到白天十分虚弱和无精打采。在咨询诊所的护士后，他被诊断为 OSA。他发现了一些非常实用的应对 OSA 的方法，并且很容易实施。如果这些方法不奏效，护士向他承诺，其他的医疗干预可能会有帮助。

　　在护理研究的基础上，使用以下程序制订护理计划[a]：

- 列出 Gerald 提供的主观资料。
- 列出提供客观资料的信息。
- 从这些资料中，使用公认的格式确定并说明你认为的目前对 Gerald 来说两个最重要的护理诊断。列出你从资料中发现的 Gerald 的两个优点。
- 确定并说明每个诊断的结局标准。这些标准必须反映护理诊断中确定的问题得到了一定程度的缓解，并且必须以具体和可衡量的术语进行陈述。
- 针对每个诊断列出计划并陈述一项或多项干预措施。提供用于确定恰当干预措施来源的具体文件。结合 Gerald 现有优点，至少计划实施一次干预。
- 评估干预措施的有效性。干预措施必须与设定的结局标准直接相关，以衡量是否取得了相应的效果。

注：[a] 表示建议学生参考护理诊断相关书籍，并确定可能或潜在的问题。

## 关键思考问题和措施

1. 哪些生活方式因素可能会促使 Gerald 睡眠呼吸暂停发作?

2. 在什么情况下睡眠呼吸暂停对健康的危害特别大?

3. 列出 10 个你会问 Gerald 的问题,以清楚地了解导致他睡眠呼吸暂停的因素,并讨论每个因素背后的理由。

4. 列出 Gerald 的护士可能给他的一些常用的处理这个问题的方法。

## 研究问题

1. 更好地管理慢性病是否能提高睡眠质量?

2. 改善睡眠质量对慢性病的病程有好处吗?

3. 70 岁以上的健康个体在整个睡眠周期中的平均睡眠时间是多久?

4. 什么样的运动对改善睡眠有效?

5. 哪种非药物干预对睡眠最有效?适用于哪类个体?

6. 痴呆患者的照护者在睡眠方面有什么关注点?

7. 医院和疗养院的护士如何评估患者/居住者的睡眠质量?

(刘晨霞 译)

## 参考文献

Albert SM, Roth T, Toscani M, Vitiello MV, Zee P: Sleep health and appropriate use of OTC sleep aids in older adults-recommendations of a Gerontological Society of America workgroup, *Gerontologist* 57(2):163–170, 2017.

American Geriatrics Society Choosing Wisely Group: American Geriatrics Society identifies another five things that healthcare providers and patients should question, *J Am Geriatr Soc* 62(5): 950–960, 2014.

American Geriatrics Society 2015 Beers Criteria Update Expert Panel: American Geriatrics Society 2015 updated Beers criteria for potentially inappropriate medication use in older adults, *J Am Geriatr Soc* 63(11):2227–2246, 2015.

Anderson KN: Insomnia and cognitive behavioural therapy—how to assess your patient and why it should be a standard part of care, *J Thorac Dis* 10(Suppl 1):S94–S102, 2018.

Centers for Disease Control and Prevention (CDC): *CDC declares sleep disorders a public health epidemic,* 2018. https://www.sleepdr.com/the-sleep-blog/cdc-declares-sleep-disorders-a-public-health-epidemic/. Accessed May 20, 2018.

Chan AW, Yu DD, Choi KC, Lee DT, Sit JW, Chan HY: Tai chi qigong as a means to improve night-time sleep quality among older adults with cognitive impairment: a pilot randomized controlled trial, *Clin Interv Aging* 11:1277–1286, 2016.

Chen TY, Lee S, Buxton OM: A greater extent of insomnia symptoms and physician-recommended sleep medication use predict fall risk in community-dwelling older adults, *Sleep* 40(11), 2017. https://academic.oup.com/sleep/article/40/11/zsx142/4159943. Accessed June 2018.

Dean G, Klimpt M, Morris J, et al: Excessive sleepiness. In Boltz M, Capezuti E, Fulmer T, Zwicker D, editors: *Evidence-based geriatric nursing protocols for best practice,* ed 5, New York, 2016, Springer, pp 431–441.

Doku, I, Nahcivan N. Impact of a nurse-led sleep programme on the sleep quality and depressive symptomatology among older adults in nursing homes: a non-randomised controlled study, *Int J Older People Nurs* 14:e12215, 2019.

Downey R, Mosenifar Z, Gold P, et al: Obstructive sleep apnea (OSA) treatment and management, *Medscape,* January 9, 2018. https://emedicine.medscape.com/article/295807-treatment. Accessed June 2018.

Fillary J, Chaplin H, Jones G, Thompson A, Holme A, Wilson P: Noise at night in hospital general wards: a mapping of the literature, *Br J Nurs* 24(10):536–540, 2015.

Garcia-Borreguero D, Silber MH, Winkelman JW, et al: Guidelines for the first-line treatment of restless legs syndrome/Willis-Ekbom disease, prevention and treatment of dopaminergic augmentation: a combined task force of the IRLSSG, EURLSSG, and the RLS-foundation, *Sleep Med* 21:1–11, 2016.

Grossman MN, Anderson SL, Worku A, et al: Awakenings? Patient and hospital staff perceptions of nighttime disruptions and their effect on patient sleep, *J Clin Sleep Med* 13(2):301–306, 2017.

Hampton LM, Daubresse M, Chang HY, Alexander GC, Budnitz DS: Emergency department visits by adults for psychiatric medication adverse effects, *JAMA Psychiatry* 79(9):1006–1014, 2014.

Haynes J, Talbert M, Fox S, Close E: Cognitive behavioral therapy in the treatment of insomnia, *South Med J* 111(2):75–80, 2018.

Jacobsen AR, Eriksen F, Hansen RW, et al: Determinants for adherence to continuous positive airway pressure therapy in obstructive sleep apnea, *PLoS One* 12(12):e0189614, 2017.

Jike M, Itani O, Watanabe N, Buysse DJ, Kaneita Y: Long sleep duration and health outcomes: a systematic review, meta-analysis and meta-regression, *Sleep Med Rev* 39:25–36, 2018.

Kapur VK, Auckley DH, Chowdhuri S, et al: Clinical practice guideline for diagnostic testing for adult obstructive sleep apnea: an American Academy of sleep medicine clinical practice guideline, *J Clin Sleep Med* 13(3):479–504, 2017.

Kendzerska TB, Smith PM, Brignardello-Petersen R, Leung RS, Tomlinson GA: Evaluation of the measurement properties of the

Epworth sleepiness scale: a systematic review, *Sleep Med Rev* 18(4):321–331, 2014.

Kim JH, Duffy JF: Circadian rhythm sleep-wake disorders in older adults, *Sleep Med Clin* 13(1):39–50, 2018. doi:10.1016/j.jsmc.2017.09.004.

Leggett A, Polenick CA, Maust DT, et al: "What hath night to do with sleep?" The caregiving context and dementia caregivers' nighttime awakenings, *Clin Gerontol* 41(2):158–166, 2018.

Leng Y, McEvoy CT, Allen IE, Yaffe K: Association of sleep-disordered breathing with cognitive function and risk of cognitive impairment: a systematic review and meta-analysis, *JAMA Neurol* 74(10): 1237–1245, 2017.

Markota M, Rummans TA, Bostwick JM, Lapid MI: Benzodiazepine use in older adults: dangers, management, and alternative therapies, *Mayo Clin Proc* 91(11):1632–1639, 2016.

Martin J, Alessi C: Sleep disorders. In Ham R, Sloane P, Warshaw G, et al, editors: *Primary care geriatrics*, ed 6, Philadelphia, 2014, Elsevier Saunders, pp 343–352.

Matheson E, Hainer BL: Insomnia: pharmacologic therapy, *Am Fam Physician* 96(1):29–35, 2017. https://www.aafp.org/afp/2017/0701/p29.html. Accessed June 2018.

Matricciani L, Bin YS, Lallukka T, et al: Past, present, and future: trends in sleep duration and implications for public health, *Sleep Health* 3(5):317–323, 2017.

Maust DT, Kales HC, Wiechers IR, Blow FC, Olfson M: No end in sight: benzodiazepine use among older adults in the United States, *J Am Geriatr Soc* 64(12):2546–2553, 2016.

McGough NNH, Keane T, Uppal A, et al: Noise reduction in progressive care units, *J Nurs Care Qual* 33(2):166–172, 2018.

McMillan A, Morrell MJ: Sleep disordered breathing at the extremes of age: the elderly, *Breathe (Sheff)* 12(1):50–60, 2016.

Mukherjee S, Saxena R, Palmer LJ: The genetics of obstructive sleep apnoea, *Respirology* 23:18–27, 2018.

Nadal N, de Batlle J, Barbé F, et al: Predictors of CPAP compliance in different clinical settings: primary care versus sleep unit, *Sleep & Breath* 22(1):157–163, 2018.

National Institute of Neurological Disorders and Stroke: *Restless legs syndrome fact sheet*, 2017. https://www.ninds.nih.gov/Disorders/Patient-Caregiver-Education/Fact-Sheets/Restless-Legs-Syndrome-Fact-Sheet. Accessed May 20, 2018.

National Sleep Foundation: *REM behavior disorder and sleep*, 2018. https://sleepfoundation.org/sleep-disorders-problems/rem-behavior-disorder. Accessed May 20, 2018.

Petrovsky DV, McPhillips MV, Li J, Brody A, Caffeé L, Hodgson NA: Sleep disruption and quality of life in persons with dementia: a state-of-the-art review, *Geriatr Nurs* 39(6):640–645, 2018.

Restless Legs Syndrome Foundation: *RLS symptom diary*, 2018. https://www.rls.org/file/symptom-diary.pdf. Accessed May 20, 2018.

Rodriguez JC, Dzierzewski JM, Alessi CA: Sleep problems in the elderly, *Med Clin North Am* 99(2):431–439, 2015.

Sarikaya A, Oguz S: Effect of passive music therapy on sleep quality in elderly nursing home residents, *J Psychiatr Nurs* 7(2):55060, 2016.

Scales K, Zimmerman S, Miller SJ: Evidence-based nonpharmacological practice to address behavioral and psychological symptoms of dementia, *Gerontologist* 58(Suppl 1):S88–S102, 2018.

Schroeck JL, Ford J, Conway EL, et al: Review of safety and efficacy of sleep medicines in older adults, *Clin Ther* 38(11):2340–2372, 2016.

Senaratna CV, Perret JL, Lodge CJ, et al: Prevalence of obstructive sleep apnea in the general population: a systematic review, *Sleep Med Rev* 34:70–81, 2017.

Silva AA, de Mello RG, Schaan CW, Fuchs FD, Redline S, Fuchs SC: Sleep duration and mortality in the elderly: a systematic review with meta-analysis, *BMJ Open* 6:e008119, 2016.

Suzuki K, Miyamoto M, Hirata K: Sleep disorders in the elderly: diagnosis and management, *J Gen Fam Med* 18(2):61–71, 2017.

Theorell-Haglöw J, Miller CB, Bartlett DJ, Yee BJ, Openshaw HD, Grunstein RR: Gender differences in obstructive sleep apnoea, insomnia and restless legs syndrome in adults—what do we know? A clinical update, *Sleep Med Rev* 38:28–38, 2018.

U.S. Food and Drug Administration: *FDA adds boxed warning for risk of serious injuries caused by sleepwalking with certain prescription insomnia medications*. https://www.fda.gov/drugs/drug-safety-and-availability/fda-adds-boxed-warning-risk-serious-injuries-caused-sleepwalking-certain-prescription-insomnia. Accessed May 2019.

Varrasse M, Li J, Gooneratne N: Exercise and sleep in community-dwelling older adults, *Curr Sleep Med Rep* 1(4):232–240, 2015.

Winkelman JW: Clinical Practice. Insomnia disorder, *N Engl J Med* 373(15):1437–1444, 2015.

World Association of Sleep Medicine: *World Sleep Day*, 2018. http://worldsleepday.org. Accessed May 20, 2018.

Xiong G, Hategan A: Geriatric sleep disorder, *Medscape*, December 21, 2017. https://emedicine.medscape.com/article/292498-overview?pa=FoKIu4vX0dMcRVgVjSVTmYLaTejRnqVqku9xeP7q1BqUA5zw3fPxKTv30G3JQT0e8SIvl8zjYv73GUyW5rsbWA%3D%3D. Accessed June 2018.

Ye L, Richards KC: Sleep and long-term care, *Sleep Med Clin* 13(1):117–125, 2018.

# 18

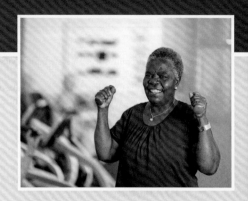

# 体力活动和运动

*Theris A. Touhy*

周末,我在一家健身房工作,在过去的几年里,我发现有非常多的老年人在运动,甚至我们有位教练也是一个老年人。他们中的一些人真的非常健康,看起来似乎一直都是"健身迷",另一些人稍微轻松一些,他们会每周来几次,进行举重活动或在跑步机上行走,也有少数做过膝关节置换手术的老年人仍在健身房运动。我希望等我老了也能保持健康。

> 22 岁的学生 Jeff

我今年 82 岁,和我的女性朋友们参加步行俱乐部 15 年了。我们经常先喝一杯咖啡,然后步行 1.6km 到公园。现在,我们正尝试一些新的运动,我们带着瑜伽垫和瑜伽服,去老年中心上瑜伽课,我们玩得很开心,当然,课程之后的午餐也很不错。我孙子也觉得非常有趣,他应该看看我们学的动作!

> 74 岁的老年人 Peggy

## 学习目标

学完本章后,读者将能够:

1. 描述体力活动和健康的关系。
2. 描述老年人体力活动指南。
3. 识别评估和筛选的内容,以制订合适的体力活动和运动计划。
4. 识别适合老年人的运动方案和提高依从性的策略。
5. 讨论将体力活动融入日常生活的方法。
6. 讨论慢性病、行动受限和认知障碍患者的适应情况。
7. 制订一项照护计划,以提高老年人的活动水平。

体力活动(physical activity)指任何由骨骼肌产生的需要消耗能量的身体运动,包括运动和其他活动,如玩耍、工作、主动的出行方式(步行、跑步、骑自行车)、家务和娱乐活动。运动指有计划的、有结构的、重复的和有目的的体力活动,目的是改善或保持身体机能。

在衰老过程中,积极运动对健康的影响非常大。俗话说的"用进废退"也适用于肌肉和身体机能,终身保持规律的体力活动对于健康老龄化是非常必要的。体力活动可以促进健康、提高身体素质、减少慢性病和失能的发生率(Lee et al., 2017)。适度的体力活动可能有助于神经代谢和中年时期应对与阿尔茨海默病相关的变化(Dougherty et al., 2017)(知识链接 18.1)。随着年龄的增长,衰弱和失能在很大程度上是由个体缺乏体力活动引起的。"体力活动缺乏和不活动会导致老年综合征(压力性损伤、尿失禁、跌倒、功能下降和谵妄)"(Gray-Miceli, 2017, p. 471)。

知识链接 18.1　体力活动对健康的益处

- 降低高血压、冠心病、心脏病发作、脑卒中、糖尿病、结肠癌和乳腺癌、代谢综合征和抑郁的发生风险
- 降低血脂
- 控制体重
- 改善心肺和肌肉状况
- 改善神经元功能
- 降低跌倒和髋部骨折的发生风险
- 提高睡眠质量
- 改善骨骼健康
- 降低早逝风险（即使 75 岁才开始定期锻炼，预期寿命也会延长）
- 增加功能独立性
- 改善患关节炎、肺病和痴呆等的养老院衰弱居民的行走速度、力量和身体机能水平

知识链接 18.2　最佳实践资源

**体力活动**

**阿尔茨海默病协会**：痴呆症患者的体育锻炼活动

**美国疾病预防控制中心**：使体力活动成为老年人生活的一部分。包括运动计划信息、视频、成功故事、克服障碍的方法（强身计划和力量训练资源，包含图片和视频）

**以功能为中心的照护**

**美国国家健康、体力活动和残疾中心**：14 Weeks to a healthier you

**美国国家老龄化研究所**：运动和体力活动：国家老龄化研究所为您提供的日常指南

**健康护照**：辅助生活设施，老年中心，居家护理的视频娱乐、锻炼和活动计划

---

♥ **健康人民 2020**

**体力活动**

- 减少在休息时间不从事体力活动的成年人比例。
- 增加以下成年人的比例：每周的中等强度有氧运动 >150 分钟；或高强度有氧运动 >75 分钟；或相同运动当量的中等与高强度有氧运动结合。

资料来源：U.S. Department of Health and Human Services, Office of Disease Prevention and Health Promotion：*Healthy People 2020*，2012.

## 体力活动与衰老

尽管有大量证据表明体力活动对保持和改善身体机能有好处，但只有 16% 的老年人达到了美国体力活动指南推荐的标准。而在 75 岁及以上的老年人中，只有 9% 的男性和 6% 的女性达到了推荐标准（Taylor，2014）。对于女性来说，体力活动在 55~64 岁时有所下降，在 75 岁及以上时会再次下降。这段时间是加强体力活动益处教育的最佳时机。在美国，老年人的体力活动水平在过去十年中都没有改善。无论在发达国家还是发展中国家，增加所有年龄段的人的体力活动都是一个全球性的问题。缺乏运动被认为是全球死亡的主要危险因素（高血压、吸烟、高血糖、缺乏体力活动和肥胖）。

在世界范围内，政府和政策制定者采取行动去营造一个鼓励终身进行体力活动的环境非常重要。尽管关于老年人体力活动的研究较少，但有许多关于体力活动的全球和全国指南（知识链接 18.2）。《健康人民 2020》的体力活动目标可以在《健康人民 2020》知识链接中找到。

体力活动对所有老年人都非常重要，而不仅仅是积极健康的老年人。即使是一小段时间（每周几天进行至少 30 分钟的适度活动）也可以改善健康。研究发现，增加体力活动可以改善慢性病（无论严重程度如何）和功能障碍患者的健康状况。

越来越多的证据表明，高质量的运动项目对衰弱或患肌少症的老年人至关重要（Morley，2016）。运动训练可以改善大脑健康，降低患痴呆的风险，还能提高痴呆患者的日常生活能力（activities of daily living，ADLs），从而减轻照护者的负担（Ding et al.，2018；Lee et al.，2017）。最近的一项研究结果表明，包括体力活动和认知刺激在内的多模式运动改善了养老院居民的多种认知能力和身体素质（Marmeleira et al.，2018）。力量训练干预对功能改

善非常重要,但需要进一步的研究来确定维持或改善衰弱老年人的功能所需的运动类型。

　　无论年龄和身体状况如何,老年人都可以找到适合自己的活动。减少久坐时间和独立的体力活动,对老年人的心血管、新陈代谢和功能都有好处。任何运动量的运动都比久坐好,即使是一点运动也比不运动好(Jefferis et al.,2018)。最近的研究报告显示,患有下肢关节炎的老年人,每周进行45分钟中等强度的活动如快走,比每周运动少于45分钟的老年人保持或改善身体机能的可能性高80%(Dunlop et al.,2017;Lee et al.,2017)。尽可能长时间地让老年人以任何可能的方式活动是非常重要的(知识链接18.3)。

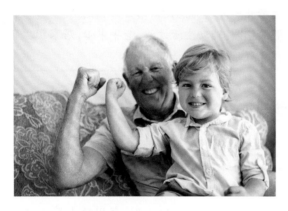

体力活动对所有老年人都重要

> **知识链接18.3　衰老过程中保持健康的方法**
>
> - 4次失败的尝试后,64岁的Diana Nyad成了第一个不使用防鲨笼从古巴游到佛罗里达的人。
> - 83岁的Nellie为了缓解脊髓灰质炎后遗症——左臂短以及左侧肩冻结所带来的不适,她开始了游泳,并成了一名屡获殊荣的花样游泳运动员,获得了20枚金牌,12条蓝丝带,13座奖杯。尽管要戴白内障护目镜,她还是继续以这种方式运动。
> - 72岁的James,每日服用40mg立普妥治疗高胆固醇血症,服用40mg赖诺普利治疗高血压。他自称是个电视迷。他加入了"银色运动鞋",这是他"医疗保险优势计划"中的一个项目,并开始去健身房。他每周在跑步机上走3次,每次30分钟,并进行举重训练。一年后,他的胆固醇水平和血压值接近正常范围,药物用量减少,体重减轻4.5kg,就连14岁的孙子都很羡慕他的肱二头肌。
> - 86岁的Em住在疗养院,每日清晨在原地慢跑约5分钟,然后在疗养院外轻快地散步。虽然她偶尔会失忆,但精力充沛,身体挺直,对周围的生活充满兴趣。

## 促进健康老龄化:对老年护理的启示

### 评估

　　功能和活动能力评估是老年人健康评估的组成部分,运动咨询应作为评估的一部分。对于65岁及以上的老年人,如果他们相对健康且没有限制性的健康状况,开始中等强度的运动计划是安全的,不需要任何类型的心脏筛查(Lee et al.,2017)。共识指出,从事体力活动的人群发生心血管事件的风险最小,而保持久坐生活方式人群的风险则大得多。患有心血管疾病和糖尿病等处于特定健康状况的老年人,在开始运动计划之前需要采取额外的预防措施并寻求医疗建议(CDC,2015)。衰弱的老年人需要更全面的评估,以根据他们的能力调整运动计划,并在不影响安全的情况下确保受益。

## 筛选

### 干预

　　美国疾病预防控制中心(Centers for Disease Control and Prevention,CDC)的"强身计划(Growing Stronger)"项目材料对于帮助老年人确定安全的运动计划与提供有关适当运动和预防措施的详细信息非常有用(知识链接18.2)。护士应该了解推荐的体力活动指南,让老年人了解运动和体力活动的重要性,并就如何将运动融入日常生活提供建议。许多老年人错误地认为他们太老了,不能开始健身计划。与年轻人相比,老年人从初级保健提供者那里接受锻炼咨询的可能性较小。研究表明,提供有关运动类型和频率的具体建议非常重要,而初级卫生保健提供者虽然重视体力活动的益处,但是缺乏具体建议的知识(CDC,2015;Lee et al.,2017)。护士可以为社区或长期照护机构中的老年人群设计和指导运动,并制订体力活动计划。

## 体力活动指南

　　65 岁及以上身体健康且健康状况不受限制的老年人的体力活动指南见知识链接 18.4。对所有成年人的建议包括每周至少 5 天、每天 30 分钟中等强度的运动,但不必一次性完成 30 分钟的运动,可以在 24 小时内完成。每天只需 10 分钟的运动就对健康有益,而且 3 次 10 分钟的运动与 1 次 30 分钟的运动具有相同的健康效果(表 18.1)。身体极度衰弱的人可能无法进行有氧运动,应先进行力量和平衡训练,再参加 5 分钟的有氧训练。

---

**知识链接 18.4　运动指南**

老年人至少同时需要:

- 每周 2 小时 30 分钟(150 分钟)中等强度的有氧运动(如快走、游泳、骑自行车)。
- 每周至少 2 天的肌力增强运动,锻炼所有主要肌肉群(腿部、臀部、腹部、胸部、肩部和手臂)。

　　此外,同时推荐伸展(柔韧性)和平衡运动(特别是有跌倒风险的老年人)。瑜伽和太极运动已被证明对老年人有益,可提高柔韧性和平衡性,减轻疼痛并促进心理健康(Miller and Taylor-Piliae,2014),太极可以根据老年人的功能水平和移动状态进行调整。以家庭为基础的平衡训练计划是可行的。

资料来源:Centers for Disease Control and Prevention:*How much physical activity do older adults need?* 2015.

---

**表 18.1　运动教学指南**

| 运动 | 描述 | 益处 | 强度 | 频率 | 举例 |
|---|---|---|---|---|---|
| 中等强度的有氧运动 | 涉及大肌肉群,至少 10 分钟的持续运动,使心搏加快 | 改善心血管功能、增强心肌功能、降低血糖和甘油三酯、增加高密度脂蛋白、改善情绪 | 在 10 分的量表中,静坐是 0 分,努力工作是 10 分,中等强度的有氧运动是 5 或 6 分,活动中可以说话,但不能唱歌 | 每次至少 10 分钟,每天 30 分钟,每周 5 天 | 骑自行车、游泳和其他水上活动、跳舞、快走、包含大肌肉群的日常活动(推割草机、爬楼梯) |
| 肌力增强运动 | 涉及移动或提升某种阻力并锻炼所有主要肌肉群(腿部、臀部、背部、腹部、胸部、肩部、手臂)的活动 | 增加肌力、预防骨量减少、降低跌倒风险、增强平衡性、降低心血管疾病和 2 型糖尿病的发生风险 | 需进行到在没有帮助的情况下很难再次重复的程度,重复指进行一项完整的活动,例如举重。每次活动应努力做 8~12 次重复(一组),或一直持续到在没有帮助的情况下很难再次重复 | 每周 2 天,但为肌肉恢复不要连续 | 举重、跳健美操、使用阻力带、做普拉提、用身体自身重量做的抵抗运动(俯卧撑和仰卧起坐)、繁重的园艺运动(挖和铲)、洗窗户/地板 |
| 伸展(柔韧性)运动 | 一种旨在拉长缩短的软组织结构并增加灵活性的治疗方法 | 增大关节活动度,防止受伤 | 伸展肌肉群,但不要超过阻力或疼痛点 | 每周至少 2 天 | 瑜伽、关节活动度练习 |
| 平衡运动 | 提高身体在支撑物上的控制能力以避免跌倒的运动 | 增加下半身力量、提高平衡性、防止跌倒 | 安全防范措施至关重要(握紧椅子、与他人合作) | 纳入定期的力量锻炼计划,有跌倒危险的老年人应每周至少 3 天 | 太极、瑜伽、单脚站立、足跟到足趾或向后或侧身行走、抬腿、髋部伸展(可扶着椅子)、不借助手从坐姿站起来 |

资料来源:Centers for Disease Control and Prevention:*How much physical activity do older adults need?* 2015.

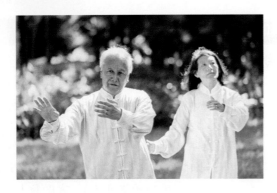

太极提高柔韧性和平衡性

## 将体力活动融入生活

　　人们不需要花钱购买昂贵的健身器材或健身房会员，就可以将推荐的体力活动指南纳入日常生活中。手举重物（或使用罐头食物作为重物）、一把椅子和一个运动垫就可以轻松入门（图18.1）。人们不需要进行特定的锻炼，也可以将活动融入日常生活，如步行、打高尔夫球、打网球、骑自行车、扫落叶、进行庭院工作/园艺、跳舞、洗窗户或地板、洗车

**Be #Fit4Function with Go4Life®**

每天运动并保持活跃，就可以继续做最重要的事情

## 练习四种类型的运动以获得最大益处

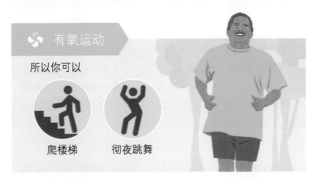

有氧运动

所以你可以

爬楼梯　　彻夜跳舞

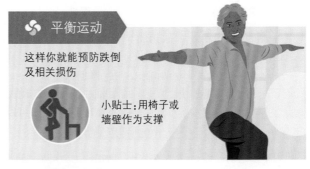

平衡运动

这样你就能预防跌倒及相关损伤

小贴士：用椅子或墙壁作为支撑

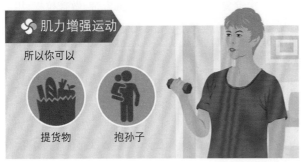

肌力增强运动

所以你可以

提货物　　抱孙子

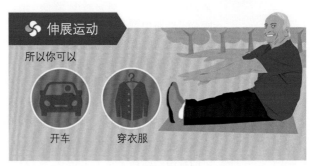

伸展运动

所以你可以

开车　　穿衣服

Visit go4life.nia.nih.gov and be #Fit4Function.

从 *Go4Life*® 获得运动的想法和动机提示等，从美国国家卫生研究院的老龄研究所获得老年人运动和体力活动计划

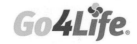

图18.1　练习四种类型的运动以获得最大益处

和打蜡、游泳和进行水上运动。Wii 游戏系统为各个层次的运动提供了其他可能性,越来越多的居家和养老机构的老年人用它来鼓励体力活动、改善平衡性和提供娱乐活动。

团体运动在社交和情感健康方面的益处已被报道,而且这种社交活动对于独居或没有社交网络的人非常重要(Brach et al.,2017;Komatsu et al.,2017;McCaffrey et al.,2017)。一些老年人更喜欢在家运动,指导和激励是必要的,但目前家庭运动计划还存在不足。目前正在评估使用平板电脑和智能手机的线上家庭运动计划,以提高老年人运动的依从性,通过视频指导、与教练积极接触,以及使用可穿戴设备已被认定为测量日常体力活动和支持个性化体力活动的方法,与教练积极接触对坚持运动尤其重要(Geraedts et al.,2017)。

对老年人来说,保持坚持体力活动的动力往往是一种挑战。建议将"让运动计划变得有趣"作为一种促进个体投入和坚持体力活动的策略。一项创新项目的研究结果显示,将有趣的模拟笑声融入中等强度的肌力增强、平衡和伸展运动计划(LaughActive)中,可以明显改善老年人的有氧耐力、心理健康和运动动力。超过 96% 的参与者认为,笑声是对他们传统运动计划的一种受欢迎的补充(Greene et al.,2017)。舞蹈是另一种提高身体素质、改善认知功能,以及促进社交的愉快活动。在最近的一项研究中,人们将舞蹈与耐力训练进行了对比(Rehfeld et al.,2017),发现舞蹈可以改善反应时间和工作记忆,且只有舞蹈能改善姿势和平衡。

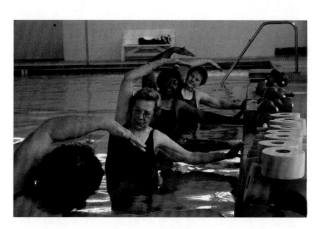

**水上运动。** 水上项目对有活动和关节问题的老年人有益,可以改善血液循环,增强肌肉力量和耐力,促进社交,有利于放松

在老年人中,抗阻运动的坚持率高于有氧运动。骨关节炎等高患病率的关节疾病可能会阻碍使用关节的有氧运动的进行。椅子瑜伽是一种温和的瑜伽形式,个体可以坐在椅子上练习或站着用椅子作支撑,非常适合不能参加传统瑜伽或站立练习的患有骨关节炎的老年人(Park et al.,2017)(研究亮点知识链接)。无负重的肌力增强运动可以增强下肢骨关节炎患者的关节稳定性。游泳是一种低风险的有氧运动,且水上运动对患关节炎或其他活动受限的人特别有益。

---

### 🔲 研究亮点

一个由社会工作、护理和医疗人员组成的跨专业团队进行了一项研究,探究相比于健康教育计划(HEP),椅子瑜伽(Sit 'N' Fit Chair Yoga)对不能参加站立练习的患下肢骨关节炎的老年人的疼痛和身体功能的影响。椅子瑜伽计划专为因虚弱、疲劳或害怕跌倒而无法参加站立瑜伽或其他运动的老年人设计,课程包括呼吸、集中、放松、伸展和弯曲全身的瑜伽姿势,冥想和专注于内心的平静。

该研究是一项针对 106 名社区老年人的双臂随机对照试验,参与者每周参加 2 次椅子瑜伽或 HEP,每次 45 分钟,持续 8 周,在基线、干预第 4 周、干预第 8 周、干预后 1 个月和干预后 3 个月,测量疼痛、疼痛干扰、平衡、步态速度、疲劳和功能能力。结果显示,8 周的椅子瑜伽与疼痛、疼痛干扰、疲劳以及步态速度的改善有关,但只有疼痛干扰的效果在干预后 3 个月仍存在。椅子瑜伽可能是一种非常有前途的非药物干预方法,可以改善无法参加定期运动的老年人的身体功能。

资料来源:Park J,McCaffrey R,Newman D et al.:A pilot randomizedcontrolled trial of the effects of chair yoga on pain and physicalfunction among community-dwelling older adults with lower extremityarthritis,*JAGS* 65:592-597,2017.

有丰富的资源提供了说明、提示、图片、视频和个人健身的故事。美国国家健康、体力活动和残疾中心(National Center on Health,Physical Activity and Disability)(知识链接 18.2)为行动不便的人调整运动提供了许多建议。知识链接 18.5

## 体力活动/运动参与

- 开始一项运动前做适当的检查。
- 评估功能能力并讨论运动如何增强功能。
- 提供运动益处的信息,强调短期好处,如睡眠更好、提高行走能力、减少跌倒风险。
- 澄清与运动相关的误解(疲劳、受伤)。
- 评估运动障碍,并提供克服的建议。
- 提供一份"运动处方",详细说明运动类型以及如何运动。
- 与个体一起设定具体的、可实现的,且符合自己感知需求、健康、认知能力、文化、性别和兴趣的短期和长期目标。
- 鼓励个体通过写日记来记录经验和进步。
- 提供运动类型的选择,并制订计划,使其可以在家或其他地方进行。
- 考虑社区健身资源,如基督教青年会、在商场步行。
- 以小组为基础的活动和与朋友一起运动可能会更成功。
- 尽量让活动有趣(如听着最喜欢的音乐散步,与朋友一起进行活动)。
- 讨论潜在的运动副作用和不适的症状。
- 提供可能需要医疗的安全提示(知识链接18.6)。
- 分享你自己和老年人的运动计划的益处(知识链接18.2)。
- 提供持续支持并跟踪进展;专家、家人和同伴的支持是鼓励个体持续参与的一个重要因素。
- 对于久坐不动的人,从低强度体力活动开始。
- 短时间(少于10分钟)开始低强度活动,包括热身和主动拉伸。
- 从低强度到中等强度运动的发展有利于获得最大益处,但活动水平的改变应循序渐进。
- 强调热身和放松的重要性。
- 鼓励穿合适的鞋子。
- 进行至少10分钟的日常活动,如除草、园艺,可以增强耐力。

## 运动安全

- 运动时穿着舒适宽松的衣服和合适的鞋子。
- 热身:进行低到中等强度的热身运动5~10分钟。
- 运动前、中、后喝水。
- 户外运动时,评估周围的安全:交通、路面状况、天气和陌生人。
- 穿能吸汗又能除汗的布料制成的衣服。
- 不要穿橡胶或塑料套装,因为这些材质可以留住汗水,使身体过热。
- 户外运动时涂抹防晒霜。

出现以下情况请立即停止运动:
- 胸部、颈部、肩部或手臂有疼痛或压力。
- 感到头晕或恶心。
- 突然出一身冷汗。
- 肌肉痉挛。
- 关节、足、足踝或腿剧烈疼痛(不仅仅是疼痛)。
- 呼吸困难。慢下来;你应能在运动的时候说话而不会喘不过气来。

不应做运动的时刻:
- 餐后2小时内避免剧烈运动(绕着街区散散步就可以)。
- 发热或病毒感染并伴有肌肉疼痛。
- 收缩压大于200mmHg,舒张压大于100mmHg。
- 静息心率超过120次/min。
- 用于运动的关节,如膝盖或足踝发红、发热、疼痛。
- 骨质疏松症患者一定要避免脊柱或腰部弯曲的伸展运动和剧烈、快速的运动。
- 关节剧烈疼痛或肿胀时,停止运动。持续的不适感应经常评估。
- 出现未经医疗保健人员诊断的新的症状时,如胸部、腹部或关节疼痛;臂、腿或关节肿胀;休息时呼吸困难;或有心慌、心悸的感觉。

提供了有用的提示,护士可以使用这些提示来鼓励个体进行体力活动。知识链接 18.6 介绍了安全预防措施。

许多老年生活社区和专业护理机构(SNF)会为居民提供健身器材。"银色运动鞋"项目(the Silver Sneakers program)是美国最主要的针对活跃的社区老年人的锻炼项目,是一些医疗保险优势计划的会员福利。当地社区中心经常为老年人提供锻炼项目。美国的许多健身房已经为 65 岁以上的老年人降低了入会费用。有些健身房中有教练专门从事老年人锻炼教学。护士可以在社区中共享资源,鼓励社区为体力活动提供方便、可负担的选择。

### 特别注意事项

身体非常衰弱的老年人,包括不能行走、患有认知障碍、居住在辅助生活设施(ALF)或专业护理机构中的人都能从体力活动中获益,事实上,这些人可能在功能和生活质量方面获益最大(知识链接 18.7)。养老机构的居民应每周参加 2~3 次运动(Morley,2016)。他们有许多具有创造性和令人愉快的想法,以加强体育活动,如使用下肢自行车设备、原地行走、抛球、伸展运动、使用阻力带(Chen et al.,2016)、进行小组运动(Kocic et al.,2018)和做椅子瑜伽。

---

**知识链接 18.7　运动对长期照护的积极效果**

- 减少疲劳
- 提高步行速度
- 改善功能
- 减少住院
- 提高移动能力
- 减少跌倒
- 增强认知
- 减少激越
- 减少烦躁
- 增强睡眠
- 减少睡眠呼吸暂停
- 提高生活质量

资料来源:Morley J:High-quality exercise programs are an essentialcomponent of nursing home care,*JAMDA* 17:373-375, 2016.

---

体力活动计划的人群中通常不包括认知障碍患者。但研究结果表明,参加运动的有认知障碍老年人可能会改善力量、耐力、情绪、行为、认知功能以及日常生活活动能力。对认知障碍患者成功的运动干预要素包括个体化、照护者参与、力量训练、单成分运动和愉悦活动(Forbes et al.,2015;Rodriguez-Larrad et al.,2017;Schwenk et al.,2014)。虽然还需要进一步的研究来了解对每种类型的痴呆患者有益的运动水平和强度,但运动应是照护计划的一部分(知识链接 18.2)。

### 在照护场所中保持功能

尽管医院的重点是急性疾病管理,但功能状态,特别是老年人的功能状态受到越来越多的关注。在老年人中,住院与总体重、肌肉和脂肪含量的显著减少有关,85 岁以上的患者住院期间功能下降最严重。功能下降可能在几天内发生,也可能在入院前开始,并在出院后继续,具体取决于个人的病情和合并症(Gray-Miceli,2017)。卧床休息、活动受限/行动不便,以及工作人员倾向于进行日常生活照护而不是鼓励自我照护,都会导致功能下降。一般来说,老年住院患者至少有 83% 的时间是在床上度过的,并且仅进行 2.4 分钟的中等强度活动(Resnick et al.,2016a)。

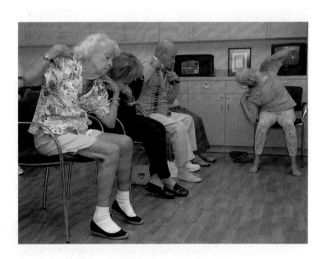

瑜伽。95 岁的 Vera Paley 负责瑜伽课程

有证据表明,护士没有尽全力使住院的老年患者进行活动。护士需要提高对老年住院患者活动需求的认识并提升相关知识水平,老年人也需要增加对住院期间活动重要性的认识(Dermody and

Kovach, 2017)。结构化运动、渐进式抗阻训练以及与康复相协调的步行计划等可以减少住院期间的功能下降。早期活动以防止功能下降的益处还包括降低住院费用、减少谵妄天数和增加功能独立性(Fraser et al., 2015)。

## 以功能为中心的照护

以功能为中心的照护(function-focused care, FFC)是一种全面、系统的方法,优先考虑功能的维持和恢复。以功能为中心的照护,鼓励护士评估老年人在功能和体力活动方面的潜在能力,并将其纳入所有护理活动中(知识链接 18.8)。以功能为中心的照护可用于多种护理环境,以保持和改善老年人的功能。护理研究者 Barbara Resnick 和她的同事进行了大量的研究,评估以功能为中心的照护在医院、辅助生活设施或专业护理机构中的老年人功能和体力活动方面的使用情况(Gray-Miceli, 2017; Resnick et al. 2016a, 2016b)。以家庭和功能为中心的照护融合了一个关注于提高住院期间和出院后功能的家庭照护者的教育赋权模式,可以减少 30 天再入院率,降低谵妄程度,改善日常生活能力,减缓行走能力下降速度,增加照护者准备度且减少焦虑(Boltz et al., 2015)。知识链接 18.2 包括了以功

能为中心的照护的信息。

### 知识链接 18.8　最佳实践建议

**急症护理中以功能为中心的照护**

- 要求或鼓励老年人自己在床上活动,给其充足的时间,而不是直接帮助他活动。
- 一步步地告诉老年人如何在床上活动,如"将右手放在床栏上,将自己推到左侧"。
- 要求或鼓励老年人等待转移,而不是自己转移或自助使用电梯设备(辅助设备的使用取决于活动能力和认知状态)。
- 一步步地给出提示,并示范如何安全转移,如"将双脚稳稳地放在地板上,滑到椅子边缘"。
- 要求或鼓励老年人步行或独立推动轮椅,并给其时间去完成这项活动,而不是代替老年人做。
- 一步步地给出提示,并示范,如"左脚向前移动;现在移动右脚"。
- 协助或鼓励老年人使用辅助设备;提供使用说明并确保设备可用和合适。

## 主要概念

- 在衰老过程中,很少有比体力活动对健康影响更大的因素。
- 体力活动可以增强健康、改善功能状况,同时还可以减少慢性病的数量和功能受限的程度。这些疾病和功能限制通常被认为是衰老的一部分。
- 尽管大量证据表明体力活动对保持和改善身体机能有好处,但老年人的体力活动水平仍然很低,且在过去十年中没有改善。
- 老年人健康评估的组成部分包括功能和活动能力,运动咨询应作为评估的一部分。
- 身体非常衰弱的老年人,包括不能行走、患有认知障碍、居住在辅助生活设施或专业护理机构中的人都能从体力活动中获益,事实上,这些人可能在功能和生活质量方面获益最大。

## 护理研究:运动和活动

Tom,今年 75 岁,一年前失去妻子 Ella 后,每天大部分时间都感到情绪低落和疲惫不堪。他 70 岁从房屋承包商的工作上退休后,大部分时间都和妻子在一起,他们已经结婚 50 年了。现在,他有时似乎整天都坐在电视机前,却不记得自己看了什么。这对夫妇的许多朋友都搬走了,除了住在离他家大约 45 分钟路程的女儿,他很少再见到任何人,他这样生活已经快一年了,这已经成了他的日常。在女儿的建议下,Tom 主动去了当地的老年人中心,他几乎每天都去那里吃午饭。有一次,他被问到是否愿意和护理专业的学生一起参加老年学课程,他同意了。在该学生的评估

过程中,她发现他有久坐不动的生活习惯,并告诉他如此下去的后果,同时指出该中心每天10:00—12:00 都有健身课,因为他除了周末每天都来吃午饭,所以去参加健身课可能是一件可行的事情。Tom 对他的护理学生说:"这不是我真正感兴趣的事情,但我会试试看。"虽然他没有说,但也很担心,因为自己经常吃完午饭后就感到虚弱和无精打采。当 Tom 去上第一节课时,他发现有基本的运动,也有为期 6 个月规律的高级运动。几周后,他发现自己很享受这项运动带来的社交,而不是这项运动本身。经过将近一年的定期运动,Tom 开始和老年人中心的一些人一起打高尔夫球,他还参加了一个舞会。

在护理研究的基础上,使用以下程序制订护理计划 [a]:
- 列出 Tom 提供的主观资料。
- 列出能够提供客观资料的信息。
- 从这些资料中,使用公认的格式,使用公认的格式确定并说明你认为的对 Tom 来说目前两个最重要的护理诊断。列出你从资料中发现的 Tom 的两个优点。
- 确定并说明每个诊断的结局标准。这些标准必须反映护理诊断中确定的问题得到了一定程度的缓解,并且必须以具体和可衡量的术语进行陈述。
- 为每个护理诊断列出计划并陈述一项或多项干预措施。提供用于确定适当干预措施来源的具体文件。结合 Tom 现有的优点,至少计划实施一次干预。
- 评估干预措施的有效性。干预措施必须与设定的结局标准直接相关,以衡量是否取得了相应的效果。

注: [a] 表示建议学生参考护理诊断相关书籍,并确定可能或潜在的问题。

## 关键思考问题和措施

1. 在以上的护理研究中,Tom 在妻子去世后养成的生活方式中有哪些因素对他的健康造成了危害?

2. 列出 10 个你会问 Tom 的问题,以获得影响他活动水平的相关因素,并讨论每个因素背后的理由。

3. 列出一些他的护理学生可能使用过的常用的激励 Tom 的方法。

4. 描述 Tom 的初始活动水平,并讨论当活动水平增加时他可能出现的症状。

## 研究问题

1. 什么活动和运动方式对老年人保持活动能力最有效?

2. 什么因素可以增加社区老年人对运动计划的依从性?

3. 团体运动的好处是什么?

4. 机构中哪些因素会导致老年人不运动?

5. 在长期照护机构中,有哪些创造性的运动方法?

6. 对于认知障碍的患者,运动计划的设计有何不同?

(胡慧秀 译)

## 参考文献

Boltz M, Chippendale T, Resnick B, Galvin JE: Testing family-centered, function-focused care in hospitalized persons with dementia, *Neurodegener Dis Manag* 5(3):203–215, 2015.

Brach JS, Perera S, Gilmore S, et al: Effectiveness of a timing and coordination group exercise program to improve mobility in community-dwelling older adults: a randomized clinical trial, *JAMA Intern Med* 177(10):1437–1444, 2017.

Centers for Disease Control and Prevention: *How much physical activity do older adults need?* 2015. https://www.cdc.gov/physicalactivity/basics/adults/index.htm. Accessed

February 2018.

Chen KM, Li CH, Huang HT, Cheng YY: Feasible modalities and long-term effects of elastic band exercises in nursing home older adults in wheelchairs: a cluster randomized controlled trial, *Int J Nurs* Stud 55:4–14, 2016.

Ding K, Tarumi T, Zhu DC, et al: Cardiorespiratory fitness and white matter neuronal fiber integrity in mild cognitive impairment, *J Alzheimers Dis* 61(2):729–739, 2018.

Dermody G, Kovach CR: Nurses' experience with and perception of barriers to promoting mobility in hospitalized older adults: a descriptive study, *J Gerontol Nurs* 43(11):22–29, 2017.

Dougherty RJ, Schultz SA, Kirby TK, et al: Moderate physical activity is associated with cerebral glucose metabolism in adults at risk for Alzheimer's disease, *J Alzheimers Dis* 58(4): 1089–1097, 2017.

Dunlop DD, Song J, Lee J, et al: Physical activity minimum threshold predicting improved function in adults with lower-extremity symptoms, *Arthritis Care Res (Hoboken)* 69(4):475–483, 2017.

Forbes D, Forbes SC, Blake CM, Thiessen EJ, Forbes S: Exercise programs for people with dementia, *Cochrane Database Syst Rev* (4):CD006489, 2015.

Fraser D, Spiva L, Forman W, Hallen C: Original research: implementation of an early mobility program in an ICU, *Am J Nurs* 115(12):49–58, 2015.

Geraedts HA, Zijlstra W, Zhang W, et al: A home-based exercise program driven by tablet application and mobility monitoring for frail older adults: feasibility and practical implications, *Prev Chronic Dis* 14:E12, 2017.

Gray-Miceli D: Impaired mobility and functional decline in older adults: evidence to facilitate a practice change, *Nurs Clin North Am* 52:469–487, 2017.

Greene CM, Morgan JC, Traywick LS, Mingo CA: Evaluation of a laughter-based exercise program on health and self-efficacy for exercise, *Gerontologist* 57(6):1051–1061, 2017.

Jefferis BJ, Parsons TJ, Sartini C, et al: Objectively measured physical activity, sedentary behavior and all-cause mortality in older men: does volume of activity matter more than pattern of accumulation? *Br J Sports Med* 2018 Feb 12. [Epub ahead of print] doi:10.1136/bjsports-2017-098733.

Kocic M, Stojanovic Z, Nikolic D, et al: The effectiveness of group Otago exercise program on physical function in nursing home residents older than 65 years: a randomized controlled trial,

*Arch Gerontol Geriatr* 75:112–118, 2018.

Komatsu H, Yagasaki K, Saito Y, Oguma Y: Regular group exercise contributes to balanced health in older adults in Japan: a qualitative study, *BMC Geriatr* 17:190, 2017.

Lee PG, Jackson EA, Richardson CR: Exercise prescription in older adults, *Am Fam Physician* 95(7):425–432, 2017.

Marmeleira J, Galhardas L, Raimundo A: Exercise merging physical and cognitive stimulation improves physical fitness and cognitive functioning in older nursing home residents: a pilot study, *Geriatr Nurs* 39:303–309, 2018.

McCaffrey R, Park J, Newman D: Chair yoga: feasibility and sustainability study with older community-dwelling adults with osteoarthritis, *Holist Nurs Pract* 31(3):148–157, 2017.

Morley JE: High-quality exercise programs are an essential component of nursing home care, *J Am Med Dir Assoc* 17:373–375, 2016.

Park J, McCaffrey R, Newman D, Liehr P, Ouslander JG: A pilot randomized controlled trial of the effects of chair yoga on pain and physical function among community-dwelling older adults with lower extremity osteoarthritis, *J Am Geriatr Soc* 65:592–597, 2017.

Rehfeld K, Müller P, Aye N, et al: Dancing or fitness sport? The effects of two training programs on hippocampal plasticity and balance abilities in healthy seniors, *Front Hum Neurosci* 11:305, 2017.

Resnick B, Wells C, Galik E, et al: Feasibility and efficacy of function-focused care for orthopedic trauma patients, *J Trauma Nurs* 23(3): 144–155, 2016a.

Resnick B, Galik E, Vigne E, Carew AP: Dissemination and implementation of function focused care for assisted living, *Health Educ Behav* 43(3):296–304, 2016b.

Rodriguez-Larrad A, Arrieta H, Rezola C, et al: Effectiveness of a multicomponent exercise program in the attenuation of frailty in long-term nursing home residents: study protocol for a randomized clinical controlled trial, *BMC Geriatr* 17:60, 2017.

Schwenk M, Dutzi I, Englert S, et al: An intensive exercise program improves motor performance in patients with dementia: translational model of geriatric rehabilitation, *J Alzheimers Dis* 39(3):487–498, 2014.

Taylor D: Physical activity is medicine for older adults, *Postgrad Med J* 90:26–32, 2014.

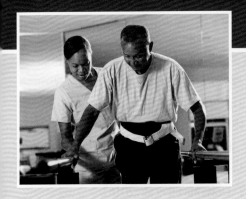

# 跌倒和降低跌倒的风险

*Theris A. Touhy*

> 需要有人帮我洗澡、穿衣服,把我从椅子搬到床上,这种感受是我生命中最难以忍受的事。尽管我一向可以独自面对各种糟糕的情况,但不知怎么的,要适应自己再也不能走路这类事情不能等同于"糟糕的情况"。这种感受是持久的,我失去了我最为珍贵的自理能力。我出生在独立日! 想到这些事,我不禁悲伤起来。
>
> *22 岁的学生 Holiday*

> 不得不让家人来照顾,我讨厌这种感觉。我是一个军人,每次走路时我都以行军前进的方式,或者仅仅是以军姿站立,我都感到光荣。我从来没有想过有一天我会需要别人帮助才能走路。
>
> *78 岁的老年人 Jerry*

## 学习目标

学完本章后,读者将能够:

1. 讨论活动能力受损对整体功能和生活质量的影响。
2. 了解造成活动能力受损的危险因素。
3. 了解跌倒的风险因素。
4. 描述评估步态和行走稳定性的方法。
5. 列举降低跌倒风险的干预措施。
6. 描述约束的影响,并列举其他替代约束的措施。
7. 为有跌倒风险的老年人制订护理计划。

本章重点介绍了最大限度维持活动能力的重要性;评估步态、活动能力和跌倒的风险因素;降低跌倒风险的干预措施;提供替代约束的护理;以及在活动能力受损时实施有效的干预措施。

## 活动和衰老

活动能力是个体所具有的在微观世界和宏观世界中移动的能力,包括在床上翻身、从躺到坐、从坐到站、行走、使用辅助设备或乘坐交通工具等能力。对婴儿来说,活动是学习与周围环境互动的主要方式。在人的一生中,活动一直都是个体接触、感觉、探索、娱乐和控制的一种重要手段。对老年人来说,维持尊严、生活自理、社会交往和活动都是重要的需求,而这些需求的满足都依赖于活动能力。活动能力与健康状况、生活质量和健康老龄化密切相关(Freedman et al.,2017)。

活动能力和活动敏捷度与肌肉力量、灵活性、姿势稳定性、震动感觉、认知和对稳定性的感知密切相关。衰老会导致肌肉和关节发生变化(第26章)。定期进行体育锻炼,保持良好健康习惯的人肌肉和关节的变化可能更小(第18章)。产前和产后肌肉纤维的发育,以及青春期的肌肉生长也可能对骨骼肌的老化产生重要影响。

步态和行动障碍并非衰老的必然结果,但往往是慢性病、过去或最近的创伤造成的。活动能力受损是由多种疾病和多个器官系统受损共同引起的。对于一些老年人来说,骨质疏松症、帕金森病、脑卒中和关节炎都会明显影响运动和功能。感觉异常、偏瘫、神经传导障碍、骨折,足、膝盖和髋部疾病,呼吸系统疾病和其他慢性消耗性疾病都可能会限制个体的活动。随着年龄的增长,这些情况可能发生得更频繁,产生的影响也更严重。这些是许多老年人共性的问题,而且女性的发病率高于男性(第 21 章)。

人体机能下降时,出现的第一个表现往往是活动困难,所以可以从预防活动困难着手来预防身体机能的下降。活动障碍是肢体障碍的早期预测因子,它与跌倒、丧失独立性、抑郁、生活质量下降、住院和死亡等不良后果相关(Bergland et al.,2017)。大约 1/3 的非住院老年人有行走困难,需要在他人或辅助设备的帮助下才能行走。85 岁以上的老年人更容易出现这些情况(Federal Interagency Forum on Aging,2016)。疗养院的老年人中有活动障碍的比例甚至更高。维持老年人的活动能力和机能是老年护理实践的重要组成部分,也能有效预防跌倒、非必要的机能衰退和独立性的丧失。

## 跌倒

无论是否引起损伤,跌倒(falls)是指突发的、不自主的、非故意的体位改变,倒在地上或更低的平面上。跌倒是最重要的老年综合征之一,也是老年人发病和死亡的首要原因。跌倒是医疗机构中最常见的不良事件,也是老年人损伤相关的急诊就诊和死亡的主要原因。值得关注的是,与跌倒有关的急诊就诊率和住院率正在上升(de Vries et al.,2018;Phelan et al.,2017),大约有 1/3 的 65 岁以上老年人和一半 80 岁以上老年人每年会发生一次跌倒。在这些老年人中,跌倒大于一次的人数超过一半(Pirker and Katzenschlager,2017;Taylor-Piliae,2017)。因为跌倒造成损伤的人数也占将近一半,其中 10% 是重伤。3%~20% 的老年人在住院期间至少发生过一次跌倒(Quigley et al.,2016)疗养院中,

每年有 50%~75% 的老年人跌倒,是居住在社区的老年人的两倍,这些跌倒导致的并发症比其他情况的跌倒更严重(CDC,2017;Gray-Miceli et al.,2016)。约 50% 的老年人住院或入住疗养院的原因是跌倒损伤,如髋部骨折、上肢骨折、外伤和创伤性脑损伤(Jackson,2016;Taylor-Piliae et al.,2017)。据统计,2/3 的跌倒是可预防的(Gray-Miceli et al.,2016)。

跌倒是一个重要的公共卫生问题。全球范围内多个国家的研究表明,跌伤的发生率正在逐年上升,预计还会随着人口老龄化而加剧(Taylor-Piliae et al.,2017)(图 19.1)。跌倒是世界各地意外或非故意伤害死亡的第二大原因(知识链接 19.1)。《健康人民 2020》提出了若干预跌倒预防有关的目标(《健康人民 2020》知识链接)。

---

**知识链接 19.1    关于跌倒和跌倒相关问题的统计数据**

- 每年约 1/3 的老年人至少发生一次跌倒,但向医护人员提及跌倒情况的人数还不到总人数的 1/2。
- 与跌倒相关的死亡有一半以上发生在家中。
- 男性跌倒导致的死亡率比女性高 40%。
- 在老年人中,女性跌倒相关骨折的发生率是男性的两倍多。老年人髋部骨折中超过 95% 由跌倒引起。白人女性的髋部骨折率明显高于黑人女性。
- 跌倒是护理敏感指标之一。
- 跌倒造成的骨折、脱臼和挤压伤被认为是 10 种医院获得性问题(HAC)中的 1 种,且不在医疗保险承保范围内。
- 所有在疗养院发生的跌倒都被认为是警讯事件,必须报告给医疗保险和医疗补助服务中心(CMS)。

资料来源:Centers for Disease Control and Prevention: Important facts about falls,2017.

---

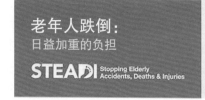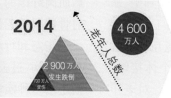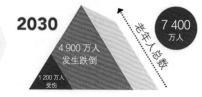

图 19.1  老年人跌倒:日益加重的负担

**健康人民 2020**

**跌倒,跌倒的预防,损伤**

- 降低老年人因跌倒而到急诊室就诊的比例。
- 降低致命和非致命损伤。
- 减少非致命损伤造成的住院治疗。
- 减少致命和非致命的创伤性脑损伤。

　　资料来源:U.S. Department of Health and Human Services, Office of Disease Prevention and Health Promotion:*Healthy People 2020*,2012.

**⚡ 安全警示**

　　护士质量和安全教育(the quality and safety education for nurses,QSEN)项目制定了护理质量和安全措施,并提出了在护理资格审查和研究生培养中要关注的知识、技能和态度目标。关于跌倒和降低跌倒风险的教育是 QSEN 项目中安全能力的一个重要考虑因素,主要是通过系统的有效性和个人的干预将对患者和照护者的伤害降至最低。安全有效的转移技术是安全措施的重要组成部分。

## 跌倒的后果

### 髋部骨折

　　老年人超过 95% 的髋部骨折(hip fractures)是由跌倒造成的,一般是侧身跌倒。髋部骨折的发病率和致死率很高。无论患者骨折前的身体状况如何,髋部骨折后恢复到之前水平的可能性都小于50%。85 岁以上且合并多种疾病或痴呆的老年人,恢复到良好状态的可能性都很低。老年人髋部骨折后 1 个月内死亡的比例约为 10%,30% 在 1 年内死亡,80% 在 8 年内死亡。这种高死亡率在骨折后的 10 年内都持续存在,并且男性的死亡率更高。白人女性骨质疏松症的发生率比黑人女性高,因此白人女性髋部骨折的发生率明显高于黑人女性(CDC,2017;Riemen and Hutchison,2016;Tang et al.,2017)。

### 创伤性脑损伤

　　因重大创伤入院的老年人约一半与创伤性脑损伤(traumatic brain injury,TBI)有关。创伤性脑损伤也是 75 岁以上的老年人住院和死亡的首要原因。年龄的增长会加重创伤性脑损伤的后果,即使是较轻微的头部损伤也可能造成严重的后果。创伤性脑损伤有"无声的流行病"之称(CDC,2016)。而跌倒是导致老年人创伤性脑损伤的主要原因。

　　增加老年人创伤性脑损伤发生风险的因素包括多种疾病共存、抗血小板和抗凝药物的使用,以及随着年龄增长大脑发生的变化。发生创伤性脑损伤前使用抗血小板和抗凝药物对头部创伤的影响最为严重,因为它会增加外伤性颅内出血、过早的功能障碍和死亡的风险(Nishijima et al.,2017)。随着年龄的增长,大脑的变化虽然在临床上并不显著,但增加了创伤性脑损伤,特别是硬膜下血肿的发生风险。因为硬脑膜与颅骨的粘连减少,脑桥静脉变得脆弱,蛛网膜下腔增加,大脑萎缩,从而在颅穹窿内为血液积累创造了更多的空间。跌倒是创伤性脑损伤的主要原因,老年人可能会因为一些看似不注意的动作而引起创伤性脑损伤,如急转弯或头部震动,有些患者甚至都想不起这些事故。创伤性脑损伤与早发痴呆和帕金森病的发生风险相关(Gardner et al.,2018;Schaffert et al.,2018)。

　　在中重度创伤性脑损伤的病例中,有些患者在受伤时或受伤后不久会出现明显的认知障碍和身体方面的后遗症,需要紧急救治。但是经历头部创伤的老年患者,症状往往更隐蔽,而且可能会在发生头部创伤后一段时间才出现症状。大脑老化也使硬膜下血肿进行性扩大的风险增加。在老年人中,创伤性脑损伤经常被漏诊或误诊。如果临床医生不了解老年患者平常的认知状态,经常会把创伤性脑损伤的表现当成是痴呆的迹象,这可能导致治疗不及时,从而造成预后不良(Hawley et al.,2017)。

　　如果在询问病史时,发现老年人发生过跌倒并撞到了头部,或经历了一些事件如头部突然扭曲,医护人员应该高度怀疑老年人是否有脑外伤。对于正在接受华法林治疗或其他抗凝和抗血小板治疗,且 CT 检查结果为阴性的有轻微头部损伤的老年人,建议连续观察 24 小时后再进行第二次 CT 检查。知识链接 19.2 列出了创伤性脑损伤的体征和症状。

## 知识链接 19.2 老年人创伤性脑损伤的症状和体征[a]

**轻度创伤性脑损伤的症状**

- 持续的轻度头痛
- 与平时相比,在记忆力、集中注意力、开展日常工作、决策和解决问题方面有更多困难
- 在思考、说话、行动或阅读方面变得迟钝
- 迷失或容易感到困惑
- 总是感觉疲惫,缺乏活力或积极性
- 睡眠方式改变(入睡困难、睡眠时间比平时长)
- 失去平衡,感到轻度头晕或眩晕
- 对声音、光线和干扰更加敏感
- 视物模糊或眼睛容易疲劳
- 丧失味觉或嗅觉
- 耳鸣
- 性欲的改变
- 情绪变化(为小事或无缘无故感到悲伤、焦虑、无精打采,或易怒)

**中重度创伤性脑损伤的症状**

- 剧烈头痛,且不断加重或持续不消失
- 反复呕吐或恶心
- 癫痫
- 无法从睡眠中醒来
- 单侧瞳孔或双侧瞳孔扩大
- 口齿不清
- 四肢残疾或四肢无力
- 协调性丧失
- 感到困惑、不安或烦躁

注:[a] 表示服用血液稀释剂的老年人如果头部受到撞击或打击,即使他们没有出现列出的任何症状,也应立即就医。

### 跌倒恐惧症

即使跌倒后没有受伤,也会影响老年人的自信心,导致体力活动减少、依赖性增加及畏惧社交。跌倒恐惧症(fallophobia)会限制人的生活空间(人活动的区域)。对跌倒的恐惧是整体功能下降的一个重要预测指标,也是再跌倒发生的一个危险因素。评估是否存在跌倒恐惧症是对老年人进行进一步评估和治疗极其重要的参考。医护人员也可能通过告诉他们的患者不要自己起身,或使用设备限制患者独立移动,从而加剧患者对跌倒的恐惧。这些都进一步降低了患者的活动能力、安全性和身体机能,也增加了跌倒发生的风险。与之相比,以功能为中心的照护(function-focused care,FFC)更为合适(第 18 章)。FFC 是护士评估老年人功能和身体活动潜在能力的一种方法,并将功能和身体活动整合到所有护理互动中,以促进老年人的独立性、自理能力、安全性和身体机能的发展。

护士应把评估老年人对跌倒的恐惧作为减少跌倒风险干预措施的一部分。倾听老年人诉说他们与跌倒有关的个人经历,以及跌倒对他们生活的影响是很重要的。通过与老年人协作,护士能更高效地制定个性化的干预措施来提高老年人的独立性、灵活性、安全性,并减少跌倒发生的风险。研究表明,老年人对跌倒的叙述对跌倒的预防很重要,但目前这方面的研究还很少。

## 跌倒的危险因素

老年人发生跌倒一般会造成严重的后果。跌倒是个体因素、行为因素以及环境因素共同作用的结果。急性疾病发作或慢性病恶化时发生跌倒的风险增高,所以跌倒可能预示着病情的变化(Taylor-Piliae et al.,2017)。新发谵妄是跌倒的常见原因之一(Morley,2017)。Deanna Gray-Miceli 和同事(2010,2016)通过对疗养院的研究,把跌倒分为 7 类(知识链接 19.3)。

### ⚡ 安全警示

跌倒史是一个重要的危险因素,有跌倒史的人发生再次跌倒的风险是过去一年中从未跌倒的人的 3 倍。反复发生跌倒往往源于同一潜在原因,但也可能预示着疾病的进展(如心力衰竭、帕金森病)或有新的急性问题(如感染、脱水)(Rubenstein and Dillard,2014;Taylor-Piliae et al.,2017)。

个体危险因素包括内在因素或外在因素(知识链接 19.4)。内在风险因素因人而异,与视力和听力的下降、步态不稳、认知损害、急慢性疾病和药物的影响等因素相关。外在风险因素与物理环境有关,包括缺乏与浴缸及厕所相关的辅助设备、床的

## 知识链接 19.3　跌倒的分类

- 由直立性低血压、失去平衡、晕厥等急性事件引起的跌倒
- 由慢性头晕或下肢无力等慢性事件引起的跌倒
- 药物所致的跌倒
- 环境、灾祸引起的跌倒
- 设备故障引起的跌倒
- 缺乏安全意识引起的跌倒
- 患者缺乏判断力引起的跌倒

资料来源：Gray-Miceli D，deCordova P，Crane G，Quigley P，Ratcliffe S：Nursing home registered nurses' and licensed practical nurses' knowledge of causes of falls，J Nurs Care Qual 31(2)：153-160，2016.

## 知识链接 19.4　常见的引起老年人跌倒的危险因素

### 内在危险因素

- 使用镇静药、乙醇、精神类药物、阿片类药物、利尿药、抗胆碱药、抗抑郁药、抗高血压药、抗凝血药、肠道准备药物
- 同时服用 4 种以上药物
- 有跌倒史，特别是骨折的经历
- 女性，80 岁以上
- 急性起病；近期有住院经历
- 认知障碍(谵妄、痴呆)
- 慢性疼痛
- 步态和平衡功能异常
- 平衡失调、头晕、晕厥
- 足部问题
- 抑郁、焦虑
- 视力或听力下降
- 走路时佩戴多焦眼镜
- 跌倒恐惧症
- 直立性低血压
- 餐后血压下降
- 睡眠障碍
- 自理能力有限；没有别人的帮助无法进行日常活动
- 不借助扶手就无法从椅子上站起来
- 行走缓慢
- 依赖轮椅

### 外在危险因素

- 尿失禁、尿急、夜尿症
- 近期搬迁，对新环境不熟悉
- 对移动和如厕需求反应不充分
- 辅助设备使用不当
- 安全扶手不充足或缺失，尤其是在浴室
- 家具设计不合理或摆放不稳
- 光滑或凹凸不平的表面
- 光滑的、高蜡地板
- 灯光支持不足(眩光、低瓦数灯泡、无夜灯)
- 杂乱的环境
- 鞋或服装不合适
- 无意中绊倒一个人的宠物
- 电线
- 松散的地毯
- 楼梯没有可承重的扶手
- 小块地毯
- 无法取到个人物品，无法使用呼叫铃或不会用呼叫铃
- 护栏限制

高度、地板状况、光线差、不合脚的鞋子和辅助设备的不当使用。

年轻的老年人和较健康的老年人因外在危险因素发生跌倒的频率更高。然而，随着年龄的增长和多种疾病的共存，内在危险因素导致的跌倒越来越普遍。随着危险因素的增多，发生跌倒的风险也增大。大多数的跌倒都是由内在危险因素和外在危险因素在某一时间点共同作用造成的(图 19.2)。居住在社区的老年人与长期接受护理的老年人发生跌倒的原因可能不同。当环境因素(室内和室外)与当前的健康状况同时出现问题，跌倒的发生风险可能增加。老年人在医疗机构发生的跌倒往往与个体的健康状况及其所处环境的变化相关(Kruschk and Butcher，2017)。医疗机构人员配备不足也是患者跌倒的发生风险增加的因素之一。例如，患者试图起身如厕或下床，因为没有人提供适当的帮助，所以可能会发生跌倒。认知障碍会影响安全意识，也会增加跌倒发生的风险。其他因素，包括生活中的压力事件，如疾病、事故，配偶/伴侣、亲戚或朋友的死亡，失去宠物、财务问题、搬家，或

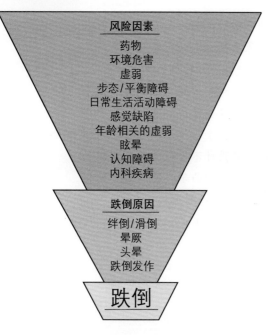

图 19.2　跌倒的多因素分析

放弃一项重要的爱好（Fink et al., 2014）都可能影响跌倒的发生风险。

## 步态异常

步态异常（gait disorder）的发生率从 60~69 岁人群的 10% 增加到 80 岁以上老年人的 60% 以上。步态异常可使跌倒的发生风险增加 3 倍。明显的步态异常通常不只是衰老引起的，更可能预示有潜在的病理状况。膝关节炎可能会导致韧带方面的问题，出现腿部无力或萎缩。糖尿病、痴呆、帕金森病、脑卒中、酒精中毒和维生素 B 缺乏可能会导致神经损伤，并产生步态问题（Pirker and Katzen-schlager, 2017）。步态畸形影响行走和平衡。跌倒评估需要包括使用工具进行评估，如起立-行走计时测试（Timed Up & Go, TUG）和 30 秒坐立测试（30-Second Chair Stand）（图 19.3 和图 19.4）。

评估

# 起立-行走计时测试

**目的：**评估行动能力。

**设备：**秒表一个。

**说明：**患者着平常穿的鞋，如果需要，可以使用助行器。首先让患者坐在标准的有扶手的椅子上，然后在离椅子3m的地面上画一条线。

患者 _____

日期 _____

时间 _____　□上午 □下午

**观察**

观察患者体位稳定性、步态、步幅和晃动情况。

① 指导患者：

当测试者发出"开始"指令后，患者应：
1. 从椅子上站起。
2. 按照平时走路的步态，走到画线处。
3. 转身。
4. 按照平时走路的步态走回椅子前。
5. 再次坐下。

> 注：
> 安全起见，测试期间请陪在患者身边。

② 听到"开始"指令即开始计时。

③ 患者坐下后停止计时。

④ 记录时间。

时间以秒为单位：_____

完成TUG超过12秒的老年人有发生跌倒的风险。

检查以下方面：

□ 试探性地放慢步伐；
□ 失去平衡；
□ 步幅变短；
□ 手臂摆动幅度变小或没有；
□ 靠在墙上；
□ 拖着脚走；
□ 整体转向；
□ 未用适宜的辅助设备。

这些现象是否是神经系统的问题导致的需要进一步评估。

你可以利用CDC's STEADI工具和资源进行筛查、评估和干预，以减少患者发生跌倒的风险。

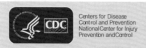
Centers for Disease Control and Prevention National Center for Injury Prevention and Control　　2017　　STEADI Stopping Elderly Accidents, Deaths & Injuries

图 19.3　起立-行走计时测试（TUG）

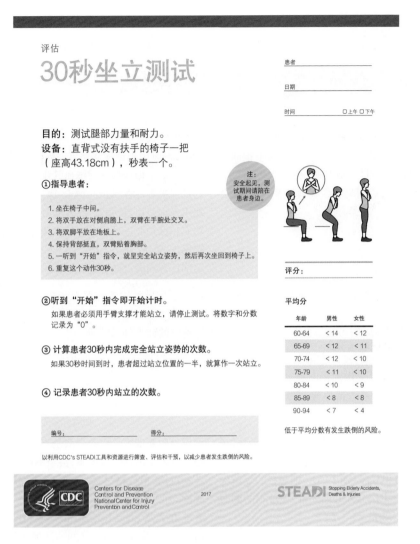

评估

# 30秒坐立测试

患者 _____

日期 _____

时间 _____ □上午 □下午

**目的:** 测试腿部力量和耐力。

**设备:** 直背式没有扶手的椅子一把
（座高43.18cm），秒表一个。

注:
安全起见，测试期间请陪在患者身边。

①**指导患者:**

1. 坐在椅子中间。
2. 将双手放在对侧肩膀上，双臂在手腕处交叉。
3. 将双脚平放在地板上。
4. 保持背部挺直，双臂贴着胸部。
5. 一听到"开始"指令，就呈完全站立姿势，然后再次坐回到椅子上。
6. 重复这个动作30秒。

②**听到"开始"指令即开始计时。**

如果患者必须用手臂支撑才能站立，请停止测试。将数字和分数记录为"0"。

③**计算患者30秒内完成完全站立姿势的次数。**

如果30秒时间到时，患者超过站立位置的一半，就算作一次站立。

④**记录患者30秒内站立的次数。**

编号: _____  得分: _____

以利用CDC's STEADI工具和资源进行筛查、评估和干预，以减少患者发生跌倒的风险。

评分:

平均分

| 年龄 | 男性 | 女性 |
|------|------|------|
| 60-64 | < 14 | < 12 |
| 65-69 | < 12 | < 11 |
| 70-74 | < 12 | < 10 |
| 75-79 | < 11 | < 10 |
| 80-84 | < 10 | < 9 |
| 85-89 | < 8 | < 8 |
| 90-94 | < 7 | < 4 |

低于平均分数有发生跌倒的风险。

Centers for Disease Control and Prevention National Center for Injury Prevention and Control    2017    STEADI Stopping Elderly Accidents, Deaths & Injuries

**图 19.4  30 秒坐立测试（STEADI）**

## 足部畸形

足部畸形（foot deformity）和穿着不合适的鞋子也会导致步态问题和增加跌倒的发生风险。足部护理在维持足部灵活性、舒适度和步态稳定中起着重要的作用，但经常被忽视。人们很少关注自己的足，直到足的功能已经影响了行走和移动，并最终导致独立活动能力的丧失。足部问题往往不容易被发现和处理，从而导致很大的功能障碍。老年人可能认为足部问题和足部疼痛是衰老的正常现象，而不是一种可治疗的疾病（Menz,2016）。

随着年龄的增长，长时间承受着全身压力的足部可能无法再继续适应这种压力，并且骨骼和软组织都会发生炎症。很多老年人存在足部问题，包括疼痛、指甲真菌感染、皮肤干燥、鸡眼和老茧、跗趾

滑囊炎、神经病变（图 19.5）。由于忽视了鸡眼、跗趾滑囊炎和过度生长的趾甲，一些老年人会在行走时出现不舒服的感觉，或根本无法行走。这些问题

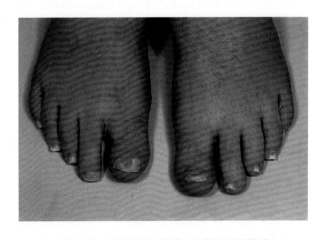

**图 19.5  甲床剥离、发黄、破碎和趾甲增厚**

还可能与衰老导致的脂肪缓冲能力和弹性的丧失、糖尿病、不合脚的鞋子、足弓支撑性差、长期从事负重活动、肥胖或足部重量分布不均有关。表 19.1 列出了常见的足部问题。

| 表 19.1  常见的足部问题 | |
| --- | --- |
| 足部问题 | 预防/治疗 |
| **鸡眼/老茧**:由于长时间的压力,通常是不合脚的太紧的鞋子导致皮肤变得紧实。鸡眼呈锥形,长在足趾关节顶部或足趾相对的表面之间。一旦形成鸡眼,会产生疼痛。除非摩擦和压力得到缓解,否则鸡眼会继续扩大,疼痛也会加剧。 | 非处方制剂可能会暂时去除周围组织,但可能会烧伤周围组织,不应用于糖尿病患者、神经功能障碍或循环不良的患者。对于糖尿病或周围血管疾病患者,足部护理应由具有足部护理专业知识的护士、医生或足科医生进行。不要使用剃须刀片、折叠刀,或者剪刀去鸡眼/老茧。<br>填充和保护此区域是最好的做法(椭圆形玉米垫、凝胶垫、鼹鼠皮、羊绒、在玉米垫中间开一个洞)。<br>足部日常润滑;合适的鞋子。 |
| **蹞趾滑囊炎**:蹞趾关节内侧或第五趾(小趾)外侧发生的骨性畸形。<br>因蹞趾和第二趾长期挤压所致;可能是遗传因素。 | 可以用皮质类固醇注射液和抗炎镇痛药治疗,也可进行手术。<br>穿适宜的鞋子(例如跑鞋)。 |
| **锤状趾**:由于肌肉不平衡和蹞趾趾向第二趾倾斜造成的压力而形成的呈爪状的长久弯曲的足趾;足趾收缩,使关节上方有突起。由鞋子不合适导致,常与蹞趾滑囊炎合并。 | 专业矫形器或专门的防护装置;不挤脚的鞋和/或手术干预。 |
| **真菌感染**:可影响足部皮肤(足癣)和趾甲。趾甲真菌病(灰指甲)是最常见的指甲疾病。甲板变性,颜色变为黄色或棕色,不透明,脆弱,趾甲变厚(图 19.5)。细粉状的真菌聚集在趾甲的中心,把趾甲层分开并向上推,使趾甲的侧面像内生的趾甲一样嵌入皮肤。 | 触碰足后要洗手。培养真菌是唯一的诊断方法;趾甲血液循环有限使治疗变得困难,甚至不可能被治愈。几种口服药物可用,但价格昂贵且疗效有限;对肝脏和心脏有潜在毒性。<br>光动力疗法(photodynamic therapy,PDT)可能会有所帮助。<br>对于足癣,要保持足趾之间的区域清洁和干燥,经常暴露在阳光和空气中。外用抗真菌粉是常用的治疗方法。<br>如果患者有糖尿病,血糖控制很重要。 |

足部健康状况和功能可以反映全身性疾病,是身体疾病的早期预警。趾甲或足部皮肤状况的改变,出现反复感染可能是严重健康问题的前兆。风湿性疾病,如各种形式的关节炎也会影响足部。痛风最常发生在蹞趾关节处,它是一种全身性疾病。糖尿病和周围血管疾病(PVD)通常会引起很快就危及生命的下肢问题(第 24 章)。

## 促进健康老龄化:对老年护理的启示

足部护理可以采取团队协作的形式,包括患者、护士、足科医生和初级保健提供者。患者的足部问题护理应旨在提供最佳的舒适度和功能、消除可能的机械刺激和降低感染的可能性。护士的重要职责是评估双足的功能,以了解双足的功能和患者的健康状况(知识链接 19.5)。在老年人中,剪趾甲困难是一个普遍的问题,因为它需要关节的灵活性、手的灵巧性和较好的视力,护士经常需要帮助老年患者剪趾甲。适当修剪趾甲很重要,而且有必要采取一些安全措施(图 19.6)。护士可以识别潜在的和实际发生的问题,如果足部发生任何变化,护士可根据需要转诊或求助初级保健提供者或足科医生。定期的足病治疗可以维持或改善老年人的足部健康。有证据表明,护理人员在处理足部问题方面缺乏信心,但提供健康教育对于促进其掌握足部护理知识和改进实践的有效性已经得到了证明(Menz,2016)(知识链接 19.6)。

**知识链接 19.5　最佳实践建议**

## 足部评估

**对行动能力的观察**

- 步态
- 使用辅助设备
- 鞋子类型以及磨损的方式

**既往史**

- 糖尿病神经病变
- 肌肉骨骼局限
- 周围血管疾病
- 视力问题
- 跌倒史
- 影响活动的疼痛

**双侧评估**

- 颜色
- 循环和温度
- 脉搏
- 结构异常
- 皮肤病变
- 下肢水肿
- 抓挠痕迹
- 擦伤和其他损伤
- 皮疹或过度干燥
- 趾甲状况和颜色

**知识链接 19.6　最佳实践建议**

## 足部护理

- 对所有糖尿病(DM)患者进行全面的年度足部检查,包括辨别溃疡和截肢的危险因素,检查患者对足部感觉的丧失程度,评估足部脉搏。
- 趾甲护理:通过沐浴使趾甲软化后再修剪,或在修剪前浸泡20~30分钟;剪直并与脚趾顶部齐平,边缘稍微锉平以去除锐度,但不能磨圆(图19.6)。
- 糖尿病足部护理只能由专业的足科医生或注册护士(RN)进行;糖尿病或周围血管疾病(PVD)患者不应在商业机构进行足疗。
- 内生趾甲是趾甲边缘刺穿皮肤的部分;可能的原因是灰指甲造成趾甲增厚,修剪不当,袜子或鞋子太紧对足趾形成压力。为了防止感染,内生趾甲应由足科医生治疗。在受影响的趾甲角塞入一小块棉花可以暂时缓解疼痛。

- 向专业人士咨询,找到适合自己的鞋子。鞋子应该覆盖、保护足部以及可以帮助患者稳定行走,并在最大程度上为足趾提供空间。随着年龄增长,足也随之变大,且通常一只足比另一只大。鞋子应该适合最大的足,且最好在下午购买鞋子,因为足在下午可能变得更大。尼龙搭扣对于那些手指不太灵活的人很有帮助。低跟高面足跟处封闭的鞋可减少发生跌倒的风险。运动鞋等橡胶底鞋,在行走时被绊倒的风险会增加,如果患者不习惯这类鞋,还会使行走时过度摆动,并影响平衡。
- 矫形鞋用于矫正某些足部问题。医疗保障方案B部分包括一双有治疗效果的鞋子和作为糖尿病患者耐用医疗设备(DME)的衬垫。

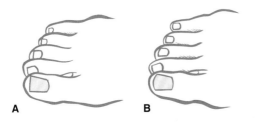

图 19.6　剪趾甲(A)正确方法;(B)错误方法

### 直立性低血压和餐后低血压

　　深度知觉、本体感觉和对姿势变化引起的异常血压下降是导致跌倒的重要因素(Finucane et al., 2017)。在临床上,明显的直立性低血压(orthostatic hypotension, OH)常见于体弱的老年人,据报道,在疗养院的老年人中发生率高达50%。

晕厥引起的跌倒大约占跌倒的1/3,这在阿尔茨海默病患者中的比例更高,因此需要监测直立性低血压和餐后低血压(postprandial hypotension, PPH)(Morley,2017)。直立性低血压是可以治疗的,监测直立性低血压对预防跌倒具有重要的临床意义。然而,对于平衡丧失或眩晕的生理基础仍然存在疑问,这可能是可以治疗的。Deanna Gray-Miceli博士是著名的护理研究员和跌倒方面的专家。她正在进行一项创新性研究,这项研究通过识别模式的变化,主动监测OH,以防止发生再次跌倒。

Gray-Miceli博士在研究亮点知识链接中描述了她的研究。

OH被认为是从躺或坐到站的体位改变使收缩压降低20mmHg(或以上)和/或舒张压降低10mmHg(或以上)。在日常护理实践中,护士往往忽视或未准确评估OH,因此需要在护理教育和实践中纳入这项技能(知识链接19.7)。然而,对于测量血压的时间和体位,临床专家提出的建议差异很大,需要进一步进行研究(Lipsitz,2017)。知识链接19.8展示了在疗养院中护理有OH患者的方案。

## 研究亮点

### 有跌倒症状的老年人:促进科学和护理改善的构想

老年人如果有站不稳或站立时头晕等相关症状,就预示着有发生跌倒的风险。为了防止这些老年人发生跌倒,护士应该站在他们身边,手挽手帮助他们或指导他们在进行进一步的评估前先坐下。虽然基于证据的干预仍然是安全移动的最佳做法,但人们对平衡丧失或头晕的治疗仍存在疑问。例如,老年人失去平衡与站不稳[1]或站立时血压下降[2]有关吗?未对老年人在发生这些问题时进行集中的评估,因此这些问题仍然没有答案。人力不足、专业的老年护理专家短缺[3]、日常环境下监测这些症状发生的技术有限,导致错失了预防跌倒和改善提供适当卫生保健的机会。

持续监测老年人的活动和平衡性,可以帮助专业护士和照护者了解关于丧失平衡或头晕症状的细节,特别是在60%以上的老年人发生反复跌倒的长期照护环境中。从坐到站的过程中,LOB经常发生,通常是血压下降导致的。为了预防这种情况的发生,需要在老年人中建立一个与平衡相关的生理数据库。

我们的项目评估了老年人在进行典型活动时的身体生物力学和血压,如从坐到站以及行走。使用可穿戴惯性传感器[惯性测量单元(IMU)]将动态和运动学参数作为平衡指标进行登记。登记过的老年人在从坐到站的过程中,在身体的几个部位佩戴这些小型便携式IMU传感器以测量并记录他们的血压。在老年人做这些身体动作时,生物力学工程师检查血压和生物力学之间的关系。

LOB可能是可逆的,但干预过程复杂,尚未广泛应用,部分原因是患者可能有认知障碍,因此关于症状的沟通变得困难。力板平衡机操作起来很笨重,而且不能完全经医疗保险报销。正是由于居住在跌倒发生率最高的长期护理机构中的老年人群,认知障碍和记忆丧失的发生率很高,所以及早检测即将发生或恶化的平衡障碍因素至关重要。如果开发了一个精简的系统来大规模地量化平衡性,就有可能通过识别模式的变化来积极预防跌倒的复发。

### 参考文献

1. Gray-Miceli D: Part I. Falls in the environment: faulty footwear or footing? Interdisciplinary case-based perspectives. *Ann Long-Term Care* 18(4):32-36, 2010.

2. Gray-Miceli D, Ratcliffe, SJ, Liu, S et al.: Orthostatic hypotension in elderly nursing home residents who fall:are they dizzy? *Clin Nurs Res* 21(1): 64-78,2012.

3. Mion LC:Care provision for older adults: who will provide?Online *J Issues Nurs* 8(2):4,2003. www.nursingworld.org/MainMenuCategories/ANAMarketplace/ANAPeriodicals/OJIN/TableofContents/Volume82003/No2May2003/Care ProvisionforOlderAdults.aspx. Accessed May 2018.

**知识链接 19.7　测量立位血压**

- 直立性低血压在早上更常见,因此应该在早上测量。
- 让患者躺5分钟。
- 测量双臂的血压和脉搏。在体位改变后,测量血压较高的手臂。
- 让患者站立(根据需要使用安全措施)。如果无法站立,可以双足下垂坐着测量血压。
- 站立后立即测血压,并询问是否头晕。
- 站立3分钟后重复测量血压和脉搏,并询问是否头晕。
- 血压下降≥20mmHg或舒张压≥10mmHg,或感到眩晕、头晕,或失去平衡是不正常的。

资料来源:Momeyer M:Orthostatic hypotension in older adults with dementia,*J Gerontol Nurs* 40(6):22-29,2014.

**知识链接 19.8　最佳实践建议**

**疗养院直立性低血压患者的护理**

- 始终将床头抬高30°。
- 避免快速变换姿势,尤其在早晨。下床时,让患者缓慢坐起,并把双足放在床的一侧晃荡几分钟。辅助其达到站立姿势后,扶着患者维持几分钟后再让其行走。
- 白天穿弹力袜(高度到膝盖或大腿)。早上起床前穿上;晚上脱去。
- 让患者饭后坐20分钟。
- 患者将早上的体育活动推迟到下午或晚上。
- 鼓励患者在任何形式的运动后坐着。
- 如厕后避免快速站立。
- 鼓励患者摄入充足的水分。
- 鼓励患者在站立前将双足向后屈几次。
- 鼓励患者坐的时候使双腿交叉和不交叉交替进行。
- 如果患者存在直立性低血压(OH),应协助其行走。
- 教给患者/患者家属有关直立性低血压的知识。

资料来源:Momeyer M:Orthostatic hypotension in older adults with dementia,*J Gerontol Nurs* 40(6):22-29,2014.

PPH 与晕厥和跌倒的发生风险增加有关。PPH 发生在摄入碳水化合物后,可能与一种血管舒张肽的释放有关,但研究表明,需要对 PPH 的流行病学和病理生理学进行研究。PPH 通常是无症状的,因此可能被忽视。神经系统疾病和糖尿病患者出现 PPH 的频率较高。生活方式的干预,如饭前增加饮水量或少食多餐很重要,但还需要进一步研究。有危险因素的老年人应该注意不要从坐着或仰卧的姿势突然站起来,尤其在吃完饭后。在跌倒后应进行 OH 的评估,尤其当跌倒发生在餐后时(Krbot Skoric et al.,2017)。

### 认知障碍

研究证明,确诊为痴呆后一年,老年人发生跌倒的比例达 60%~80%。即使是轻度痴呆,跌倒的发生风险也会增加两倍(Peach et al.,2017)。认知在步态控制中起着至关重要的作用,而有认知障碍的患者的步态模式可能会发生改变。其他因素,如药物(神经抑制剂)、视力、功能障碍、跌倒史、洞察力、记忆和行为,都使该人群发生跌倒的危险因素变得复杂。关于认知障碍患者跌倒预防方案的研究很少,据报道,认知和物理干预相结合可以改善轻度认知障碍患者的平衡能力、功能性活动和行走速度。要确定降低不同阶段痴呆患者的跌倒风险的方案还需要进一步研究(Lach et al.,2017)。跌倒风险评估应包括更具体的认知风险因素,应更频繁地对有跌倒风险的患者进行认知功能评估(Booth et al.,2015,2016)。

### 视力和听力

视力和听力损伤与跌倒有关,应对老年人的视力和听力损伤进行评估,并尽可能恢复其视力和听力(第11章和第12章)。视敏度差、对比觉降低、视野缩小、白内障,以及使用非缩瞳类抗青光眼药物都与跌倒有关。对于视力或听力问题以及跌倒和骨折的干预研究很少(Gopinath et al.,2016;Gupta et al.,2017)。

### 药物

药物的副作用可能会导致跌倒风险的增加,如嗜睡、精神错乱、平衡问题、尿失禁和站立时血压突然下降。这些药物包括抗抑郁药、抗高血压药、利尿药、部分镇痛药、镇静催眠药和精神类药物。精神类药物和跌倒之间的关系已经很明确（Chen et al., 2017; de Vries et al., 2018）。抗抑郁药的使用还与老年人髋部骨折的风险增加相关（Torvinen-Kiiskinen et al., 2017）。

关于心血管药物可能增加跌倒风险的研究目前还有争议，需要进一步研究。在一项系统荟萃分析中（de Vries et al., 2018），利尿药和洋地黄与跌倒风险的增加相关。开具心血管药物时，对患者进行从小剂量开始，逐渐增加剂量，监测反应，进行跌倒预防的健康教育是很重要的。

药物审查是一种基于证据的减少老年人跌倒的策略。关注药物应该成为公共卫生教育工作的一个重点，并对各种情况下的跌倒进行预防（Phelan et al., 2017）。包括非处方药（OTC）和草药在内的所有药物都应该接受审核。增加新药前应进行跌倒风险评估（Musich et al., 2017）。应慎重考虑精神类药物处方，从低剂量开始，并密切监测。健康宣教是预防因药物导致跌倒的一个重要干预措施（第28章）。第9章讨论了老年药理学，第29章将讨论相关药物的使用以及老年痴呆患者可能发生的行为症状。

## 促进健康老龄化：对老年护理的启示

### 筛查和评估

美国老年医学会/英国老年医学会的《临床实践指南：预防老年人跌倒》（*Clinical Practice Guideline: Prevention of Falls in Older Persons*）（2010）建议跌倒风险评估应该成为老年人初级卫生保健的一部分。应该询问所有的老年人他们在过去一年的跌倒史，他们是否在行走或平衡方面有困难。此外，对于没有跌倒史的老年人也要询问，包括是否出现跌倒风险，因为这可能会为预防跌倒提供重要信息。老年人可能会因为担心失去独立性而不愿意谈及跌倒的情况，因此护士在引导其谈论跌倒情况的过程中必须适当做出判断，并有同理心，使患者相信可以通过一些方式增加安全性，同时护士要帮助患者保有独立性。

评估的强度因目标人群而异：

- 对于低风险的老年人，至少每年评估一次，询问跌倒发生的情况以及当时的情形。
- 对于有单次跌倒史的老年人，应用简单的观察试验（图19.3和图19.4）对其行动障碍和不稳定性进行评估。
- 对于高危人群（过去一年中发生多次跌倒、步态和/或平衡异常、因跌倒接受过治疗或生活在疗养院的老年人），应更全面详尽地进行评估。
- 全面的跌倒评估包括以下部分：跌倒史、病史、完整的体格检查（包括视力和听力）、药物审查（包括乙醇及其他药物）、功能评估、认知评估、步态、平衡、行动能力、肌肉力量、疼痛评估、心率和心律、直立性低血压、足部和鞋子、自制力评估、抑郁筛查、心血管评估、皮肤评估、睡眠评估、营养评估（Kruschke, 2017）（第7章）（图19.7）。

### 医院或长期照护机构中跌倒的筛查和评估

医院的急性期患者或长期照护机构中的患者都应该在入院时、身体状况发生变化时，以及住院期间定期进行初级跌倒评估。评估是一个持续的过程，包括全面和连续的评估以减少跌倒的风险。一个跨专业的团队（医生或执业护士、风险管理人员、理疗师、作业治疗师及其他指定医生、工作人员）共同参与预防方案的制定，并在对患者评估的基础上建立方案。护士能提供患者全天24小时和每周7天在活动、能力和需求方面的健康教育，帮助团队实施最适合患者的干预措施并评估效果。

### 跌倒风险评估工具

在评估过程中可以提出以下关键问题，这些问题能提醒临床医生注意跌倒的风险以及进一步随访的必要性：①你在过去一年中跌倒过吗？②你站立或行走时是否有站不稳的感觉？③你担心自己会跌倒吗？提醒临床医生有必要对骨质疏松症、活动障碍或抗凝治疗等危险因素进行进一步的评估。患者自我评估筛查工具可在STEADI（制止老年人事故、死亡和伤害，即Stopping Elderly Accidents, Deaths, and Injuries）项目（CDC, 2017）（知识链接19.9）中找到。

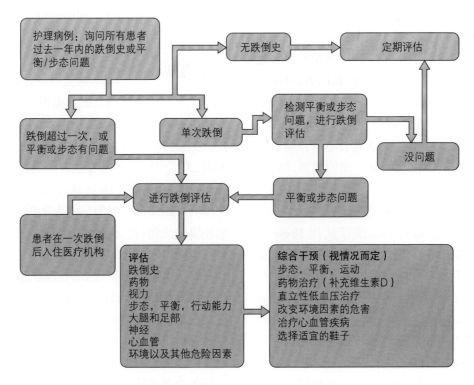

图 19.7　美国老年医学会跌倒评估与预防

---

**知识链接 19.9　最佳实践资源**

- 卫生保健研究和质量局（Agency for Healthcare Research and Quality, AHRQ）：预防医院跌倒：促进护理质量的工具包
- 美国老年医学会/英国老年医学会（American Geriatrics Society/British Geriatrics Society）：预防老年人跌倒的临床实践指南
- 美国护士协会（American Nurses Association）：患者的安全处理和活动：跨学科的专业国际标准
- 美国疾病预防控制中心（Centers for Disease Control and Prevention, CDC）：STEADI（制止老年人事故、死亡和伤害）：为患者和服务人员提供教育材料，进行安全检查，预防老年人跌倒/坠床检查表，护理学校的安全患者处理（课程材料）
- 在线老年照护（Gericareonline）：你的跌倒故事
- HELP 项目（Hospital Elder Life）
- 哈特福德老年护理研究所（Hartford Institute for Geriatric Nursing, consultgeri.org）：预防跌倒：评估、诊断、干预策略、Hendrich Ⅱ跌倒风

险模型、痴呆老年患者住院期间避免约束，痴呆系列
- 临床系统改进研究所（Institute for Clinical Systems Improvement）：医疗照护方案：跌倒预防（急性护理）
- 美国疗养院质量改善活动（National Nursing Home Quality Improvement Campaign）：事实：身体约束
- 美国国家老龄化委员会（National Council on Aging）：美国国家跌倒预防资源中心
- GROW 项目：让居民脱离轮椅的束缚
- TMF 卫生质量研究所（TMF Health Quality Institute）：居民：单侧床档使用评估
- 联合委员会（the Joint Commission）：预防跌倒的有针对性的解决方案的工具（Targeted Solutions Tool, TST）：提供深入支持，帮助医院做好跌倒/坠床预防工作
- 美国退伍军人事务部患者安全中心（Veterans Affairs National Center for Patient Safety）：跌倒工具包

跌倒预防干预措施包括跌倒风险评估,使用的辅助设备器械必须安全,护士及照护人员要掌握使用的方法。通常这些工作并没有针对老年人个性化的问题,由于缺乏对个体的了解和评估,可能识别不出准确全面的风险因素。准确的跌倒风险评估可以预防跌倒。确定可预防和不可预防的因素,预防可预防的因素,并帮助患者弥补不可预防的因素是很重要的。这些信息能从全面的跌倒风险评估中获得。需要进一步研究开发有效又可靠的工具来区分各种环境下的跌倒风险水平。

美国国家患者安全中心推荐使用 Morse 跌倒评估量表,但这个量表在长期照护机构中不适用。经验证,躯体功能评估(Tinetti,1986)是一个有效的工具。哈特福德老年护理基金会(Hartford Foundation for Geriatric Nursing)(知识链接 19.9)推荐的 Hendrich Ⅱ 跌倒风险模型(Hendrich et al.,2003)还包括一项改良的起立行走测试。该工具经过专业护理和康复人员验证,便于门诊使用。在专业护理机构中,最小数据集(MDS 3.0)包括了有关跌倒和髋部骨折史的信息和对过渡期和行走的评估(从坐到站,行走,转身,如厕,离开厕所,在床、椅子或轮椅之间移动)(第 7 章)。

## 跌倒后评估

跌倒后评估(post fall assessment,PFA)是医疗机构跌倒预防方案的一部分。确定跌倒的潜在原因和风险因素是很重要的,PFA 是一种批判性地评估每一次跌倒的方法。PFA 的目的是识别患者的临床状态,验证和治疗损伤,尽可能识别跌倒的潜在原因,并辅助实施个性化的降低风险的干预措施。对跌倒原因分析不完整可能会导致跌倒重复发生。如果患者不能告诉你跌倒时的情形,应从工作人员或目击者那里寻找可用的信息。标准的“事件报告”表格没有提供足够的 PFA 信息。

对于 PFA,建议在跌倒后尽快进行分析(行动回顾)。各级工作人员和患者都应该参与跌倒事件的讨论,主要包括发生了什么、怎么发生的、为什么会发生、如何避免再次发生,以及后续计划。PFA 要处理的其他部分见知识链接 19.10。美国退伍军人事务部患者安全中心提供了关于跌倒评估、降低跌倒风险、政策和流程的综合信息,并包括跌倒后处理指南。对于在医院或专业护理机构外发生的跌倒,患者可以填写“你的跌倒故事”(知识链接 19.9),以提供 PFA 信息。

## 干预措施

护士在预防跌倒方面起着重要作用,但预防跌倒是所有照护老年人的卫生保健提供者共同的责任。在多种护理环境中,针对导致跌倒的多种危险因素,采用多因素和跨专业方法的跌倒预防方案是最有效的(Gray-Miceli et al.,2017;Isaranuwatchai et al.,2017;Jackson,2017)。该方案的重点可能会根据环境的变化(社区、医院、家庭、长期照护机构)而有所不同(Kruschke,2017)。

在从医院回归到家庭的过渡期间,让老年人参与预防跌倒的健康教育尤为重要。过渡性护理项目应根据跌倒风险和预防措施量身定制。但是,最近的一项研究称,“尽管那些可靠的患者和卫生保健提供者资源可以获得,但这些资源并没有常规用于预防老年人跌倒”(Shuman et al.,2019)。居家不外出或半居家的老年人也是有跌倒风险的人群,他们比不在家里居住的老年人发生跌倒的可能性高50%。平衡障碍是预测老年人跌倒的最有力的指标,其次是行走困难。当护士在家中照顾老年人时,评估风险因素非常重要,以便制定个性化的跌倒预防方案(Zhao et al.,2018)。

选择最合适的干预措施以减少跌倒的风险,取决于在不同的时间间隔进行适当的评估,取决于个人状况的变化,以及根据个人的认知功能、语言和健康认知能力量身定制的干预措施。医疗保健提供者需要为个体制定个性化的干预措施,并进一步研究以确定最适合特定人群的干预措施的类型、频率和时机。大多数关于降低跌倒风险干预措施的研究都是针对居住在社区的老年人,有必要对急性和长期照护机构中预防跌倒的有效干预措施进行更多的研究。CDC 的 STEADI 项目为医疗保健提供者和老年人免费提供了关于跌倒评估和预防的优质材料(知识链接 19.9)。

### 在医院和长期照护机构中降低跌倒风险的最佳实践

在医院和长期照护机构中,降低跌倒风险的方案应满足组织的需求,并与患者的需求和工作人员的实际情况相匹配。据报道,包括员工教育方案

---

**知识链接 19.10　跌倒后评估建议**

**按照指示启动应急措施**

**病史**

- 患者或目击者对跌倒的描述
- 患者对跌倒原因的看法
- 跌倒情况(绊倒或滑倒)
- 跌倒时患者的活动
- 合并症情况,如脑卒中史、帕金森病、骨质疏松症、癫痫、感觉缺陷、关节异常、抑郁、心脏病
- 药物审查
- 相关症状,如胸痛、心悸、头晕、眩晕、失去平衡、晕倒、虚弱、意识模糊、尿失禁或呼吸困难
- 跌倒的时间和地点
- 有急性病

**体格检查**

- 生命体征:体位性血压变化,发热或体温过低
- 头部和颈部:视力障碍,听力障碍,眼球震颤,杂音
- 心脏:心律失常或瓣膜功能障碍
- 神经学体征:精神状态变化,局灶性缺陷,周围神经病变,肌无力,僵直或震颤,平衡障碍
- 肌肉骨骼体征:关节炎,活动度(range of motion, ROM),足病畸形或足部问题,肿胀,发红或擦伤,活动产生疼痛,下肢萎缩和外旋

**功能评估**

- 功能性步态和平衡:观察患者从椅子上站起、行走、转动和坐下
- 平衡测试,行动能力,使用辅助设备或人员辅助,移动范围,约束具的使用,假体设备
- 日常活动能力:洗澡、穿衣、转移、如厕

**环境评估**

- 人员配置模式,运送方式危险,呼叫铃反应迟缓
- 设备故障
- 床和椅上的警示铃的使用
- 呼叫铃方便使用
- 轮椅、床固定
- 充分监督
- 杂乱,过道不清晰
- 昏暗的灯光
- 眩光
- 不平坦的地板
- 湿滑的地板
- 座位安装不合适
- 不合适的鞋子
- 不合适的眼镜

---

在内的系统质量改进方法降低了医院和疗养院患者跌倒的发生率(Dykes et al.,2017;Gray-Miceli et al.,2016,2017;Quigley et al.,2016)。

　　预防跌倒方案的建议见知识链接 19.11。

　　在急性护理环境下,有一些可以借鉴的、有效的预防跌倒的方案,包括老年急性护理单元(Acute Care of the Elderly units,ACE)、护士改善医疗系统老年人护理(Nurses Improving Care for Health system Elders, NICHE)和老年护理资源(Geriatric Resource Nurse, GRN)模式。医院老年人生活计划(the Hospital Elder Life Program,HELP)是医院预防跌倒的另一项珍贵资源(第 2 章)。疗养院的创新计划包括"访问天使"和"社区访问小组"。在"访问天使"计划中,当跌倒风险开始上升时,提醒居民,"天使"会在傍晚和晚上探访认知障碍居民,并与他们交谈。"社区

---

**知识链接 19.11　减少跌倒风险干预措施的建议**

- 使患者适应家庭环境或创造安全的环境
- 停药或尽量减少精神类药物
- 停药或尽量减少其他药物
- 谵妄的监测和预防
- 直立性低血压的管理
- 自控项目,如提示患者排尿
- 足部问题的管理和更换合适的鞋子
- 锻炼,特别是平衡性、力量和步态的训练
- 员工和患者教育

资料来源:American Geriatrics Society/British Geriatrics Society:*2010 AGS/ BGS clinical practice guideline:Prevention of falls in older persons*,*Summary of recommendations*,2010.

访问小组"包括夜间工作人员在早上回顾夜间发生的跌倒或事件。最佳干预措施尚未确定,知识链接 19.12 中列出了建议。

---

### 知识链接 19.12　住院患者护理中预防跌倒的系统干预措施

- 护士陪护
- 咨询执业高级护士
- 宣教(对患者和家属都要进行摔伤风险的宣教)
- 舒适护理和安全查房
- 跌倒后安全姿势
- 减少创伤和防护性的干预措施(有严重损伤风险因素,如骨质疏松症、使用抗凝血剂、头部受伤史或跌倒的患者,自动将其置于高风险坠落预防措施和干预措施中,以降低严重损伤的风险;集束化措施可能包括诸如床旁地板上的床垫、高度可调节的床、使用头盔、保护臀部、舒适和安全轮等干预措施)
- 跨专业的团队

---

### 减少社区跌倒风险的最佳实践

组队和以家庭为基础的锻炼项目和家庭安全干预,降低了社区老年人的跌倒率和跌倒风险。视力筛查、减少药物治疗、心血管系统晕厥的评估和直立性低血压、提供髋部护具和其他辅助设备,以及进行跌倒和预防跌倒教育也与降低跌倒风险有关(Taylor-Pilae et al.,2017)。已有研究表明,居家太极拳(tai chi chuan,TCC)比传统的下肢训练更能减少社区老人跌倒和提高其身体素质(Hwang et al.,2016;Li et al.,2016)。

### 环境改善

社区老年人在日常活动中发生跌倒的可能性更高,特别是在移动或体位改变时(从坐到站,使用浴缸或淋浴,下楼)发生频率最高。单纯改善环境对减少跌倒的影响并不明显,但其作为综合计划的一部分,有利于降低跌倒的风险。家庭安全评估和家庭改造干预措施能有效减少跌倒的发生率,特别是对跌倒风险高和有视力障碍的老年人。然而,在初级保健中并没有常规进行家庭安全评估(Phelan

et al.,2016)。最近,一项针对社区老年人的调查发现,约有一半的人表示从未见过家庭安全清单,而这个清单本应该是老年人易于获取、方便使用的工具(Lack and Noimontree,2018)。作为 STEADI 项目的一部分,CDC 提供了一份全面的家庭跌倒预防检查表,供老年人和临床医生使用(知识链接 19.9)。

在机构中,应定期评估患者的护理环境,以减少可能导致跌倒的外部因素并及时修正。在医院中,患者在病床或轮椅之间转移时发生跌倒的比例达到 50%~70%;发生在浴室中的比例达到 10%~20%(Quigley et al.,2016)。患者应该能使用卫生间的扶手或其他辅助设备,或为其在床边提供便盆,平常协助患者如厕,以及提示其排尿等方案(第 16 章)。双刚性地板包含一层可压缩材料,可以在发生跌倒时提供缓冲力,在疗养院中使用这种双刚性地板可以减少骨折的发生率(Morley,2017)。重要的安全检查区域见知识链接 19.13。

---

### 知识链接 19.13　环境安全检查

- 检查室外场地和室内地板,是否有溢出物、潮湿区域和不平坦处
- 走廊、门口过道整洁,无杂物和设备
- 光线充足,有夜灯
- 桌面、家具和床坚固,有损坏及时维修
- 浴室里安装有扶手和防滑装置,或垫子摆放位置合适(厕所和浴室)
- 鞋子合脚,方便取用
- 适应性辅助设备可用,能正常使用,能及时维修
- 床挡在转移患者或支撑患者时不会向下塌陷
- 带轮病床固定良好
- 患者的长袍和衣服不会绊倒人
- 如使用了静脉输液架,在移动患者的过程中,静脉输液架固定,导管不会绊倒人

---

### 辅助设备

综合干预还包括使用辅助设备,研究证明,其对降低跌倒风险有益。可使用许多针对特定条件的设备。物理治疗师可以提供关于使用辅助设备的培训,护士要监督患者正确使用辅助设

备。这些设备使用不当会增加跌倒的风险（知识链接19.14）。英国的疗养院已经实施了关于使用助步器来预防跌倒的方案。Pimp My Zimmer 运动（"zimmer"是助步器在英国的名称）由一家疗养院的工作人员发起。疗养院的老年人，尤其是患有痴呆的老年人，会因为忘记使用助步器或拿错别人的助步器（不适合他们的身高）而发生跌倒。在当地工作人员的帮助下，他们装饰了自己的助步器——越漂亮越好。除了让生活更有趣，这种干预也减少了跌倒的发生。在一家疗养院，志愿者会来疗养院帮助老年人装饰助步器。

### 知识链接 19.14　最佳实践建议

#### 辅助设备的使用

手杖的使用

- 在你迈步前，确保手杖牢固接触地面，且不要放得太远。把所有的重量放在健全的腿上，然后移动手杖，受伤的腿往前移动一段距离，以自己没有感觉不舒服为佳。用手杖和受伤的腿支撑你的重量，健全的腿向前跨。
- 穿低跟、防滑的鞋子。最好穿患者习惯的鞋子，并应考虑使用合适的矫正鞋。
- 在楼梯上使用手杖时，用健全的腿向上走，用受伤的腿向下走。抬起受伤的腿时，用手杖作为支撑。手杖触及台阶后，再上另一个新台阶。下楼梯时，将手杖放在下一个台阶上，先将受伤的腿向下移动，然后移动健全的腿。
- 必须把每个辅助设备调整到适合患者的高度；手杖的顶部应该与手腕弯折处高度一致。
- 选适合手掌大小和形状的手杖、手柄。
- 顶端平坦并有圆环的手杖是最安全的。因为手杖顶端经常被磨损，会造成安全隐患，所以应经常更换手杖顶端。

使用助步器

- 使用助步器时，要站直，用双手将助步器举起或转到自己前面一步的距离。身体稍微前倾，抓住助步器的扶手作支撑。受伤的腿先向前迈步，再带动健全的腿向前。
- 不要使用助步器上楼梯。

对于居住在社区的个体来说，医疗保险可以通过书面规定支付高达80%的辅助设备费用。新技术，如"智能手杖"或"语音手杖"可以评估步态和跌倒风险并向用户提供反馈，检测何时发生跌倒或何时跌倒的风险增加，以及其他正在研发的辅助技术，都能显著提高老年人的身体功能、安全性和独立性（Muchna et al.，2017）（第20章）。

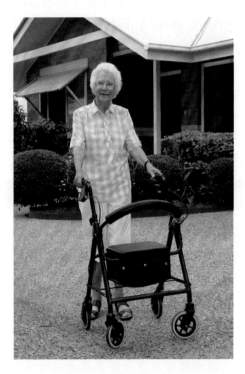

使用合适的辅助设备帮助行走，提高安全性

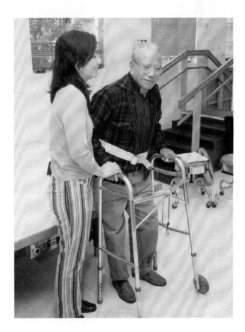

帮助患者走路的物理治疗师

## 患者转移安全

在医院和疗养院中,对医护人员和患者来说,搬动、转移患者是最常见的造成受伤的活动。由于患者的身材、体能、认知功能、协作水平和病情的变化,搬动患者遇到了很多挑战。以证据为基础的、保证患者安全转移的做法包括:①使用患者可掌控的辅助设备;②患者照护人体工程学评估手册;③尽量不抬高患者;④正确使用辅助设备方面的培训;⑤患者救援团队。辅助设备包括基于天花板和地板的辅助电梯、坐立辅助设备、行走辅助设备、电动床、电动淋浴椅和减少摩擦装置等(American Nurses Association,2013;Campo et al.,2013)。对患者进行评估以提高患者安全性的关键方面见知识链接 19.15。

### 知识链接 19.15　最佳实践建议

#### 患者安全的评估

- 患者提供帮助的能力
- 患者的承重能力
- 患者的上肢力量
- 患者配合和遵从指导的能力
- 患者的身高和体重
- 可能影响移动或重新安置患者的特殊情况,如腹部伤口、挛缩、压伤、有导管
- 与移动或重新安置患者有关的特定医嘱或物理治疗建议,如膝关节或髋关节置换预防措施

资料来源:Nelson A, Baptiste A: Evidence-based practices for safe patient handling and movement, Online *J Issues Nurs* 9 (3), 2004.

## 轮椅

对于某些患者以及有一定程度行动障碍的人来说,轮椅是必要的辅助工具,但疗养院有过度使用轮椅的情况,据统计,疗养院每天坐轮椅的老年人多达 80%。通常,护理人员没有评估他们是否需要治疗和采用恢复性行走方案,以改善活动能力和身体功能。不适合患者状况的轮椅会导致压伤、皮肤撕裂、擦伤和神经压迫,并引起跌倒。重要的是,专业人员应评估轮椅是否合适,提供正确使用的培

训,并评估老年人是否有更合适的移动和座椅装置以及行走计划。有许多新的辅助设备可以取代轮椅,例如带轮子和座椅的小型步行机。

所有的疗养院都需要实施促进行走和改善功能的计划。对于虚弱、身体状况不佳、认知受损的老年人来说,近距离的散步和每天 4 次重复椅子站立可以改善他们的行走能力和耐力。如果患者在没有帮助的情况下不能行走,应该让其坐在舒适的椅子上,并经常调整位置,轮椅只能用作交通工具。电动踏板车可能也适合一些老年人,但必须对他们进行安全使用指导。在一家退伍军人事务医疗中心,理疗师开设了驾驶课程,讲授如何安全使用这些设备。

GROW 倡议(让老年人摆脱轮椅)(知识链接 19.9)是由健康专业人员发起的反对疗养院过度使用轮椅的方案。该倡议提倡尽可能少地使用轮椅,坐普通的椅子和更多地行走。

## 骨质疏松症的治疗及维生素 D 的补充

实践指南建议,患有骨质疏松症的老年人可以补充钙和维生素 D 以防止骨折。但关于钙、维生素 D,或钙和维生素 D 补充剂与骨折风险之间的关系,未有定论。一项综述分析报告称,钙、钙加维生素 D 和维生素 D 补充剂与社区老年人髋部、非椎体、椎体或总骨折发生率的关系较低,没有显著相关性。有证据表明,这些补充剂可以降低住院患者的骨折风险,因为他们行动能力差,很少晒太阳,饮食不合理。然而,研究结果并没有证明社区老年人应该日常服用这些营养补充剂(Zhao et al.,2017)(第 26 章)。

## 髋部护具

可以考虑使用髋部护具来预防高危人群的髋部骨折。一些证据表明,有髋部骨折风险的人群使用髋部护具能起到保护作用,但需要进一步的研究来确定其有效性(Quigley et al.,2016)。服帖性与便捷性和患者如厕时是否可以方便穿脱是关注的重点,可以在这些方面进行改进。

## 报警器/行动传感器/工作人员观察

报警器,无论是个人发出的还是椅子/床发出的,通常可以用于降低跌倒风险的干预。报警器旨

在发出早期预警,没有研究证实它们在预防跌倒方面的有效性。使用报警器可能会增加患者的焦虑,尤其是有认知障碍的患者。无声报警器、视觉或听觉监控系统、行动检测器和工作人员观察可能更有效。对于有过一次跌倒经历的老年人,连续视频监控已被证明为一种可以显著减少其跌倒发生率和受伤可能性的有效干预措施。病房内安装行动传感器是一种预防和监测跌倒的可行的、经济的、不引人注目的解决方案(Potter et al.,2017;Rantz et al.,2015;Sand-Jecklin et al.,2016)。预防跌倒最有效的方法之一是每隔1~2小时查房,以评估患者的需求(Jackson,2016)。使用传感坐垫花费高,而且并不能有效防止跌倒。

## 约束和床档

### 定义和历史

身体约束(physical restraint)是指以任何手动方式、物理或机械装置、材料或设备,来固定或降低患者手臂、腿、身体或头部自由活动的能力。约束装置包括背心、皮带、手套、床挡、老人椅和其他设备。化学约束(chemical restraint)是指使用一种非标准治疗或剂量的药物,来控制患者行为或行动自由。约束装置,尤其是床挡,一直以来都被用于"保护"患者,以及确保患者和工作人员的安全性。最初,约束装置是用于控制精神病患者对自己或他人做出危险行为(Evans and Strumpf,1989)。

近30年来,Lois Evans、Neville Strumpf和Elizabeth Capezuti等人的研究表明,身体约束的做法无效且有害。大约30年前,疗养院改革立法有效解决了长期照护机构中使用身体约束的问题,从而大大减少了疗养院对身体约束的使用。身体约束的使用是疗养院医疗保险和医疗补助服务中心(CMS)公开报告的关键质量指标的一部分,也是护理的敏感指标。在过去的15~20年中,联合委员会和CMS一直很关注在医院患者的护理中减少身体约束的策略,但其使用仍然令人担忧,特别是在重症监护病房(ICU)。

### 约束的后果

为防止受伤而进行的身体约束不能预防患者跌倒、走动,也不能减少患者输液治疗或使用其他医疗设备。事实上,身体约束反而可能导致许多问题,并可能造成重伤和死亡,以及心理和生理上的问题。身体约束与死亡率升高、跌倒损伤、院内感染、尿失禁、痉挛、压伤、躁动和抑郁有关。虽然使用约束装置可能会预防跌倒,但约束不能预防跌倒造成的重伤,甚至可能增加受伤和死亡的风险。患者会试图解除约束或在被约束时试图下床,因此在这些情况下患者受伤的可能性明显增高。

使用约束装置是造成老年人身体和心理痛苦的一个重要原因,可能会使老年人的情绪激动,甚至导致抑郁症。老年人会认为床挡是一个障碍,而不是提醒自己需要请求协助转移。而且,对于一些老年人来说,特别是有创伤史的老年人(比如战争、强奸或家庭暴力引起的创伤),床挡可能会引起恐惧和焦虑,甚至让患者有被监禁或关在笼子里的感觉(知识链接19.16)。

---

**知识链接 19.16 约束**

"我感觉自己像条狗,我整晚都在哭。被绑的经历给我带来了很大的伤害。我觉得自己是个可怜虫。每次谈到这我的泪水就禁不住地往外流。医院是连监狱都不如的地狱。"

"我记不起我做过什么坏事,但他们给我吃的那些药片可能已经让我精神错乱了。我平时精神很好,我也很善良和听话。但是护士还是用绷带绑住了我的手腕和脚踝。那种感觉糟透了,我又难受又恐惧。来看望我的朋友看到我那样,觉得我失去了什么。我失去了作为人的尊严。我很尴尬,像一个因为做坏事而被扔到角落里的孩子。我以前很受尊重……被绑在床上让我付出了很大的代价。我至今仍记得被绑起来时那种难以忍受的痛苦和屈辱的感觉。"

---

### 床档

人们不再认为床挡只是病床的附属品,而是当作约束的工具,所有与之相关的问题刚刚讨论过。床挡现在被定义为:当一个人不能自己下床时,用来阻碍他自动下床的约束性装置。约束性床挡的使用被定义为:两个全长或四个半长凸起的侧栏。如果患者使用一半长度或 1/4 长度的侧栏协助上下床，则不认为是约束。可以认为，合理使用床挡是帮助患者在床上运动和上下床的一种方式（Morse et al.，2015）。病床的床挡已经重新设计过，不再是困住患者的物体，但过时的设计和不正确的组装仍然让人担忧。CMS 要求疗养院对老年人进行个性化的评估，提供替代方案，或者明确证明设置约束性床档的必要性。

## 无约束护理

目前，虽然仍处于向无约束护理过渡的进程中，尤其是在急性护理环境下，但无约束护理已成为所有卫生保健机构的执业标准和优质护理的指标。在医疗机构，身体约束主要应用于 ICU，尤其是佩戴有医疗设备的患者和谵妄患者。在 ICU 里，更可能使用身体约束的原因是，护士担心有创导管和机械通气使用频率升高导致导管脱位。然而，身体约束并不能有效预防非计划性气管拔管，反而使其风险增加了 3 倍（Hall et al.，2018）。日常评估医疗器械（静脉导管、鼻胃管、气管导管）的必要性，以及这些导管是否被安全有效地固定很重要（知识链接 19.17）。美国老年医学会（American Geriatrics Society）和美国内科医学会（American Board of Internal Medicine）均建议，不应使用身体约束来管理住院谵妄患者的行为症状（American Geriatrics Society，2014）。需要对 ICU 患者进行进一步研究，以确定管理谵妄患者的最佳策略（第 29 章）。

在降低跌倒风险和无约束护理中，实施最佳护理实践是一个复杂的临床决策过程，需要对生理和心理共同干预，了解约束的替代方案，跨学科的团队合作，还有对医疗机构的义务进行识别、评估和干预。护理人员需要改变的观念是纠正与身体限制应用和替代品使用相关的误解（Hall et al.，2017）。咨询专业执业护士是护理人员对患者实施替代约束最有效的方式。知识链接 19.18 列出了高级执业护士咨询研究的重点领域。本章中许多有关安全及减少跌倒风险的建议，可用于营造安全及无约束的环境。减少跌倒风险和替代约束的策略见知识链接 19.19。

---

**知识链接 19.17    最佳实践建议**

### 对导管、线路和其他医疗设备的处理

- 第一个问题："必须使用这个设备吗？"尽快移除它。
- 关于设备的前期宣教：使患者了解导管可能会有效减少其对设备的焦虑。
- 使用引导式的提问和反问来帮助患者理解用的是什么设备以及为什么使用它。
- 提供舒适的口腔和鼻腔护理，固定导管，做好局部麻醉部位的护理。
- 只有当患者需要加强出量监测或有梗阻时，才使用留置导管。
- 权衡约束和治疗的风险和益处：可用的替代方案，如用生理盐水代替静脉导管，肌内注射药物，考虑间歇性静脉给药或皮下注射。
- 使用隐藏衣服或有弹性的袖子、临时的空气夹板（作业治疗时可能有用）和皮肤袖以防止静脉导管脱位。
- 用手套代替手腕限制；使用卷带而不是背心束带。
- 使用分散注意力的活动围裙（拉拉链——解拉链、穿线练习、刻度盘和旋钮）、忙碌盒、治疗活动工具包、旋转（活动）套筒。
- 将线路隐藏在不显眼的地方；将输液袋挂在患者视线后方，让患者穿长袖或带袖口的双层手术服来防止其出现在患者视线内。
- 鼻胃（nasogastric，NG）管：必要时更换经皮内镜胃造瘘（percutaneous endoscopic gastrostomy，PEG）管，但需要进行综合言语及吞咽评估。如果使用 NG 管，使用尽可能小的管腔，使刺激最小化；考虑用封闭性绷带包扎。
- 用运动裤盖住 PEG 管或腹部切口和其他管路。
- 留置导尿管的男性：将耻骨上方的区域备皮，将导尿管固定到相应区域。不要将导尿管固定到大腿部位（因为会降低舒适度以及可能形成瘘）。将管路绕到腿部的后下方，可以放置在一个口袋里，患者需要穿上内裤和睡裤。
- 当和患者接触时需解除约束装置。
- 使用改良的软领保护气管切开伤口。

### 知识链接 19.18　高级执业护士咨询关于无约束护理预防跌倒干预措施的建议

- 弥补失忆(如改善行为,预测需求,提供视觉和身体提示)
- 改善行动障碍;减少受伤的可能性
- 评估遗尿症/尿失禁;减少睡眠障碍

- 在准确进行个性化评估的基础上,实施无约束或替代约束预防跌倒;实施个性化的干预措施
- 认真的药物审查

### 知识链接 19.19　最佳实践建议

**降低跌倒风险和约束替代方案**

**评估**
- 与跨学科团队合作;护士无法独自应对这些复杂的挑战。
- 进行跌倒风险筛查;步态、平衡和活动能力评估;进行综合评价。
- 根据危险因素和条件制定个性化的护理方案。
- 评估行走能力;加强行走锻炼的物理疗法计划。
- 检查直立性低血压。
- 使用行为日志来追踪患者什么时候起床,和/或什么时候看起来很焦虑。
- 评估谵妄/痴呆。
- 评估视力和听力。如果患者佩戴眼镜、助听器,或者义齿,确保其佩戴齐全。
- 评估尿失禁情况。
- 评估疼痛,确保疼痛得到控制。
- 让家属和所有员工参与降低跌倒风险的宣教和活动。
- 让工作人员了解跌倒风险,并认真评估患者跌倒的风险和制定降低跌倒风险的干预措施。
- 使用手环或门牌来指示患者有跌倒风险。
- 使用带有花纹的红色袜子来区分有跌倒风险的患者。

**病室内部**
- 评估患者上下床的能力并调整床的高度以提高安全性。
- 使用四面床垫。
- 在床的边缘做标记,例如床垫保险杠、卷毯或床单下的"游泳面"。
- 如果患者已婚,在床上配偶一侧放置枕头或垫子。

- 放柔软的地垫或在床边放置床垫,以防跌倒。
- 使用水床垫,使患者不易移动到床边。
- 去除床的脚轮。
- 清理地板上的杂物或多余的家具;确保地板不湿滑。
- 在床旁边的地板上放置防滑条;确保地板防滑。
- 将呼叫铃放在患者易于取到的地方,确保患者可以使用,可以把呼叫铃安装在患者衣服上或找到合适的呼叫装置。
- 如果患者是女性,在床上放一个钱包(空的或没有有害物品、重要文件或钱)。
- 确保所有个人物品都在患者易于取到的地方。
- 将行走辅助器具放在患者能够轻松取到的地方,并确保患者知道如何正确使用它们。
- 提供一个吊架或患者辅助手柄(转移杆),以提高床上活动能力。
- 如果条件允许,使患者尽可能地锻炼行走。如果患者在住院前可以行走,住院期间也应该尽量让患者行走活动。
- 经常进行床旁巡视,特别是夜间。
- 在交接班时要特别警惕跌倒的发生。
- 理解很少有人愿意整天都躺在床上;对于患者来说活动是非常必要的。
- 提供娱乐活动(包括目录、拼图、治疗活动工具包)。
- 了解患者的睡眠模式,如果患者通常夜间不睡觉,可以让他们去护士站或参与一些活动。

**卫生间**
- 制订如厕计划,经常带其去卫生间。
- 让患者使用床边便椅。

- 确保患者知道卫生间的位置,门尽量打开,方便患者;在卫生间门上粘贴示意图;把到卫生间的道路整理干净;安装夜灯;用夜光涂料将卫生间周围的门框、电灯开关涂好;在抽水马桶内部安装一盏灯;从床到卫生间门的走道粘贴夜光标识。
- 在浴室和淋浴间安装扶手;提供带吸底防滑的淋浴椅。
- 提供一个可以升高的马桶座圈。
- 患者如厕时穿易于穿脱的衣服。

**护理单元**
- 评估环境。
- 让患者处于护士可见的区域或房间内。
- 让患者坐有靠背、座椅深度适宜的椅子,坐在靠近护士站的位置。
- 对患者的座椅进行安全性评估。
- 让患者在指定的区域进行活动。
- 为高危患者提供各种护具,包括髋部、头部和手臂。
- 调查医院老年人生活计划(HELP)并考虑实施。
- 尽可能选择替代约束的方式。

## 主要概念

- 灵活性是进行锻炼的条件之一,也是保持独立性的关键。
- 随着年龄的增长,骨骼、肌肉和韧带容易发生损伤,还会影响平衡和步态,增加不稳定性。步态和活动障碍往往是慢性病或近、远期创伤的结果。
- 活动障碍是物理障碍的早期预测指标,与跌倒、丧失活动能力、抑郁、生活质量下降、住院和死亡等不良结局相关。
- 跌倒是最重要的老年综合征之一,也是 65 岁以上老年人发病和死亡的主要原因。
- 跌倒风险随着风险因素的增加而增加。大部分跌倒是由内在危险因素和外在危险因素在某一时刻共同作用导致。
- 风险因素评估确定了跌倒的风险,但是没有提供有关个体处于风险状态的原因以及具体风险因素的信息。综合评估对于预防跌倒和实施个性化的干预措施是必不可少的。
- 必须通过跌倒后评估(PFA)来识别有跌倒史的患者存在的多因素、复杂的风险因素。
- 为防止受伤而设置的身体约束不能防止患者跌倒或预防患者拔除身上的导管和其他医疗设备。事实上,身体约束可能导致许多问题,包括生理和心理方面,甚至出现重伤和死亡。
- 无约束护理或替代约束护理是所有级别医疗机构的实践标准,护士必须了解约束的替代方案。

### 护理研究:降低跌倒风险

80 岁的 Jim 是一名参加过第二次世界大战的老兵,他在这家专业护理机构生活了 2 年。他被诊断为患有阿尔茨海默病、高血压和抑郁症。他目前使用的药物有抗高血压药和抗抑郁药。他能行走,但步态不稳,行走时需要辅助。由于他有认知能力,他经常尝试独自行走,今天护理人员发现他倒在浴室的地板上,没有明显的外伤情况,他说他很好。他 30 年的伴侣要求对他实施约束以防止摔伤。

在护理研究的基础上,使用以下程序制订护理计划[a]:
- 列出提供客观资料的信息。
- 讨论需要完成的与 Jim 跌倒相关的评估。

- 从这些资料中,使用公认的格式确定并说明你认为的目前对 Jim 来说两个最重要的护理诊断。
- 确定并说明每个诊断的结局标准。这些标准必须反映护理诊断中确定的问题得到了一定程度的缓解,并且必须以具体和可衡量的术语进行陈述。
- 针对每个护理诊断列出计划并陈述一项或多项干预措施。提供用于确定适当干预措施来源的具体文件。
- 评估干预措施的有效性。干预措施必须与设定的结局标准直接相关,以衡量是否取得了相应的效果。

注:[a] 表示建议学生参考护理诊断相关书籍,并确定可能或潜在的问题。

## ■ 关键思考问题和措施

1. 在上述护理研究中，跌倒的危险因素有哪些？

2. 有哪些措施能够预防跌倒，确保患者安全？

3. 对于患者伴侣提出的使用约束的请求，你会怎样回应？

## ■ 研究问题

1. 何种步态障碍会导致跌倒，什么情况下会跌倒？

2. 认知障碍对跌倒风险有何影响？

3. 老年人对使用行走辅助器具的有哪些心理反应？

4. 哪些因素对社区老年人的活动能力危害最大？

5. 患者在ICU中受到约束的主要原因是什么？在这种情况下，哪些干预措施能有效地减少约束的使用？

（陈思羽 译）

# 参考文献

Alexander N: Balance, gait and mobility. In Ham R, Sloane R, Warshaw G, et al, editors: *Primary care geriatrics*, ed 6, Philadelphia, PA, 2014, Elsevier Saunders, pp 227–234.

American Geriatrics Society: American Geriatrics Society identifies another five things that healthcare providers and patients should question, *J Am Geriatr Soc* 62(5):950–960, 2014.

American Geriatrics Society/British Geriatrics Society: *2010 AGS/BGS clinical practice guideline: prevention of falls in older persons, summary of recommendations*, 2010. https://geriatricscareonline.org/ProductAbstract/updated-american-geriatrics-societybritish-geriatrics-society-clinical-practice-guideline-for-prevention-of-falls-in-older-persons-and-recommendations/CL014. Accessed April 2019.

American Nurses Association: *Safe patient handling and mobility: interprofessional national standards across the care continuum*, 2013. https://www.nursingworld.org/~498de8/globalassets/practiceandpolicy/work-environment/health—safety/ana-sphmcover__finalapproved.pdf. Accessed April 2019.

Bergland A, Jørgensen L, Emaus N, Strand BH: Mobility as a predictor of all-cause mortality in older men and women: 11.8 year follow-up in the Tromsø study, *BMC Health Serv Res* 17(1):22, 2017.

Booth V, Hood V, Kearney F: Interventions incorporating physical and cognitive elements to reduce falls risk in cognitively impaired older adults: a systematic review, *JBI Database System Rev Implement Rep* 14(5):110–135, 2016.

Booth V, Logan R, Harwood R, Hood V: Falls prevention interventions in older adults with cognitive impairment: a systematic review of reviews, *Int J Ther Rehabil* 22(6):289–296, 2015.

Campo M, Shiyko MP, Margulis H, Darragh AR: Effect of a safe patient handling program on rehabilitation outcomes, *Arch Phys Med Rehabil* 94(1):17–22, 2013.

Centers for Disease Control and Prevention (CDC): *Important facts about falls*, 2017. https://www.cdc.gov/homeandrecreationalsafety/falls/adultfalls.html. Accessed February 2018.

Chen TY, Lee S, Buxton OM: A greater extent of insomnia symptoms and physician-recommended sleep medication use predict fall risk in community-dwelling older adults, *Sleep* 40(11), 2017.

de Vries M, Seppala LJ, Daams JG, et al: Fall-risk-increasing drugs: a systematic review and meta-analysis: I. Cardiovascular drugs, *J Am Med Dir Assoc* 19(4):371.e1–371.e9, 2018.

Dykes PC, Duckworth M, Cunningham S, et al: Pilot testing fall TIPS (Tailoring Interventions for Patient Safety): a patient-centered fall prevention toolkit, *Jt Comm J Qual Patient Saf* 43(8):403–413, 2017.

Federal Interagency Forum on Aging-Related Statistics: *Older Americans 2016: key indicators of well-being*, Washington, DC, 2016, US Government Printing Office.

Fink HA, Kuskowski MA, Marshall LM: Association of stressful life events with incident falls and fractures in older men: the osteoporotic fractures in men (MrOS) study, *Age Ageing* 43:103–108, 2014.

Finucane C, O'Connell MD, Donoghue O, Richardson K, Savva GM, Kenny RA: Impaired orthostatic blood pressure recovery is associated with unexplained and injurious falls, *J Am Geriatr Soc* 65:474–482, 2017.

Freedman VA, Carr D, Cornman JC, Lucas RE: Aging, mobility impairments and subjective wellbeing, *Disabil Health J* 10:525–531, 2017.

Gardner RC, Byers AL, Barnes DE, Li Y, Boscardin J, Yaffe K: Mild TBI and risk of Parkinson disease: a chronic effects of neurotrauma consortium study, *Neurology* 90(20):e1771–e1779, 2018.

Gopinath B, McMahon CM, Burlutsky G, Mitchell P: Hearing and vision impairment and the 5-year incidence of falls in older adults, *Age Ageing* 45(3):409–414, 2016.

Gray-Miceli D: Impaired mobility and functional decline in older adults: evidence to facilitate a practice change, *Nurs Clin North Am* 52:469–487, 2017.

Gray-Miceli D, de Cordova PB, Crane GL, Quigley P, Ratcliffe SJ: Nursing home registered nurses' and licensed practical nurses' knowledge of causes of falls, *J Nurs Care Qual* 31(2):153–160, 2016.

Gray-Miceli D, Mazzia L, Crane G: Advanced practice nurse-led statewide collaborative to reduce falls in hospitals, *J Nurs Care Qual* 32(2):120–125, 2017.

Gray-Miceli D, Ratcliffe SJ, Johnson J: Use of a postfall assessment tool to prevent falls, *West J Nurs Res* 32(7):932–948, 2010.

Gupta P, Aravindhan A, Gand ATL, et al: Association between the severity of diabetic retinopathy and falls in an Asian population with diabetes: the Singapore epidemiology of eye diseases study, *JAMA Ophthalmol* 135(12):1410–1416, 2017.

Hall DK, Zimbro KS, Maduro RS, Petrovitch D, Ver Schneider P, Morgan M: Impact of a restraint management bundle on restraint use in an intensive care unit, *J Nurs Care Qual* 33(2):143–148, 2018.

Hwang HF, Chen SJ, Lee-Hsieh J, Chien DK, Chen CY, Lin MR: Effects of home-based tai chi and lower extremity training and self-practice on falls and functional outcomes in older fallers from the emergency department-a randomized controlled trial, *J Am Geriatr Soc* 64(3):518–525, 2016.

Isaranuwatchai W, Perdrizet J, Markle-Reid M, Hoch JS: Cost-effectiveness analysis of a multifactorial fall prevention intervention in older home care clients at risk for falling, *BMC Geriatr* 17:199, 2017.

Jackson KM: Improving nursing home falls management program by enhancing standard of care with collaborative care multi-interventional protocol focused on fall prevention, *J Nurs Educ Pract* 6(6):84–95, 2016.

Krbot Skorić M, Crnošija L, Habek M, Pavelić A: Postprandial hypotension in neurological disorders: systematic review and meta-analysis, *Clin Auton Res* 27(4):263–271, 2017.

Kruschke C, Butcher HK: Evidence-based practice guideline: fall prevention for older adults, *J Gerontol Nurs* 43(11):15–21, 2017.

Lach HW, Harrison BE, Phongphanngam S: Falls and fall prevention in older adults with early-stage dementia: an integrative review, *Res Gerontol Nurs* 10(3):139–148, 2017.

Lach HW, Noimontree W: Fall prevention among community-dwelling older adults: current guidelines and older adult responses, *J Gerontol Nurs* 44(9):21–29, 2018.

Li F, Harmer P, Fitzgerald K: Implementing an evidence-based fall prevention intervention in community senior centers, *Am J Public Health* 106(11):2026–2031, 2016.

Lipsitz LA: Orthostatic hypotension and falls, *J Am Geriatr Soc* 65: 470–471, 2017.

Menz HB: Chronic foot pain in older people, *Maturitas* 91:110–114, 2016.

Morley JE: The future of long-term care, *J Am Med Dir Assoc* 18:1–7, 2017.

Morse JM, Gervais P, Pooler C, Merryweather A, Doig AK, Bloswick D: The safety of hospital beds: ingress, egress, and in-bed mobility, *Glob Qual Nurs Res* 2:2333393615575321, 2015.

Muchna A, Najafi B, Wendel CS, Schwenk M, Armstrong DG, Mohler J: Foot problems in older adults: associations with incident falls, frailty syndrome, and sensor-derived gait, balance, and physical activity measures, *J Am Podiatr Med Assoc* 108(2):126–139, 2018.

Musich S, Wang SS, Ruiz J, Hawkins K, Wicker E: Falls-related drug use and risk of falls among older adults: a study in a US Medicare population, *Drugs Aging* 34:555–565, 2017.

Nelson A, Baptiste AS: Evidence-based practices for safe patient handling and movement, *Online J Issues Nurs* 9(3):4, 2004. http://www.seiu1991.org/files/2013/07/Audrey_Nelson_Safe_Patient_Handling.pdf. Accessed March 2018.

Nishijima DK, Gaona SD, Waechter T, et al: Out-of-hospital triage of older adults with head injury: a retrospective study of the effect of adding "anticoagulation or antiplatelet medication use" as a criterion, *Ann Emerg Med* 70(2):127–138.e6, 2017.

Peach T, Pollock K, van der Wardt V, das Nair R, Logan P, Harwood RH: Attitudes of older people with mild dementia and mild cognitive impairment and their relatives about falls risk and prevention: a qualitative study, *PLoS One* 12(5):e0177530, 2017.

Phelan EA, Aerts S, Dowler D, Eckstrom E, Casey CM: Adoption of evidence-based fall prevention practices in primary care for older adults with a history of falls, *Front Public Health* 4:190, 2016.

Pirker W, Katzenschlager R: Gait disorders in adults and the elderly: a clinical guide, *Wien Klin Wochenschr* 129(3-4):81–95, 2017.

Potter P, Allen K, Costantinou E, et al: Evaluation of sensor technology to detect fall risk and prevent falls in acute care, *Jt Comm J Qual Patient Saf* 43(8):414–421, 2017.

Quigley PA, Barnett SD, Bulat T, Friedman Y: Reducing falls and fall-related injuries in medical-surgical units: one-year multi-hospital falls collaborative, *J Nurs Care Qual* 31(2):139–145, 2016.

Rantz M, Skubic M, Abbott C, et al: Automated in-home fall risk assessment and detection sensor system for elders, *Gerontologist* 55(Suppl 1):S78–S87, 2015.

Riemen AH, Hutchison JD: The multidisciplinary management of hip fractures in older patients, *Orthop Trauma* 30(2):117–122, 2016.

Rubenstein L, Dillard D: Falls. In Ham R, Sloane P, Warshaw G, et al, editors: *Primary care geriatrics*, ed 6, Philadelphia, PA, 2014, Elsevier Saunders, pp 235–242.

Sand-Jecklin K, Johnson JR, Tylka S: Protecting patient safety: can video monitoring prevent falls in high-risk patient populations? *J Nurs Care Qual* 31(2):131–138, 2016.

Schaffert J, LoBue C, White CL, et al: Traumatic brain injury history is associated with an earlier age of dementia onset in autopsy-confirmed Alzheimer's disease, *Neuropsychology* 32(4):410–416, 2018.

Shuman CJ, Montie M, Hoffman GJ, et al: Older adults' perceptions of their fall risk and prevention strategies after transitioning from hospital to home, *J Gerontol Nurs* 45(1):23–30, 2019.

Tang VL, Sudore R, Cenzer IS, et al: Rates of recovery to pre-fracture function in older persons with hip fracture: an observational study, *J Gen Intern Med* 32(2):153–158, 2017.

Taylor-Piliae RE, Peterson R, Mohler MJ: Clinical and community strategies to prevent falls and fall-related injuries among community-dwelling older adults, *Nurs Clin North Am* 52:489–497, 2017.

Tinetti ME: Performance-oriented assessment of mobility problems in elderly patients, *J Am Geriatr Soc* 34(2):119–126, 1986.

Torvinen-Kiiskinen S, Tolppanen AM, Koponen M, et al: Antidepressant use and risk of hip fractures among community-dwelling persons with and without Alzheimer's disease, *Int J Geriatr Psychiatry* 32:e107–e115, 2017.

Zhao JG, Zeng XT, Wang J, Liu L: Association between calcium or vitamin D supplementation and fracture incidence in community-dwelling older adults: a systematic review and meta-analysis, *JAMA* 318(24):2466–2482, 2017.

Zhao YL, Alderden J, Lind BK, Kim H: A comprehensive assessment of risk factors for falls in community-dwelling older adults, *J Gerontol Nurs* 44(10):40–48, 2018.

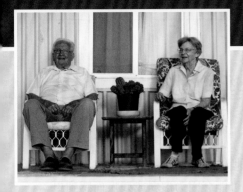

# 安全保障

*Theris A. Touhy*

在社区护理实践中,我的患者决定住在自己的家里,尽管她几乎已经不能四处走动了。一个社区项目每天提供一个料理家务的人为她服务几个小时。当这些服务的预算中断时,她不得不依靠邻居的善意帮助而生活。她非常想留在自己家里,我担心她是否可以自己独自生活,但不知道该怎么做。

*24 岁的学生 Jennifer*

我已经在家里住了 50 年,50 年中有 25 年是处于丧偶状态。我家里的保养费很贵,我的资源也有限。我希望我能留在这里,但我需要对家里的设施进行一些改造以确保安全,但是我真的不知道怎样获取帮助来进行必要的改造。

*79 岁的老年人 Esther*

## 学习目标

学完本章后,读者将能够:

1. 确定影响老年人环境安全的个人、人际、地理、经济和健康因素的相互作用。
2. 讨论健康状况下降、行动不便、与世隔绝和不可预测的生活状况对老年人安全感的影响。
3. 解释老年人对极端温度影响的潜在脆弱性,并确定预防和治疗低温和高温的措施。
4. 确定旨在预防、发现或减轻针对老年人犯罪的战略和方案。
5. 讨论老年人的防火和安全问题。
6. 考虑可用交通和驾驶对独立性的影响。
7. 讨论使用辅助技术来促进自我照顾、安全和独立。
8. 确定老年友好社区的组成部分,以提高老年人的能力。

## 环境安全

安全环境是指在合理谨慎的情况下,能够开展日常生活活动(activity of daily living,ADL)和工具性日常生活活动(instrumental activity of daily living,IADL),以及丰富个人生活的活动,而无须担心受到攻击、事故或强加的干扰。随着老年人身体或认知对实际或潜在危害的认识或应对能力降低,他们对环境风险的脆弱性增加。

本章讨论了健康的变化和残疾状态对老年人安全保障的影响,包括易受极端温度、自然灾害、犯罪、消防安全、驾驶安全的影响,以及辅助技术在增强老年人独立性和居家安全生活能力方面的作用,还讨论了促进就地养老和促进安全保障的老年友好社区。

## 家庭安全

对家庭安全的认识和评估是预防老年人事故

和伤害的重要组成部分。家庭安全评估必须是多方面的,并针对已识别风险的领域进行个性化评估。它们对于有跌倒风险的老年人尤其重要,作业治疗师的家庭安全评估在减少跌倒风险的循证方案中得到了推荐(第 19 章)。家庭安全自我评估工具(home safety self-assessment tool,HSSAT)是一种在线工具,已被证明可以增加安全知识,帮助老年人及其照护者制订家庭安全计划(Horowitz et al.,2016)(知识链接 20.1)。家庭安全教育是老年人综合评价的重要组成部分。

---

**知识链接 20.1　最佳实践资源**

**老龄化 2.0**:全球老龄化和养老技术创新概述

**老化与技术研究中心**:在线家庭安全自我评估工具(HSSAT)

**美国疾病预防控制中心(CDC)大型研究:技术与健康**:安全且更独立的老龄化:面向老年人的技术演示和视频

**美国汽车协会**:驾驶员改进课程,在线防御性驾驶课程

**美国退休人员协会**:汽车的适合性:帮助成熟驾驶员找到安全的适合性

**美国疾病预防控制中心**:老年人及其照护者预防灾害

**联邦紧急情况管理局**:立即准备紧急情况:老年人信息

**美国全国就地老龄化理事会**:就地老龄化的信息和资源

**美国国家预防犯罪理事会**:黄金时期的安全

**美国国家防火协会和疾病预防控制中心**:针对以下情况:老年人防火和防坠落计划

**美国国家老化研究所**:老年期高温:对你的健康来说太热;低温:寒冷天气的危害;就地老化:在家里变老

**支持住房和家庭改造国家资源中心**

**美国国家共享住房资源中心**

**美国消防局**:消防安全老年人计划

**美国卫生与公众服务部,老龄化管理**:为紧急情况或灾难做准备,个人、家庭和护理人员的资源

**村到村网络**(村住房模型)

---

# 针对老年人的犯罪

## 风险和脆弱性

老年人对其他人遭受的暴力犯罪有许多相同的恐惧,而且他们可能会因为虚弱或残疾而感到更加害怕。独居,感到孤独,知觉、行动和记忆障碍可能使老年人更容易受到犯罪的影响。财产犯罪是针对 65 岁及以上老年人的最常见的犯罪形式。老年人更有可能成为消费者欺诈和诈骗(包括电话营销诈骗、电子邮件诈骗和未交付服务)的受害者。老年人还会遇到越来越多的身份盗用问题。网络犯罪是以计算机(或联网设备)为目标或使用计算机的任何犯罪活动。在美国,网络犯罪分子每年从易受伤害的老年人那里窃取的金额高达 400 亿美元(约 2 760 亿人民币)。防止犯罪的资源见知识链接 20.1~20.3。护士可以帮助老年人减少对犯罪的恐惧,帮助老年人探索如何保护自己,让他们感到更安全。

## 针对老年人的欺诈计划

针对老年人的欺诈行为包括从看似有价值的慈善机构的索求,到为赢得一个不存在的奖品而要求现金存款。越来越普遍的情况是,有人假扮孙子打电话来要钱以备不时之需。相信别人的人可能会被愚弄,从而把钱给笔友、网络熟人、虚假的宗教事业,或"需要帮助"的新熟人。坑蒙拐骗的上门承包商,如果提供的是个人做不到的服务,可能会引来大笔的现金支出。

根据美国国税局(Internal Revenue Service,IRS)的说法,冒充者每年都会通过冒充 IRS 代理人来骗取弱势纳税人数千美元。老年人往往是这些欺诈者的目标。诈骗可能涉及宣布他们赢得了大型现金抽奖活动,该抽奖活动需要在交付奖品之前缴纳税款。其他 IRS 冒充者要求寡妇或鳏夫支付他们已故配偶欠下的"税款"。这些欺诈行为通常不会受到惩罚,因为老年人通常会在很长一段时间后才选择报案,或者是因为对自己的错误感到尴尬而避免提起。

医疗欺诈是影响全国老年人的另一种严重欺诈形式。各种供应商提供给家庭的医疗用品和设

## 知识链接20.2　减少犯罪的建议

- 不要在公共场合佩戴显眼的首饰。
- 靠近前门的时候,准备好钥匙。
- 不要把钱包挂在身体外面,也不要提笨重的大背包。
- 抢钱包的人通常不想伤害任何人。如果你很爽快地交出钱包,被人搭讪时受伤的可能性较小。
- 钱包里只放一点钱,还有一些私人物品。车钥匙、更多的钱、信用卡都放在衣服口袋里。
- 不要把钱包放在车里你旁边的座位上;把它放在地板上,这样别人很难抓住它。
- 把包裹或袋子锁在后备箱里。
- 回到车上时,在进入前检查前排座椅、后排座椅和地板。
- 在颈部佩戴一支小警笛,或随身携带狼牙棒。
- 确定在高风险地区可利用的警察和安保人员。
- 与邻居签订非正式监视协议,以加强安全。
- 接受警方的安全检查,按照警方的安全建议行事。
- 参加犯罪预防计划。
- 保持门处于上锁的状态,安装保险栓锁,并选择你可以轻松操作的锁。如果钥匙丢失或你搬家了,请更换锁。请勿在钥匙环上附加ID标签。
- 永远不要自动开门。使用光学观察器。开门前致电服务机构确认服务人员身份的真实性。永远不要向陌生人敞开大门或让他们知道你是一个人。
- 锁好窗户。获得消防部门批准,在一楼/消防逃生窗安装格栅。锁好所有隐藏的入口(如车库、地下室、屋顶)。晚上拉好窗帘和百叶窗。
- 保护贵重物品。把钱和证券存放在银行里。
- 不要通过电话向陌生人提供任何信息。
- 考虑宠物。如果你愿意照顾一条狗,即使是一条很小的狗,也能提供很好的保护和陪伴。
- 建立好友系统。邻居可以互相照顾,一起去地下室/洗衣房,等等。
- 充分利用自卫课程和公众意识计划。
- 不要害怕举报犯罪或可疑活动。

## 知识链接20.3　防范欺诈/网络犯罪

- 任何人都不应不请自来。
- 任何人不得在其营销活动中索取个人信息。
- 所有美国国税局(IRS)员工都应携带身份证件,并且在访问家庭或办公室时必须向纳税人出示。
- 不得以支票支付给IRS员工。联邦税的支票应支付给美国国税局(Internal Revenue Service),而不是IRS;拼出全名会使犯罪分子更难更改支票。
- 确保个人信息安全,包括你的医疗保险号码,不要向营销人员提供任何有关银行账户或信用卡的信息。
- 合法的医疗保险药物计划不会要求通过电话或互联网付款,必须向受益人发送每月保费的账单。
- 避免网上购物。
- 经常检查计算机和互联网是否存在恶意软件并加以保护。
- 访问已知和值得信赖的网站,避免访问不熟悉的网站。
- 避免打开来自未知发件人的电子邮件或点击电子邮件中的链接。
- 避免通过电话进行慈善捐助。

备要么价格过高,要么其他费用收取过高,但客户从未收到。骗取医保D部分福利的事件也有报道。打电话的人要求提供银行信息,并使用账号以电子方式提取医疗保险卡和药品计划的资金,这是不合法的。医疗保险和医疗补助服务中心(Centers for Medicare and Medicaid Services,CMS)设有办公室,向医疗保险和医疗补助受益人告知避免欺诈的方法,并提供免费电话号码报告可疑欺诈行为。美国国家层面的机构已经联合起来进行了改革。

## 老年人消防安全

　　与其他年龄组的人群相比,老年人更容易受到火灾造成的死亡或伤害的威胁。80岁以上人群的火灾相关死亡率是其他人群的3倍(National Hispanic Council on Aging,2017)。如果药物、疾病、行动不便和感觉障碍导致老年人的反应时间或决策缓慢,并且无法提供帮助来控制火灾并帮助人员逃生,老年人在火灾期间受伤的风险更大。

许多因素使老年人易受火灾伤害。在家中居住的老年人,经济或气候条件可能会导致他们使用有安全隐患的取暖设备。穿着宽松的衣服在明火上煮饭,或者无法控制煎锅中飞溅的油脂,常常会引发火灾,使人无法逃生。视力下降可能使老年人将炉顶燃烧器、加热垫或热板置于过高的温度,从而导致火灾或热伤害。居住在公寓式住宅中的人们往往受到维修和安全措施不足以及他人粗心行为的影响。许多住在自己家里的人负担不起房屋维修费用,这使他们面临火灾的危险。

大多数家中的火灾发生在夜间,死亡更多是由烟雾伤害造成而不是烧伤。吸烟材料是住宅火灾最常见的来源。塑料制品和其他合成材料会产生致命的有害气体,特别是对那些有呼吸障碍的老年人。针对老年人的具体防火指南见知识链接 20.4,知识链接 20.1 提供了消防安全资源。

---

### 知识链接 20.4　最佳实践建议

**防止火灾和烧伤**

- 不要在床上或困倦时吸烟。
- 做饭时,不要穿宽松的衣服(如浴袍、睡袍、睡衣)。
- 为热水器或水龙头设置恒温器,使水不会变得太热。
- 在厨房安装手提式灭火器。
- 保持通往外门的通道畅通无阻。
- 确定公共建筑中紧急出口的位置。
- 如果你考虑进入一个寄宿家庭或寄养家庭,检查它是否有烟雾探测器、喷水灭火系统和灭火器。
- 穿不可燃或经过永久阻燃处理的衣服。
- 使用多个电源插座,而不是一个插座导致过载。

---

## 环境温度敏感性

全球范围内,热浪、寒潮、洪水、风雹和干旱等极端天气事件日益增多。这些极端事件是一个新出现的环境健康问题,并可能影响全球数百万人的健康状况。许多人在自己的住宅中暴露在极端温度下。极端的环境温度给身体健康状况下降的老年人带来了严重的风险。与热相关和与冷相关的死亡随着年龄的增长而增加,尤其是 75 岁及以上的老年人(Berko et al.,2014)。预防措施需要关注即将到来的气候变化和保护方案。早期干预极端温度暴露是至关重要的,因为过高或过低的体温会进一步损害机体的体温调节功能,并可能致命。

## 体温调节

体温调节的神经感觉变化会延迟或减弱个体对温度变化的意识,并可能损害个体对危险的高或低环境温度的行为和体温调节反应。这些变化因人而异,更多地与整体健康有关而不是与年龄有关。此外,许多药物通过影响血管收缩或舒张的功能来影响体温调节,这两者都是体温调节机制。其他药物会抑制神经肌肉活动(动能产热的重要来源)、抑制代谢产热或意识迟钝(镇静药、镇痛药)。在炎热或寒冷的天气中,乙醇通过影响血管舒缩反应来抑制体温调节功能。

经济、行为和环境因素可能结合在一起,形成一种危险的热环境,在这种环境中,老年人会受到极端温度的影响,他们无法逃避或改变。照护人员和家庭成员应意识到,如果个体不能颤抖、出汗、控制皮肤的血液供应、摄入足够的液体、走动、增减衣物、调整床罩或调节室温,那么他们很容易受到极端温度的影响。一个年轻活跃的人认为的舒适温度,对于一个虚弱的老年人来说可能太冷或太热。

经济状况往往会影响到居住在社区的老年人是否能够负担得起空调费或取暖费。地方政府和社区必须协调应对策略以保护老年人。策略可能包括让他们一天中有一部分时间待在空调房里,并确定哪些是高危人群。

## 老年人体温监测

体温调节反应减弱以及内源性热原的产生和反应异常,可能导致老年和年轻患者对感染的发热反应存在差异。多达 1/3 的老年急性感染患者可能没有强烈的发热反应,从而导致诊断和治疗的延

⚡ 安全警示

由于体温调节功能的变化,多达1/3的老年急性感染患者可能没有发热反应。此外,体弱老年人的基线温度可能低于预期的37℃。如果基线温度是36.1℃,则36.7℃的温度相对基线的改变,可能就是显著的。

达到或超过38.3℃的温度在老年人中是非常严重的,更可能与严重的细菌或病毒感染有关。仔细监测老年人的体温是非常重要的,可以预防发病率和死亡率。准确地测量和体温的报告需要专业的护理监督。

误,以及发病率和死亡率的增加。密切监测老年人的体温非常重要,专业护士往往没有充分考虑这项技术任务。

## 体温过高

当体温由于环境或代谢热负荷而升高到正常范围以上时,就会出现一种称为热症或体温过高(hyperthermia)的临床状况(表20.1)。利尿药的使用和液体摄入量的减少会加剧体液流失,并会在炎热的天气下导致高热。体温过高是一种与温度有关的疾病,属于医疗急症。每年都有许多老年人死于极端温度;因此,预防和教育是非常重要的护理职责。

虽然这些情况大部分发生在极端温度下没有空调使用的个人家中,但居住在机构中的,有多种身体问题的老年人可能特别容易受到温度变化的影响。心血管疾病、糖尿病或周围血管疾病患者,以及服用某些药物(抗胆碱药、抗组胺药、利尿药、β受体阻滞剂、抗抑郁药、抗帕金森病药

**表20.1 热症**

| 疾病 | 症状 | 治疗 |
| --- | --- | --- |
| 热疲劳 | 苍白、多汗的皮肤摸起来仍然凉爽湿润,虚弱,疲惫<br>体核温度保持正常,因为个体可以出汗 | 口服补充含电解质的液体<br>提供更凉爽、更少潮湿的环境<br>休息 |
| 热晕厥 | 高温运动后晕厥或头晕,出汗<br>液体和电解质丢失<br>面色苍白、出汗、脉搏微弱、心率加快、体温仍正常 | 口服补充含电解质的液体<br>提供更凉爽、更少潮湿的环境<br>休息 |
| 热痉挛 | 肌肉抽筋,还在出汗<br>脉搏和血压升高<br>可能需要紧急护理 | 提供凉爽的环境<br>口服液体和静脉注射生理盐水<br>休息 |
| 热衰竭 | 可能危及生命<br>口渴但精神状态改变(头晕、困惑、虚弱)、凉爽和湿冷、心动过速、恶心<br>体核温度略有升高<br>紧急处理 | 提供凉爽的环境<br>口服液体和静脉注射生理盐水<br>休息 |
| 热射病 | 如果被忽视会致命<br>体温迅速升高且失控(通常为40℃)<br>个体燥热、困惑、好斗、神志不清,然后昏迷<br>心动过速、低血压、换气过度<br>终末器官损伤;急性肾衰竭,出现高凝状态 | 需要去急诊室治疗<br>先给患者扇风,用温水喷雾,慢慢降温<br>致电紧急救援系统(EMS)<br>复杂的医疗紧急情况;如果不治疗,可能会导致死亡<br>尽快降温;考虑静脉输液 |

改编自:Hogan T,Rios-Alba T:Emergency care. In Ham R,Sloane PD,Warshaw GA,et al.,editors:*Primary care geriatrics:a case-based approach*,Philadelphia,2014,Elsevier,pp. 177-192.

物)的患者都有风险。知识链接 20.5 中列出了当环境温度超过 32℃时,防止个体出现高热的干预措施。

---

### 知识链接 20.5　最佳实践建议

**预防体温过高**

- 每天喝 2~3L 冷饮。
- 尽量减少劳累,尤其是在一天中最热的时候。
- 待在有空调的地方,或尽可能使用风扇。
- 外出时戴帽子和穿着天然纤维的宽松衣服;在室内时脱掉大部分衣服。
- 洗温水澡或淋浴。
- 应用冷湿敷,或将手和脚浸入冷水中。
- 评估药物是否具有使人体温过高的风险。
- 避免饮酒。

---

## 体温过低

半数以上与体温过低相关的死亡发生在 65 岁以上的人身上(University of Maryland,2018)。体温过低是暴露在寒冷的环境温度下导致的,其定义为体核温度低于 35℃。体温过低是一种医疗紧急情况,需要对神经活动、血氧饱和度、肾功能、体液和电解质平衡进行综合评估。当暴露在寒冷的温度下时,健康的个体会收缩浅表血管来保存热量,分流皮肤的血液,减少皮肤热量流失。颤抖和增加肌肉活动可以产生热量,从而使耗氧量增加以满足有氧肌肉的需要。在正常情况下,食物的细胞代谢、肌肉收缩产生的摩擦和血液流动都会产生足够的热量。

瘫痪或不能活动的老年人缺乏通过肌肉活动产生大量热量的能力,即使在正常室温下也会感觉冷。身体消瘦、营养不良的人缺乏隔热和代谢产热过程的燃料,所以他们可能处于轻度体温过低状态。循环、心脏、呼吸或肌肉骨骼损伤也会影响机体体温调节机制的反应或功能。其他危险因素包括过度饮酒、疲劳、营养不良、居住条件不良,以及使用镇静药、抗焦虑药、吩噻嗪类和三环类抗抑郁药(知识链接 20.6)。

有体温调节障碍的老年人,在接触低温时,比如接受手术,在摔倒或事故中受伤,或者迷路或被留在阴凉的地方无人看管,出现体温过低的风险就

---

### 知识链接 20.6　增加老年人体温过低风险的因素

**体温调节障碍**

　　暴露在寒冷中不能及时或充分地收缩血管
　　感觉不到寒冷
　　未能采取行动保护自己免受寒冷
　　颤抖减少或不能颤抖,以至于无法产热
　　应对寒冷的代谢速度无法提高

**减少产生热量的状况**

　　甲状腺功能减退症,垂体功能减退,低血糖,贫血,营养不良,饥饿
　　不动或活动减少(如脑卒中、瘫痪、帕金森病、痴呆、关节炎、髋部骨折、昏迷)
　　头发稀疏,秃顶
　　糖尿病酮症酸中毒

**增加热量损失的状况**

　　开放性伤口、全身炎症性皮肤病、烧伤

**影响中枢或外周体温控制的状况**

　　脑卒中、脑肿瘤、韦尼克脑病、蛛网膜下腔出血
　　尿毒症、神经病变(如糖尿病、酒精中毒)
　　急性疾病(如肺炎、败血症、心肌梗死、充血性心力衰竭、肺栓塞、胰腺炎)

**干扰体温调节的药物**

　　镇静药(如吩噻嗪类);镇静催眠药(如巴比妥类、苯二氮䓬类);抗抑郁药(如三环类药物);血管活性药物(如血管扩张药);乙醇(引起浅表血管扩张;可能干扰碳水化合物的代谢和判断);其他(如甲基多巴、锂、吗啡)

---

很高。损伤越严重,或暴露时间越长,体温调节反应抵御热量损失的能力就越弱。更严重的是,意识迟钝的老年人在经历这些情况时,可能会认识不到体温过低的问题或者不会主动寻求帮助。对于非常年老体弱的人来说,低于 18℃的环境温度可能会导致体核温度严重下降到 35℃。

身体的所有系统都会受到体温过低的影响,最

致命的后果包括心律失常和呼吸功能抑制。正确进行复温是良好管理的关键,指导原则是先提高体核温度,后提高外周温度,并且体核温度每小时提高 0.5~2℃。除了通过面罩、加热静脉注射液和其他取决于体温过低严重程度的措施外,还可以使用加热毯和专门设计的加热背心。

在社区居住的老年人中检测体温过低有时很困难,因为与临床环境不同,没有人会测量体温。对于暴露于低温家中或低温环境中的个体来说,意识混乱和方向迷失可能是第一个明显的迹象。当判断变得模糊时,个体可能会脱掉衣服或找不到庇护所,体温过低会发展到更严重的程度。因此,在寒冷的天气里,经常与居家的老年人接触是至关重要的。对于那些已经存在体温调节能力改变的人,即使是在轻微的凉爽天气也应该监测。由于美国的取暖费用很高,卫生和公众服务部提供了资金帮助低收入家庭支付取暖费用。知识链接 20.7 显示了预防体温过低的具体干预措施。

## 促进健康老龄化:对老年护理的启示

了解体温过低和体温过高的临床症状及严重程度是一项重要的护理责任。护士负责将体弱的老年人安置在温度适宜的环境中,以便他们处于舒适状态并预防问题的发生。密切监测体温并特别注意体温是否低于或高于人体基线正常读数,这一点很重要。体温过低的潜在风险及其相关的心肺和代谢消耗,使预防变得重要并且早期识别是必不可少的。护士必须倡导利用社区资源,以确保老年人家中的温度适当,并在温度发生变化时进行监测。

## 自然灾害易感性

每年,飓风、龙卷风、洪水、野火和地震等自然灾害夺走了全世界许多人的生命。此外,人为灾害包括化学、生物、放射性灾害和核恐怖主义,以及食品和水污染。与所有其他年龄组的人群相比,老年人在灾害期间和灾害后的风险很大,在灾害事件中的伤亡率最高(Malik et al.,2018)。许多老年人无法轻松撤离,因为他们不会开车、身体残疾或可能拒绝帮助。风险最大的老年人包括但不限于那些依赖他人维持日常生活的人,身体虚弱的人,行动不便者,社会孤立或独居者,以及那些有认知障碍或被收容的人。2014 年的一项调查发现,15% 的调查对象使用了需要外部供电的医疗设备,因此电力中断对这一群体构成了威胁(Al-Rousan et al.,2014)。年龄越大、越穷的人,越容易被孤立和受到伤害。老年人在灾害期间寻求正式或非正式帮助的可能性较小,或者可能无法独立完成这项工作。护理机构的居民身体虚弱,构成了一个特别脆弱的群体,因此需要制订灾难应对计划。

采用个性化的备灾计划,来满足老年人的一般和紧急健康需求是一个全球关注的问题。照顾老年人的家庭需要制订个性化的应急计划。需要制定公共卫生预防规划和方案,以确保在发生灾害时满足高风险老年人的需要。社区需要加强

---

**知识链接 20.7　最佳实践建议**

**预防体弱老年人寒冷不适和意外低温的发生**

- 保持不低于 20℃ 的舒适温暖的环境温度。许多体弱的老年人需要更高的温度。
- 提供大量衣物和床单。将衣物和床单分层,以获得最佳隔热效果。注意不要根据你在温暖环境中工作的感觉来判断患者的需求。
- 尽可能在床上、床下,尤其是户外提供头部遮盖物。
- 在床上或洗澡后给患者盖好被子。对于体弱多病的老年人来说,常规在身体上盖一条轻便的浴毯是不够的。
- 在淋浴前后为患者盖上厚厚的浴毯;离开淋浴间前迅速彻底干擦干;湿的时候用干毛巾或风帽盖住头部。淋浴间和浴室应该有暖灯。
- 用电吹风的热空气快速吹干湿头发。千万不要让体弱老年人的头发自然风干。
- 对于不能步行上厕所的尿失禁患者,使用吸水垫,而不是让尿液弄湿大面积的衣物、床单和床罩。
- 尽可能多地进行锻炼,使肌肉活动产生热量。
- 提供热的、高蛋白的膳食和睡前小吃,以增加热量,维持白天和夜间的身体产热。

为老年人服务的组织和机构之间的准备和信息网络(Shih et al.,2018)。老年专业护士可以协助制订这些计划,并就老年人的特殊需求向专业人士和社区机构进行教育。护士还可以为老年人提供有关备灾的教育计划和延续服务。知识链接 20.1 提供了用于特殊人群(包括老年人)的应急和备灾资源。

## 交通安全

能够使用交通工具是老年人保持独立和功能的关键环节。缺乏无障碍交通系统可能导致其他问题,如社交退缩、营养不良、抑郁症状和健康状况下降。城市公共汽车和地铁可能存在物理性风险,而且常常是危险的。农村和郊区可能没有无障碍的交通系统,因此汽车交通至关重要。即使步行,也很危险,老年人步行比自己开车更容易受伤或死亡。建议的改善措施包括设置凸起的路面标线、中间岛、大字号的较大街道标志、增加过人行横道的时间和降低限速。

由于缺乏汽车、无法驾驶、公共交通工具有限、健康因素、地理位置和经济因素,许多老年人存在"流动性危机"。美国某些地区提供县、州或联邦补贴的交通,以帮助个体获取社会服务、营养场所、医疗服务、紧急护理、娱乐中心、日托计划、物理和职业康复中心、杂货店和图书馆服务。一些老年中心和辅助生活设施也提供交通服务。虽然交通工具往往可以满足特殊需要,但几乎不可能找到用于娱乐的交通工具,其中许多服务仅限于身体或精神有严重缺陷的个体。Uber 和 Lyft 等拼车服务可以为个体提供更多的交通选择,但一些老年人可能负担不起这些服务,或者可能觉得使用这些服务不安全。其中一些交通服务可以为需要更多帮助的个人提供特殊服务,如轮椅无障碍车辆或经过培训可提供额外帮助的驾驶员(Andruszkiewicz and Fike,2015—2016)。

充足、负担得起和便利的交通服务,对老年人的健康和生活质量,以及就地老化的能力至关重要。对老年人的评估需要包括交通需求。可向当地社会服务和老龄化组织(如地区老龄化机构)转介,以协助获取有关交通资源和服务财政援助的信息。

## 驾驶

老年人驾驶是一个重要的公共卫生问题。对于大多数老年人来说,驾驶是 IADL 之一,因为它对于获得必要的资源至关重要。目前,道路上几乎一半的司机年龄超过 65 岁,预计在未来 30 年还会大幅增加(Wiese and Wolff,2016)。对许多老年人来说,没有其他交通工具,因此,超过安全驾驶年龄后他们可能会继续驾驶。驾驶是一项高度复杂的活动,需要多种视觉、运动和认知技能。年龄本身并不是评估驾驶安全的良好指标,但随着个人年龄的增长,健康状况、感官功能、道路设计和交通,以及天气状况会增加人们对驾驶安全的关注(Edwards et al.,2017;Liddle et al.,2017)。

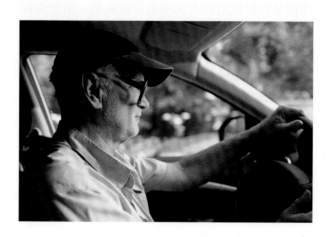

驾车是老年人首选的旅行方式

### 驾驶安全

年长的司机通常比年轻的司机驾驶更少的里程,而且往往在夜间、恶劣的天气条件下或拥挤的地区驾驶得更少。一般来说,他们会选择熟悉的路线,与其他年龄的司机相比,年龄较大的司机酒后超速或开车的人数较少。然而,与年轻年龄组的司机相比,老年人每行驶 1.6km 发生的事故更多。驾驶死亡事故随着年龄的增长而增加,85 岁或 85 岁以上的司机在车祸中的死亡风险是 69 岁或以下司机的 9 倍(Roe et al.,2017)。老年驾驶员应考虑通过新设计和改装来提高汽车的安全性,进而提高自身安全(知识链接 20.8)。

有关老年司机驾照更新的法律规定,以及医生识别不安全司机的责任因州和国家而异。驾驶执

**知识链接 20.8　适应更安全的驾驶**

- 更宽的后视镜
- 踏板延伸
- 更简单、更大、更清晰的仪表板
- 前方和后方的电子探测器,当车辆离其他车辆太近、驶入另一车道,或可能撞到中央分隔带或其他公路基础设施时发出信号
- 通过在安全转弯时提醒驾驶员方便左转的技术
- 更好地保护车门
- 为身材较矮的驾驶员提供助推垫
- "智能"驾驶助手(正在开发中),根据驾驶人的驾驶习惯自动规划安全的驾驶路线
- GPS 设备

改编自:Dugan E,Lee C:Biopsychosocial risk factors for driving cessation:findings from the Health and Retirement Study,*J Aging Health* 25:1313-1328,2013.

照更新程序可能包括加速更新周期、本人亲自更新而不是通过电子或邮寄方式更新,以及视力和道路测试。老年人口的驾驶问题是公众大量讨论的话题。许多年长的司机和他们的家人都在努力解决与持续驾驶安全相关的问题,以及何时以何种方式告诉老年人他们的驾驶安全是一个问题(知识链接 20.9)。

### 驾驶与痴呆

驾驶是与痴呆相关的最大伦理问题之一。痴呆,即使是在早期阶段,也会损害安全驾驶所需的认知和实用技能。与年龄匹配的未患痴呆的人相比,患有痴呆的驾驶人发生车祸的风险至少高出两倍(Wiese and Wolff,2016)。许多人在痴呆早期仍然能够通过驾驶性能测试,因此痴呆的诊断不应成为吊销驾照的唯一理由。然而,最近的一项研究发现,在临床前阿尔茨海默病的晚期,驾驶能力的下降可能先于个体的思维、记忆或认知问题(Roe et al.,2017)。有关驾驶安全的讨论应在诊断出痴呆时开始,驾驶评估应每 6 个月进行一次,或根据病情发展的需要进行。

美国许多州已经实施了银色警报系统。与失踪儿童的琥珀色警报类似,银色警报旨在为驾车时远离周围环境的老年人建立广泛的警戒。银色警

**知识链接 20.9　　最佳实践建议**

**驾驶安全**

- 与驾驶员本人讨论有关驾驶安全的所有问题。
- 鼓励个体对驾驶能力进行自我评估。
- 评估视力和听力,并确保正确使用矫正镜片和听力设备。
- 评估可能影响驾驶能力的疾病(关节炎、帕金森病、痴呆、脑卒中),并确保进行适当的治疗和调整,以提高驾驶的安全性。
- 讨论疾病和感官不良对驾驶安全的影响。
- 如果需要,建议改装车辆和制订老年人驾驶评估计划。
- 鼓励个体改变驾驶习惯,例如不在不熟悉的道路上、高峰时段、黄昏或夜间、恶劣天气或交通繁忙时驾驶。
- 避开坡道和左转弯等危险地点。
- 建议个体减少夜间驾驶。
- 讨论减少开车需要的策略,包括安排送货上门的杂货、处方药和膳食;在家中提供个人服务;要求护理人员提供所需的用品或充当副驾驶;探索社区交通资源。
- 要求家人让家庭律师与个人讨论撞车或受伤的财务和法律影响。

资料来源:National Institute on Aging:*More safe driving tips*,2016.

报的特点是有一个公共通知系统,播放失踪人员的信息,特别是患有老年痴呆或其他精神障碍的老年人,以便帮助他们返回。银色警报系统利用商业广播电台、电视台和有线电视等多种媒体广播有关失踪人员的信息。银色警报还使用道路上的信息标志,提醒驾驶者注意失踪的老年人,并提供汽车的品牌、型号和车牌号。

### 停止驾驶

放弃驾驶汽车会给老年人带来许多心理影响或不便,意味着他们将失去一部分生活的独立性。放弃驾驶是老年人在独立性和愉悦感,以及能力和自我价值感方面的重大损失。停止驾驶的健康后果包括社会孤立、健康问题、进入寄居机构、更高的

死亡率和大约增加一倍的患抑郁症的风险（Davis and Ohman，2017）。女性比男性更有可能因为健康原因停止驾驶，而且停止驾驶的年龄更早。与老年女性相比，老年男性似乎更看重驾驶能力和拥有汽车。因此，对于老年人来说，停止驾驶的决定可能会带来更多的压力。

在所有老年人的交通状况变得紧急之前，应为他们制订停止驾驶的计划。医疗保健提供者应鼓励与老年人及其家属就驾驶相关问题进行公开讨论，并应识别影响安全驾驶的障碍，在可能的情况下予以纠正，并提供交通替代方案。40% 50 岁或 50 岁以上的人认为他们的初级保健提供者最能确定他们的驾驶能力。但是，初级保健提供者常常感到没有准备好识别不适合的司机，但这些问题可能在痴呆患者驾驶的教育中得到解决，所以他们有必要的技能为患者和家属提供咨询（Arms，2016；Davis and Ohman，2017）。

主动放弃驾照，而不是吊销驾照，会带来更积极的结果。专门的驾驶停止支持小组旨在帮助老年人完成从驾驶员向非驾驶员的转变，也可能有助于减少与此决定相关的负面结果。"家庭成员需要得到支持和教育，了解如何提供关于驾驶安全的反馈，以确保信息及时、尽可能地被接收并促进自己和老年人的关系"（Liddle et al.，2017）。知识链接 20.10 介绍了从痴呆患者研究中得出的有助于停止驾驶咨询的策略。

## 促进健康老龄化：对老年护理的启示

功能能力的评估往往忽视了驾驶能力。评估应包括对老年人是否能够驾驶、是否感到自己可以安全驾驶，以及是否持有驾照的评估。助记符"安全驾驶（SAFE DRIVE）"解决了筛选老司机的关键组成部分（知识链接 20.11）。美国国家老龄化研究所（2015）提供了驾驶自我评估参考信息（知识链接 20.12）。美国汽车协会也提供了在线或 DVD 格式的交互式驾驶评估参考信息（知识链接 20.1）。这些工具可以有效地提高人们对驾驶健康威胁的认识。

目前，还没有确定驾驶能力的黄金标准，驾驶能力评估由驾驶员康复专家通过当地医院和康复中心，以及私立或大学的驾驶评估项目提供。全面测评驾驶能力的组成部分包括疾病史和身体评估、视力和听力评估、认知评估和道路测试（Wiese and Wolff，2016）。一些评估驾驶能力的程序可以使用标准化的计算机驾驶模拟。当地的阿尔茨海默病协会和地区老龄机构可以协助定位驾驶评估地点。美国国家机动车管理局（DMV）也进行基于性能的

| 知识链接 20.10　　停止驾驶的行动策略 | |
| --- | --- |
| **强制类型** | **参与类型** |
| 向机动车辆部门报告可能吊销执照的人 | 所有家庭成员和老年人会面，讨论情况，并就问题达成共识 |
| 使用欺骗或威胁，例如提供假钥匙、禁用汽车、说汽车被盗 | 从出现认知障碍迹象开始，就需要就停止驾驶的可能性进行对话 |
| 试图命令或控制的行为，如医生开处方、孩子发出停止驾驶的命令 | 安排可供选择的交通计划，这些计划在需要时可用，并且能够为老年人所接受 |

资料来源：Jett K，Tappen R，Rosselli M：Imposed versus involved：different strategies to effect driving cessation in cognitively impaired older adults，*Geriatr Nurs* 26：111-116，2005.

| 知识链接 20.11　　安全驾驶 | |
| --- | --- |
| S | 安全记录（Safety record） |
| A | 注意技巧（Attention skills） |
| F | 家庭报告（Family report） |
| E | 乙醇使用（Ethanol use） |
| D | 药物（Drugs） |
| R | 反应时间（Reaction time） |
| I | 智力障碍（Intellectual impairment） |
| V | 视觉和视觉空间功能（Vision and visuospatial function） |
| E | 执行功能（Executive functions） |

## 知识链接 20.12　不安全驾驶风险自我评估中的问题

- 骑车或步行的人是否会突然出现?
- 我开车时会分心吗?
- 人们经常向我按喇叭吗?
- 我是否忘记了自己在哪里,或者即使是在经常旅行的地区,也忘记了如何到达某个地方?
- 我在自己的车道上停留有困难吗?
- 我的脚在油门踏板和制动踏板之间移动时是否有问题,或者有时是否混淆了两者?
- 这些天我开车少了是因为我不像以前那样对自己的驾驶有把握吗?
- 我的家人、朋友或医生有没有说他们担心我开车?
- 在过去 12 个月内,我是否因开车被警察拦下,或收到两次或两次以上的驾驶传票?
- 我是否发生过一些事故,即使只是"小事故"?

资料来源:National Institute on Aging:*Older drivers*, 2016.

道路测试。知识链接 20.9 给出了驾驶安全提示。但目前缺乏推动评估的资源,评估费用也非常昂贵,不在医疗保险或保险范围内。需要更多的研究来解决老年人的驾驶安全问题。护士研究员和公共卫生护理专家 Dr. Lisa Wiese 讨论了研究和护理实践对提高驾驶安全的影响(研究亮点知识链接)。

## 保护老年人安全的新技术

各类技术的进步有望改善老年人的生活质量,减少他们的护理需求,增强他们的独立性以及在家中安全生活和安全养老的能力。疗养院和辅助生活的成本推动了技术市场的销售和创新。随着老年人人数的增加,人们越来越关注的问题是缺乏家庭和有偿照护者(第 34 章)。新兴技术将在确保未来对老年人的护理方面发挥更大的作用(Chi and Demiris,2017)。"现有的和新兴的解决方案为'技术支持的护理'新时代打开了大门,有可能使护理人员和老年人的生活更美好"(Andruszkiewicz and Fike,2015—2016,p. 64)。

辅助技术是允许一个人独立完成任务或使任务更容易、更安全地完成的任何设备或系统。辅助技术正在减少在日常生活中依靠他人提供个人护理的老年人的数量,并为人类服务和机构化提供了成本效益高的替代方案。"Gerotechnology"是一个用来描述老年人辅助技术的术语,这些技术有望对我们未来的生活方式产生重大影响。医疗保健技术、机器人技术、远程医疗、移动和日常生活辅助设备,以及环境控制系统(智能住宅/智能家居)是辅

## 研究亮点

"但我是个好司机;我从来没有出过车祸,而且已经开了 60 多年的车。"这是我在采访被转介到护士管理的记忆和健康中心进行驾驶评估的患者时经常听到的一句话。我们的客户经常来找我们,因为家人或朋友观察到其不安全驾驶行为增加,或者警察写了临时驾照吊销。美国一些州还建立了匿名报告不安全驾驶的机制,之后个人将收到强制驾驶评估的书面通知。

我在记忆和健康中心工作,接触到高龄驾驶人之前,并没有意识到高龄驾驶人及其家庭面临的无数挑战,尤其是当老年人经历认知能力下降时。我认为这是公共卫生护理领域一个机遇,并研究了公共卫生护理手稿的主题。在这个研究亮点知识链接里,我在护理实践、教育和研究方面提出建议,以解决这一重要的公共卫生问题。

### 风险评估

护士在老年人于门诊就诊或住院期间能够很好地识别存在不安全驾驶行为风险的老年人。知识链接 20.12 提出了一些需要向个体提出的问题。护士也可以询问家庭成员有关不安全驾驶的信息。

安全驾驶所需的实用技能评估包括听力和视力筛查、药物检查和身体评估,还包括活动范围测试。例如,要确定在换车道之前,患者是否能够充分地回头看,可以请患者转头,并确定护士在 3m 后拿着

的物体。观察试图步行3m并在7秒内返回的人,可以发现力量和一般移动性的不足。这些评估可以帮助确定老年人是否存在可能会影响驾驶能力或快速下车能力的缺陷。

对记忆力减退的简要评估也很重要。所有照顾老年人的护士都需要知道如何进行一个简短的认知筛查,例如Mini-Cog(第7章),它可以确定老年人的记忆变化是否显著,是否需要进一步深入评估。

护士可以通过向老年驾驶人教授健康促进行为来增强他们的能力,从而最大限度地减少驾驶失误(知识链接20.9)。如果家庭成员或朋友观察到老年人某些不安全的驾驶行为,护士可以向他们分享一些关键短语,以便就驾驶问题展开对话,例如"今天在路上开车比过去困难得多""今天开车到____的时候,真是很危险;我担心你的安全""你和医生谈过最近服用的药物对驾驶的影响吗?"平静的交谈对保护老年人的尊严至关重要。

对于面临痴呆诊断的家庭,阿尔茨海默病协会的痴呆和驾驶资源中心网站,提供了一些有用的交流技巧和以简短的视频角色扮演的例子。对许多老年人来说,放弃驾驶是一种重大损失,其可能带来严重的身心后果。成功管理老年人停止驾驶相关问题的一个关键方法是成立支持小组,所有家庭成员都可以在这里表达他们的沮丧,也可以学习有效的应对挑战的技巧。记忆和健康中心,包括成人日间计划和老年中心,可以提供支持小组作为停止驾驶计划的一个组成部分。除此之外,作为一名护士,你可以接听这项重要服务的电话,并在你的社区发起一个停止驾驶支持小组。

### 安全驾驶教育

老年人及其家庭希望医疗保健提供者提供有关这些问题的信息和指导,但医疗保健专业课程很少强调驾驶安全。许多医疗保健提供者认为自己没有确定不合适司机的资质。护士可以在提高高龄驾驶人的安全方面发挥重要作用。护理教育计划应包括驾驶安全、高龄驾驶人的功能评估、驾驶停止计划和社区交通资源等内容。

### 研究提高道路安全

尽管与老年人驾驶安全相关的挑战越来越大,但缺乏关于提高安全性、解决驾驶戒断问题和就该问题对医疗保健提供者进行教育的干预措施有效性的研究。护理研究有助于开发和测试有效的干预措施。

目前,还没有有效的方案来评价驾驶安全性。开发经验验证的筛选程序,以评价驾驶安全性至关重要。作为年度检查视力测试的一部分,可测试进行简短功能性驾驶技能评价计划的有效性。

另一个试点项目是,培训当地机动车车辆部门的工作人员进行简短的记忆筛选,并在颁发驾照之前将那些未通过筛选的人转介给他们的医疗保健提供者。这种筛查过程是否能有效减少与老年人驾驶相关的死亡人数呢?

与驾驶安全计划和驾驶支持小组的有效性评估相关的待研究问题可能包括以下内容:

- 参加驾驶安全/事故预防计划的老年人是否较少发生事故或自愿"注销"驾照?
- 由于参与这些预防活动,"银色警报"事件是否减少了?
- 新的"驾驶员辅助"功能(如警报系统、前向碰撞、车道偏离)对减少事故数量有何影响?

我们需要做更多的工作来研究失去驾驶特权的老年人所经历的影响。失去驾驶特权的老年人会经历哪些健康后果(抑郁、早期痴呆、其他代价高昂的慢性病)?在治疗上传达关于对不安全驾驶和停止驾驶的担忧,以减少情绪不安的最有效方法是什么?最重要的是,我们需要发现和传播各种方式,使社区能够有尊严地支持那些不再开车的老年居民,并减少因孤立和丧失独立性而产生有害影响的风险。

---

改编自:Wiese L,Wolff L:Supporting safety in the older adult driver:a public health nursing opportunity,*Public Health Nurs* 33(5):460-471,2016.

助技术的一些例子。

## 远程医疗

远程保健（远程医疗）是利用技术使临床医生能够远程诊断、监测和治疗患者。远程医疗为管理家庭或其他环境中的医疗问题、降低医疗费用和促进疾病自我管理提供了可能性，特别是在农村和服务不足的地区。许多研究报告称，远程医疗技术改善了患者的预后，降低了老年人的再入院率和医疗保健成本（Marchibroda，2015）。远程医疗也可以有效地为家庭护理人员提供干预措施（Chi and Demiris，2017）。远程医疗项目的数量在全球范围内不断增加，这些项目为护士，特别是高级实践护士提供了更多的职业可能性。

## 智能家居

有许多令人兴奋的技术正在开发中，以支持老年人健康和家庭的监测和管理，以及支持就地养老和远程护理。通过家庭传感器进行远程监控，护理人员能够跟踪老年人的日常行为，并在偏离日常惯例时收到通知。新发展的智能家居系统包括家庭控制应用程序（例如，电器、照明、安全系统）和安全、健康、保健和社交连接技术的组合，可以同时和持续地监控环境条件、日常活动模式、生命体征、运动模式、睡眠模式、药物依从性和进行跌倒检测（Czaja，2015）。MEDCottage（granny-pod）是智能家居的一个有趣例子。MEDCottage 提供了一个家庭通信中心，可以通过智能和机器人技术实现遥测、环境控制和与异地护理人员的动态交互。家中的技术包括监测患者的生命体征和安全、进行用药提醒和自适应设备。MEDCottage 可以购买或租赁，并暂时放置在照护人的家庭财产中。

运动和压力传感器在有认知障碍的老年人家中可能有用。这些传感器可以检测人员是否在运动。如果患者在一段时间内没有移动，则会激活监控系统，并根据患者的反应或缺乏反应启动行动计划。压力传感器可以放在床垫下使用，并且可以在患者下床时打开床头灯，如果他或她在指定的时间内没有回到床上，则可以激活警报。安装在入口门或 GPS 手表或挂件上的传感器可以检测出患者是否离开家，以及他们的位置，并可以向照护者发送信息。智能鞋底是一种内置 GPS 设备的鞋垫，目前正在开发中，它可能有助于定位那些离家出走的痴呆患者。

在医院和长期护理场所中，人们正在使用诸如无线吊坠之类的设备来跟踪患者的动作，床上内置的称重传感器会在患者下床时发出警报，并监测患者的体重和睡眠模式，床上升降装置让患者只要按下一个按钮就可以从躺着到站起来。轮椅技术是另一项正在发展的技术，它能让使用者下楼梯，移动到直立的位置，被提醒改变姿势以减轻压力，或使用机械臂来更换灯泡或从冰箱中取出东西。

## 机器人

目前，用于医疗保健的机器人技术在欧洲和日本比在美国更为先进，但可以预计，机器人技术在护理中的发展和使用将会增加。已经开发出的机器人可以帮助医护人员搬运患者和物体，提醒患者服药或给药，检查患者的生命体征，在患者摔倒时提供帮助，并帮助患者洗澡和吃饭。目前，正在研制一种儿童大小的轮式机器人治疗师，其躯干与人类相似，可用于家庭和长期护理场所，以帮助痴呆患者获得安全和功能所需的高度关注。仿护士机器人正在开发中，很快将在临床实践中成为现实（Tanioka et al.，2017）。关于机器人的使用提出了许多伦理问题，护士将在确保技术能力与提高个人福祉的关怀相平衡方面发挥重要作用（Beuscher et al.，2017）。

随着婴儿潮一代和子孙后代的年龄增长，人们对科技舒适度的要求变得越来越高，人们将以前所未有的方式寻求更好、更安全、更独立的选择。目前，许多辅助技术的成本可能过高，但随着社会的发展和进步，更多的人可能更容易获得和负担得起。隐私和数据共享问题也要考虑到，正确使用设备和应用程序的培训和支持非常重要。许多技术最初是为富人和年轻人设计的，后来在没有大量投入的情况下被用于老年人。许多系统很复杂，很难使用，特别是对于技术和卫生知识技能有限的个体而言。"护士可以在未来的研究设计中发挥重要作用，以改进移动和互联健康技术的设计和使用，并研究其对老年人健康结果和就地老化能力的影响。护士在领导由工程师、计算机科学家、医生、信息学家和其他卫生专业人员组成的跨专业团队方面也处于首要地位，并且要与患者及其家属合作，以整体方式设计、开发和实施技术"(Wang，2018，p. 4)。相关人员需要就对用户友好的辅助技术进行研究，护士需要了解现有技术以提高安全性(Czaja，2015)。

## 就地养老

发展有利于老年人的社区，并提供更多的机会使老年人就地养老，可以增进老年人的健康和福祉。就地养老是指无论年龄、收入或能力水平如何，都能安全、独立、舒适地生活在自己的家庭和社区中的能力。美国许多州和地方政府正在评估社区并设计干预措施，以提高老年人留在家中和熟悉的环境中的能力。这些干预措施包括适当的交通系统、家庭改造和无障碍住房的通用设计标准。

老年友好社区的组成部分包括以下内容：①满足基本需求；②优化身心健康和福祉；③使虚弱和残障人士的独立性最大化；④促进社会和公民参与。图 20.1 展示了老年友好社区的要素。世界各地都在努力创造促进健康积极老龄化和良好生活质量的自然和社会城市环境。世界卫生组织(WHO)全球老年友好城市和社区网络通过解决 8 个方面的需求来帮助城市和社区更加支持老年人：建筑环境、交通、住房、社会参与、尊重和社会包容、公民参与和就业、交流、社区支持和卫生服务(WHO，2018)。

随着年龄的增长，大多数年长的中年人和老年人希望就地养老，并希望留在自己的家中，如果

无法实现的话，也希望能够留在他们的社区中。然而，对于许多老年人来说，在他们的社区中找到负担得起、交通便利且位置优越的房屋是一项重大挑战。只有 1% 的美国住房单元具备所谓的"通用设计"特征的所有 5 个组成部分：无台阶进入，单层住宅，超宽的门口和大厅，易于使用的电气控制和开关，以及水平式门和水龙头把手。改造现有房屋以安装具有这些辅助功能的设备成本很高，而且许多人负担不起改造费用。此外，也缺乏负担得起和可获得的租赁单元和美国联邦补贴的老年租房者住房。美国越来越多的老年人的种族和民族多样性也具有重要意义。"面对终身歧视，许多少数群体的住房拥有率较低，收入中位数较低，资产也较少——这些因素显著限制了他们晚年的住房选择"(Gonyea and Melekis，2018，p. 50)。新的老年人住房模式正在全国范围内发展，并有望帮助解决住房危机和支持就地养老。

### 社区老化模型

自然发生的退休社区(naturally occurring retirement communities，NORCs)是指大部分居民都是老年人的社区或建筑物。它们不是专门建造的老年住房或退休社区，而是社区居民就地养老和打算度过余生的地方。NORCs 为居民提供一系列的健康和社会服务、个人风险评估、协调非专业服务、转诊和随访。

村庄模式是另一个帮助社区成功老龄化的社区项目。你可以加入你所在地区的现有村庄或

**满足基本需求**
- 提供适当和负担得起的住房
- 促进家庭和社区的安全
- 确保没有人挨饿
- 提供有关可用服务的信息

**促进社会和公民参与**
- 与家人、邻居和朋友建立有意义的联系
- 促进积极参与社区生活
- 为有意义的有偿和志愿者工作提供机会
- 使老龄化问题成为整个社区的优先事项

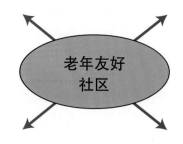

**优化身心健康和福祉**
- 促进健康行为
- 支持增进福祉的社区活动
- 提供随时可获得的预防保健服务
- 提供医疗、社会和安宁疗护服务

**最大限度地提高虚弱和残疾人士的独立性**
- 调动资源促进"居家生活"
- 提供无障碍交通
- 支持家庭和其他照护者

图 20.1　老年友好社区的基本要素

与邻居创建自己的村庄。原型村庄是波士顿的 Beacon Hill。Beacon Hill 是一个独立的、自治的、非营利的组织,由志愿者和支付报酬的工作人员管理,他们负责协调社区老年人获得负担得起的服务。这些服务包括交通、健康和健康计划、家庭维修、社交、教育活动和旅行,以及商品和服务的折扣。

合租社区是起源于丹麦的概念,是另一个越来越吸引老年人的选择。大多数的同居项目是跨代的,但也有一些是专为 50 岁以上的个人设计的。合租是一种有目的性的、合作的住房,居民积极参与社区的设计和运作。社区通常被设计成沿着一条或多条步行街,或围绕一个中心庭院的附属或单户住宅。居民有一间共同的房子,他们可以聚集在一起,分享一顿共同的晚餐或参加社交活动。社区成员一起努力照顾共同的财产。在大多数情况下,合租社区是由潜在居民发起的,他们通常与开发商合作设计和资助项目。有些是由建筑师和开发商发起的,他们会组织一批未来的居民来购买这个项目。

由于文化偏好或需求,成年子女及其年长亲属的共同住房已成为许多人的选择。这种共享可以减轻丧偶或退休后以固定收入维持住房的经济负担。第 34 章将讨论多代人的住房。共享住房的另一种模式是向他人开放个人住房。老年人通常住在自己年轻时购买的房子里,他们发现随着年龄的增长,大部分空间可能没有得到充分利用。通过定位、筛选和匹配寻找房子的老年人与拥有房子的人共享房子,可以很容易地实现共享。全国共享住房资源中心在全国范围内设立了小组,以协助对共享住房感兴趣的个人。

随着婴儿潮一代的老龄化,我们可以期待看到更多创新的住房活动,为社区的健康老龄化创造成功的机会,并为老年人提供一系列超越现有的选择。知识链接 20.1 列出了一些社区老龄化资源。

## 主要概念

- 体温调节能力的变化、慢性病和药物可能会导致老年人体温过低和体温过高。在极端天气下,必须注意监测温度,并提供足够的保暖和降温措施。
- 针对老年人的交通系统对他们的身体、心理和社会健康至关重要。
- 社区随着岁月的流逝而变化,长期居住的人随着年龄的增长可能会发现自己身处危险或犯罪猖獗的地区。
- 老年人往往是欺诈和欺骗的目标。

- 减少火灾危险对安全感至关重要。
- 老年人的驾驶安全是一个重要问题,医疗保健专业人员必须了解评估方式、安全干预内容和相关的交通资源。
- 技术进步有望提高生活质量,减少个人对护理援助的需求,提高独立性和安全生活的能力。
- 全球各地正在努力使社区更适合老年人。社区中新的和创新的老龄化观念将继续改变老年人的生活选择。

## 护理研究:不断变化的生活状况和环境脆弱性

Ethel 结婚后一直住在家里,但当她丈夫去世后,她一个人住在一个大房子里,她的孩子们担心她的安全。他们担心她可能会摔倒,躺在地上不为人知地死于体温过低,不断老化的小区不再被认为是安全的,她也不能再开车了,行走的能力也受到限制。他们说服她搬到凤凰城附近的一个社区。

他们找到了她能负担得起的合适的公寓。

有一段时间,他们每周都去看望她,但每次看望都让他们更加沮丧,因为她不停地谈论她的老房子、老朋友、旧家具、老牧师和所有的旧东西。他们的看望变得不那么频繁了。她每天早上都按时给他们打电话,但察觉到他们迫切地想放下电话继续生活。一天早上,她给女儿 Gladys 打电话说:"我病得很厉害!昨天我走到外面,我发誓我看到我的朋友 Rose 从旧社区上车,但她没有看到我。我很失望,但还是设法回家了,后来我找不到公寓的钥匙,所以最后只好拨打911寻求帮助。我说钥匙丢了,他们真的很生我的气。我想回底特律,我熟悉那里。"在一次家庭秘密会议之后,Ethel的家人为她找到了一个很好的辅助生活场所,他们松了一口气。Ethel说:"我不知道我在哪里了,我像一个皮球一样被踢来踢去。"她除了吃饭,很少离开房间,很快她就需要把饭端过来。上个星期,她出去闲逛,被发现时,患了严重的热射病。

在护理研究的基础上,使用以下程序制订护理计划[a]:

- 列出Ethel提供的主观资料。
- 列出提供客观资料的信息。

- 从这些资料中,使用公认的格式确定并说明你认为的目前对Ethel来说两个最重要的护理诊断。列出你从资料中发现的Ethel的两个优点。
- 确定并说明每个诊断的结局标准。这些标准必须反映护理诊断中确定的问题得到了一定程度的缓解,并且必须以具体和可衡量的术语进行陈述。
- 针对每个护理诊断列出计划并陈述一项或多项干预措施。提供用于确定适当干预措施来源的具体文件。结合Ethel现有的优点,至少计划实施一次干预。
- 评估干预措施的有效性。干预措施必须与设定的结局标准直接相关,以衡量是否取得了相应的效果。

注:[a]表示建议学生参考护理诊断相关书籍,并确定可能或潜在的问题。

## ▌关键思考问题和措施

1. 当Ethel的家人决定给她最好的生活环境时,你能给他们什么建议?

2. Ethel的家人怎样才能让她参与决定她自己的生活状况?

3. 在你所在的地区定位廉租房,并评估是否方便和安全。

4. 你的社区提供哪些支持来帮助老年人安全地就地养老?

5. 你所在的社区关注哪些针对老年人的犯罪?

6. 列出你所在的环境中对你很重要的几个方面,并讨论它们的意义。

7. 如果没有步行者的帮助,你无法四处走动,讨论适合你的可行住房方案。

8. 你所在的城市和州,对社区和机构中的残疾人和老年人的备灾计划是什么?

9. 将你所在的社区与本章中描述的老年友好社区的特点进行比较。

10. 调查你在临床实践中服务的老年人的家中是否存在安全设施。

11. 讨论如果你的父母越来越失能,无法照顾自己,你将如何帮助他们做出改变生活状况的决定。

## ▌研究问题

1. 老年人最关心的犯罪活动是什么?

2. 老年人最常担心的家庭安全因素是什么?

3. 在美国,体温过低和体温过高的地理分布和发病率如何?

4. 在老年人中,发生火灾最常见的原因是什么?

5. 老年人在他们的环境中最害怕什么?

6. 在机构和个人家庭中使用辅助技术的障碍是什么?

(杨雪　译)

# 参考文献

Al-Rousan TM, Rubenstein LM, Wallace RB: Preparedness for natural disasters among older US adults: a nationwide survey, *Am J Public Health* 104(3):506–511, 2014.

Andruszkiewicz G, Fike, K: Emerging technology trends and products: how tech innovations are easing the burden of family caregiving, *Generations* 39(4):64–68, 2015–2016.

Berko J, Ingram DD, Saha S, Parker JD: Deaths attributed to heat, cold, and other weather events in the United States: 2006-2010, *Natl Health Stat Report* (76):1–15, 2014.

Beuscher LM, Fan J, Sarkar N, et al: Socially assistive robots: measuring older adults' perceptions, *J Gerontol Nurs* 43(12):35–43, 2017.

Byszewski A, Power B, Lee L, Rhee GG, Parson B, Molnar F: Driving and dementia: workshop module on communicating cessation to drive, *Can Geriatr J* 20(4):241–245, 2017.

Chi NC, Demiris G: The roles of telehealth tools in supporting family caregivers, *J Gerontol Nurs* 43(2):3–5. 2017.

Czaja SJ: Can technology empower older adults to manage their health? *Generations J Am Soc Aging* 39(1):46–51, 2015.

Davis RL, Ohman JM: Driving in early-stage Alzheimer's disease: an integrative review of the literature, *Res Gerontol Nurs* 10(2): 86–100, 2017.

Edwards JD, Lister JJ, Lin FR, Andel R, Brown L, Wood JM: Association of hearing impairment and subsequent driving mobility in older adults, *Gerontologist* 57(4):767–775, 2017.

Gonyea J, Melekis K: Women's housing challenges in later life: the importance of a gender lens, *Generations, J Am Soc Aging* 41(4): 45–52, 2017–2018.

Horowitz BP, Almonte T, Vasil A: Use of the home safety self-assessment tool (HSSAT) within community health education to improve home safety, *Occup Ther Health Care* 30(4):356–372, 2016.

Jett K, Tappen RM, Rosselli M: Imposed versus involved: different strategies to effect driving cessation in cognitively impaired older adults, *Geriatr Nurs* 26:111–116, 2005.

Liddle J, Gustafsson L, Mitchell G, Pachana NA: A difficult journey: reflections on driving and driving cessation from a team of clinical researchers, *Gerontologist* 57(1):82–88, 2017.

Malik S, Lee DC, Doran KM, et al: Vulnerability of older adults in disasters: emergency department utilization by geriatric patients after Hurricane Sandy, *Disaster Med Public Health Prep*, 12(2):184–193, 2018. doi:10.1017/dmp.2017.44.

Marchibroda JM: New technologies hold great promise for allowing older adults to age in place, *Generations* 39(1):52–54, 2015.

Munanga A: Cybercrime: a new and growing problem for older adults. *J Gerontol Nurs* 45(2), 3-5, 2019.

National Hispanic Council on Aging: *Home fire safety for older adults*, 2017. http://www.nhcoa.org/home-fire-safety-for-older-adults/. Accessed March 2018.

Roe CM, Babulal GM, Head DM, et al: Preclinical Alzheimer's disease and longitudinal driving decline, *Alzheimers Dement (N Y)* 3(1):74–82, 2017.

Shih RA, Acosta JD, Chen EK, et al: *Improving disaster resilience among older adults*, Rand Corporation Research Report, 2018. https://www.rand.org/pubs/research_reports/RR2313.html. Accessed March 2018.

Tanioka T, Yasuhara Y, Osaka K et al: *Nursing robots: robotic technology and human caring for the elderly*, Okayama City, Japan, 2017, Fukuro Shuppan Publishing.

Wang J: Mobile and connected health technologies for older adults aging in place, *J Gerontol Nurs* 44(6):3–5, 2018.

Wiese LK, Wolff L: Supporting safety in the older adult driver: a public health nursing opportunity, *Public Health Nurs* 33(5):460–471, 2016.

World Health Organization: *Global network for age-friendly cities and communities*, 2018. https://extranet.who.int/agefriendlyworld/who-network/. Accessed March 2018.

# 第四部分

# 健康与慢性病

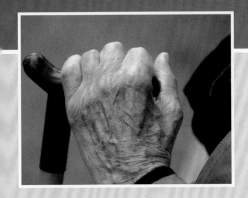

# 21

# 与慢性病共处

*Kathleen Jett*

一位老年人说道：

如果我知道我会活这么久，我将会更好地照顾自己。

100 岁生日当天的 Eubie Blake

## 学习目标

学完本章后，读者将能够：

1. 定义最常见的老年慢性病。

2. 描述衰弱的概念，并解释其是如何影响慢性病的。

3. 描述一个可以指导护士制定促进健康老龄化的策略，而不仅仅是功能限制的概念模型。

4. 构建与慢性病轨迹相一致的护理措施。

5. 提出在全球范围内减少慢性病的策略。

慢性病（chronic illnesses）是指那些无法根治且持续存在的疾病。它们可能发病隐匿，只能在健康筛查中发现。慢性病的症状并不总是显而易见的，可能直到疾病晚期才会干扰个体的日常生活。

慢性非传染性疾病每年导致 4 100 万人死亡，其中超过 69 岁的有 3 600 万人（WHO，2018）。心脏病、癌症和糖尿病是美国死亡和残疾的主要原因。60% 的成年人至少患有一种慢性病，40% 的成年人至少患有两种慢性病（图 21.1）。美国最常见的慢性病是心脏病、脑卒中、癌症、糖尿病、肥胖、

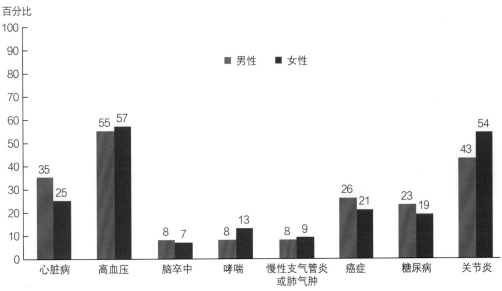

注：数据基于2013—2014年的两年平均值。关于美国国家健康访谈调查中种族和拉美裔的定义，见附录B。

参考人口：这些数据是指非机构入住的普通人口。

资料来源：美国疾病预防控制中心、美国国家健康统计中心、美国国家健康访谈调查。

图 21.1　2013—2014 年按性别分列的 65 岁及以上人口的慢性健康状况

慢性肺病、阿尔茨海默病、慢性肾病和骨关节炎（CDC，2019）。

在年轻人中，可以尽早地识别某种即将发生的慢性病的最初迹象，以防出现后续健康问题。例如，控制血压可以防止心脏病的发展。而在老年人中，慢性病可能发展到终末器官损伤才被诊断出来。例如，在一年一度的眼科检查中，可能会发现不可逆的糖尿病视网膜病变，这表明糖尿病已经存在很长时间了，并造成了永久性损伤。

如果直到晚期才诊断出疾病，此时的主要目标是三级预防，即尽可能补救而不是治愈。补救的目标包括最大限度地减少并发症，延缓相关死亡率，优化与健康相关的生活质量，同时将个体作为一个整体来照护（第1章）。

对于患有慢性病的老年人来说，重要的是疾病对自身功能的影响。这种影响可能小到给人生活带来不便，大到损害个体独立生活的能力。当这些改变与正常的衰老变化叠加时，个体在日常生活中日益衰弱的可能性和对他人帮助的依赖性，会随着时间的推移而增加。

慢性病、衰老和生活方式之间的关系很复杂。许多疾病被认为是衰老的内在原因。虽然慢性病并不属于衰老的正常部分，但全世界患有慢性病的人数正在迅速增长，没有任何国家能够避免这个日益严重的问题。目前，许多慢性病可以通过预防消除，尤其是在年轻时就开始的慢性病。一旦消除了与生活方式有关的风险因素（知识链接21.1），使其处在个人的控制范围内，相当一部分疾病是可以预防的。随着美国国家卫生研究院等组织在相关研究上投入巨资，最有效的预防策略变得越来越清晰。

| 知识链接 21.1　全球慢性病发展的主要生活方式风险因素 | |
| --- | --- |
| 使用烟草 | 缺乏身体锻炼 |
| 不健康饮食 | 酗酒 |

资料来源：World Health Organization（WHO）：*10 facts on noncommunicable diseases*，2018.

如第1章所述，美国卫生与公众服务部已经开发了多种尝试降低慢性病发病率的策略，并在《健康人民2020》中发布了相关进展（USDHHS，2018）。

预防慢性病或促进健康生活的重要策略包括参加体育活动、减重、戒烟和按照处方服用药物。世界卫生组织（WHO）制订了一项全球行动计划，确定了多个健康目标和指标，帮助各国制定国家目标和政策，以解决慢性病的预防和最佳管理问题。这些报告涵盖的主题广泛，与《健康人民2020》中的许多报告相似（WHO，2017）（知识链接21.2）。

| 知识链接 21.2　最佳实践资源 |
| --- |
| **世界卫生组织**：慢性非传染性疾病的10个事实 |
| **世界卫生组织**：慢性病与健康促进 |
| **健康人民**：老年人 |
| **美国疾病预防控制中心**：搜索"frailty"和"chronic disease" |
| **美国国家老龄研究所**：研究的重点是随着人们年龄的增长，健康问题的风险和严重性增加 |

对老年慢性病的思考会引出许多问题。为什么有些人会患上许多"老年慢性病"，而另一些人则不会？随着对基因组学理解的发展，衰老和慢性病之间的界限会变得更加模糊还是更加清晰？大多数晚年肺部疾病是早期生活方式选择的结果，例如吸烟，但随着年龄的增长，即使是不吸烟的人对肺炎的易感性也在增加。随着20世纪90年代抗逆转录病毒疗法的引入，人类免疫缺陷病毒（HIV）感染者的寿命比以往任何时候都长。诊断出艾滋病不再意味着即将死亡，它反而成了一种慢性病。这种新的疾病"集合"将如何影响老年艾滋病患者和社会？

## 慢性病模型

尽管可以从许多概念模型来看待慢性病，但慢性病轨迹模型长期以来一直帮助医疗保健提供者了解慢性病及其对个人的影响（Corbin and Strauss，1992；Lubkin and Larsen，2012；Strauss and Glaser，1975）。利用这个模型，可以从生命过程的角度或者沿着健康的连续轨迹来看待慢性病（第1章）。

慢性病轨迹（表21.1）是指一个人患病前后、上下运动的9个阶段，分别是：①轨迹前期，②轨迹开始期，③稳定期，④不稳定期，⑤急性期，⑥危机期，

| 阶段 | 定义 |
|---|---|
| 1. 轨迹前期 | 在疾病发生之前,预防阶段,没有任何迹象或症状 |
| 2. 轨迹开始期 | 在一定程度上存在体征和症状,包括诊断期 |
| 3. 稳定期 | 病程/症状得以控制 |
| 4. 不稳定期 | 病程/症状不能通过自我保健等方法控制,但不需要或不希望住院 |
| 5. 急性期 | 需要住院治疗的活动性疾病或并发症 |
| 6. 危机期 | 危及生命的情况;对自我认同的严重威胁 |
| 7. 恢复期 | 不太可能发生在身体虚弱的人身上,是危机暂时缓解的时期 |
| 8. 下降期 | 以残疾/症状增加为特征的身体/精神状态的逐渐恶化 |
| 9. 临终期 | 死亡前几周、几天、几小时 |

表 21.1 慢性病轨迹

⑦恢复期,⑧下降期,⑨临终期。

在轨迹前期(第 1 阶段),要采用预防措施尽可能防止慢性病的发展。健康老龄化包括通过健康饮食来预防高血压等行为。护士倡导个体和社区的健康促进活动。

在轨迹开始期(第 2 阶段)之初,出现疾病的初始迹象,并进行诊断。在稳定期(第 3 阶段),慢性病存在,虽然不可治愈,但可以控制,因此患者几乎没有症状,并且能够保持高质量的生活。这种稳定性在很大程度上得益于二级预防和多重因素。同时,这也是多种因素综合作用的结果,包括对居住在照护环境(如辅助生活设施或疗养院)中的个人的长期护理,以及医疗机构中的患者接受由执业护士、老年专业护士提供的高质量临床护理。对于那些患有更复杂慢性病的人,需要医疗卫生保健团队成员之间的协作管理,通常由护士来进行协调。

在不稳定期(第 4 阶段),从一个或多个维度来关注个体很重要。对于老年人来说,这是一个特别不稳定的阶段,因为无法控制的慢性病叠加在了生理储备下降和其他正常的衰老变化上。在某些情况下,慢性病会导致机体衰弱,同时健康状况可能会进一步恶化。对于已经很衰弱的老年人来说,之前可控的健康状况会迅速恶化或危及生命。护士应当最大限度地帮助患者恢复健康水平。如果衰弱者不能得到及时的护理,就可能无法阻止整体功能的下降趋势。

在急性期(第 5 阶段),会出现严重且无法缓解的症状或并发症。此时应尽力阻止衰弱老年人症状的恶化和老年综合征的发展,并使其尽可能恢复到一定的稳定水平。在这一阶段,要使患者完全回到轨迹开始期(第 2 阶段)几乎是不可能的,护士会通知患者及其家人,尽一切努力控制患者的痛苦症状并使患者保持舒适。有多种疾病的重症患者,可能跳过这一阶段,直接从不稳定期(第 4 阶段)进入危机期(第 6 阶段)。

在危机期(第 6 阶段),慢性病的主要并发症变得严重且危及生命。它可能由急性心肌梗死(acute myocardial infarction,AMI)或与帕金森病相关的失衡导致的骨折等事件触发。护士提供或协助救护,但仅限于提前接受了指示或在事故发生时接受了患者医疗保健代理人的信息传达。护士在护理患者尤其是衰弱的患者时,需要知道他们预立医嘱的内容,并了解他们的愿望,以便在危及生命的情况下做出适当的反应。

虽然在衰弱的老年人中不太可能,但人们可能在一段时间内进入恢复期(第 7 阶段)或保持某种稳定状态。年龄越大,慢性病积累越多,人们就越不可能回到症状不明显的阶段。这在与努力恢复的衰弱者或患有多种慢性病者的对话中很重要。最后的阶段(第 9 阶段)是将以死亡告终的阶段(Lubkin and Larsen,2012)。在这个阶段,护士有重要的机会、责任和权利在临终患者生命的最后安慰临终患者,确保临终患者继续接受尽可能高质量的护理和医疗服务(第 35 章)。

在慢性病急性加重期,患者有必要住院治疗,随后在家中或指定的康复中心/专业护理机构(如康复中心/护理机构)积极康复。一旦病情稳定,患者可能会恢复全部功能或部分功能。如果这些功能障碍变成长期的,则可能需要身体、功能或认知方面的帮助。搬到朋友或家庭成员家中,可以得到非正式的帮助。一些人有能力雇佣专业护理人员,以获得正式帮助。还有一些人搬到一些照护机构中,如辅助生活设施、疗养院、小组家庭等。遗憾的是,在美国,选择权高度依赖个人的经济状况。对于非常贫穷和富有的人来说,有一些解决方案;但对于接近贫穷和中等收入的个人和家庭来说,这些解决方案效力薄弱。

轨迹的具体形态和稳定性受到个人、家庭成员和重要他人的共同努力,以及态度和信念的影响。老年专业护士有机会在轨迹的任何一点上促进健康老龄化。人们对需求满足和功能缺陷的感知,对于预测疾病的发展轨迹至关重要(Corbin and Strauss,1992)。

## 衰弱、衰老和慢性病

年龄与慢性病和衰弱发展之间的联系仍不清楚。然而,国际社会一致认为衰弱是"以储备减少和对压力源抵抗力减弱为特征的多系统综合征"(Cesari et al.,2014)。一个人越衰弱,他在慢性病轨迹中走得就越快,他就越不可能朝着稳定的方向发展,而且在病情不稳定时死亡的风险就越大。原发性衰弱的医学和社会诊断原因难以找到,而继发性虚弱与特定慢性病的下滑趋势有关,与慢性病轨迹的向下斜率一致。

Fried 和他的同事在 2001 年设计的衰弱表型仍然被认可。正式的衰弱诊断基于对以下至少 3 项的评估:无意识的体重减轻、自诉疲惫、肌肉无力、行走速度慢和活动量低(Fried et al.,2001)。

肌少症也被发现与衰弱有关(知识链接 21.3)。它是由多因素发病机制导致的与年龄相关的变化,是神经肌肉功能和肌肉蛋白质变化的表现。肌少症与慢性病加重期间的不良预后有关,例如轨迹第 4 及以上的阶段(Liguor et al.,2018)。

在许多老年学文献中,导致衰弱的迹象被称为"老年综合征"。它们显著增加了身体、认知或情绪健康状况受到挑战时的脆弱性,患者在保持自理方面变得更加困难。换句话说,患者与年龄相关的储备能力下降,加速到了无法补偿的地步。值得关注

的是,老年综合征不一定有通常意义上的诊断,只有对无法用其他方法解释的问题的报告或观察。

衰弱的老年人数量正在以惊人的速度增长。在对 5 447 名老年人的荟萃分析中发现,19.1% 的老年人存在衰弱(Verlaan et al.,2017)。迅速增长的人口推动了积极解决老龄化健康问题的必要性,以预防未来几代人慢性病和衰弱的发展。

与身体衰弱或患有慢性病的老年人合作,意味着老年专业护士有机会降低老年人的发病率和死亡率(知识链接 21.4)。接下来的几章提供了在当今社会中,老年专业护士会遇到的随着年龄增长最常见的慢性病的基本信息。不管人们的生活局限性如何,促进健康老龄化的策略都将被提出。我们没有涵盖所有可能的情况,也没有对这些疾病提供全面的医疗管理。需要特别注意的是,某些疾病经常在晚年发生。

### 知识链接 21.3　最佳实践建议

**衰弱的评估**

> 衰弱诊断为有下列情况:不明原因的体重减轻、自诉疲惫、握力弱、行走速度慢和活动量少。
>
> 需要具体评估患者是否具备上述这些症状。许多人认为这些迹象"只是衰老的一个正常部分。"

### 知识链接 21.4　护士在照顾慢性病患者中的作用

- 评估老年人及其家庭的优势和挑战
- 与健康生活方式相关的教育、能量储存和自我护理策略
- 鼓励减少可改变的风险因素
- 为个体自我合理期望的发展提供咨询
- 提供可利用的资源
- 当需要时提供恰当的转介
- 组织和领导跨学科的案例会议和团队会议
- 适时促进预立护理计划和安宁疗护

### 主要概念

- 美国的国家目标包括延长健康寿命。实现这一目标的挑战是,如何帮助人们找到在存在慢性病

的情况下促进健康老龄化的方式。
- 慢性病的影响范围从轻微到危及生命,每个人都

应以高度个性化的方式应对独特的环境。

- 应对慢性病是身体、心理和精神上的挑战。
- 慢性病轨迹理论有助于理解慢性病和设计护理干预措施,从而促进健康老龄化。
- 促进健康老龄化的目标包括最大限度地降低疾病和衰弱的风险,在两者都存在的情况下,减轻症状,延迟或避免并发症的发展,包括终末器官损伤,以及最大限度地提高个体的功能和生活质量。此外,还包括为临终关怀。
- 老年专业护士有潜力在促进健康和预防疾病的所有阶段发挥主导作用。

（黄苇萍 译）

# 参考文献

Cesari M, Gambassi G, van Kan GA, Vellas B: The frailty phenotype and the frailty index: different instruments for different purposes, *Age Ageing* 43(1):10–12, 2014.

Corbin JM, Strauss A: A nursing model for chronic illness management based upon the trajectory framework. In Woog P, editor: *The chronic illness framework: the Corbin and Strauss nursing model*, New York, 1992, Springer.

Centers for Disease Control and Prevention (CDC): *About chronic disease*, 2019. https://www.cdc.gov/chronicdisease/about/index.htm. Accessed March 2019.

Fried LP, Tangen CM, Walston J, et al: Frailty in older adults: evidence for a phenotype, *J Gerontol A Biol Sci Med Sci* 56(3):M146–M156, 2001.

Liguori I, Russo G, Coscia V, et al: Orthostatic hypotension in the elderly: a marker of clinical frailty? *J Am Med Dir Assoc* 19(9): 779–785, 2018.

Lubkin I, Larsen PD: *Chronic illness: impact and intervention*, ed 8, Burlington, MA, 2012, Jones & Bartlett.

Strauss A, Glaser B: *Chronic illness and the quality of life*, St Louis, MO, 1975, Mosby.

U.S. Department of Health and Human Services (USDHHS): *Healthy People 2020*, 2018. http://www.healthypeople.gov. Accessed July 2018.

Verlaan S, Ligthart-Melis GC, Wijers SLJ, Cederholm T, Maier AB, de van der Schueren MAE: High prevalence of physical frailty among community-dwelling malnourished older adults—a systematic review and meta-analysis, *J Am Med Dir Assoc* 18(5):374–382, 2017.

World Health Organization (WHO): *10 facts on ageing and the life course*, 2017. http://www.who.int/features/factfiles/ageing/en/. Accessed July 2018.

World Health Organization (WHO): *Noncommunicable diseases*, 2018. http://www.who.int/news-room/fact-sheets/detail/ noncommunicable-diseases. Accessed July 2018.

# 22

# 心脑血管健康与保健

*Kathleen Jett*

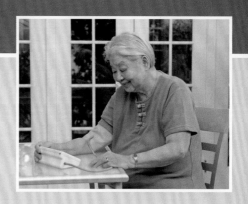

> 我原以为所有人心跳的声音听起来都是一样的,但是在积累一些临床经验后,我开始听到各种各样不同的心音。
>
> 19 岁的学生 Helen

> 一直以来,我的精力很充沛,身体很健康,但慢慢地,我开始感到越来越乏力。最开始我以为是年纪大的原因,后来却发现我的心脏不再像以前那样规律地跳动了。
>
> 86 岁的老年人 Isabelle

## 学习目标

学完本章后,读者将能够:

1. 描述心血管系统正常的老化改变。
2. 识别老年人群中最常见的心血管系统疾病。
3. 描述这些疾病的临床表现在老年患者与年轻患者中有何不同。
4. 在脑血管疾病的各个阶段,可采取哪些有效的干预措施以促进健康老龄化。

心血管系统由心脏和各血管组成,是将含氧丰富的血液输送到全身,并将代谢产物输送到排泄器官的载体。该系统会随着年龄的增长产生一些生理改变,但这些改变对健康老年人的日常生活几乎没有影响。但是,如果人们在年轻时选择的生活方式不健康,比如吸烟,那么一旦步入老年后,伴随着这些正常的老化改变,他们患心血管疾病(cardiovascular disease,CVD)的概率就会非常高。由于 CVD 是一种非常常见的疾病,以至于常常被误认为是正常的衰老改变,而非伴随着年龄增长发生的老年性疾病。CVD 是一种可以预防和控制的疾病。

## 衰老的心脏

衰老的心肌一个典型的临床特点就是心脏储备功能呈渐进性下降。也就是说,心脏一旦做功增加,衰老的心肌就会利用更长的时间加速工作,以满足突然增加的供氧需求,同时也需要更长时间才能恢复到初始状态。因此,在身体机能改变或有心理情绪变化时,如情绪激动、感染、大量体液丢失或失血、心动过速,心脏的这些自身代偿性调节作用就会显得非常重要。当身体出现这些情况时,年轻人可以通过增快脉搏频率起到代偿作用,而在老年人中比较少见,并且老年人还存在对生理或心理方面疾病危险因素认知不足的现象。即使是心脏功能正常的人,当其处于一定的外界压力条件下时,也可能无法维持心脏的正常功能,那么心脏衰竭可能就会随时发生。尤其是在伴有其他疾病的情况下,受损的心脏通过增加心脏做功起到代偿性调节的作用很弱,心血管相关疾病的发病率和死亡率就会增高。

在正常衰老过程中,由于心肌细胞脂质积聚和胶原纤维基质形成,心脏的各个瓣膜逐渐变厚和变硬。在多数情况下,各个瓣膜将无法完全正常关闭。心脏杂音就是血液异常回流时产生的声音。轻度的收缩期杂音(介于第一心音和第二心音之间)在老年人中是可以听到的。如果护士在无症状的老年人中听到了收缩期杂音,那就要提出相应的护理问题了。与年轻人不同的是,大多数老年患者会说:"哦,是的,我有心脏杂音已经很多年了。"如果患者实际的病情并非这么简单,那患者就会被转诊到心脏专科医生那里。如果这个新发现伴有任何心血管疾病的症状或体征时,就需要紧急就医。舒张期杂音(在第一心音和第二心音间可听到)常表明心脏常伴有严重的血流动力学问题,这些患者会由心脏专科医生密切随访和跟踪治疗。护士能够监控这种脆弱状态是老年专业中的一项基本技能,也是与患者和家属高度配合,共同提高患者生命质量的一种有效方法。

## 血管疾病

　　在美国,每 4 例死亡患者中就有 1 例与心血管疾病有关。也就是说,每年约有 61 万人死于心血管疾病。冠心病(coronary heart disease,CHD)是最常见的疾病,每年导致 37 万人死亡。排在第一的通常是急性心肌梗死(acute myocardial infarction,AMI)或心血管疾病发作。每年有 73.5 万人患有AMI,其中 52.5 万人是第一次患 AMI,剩下的 21 万人是以前至少有过一次 AMI 发作(CDC,2017a)。研究发现,心血管疾病的危险因素很普遍,包括个体不可控因素、完全可控因素,以及那些可疑有一定影响的因素(图 22.1)。其中,不可控因素包括遗传因素(Khera et al.,2016)。

　　心血管疾病源于血管或心脏本身的损伤。本章将对老年高血压(HTN)、冠心病、心力衰竭(HF)、心房颤动(AF)以及周围和脑血管疾病(脑卒中)进行总结。关于这些情况更详细的检查,读者可以参考以疾病为基础的老年医学和老年护理相关书籍。

## 高血压

　　高血压(hypertension,HTN)是老年专业护士遇到的最常见的慢性心血管疾病。在美国就有 7 500 万患者,即每 3 个人中就有 1 个被诊断为高血压。

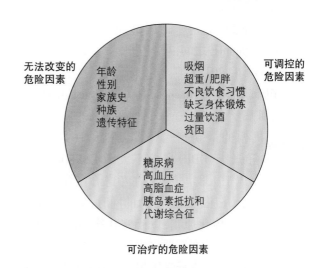

图 22.1　冠心病的危险因素

其中,大多数是非裔美国人和男性;只有大约 50% 的 HTN 患者病情能够得到控制,但他们也增加了罹患心血管疾病、心力衰竭和脑卒中的风险(CDC,2016a,2019;NHLBI,2017)。老年人中最常见的是单纯收缩期 HTN,随时间推移舒张压(DBP)伴有下降趋势(Aronow,2017)。

　　美国心脏病学会与美国国家心肺和血液研究所,致力于为专业人士和非专业人士提供关于 HTN 治疗和预防的最佳循证信息(CDC,2014)。这些证据都是来自许多著名的研究结果,包括弗明汉研究(Framingham study)、欧洲老年人高血压工作组的研究(EWPHE)、老年人高血压试验(HYVET)、老年人收缩期高血压计划(SHEP)以及欧洲收缩期高血压试验(Syst-Eur)(NHLBI,2013)。

### 症状和体征

　　大多数 HTN 患者无明显症状,只有在常规体检或由于长期血压控制不佳引起相关并发症表现后才被诊断。有些高血压患者会主诉"头痛""恶心""头重脚轻""眩晕"或"头昏脑涨"。这些主诉都是基于习惯用语的说法,描述不一定足够准确,护士首先必须确定患者的这些症状是否是由血压升高或降低引起的。在给他们测量血压后,他们的血压可能会处于正常、低血压或高血压水平。

### 诊断

　　以往高血压诊断指南将 65 岁以上人群的血压水平分为 1、2 和 3 级期,1 级期是指血压≤140/

90mmHg，即为"正常"血压，2期是指血压处于(140~160)/90mmHg之间，3期是指血压≥160/90mmHg（Whelton et al.，2018）。

美国心脏协会（American Heart Association，AHA）、美国心脏病学会（American College of Cardiology，ACC）和其他机构的最新指南建议，所有人的收缩压（SBP）和舒张压（DBP）目标不大于120/80mmHg，包括65岁以上人群。然而，在考虑心血管疾病的危险风险、合并症和预期寿命的同时，护士应考虑老年患者的个体化原则，以确定什么"血压范围"是适合他或她的。在靶器官损伤的情况下，收缩压超过180mmHg和/或舒张压超过120mmHg就属于高血压急症（Whelton et al.，2018）。

高血压诊断需要至少测量两次血压水平，且两次测量要在不同的时间进行，以保证诊断的正确性。当怀疑或知道患者存在"白大衣综合征"时，建议在医生办公室以外的地方对患者进行自我监测，以准确诊断和调整药物剂量（Whelton et al.，2018）。需要注意的是，要保证家用测量设备是准确可靠的，而且操作者的测量方法也是正确的（知识链接22.1）。

### 知识链接22.1 最佳实践建议

**家庭血压监测评价**

- 观察他/她使用家用设备在双臂测量血压（BP）的操作。
- 护士使用相同的仪器重新测量。
- 使用经测试的可靠血压袖带和听诊器测量血压。
- 如果测量结果不一致（与技术合格的人员相比），建议更换测量设备。

## 病因

原发性HTN的确切病因不明。危险因素包括吸烟、糖尿病、血脂异常、超重、适应性差、不健康饮食、社会心理压力和睡眠呼吸暂停（Whelton et al.，2018）。心血管系统随年龄的增长发生老化和终身的不良生活习惯，可能是收缩压发病率随年龄的增长而增加的因素（CDC，2016a）。继发性HTN可由多种因素引起，包括慢性肾脏病、阻塞性睡眠呼吸暂停和药物滥用，如非甾体抗炎药、利尿药和咖啡因（Whelton et al.，2018）。

## 并发症

虽然HTN的许多并发症是可以预防和控制的，但血压水平控制的现状并不乐观（《健康人民2020A》知识链接）。75岁及以上患者中确诊HTN的比例增加（男性66.7%，女性78.5%）（CDC，2016b）。HTN控制不佳的并发症有很多，最典型的是脑卒中、AMI和冠状动脉疾病（coronary artery disease，CAD），且它们的发生率也在逐渐增加（知识链接22.2）。最后，尽管在学术上仍有争议，但近年来，关于认知功能改变是否与血压水平有关系，相关的研究也越来越多。如果血压水平过高，小血管内血栓脱落容易导致血管性痴呆；如果血压水平过低，那么已经受损的大脑将会再次遭受血液循环血量减少所带来的不良影响（Foster-Dingley et al.，2015；Meissner，2016）。

### ♥ 健康人民2020A

**高血压**

**工作目标**
- 减少成年人患高血压的比例。

**基线**
- 2005—2008年，29.9%的18岁及以上成年人患有高血压（年龄根据2000年的标准人口进行调整）。

**目标**
- 到2020年，18岁以上的成年人高血压患病率降至26.9%。

资料来源：U.S. Department of Health and Human Services, Office of Disease Prevention and Health Promotion：*Healthy People 2020*，2018.

## 治疗

研究表明，促进健康生活方式的非药物干预在降低血压方面非常有效，并且在降低血压的同时，可以最大限度地减少甚至预防长期并发症的发生。已有大量临床证据表明，饮食和肥胖会对血压造成影响。健康的饮食习惯，特别是得舒（DASH）

饮食或地中海饮食，已经被充分证实可以降低血压水平。即使适度减少钠的摄入量和控制体重也可能使个体恢复到正常血压状态，并降低其他心血管疾病或脑卒中的风险，或减少所需药物的数量（表22.1）。对于那些没有 HTN 的患者，建议最高钠的摄入量为 2 300mg（CDC，2014）。如果条件允许，护士可以教会患者阅读食品标签，这是预防疾病发生的重要健康教育内容（第 14 章）。

**表 22.1　生活方式改变与收缩压降低的关系**

| 生活方式的改变 | 收缩压（SBP）降低水平 |
| --- | --- |
| 减肥 | 每减重 9kg 可降低 5~20mmHg |
| 采用 DASH 饮食 | 降低 8~14mmHg |
| 减少钠摄入 | 降低 2~8mmHg |
| 增加体力活动 | 降低 4~9mmHg |
| 限制饮酒 | 降低 2~4mmHg |

当非药物干预措施对 HTN 治疗效果不明显时，就需要采取药物治疗了。抗高血压药的选取可以依据患者近期的血压水平和近 10 年发生动脉粥样硬化性心脏病的风险水平来决定。

一个人同时使用 3 种不同类型的抗高血压药控制血压的情况在临床也很普遍。处方药物的使用在很大程度上取决于当时的医疗状况。具有处方权的老年专业护士常开具的抗高血压药有钙通道阻滞剂（CCBs）、噻嗪类利尿药、β 受体阻滞剂、血管紧张素转换酶抑制药（ACEs）或血管紧张素受体阻滞药（ARBs）。由于存在发生高钾血症的风险，ACEs 和 ARBs 两类药物不能同时使用。CCBs 有 3 类，第一类是二氢吡啶类，如硝苯地平，常见的副作

用是水肿。第二类是非二氢吡啶类，常见的副作用是心动过缓和心脏传导阻滞。第三类是噻嗪类和袢利尿药，如呋塞米。这类药物属于排钾利尿药，因此必须与保钾的药物，如血管紧张素转换酶抑制药或补钾剂配合使用。美国心脏病学会认为，利尿药中氯噻酮可以作为首选药物，因为它的半衰期长，并有足够的证据证明它可以降低心血管疾病发生的风险。由于冠心病的发病率高，老年人常会使用 β 受体阻滞剂这类药物。因此，这就需要护士严密观察患者是否存在心动过缓的现象（Whelton et al.，2018）。

有处方权的开业护士在为患者调整药物时应尽可能减少老年患者的服药种类，避免多重用药，尽量采用每天一次的简单用药方案（第 9 章）。老年患者发生直立性低血压和跌倒的风险较高，因此建议他们从药物最小剂量开始服用，这期间也需要护士定期监测他们的血压水平，以评估药物副作用及是否需要调整剂量。通过减少或消除可控的危险因素，HTN 患者的血压水平一般能够得到很好的控制，进而促进健康老龄化（知识链接 22.3）。

**知识链接 22.3 最佳实践建议**

**控制高血压**

除了少数患者，护士可以通过帮助人们将血压维持在可接受的范围内来促进健康老龄化。对于那些患有晚期或终末期疾病（如痴呆）的人来说，可接受的血压范围更大。

## 冠心病

心脏依靠冠状动脉提供所需的氧气和营养。冠心病的发病率随着年龄的增长而显著上升，它不是一种正常的衰老改变，是最常见的心脏疾病之一。冠心病是指动脉粥样硬化、动脉硬化、冠状动脉疾病（CAD）或缺血性心脏病。

在美国，每年约有 61 万人死于心脏病，其中 37 万人死于 CAD。心脏病是导致非拉美裔黑人和白人死亡的第一大原因（各占 23.8%）。该病在美国印第安人/阿拉斯加原住民中的死亡率为 18.4%，在亚洲/太平洋岛民中的死亡率为 22.2%，它仅次于癌症。每年有 73.5 万的美国人患 AMI，其中的

21 万人并非第一次患 AMI。每 40 秒就会有人心脏病发作(CDC,2017b)。

## 症状和体征

老年人 CAD 的主要症状是劳力性呼吸困难和无明显诱因的疲劳,这与许多其他老年常见健康问题的症状相同(知识链接 22.4)。并且,老年患者缺血导致的心绞痛症状没有那么严重,且持续时间较短,因此通常被描述为餐后上腹痛或肩背部疼痛,而不是胸部疼痛(Aronow,2017)。这些症状也很有可能被误诊为关节炎、肌肉背痛或胃食管反流病。随着时间推移,不稳定型心绞痛在发作频次、强度、持续时间上会逐渐加剧,且引起每次发作的刺激强度也会越来越小。CAD 引起心脏骤停的概率也随着年龄的增长而增加(Aronow,2017)。不稳定型心绞痛与心律失常、心动过速和心室颤动有关。

如果一个老年患者患有 AMI,他可能完全没有相关症状,这种通常被称为"隐匿性心肌缺血"。这类患者可能不伴有向手臂和下颌部位放射的突发性胸前区心绞痛的典型症状,也可能症状不典型,如不明原因的跌倒或精神状态急剧变化(表 22.2)。没有典型症状的 AMI 很少发生在年轻人身上,但有的年轻人症状不典型,直到发生 AMI 后才知道自己患有 CAD。

### 知识链接 22.4　老年冠心病患者疾病加重的潜在症状

- 眩晕或头晕
- 步态不稳或平衡失调
- 食欲下降或不明原因的体重减轻
- 注意力无法集中或持续时间短暂
- 性格或情绪改变
- 不修边幅
- 排尿或排便异常
- 无法描述的不适或处于持续焦虑状态
- 疲劳过度或伴有无法描述的疼痛
- 生活中缺乏兴趣,提不起精神

## 诊断

老年 CAD 患者的诊断可能是在其他检查中发现的,例如在年度健康随访检查时做静息心电

### 表 22.2　年轻人典型心绞痛体征与老年人常见的非典型体征的主要差异

| 症状 | 典型的 | 非典型的 |
|---|---|---|
| 胸部疼痛 | 显性 | 没有 |
| 疼痛放射到手臂或下颌 | 经常 | 没有 |
| 出汗 | 经常 | 没有 |
| 呼吸困难 | 经常 | 可能是唯一症状 |
| 乏力 | 经常 | 可能是唯一症状 |

图(electrocardiogram,ECG)时发现,或是因其他器官严重受损引起临床不适症状就诊时被发现,例如心房颤动。如果心电图异常,可立即采取干预措施(如戒烟、减肥),以逆转已有的损害,减少进一步恶化。

非侵入性诊断措施包括压力测试和心脏血清标志物(例如 CK-MB 和肌钙蛋白),侵入性测试包括心导管检查。明确的检测可能并不总是合适的,例如对于那些非常虚弱且预期寿命有限的人,此时护理的重点是优化生活质量和健康老龄化(第 35章)。如果怀疑某人患有 AMI,则明确诊断需要在事件发生后 24~72 小时内记录生化标志物的变化(Bashore et al.,2017)(第 8 章)。如果与患者表达或预先表达的愿望一致,则可以启动救生措施。

## 病因

心血管健康研究、SHEP 研究以及其他研究已经清楚地确定了 CAD 的危险因素(图 22.1)。这些因素都会加剧老年患者心血管的病理改变。动脉血管管壁在年轻时富有弹性,柔韧性好,但是随着年龄的增长,管壁就变得越来越厚,失去了弹性,随之引起血液中的脂质、胆固醇和磷脂代谢也有相应改变。这样就逐渐导致冠状动脉斑块形成,并黏附在血管壁,久而久之,斑块逐渐增大并最终阻塞冠状动脉,一旦遭受外界压力的刺激,就会使整个心脏发生痉挛,心肌摄氧能力降低,并最终导致心肌组织坏死。

## 并发症

冠状动脉疾病最重要的并发症是急性或长期

心脏缺血缺氧引起的急性心肌梗死。其中,大约有 15% 罹患心血管疾病的患者会很快因此而死亡(CDC,2017b)。这可能是心肌突发的供氧矛盾引起的,可能是机体正常衰老引起的,也可能是血管内血栓或斑块突然阻塞动脉造成的。即使该类患者后期病情平稳康复出院,急性心肌梗死也会对其心脏造成一定的损伤。如果急性心肌梗死患者在发作时得到及时施救,其发病率和死亡率就会显著降低。

在 CHD/CAD 缓慢的发展过程中,机体代偿性地通过扩大心腔和心室重构来改善这些损伤。但这种重构最终会导致心脏泵血效率的降低和其他心肌病的逐步形成。

## 治疗

非药物和药物治疗对 CAD 患者而言都是非常重要的。非药物治疗强调控制所有可逆的危险因素。药物治疗通常包括阿司匹林、氯吡格雷和硝酸异山梨酯的联合使用。研究证实,β 受体阻滞剂(如美托洛尔、阿替洛尔)和血管紧张素转换酶抑制药可以延长 AMI 患者的预后生命。CCBs 类药物需要谨慎使用(Reuben et al.,2017)。心血管疾病急性发作时,还需要一些其他的药物治疗,如硝酸甘油含片或气雾剂。药物治疗的目的是最大限度地降低发病率和死亡率,提高患者的生活质量。适当采取安宁疗护也是有效的治疗方法。

## 心房颤动

心房颤动(atrial fibrillation,AF)是最常见的心律失常之一,是由心房内不规则的电脉冲活动引起的。查体发现,心房颤动患者的脉搏不规则。这种不规则可能有固定规律,也可能是完全随机的(阵发性的);它可能只是偶尔发生一次,也可能是间歇性发作或持续性发作。虽然它可能发生在年轻人中,但它在老年人中的发病率和流行率更高,并且每十年呈一个更高的增长趋势;80 岁以上的人中大约 10% 患有心房颤动(Cole and Zimmerman,2017)。

### 症状和体征

在大多情况下,心房颤动本身是完全没有症状的,只有在发生脑卒中,或由护士或医生进行心脏查体时才被确诊。心房颤动没有特别典型的临床表现,而且老年患者自身通常已经患有一定的慢性病,因此很难将其明确归因于心房颤动。疲劳可能归因于"年老"或是衰弱。有少部分患者,尤其是阵发性心房颤动的患者会主诉伴有间歇性呼吸急促的感觉,或非特异性胸痛(知识链接 22.5)。

> **知识链接 22.5　有时候我能感觉到心悸**
>
> Ruth 是一位 75 岁的阵发性心房颤动患者,她平时精力充沛,热爱生活。由于患有心房颤动的原因,她每天规律服用抗凝血药来防止血液凝集、血栓形成,以此降低脑卒中的风险。大多数时候,Ruth 的心搏比较规律,但是有时候也搏动得很快。如果心律不规律时,她就会有"心悸"的感觉,但她从来没有其他的不舒服。有一天,Ruth 的心脏似乎搏动得很厉害,她自测了一下,至少是 180 次/min,节律也不规律,这时候她感觉很不舒服。于是她叫了一辆救护车,并被立即送往医院,但是到了医院,她的心率开始慢了下来,逐渐恢复了正常。于是她没有接受任何特殊的治疗,只是观察了一会儿就回家了。

### 诊断

心房颤动是一种非常常见的心律失常,诊断时心室率增快且节律不规律。它可能与患者反复跌倒、晕厥发作、眩晕发作和心力衰竭恶化等有关。它可能是急性的(持久发作 48 小时)或慢性的。这种不规则的心脏节律可以通过 24 小时动态心电图监测到。体表心电图可以监测到持续性心房颤动,但可能遗漏阵发性心房颤动。

### 病因

心房颤动可能是糖尿病、睡眠呼吸暂停、甲状腺疾病、酒精滥用、多种心肌病,包括 CHD 和 HTN,以及其他一些疾病的最终结果。它也可能与使用 β 受体阻滞剂有关(Bashore et al.,2017)。心房颤动的危险因素与 CAD 的危险因素相同,超过一半的患者发生心房颤动是与危险因素控制不佳有关(图 22.1)。心房颤动是痴呆和脑卒中高死亡率的影响因素,然而,在不同病种中,它的危害也各不相同(Alonso and Arenas de Larriva,2016)。

### 并发症

由于心房颤动患者的心脏节律是不规律的，当两次节律之间的时间间隔延长时，会有血液淤积在心房，容易形成心房内血栓。心房颤动最严重的并发症是当血栓离开心脏进入大脑时引起脑卒中（Bashore et al.，2017）。如果心房颤动引起代偿性的持续性心动过速，则可发生明显的低血压、心肌缺血和其他心肌病。

### 治疗

心房颤动的治疗是纠正诱因、控制心室率在110次/min左右和抗血栓治疗。如果患者条件适合，也可以选择射频消融术治疗。2014年，美国心脏病学会、美国心脏协会提供了详细的心房颤动治疗的循证证据（January et al.，2014）。这包括合理使用CHA2DS2-VASc风险评分（在互联网上很容易获得），评估个体脑卒中风险和是否需要启动抗血栓治疗（Lane and Lip，2012；Li et al.，2018）。在门诊和长期照护机构，通常使用β受体阻滞剂来控制心室率，但副作用是可能引起心动过缓。患者可以学会通过自我监测脉搏来评估用药效果。对于脑卒中风险较低的患者，可以使用阿司匹林和氯吡格雷；对于出血风险较高的患者，即使是阵发性心房颤动，终身抗凝治疗也仍是金标准。

长期以来，合理使用抗凝血药华法林一直是降低脑卒中风险的金标准（Cole and Zimmerman，2017）。它可用于患有非瓣膜性疾病和瓣膜性疾病（如人工心脏瓣膜）的患者。然而，它的治疗窗口非常狭窄，必须密切和定期监测血药浓度，以确保抗凝水平在一个适当的范围内（通过INR监测）（第8章）。华法林的出血风险很高。维生素K是一种华法林的拮抗剂，可以拮抗华法林的药理作用。华法林可以与大多数抗生素、营养补充剂和中草药产品相互作用（第9和10章）；当服用这些药物时，必须密切监测华法林的有效血药浓度，必要时暂时调整华法林剂量。

有几种新型的抗凝血药，即直接作用的口服抗凝血药（NOACs）。它们不需要监测INR，因此容易被患者接受。其中，两种药物（达比加群和阿哌沙班）比华法林引起颅内出血的风险更低（Bashor et al.，2017）。利伐沙班的出血情况与华法林相似。服用任何一种NOACs的患者如果出现明显出血或可能出血（例如，摔倒后头部受伤）的征兆时，应指导其立即就医。达比加群的拮抗剂在2017年10月被批准通过。

护士在帮助患者了解抗凝治疗的意义和风险外，也要向其宣教常见药物、食物、中草药、营养补充剂与抗凝血药之间的相互作用（第9和10章）。患者需要严格遵守并执行，注意富含维生素K和缺乏维生素K的食物对华法林有效血药浓度的影响。护士应时常督导患者正确服用华法林并协助其监测出凝血症状，具有处方权的开业护士可根据需要动态调整患者的药物剂量。对于有跌倒风险或已经有跌倒史的患者，护士应持续评估患者抗凝治疗的风险和收益。

## 心力衰竭

心力衰竭（heart failure，HF）是一个通用术语，用来描述心脏结构或功能性疾病导致心室充盈或射血功能受损，心排血量不能满足机体组织代谢需要，并在肺、肝、胃肠道、手臂和下肢引起体液潴留。随着时间的进展，它会影响到左侧心腔和右侧心腔，或者同时影响到两侧心腔。虽然心力衰竭在美国是一种很常见的疾病，但它也不是正常机体老化的一部分。2016年，据报道，有570万成年人患有心力衰竭，其中大约一半的人在5年内死亡（CDC，2016c）。在一项对8 532名心力衰竭住院患者的研究中，其中大多数是非裔美国人（51%），其次是拉美裔（29%）、白人（18%）和亚洲人（3.3%）（Durstenfeld et al.，2016）。心力衰竭的发病率有随着年龄的增长而增加的趋势（《健康人民2020 B》知识链接）。

心力衰竭分为收缩性心力衰竭、舒张性心力衰竭或两者兼有的心力衰竭。终末期心力衰竭和急性心力衰竭被称为充血性心力衰竭（congestive heart failure，CHF）。患者疾病的严重程度与其射血分数或每搏输出量有关。

CHF可在有CAD基础的患者中迅速进展，特别是至少发生过一次AMI的患者，在长期有HTN的患者中进展较慢。在老年患者中，单纯依据患者主诉的症状和体征进行心力衰竭诊断是有一定难度的，因为老年患者的症状和体征通常不典型，这些症状中的任何一种有可能是由其他慢性病、老年综合征或长期服药引起的（知识链接22.6）。心力衰竭的症状是按其对功能和活动的影响进行分级的。

**健康人民 2020B**

## 心衰住院治疗

**工作目标**

- 减少以心力衰竭为主要诊断的患者住院治疗的次数。

**年龄在 65~74 岁的人群**

**基线**

- 在 2007 年，每 1 000 名 65~74 岁的老年人中有 9.8 人次因心力衰竭而住院治疗。

**目标**

- 到 2020 年，每 1 000 名 65~74 岁的老年人中将不超过 8.8 人次因心力衰竭而住院治疗。

**年龄在 75~84 岁的人群**

**基线**

- 在 2007 年，每 1 000 名 75~84 岁的老年人中有 22.4 人次因心力衰竭而住院治疗。

**目标**

- 到 2020 年，每 1 000 名 75~84 岁的老年人中将不超过 20.2 人次因心力衰竭而住院治疗。

**年龄≥85 岁以上的人群**

**基线**

- 在 2007 年，每 1 000 名 85 岁及以上的老年人中有 42.9 人次因心力衰竭而住院治疗。

**目标**

- 到 2020 年，每 1 000 名 85 岁及以上的老年人中将不超过 38.6 人次因心力衰竭而住院治疗。

资料来源：U.S. Department of Health and Human Services, Office of Disease Prevention and Health Promotion：*Healthy People 2020*，2018.

## 左心衰竭

　　左心衰竭（left-sided failure）是指左侧心腔发生的衰竭。在左心室收缩功能障碍时，心室功能减弱，不能充分泵血，血液淤积在心腔，导致肺部淤血，身体其他部位也发生水肿。当患有左心室舒张功能障碍时，心脏不能保持正常的舒张功能，但射血分数仍保持在 50% 或更高，因此人们在日常生活中可能不会有明显的症状。只有当心脏受到外

**知识链接 22.6　老年心力衰竭患者的典型和非典型症状**

| 典型症状（与大脑无关的） | 非典型症状 | 非典型症状（与大脑相关的） |
|---|---|---|
| 呼吸困难 | 慢性咳嗽 | 跌倒 |
| 端坐呼吸 | 睡眠障碍 | 厌食，呼吸困难 |
| 夜间阵发性呼吸困难 | 体重下降 | 意识障碍 |
| 外周水肿 | 恶心、呕吐 | 功能状态下降 |
| 原因不明的体重增加 | 夜尿增多 | |
| 衰弱 | 晕厥 | |
| 活动耐力下降 | | |
| 腹部不适 | | |
| 乏力 | | |

资料来源：Ham RJ，Sloane PD，Warshaw GA，et al.：*Primary care geriatrics*，ed 6，Philadelphia，2014，Elsevier.

界强烈的刺激时，例如心排血量被动需要增加，患者才会出现相应症状。

## 右心衰竭

　　长期的左心衰竭也会代偿性地引起右心衰竭（right-sided failure）。当射血分数≤40% 时，患者就会出现相应的症状，甚至可能发展到病情严重，预后不良。它的疾病轨迹是典型的稳步下降趋势。

## 症状和体征

　　在左心衰竭早期，唯一的症状可能是呼吸困难，特别是在体力活动增加时（劳力性呼吸困难）。然而，它最终会发展为端坐呼吸、夜间阵发性呼吸困难，以及休息时就会发生的呼吸困难（Bowker et al.，2013）。通常情况下，人们会下意识地去寻找补偿心脏功能下降的方法。例如，当一个人开始说自己"不再健康了""感觉不太好"或"活动无力"的时候，那他就会慢慢降低自己的活动水平，并且他也会把这一切归因于衰老。左心衰竭患者的临床症状使典型的慢性病轨迹发生变化，尽管最初症状轻微，但随着病情不断地恶化，导致患者反复住院，直到患者不再需要或是彻底不希望再住院的时候。

　　右心衰竭的主要体征和症状是呼吸困难、疲

劳和周身不适、低垂部位水肿、睡眠障碍和肝充血（Inamdar and Inamdar，2016）。护士可以督促这些水肿患者，每天在同一时间监测自己的体重变化，如果每天体重增加 1.4~2.3kg，即可认为疾病已经危害到心脏健康，需要联系心脏科医生采取药物治疗或住院进行治疗。

### 病因

心力衰竭是各种心血管疾病发展到最后的终末阶段，尤其是伴有糖尿病、高血压、冠状动脉疾病的患者。为了降低这种损伤，心脏就会代偿性进行心室重构，从而导致心肌肌力减退，心功能下降。最终，心脏无法满足逐渐提高的心排血量而出现衰竭。

心力衰竭的次要原因包括药物和酒精滥用、不受控制的甲状腺功能亢进症和心脏瓣膜疾病。伴有大面积心肌损害的冠心病患者发展为心力衰竭的概率非常高。它的发病可能是急性的——通常是在心肌梗死后的最初几个小时或几天内，即使是一小部分心肌损害也会导致心力衰竭。

### 诊断

老年人早期心力衰竭的诊断是非常困难的。必须排除和心力衰竭具有相似症状和体征的所有其他疾病，如甲状腺功能紊乱和控制不佳的心房颤动。人们对于心力衰竭的诊断往往是依据临床经验做出的，因此容易出现假阳性。脑钠肽（brain natriuretic peptede，BNP）和 B 型氨基端利钠肽原（N-terminal pronatriuretic peptide，NT−proBNP）的监测在鉴别由心力衰竭引起的呼吸困难和由其他疾病引起的呼吸困难方面具有一定诊断价值（第 8 章）（Bashore et al.，2013）。其他生物标记物也可用来监测心力衰竭的严重程度。

### 并发症

随着病情逐渐进展，心力衰竭最终将发展成反复发作的慢性心力衰竭，这时就会出现脉压变小、组织灌注不足的体征，如肢体远端皮肤发冷、中心性或周围性发绀。同时，认知能力下降，意识障碍也是很常见的。这样的患者通常需要反复住院治疗，直到进展到心力衰竭终末期，这时候就只有安宁疗护是可能的、有意义的。晕厥、室性心动过速或难治性心房颤动的发作应被视为猝死的先兆。颈静脉压力的不断增加，是判断患者预后最可靠的办法。心脏移植是唯一能治愈的方法，但患者往往患有多种疾病，因此心脏移植很少适合终末期老年心力衰竭患者（Inamdar and Inamdar，2016）。

### 治疗

心力衰竭患者首选治疗原发疾病。它的治疗目标是通过改变生活方式、药物治疗和持续的自我症状监测，预防心力衰竭相关并发症发生，控制疾病症状恶化，提高生活质量。护士可以指导患者采取正确的自我管理行为、改善饮食习惯（采取 DASH 饮食）、维持健康体重、增加体力活动、戒烟和远离二手烟。对于终末期的患者，护士可以指导患者避免产生疲劳的方法，并教会患者识别急性心力衰竭先兆症状和体征。护士可以与患者及其重要亲属进行高效沟通，以确定他们对疾病紧急情况处理的态度和采取积极救治措施的意愿，如是否住院、是否插管和是否行心肺复苏术（NHLBI，2017b）。对于这部分心力衰竭患者来说，这些治疗措施也是安宁疗护的一部分（第 35 章）。药物治疗的措施和目标是参照美国心脏病学会推荐的证据水平，级别从 A（无症状）到 D（难治性）不等（知识链接 22.7）。

## 外周血管系统的老化

年轻人的心脏可通过富有弹性和柔韧性的动脉血管，将血氧浓度高的血液运送到身体各个部位。血氧浓度低的血液在周围心肌收缩的推动下，通过静脉血管回流到心脏。身体内的静脉瓣阻止血液（在重力的作用下）回流。皮肤和肌肉与年龄相关的生理改变也会影响血管状态。

与年龄相关最显著的生理变化是动脉弹性降低和管腔变窄。弹性蛋白纤维也逐渐变得磨损、断裂、变直和碎裂。对于那些没有冠状动脉疾病或糖尿病的人来说，冠状动脉或大脑的血流量几乎没有变化；但其他组织和器官的血液灌注会减少，这可能与药物代谢、排泄、体液和电解质平衡有关（第 9 章）。静脉管壁的脆性逐渐增加，瓣膜也出现功能障碍，导致血液淤积，静脉压增加，从而加速水肿的发生。

**知识链接 22.7 美国心脏协会和纽约心脏学会两者结合的心力衰竭分类[a]**

**A 阶段**

- 高风险，但没有症状和心室重构（如冠状动脉疾病、高血压）

**1 类，轻度**

- *休息或活动时不会引起相应症状*

**B 阶段**

- 无症状，但有心室重构（如左心室肥厚、心肌梗死病史）

**2 类，轻度**

- *一般活动即可引起疲乏、心悸、呼吸困难*

**C 阶段**

- 急性期症状或既往症状，心室重构
- 特别是左心室收缩功能不全引起的呼吸困难

**3 类，中度**

- *轻微活动即可引起症状*

**D 阶段**

- 终末阶段
- 尽管采取优化治疗方案，但休息时仍有症状

**4 类，重度**

- *休息时即可引起症状，任何活动都会引起不适*

注：[a] 斜体部分来自纽约心脏学会。

资料来源：Yancy CW，Jessup V（chair and vice chair.）. 2017 ACC/AHA/HFSA focused update of the 2013 guideline for the management of heart failure，*Circulation* 137（12）：2018；American Heart Association：*Classes of heart failure*，2018.

## 周围血管疾病

周围血管疾病（peripheral vascular disease，PVD）是指动脉粥样硬化导致下肢动脉血供受阻，从而产生肢体缺血的症状与体征。PVD 分两种类型，即慢性静脉功能不全（chronic venous insufficiency，CVI）和周围动脉疾病（peripheral arterial disease，PAD）。现有研究证明，这两种疾病的发病率和流行率差异很大，但总体而言，它们都是随着年龄增长而增加的（Rapp et al.，2013；Robertson et al.，2008，2013）。

### 症状和体征

CVI 和 PAD 的主要体征和症状是疼痛、皮肤变化和伤口不易愈合。CVI 患者早期的主诉可能有患肢麻木、刺痛或长期站立后下肢轻度水肿。血液通过功能不全的静脉瓣反流，造成静脉压增加，因此在肢体活动和行走时就会出现疼痛。静脉血回流受阻，容易使原本肤色较浅者的患肢皮肤逐渐出现深色红斑，原本肤色较深者的患肢皮肤逐渐呈暗灰色。

随着时间的推移，长期的血液淤积导致含铁血黄素的沉积，使皮肤出现褐色斑点，形成色素沉积，这在小腿浅表静脉曲张处的皮肤上很明显。肿胀、皮炎、静脉淤血性溃疡和硬结是常见的临床表现。

相比之下，PAD 由于肢体血供减少，早期症状是肢体抬高时的疼痛。它通常被描述为一种隐痛、麻木或被挤压感，容易发生在足弓和足趾，有时也发生在小腿。当患有动脉阻塞性疾病时，将肢体抬高到一定位置，回流至肢体缺血部位的血液增多，疼痛会有所缓解。但随着肢体再次活动，肢体组织需要更多的血液供应，疼痛会再次发作，通过休息又可再缓解。当患有下肢慢性静脉功能不全时，如果在行走后出现肢体缺血相关的症状，如肢端发凉、畏寒、麻木等，或伴有红色或紫色改变，这可能发生了间歇性跛行（Reuben et al.，2017）。这两种疾病的具体区别可以参见表 22.3。

### 病因

动脉和静脉的大部分改变可归因于 CVD，是随着年龄的增长引起的相应病理改变，典型的如 HTN 和斑块形成。CVI 和 PAD 的症状均因吸烟而出现明显加重。CVI 通常最开始是由深静脉血栓造成（DVT）的；另外一些是由静脉曲张、腿部创伤或手术损伤静脉瓣膜引起静脉压力升高导致的。肥胖也是一个诱发因素（Owens et al.，2017）。PAD 是一种动脉粥样硬化性疾病，其血流情况受到血管内部动脉粥样硬化斑块大小的影响。

| 表 22.3 下肢动脉和静脉功能不全的比较 |||
|---|---|---|
| 特征 | 动脉 | 静脉 |
| 疼痛 | 下肢抬高疼痛<br>使用辅助工具时,下肢疼痛开始缓解<br>短距离行走时疼痛复发(跛行),但休息后缓解(腿仍然依赖) | 深度疼痛,当抬高时疼痛缓解<br>深静脉血栓时,深部肌肉疼痛 |
| 搏动 | 缺失或弱 | 正常 |
| 皮肤 | 皮肤薄,有光泽,干燥<br>趾甲增厚<br>无毛发<br>发凉<br>抬高肢体时苍白<br>皮肤发红 | 稳固的("棕色的")水肿<br>红棕色<br>变色(色素沉着过度)<br>溃疡愈合的证据<br>存在静脉曲张<br>进行性水肿<br>色素沉着伴急性深静脉血栓形成 |
| 溃疡的位置 | 足趾之间或足趾尖<br>跖骨或趾骨<br>足跟、足的侧面或足底<br>外踝<br>胫前黏液性区域 | 内踝 |
| 溃疡的特征 | 边缘清晰<br>坏死<br>组织深,基底苍白<br>无出血 | 凹凸不平的边缘<br>肉芽组织红肿<br>浅表<br>出血 |

## 诊断

在疾病早期,PVD 可能完全无症状,这也容易造成临床诊断困难、治疗延误、预防相关并发症的能力降低。晚年常见的多种疾病可能有一些相同的体征和症状。例如,心脏疾病和许多药物都能引起淋巴水肿,CVI 也是如此。对于住院患者或在其他医疗机构中的老年患者,老年专业护士在大多时候是第一个能够觉察到老年患者不适症状,或是第一个听到老年患者不适主诉的人,是疾病诊断重要的见证人。充分的病史采集、体格检查和症状评估对于血管疾病的诊断是至关重要的(第 7 章)。常见的辅助检查有:踝肱指数(ankle-brachial index,

ABI)、多普勒超声和双功能超声、磁共振血管成像(magnetic resonance angiogram,MRA),或计算机断层扫描(computer tomography,CT)血管造影(Reuben et al.,2017)。

## 并发症

周围动脉疾病引起的慢性剧烈疼痛和伤口无法愈合是严重的并发症。当缺血部位持续时间较长,周围组织症状会加剧,相应部位皮肤会发生溃疡。如果溃疡没有及时被发现或治疗,感染最后可能会发展到坏疽的程度,需要采取截肢的方式以保全病变上方的肢体。

大多数 CVI 是由深静脉血栓引起的,它最严重的并发症是肺栓塞(PE)。如果患者近期有深静脉血栓(DVT)病史,或有发生深静脉血栓的危险,同时主诉突然出现呼吸急促,伴有血氧饱和度降低,就应该高度怀疑发生了 PE。DVT 和 PE 患者、高度疑似栓塞的患者都需要住院治疗,主要通过胸部 X 线检查或磁共振成像(MRI)确诊。

CVI 患者如果长时间站立,会引起不可愈合的静脉溃疡,或因血液循环减少导致下肢水肿、慢性疼痛。由于血红蛋白分解,红细胞内的铁离子慢慢渗入皮肤引起色素沉着,患者小腿部位的皮肤常常呈暗红色。

## 治疗

CVI 和 PAD 是一些其他器官发生病理改变后引起的疾病。因此,它们的治疗和预防重在控制基础疾病和相关危险因素,通过这些干预可以降低 PVD 的风险。护士在提高患者自我管理的能力方面发挥着重要作用。例如,护士可以鼓励患者减肥,通过减轻体重来减少对静脉的压力;还可以鼓励患者戒烟、控制糖尿病和高血压,采取健康饮食等(Zhang and Melander,2014)。

对于动脉功能不全的患者来说,运动康复和病变部位的皮肤护理是非常重要的。运动康复包括建立一个进阶式"无疼痛感行走"的步行计划。患者可以每天行走一定距离,若出现无法忍受的疼痛,可以休息一段时间,待症状消失后再继续行走。

定期观察和评估患者皮肤的受压程度、摩擦力、剪切力和潮湿情况对早期发现和预防伤口至关重要。同时也应避免患肢血液循环受阻,避免穿紧身衣裤,推荐患者规律服用抗血小板药物(如阿司匹林),病情需要时,也可选择血管成形术或支架植入术(Reuben,2017)。

尽管有周围血管疾病的患者需要间断地使用利尿药治疗严重水肿,但主要的治疗方法还是使用适宜的分级压力梯度弹力袜,它可促进伤口愈合,减少静脉炎,控制血管硬化,对抗静脉压力。除了弹力袜,其他被证实有助于改善静脉回流的设备还包括 Unna 靴(或其他具有同样效果的靴子)、气动压缩泵和矫形器。每天 3~4 次将双腿抬高至心脏上方 30 分钟,可以减少水肿和改善皮肤微循环。

CVI 中的 DVT 是在静脉壁上形成的血栓,通常在静脉瓣附近(Johanning,2014)。该病在早期可能无明显症状。然而,当 DVT 进展到完全阻塞静脉时,患者将出现急性疼痛,通常使用抗凝血药治疗血栓。一旦急性血栓溶解,患者将因血管壁不可逆的损伤而出现栓塞后综合征,增加再次发生 DVT 的风险。患者可能需要延长甚至终身服用抗凝血药(Owens et al.,2017)。

在治疗 PVD 引起的皮肤溃疡时,必须特别注意区分静脉淤血溃疡和动脉溃疡,以确保采取准确的治疗方法。由于这些溃疡对肢体有潜在威胁,建议护士咨询伤口造口护理专家,为患者制定适宜的治疗方案。临床护士是患者疾病治疗与皮肤护理的计划者和实施者,也是患者健康教育的引导者(表 22.4)。

## 神经系统/脑血管疾病

从脑血管角度讨论的神经系统疾病包括短暂性脑缺血发作(transient ischemic attack,TIA)、缺血性脑卒中、蛛网膜下腔和硬膜下出血性脑卒中。这些疾病的共同特征是大脑缺氧损伤引起的急性神经系统变化。它们的发病率和死亡率取决于疾病的类型和发病急性期到开始接受治疗时间的长短。虽然它们神经功能损伤引起的临床表现相似,但缺血性和出血性疾病的治疗和预后是截然不同的,因此,准确和及时诊断疾病至关重要。只有明确病因,才能实施适当的治疗。所有卒中性疾病都是需要紧急处理的。

在美国,脑卒中是导致死亡和残疾的主要病

| 表 22.4 促进周围血管疾病患者的健康老龄化 | |
|---|---|
| **让腿部休息** | **皮肤护理** |
| 休息或坐着的时候,可将双足抬高到高于心脏的水平。 | 每天检查双足皮肤的情况,包括足底、足的两侧和足趾之间 |
| **频繁变换体位** | |
| 避免从事长时间站立、坐位、双足悬空的活动。 | 定期用温和的肥皂和清水清洗小腿和足部。清洗后使用保湿霜和润肤剂。 |
| **给腿部一定的支撑(遵医嘱)** | |
| 遵医嘱穿从踝到膝盖的医用弹力袜(只限慢性静脉功能不全患者)。 | 佩戴由乳胶制成的支撑软管时,不要使用羊毛脂或石油基面霜。 |
| 根据需要,更换弹力袜以保持其弹性。 | 避免从事可能伤害腿部或足部的活动。 |
| 清晨穿上,晚上脱下。 | 监测腿部皮肤变化:持续性水肿、变色、干燥和/或瘙痒。 |

因。全世界每年有 1 700 万人死于心脑血管系统疾病,尤其是 AMI 和脑卒中,其中 2/5 与吸烟有关(WHO,2018)。在美国,每 4 分钟就有 1 个人会死于脑卒中,即每年共有 14 万人死于脑卒中,其中大多数人的年龄超过 65 岁。《健康人民 2020》(*Healthy People 2020*)的目标之一是将这一庞大的数字从 2007 年每 10 万人死亡 43.5 人降至 2020 年的 34.8 人(ODPHP,2018)。

脑卒中的病死率存在明显的种族、民族和地理差异。45~54 岁的黑人死于脑卒中的概率是白人的 3 倍。这种差异在 85 岁时减少,但他们各自的病死率是相近的(Howard et al.,2016)。美国东南部有一个"由 11 个州组成的""脑卒中带"死亡率最高,东北部和西南部最低。非裔美国人首次患脑卒中并且死于该病的可能性是白人的两倍。虽然脑卒中的总体死亡率有所下降,但拉美裔人的死亡率有上升的趋势(CDC,2017c)。

最常见的脑卒中类型是缺血性脑卒中(87%),这是一种脑部血液循环障碍的疾病(CDC,2017c)。短暂性脑缺血发作(TIA)是一种局部脑血管血液循环缺失引起的神经性功能障碍,它具有发作迅速,可自行完全缓解的特点。出血性脑卒中发生在大脑动脉泄漏或破裂的时候。大多数脑卒中的危险因素与其他心血管疾病的危险因素相同。

## 症状和体征

　　神经系统疾病的临床症状和体征对疾病的诊断和预后有重要意义。缺血性脑卒中最常见的症状是突发的衰弱、针刺样疼痛，以及其他与受损大脑区域一致的神经功能障碍。这些症状通常发生在身体的一侧，或者只是一部分，比如面部一侧或单侧手臂。

　　TIA 的症状类似缺血性脑卒中的症状，但发作短暂，从 1~5 分钟或数小时不等，临床变化较大。在大多数情况下，它是一种自限性疾病，临床症状往往在患者就诊前就可以消失。通常患者在就诊时也会说："我想我上周可能发生了一次脑卒中。"

　　出血性脑卒中是一种突发性的疾病，通常患者在发作前会出现无法耐受的剧烈疼痛，并伴有多个大脑局灶性部位神经功能障碍、意识障碍，或癫痫发作。与缺血性脑卒中一样，神经系统受损表现出的临床特征可以反映受损的大脑部位，它通常影响广泛，包括运动、感觉和视觉功能的改变，主要涉及手眼协调、情感认知和语言表达。当患者有恶心和呕吐症状时，提示脑水肿加重；有意识丧失时可能预后较差（Aminoff and Vania，2017）。

## 病因

　　脑卒中，以前称为"脑血管意外事件"，是脑血管部分或完全堵塞导致大脑缺血缺氧而引起的临床症状。由于缺血缺氧，脑组织将很快死亡。一分钟的脑缺血缺氧可以杀死 200 万个神经细胞和 140 亿个神经突触！

　　缺血性脑卒中的主要原因是动脉疾病、血栓栓塞、血液系统疾病和血液低灌注。动脉粥样硬化可能是最常见的病因（图 22.2）。血栓栓塞是由心律失常引起，如心房颤动，也可见于冠心病患者。血液系统疾病包括凝血功能障碍和高凝状态。血液低灌注可由脱水、低血压（包括高血压过度治疗）、心搏骤停或晕厥引起。缺血性脑卒中的脑血管是完全堵塞的，一直持续到血栓被清除或溶解。虽然短暂性脑缺血发作也是一种缺血性事件，但脑血管堵塞是不完全性的；它只持续几分钟到几个小时，并可自愈。

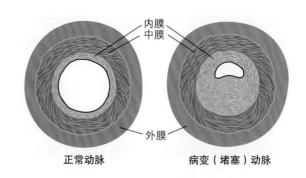

图 22.2    动脉硬化

　　蛛网膜下腔出血是指大脑底部或表面病变的血管破裂，血液迅速填满蛛网膜下腔引起的一种临床综合征。破裂通常发生在栓子部位，如果患者正在接受抗凝治疗，那么出血会更快（Aminoff and Douglas，2017）。蛛网膜下腔出血最常见的原因是动脉瘤。老年人自发性颅内出血最重要的危险因素有高血压、服用抗凝血药、急性炎症性疾病、外伤（如跌倒）和脑血栓。

## 诊断和治疗

　　脑卒中在发生前有几个典型的前驱症状（知识链接 22.8）。当这些症状出现时，且在没有其他相关症状出现前，大多会被认为是脑卒中。脑卒中主要依靠患者的临床症状进行诊断，诊断后还要迅速进行头部 CT 检查或 MRI 检查，以区分出血性脑卒中和缺血性脑卒中。首先，必须立即确定脑卒中的类型，然后再确定脑卒中的具体病因，以防止其他相关并发症的发生。急性缺血性脑卒中应尽可能在发病 3 小时内给予重组组织型纤溶酶原激活物（rtPA）以溶解凝块（Aminoff and Douglas，2017）。

　　由于短暂性脑缺血发作是自限性症状，治疗的核心应是通过本章或第 1 章中讨论的措施来预防脑卒中的发作（例如，戒烟或从不接触烟草）。

　　少量的脑出血可以自行吸收。如果脑出血发现及时，并积极采取手术治疗，能够阻止蛛网膜下腔出血，否则预后就会不理想。如果患者在最初几个小时内存活下来，护理的目标则是为患者提供安宁疗护，并为家属提供一定的帮助与支持。随着年龄的增长，老年人脑卒中的发病率也在逐渐增加，这使得老年专业护士在确保患者面对严重情况时的复苏意愿已知方面的责任更加重大。

重（Moran et al.，2017）。

## 知识链接 22.8　快速评估可能患有脑卒中的人群

如果你认为有人符合脑卒中的临床特点，赶快行动起来，做如下的小测试吧：

F　表情（face）：请他微笑。他有一侧面部下垂的现象吗？

A　手臂（arms）：请他举起双臂。他有一侧手臂不自主地下垂的现象吗？

S　说话（speech）：请他重复一个简单的短语。他有说话不清或说话很奇怪的现象吗？

T　时间（time）：如果你发现了这些症状，请尽快拨打120（中国）/999（美国）。

## 并发症

缺血性脑卒中的脑血管是完全堵塞的，但在一定情况下，如果积极治疗，堵塞也是可逆的，但由此造成的大脑损害是永久性的、不可逆的。血管堵塞的范围越大，延误治疗的时间越长，大脑受损的程度就越高。康复（三级预防）对于恢复全部大脑功能或最大程度地恢复大脑功能是重要的。高收入国家的福利待遇可以保障所有患者都能够有机会获得这些康复治疗，但在低收入国家，并非所有人都能获得这些治疗。虽然不是所有 TIA 患者都会发生脑卒中，但超过 1/3 未接受治疗的患者在 1 年内会发生严重脑卒中，10%~15% 的患者在 3 个月内会发生严重脑卒中（CDC，2017c）。短暂性脑缺血发作和脑卒中的一线药物治疗是每天服用阿司匹林（81~325mg）（Reuben et al.，2017）。对于老年患者，推荐服用肠溶性阿司匹林。对于有吞咽障碍的患者，可以服用阿司匹林咀嚼片。

对于那些为数不多的，在出血性脑卒中中幸存下来的患者来说，脑水肿和脑积水都是常见的并发症。脑卒中的长远期影响主要有抑郁、麻痹、偏瘫、构音障碍、吞咽困难和失语，这取决于脑卒中的类型、范围和面积（Hackett et al.，2014）。一旦出现瘫痪，患肢就有发生痉挛的危险。如果不加以控制，痉挛会导致整个患肢肌肉萎缩。医源获得性并发症包括下肢无力、肌肉萎缩、吸入性肺炎、尿路感染、深静脉血栓。社会支持系统不健全的脑卒中患者，其生活质量将受到影响，独自生活也会困难重

# 促进健康老龄化：对老年护理的启示（心血管疾病）

随着心脑血管疾病的普遍性和发病人群逐渐增多，护士在疾病管理方面发挥的作用是显而易见、广泛而多样化的。首先也是最重要的作用，就是疾病预防——在各种环境中与不同的人员充分交流并实施健康指导，包括患者的家人、同事或邻居（第 1 章）。护士在心血管疾病发生及其危重症的早期监测中充当了评估专家的角色。

## 评估

老年专业护士可参与老年患者健康状态、疾病状态的评估工作。在高级护理实践中，护士可以提供循证药理干预。

## 症状回顾

心脑血管的评估始于对症状的主观回顾，包括疾病发作的时间、疼痛位置、持续时间、临床特点、缓解和恶化因素，以及所有可以缓解的措施（例如，采取处方药物治疗、禁食、服用中草药或非处方产品、祈祷等）。心血管评估中尤其重要的症状包括呼吸困难、体力、跌倒史、头晕、正常功能改变，以及本章讨论的其他体征和症状。

## 观察

护士可以评估患者的活动能力是否正常，皮肤是否有色素沉积，有无静脉曲张，有无伤口及伤口的具体位置，是否有水肿。如果患者的心脏明显扩大，可以在体表看到心尖搏动明显，听诊心尖的心音左移。虽然颈静脉压测量是评估心功能的常用指标，但在老年患者中有时并不适用，因为老年患者常常难以采取测量所需的卧位，或颈部疾病引起局部组织改变导致测量结果不准确。

下肢毛发缺失对年轻人来说是很重要的阳性体征，但在正常衰老过程中体毛会慢慢脱落，数量越来越少，因此这在老年患者中就不是一个显著的阳性体征。如果怀疑下肢有深静脉血栓，则有必要测量双侧小腿围并作对比（Owens et al.，2017）。如果观察到任何 TIA 或脑卒中的征兆，护士需要紧急

联系专科医生处理,特殊情况除外。

### 触诊

护士要评估患者的皮肤温度和水肿程度(如果患者有水肿症状)。水肿评估主要是观察皮肤是否紧致、有无凹陷以及凹陷程度。如果双腿长时间活动,轻微的凹陷是衰老的正常变化,但在双腿抬高后,如睡眠后,凹陷是不应该出现的。

触诊脉搏是很重要的,护士需要触诊患者的周围脉搏是否存在、是否相等和相近,包括股动脉、腘动脉、胫后动脉和足背动脉。脉搏不容易触及有几大原因,其中最重要的就是水肿,这时就必须采用其他监测方法来测量。当肢体出现急性缺血时,脉搏可能不可触及,这时监测毛细血管再灌注时间(应该是 3 秒)变得更加重要。如果触诊部位皮肤有破损,护士可以考虑是否需要佩戴手套,尤其是需要评估患者体温的时候。

### 听诊

听诊是评估心血管系统最精细的一个方面。听诊时,首先将听诊器轻轻地放在颈动脉搏动处,以寻找杂音或"嗖嗖"声。心脏听诊需要 30~60 秒,以确定是否充分听到任何不规则的搏动。心脏听诊有 4 个区域(主动脉瓣区、肺动脉瓣区、三尖瓣区和二尖瓣区),每个区域的听诊时间取决于所听到的内容。例如,如果在主动脉瓣区听到杂音或不规律的搏动,那么 60 秒将是一个合适的听诊时间。如果护士听诊的时间不够长,将漏掉心律失常的那部分。在老年女性患者中,老化致使乳房组织松弛,增加了二尖瓣区听诊的难度,因此在其他三个瓣膜听诊区容易听到。同时,由于胸腔和脊柱的改变,在二尖瓣区听诊也可能不清楚。对于心脏扩大的患者,最大听诊范围(point of maximal impulse,PMI)会比年轻人更外扩一些,这时就需要仔细听诊心脏的搏动声音、速度和节奏。在主动脉区经常可以听到心脏杂音,肺动脉区偶尔可听到异位搏动,这在临床工作中有重要意义。心房颤动的患者可以听到不规则的心脏搏动节律。

如果门诊患者有轻微或不做任何活动就可引起心脏疾病的症状,或有明显的功能性障碍(如骨科畸形),就需要取坐位进行听诊。虽然直接在患者的皮肤上听诊心音是最理想的,但是由于一些客观因素的存在,所以在临床实际操作中还存在一定的困难。在这种情况下,对于有丰富临床经验的护士来说,隔着一层薄薄的衣物(非合成纤维)来听诊也是可以的。对于有明显症状的患者或有任何阳性体征的患者来说,应该直接在皮肤上听诊。

护理评估包括评估疾病的预防措施和疾病进展过程中的危险因素,如吸烟情况、长期存在的情绪压力、目前的运动强度(以及当前的适应能力)和饮食情况。控制血糖水平也是至关重要的,并伴随患者终身(第 24 章)。

尽管心血管系统会随着年龄的增长发生相应的生理改变,但是老年患者的心脏和血管依旧可以维持正常的生理功能,以满足日常生活所需。与此同时,老年专业护士必须认识到,在生理上、心理上或情感上压力较大的年轻人常会代偿性地引起心率增快,但是老年患者很少会发生这种情况。另外,由于 60 或 65 岁以上的人群心脏疾病的发病率很高,老年专业护士必须有能力鉴别健康老年人和衰弱老年人由快速失代偿引起的早期症状。

### 干预:护理决策者

除了在本章讨论的护理干预措施外,护理决策者将有助于早期鉴别这些疾病的危险因素并提供一定的帮助,以促进心脑血管疾病患者的健康老龄化。一级预防措施包括戒烟、健康饮食、规律运动和保持适当体重(第 1 章)。二级预防措施包括控制现有疾病(如高血压)进展。这些措施可以提高患者的生活质量,减缓慢性病的发展(知识链接 22.9)。护理决策者也要向社区介绍循证护理方案(知识链接 22.10)。护士可以在社区做志愿者,并与其他心血管健康管理人员一起工作,共同管理社区中有严重疾病的老年患者。护士是健康管理的决策者,她们可以鉴别出哪些老年人是发生脑卒中的高危人群。

在长期护理机构中,护士是健康保健人员,也是健康老龄化的促进者,他们倡导并向长期依附于他们的老年患者提供适当的健康管理措施。护士要提醒住院医生注意观察患者的病情变化,包括非典型体征、症状和生理指标。同时,护士还要负责管理医护人员,使他们向患者提供规范性的诊疗和护理措施,这些措施中既包括最新的循证实践项目,也要充分尊重患者和家属的意愿及预立医嘱(知识链接 22.11)。

## 知识链接 22.9　促进心脏病患者健康老化的护理干预措施

1. 活动：节奏和耐力
2. 练习：制定遵守规定计划的策略
3. 药物治疗：时间、副作用、疗效评估、依从性障碍
4. 疾病自我管理：病情恶化的体征和症状；摄入量，排出量；体重管理；何时寻求帮助，向谁寻求帮助，或向谁提出解释实验室指标的问题；饮食
5. 饮食：低胆固醇、低脂肪、低钠
6. 必要时限制液体摄入量
7. 帮助患者制定策略以维持：
   a. 血压≤150/90mmHg
8. 帮助患者保持个性化的胆固醇和甘油三酯控制策略
9. 糖尿病的最佳控制

护士通常是第一个注意到心血管疾病患者病情变化的人，因此他们有机会仔细倾听患者的主诉，比如老年患者产生的慢性或突发性的一些临床症状，这时护士可以及时提供与疾病相关的护理措施。护士反驳了关于老年人身体健康的预想，当身体评估出现问题时并不是"只是变老了"。

## 知识链接 22.10　最佳实践资源

### 促进心脏健康

**美国卫生和公众服务部（USDHHS）**：*Million hearts：the initiative*，2012.

**美国疾病预防控制中心（CDC）**：*WISEWOMAN*，2013a.

**DASH 饮食**

资料来源：Mortensen MB，Falk E：Primary prevention with statins in the elderly，*J Am Coll Cardiol* 71：85-94，2017.

## 知识链接 22.11　他汀类药物在老年人中的应用

2012—2017 年，欧洲和美国制定了 5 个不同的使用他汀类药物治疗高胆固醇血症的指南。虽然它们的差异很大，但它们在治疗所有患糖尿病和有 10 年（或更长）心血管事件风险的患者上都达成了一致。75 岁以上的人群使用他汀类药物的证据不足。虽然预防是非常重要的，但对那些身体虚弱且合并有多种并发症的患者来说，他汀类药物的使用可能会带来更大的副作用和风险。

## 主要概念

- 心血管疾病（CVD）是导致老年患者死亡的主要原因，也是导致老年患者伤残的常见原因。
- 老年患者许多心血管疾病的临床表现与年轻患者会有细微差别（如"隐匿性心肌缺血"）。
- 促进健康老龄化的目标包括尽量减少疾病的危险因素，在疾病存在时减轻症状，延迟或避免并发症的发展（包括肢体远端器官损伤），以及最大限度地提高脏器功能状态和生活质量。

- 在日常工作中，老年专业护士应参与心血管疾病患者的整体评估。
- 老年专业护士有潜力在促进健康和预防心血管疾病，以及改善心血管疾病患者的生活方面发挥引导作用。
- 缺血性脑卒中和出血性脑卒中必须在治疗开始前加以鉴别。

## 护理研究：可以遵从 Lewis 夫人的意愿吗？

Lewis 夫人 85 岁，丧偶，有三个儿子和一个女儿。虽然她的丈夫不是犹太教徒，但她按照自己成长的习俗和传统抚养她的孩子们。她的子女没有住在她附近，但她有一个来自犹太教堂的非常亲密的朋友，这位朋友在 Lewis 与慢性

心力衰竭作长期艰难战斗时一直陪伴在她身旁。她被送进了专业疗养院的重症病房，情况很差，面临死亡。她有一份"不进行有创操作，不进行心肺复苏"的生前预嘱，并指定她的朋友为她的决策代理人。在生命最后时刻，她一边努力地喘

息着,一边告诉你,在过去的两个月里,她大部分时间都在医院里,医生告诉她,除了自然死亡,她别无选择。Lewis坚定地认为,在任何情况下都不应该把她送回医院。

- 如果你被安排来照顾Lewis夫人,你觉得她现在最主要的护理措施是什么?
- 如果你是一名为她提供"医疗"护理的高级实践护士,你优先考虑的是什么?
- 在你考虑过Lewis夫人的情况后,和你的同学讨论一下你对照顾她的感受。你能关心她、尊重她的意愿吗?
- 你认为她从入院到死亡的几小时或几天内会出现什么症状?你的主要职责是什么?
- Lewis夫人的决定与她的信仰相符吗?

## 关键思考问题和措施

1. 如果患者和家属的意愿不同,那么护士在其中充当的角色是什么?(另见第31章)

2. 与其他同学讨论,你对照顾拒绝治疗的患者的个人感受。

3. 与其他同学讨论并思考:如果个人情感和职业责任不一致,你该如何平衡?

## 研究问题

1. 心血管疾病患者是否曾被认为有获得临终关怀服务的资格?如果有,在什么情况下可以?

(果迪 译)

# 参考文献

Alonso A, Arenas de Larriva AP: Atrial fibrillation, cognitive decline, and dementia, *Eur Cardiol* 11(1):49–53, 2016.

Aminoff MJ, Douglas VJ: Nervous system disorders. In Papadakis MA, McPhee SJ, editors: *2017 Current medical diagnosis and treatment*, New York, 2017, McGraw-Hill Lange, pp 977–1049.

Aronow WS: Diagnosis and management of coronary artery disease. In Fillit H, Rockwood K, Young J, editors: *Brocklehurst's textbook of geriatric medicine*, ed 8, Philadelphia PA, 2017, Elsevier, pp 278–287.

Bashore TM, Granger CB, Jackson KP, et al: Heart disease In Papadakis MA, McPhee SJ, editors: *2017 Current medical diagnosis and treatment*, New York, 2017, McGraw-Hill Lange, pp 322–428.

Centers for Disease Control and Prevention (CDC): *Preventing high blood pressure: healthy living habits*, 2014. https://www.cdc.gov/bloodpressure/healthy_living.htm. Accessed March 2018.

Centers for Disease Control and Prevention (CDC): *High blood pressure facts*, 2016a. https://www.cdc.gov/bloodpressure/facts.htm. Accessed March 2018.

Centers for Disease Control and Prevention (CDC): *Health, United States, 2016*, 2016b. https://www.cdc.gov/nchs/data/hus/hus16.pdf#053. Accessed March 2018.

Centers for Disease Control and Prevention (CDC): *Heart failure fact sheet*, 2016c. https://www.cdc.gov/dhdsp/data_statistics/fact_sheets/fs_heart_failure.htm. Accessed March 2018.

Centers for Disease Control and Prevention (CDC): *Heart disease facts*, 2017a. https://www.cdc.gov/heartdisease/facts.htm. Accessed March 2018.

Centers for Disease Control and Prevention (CDC): *Know the signs and symptoms of a heart attack*, 2017b. https://www.cdc.gov/dhdsp/data_statistics/fact_sheets/fs_heartattack.htm. Accessed March 2018.

Centers for Disease Control and Prevention (CDC): *Stroke facts*, 2017c. https://www.cdc.gov/stroke/facts.htm. Accessed March 2018.

Cole CS, Zimmerman R: Anticoagulant options in atrial fibrillation: when new treatments become standard practice, *Nurse Pract* 42(12):29–35, 2017.

Hackett ML, Köhler S, O'Brien, JT, Mead GE: Neuropsychiatric outcomes of stroke, *Lancet Neurol* 13(5):525–534, 2014.

Howard G, Moy CS, Howard VJ, et al: Where to focus efforts to reduce the black-white disparity in stroke mortality: incidence versus case fatality? *Stroke* 47(7):1893–1898, 2016.

Inamdar AA, Inamdar AC: Heart failure: diagnosis, management and utilization, *J Clin Med* 5(7):E62, 2016.

January CT, Wann S, Alpert JS, et al: 2014 AHA/ACC/HRS guideline for the management of patients with atrial fibrillation: executive summary, *JACC* 64(21):2246–2280, 2014.

Johanning JM: Peripheral vascular disease. In Ham RJ, Sloane PD, Warshaw GA, et al, editors: *Primary care geriatrics: a case-based approach*, ed 6, Philadelphia, 2014, Elsevier, pp 413–421.

Khera AV, Emdin CA, Drake I, et al: Genetic risk, adherence to a healthy lifestyle, and coronary disease, *N Engl J Med* 375: 2349–2358, 2016.

Lane DA, Lip GY: Use of the CHA(2)DS(2)-VASc and HAS-BLED scores to aid decision making for thromboprophylaxis in nonvalvular atrial fibrillation, *Circulation* 126:860–865, 2012.

Li Y, Wang J, Lv L, Xu C, Liu H: Usefulness of the $CHADS_2$ and $R_2CHADS_2$ scores for prognostic stratification in patients with coronary artery disease, *Clin Interv Aging* 13:565–571, 2018.

Meissner A: Hypertension and the brain: a risk factor for more than heart disease, *Cerebrovasc Dis* 42(3-4):255–262, 2016.

Moran C, Phan TG, Srikanth VK: Stroke: clinical presentation, management, and organization of services. In Fillit HM, Rockwood K, Young J, editors: *Brocklehurst's textbook of geriatric medicine and gerontology*, ed 8, Philadelphia, 2017, Elsevier, pp 483–490.

National Heart, Lung, and Blood Institute (NHLBI): *Managing blood pressure in adults: A systematic evidence review panel from the blood pressure expert panel*, 2013. https://www.nhlbi.nih.gov/sites/default/files/media/docs/blood-pressure-in-adults.pdf. Accessed March 2018.

National Heart, Lung, and Blood Institute (NHLBI): *Sex and race disparities in high blood pressure emerge early in life*, 2017a. https://www.nhlbi.nih.gov/news/2017/sex-and-race-disparities-high-blood-pressure-emerge-early-life. Accessed March 2018.

National Heart, Lung, and Blood Institute (NHLBI): *Heart failure*, 2017b. https://www.nhlbi.nih.gov/health-topics/heart-failure. Accessed March 2018.

Owens CD, Gaspar WJ, Johnson MD: Blood vessel & lymphatic disorders. In Papadakis MA, McPhee SJ, editors: *2017 Current medical diagnosis and treatment*, New York, 2017, McGraw-Hill Lange, pp 472–498.

Reuben DB, Herr KA, Pacala JT, et al: *Geriatrics at your fingertips*, ed 19, New York, NY, 2017, American Geriatric Society.

Robertson L, Evans C, Fowkes FG: Epidemiology of chronic venous disease, *Phlebology* 23(3):103–111, 2008.

Robertson L, Lee AJ, Evans CJ, et al: Incidence of chronic venous disease in the Edinburgh Vein Study, *J Vasc Surg Venous Lymphat Disord* 1:59–67, 2013.

Whelton PK, Carey RM, Aronow WS, et al. 2017 ACC/AHA/AAPA/ABC/ACPM/AGA/APhA/ASH/ASPC/NMA/PCNA guideline for the prevention, detection, evaluation, and management of high blood pressure in adults, *Hypertension* 71(6):e13–e114, 2018.

World Health Organization (WHO): *The atlas of heart disease and stroke*, 2018. http://www.who.int/cardiovascular_diseases/resources/atlas/en/. Accessed March 2018.

# 23

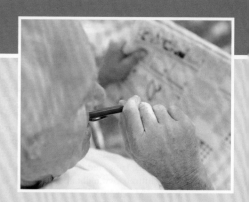

# 神经系统变性疾病

*Kathleen Jett*

照顾帕金森病患者是一件令人十分沮丧的事情。他们中的一些人从来没有笑过,而且看上去很压抑。我努力让他们变得快乐,但毫无作用!

20 岁的学生 Helen

我一直保持着活力和健康。我曾经有很多朋友,也曾经一起玩得很开心。但是现在,我正在逐渐走向死亡!

82 岁的老年人 Ruth

## 学习目标

学完本章后,读者将能够:

1. 区分帕金森病与阿尔茨海默病、路易体痴呆。
2. 描述需要进行神经认知功能检查的症状和体征。
3. 确定对有认知障碍患者进行评估的关键方面。
4. 确定帕金森病的关键特征。
5. 描述帕金森病的确诊性检查。
6. 描述最新有关神经系统变性疾病发病机制的基因学的研究进展。
7. 区分帕金森病、阿尔茨海默病和路易体痴呆的关键药物干预及其疗效。
8. 描述在促进神经系统变性疾病患者健康老龄化过程中,护士的地位和作用。

与其他年龄组相比,神经系统变性疾病更多地发生于老年人。这些都是人生终末期疾病,其特征是功能逐渐下降。该下降曲线在开始时可能几乎不明显,只有轻微的恶化和缓解波动,但最终的轨迹总是向下倾斜的。这些障碍会变得逐渐严重,以至于最终无法满足最基本的自我护理需求。然而,有一些干预措施可以促进老年人和其他重要人群在疾病进展的同时尽可能保障一定的生活质量,使其"健康地衰老"。本章讨论的 3 种神经系统变性疾病是帕金森病(PD)、阿尔茨海默病(AD)和路易体痴呆(LBD)。有几种神经认知障碍(NCDs)疾病不是这种终末状态,超出了本书的讨论范围(知识链接 23.1)。

在第 5 版《精神障碍诊断与统计手册》(*Diagnostic and Statistical Manual of Mental Health Disorders*)

[American Psychiatric Association(APA),2013] 中,"痴呆"一词被替换成"神经认知障碍(NCD)"一词。然而,在临床环境和日常情况中,最常听到的

---

**知识链接 23.1 其他类型的神经认知障碍疾病举例**

血管神经认知障碍(也称为多发性脑梗死或脑卒中后遗症)

混合型(来自几种类型,如血管性疾病和阿尔茨海默病)

克-雅脑病

额颞叶疾病

亨廷顿舞蹈病

边缘为主年龄相关 TDP-43 脑病(LATE)

---

仍然是"痴呆"。

神经认知障碍并不是衰老的正常部分,虽然它很少发生在 60 岁以下的人身上(知识链接23.2)。最常见的神经系统变性疾病是阿尔茨海默病和路易体痴呆。两者的特点是患者在记忆力、思维力、语言、判断和行为能力等方面呈现出进行性的损害。两者的一个明显区别是路易体痴呆患者最终也会出现运动症状,而这时候传统(典型)抗精神病药物(如氟哌啶醇)是禁忌使用的。一小部分帕金森病患者在疾病晚期会患上帕金森病痴呆(PDD)。

> **知识链接 23.2 老化警报**
>
> 虽然绝大多数阿尔茨海默病患者都是 65 岁以上的人,但它不是衰老的正常部分,不应该被接受。

神经认知障碍是世界范围内失能的主要原因。据世界卫生组织报告,全球约有 5 000 万人受到其中一种痴呆的影响。每年有 1 000 多万的人受到影响。预计这一数字到 2030 年将增加到 8 200 万,到 2050 年将增加到 1.52 亿。在罹患一种或多种痴呆的人中,有 60% 生活在中低收入国家(第 1 章)(WHO,2017)。

## 诊断

当患者发现自己,或重要他人、医疗照护者发现患者的状态(特别是记忆或身体的稳定性,如平衡或震颤)与以前相比发生变化时,即可进行评估,确定是否患有神经系统变性疾病。所有症状在发病时都不明显,容易导致诊断延误。患有未确诊痴呆的人可能会说他们正处于"老年时刻",这可能比正常衰老带来的轻微记忆丧失要严重得多。那些未确诊的帕金森病患者可能会说他们只是"放慢脚步"。

诊断过程首先从评估所有可能的可逆原因开始(知识链接23.3)。如果没有发现可逆原因或治疗后症状仍然存在,则需要进行更全面的检查,以做出诊断并建立基线。这将包括第 7 章所述的所有部分和"步态和平衡测试"(第 19 章),以及使用高度可靠和敏感的筛选仪器进行详细的神经学和心理学检查。

> **知识链接 23.3 可逆性痴呆样病症**
>
> 抑郁
> 谵妄
> 药物的副作用
> 甲状腺问题
> 维生素缺乏症,尤其是维生素 D 缺乏症
> 过量饮酒
> 感染

当个体同时患有其他的慢性病,非常虚弱或具有感官障碍时,增加了神经系统变性疾病的体征或症状评估的复杂性。对于那些生活在中低收入国家的人来说,可能无法请到专业人员进行护理,也包括治疗其他可逆性疾病。

## 帕金森病

帕金森病(Parkinson's disease,PD)由英国医师詹姆斯·帕金森(James Parkinson)于 1817 年最早提出。它影响了全球 1 000 万人。在美国,约有 100 万人患有帕金森病,每年新发患者约超过 6 万人。男性患者比女性患者多 50%,大多数人在晚期才被诊断出来(Parkinson's foundation,n.d.a)。全世界范围内,不同种族和国家的人都可能会患上帕金森病,一些研究发现,高收入国家人群的患病率更高(Khandelwal and Kaufer,2014)。

### 诊断

诊断帕金森病的初始症状通常是不对称静息性震颤,特别是一侧手臂或手部,或不明原因的跌倒。由于许多老年患者病情的复杂性,帕金森病的诊断非常困难,准确率可能会低至 76%(Meara,2017)。因此,必须通过健康史评估和全面体检,来判断患者是否存在典型症状和体征。"左旋多巴药物负荷试验"阳性,也就是使用左旋多巴药物治疗后,症状显著改善时,可以提高诊断的准确性(Vasta et al.,2017)。非典型帕金森综合征或其他几种运动障碍的特征包括早期跌倒、对左旋多巴药物反应差、运动症状的对称性、缺乏震颤和早期自主神经功能障碍(知识链接 23.4)。

| 知识链接 23.4 | 需要与帕金森病相鉴别的运动障碍 |
| --- | --- |
| 特发性震颤 | 多系统萎缩 |
| 药源性帕金森综合征 | 路易体痴呆 |
| 进行性核上性麻痹 | 正常压力脑积水 |

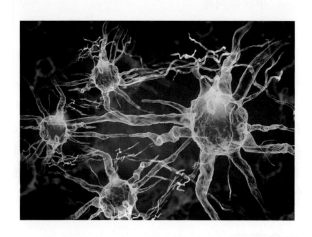

神经元(©iStock.com/Sergey Nivens.)

## 病因

　　帕金森病是黑质多巴胺神经递质数目减少,多巴胺受体减少,缺失产生去甲肾上腺素(一种控制许多自主神经功能的化学物质)的神经末梢,特别是在基底神经节路易体堆积的结果(NIA,2017a)。疾病的严重程度与神经元丢失的数量有关。当能产生多巴胺的神经元凋亡超过 50% 时,患者就会出现明显的帕金森病的运动障碍症状(NIEHS,2017)。

　　增加或降低帕金森病发展的危险因素可能有以下几种(知识链接 23.5)。遗传性帕金森病很少,只有 10%~15% 的帕金森病患者有阳性家族史,如果直系亲属(例如父母)患有帕金森病,那么子女患

| 知识链接 23.5 | 与帕金森病发展有关的危险因素 |
| --- | --- |
| 男性 | |
| 年龄增加 | |
| 有患帕金森病的亲属 | |
| 暴露于毒素中 | |
| 反复发生的头部外伤 | |

病的风险就会增加,临床表现与散发性帕金森病有所不同(Parkinson's foundation,n.d.b)。

## 症状和体征

　　帕金森病的 4 个核心症状是静止性震颤(手、臂、腿、颌、脸)、肌肉强直、运动迟缓和姿势步态异常(知识链接 23.6)。70% 帕金森病患者的首发症状都是静止性震颤。当症状发生时,震颤是不对称和有节奏的、振幅低,粗大震颤较多,在自主运动期间短暂消失。静止性震颤从手臂和手开始,逐渐扩展至腿、足,头部较少出现。震颤在精神紧张和焦虑时加重,睡眠时消失。

| 知识链接 23.6 | 帕金森病的核心症状 |
| --- | --- |
| 静止性震颤 | 不对称发作 |
| 运动迟缓 | 平衡和协调能力受损 |
| 肌肉强直 | |

　　肌肉强直通过被动运动进行评估。如果患者不能平稳运动,而是呈"齿轮样肌强直",也就是说,患者在均匀阻力运动中总是出现断续的停顿,如同齿轮转动一样。由于缺乏自由和规律地活动,患者的足趾或手指会出现严重的肌肉痉挛。运动迟缓则会影响患者执行精细运动的能力。这种迹象会对患者独立完成日常活动造成很大影响。

　　随着肌肉强直和运动迟缓的进展,四肢、躯干和眼部的所有横纹肌最终都会受到影响,包括咀嚼(嚼)、吞咽(咽)和发音(说话)的肌肉。在帕金森病后期阶段,患者很少眨眼,也很少有面部表情,包括情感动作(面具脸)。

　　在独立功能和安全性方面,其他几种运动症状尤为重要。向下凝视变得更加困难,头部和颈部不自主地弯曲,弯腰姿势和站立姿势不稳。特征性的步态包括非常短的步频和上肢自动摆臂动作减少(行走急促)。在帕金森病疾病后期,启动和重新启动运动(冻结)是非常困难的,患者一旦开始行走,身体就会向前倾斜,且呈小碎步,从而增加了跌倒的风险(第 19 章)。患者转弯变得非常困难,需要很多步骤才能完成。如果患者失去平衡,想要纠正是非常缓慢和困难的。帕金森病还有许多其他运动障碍症状,这些症状会严重影响患者的日常生活,降低他们的生活质量(知识链接 23.7)。

| 知识链接 23.7　帕金森病患者的其他症状 ||
|---|---|
| 频繁变化的体温 | 性功能障碍 |
| 不稳定的血压 | 尿失禁 |
| 头晕 | 便秘 |
| 昏厥 | 嗅觉减退 |
| 经常跌倒 | 流涎(流口水) |
| 对热和冷的敏感性 | 写字障碍(写字过小症) |

帕金森病除了有运动障碍症状以外,也有非运动症状。非运动症状可分为神经精神症状(情绪变化、抑郁、冷漠)、自主神经症状(便秘、性功能障碍)、睡眠障碍(失眠、多梦、白天过度嗜睡)和感觉障碍(疼痛、灼热、麻木、嗅觉丧失)。

临床症状的表现和程度因人而异:一些患者在疾病早期就出现严重残疾,而另一些患者直到很晚才出现轻微的运动障碍。不论怎样,出现的症状数量以及这些症状对患者生活和功能的影响程度,都会随着时间的推移而与日俱增。

## 治疗

目前,尚没有治愈帕金森病的方法。当出现的症状开始影响患者功能时,就需要开始进行药物干预治疗,通过治疗,症状会得到明显缓解。药物治疗是通过替代多巴胺神经递质或模仿多巴胺,延缓多巴胺的分解,维持多巴胺和乙酰胆碱两种神经递质的平衡,从而改善临床症状。

首选的药物是左旋多巴胺,它对于改善运动迟缓和肌肉强直非常有效。左旋多巴胺可通过血脑屏障,在基底神经节转化为多巴胺,从而增加大脑中多巴胺的含量,抑制过度活跃的胆碱能活动。左旋多巴胺中通常会添加卡比多巴,以减少副作用并抑制左旋多巴胺在外周被分解。为了达到最佳疗效,左旋多巴胺/卡比多巴必须空腹服用(餐前30~60分钟或餐后45~60分钟),并且每天必须在同一时间服用。虽然它可以高效、快速地发挥作用,但它存在很多副作用和与其他药物之间的配伍禁忌。长期服用时,其药效会逐渐下降,因此需要频繁地增加药物剂量,副作用也随之增加,例如产生幻觉等。有时在疾病早期就会使用多巴胺激动剂,如普拉克索和罗匹尼罗,将其与左旋多巴胺/卡比多巴同时使用。药物治疗必须由神经科医生开具

处方,并进行药物监测。

当药物不能缓解帕金森病的临床症状时,可以考虑手术干预治疗。一种手术治疗方法是将一根管子置入小肠,直接滴注左旋多巴胺/卡比多巴制剂。另外一种手术方法是脑深部电刺激(DBS),是将电极植入大脑,通过电刺激改善运动相关症状的一种方式(NIA,2017a)。DBS手术很少在老年患者中应用,仅在年轻患者出现严重症状的情况下应用,并且只针对使用左旋多巴胺能够明显改善症状的患者。这些方法不适用于老年人,同样不太适用于患有其他严重慢性病的人。帕金森病患者的治疗需要将药物治疗和非药物治疗相结合,早期的非药物治疗方法包括步态平衡锻炼、姿势恢复锻炼和肌肉锻炼等。

## 阿尔茨海默病

阿尔茨海默病(Alzheimer's disease,AD)由Alois Alzheimer博士于1906年最早提出。阿尔茨海默病的发病率随着年龄增长逐渐升高。流行病学调查显示,在65~74岁的人中,阿尔茨海默病的患病率为3%,75~84岁的人为17%,85岁以上的人为32%,其中2/3是女性。尚未发现这与生物学或社会学差异有关,可能与"幸存者偏见"(即老年人中女性更多)有关(AA,2018a)。

阿尔茨海默病是第6大死亡原因,在65岁以上的美国人中,每10个人中就有1个人患有阿尔茨海默病(约580万人)。预计到2050年,将有1 500万美国人患有阿尔茨海默病(AA,2019a)。如果将认知筛查作为整体评估的一部分,通过"平价医疗法"免费为人们进行年度健康访问,预计实际诊断的人数还会增加更多(第30章)。

阿尔茨海默病协会和美国国家老龄化研究所制定的指南中描述了阿尔茨海默病的3个阶段:临床前期、轻度认知障碍期(MCI)和老年痴呆期(AD)。在临床前期,生物/神经系统的改变正在发生,但患者还没有出现明显的临床症状。在轻度认知障碍期,患者有轻微的临床症状,记忆力和思维能力出现明显的下降,这种变化可以通过评估测评出来,但尚不会影响患者的日常生活(AA,2018b)。

研究人员发现,痴呆患者存在明显的民族和种族差异。根据阿尔茨海默病协会的报告,老年拉

丁裔和拉丁人患阿尔茨海默病和其他痴呆的概率是白人的 1.5 倍,而非裔美国人患病的可能性是白人的 2 倍(AA,2019b)。这可能与非裔美国人携带 *APOE E4* 基因有关,这一基因增加了患阿尔茨海默病的风险,虽然这一点尚未得到证实(Barnes and Bennett,2014;Sinha et al.,2018)。在过去的 30 年里,由于婴儿潮一代逐渐步入老年阶段,关于阿尔茨海默病的研究变得越来越关键和必要(第 1 章),特别是迫切需要找到一种有效的预防和治疗方法。读者可以参阅第 5 章中关于衰老过程中如何促进大脑健康的相关内容。

## 病因

随着基因学的发展,我们现在认识到特定基因在 NCD 发展中的影响。只有不到 5% 的人会在 30~60 岁患所谓的"早发"或诊断为家族性阿尔茨海默病(FAD)。家族性阿尔茨海默病被认为是由 3 种染色体(21、14 或 1)之一的单基因突变引起的,突变导致脑内 β 淀粉样蛋白及早老素 1 或早老素 2 等异常沉积。如果一个孩子的母亲或父亲携带家族性阿尔茨海默病的遗传基因,他会有 50% 的机会发展为家族性阿尔茨海默病(AA,2018c)。

阿尔茨海默病多是在 60 岁以上的人群中诊断出来,其中包括遗传风险在内的多种因素。阳性家族史方面表现为常染色体显性遗传,为 *APOE* 多基因遗传病,具有遗传异质性。在 19 号染色体上发现的载脂蛋白 E 的基因编码(E2,E3 和 E4)中,*APOE E3* 是最常见的(占所有人的 50%~90%),是一个中性因素,既不会增加也不会降低患病风险。*APOE E2* 起部分保护作用,可以降低患病风险,而 *APOE E4* 与阿尔茨海默病的发病危险增加有关(AA,2018c;NIA,2015)。

由阿尔茨海默病引起的神经认知性痴呆患者,神经元外的 β 淀粉样蛋白(斑块)数量增加,神经元内异常 tau 蛋白堆积(神经原纤维缠结),这两者都会损害大脑的皮质区域。最终结果是导致正常连接神经元的突触数量减少,神经元失去营养、功能障碍,最终死亡。随着 β 淀粉样蛋白和 tau 蛋白数量的增加,越来越多的脑细胞死亡,直接影响痴呆的严重程度,阿尔茨海默病患者近期记忆力丧失就是由大脑中记忆存储的部分功能受损导致的。

## 症状

阿尔茨海默病的初始症状是记忆力下降,特别是近期记忆力下降。随着时间的推移,还会出现更多的症状和体征。抑郁症和其他心理问题会在疾病的某个时段出现。这些问题可能无法被早期识别和治疗,但应该对患者进行持续追踪和监测,以便及时发现并进行针对病因的干预治疗。有关早期至终末期阿尔茨海默病相关症状的详细信息,可参阅老年病学家 Barry Reisberg 及其同事的"全球恶化量表"(表 23.1)。该量表为个人和未来的照护者提供了前瞻性的指导工具。从这个表中可以看出,功能下降与认知下降相关。

## 诊断

阿尔茨海默病的诊断要点:①与以前的功能水平相比,出现记忆力下降;②起病隐匿;③认知能力逐渐下降。值得注意的是,这些变化"超出人们年龄和教育背景的预期",可以通过标准化的神经心理测试记录下来。

如果可以,则要进行 MRI 检查或功能性正电子发射体层成像(PET)检查。当结果与脑脊液中特定蛋白质的存在相符合时,可以得出确切的诊断(AA,2018d)。

## 药物治疗

想要完全治愈是不可能的,阿尔茨海默病患者药物治疗的目标在于减缓认知能力下降的速度,帮助患者在更长的时间里保持最好的状态,从而最大限度地延缓患者自身和家属生活质量的下降。但药物治疗的效果因人而异。

阿尔茨海默病的首选治疗药物仍然是胆碱酯酶抑制药(CIs)。从明确诊断就开始服用胆碱酯酶抑制药,不仅可以帮助患者减缓认知能力下降的速度,还可以控制因脑损伤出现的任何活动障碍(AA,2018c)。

胆碱酯酶抑制药通过阻止乙酰胆碱的分解而起作用,乙酰胆碱是一种被认为对记忆和思维很重要的化学物质。胆碱酯酶抑制药最常见的副作用是恶心和腹泻。多奈哌齐(Aricept)可用于所有阶段;加兰他敏(Razadyne)和利凡斯的明(Exelon)适用于轻度至中度神经认知功能下降;美金刚

表 23.1　全面衰退量表

| 诊断 | 阶段 | 体征和症状 |
|---|---|---|
| 没有痴呆 | 第一阶段:没有认知能力下降 | 该阶段,患者的功能正常,没有记忆丧失,并且非常健康。没有痴呆的人将被视为处于第一阶段 |
| 没有痴呆 | 第二阶段:非常轻微的认知能力下降 | 该阶段用于描述与衰老相关的正常健忘——例如,容易忘记名字和熟悉物体遗留的地方。对亲人或医生来说这些症状并不明显 |
| 没有痴呆 | 第三阶段:轻度认知能力下降 | 该阶段,患者健忘增加,集中注意力稍有困难,工作表现下降。患者可能会更频繁地迷路或者难以找到正确的词语形容实物。在这个阶段,亲人开始意识到患者的认知能力下降。该阶段平均持续的时间:痴呆发作的前 7 年 |
| 早期阶段 | 第四阶段:中度认知能力衰退 | 该阶段,患者的注意力难以集中,对近期事件的记忆力减退,管理财务或独自前往新地点的能力下降。患者难以有效或准确地完成复杂的任务,并且可能否认自己的症状。由于社交变得困难,他们也可能开始躲避家人或朋友。在这个阶段,医生可以在与患者交谈和做检查期间发现明确的认知障碍。该阶段平均持续的时间:2 年 |
| 中期阶段 | 第五阶段:中度严重的认知能力下降 | 该阶段,患者有严重的记忆缺陷,需要别人的帮助来完成日常生活活动(例如,穿衣、洗澡、做饭)。记忆力丧失更为突出,可能包括日常生活活动的主要相关方面——例如,患者可能不记得他们家的地址或电话号码,可能不知道时间、日期或地点。此阶段平均持续的时间:1.5 年 |
| 中期阶段 | 第六阶段:严重的认知能力下降(中度痴呆) | 处于第六阶段的患者需要更多、更广泛的帮助来完成日常生活。他们开始忘记亲密的家庭成员的名字,对最近发生的事情也几乎毫无记忆。许多人只能记住一些早年生活的细节。他们也很难从 10 开始倒数并完成日常生活活动。二便失禁(失去对膀胱或肠道的控制)是这个阶段出现的问题。存在语言能力下降,人格改变,如妄想(比如相信不真实的事情),强迫症(重复简单的行为,比如清洗),可能还会出现焦虑和不安。此阶段平均持续的时间:2.5 年 |
| 晚期阶段 | 第七阶段:非常严重的认知能力下降(晚期痴呆) | 处于这一阶段的患者基本丧失了语言和沟通的能力。日常生活活动需要更多的帮助(例如,如厕、吃饭)。丧失基本的运动能力,例如行走。此阶段平均持续的时间:1.5~2.5 年 |

(Namenda)作用于大脑的化学物质谷氨酸,与学习和记忆有关,被应用于中度至重度疾病的患者,而且常与其他胆碱酯酶抑制药联合使用,尤其是多奈哌齐。

随着疾病的进展,患者还会出现其他难以控制的症状,尤其是抑郁、烦躁不安、失眠和幻觉。任何药物都可以尝试,但使用这些药物必须谨慎,包括抗抑郁药、辅助睡眠的药物和抗惊厥类的药物。抗精神病药物只适用于那些有痴呆的精神病患者(NIA,2018)。

与其他药物一样,这一类的药物都需要反复进行试验,以确定药物的有效性及患者的耐药性。值得注意的是,这些药物不能治愈阿尔茨海默病,一旦停止服药,阿尔茨海默病的病情会迅速进展。

## 路易体痴呆

路易体痴呆(Lewy body dementia,LDB)由 Friederich Lewy 博士于 1912 年命名。他在帕金森病患者的脑神经元中发现了一种新型的异常蛋白质,无论帕金森病患者的神经认知功能是否下降,这种异常蛋白质都存在。LBD 是一种罕见的进行性脑部疾病,其中异常蛋白质堆积在控制行为、认知和运动的大脑区域。它影响了美国约 100 万 50 岁及以上的人(NIA,2017b),患病率仅次于阿尔茨海默病,经常与帕金森病痴呆(PDD)相混淆,但二者症状出现的时间顺序明显不同。在帕金森病痴呆患者中,运动障碍是先于认知功能改变出现的（如果它们真的发生的话），而在路易体痴呆患者中，认知功能改变是发生在运动障碍之前的。随着年龄的增长，男性的发病率略高于女性。据估计，大约有130万美国人患有这种疾病，然而真实数据远远超过这个数值。

## 体征和症状

路易体痴呆患者会严重丧失思考能力，尽管有些记忆可能保持完整，但是患者解决问题和使用语言、数学的能力严重下降。常见的症状是注意力和警觉性下降，也就是说，在一段时间内，患者的思维是不合逻辑的，中间有明确的分期。与阿尔茨海默病不同的是，大约80%的路易体痴呆患者会产生幻觉（NIA，2017c），从而导致妄想和偏执。精神错乱发生的原因包括误认物体和视觉空间问题，如判断距离或深度。

睡眠障碍是路易体痴呆患者的特有症状，在其他症状出现之前就会出现。"睡眠"中的大部分时间都处于快速眼动阶段（第17章），在这个阶段，患者会多梦，在睡梦中说话、辗转反侧，甚至发生坠床（NIA，2017c）。不宁腿综合征大多发生在夜间睡眠的时候，有可能导致白天睡眠时间增多。像帕金森病患者一样，路易体痴呆患者在情绪上也会出现问题：抑郁、冷漠、焦虑和激动。我们称之为"老年综合征"的一些情况也会随着疾病的进展而发生。它们是大脑控制自主神经系统部分受损的结果（知识链接23.8）。医护人员要明确区分帕金森病引起的认知功能下降和路易体痴呆引起的认知功能下降，以避免给予患者无意但危及生命的治疗。

| 知识链接 23.8　路易体痴呆的自主神经症状和体征 | |
| --- | --- |
| 频繁跌倒 | 不明原因的意识丧失 |
| 晕厥 | 尿失禁 |
| 直立性低血压 | 营养失调/误吸风险 |

## 病因

在正常健康的大脑中，α-突触核蛋白帮助神经元通过神经突触处进行信息传递。路易体是在痴呆和帕金森病患者的神经元内发现的异常球形蛋白质聚集体。α-突触核蛋白在路易体内高度表达，取代其他细胞结构，并可能导致细胞死亡（NIA，2017a）。在路易体痴呆患者中，这些蛋白质存在于脑干、中脑、嗅觉球体、大脑皮质和其他几个部位。随着疾病的进展，它们会逐渐导致胆碱能和多巴胺能神经递质的产生显著减少。乙酰胆碱缺乏主要是导致认知功能障碍，多巴胺的产生不足则会导致疾病进展时出现运动功能障碍。虽然已经明确神经突触的病变与PDD的发病风险相关，但是没有发现遗传因素和生活方式因素对路易体痴呆发病的影响。根据我们目前的知识，这种疾病的病因尚不明确（NIA，2017d；Vigneswara et al.，2013）。

## 诊断

诊断评估包括本章讨论的所有测试，包括体检、详细的神经系统检查、神经心理学和精神状态评估。可能的话，就像阿尔茨海默病一样，完成MRI或CT检查。如果对体征和症状没有其他解释，则根据核心特征的表现确定"可能的"或"疑似"路易体痴呆（知识链接23.9）。当出现两个或两个以

| 知识链接 23.9　路易体痴呆的诊断特点 | |
| --- | --- |
| 重要特征 | 注意力和执行力的进行性丧失（痴呆） |
| 核心特征 | 认知能力波动<br>注意力和警觉性的变化<br>反复出现幻视、帕金森病症状的细节 |
| 暗示性特征 | 睡眠障碍（可能比其他症状早很多年）<br>对第一代抗精神病药的显著敏感性<br>基底节多巴胺含量低 |
| 支持性特征 | 反复出现跌倒和晕厥<br>短暂的、无明显诱因的意识丧失<br>自主神经功能紊乱（知识链接23.8）<br>其他感官的幻觉<br>视空间感觉异常 |

资料来源：Lewy Body Dementia Association；Symptoms：Lewy body dementia symptoms and diagnostic criteria，2016c.

上的核心特征,或者痴呆伴随一个或多个暗示性特征中的一个核心特征时,可诊断为可能的路易体痴呆。如果患者患有痴呆和一个核心特征,或痴呆和一个或多个提示特征,则可诊断为疑似路易体痴呆(LBDA,2016c),要得到确切的诊断只能通过脑部解剖(LBDA,2016a)。

## 药物治疗

随着路易体痴呆患者出现各种各样的症状,治疗的重点也随之改变。就像 CIs 可以用于阿尔茨海默病的治疗,也同样可以用于路易体痴呆的治疗。如果患者病情严重,出现运动障碍,则可以像治疗帕金森病患者一样应用左旋多巴胺。由于单独使用左旋多巴胺会出现很多副作用,例如幻觉,所以需要谨慎使用。如果需要用抗精神病药物治疗破坏性或令人不安的幻觉,可以使用一种新药,如喹硫平(Seroquel)(LBDA,2016b)。

> **⚡ 安全警示**
>
> 典型的抗精神病药物(如氟哌啶醇)永远不能用于路易体痴呆所致的神经认知障碍(NCD)患者,因为不可逆副作用的发生率非常高,还可能导致死亡。

## 并发症

路易体痴呆可以持续 2~20 年,平均 5~7 年(NIA,2017b)。神经系统变性疾病晚期患者的并发症与任何身体衰弱的老年人一样(知识链接23.10),包括压力性损伤、肺炎、吞咽困难、误吸以及其他与老年衰弱相关的问题。即使摄入了足够的热量,也会出现营养不良和体重减轻。体重减轻是一个迹象,表明终点阶段即将到来。对于身处危险环境的患者来说,行为障碍尤其可怕。这是由脑损伤的程度和部位,以及药物的副作用造成的。

## 促进健康老龄化:对老年护理的启示

每个人,尤其是那些有着神经系统变性疾病家族史的人,都想找到预防这些疾病的方法。不幸的是,这在目前是不可能实现的。对于帕金森病和阿尔茨海默病、路易体痴呆和帕金森病痴呆等导致的

> **知识链接 23.10　神经系统变性疾病患者的潜在并发症**
>
> 肺炎
>
> 压力性损伤
>
> 来自照护者的虐待或忽视
>
> 未经治疗的疼痛
>
> 无法报告其他健康问题的症状
>
> 无法遵循任何规定的治疗计划
>
> 跌倒导致的摔伤
>
> 未经治疗的抑郁
>
> 营养不良或脱水

认知功能障碍患者,相关人员已经提出了可能在一定程度上降低风险的方法(知识链接 23.11)。但是,有关预防策略效果的研究仍然没有定论,这应该引起我们的重视。

> **知识链接 23.11　最佳实践建议**
>
> **降低神经认知障碍的风险**
>
> - 保持血压在正常范围内
> - 保持胆固醇处于健康水平
> - 保持健康体重
> - 有规律的睡眠/唤醒时间表
> - 避免过量饮酒
> - 血红蛋白 A1c≤7%
> - 阿司匹林(81mg 肠溶片),适用于有心脏病风险且无禁忌证的患者
> - 保持对心力衰竭的最佳控制
> - 戒烟或从不吸烟
> - 锻炼
> - 保持心理健康和刺激

为促进神经系统变性疾病患者的健康老龄化,大多数潜在的预防策略和非药物干预都需要护士与患者,以及患者的照护者一起工作。早期全面的健康评估、跌倒风险和步态评估,对于帮助照护者和护士为患者提供最高质量和最有效的护理措施非常重要。护士应定期对患者进行评估,以监测病情变化,并根据需要对护理计划做出修改。在专业的护理过程中,护士要定期通过居民评估工具(RAI)进行评估(第 7 章),这在门诊同样重要。这

些信息指导了关于临终关怀的审议,包括认知能力丧失时的法律准备(第31章)。

为了让帕金森病患者对肌张力的可预期的变化(肌张力增高)做好准备,早期的放松训练如改良瑜伽或禅宗技巧和练习可能会有所帮助。太极拳可以提高平衡能力(Gao et al.,2014;Li et al.,2014;Pickut et al.,2013)。

患有神经系统变性疾病的人最终会经历角色的改变,并可能由于伴随的症状和体征而避免出入社交场合。对于帕金森病患者来说,震颤会导致尴尬的动作,比如在公共场合吃饭时将食物洒落。流涎是帕金森病患者的一个常见问题,在社会中是大多数人不可接受的"行为"。无表情的脸、缓慢的动作、单调的语言或失语症可能会给人冷漠、抑郁和无趣的印象,因此其他人不愿意与之有长期持久的关系。一个敏感的护士会意识到,可见的症状产生了一个不想要的外表,隐藏了一个警觉和反应灵敏的、希望互动的人,只是被困在不合作的身体或大脑里。

在照顾他人的过程中,没有什么比一个能够照护神经系统变性疾病患者,且技能娴熟、充满爱心的多学科团队更重要。该团队包括护士、神经学家、物理治疗师、言语治疗师、作业治疗师、眼科医生、康复专业人员、心理学家、运动障碍专家等,还有临终关怀小组。同时也包括对患者来说,重要的参与其日常生活照护的人。在理想情况下,它包括由一个医生和一个执业护士组成的初级保健团队。

作业治疗师可以帮助指导患者如何使用自适应设备,如加重器具、防滑餐具和其他自我护理的辅助设备。言语治疗有利于构音障碍和吞咽困难;患者可以通过面部练习和吞咽技巧来降低吸入性肺炎和体重减轻的风险。

护士在预防并发症方面起着积极的作用。护士的工作是防止皮肤发生压力性损伤和防止患者跌倒,明确识别导致疾病恶化的功能障碍,例如感染等。随着病情的进展,护士要警惕睡眠障碍和抑郁症状的发生。

治疗的重点是通过药物缓解症状,提高功能,防止过度残疾,降低受伤风险。在护理神经系统变性疾病患者时,定期进行疼痛评估和适当的护理治疗是必不可少的(第27章)。在帕金森病患者中,强直、扭转和肌张力障碍可能会引起相当多的疼痛,还有一种公认但尚未完全了解的与疾病本身有关的中枢性疼痛综合征。患有任何非传染性疾病的人可能无法用语言表达他们的痛苦,但仍然会像其他人一样在同样的情况下经历痛苦。护士要意识到这一点,并使用其他方法观察患者潜在的疼痛(第27章)。

患有神经系统变性疾病的人看着自己随着时间的推移而衰退,自尊也慢慢丧失。护士可以指导患者和照护者参加压力管理或团体支持方面的项目,并鼓励他们尝试维持以前的关系(第29和34章)。

照护神经系统变性疾病患者的关键是:①适当使用非药物治疗和药物治疗干预措施;②及时治疗所有可逆性疾病(如感染);③所有照护者之间的协调合作,包括家庭成员或同伴。帕金森病的药物治疗管理是为个人量身定制的。

考虑到目前无法制定任何神经系统变性疾病的治疗方案,护理的目标是最大限度地提高患者的生活质量,保持患者的自尊,并尽可能长时间地使其保持独立功能。治疗的目标是保持患者的自尊和自我照护能力,并防止并发症的发生。

## ▌ 主要概念

- 神经系统变性疾病是指那些有向下的轨迹,并且没有治愈方法的疾病。本章讨论的情况仅限于阿尔茨海默病、路易体痴呆和帕金森病痴呆,以及帕金森病。
- 一些帕金森病患者也会出现晚期认知障碍。
- 任何此类疾病的诊断过程都是广泛而复杂的。
- 路易体痴呆和帕金森病的关键区别在于症状出现的时间。路易体痴呆开始时,患者的认知能力

下降,而其运动障碍发展较晚。帕金森病是一种运动障碍,可能会或不会导致患者认知能力下降。两者都被归类为路易体疾病。

- 至少一些与阿尔茨海默病相关的基因已经被确认。
- 帕金森病的信号特征包括静止性震颤和运动迟缓。
- 每种疾病的治疗必须为患者量身定制,并且治疗

方案会随着时间的推移而改变。

- 护士在监测表明不良结局风险增加的变化方面、制定干预措施以最大限度地提高患者的生活质量和促进健康老龄化方面发挥着关键作用。

---

**护理研究:"看护太难了……他很久以前就把我困住了！"**

Helen 的丈夫 Sam 死于阿尔茨海默病,他的病程持续了 5 年。随着时间的推移,他开始出现所谓的"行为混乱",有时对周围的人大发雷霆,有时又深情款款。这对他的妻子来说尤其痛苦。在短暂的清醒时刻,他会亲吻她,告诉她他有多爱她,但片刻之后,他会以某种方式伤害她。大多数时候,他完全迷失了方向,护理他的护士把 Sam 描绘成"四维度迷失方向"(人、地点、时间和情况)。在认知能力和基本状态开始稳定地逐步下降后,有一天他干脆停止了饮食,并且迅速衰竭。

我们都知道死亡即将来临。他的妻子小心翼翼地告诉他,他很快就不会再受苦了,虽然她为他感到高兴,她低声说,"这也会结束我的痛苦,难道这样想很可怕吗?他很久以前就把我困住了……"

- 在这个案例研究中,发现的主观资料和客观资料分别是什么?
- 如果你是护理 Sam 的护士之一,随着时间的推移,你的护理计划会发生怎样的变化?
- 如果你是 Helen,你认为你丈夫疾病中最难的部分是什么?
- 这种情况下,Helen 有哪些优点?

---

## ■ 关键思考问题和措施

1. 就社区具备的资源进行课堂讨论,哪些资源对神经系统变性疾病患者及其照护者是有用的?

2. 讨论或写一篇关于护士必须具备的技能的论文,以便能够为任何类型的非传染性疾病患者提供专业护理。

## ■ 研究问题

1. 阿尔茨海默病患者的平均预期寿命是多少?

2. 是否有部分地区神经系统变性疾病的发病率异常高或低?有哪些地区?造成这种差异的原因是什么?

3. 本章未涉及的其他神经系统变性疾病在基因学方面是否取得了进展?

（邓颖 译）

---

## 参考文献

Alzheimer's Association (AA). *2018 Alzheimer's disease facts and figures*, 2018a. https://www.alz.org/media/Documents/facts-and-figures-2018-r.pdf. Accessed April 2019.

Alzheimer's Association (AA): *New diagnostic criteria and guidelines for Alzheimer's disease*, 2018b. https://www.alz.org/research/diagnostic_criteria/.

Alzheimer's Association (AA): *The search for Alzheimer's causes and risk factors*, 2018c. https://www.alz.org/research/science/alzheimers_disease_causes.asp#genetics.

Alzheimer's Association (AA): *What we know today about Alzheimer's disease*, 2018d. https://www.alz.org/research/science/alzheimers_disease_treatments.asp.

Alzheimer's Association (AA). *Facts and figures*, 2019a. https://alz.org/alzheimers-dementia/facts-figures. Accessed April 2019.

Alzheimer's Association (AA). *Causes and risk factors*, 2019b. https://alz.org/alzheimers-dementia/what-is-alzheimers/causes-and-risk-factors. Accessed April 2019.

American Psychiatric Association (APA): *Diagnostic and statistical manual of mental disorders*, ed 5, Arlington, VA, 2013, American Psychiatric Association Publishing.

Barnes LL, Bennett DA: Alzheimer's disease in African Americans: risk factors and challenges for the future, *Health Aff (Millwood)* 33(4):580–586, 2014.

Gao Q, Leung A, Yang Y, et al: Effects of tai chi on balance and fall prevention in Parkinson's disease: a randomized controlled trial, *Clin Rehabil* 28(8):748–753, 2014.

Khandelwal C, Kaufer DI: Alzheimer's disease and other dementias. In Ham RJ, Sloane D, Warshaw GA, et al, editors: *Primary care geriatrics: a case-based approach*, ed 6, Philadelphia, PA, 2014, Elsevier, pp 201–213.

Lewy Body Dementia Association (LBDA): *Diagnosis*, 2016a. https://www.lbda.org/go/diagnosis-0.

Lewy Body Dementia Association (LBDA): *Treatment*, 2016b. https://www.lbda.org/go/treatment-0.

Lewy Body Dementia Association (LBDA): *Symptoms: lewy body dementia symptoms and diagnostic criteria*, 2016c. https://www.lbda.org/go/symptoms-0.

Li F, Harmer P, Liu Y, et al: A randomized controlled trial of patient-reported outcomes with tai chi exercise in Parkinson's disease, *Mov Disord* 29(4):539–545, 2014.

Meara J: Parkinsonism and other movement disorders. In Fillit HM, Rockwood K, Young J, editors: *Brocklehurst's Textbook of geriatric medicine and gerontology*, ed 8, Philadelphia, PA, 2017, Elsevier, pp 510–518.

National Institute of Environmental Health Sciences (NIEHS): *Parkinson's disease*, 2017. http://www.niehs.nih.gov/health/topics/conditions/parkinson.

National Institute on Aging (NIA): *Alzheimer's disease genetics fact sheet*, 2015. http://www.nia.nih.gov/alzheimers/publication/alzheimers-disease-genetics-fact-sheet#genetics.

National Institute on Aging (NIA): *Parkinson's disease*, 2017a. https://www.nia.nih.gov/health/parkinsons-disease.

National Institute on Aging (NIA): *What is Lewy body dementia?* 2017b. https://www.nia.nih.gov/health/what-lewy-body-dementia.

National Institute on Aging (NIA): *Symptoms of lewy body dementia*, 2017c. https://www.nia.nih.gov/health/symptoms-lewy-body-dementia.

National Institute on Aging (NIA): *What causes Lewy Body dementia?* 2017d. https://www.nia.nih.gov/health/what-causes-lewy-body-dementia.

National Institute on Aging (NIA): *How is Alzheimer's disease treated?* 2018. https://www.nia.nih.gov/health/how-alzheimers-disease-treated.

Parkinson's Foundation: *Statistics*, n.d.a. http://parkinson.org/Understanding-Parkinsons/Causes-and-Statistics/Statistics.

Parkinson's Foundation: *Genetic factors*, n.d.b. http://parkinson.org/Understanding-Parkinsons/Causes-and-Statistics/Genetic-Factors.

Pickut BA, Van Hecke W, Kerckhofs E, et al: Mindfulness based intervention in Parkinson's disease leads to structural brain changes on MRI: a randomized controlled longitudinal trial, *Clin Neurol Neurosurg* 115(12):2419–2425, 2013.

Sinha N, Berg CN, Tustison NJ, et al. APOE ε4 status in healthy older African Americans is associated with deficits in pattern separation and hippocampal hyperactivation, *Neurobiol Aging* 69:221–229, 2018.

Vigneswara V, Cass S, Wayne D, Bolt EL, Ray DE, Carter WG: Molecular ageing of alpha- and beta-synucleins: protein damage and repair mechanisms, *PLoS One* 8(4):e61442, 2013.

Vasta R, Nicoletti A, Mostile G, et al: Side effects induced by the acute levodopa challenge in Parkinson's disease and atypical parkinsonisms, *PLoS One* 12(2):e0172145, 2017.

World Health Organization (WHO): *Media centre: dementia*, 2017. http://www.who.int/mediacentre/factsheets/fs362/en/.

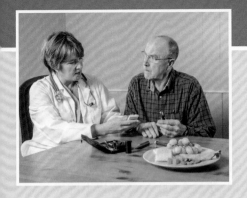

# 内分泌和免疫疾病

*Kathleen Jett*

免疫系统复杂又难以理解,还会影响身体其他系统。不过现在我明白了,我所掌握的知识对于我所能提供的最高质量的护理是多么重要。

　　　　　　　　　　　　　　　　　25 岁的实习护士 Tamara

我一直在奇怪我为什么会这么累,就是睡不够。我去了基层卫生院,做了许多检查,结果发现是我的甲状腺有问题。现在我已经接受了治疗,简直不敢相信这感觉有多好,就像以前的我一样。

　　　　　　　　　　　　　　　　　88 岁的老年人 Ruth

## 学习目标

学完本章后,读者将能够:

1. 讨论老化的免疫系统对机体应对感染能力的影响。
2. 讨论可能与老化的免疫系统改变有关的常见情况。
3. 明确老年人和年轻人患糖尿病的不同之处。
4. 描述护士对老年人血糖波动的应对方法。
5. 辨别治疗糖尿病最常用的药物,并解释药物治疗在老年人中使用的不同。
6. 区分甲状腺疾病的两种主要类型。
7. 描述年轻人和老年人患甲状腺疾病后体征与症状的区别。
8. 描述护士在促进免疫和内分泌疾病患者健康老龄化中的作用。

## 免疫系统

　　免疫系统(immune system)的功能是通过淋巴细胞,特别是 T 细胞和 B 细胞的激活来保护宿主(人体)免受外来物质和生物体的入侵。T 细胞会"扫描"诸如感染之类的入侵物质,促成机体免疫。虽然机体循环中的 T 细胞总数不随年龄增长而改变,但细胞类型的相对比例会发生变化;T 细胞成熟的场所——胸腺,在老年时期可能只有中年时期大小的 15%(Rote,2014)。

　　B 细胞分泌抗体以应对感染因子和其他外来物质的抗原。随着年龄的增长,B 细胞功能减弱,导致产生抗体的能力下降。例如,在感染或接种流感疫苗后,身体产生足够免疫力的能力也会下降。

　　同时,由于循环中自身抗体的数量增加,B 细胞对自身抗原的敏感性降低,也就是说,它们很难区分自体细胞和非自体细胞。虽然详细的作用机制尚不清楚,但免疫球蛋白数量的增加会导致固有免疫能力下降和自身免疫应答增强,因此,自身免疫系统紊乱更有可能在老年期发生(知识链接24.1)。这些变化被称为免疫老化(第 3 章)。对于老年人来说,警惕自身免疫疾病的表现和症状,与预防和保护其免受感染一样重要(知识链接 24.2)。

## 内分泌系统

　　内分泌系统(endocrine system)通过释放激素

## 知识链接 24.1　最佳实践建议

### 削弱免疫应答

　　早期研究发现，与年轻女性相比，80 岁以上健康老年人的口腔温度基线明显偏低。老年男性的体温始终低于相同年龄的女性。老人的温度可能是 36℃，平均范围是 35~36.1℃。用鼓膜温度计测，温度可达 35.6℃。这些发现强调，有必要仔细评估老年人的基础温度，并认识到老年人即使只是出现低热（37.2℃）也可能意味着有严重的疾病。由于与年龄相关的免疫应答延迟，所以老年人不能用不发热（温度超过 37℃）来排除感染。

资料来源：Stengel GB：Oral temperatures in the elderly，*Gerontologist* 23：306，1983（special issue）。

## 知识链接 24.2　衰老免疫系统和免疫紊乱

　　糖尿病

　　胰岛素抵抗

　　甲状腺功能减退症（慢性自身免疫性甲状腺炎）

　　恶性贫血

　　肾功能不全

　　环境过敏

与身体多个器官共同工作，以此调节和整合机体活动。激素负责控制生殖、生长和发育、机体内平衡、应激反应、营养平衡、细胞代谢和能量平衡等作用。内分泌系统的主要腺体有垂体、甲状腺、甲状旁腺、肾上腺、松果体和胸腺。胰腺、卵巢和睾丸不是腺体，但它们含有内分泌组织。除卵巢外，与年龄有关的内分泌系统的变化是非常轻微的，某些情况很容易会被认为是由上一节所述的自身免疫疾病所引起的。

　　内分泌系统各组成部分之间复杂的相互关系和大量并发的慢性病（包括衰弱），使得我们几乎不会把任何内分泌系统疾病具体归因于衰老过程本身。与大多数其他生物系统一样，机体本身的症状和体征往往是微妙和非特异性的，特别是在老年人身上。内分泌失调在老年期很常见，但可能只有在常规筛查、实验室检测或对其他问题（如思维混乱

或不明原因的跌倒）进行评估时才会被发现。这一章将会介绍老年糖尿病和甲状腺功能障碍的解决方法。

## 糖尿病

　　糖尿病（diabetes mellitus，DM）主要有两种类型：1 型和 2 型。在美国，超过 2 500 万 65 岁以上的成年人患有糖尿病，2 080 万人确诊，440 万人还未确诊（CDC，2017）。1 型糖尿病是由自身免疫破坏胰腺中的 β 细胞而导致的绝对胰岛素缺乏。从以往数据看，大多数 1 型糖尿病患者都无法活到晚年。

　　2 型糖尿病（type 2 diabetes）是相对胰岛素缺乏和胰岛素抵抗的结合导致的疾病。这是老年人中最常见的糖尿病类型。遗传学、表观遗传学、生活方式和衰老都是 2 型糖尿病的重要影响因素。虽然许多蛋白质被认为与糖尿病有关，但最大的危险因素被认为是基因 *TCF7L2* 的存在。2 型糖尿病还有一种非常强烈的家族关联，那就是患糖尿病的家庭成员越多，患病的风险就越高。部分原因可能与家族肥胖有关，可能是遗传影响，也可能是生活方式和饮食习惯（Haddad et al.，2017）。大约 1/3 的美国人有"前驱糖尿病"的情况，指的是虽然血糖很高，但还没有达到糖尿病的诊断程度。

　　由于老年人中糖尿病的患病率和发病率高，诊断检测是在出现临床体征和症状时才进行的。美国预防服务工作小组（USPSTF）建议，对所有 40~70 岁的肥胖或超重成年人进行异常血糖和 2 型糖尿病的筛查应是心血管（CV）风险评估的一部分（USPSTF，2015），并建议每隔 3 年筛查一次（Ngo-Metzger and Owens，2016）。

　　在族裔/种族群体和亚群体中，糖尿病的患病率有很大差异（表 24.1）。在美国，美洲印第安人/阿拉斯加原住民糖尿病的发病率是所有其他群体中最高的。这是因为他们受到了西南部皮马印第安人糖尿病高发的影响（Schulz and Chaudhari，2015）。另一高危人群是在战争中暴露于橙剂和其他除草剂的退伍军人，他们现在都已步入晚年（知识链接 24.3）。2014 年，全球有 4.22 亿人患有糖尿病；世界上 90% 的糖尿病患者均为 2 型糖尿病，原因是肥胖和缺乏运动（CDC，2017）。80% 的糖尿病患者生活在低收入和中等收入国家。2005—2030 年，死于高血糖症的人数预计将增加一倍。

| 表24.1　糖尿病的种族差异 | |
|---|---|
| 种族/族群 | 糖尿病诊断比例/% |
| 非拉美裔白人 | 7.2 |
| 亚裔美国人 | 8.0 |
| 　中国人 | 4.3 |
| 　菲律宾人 | 8.9 |
| 　亚洲印度人 | 11.2 |
| 　其他亚裔美国人 | 8.5 |
| 拉丁美人 | 12.1 |
| 　中南美洲人 | 8.5 |
| 　古巴人 | 9.0 |
| 　墨西哥裔美国人 | 13.8 |
| 　波多黎各人 | 12.0 |
| 非拉美裔黑人 | 12.7 |
| 美印第安人/阿拉斯加原住民 | 15.1 |

| 知识链接 24.3　　暴露于毒素导致的糖尿病？ |
|---|
| 　　在服役期间暴露于橙剂或其他除草剂的退伍军人，以及患有糖尿病的退伍军人有资格获得医疗照护和残疾补偿。未亡配偶、子女和父母有资格领取遗属津贴。想了解更多信息，请参见相关网站。 |

　　资料来源：U.S. Department of Veterans Affairs：*Public health*，2018.

## 体征和症状

　　1型糖尿病和2型糖尿病的典型体征是多尿、多食和多饮（"三多"）。由于肾的葡萄糖阈值随年龄增长而升高，在晚年出现多尿的情况反而并不常见。相反，老年人可能会出现尿失禁或者更糟的情况。因为正常的口渴反射随着年龄增长而减少，老年人多饮（过度口渴）现象也并不常见。多食症（过度饥饿）也会随着与年龄相关的食欲下降而减少，由此会出现计划外的体重减轻而不是体重增加。疲劳是很常见的症状。女性可能以复发性念珠菌病为首发症状。由于缺乏诊断依据或者症状的延迟出现，患者可能在初步诊断前就发生高血糖高渗

性非酮症昏迷（ADA，2018）。老年糖尿病患者应定期进行疾病筛查，以确认机体中可能出现的并发症（知识链接24.4）。

| 知识链接 24.4　　老年人常见的糖尿病并发症 | |
|---|---|
| 眼干 | 厌食症 |
| 口干 | 脱水 |
| 意识模糊 | 谵妄 |
| 失禁 | 恶心 |
| 体重减轻 | 伤口愈合缓慢 |

　　资料来源：Razzaque I, Morley JE, Nau KC, et al.：Diabetes mellitus. In Ham RJ, Sloane PD, Warshaw GA, et al., editors：*Primary care geriatrics：a case-based approach*，Philadelphia，2014，Elsevier，pp. 431-439.

## 并发症

　　2型糖尿病老年患者发生并发症的风险因多病共存和其他基础疾病的存在而加剧。尽管相同类型的大血管和微血管并发症在老年人和年轻人中都会发生，但老年人患心脏病的风险要高出2~4倍，预期寿命则要短10年（NIDDK，2017）。机体长时间处于高血糖状态会导致蛋白质的糖基化和副产物的产生，进而引起组织损伤，除非采取积极的措施促进健康，否则身体机能下降的可能性更大（知识链接24.5）。糖尿病与抑郁症的高发病率相关，而抑郁症患者的死亡率也更高。

| 知识链接 24.5　　糖尿病相关的功能障碍 | |
|---|---|
| 行动障碍 | 肌无力 |
| 跌倒 | 疲乏 |
| 失禁 | 体重减轻 |
| 认知障碍 | |

　　通常情况下，直到发现患者有多器官损伤的证据时才会做出相应诊断（知识链接24.6）。心血管疾病（CVD）（第22章）是糖尿病患者最常见的死因（IDF，n.d.）。大血管联合微血管合并症会造成神经损伤，包括从周围神经病变到胃轻瘫，再到性功能障碍，是神经病变、失明、截肢和肾衰竭的主要原因（IDF，n.d.）。男性阳痿是由血管流量减少、神经病变和循环血糖水平失控等引起的，这一群体的性功能障碍是一般人群的2~5倍。

| 知识链接 24.6　糖尿病患者终末器官损害的表现 | |
|---|---|
| 视力下降 | 心脏病 |
| 感觉异常 | 脑卒中 |
| 神经病变 | 牙周组织疾病 |

资料来源：Razzaque I，Morley JE，Nau KC，et al.：Diabetes mellitus. In Ham RJ，Sloane PD，Warshaw GA，et al.，editors：*Primary care geriatrics：a case-based approach*，Philadelphia，2014，Elsevier，pp 431-439.

糖尿病患者通常有下肢的损伤，这对下肢功能会造成相当大的影响。造成下肢问题的危险信号包括脚冷、神经性灼烧感、刺痛感、过敏和麻木感。患者很容易发生感染且难以治疗。感染和必要的抗生素治疗通常也会导致患者的血糖控制不佳。

和其他疾病相比，部分老年综合征与糖尿病呈高度相关性，而且可导致患者过高的发病率和死亡率。这些老年综合征包括认知障碍、抑郁、多重用药、尿失禁、持续性疼痛和跌倒等。

发生低血糖（hypoglycemia）（血糖 <60mg/dL）的原因有很多，如剧烈运动、饮酒、或药物管理不当等。老年人发生低血糖时，可表现为心动过速、心悸、出汗、颤抖、脸色苍白和焦虑等症状。后期症状包括头痛、头晕、疲劳、易怒、意识不清、饥饿、视觉变化、癫痫和昏迷。及时的处理方法是，对于神志清醒的患者可让其口服葡萄糖，对于神志不清的患者应立即给予静脉注射葡萄糖。

老年人主观性的高血糖比年轻人更加难以检测出来，因为他们对循环血糖水平有更高的耐受性。空腹血糖水平在 200~600mg/dL 或更高的人并不少见。这种不容易被发现的高血糖增加了高血糖高渗性非酮症昏迷的发生风险。对于任何老年糖尿病患者，如有不容易被唤起的情况时，都应考虑到这一点，对身体虚弱的人来说，高血糖可能会威胁到患者的生命。这通常是一种医疗紧急情况。

## 促进健康老龄化：对老年护理的启示

老年专业护士在促进糖尿病患者健康老龄化方面起着重要作用。在理想情况下，护士可以帮助患者实现《健康人民 2020 年》的目标，并确保落实糖尿病照护标准。护士的重点工作是预防、早期识别和尽可能延迟并发症的出现。预防的内容包括识别高危人群（如肥胖或有阳性家族史），鼓励患者定期锻炼，以及保持对其他慢性病的良好控制。

虽然血糖控制很重要，但目前更强调在晚年时，对心血管疾病（CVD）进行预防和治疗。研究表明，血糖控制可能需要 8 年的时间才能看到效果，而控制好血压和血脂水平最快在 2~3 年就能看到效果。促进心血管健康可能是最大限度地减少糖尿病患者并发症的最有效方法（知识链接 24.7）。与此同时，已有研究发现（ACCORD 试验），对有心血管疾病风险的人进行强化血糖治疗可能会增加其死亡率（McCulloch and Munshi，2018）。在任何时候，干预措施都必须从个体的预期寿命和成本/效益比值的角度来进行考虑。

### ♥ 健康人民 2020

**与糖尿病相关的目标**

减少每年的新发病例数。
降低死亡率。
减少下肢截肢次数。
改善血糖控制。
改善血脂控制。
增加有效控制高血压患者的比例。
增加每年一次牙科、足部和眼部检查的人数。
增加每年两次进行糖化血红蛋白检测的人的比例。
增加每年进行微量白蛋白检测的人数比例。
每天进行自我血糖监测至少两次。
接受正规的糖尿病宣教。
增加确诊人数。
增加对高危人群的预防措施。

资料来源：U.S. Department of Health and Human Services，Office of Disease Prevention and Health Promotion：*Healthy People 2020：Diabetes*，2018.

糖尿病的筛查对于早期诊断前驱糖尿病或糖尿病患者非常重要。护士会加入基层社区和临床的筛查工作，还会参与有关的社区健康教育，包括早期诊断、血糖控制和并发症及时治疗的必要性等。部分护士会选择成为糖尿病专科护士，与糖尿病患者一起工作，并成为机构认证的糖尿病健康教育者或者临床专家。

**知识链接 24.7　降低糖尿病患者的心血管风险**

保持健康的饮食

定期锻炼

维持目标血压(BP)(<130/80mmHg 至 140/90mmHg)[a]

不吸烟或不接触烟雾

维持糖化血红蛋白指标

达到和维持合理的胆固醇和甘油三酯水平

注:[a] 表示此目标血压因机体情况而定。

## 评估

老年糖尿病患者的健康促进要从一个全面的老年病学评估开始(第 7 章),还包括无痛神经病变的评估,并需要一个详细的神经系统检查,重点评估感觉和既往功能状态。临床指南建议,测试神经和感觉完整性的最好方法是使用塞姆斯-温斯坦单丝测验(Semmes-Weinstein type monofilament)。体重指数(BMI)是通过测量身高、体重和腰围来计算的(第 18 章),不过由于年龄因素,肌肉会被脂肪组织取代,所以对于年龄大的老年人来说,BMI 测量可能就没有那么准确了。糖尿病的身体评估还包括对足部、皮肤的详细检查,以及观察口腔是否有损伤或病变的表现。

中草药(第 9 和 10 章)、营养补充剂、非处方药和处方药、酒精和烟草等的使用情况,都是糖尿病患者需要评估的内容。以上这些都对肾、循环、神经系统和营养健康都有着直接或间接的影响。

由于抑郁症的高流行率,在疾病确诊和之后的时间里,或在医疗保健提供者(如护士)怀疑患者患有抑郁症或患者报告已患有抑郁症的任何时刻,都要对患者进行心理评估(第 7 和 28 章)。护士要利用评估结果,与老年人及其亲属一起制订与日常生活相关的药物治疗和非药物治疗的护理计划。护士还要定期评估患者的情绪和应对抑郁的能力,确保在患者需要时可以实施及时有效的干预措施。

## 管理

促进糖尿病患者的健康老龄化,需要一系列的干预措施和跨学科团队的共同努力,包括辅助护理人员和注册护士、营养师、药剂师、足科医生、眼科医生、内科医生、执业护士、注册糖尿病教育者和咨询师,需要他们以文化融合性的方式与患者及其家人,或重要关系人共同合作(第 4 章)。护士通常扮演了团队的领导者、教育者、护理提供者、支持者和指导者的角色。如果患者的糖尿病难以控制时,就需要内分泌科医生的介入,如果有并发症出现,就会有更多医学专家介入,如肾病专家、心脏病专家和伤口护理专家。护士应该支持老年人,鼓励他们寻求并接受高质量的护理,以防止因自我疾病管理不佳而造成严重的后果。

虽然任何年龄糖尿病患者的治疗目标都是降低高血糖和控制危险因素,但护理的关注点可以根据患者的预期寿命和合并症情况而有所调整。如果患者身体虚弱,那么预防低血糖、低血压和药物之间的相互作用就尤为重要。如果老年人没有一个始终如一的照护者,或者没有一个已接受必要的糖尿病教育的人陪伴在身边,或者和其一起接受相关的教育,靠老年人自己控制糖尿病几乎是不可能实现的。

糖化血红蛋白(HbA1c)测试是许多患者持续监测血糖的最佳方法,但是对于某些特定血统、常见的老年疾病和长期患有糖尿病的人而言,这种检测方法并不可靠(知识链接 24.8)。虽然年轻人糖化血红蛋白的目标值低于 5.7%,但到了晚年,患者的特征和年龄会影响着糖化血红蛋白的检测结果(ADA,2018)(表 24.2)。

**知识链接 24.8　HbA1c 的变化**

对于来自非洲、地中海或东南亚人来说,HbA1c 的结果被认为是高度不可靠的,因为他们的身体里可能存在一种血红蛋白的变体,导致 HbA1c 不能被准确检测到。

资料来源:National Institute of Diabetes and Digestive and Kidney Diseases(NIDDK):*Diabetes tests and diagnosis*,2016.

**药物管理**　护理老年糖尿病患者需要临床或者社区护士建立常用药物干预的知识库。这些药理学知识包括降血糖药物和预防性(心脏)辅助药物知识,如血管紧张素转换酶抑制药和阿司匹林,这些都证明可以改善患者的临床结果。初级保健高级执业护士应具有药理学方面的专业知识,以协助患者更好地管理疾病及其并发症。

| 患者健康状况 | 考虑负担和风险的 HbA1c 水平/% | 空腹或餐前血糖/(mg·dL⁻¹) | 睡前血糖/(mg·dL⁻¹) | 血压/mmHg | 使用他汀类药物 | 原因 |
|---|---|---|---|---|---|---|
| 健康,几乎无合并症 | <7.5 | 90~130 | 90~150 | <140/90 | 药物禁忌除外 | 延长寿命 |
| 复杂/中度合并症且伴有日常生活活动(ADL)障碍或者轻中度的认知障碍 | <8.0 | 90~150 | 100~180 | <140/90 | 药物禁忌除外 | 治疗负担重的中等预期寿命 |
| 疾病复杂、健康状况不佳,长期或临终关怀,日常生活活动(ADL)障碍伴有中重度认知障碍 | <8.5 | 100~180 | 110~200 | <150/90 | 考虑药物使用利弊 | 有限的寿命;无法确定利益 |

**表 24.2　在健康状况前提下的糖尿病治疗目标**

资料来源:American Diabetes Association:Older adults:standards of medical care in diabetes 2018-2019. *Diabetes Care* 42 (Suppl 1):S139-S147,2019.

　　老年人使用某些药物有安全隐患或不良影响。二甲双胍(Glucophage)通常作为糖尿病患者的一线治疗处方药物,它不会导致低血糖或体重增加,但是在晚期肾脏病患者中禁用,在肝功能降低或充血性心力衰竭的患者中必须谨慎使用,因为其导致乳酸酸中毒的风险较大。噻唑烷二酮类药物对于有心力衰竭或有跌倒风险的人要非常谨慎地使用。由于发生低血糖的风险非常高,如果要使用磺酰脲类药物,也须谨慎小心(ADA,2018)。以肠促胰岛素为基础的治疗非常昂贵,如需注射,则应与胰岛素注射方法相同(详见下一节)。

**⚡ 安全警示**

**请勿使用**

> 　　磺酰脲类药物中的格列本脲禁忌用于老年人。较长的半衰期可使持续低血糖发生的风险非常高(ADA,2018)。

　　胰岛素是在所有其他策略都无法维持患者的血糖控制目标时才使用的。长效制剂(如甘精胰岛素)需要在确定每天所需总剂量的前提下才能使用。这只是为了知晓长效制剂总量前的短暂策略。不建议采用"滑动比例"调整剂量(AGS,2015)。胰岛素的使用需要患者或照护者能够熟练操作,以确保血糖水平可以得到监测,并能在正确的时间进行正确剂量的给药。预充注射器可以供视力有障碍的人使用;但是往往因成本过高让人望而却步。

　　**非药物管理**　糖尿病的非药物管理最重要的部分是营养、运动和自我护理。

　　营养。充足和适当的营养摄入是糖尿病患者健康生活的关键因素。24 小时回顾的初步营养评估将会提供一些线索了解患者的饮食习惯、摄入量和饮食方式(第 14 章)(知识链接 24.9)。了解患者的饮食是否正确也是护士的责任之一,包括必要的资金和食物的准备。护士与患者共同确定符合患者文化习惯的食物,并将其转化为"糖尿病饮食"。

**知识链接 24.9　循证实践:膳食补充剂和糖尿病**

　　有关铬能控制血糖和硫辛酸有助于治疗糖尿病神经病变的证据尚不充分。目前,还没有足够的证据支持其他补充剂对糖尿病的有益作用。因此,在开始服用补充剂之前,患者应该核查补充剂的来源,并且应在护士给出任何护理建议前,将全部信息予以告知。

National Center for Complementary and Integrative Health (NCCIH):*Diabetes and dietary supplements.*

　　帮助已经养成一辈子饮食习惯的老年人改善饮食是一项挑战。如果老年人与护士来自不同的民族,有着不同的文化背景,护士需要学习更多关于食物成分和制备方法的知识,以便能够给患者提供合理的指导,使其能调整成为适合糖尿病患者的饮食。在医疗保险内也涵盖一项与糖尿病专家制订膳食计划的服务条款(表24.3)(第30章)(CMS,2016)。现在更提倡用健康饮食代替减肥,因为已经证实,减肥会增加老年糖尿病患者的死亡率(Razzaque et al.,2014)。

| 表24.3　糖尿病患者医保相关的物资和服务 | | |
|---|---|---|
| 物资/服务 | 频次 | 费用 |
| 筛查(实验室) | 高危人群2次/年 | 无 |
| 糖尿病自我管理培训(DSMT) | 降低疾病风险和糖尿病管理的一次性教学 | 达到自付额后批准金额的20% |
| 家庭血糖监测设备 | 每季度有使用限制 | 年免赔额后批准20%医保金额 |
| 足部检查/治疗 | 周围神经病变患者6个月1次 | 年免赔额后批准20%医保金额 |
| 青光眼测试 | 1次/年 | 年免赔额后批准20%医保金额 |
| 胰岛素 | 按需 | 按每处方计划 |
| 医疗营养服务 | 初步评估和一次随访 | 无 |
| 治疗鞋或附件 | 严重糖尿病足患者 | 年免赔额后批准20%医保金额 |

运动。运动可以提高组织对胰岛素的敏感性,并且促进心脏健康。散步是一种既便宜又有效的锻炼方式,但是需要选择周围安全的场所,不能随便在人群过往的街道散步(第18章)。像有氧运动这样的剧烈运动,应该先咨询卫生保健提供者的建议,再开始进行运动计划。行动不便的人可以做椅式运动,如果可能,也可以使用器械锻炼,让他们坐着或抓着物体来支撑身体。使用胰岛素的患者,需要在规律锻炼的基础上进行运动,并且必须在运动前后测量血糖,避免引起快速低血糖。

自我护理。老年糖尿病是一种复杂的疾病,如果没有足够的自我护理技能,老年人很难达到最大程度的健康。护士通常就是负责与老年人一起学习自我护理技能的专业人员(知识链接24.10)。

糖尿病的自我管理要点包括了解低血糖和高血糖的症状,以及在出现这些并发症时应采取的措施。对于谵妄的患者,建议其佩戴识别手环,因为谵妄可能是严重低血糖的一种表现,但易被误解为痴呆而使治疗延误。另外,糖尿病的自我护理还包括对心脏、眼、肾和足部的预防性护理实践。护士要帮助老年患者获得需要的服务,每年的糖尿病自我管理培训和其他一些糖尿病患者的特定服务都可通过美国国家老年人医疗保险获得(表24.3)。美国国家糖尿病、消化和肾脏疾病研究所的网站上有大量关于糖尿病知识的相关信息。此网站还提供许多其他网站的链接,包括某些特定的民族和种族群体的不同语言。

**知识链接 24.10　糖尿病患者需要的自我护理技能**

**血糖自我监测**
　正确留取血标本
　正确使用血糖监测设备
　检测结果错误时进行故障处理
　从机器中记录数值
　了解自我监测的时间和频率
　知道如何处理监测结果

**自我用药:胰岛素**
　选择合适的注射部位
　采用正确的注射方法
　正确处理使用过的针头和注射器
　正确储存和运输胰岛素

**口服药物的使用**
　了解药物、剂量、服用时间和副作用
　了解药物和药物、药物和食物之间的相互作用
　识别副作用并知道何时要反馈上报

**足部护理及检查**
　选择使用合适安全的鞋

**患病期间的应对**
　识别高血糖和低血糖的症状和体征
　知道如何应对出现的症状

**对体弱和在住宿照护环境居住患者的提示**

许多体弱的人都患有糖尿病。他们可能需要依赖他人协助完成各种自我照护。其中可能包括准备饭菜、协助锻炼，或者是帮助他们进行任何一种形式的肢体训练。在疗养院或生活援助机构等住宿照护环境中，护士要评估患者是否有低血糖和高血糖的症状，以及是否存在糖尿病的并发症，确保糖尿病患者的护理符合标准，同时监测饮食、运动和药物使用的效果和副作用，并且负责管理、监督患者安全用药。

在家庭护理环境中，如果患者有自我照护能力，护士会与患者一起实施自我照护；如果患者没有自我照护能力，护士会为患者确认提供支持和照顾的照护者。在这种情况下，照护者就是机构专业人员或家庭保健人员支持下的事实上的护士。

## 甲状腺疾病

从解剖学和功能上看，甲状腺有明显的与年龄相关的变化。甲状腺腺体会发生进行性纤维化和萎缩，这种情况更难在年轻人中通过触诊发现（Ajish and Jayakumar，2012）。所有的甲状腺功能障碍和失调都会随着年龄的增长而增加，尤其是妇女。虽然有一些症状反映的是其他非甲状腺疾病，但甲状腺疾病的筛查应始终是老年人初级卫生保健评估的一部分，特别是患有抑郁症、焦虑症、认知障碍或心血管疾病的人。不幸的是，由于很多患者的表现和症状会被错误地归结为年龄大、其他功能紊乱、老年综合征或是药物副作用等，所以甲状腺疾病可能会被漏诊或误诊。一个功能完整的甲状腺（或其替代物）是维持生命所必需的。

甲状腺疾病是通过临床表现，结合实验室检查的游离三碘甲状腺原氨酸（$T_3$）水平、游离甲状腺素（$T_4$）水平和促甲状腺激素（TSH）浓度等来诊断的。但是实验室化验结果的准确性很容易受到实验误差、患者危急病情和虚弱情况、环境条件和药物摄入等因素的影响，有时难以准确地诊断（表24.4）。

### 甲状腺功能减退症

甲状腺功能减退症（hypothyroidism）起病隐匿，最常由慢性自身免疫性甲状腺炎（桥本病）引起。它也可能发生在甲状腺功能亢进症的治疗后，伴

**表 24.4　甲状腺功能实验室检测结果的影响因素案例**

| 检测项目 | 检测值升高 | 检测值下降 |
|---|---|---|
| TSH | 碘化钾和锂，实验误差，自身免疫性疾病，剧烈运动，睡眠质量差 | 危重疾病使用阿司匹林、多巴胺、肝素、类固醇等药物 |
| $T_3$ | 雌激素，美沙酮 | 合成代谢类固醇，雄激素，苯妥英钠，萘普生，普奈洛尔，利血平，水杨酸盐 |
| $T_4$ | 雌激素，美沙酮，氯贝特 | 合成代谢类固醇，雄激素，锂，苯妥英钠，普奈洛尔（见 $T_3$） |

有下丘脑疾病，或在使用一些药物后，特别是胺碘酮和锂（Reuben et al.，2017）。患者 TSH 的水平升高（80 岁以上的人 TSH 水平 >7.5units/mL），$T_3$ 和 $T_4$ 水平由于垂体试图刺激功能不全的甲状腺而降低。重要的是，要始终警惕，虽然甲状腺功能减退症有许多体征和症状，但它们在老年人中表现得会更细微或模糊，可能与在年轻人中看到的情况非常不同（知识链接 24.11）。这些通常会被评估为其他原因，而可能的甲状腺功能减退症却被排除了。

⚡ **安全警示**

胺碘酮是一种抗心律失常药。它有许多禁忌证，但仍在使用中。它与多种毒性有关，包括甲状腺疾病。所有服用胺碘酮的患者必须定期监测甲状腺功能，包括甲状腺功能亢进和减退（AGS，2015）。

**知识链接 24.11　老年甲状腺功能减退症的症状**

- 疲乏
- 虚弱
- 抑郁
- 皮肤干燥
- 思维迟钝
- 嗜睡
- 便秘

甲状腺激素的替代药物通常是左甲状腺素。用左甲状腺素治疗甲状腺功能减退症并非无害的，尤其对女性来说，其副作用包括患骨质疏松症和心

脏病的风险增加。老年人对外源性甲状腺激素非常敏感。口服替代药物应从25μg左甲状腺素开始，对心脏病患者应从12.5μg剂量开始，每4~6周调整一次，直到病情稳定，然后在大多数情况下每年进行监测即可（Reuben et al.，2017）。

黏液性水肿昏迷是老年甲状腺功能减退症患者未治疗而引起的一种严重并发症。由于存在药物中毒的风险，所以不能迅速补充缺失的甲状腺激素。即使接受最好的治疗，死亡也可能会随之而来。许多病情严重的住院患者的TSH水平可能会有短暂升高。不过如果患者病情好转，大部分人将恢复到正常甲状腺功能的状态。

**亚临床性甲状腺功能减退症** 亚临床性甲状腺功能减退症（subclinical hypothyroidism）是指血清$T_4$水平正常而TSH水平略升高（7.5~10单位/mL）。对于无症状亚临床性甲状腺功能减退症老年患者，治疗手段目前仍存在争议。据发现，这类患者当中只有一小部分人会转化为真正的甲状腺功能减退症。

### 甲状腺功能亢进症

甲状腺功能亢进症（hyperthyroidism）是指机体甲状腺激素分泌过多。它远不如甲状腺功能减退症常见，但与甲状腺功能亢进症有关的心脏病的死亡率和发病率都很高（Ajish and Jayakumar，2012）。甲状腺功能亢进症最常见的类型是由自身免疫性疾病引起的Graves病，但也可能是由其他原因引起的，比如毒性甲状腺结节、多结节性甲状腺肿，或者是多种药物特别是含碘剂的胺碘酮的使用导致的（Reuben et al.，2017）。甲状腺功能亢进症发病可能会非常突然。

甲状腺功能亢进症的表现在晚年时期往往是不典型的。比起不耐受热、震颤或紧张等表现，老年人更有可能的表现是抑郁、体重减轻、呼吸困难、不明原因的心房颤动、心力衰竭，甚至精神错乱等。所有老年综合征的表现，如便秘、厌食、肌肉无力、其他模糊的主诉等情况都应被关注。进一步检查后，这些主诉的症状很可能就是由甲状腺功能亢进症引起的。老年人可能会患有一种被称为淡漠型甲状腺功能亢进症的疾病，这种疾病会导致患者出现行动迟缓和情绪低落，取代以往的多动行为，而这种疾病在年轻人中很少见。

甲状腺功能亢进症是通过身体检查和实验室检测来诊断的。原发性甲状腺功能亢进症表现为血清TSH降低，$T_4$升高。亚临床疾病类型的诊断标准是血清TSH降低，而$T_4$、$T_3$在正常范围内。其中，合并有心脏病症状的患者是需要接受治疗的，这类患者的治疗方式包括采用抗甲状腺药物或消融治疗术。

## 促进健康老龄化：对老年护理的启示

作为提倡者，护士应确保在患者出现任何相关健康问题的时候即可进行甲状腺筛查。那些负责照护年老体弱者的护士可能会细心留意到，被诊断为焦虑症、痴呆或抑郁症的老年人还有甲状腺功能紊乱的可能。因此，所有疑似患有抑郁症的人都必须进行甲状腺功能减退症的相关检查（Demartini et al.，2013）。

尽管护士明白，在老年期要防止甲状腺功能紊乱几乎是不可能的，但有些团体组织如蒙特利湾水族馆等还是发起了相关的活动宣传，告诉消费者发现的海鲜中碘和汞的含量，因为这些物质均与甲状腺疾病的发病有关。

护士可以帮助患者及其家属，了解疾病的严重性和严格遵守规定治疗方案的必要性（知识链接24.12）。如果老年人住院接受紧急治疗，就可以明确知晓危及生命的疾病性质和治疗情况，以便考虑所有可能的结果并提前制订治疗计划。

**知识链接24.12 最佳实践建议**

**具体管理说明**

> 左甲状腺素必须空腹服用。通常在清晨、饭前至少30~60分钟或餐后4小时服药。为了确保药物不会在食管中就开始溶解，服药时必须同时饮下满满一杯水。任何含有矿物质的饮食，如钙（包括强化橙汁）、抗酸剂或铁补充剂等，都不能在服药后的4小时内使用。左甲状腺素的剂量是以微克为单位，一定要小心不能与毫克的剂量相混淆。

甲状腺功能减退症的管理是谨慎地使用药物替代治疗，而对于甲状腺功能亢进症，则是在手术或化学消融术后再使用激素替代治疗——两者都需要使用左甲状腺素。护士要与患者及其陪护人员一起正确地实施自我给药方式，并定期监测患者血液中的 TSH 水平，以及观察有无提示病情恶化的症状或体征(知识链接 24.11)。

## 主要概念

- 尽管年龄变化很少会导致机体免疫系统的改变，但随着年龄增长，机体对抗原防御能力的下降增加了机体感染的风险。
- 随着年龄的增长，自身免疫功能的增强会导致自身免疫性疾病的增加。
- 全球老年人中的大部分糖尿病患者患的是 2 型糖尿病。
- 糖尿病的发病率随着年龄的增长而增加。
- 虽然老年期甲状腺功能亢进症很少见，但甲状腺功能减退症的发病率在增加，特别是在老年女性中。

- 甲状腺疾病和心脏疾病之间有很强的关联性。患有其中一种疾病者都应该定期进行另一种疾病的筛查。
- 未经诊断或治疗、监测不当时，甲状腺疾病可能会危及生命。
- 护士在自身免疫性疾病和感染的早期监测中发挥着积极作用。
- 护士要帮助患者接受基于循证基础的护理措施和可获得的有利资源，以有效控制和治疗内分泌疾病。

## 护理研究："我什么问题都没有。只是有点累了！"

P 女士是一位 82 岁的独居女性，她的公寓在生命照护社区内，P 女士确信不管自己的医疗照护和需求有多大，在这里都会得到满足，这让她感到放心。她目前处于可以独立生活的状态。自从搬进社区后，她的体重一直在稳定增加，她以为这是她和其他人一起在社区餐厅吃饭，食欲很好的缘故。她既往有心力衰竭、轻度关节炎和糖尿病等疾病，都是通过饮食、锻炼和口服药物来治疗和管理的。虽然她说生活挺好的，但最近她感到越来越疲劳，足趾出现发冷还伴有麻木感，左足的大踇趾好像还有颜色改变。由于感觉减退，她经常光着脚在公寓里走来走去，她想靠这种方式来增加自己对双脚的感觉。她认为自己没

有必要去医疗保健中心，只是想去诊所取些药。她的侄女上周来看过她后给诊所打电话告诉了护士这件事。侄女说她的姑妈似乎有点迷糊，还会昏昏欲睡。侄女陪同 P 女士来到诊所，护士检查了她的血压和血糖，发现血压为 170/80mmHg，血糖为 280mg/dL。P 女士说："哦，我觉得没什么好担心的！我只是有点累了。"

- 在 P 女士所有的症状和体征中，哪一个与她有关的长期健康问题应该是护士最关注的？
- 在 P 女士所描述的所有症状中，护士最应该关注的与 P 女士独自生活能力有关的症状是什么？

## 关键思考问题和措施

1. 关于衰老，什么样的信念会使个体相信自己的健康问题不值得去寻求医疗照护？

2. 假设你的工作任务是教会患者糖尿病护理的基本知识，在患者出院前，你有一天的时间去做这件事。但当你进入病房开始和患者交谈时，你发现她和你有着完全不同的文化背景，你会怎么做？

3. 和同学讨论一下，继续扩展上面的问题，当你又发现你的患者还要负责所有家庭成员的饭菜时，你又会如何做？

## ■ 主要概念

1. 是否有资料可以解释不同民族的糖尿病患者在发病率和患病率上的差异?

2. 糖尿病患者可以使用什么类型的营养补充剂?

(温萌 译)

## 参考文献

Ajish TP, Jayakumar RV: Geriatric thyroidology: an update, *Indian J Endocrinol Metab* 16(4):542–547, 2012.

American Diabetes Association (ADA): *Hyperosmolar hyperglycemic nonketotic syndrome (HHNS)*, 2018. www.diabetes.org/living-with-diabetes/complications/hyperosmolar-hyperglycemic.html. Accessed April 2018.

American Geriatrics Society (AGS): American Geriatrics Society 2015 updated Beers Criteria for potentially inappropriate medication use in older adults, *J Am Geriatr Soc* 63(11):2227–2246, 2015.

Centers for Disease Control and Prevention (CDC): *National diabetes statistics report*, 2017. https://www.cdc.gov/diabetes/data/statistics/statistics-report.html.

Centers for Medicare and Medicaid (CMS): *Medicare's coverage of diabetes supplies and services*, 2016. www.medicare.gov/pubs/pdf/11022-Medicare-Diabetes-Coverage.pdf. Accessed April 2018.

Demartini B, Ranieri R, Masu A, Selle V, Scarone S, Gambini O: Depressive symptoms and major depressive disorder in patients affected by subclinical hypothyroidism: a cross-sectional study, *J Nerv Ment Dis* 202(8):603–607, 2013.

Haddad SA, Palmer JR, Lunetta KL, Ng MC, Ruiz-Narváez EA: A novel TCF7L2 type 2 diabetes SNP identified from fine mapping in African American women, *PLOS One* 12(3):e0172577, 2017. https://journals.plos.org/plosone/article?id=10.1371/journal.pone.0172577. Accessed April 2019.

National Institute of Diabetes and Digestive and Kidney Diseases (NIDDK): *Diabetes, heart disease, and stroke*, 2017. https://www.niddk.nih.gov/health-information/diabetes/overview/preventing-problems/heart-disease-stroke. Accessed April 2018.

Ngo-Metzger Q, Owings J: Screening for abnormal blood glucose and type 2 diabetes mellitus, *Am Fam Physician* 93(12):1025–1026, 2016.

Razzaque I, Morley JE, Nau, KC, et al: Diabetes mellitus. In Ham RJ, Sloane PD, Warshaw GA, et al, editors: *Primary care geriatrics: a case-based approach*, ed 6, Philadelphia, PA, 2014, Elsevier, pp 431–439.

Rote NS: Adaptive immunity. In McCance KL, Huether SE, editors: *Pathophysiology: the biological basis for disease in adults and children*, ed 7, St Louis, MO, 2014, Elsevier, pp 224–261.

Schulz LO, Chaudhari LS: High-risk populations: the Pimas of Arizona and Mexico, *Curr Obes Rep* 4(1):92–98, 2015.

US Preventive Services Task Force (USPSTF): *Screening for abnormal blood glucose and type 2 diabetes mellitus*, 2015. https://www.uspreventiveservicestaskforce.org/Page/Document/UpdateSummaryFinal/screening-for-abnormal-blood-glucose-and-type-2-diabetes. Accessed April 2018.

World Health Organization (WHO): *Diabetes*, 2017. http://www.who.int/mediacentre/factsheets/fs312/en/. Accessed April 2018.

# 25

呼吸系统健康与疾病

*Kathleen Jett*

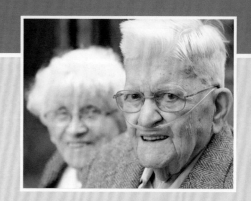

有时我照护的对象是吸烟者,当他们从吸烟区回来时,气味强烈到让我几乎无法接近。

18 岁的学生 La'Shawn

我从十二三岁起就开始吸烟了,当我 40 多岁的时候,我开始偶尔有点咳嗽,现在我 50 多岁了,已有些喘不过气来,他们说这叫作慢性阻塞性肺疾病。我不太明白这一点和我的香烟有什么关系。这么多年我已经不能戒掉它们了!

56 岁的老年人 Helen

## 学习目标

学完本章后,读者将能够:

1. 描述随着年龄增长呼吸系统的正常变化,并讨论这些变化对实现健康老龄化目标的影响。

2. 确定影响呼吸系统健康的最重要因素。

3. 制定促进呼吸系统健康的策略。

呼吸系统是气体交换的载体,把吸入的氧气转运进血液,将二氧化碳从血液中释放出来并呼出体外。呼吸运动需由心脏、肌肉骨骼和神经系统共同参与完成。随着年龄的增长,这些系统的功能会发生变化,但如果没有呼吸系统疾病、心血管疾病或胸部肌肉骨骼畸形,这些变化就无关紧要。如其他系统一样,呼吸系统应对病情变化的能力会降低,比如需氧量突然增加或暴露于有毒物或感染源时,呼吸功能会明显受损,并很快危及生命。老年人最常见的慢性呼吸系统疾病是慢性阻塞性肺疾病(COPD)和哮喘,最常见和危及生命的急性呼吸系统疾病是肺炎。

## 与年龄相关的变化

呼吸系统功能随年龄的增长开始发生改变,这种改变会增加功能障碍和感染的风险,包括胸壁弹性降低和气流阻力增加,导致肺扩张不全,听诊时常会发现老年人有轻微的双基底部肺不张(表 25.1)。老年人的肺总量没有改变,只是重新分配。残气量随着胸腔吸气和呼气肌力的减弱而增加(图 25.1)。年龄增长导致膈肌运动受限。若有骨骼疾病,如脊柱后凸或肋间关节炎,胸腔体积会显著减少。最显著的与年龄相关的变化是气体交换效率和排出分泌物的能力降低。通常,老年人用于排出气道黏液的纤毛敏感性降低,再加上咳嗽反射减弱和免疫反应下降,使得他们患支气管炎和肺炎等感染的风险增高。当出现发音障碍、吞咽困难或食管运动能力下降等损害叠加时,感染的风险(如吸入性肺炎)甚至会进一步增加。总的来说,这些变化对那些行动受限、由损伤(如脑卒中)或慢性疾病(如帕金森病)导致口咽肌发生变化,或已经患有慢性肺部疾病的人尤其危险。

| 表 25.1    衰老时的正常变化和疾病时潜在的严重后果 | |
|---|---|
| 变化 | 潜在的后果 |
| 肋软骨骨化,胸腔顺应性降低 | 在锻炼或呼吸加快时,可能会减少胸廓扩张 |
| 肺泡壁内弹性蛋白附着物缺失 | 小气道塌陷和肺泡通气不均匀,导致气体潴留和无效腔增多,肺活量降低,呼气流量减少 |
| 外周和中枢化学感受器功能改变或钝化 | 对高碳酸血症和低氧的代偿反应减少,而对呼吸困难的感知完整,甚至增强。这种反应独立于肺的结构性改变,并归因于呼吸神经肌肉驱动力的改变。在应激情况下,代偿反应可能会严重受阻 |

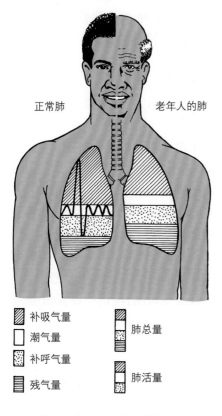

图 25.1    肺容量随年龄的改变

## 肺部疾病

随着年龄的增长,呼吸问题出现的风险增加,发病时老年人的死亡率高于年轻人,老年人肺癌和 COPD 的发病率都显著增加,哮喘可能是长期 COPD 的一部分或独立的迟发性疾病。本章讨论 COPD(以前分别称为肺气肿或慢性支气管炎)和哮喘。

## 慢性阻塞性肺疾病

慢性阻塞性肺疾病(chronic obstructive pulmonary disease,COPD)以持续和不可逆的气流受限为主要特点。全球每年有 317 万人死于 COPD,预计到 2020 年,它将成为全球第 3 大最常见的死因(WHO,2016)。在美国,它已经排名第 3,仅次于缺血性心脏病和脑卒中。它有显著的地理差异,在密西西比州、阿肯色州、肯塔基州和西弗吉尼亚州的相关死亡率最高(CDC,2017a)。在美国,大约有 1 570 万成年人和 10% 65 岁以上的人患有 COPD,大约 50% 的患者没有意识到自己的肺功能已经有所降低(CDC,2017b;Reuben et al.,2017)。

COPD 是一种非传染性慢性病,尽管人们正在努力防治它,但其患病率仍在增加,这与因吸烟和室内烹饪接触到有毒烟雾而受影响的女性患者的数量增加有关。

COPD 的诊断基于对体征和症状的评估,且需与心血管系统疾病相鉴别。可以通过肺活量测定法确认并量化气流受限的程度,并监测疾病的进展。一氧化碳扩散能力的测量可以帮助鉴别肺气肿和慢性支气管炎的亚型。慢性或复发性支气管炎的临床诊断标准为连续 2 年 3 个月或 1 年 6 个月的咳嗽咳痰(Chesnutt and Prendergast,2017)。

## 病因

COPD 的气道阻塞是由早年吸入毒素和污染物而引起的,如灰尘、化学物质,特别是直接或间接吸入二手烟产生的烟草烟雾,这种吸入性接触会导致气道和肺的破坏。其他因素也会影响 COPD 的发生(知识链接 25.1)。

### 知识链接 25.1　慢性阻塞性肺疾病的易感人群

吸烟或有吸烟史者

65~75 岁人群

非拉美裔白人,美国印第安人/阿拉斯加原住民,多种族

妇女

失业、退休或不能工作者

低于高中学历者

离婚、丧偶或分居者

有哮喘史的人

α1 抗胰蛋白酶缺乏症人群

改编自:Centers for Disease Control and Prevention:*What is COPD?*,2017.

　　α1 抗胰蛋白酶的遗传性缺乏可能导致慢性阻塞性肺疾病。据估计,全世界有 1.61 亿人至少拥有 1 种可导致肺部疾病风险增加的基因(Genetics Home Reference,2018)。

　　COPD 患者的肺组织受到刺激会导致持续或间歇性症状。慢性支气管炎的气流阻塞是由支气管壁增厚和炎症、黏液腺肥大、平滑肌收缩和产生过多黏液等多种因素共同引起,这些都是暴露于毒素(包括病毒和细菌)的刺激而引起的气道内损伤(图 25.2)(Chesnutt and Prendergast,2017)。

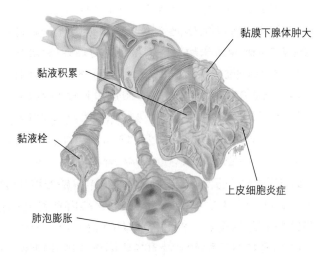

图 25.2　慢性支气管炎(黏膜炎症产生的黏液和脓导致气道阻塞,以咳痰为特征)

## 体征和症状

　　COPD 有长期的无症状阶段,明显的症状可能到 40~50 岁才出现,而此时部分肺功能已不可逆地丧失了。最常见的症状是呼吸急促、慢性咳嗽、劳力性呼吸困难和痰量增加,很多患者还有喘息症状(Reuben et al.,2017;WHO,2016)。晚一些出现的体征包括呼气时间延长、缩唇呼吸、桶状胸、叩诊呈过清音、杵状指、使用辅助呼吸肌呼吸、嘴唇或甲床呈粉红色(主要是肺气肿)或苍白(主要是支气管炎)(Chesnutt and Prendergast,2017)。

　　有证据表明,在疾病晚期时,患者会出现发绀、右心衰竭和外周性水肿,而老年患者会出现明显乏力,这是功能状态显著降低的表现(Reuben et al.,2017)。

## 并发症

　　COPD 是一种以症状加重和缓解为特征的,使人体功能状态进行性衰弱的疾病。当疾病进展时,会出现终末细支气管损伤和肺泡壁破坏(Chesnutt and Prendergast,2017)。

　　病情加重被视为基线体征、症状和功能的恶化;它们可能是隐匿的或急性的,其特征是呼吸困难明显加重、痰量增加和痰颜色改变。肺活量<150mL,端坐呼吸加重,阵发性夜间呼吸困难,呼吸频率>30 次/min,都提示病情急性加重。许多诱因可能导致这些情况,包括病毒或细菌感染,或接触有毒物质,如空气污染或暴露于其他环境,以及天气变化。COPD 急性加重须与充血性心力衰竭、心律失常、肺栓塞、肺源性心脏病和肺炎相鉴别。慢性阻塞性肺疾病急性加重时可发生自发性气胸(很少)。患者的住院次数也会增加(《健康人民 2020》A 知识链接)。

　　COPD 严重降低了患者的生活质量(知识链接 25.2),病情恶化常使患者不断用药或住院治疗。肺炎是一种常见而严重的并发症,呼吸性酸中毒患者或意识障碍患者可能需要进行气管插管。在老年人中,精神状态的突然改变提示可能存在急性低氧血症或高碳酸血症。虽然急性加重期患者的症状(第 21 章)通常在 10 天~2 周内缓解,但肺功能可能需要 4~6 周才能恢复到基线水平,到疾病晚期,患者的预后会很差。慢性阻塞性肺疾病相关的死亡有 75% 归因于吸烟(CDC,2011)(《健康人民

## 健康人民 2020 A

**慢性阻塞性肺疾病住院人数**

> **工作目标**
>
> 　减少慢性阻塞性肺疾病住院人数
>
> **基线**
>
> 　2010 年,每 1 万名 65 岁及以上成年人中有 112.2 人因慢性阻塞性肺疾病住院
>
> **目标**
>
> 　到 2020 年,每 1 万人中有 50.1 人住院治疗

资料来源:U.S. Department of Health and Human Services: *Healthy People 2020*, Office of Disease Prevention and Health Promotion, 2018.

---

**知识链接 25.2　慢性阻塞性肺疾病的并发症和影响**

移动受限

早期丧失工作能力

需要特殊设备,如吸氧

社会活动受限

记忆丧失或混乱的风险增加

抑郁的风险增加

合并慢性病(如心脏病、关节炎、糖尿病、脑卒中等)的数量增加

需要频繁急诊就诊和住院治疗

资料来源:Centers for Disease Control and Prevention: *Chronic obstructive pulmonary disease*(*COPD*), 2017.

2020》B 知识链接)。

## 哮喘

哮喘(asthma)是一种炎性气道疾病,影响全球约 2.35 亿人,大多数死亡病例发生在低收入和中等收入国家(WHO, 2017)。哮喘与过敏机制和病毒或细菌感染密切相关,其发生是慢性或间歇性的(知识链接 25.3)。哮喘的特征是反复出现的气道高反应性、支气管收缩和炎症(Chesnutt and Prendergast, 2017)。5%~10% 的老年人患有哮喘,占所有相关死亡病例的 2/3, 50% 的哮喘患者同时也患有 COPD(Reuben et al., 2017)。

## 健康人民 2020 B

**慢性阻塞性肺疾病死亡人数**

> **工作目标**
>
> 　减少因 COPD 死亡的成年人人数
>
> **基线**
>
> 　2016 年,每 10 万 65 岁及以上成年人中有 261.4 人因 COPD 死亡
>
> **目标**
>
> 　到 2020 年,每 10 万人中有 102.6 人死亡

资料来源:U.S. Department of Health and Human Services: *Healthy People 2020*, Office of Disease Prevention and Health Promotion, 2018.

老年哮喘患者的诊断和治疗目前都不充分,有些症状被误归因于随着年龄增长或患有心血管疾病的正常变化,或仅被定为 COPD。哮喘患者虽然存在呼吸道损害,但因其对支气管收缩可能已经耐受,所以症状不易被发觉。

目前,这方面的认知仍是空白,复杂且多的合并症以及社会经济因素都会干扰疾病症状的及时发现和治疗。老年人的哮喘表型至少有 2 种:长期性和迟发性,长期性哮喘比迟发性哮喘有更严重的气流阻塞,并且更不可逆。

---

**知识链接 25.3　哮喘的触发因素**

烟草烟雾

尘螨

室外空气污染/过敏原

蟑螂

宠物

化学刺激物:燃烧草或木头产生的烟

上呼吸道感染

刺激性气味

冷空气

胃食管反流病

非甾体抗炎药(如艾德维尔)

β 受体阻断剂

改编自:World Health Organization: *Asthma: key facts*, 2017.

哮喘的治疗是在症状频率的基础上,由轻到重——活动时呼吸困难和静息时呼吸困难分期进行的。当患者吸入沙丁胺醇等支气管扩张药后,第一秒用力呼气量(FEV1)增加12%或200mL时,临床认为存在哮喘(Chesnutt and Prendergast,2017)。减少老年哮喘患者的数量,减少相关的住院和死亡人数,是美国2020年改善健康状况计划的一部分(ODPHP,2018)(《健康人民2020》C和D知识链接)。

 健康人民 2020 C

### 哮喘住院人数

> **工作目标**
> 　　减少65岁及以上成年人哮喘的住院人数
>
> **基线**
> 　　2010年,每1万名65岁及以上的成年人中有25.5人因哮喘住院治疗
>
> **目标**
> 　　到2020年,每1万人中有20.1人住院治疗

资料来源:U.S. Department of Health and Human Services:*Healthy People 2020*,Office of Disease Prevention and Health Promotion,2018.

 健康人民 2020 D

### 哮喘死亡人数

> **工作目标**
> 　　减少65岁及以上成年人哮喘的死亡人数
>
> **基线**
> 　　2016年,每1百万65岁及以上的成年人有86.8人因哮喘死亡
>
> **目标**
> 　　到2020年,每1百万人有21.5人死亡

资料来源:U.S. Department of Health and Human Services:*Healthy People 2020*,Office of Disease Prevention and Health Promotion,2018.

### 病因

哮喘受遗传、环境和生活方式的影响,最大的风险因素是暴露于可引起气道炎症和过敏反应的吸入物质和颗粒(Barnes,2018;WHO,2017)。

易感者暴露于抗原后,会发生一系列反应,包括速发反应、迟发反应和复发反应。这些反应不仅对气道平滑肌和黏液分泌有影响,而且还使单核细胞、淋巴细胞、中性粒细胞和嗜酸性粒细胞进入气道内壁细胞。反复地暴露不但增强了人体的炎症反应,还能使人体已有敏感性的抗原脱敏。

### 体征和症状

哮喘的典型表现是反复发作的喘息、活动时呼吸困难、呼吸急促和胸闷。干咳是老年患者的主要症状,易与心力衰竭、COPD、胃食管反流病(GERD)或吸入性肺炎相混淆(Reuben et al.,2017)。咳嗽可能与非甾体抗炎药、血管紧张素转换酶抑制药或受体阻滞剂引起的咳嗽相同。喘息的特点是呼气性呼吸困难,在寒冷季节、运动和睡眠时可能加重,后者常引起夜间阵发性呼吸困难。

对症状的耐受性因人而异,轻到中度患者往往有一个无症状缓解期。哮喘症状通常在夜间或清晨更重,但在暴露于过敏原后的任何时间都可能触发(知识链接25.3)。发作频率可为治疗提供依据,年轻人日常呼吸功能的变化可以通过家庭峰(呼气)流量计(PFMs)来测量。然而,老年人的测量结果并不完全可靠,随着年龄增长其最高呼气流量可能会下降(Reuben et al.,2017)。

### 并发症

哮喘可影响患者的生活质量,急性或严重发作时则需反复住院治疗。在所有年龄组中,65岁以上的人与哮喘相关的死亡率最高(ODPHP,2018)。当哮喘长期存在、未经治疗或治疗不足时,气道会发生结构性变化(气道重构),如气道壁增厚和支气管纤维化。阻塞性睡眠呼吸暂停(OSA)患者患哮喘的风险更高,相应地,哮喘患者患OSA的风险也更高(Kong et al.,2017)。哮喘患者下呼吸道感染(如肺炎)和长期相关的衰弱风险也显著增加。

## 促进健康老龄化:对老年护理的启示

与大多数慢性病一样,需要采用团队的方法最大程度地提高呼吸系统疾病患者的生活质量和呼

吸功能。核心团队需包括护士、1 名肺科医生和 1 名药剂师,可能还需要 1 名作业治疗师来帮助患者调整各功能状态。呼吸治疗师可以帮助患者最大程度地锻炼活动能力,减少残疾。老年专业护士可与哮喘和 COPD 患者,以及他们的家人、朋友一起制订工作计划,以全面了解疾病治疗和非治疗性的自我管理策略。

老年人呼吸系统疾病的管理往往因存在其他慢性病和常规用药的副作用而复杂化,护理这类患者需要综合的护理技能(知识链接 25.4)。对于经常出现病情恶化或病情加重的慢性病患者,建议进行预先护理计划,特别是对于终末期 COPD 患者,该计划应包括需要继续住院的时长以及气管插管的指征。

### 知识链接 25.4　最佳实践建议

**慢性阻塞性肺疾病患者的护理**

情感支持

接受/鼓励患者表达情绪。

积极倾听。

谈话时能识别患者的呼吸困难;不要中断或终止谈话。

患者教育

呼吸技巧:

- 缩唇呼吸
- 膈式呼吸
- 有效咳嗽(系列)

体位引流。

药物宣教:何种药物、为何使用、使用频率、数量、副作用,以及发生副作用时的处理。

吸入器、垫片和设备的使用和保养。

教导患者识别呼吸道感染的体征和症状。

讲授有关性活动的知识:

- 性功能会随着休息的增加而得到改善。
- 在一天中呼吸功能最好的时候安排性生活。
- 在性生活前 20~30 分钟使用规定的支气管扩张药。
- 采用不需要按压胸部或手臂支撑的体位。

对于 COPD 或哮喘患者,健康促进的目标包括优化肺功能、控制咳嗽和喘息、使其功能状态最大

化、避免诱发因素、及时识别病情恶化,以及知道在何时该寻求治疗。对于有合并症的老年人来说,这些目标可能更难实现,尤其是经常伴随 COPD 的心血管疾病患者。对于非常虚弱或认知受损者,促进其呼吸系统的健康状态是护士和其照护者的首要责任。

病毒感染在老年人中非常常见,尤其是有呼吸道受损者,病毒感染可迅速发展为急性细菌性支气管炎或肺炎。随着年龄的增长,人体免疫反应的下降可能会延迟哮喘的诊断和治疗。哮喘患者在疾病初期进行胸部 X 线检查,可能不会有肺部浸润性改变,也没有白细胞(WBC)计数升高和发热的典型症状。然而,老年人若出现血氧饱和度下降、脓性痰、咳痰量突然增加或异常的呼吸困难,就可能会有生命危险。对于严重怀疑有肺炎或支气管炎急性加重的衰弱老年人,应及时使用抗生素,否则等到他们出现像年轻人一样的症状时,就极度危险了。COPD 是一种以呼吸困难为特征的疾病。改良版英国医学研究问卷(the modified British medical research questionnaire)可用于定性方面的评估:患者被问及呼吸困难程度,从"只有在剧烈运动时才会感觉呼吸困难"到"呼吸困难致不能出门"或"穿脱衣服时会感觉呼吸困难",这种评估通常与应用肺活量法的峰流速测量相结合应用(GOLD,2018)。在治疗方面,护士须加强用药宣教(知识链接 25.5)。

### 知识链接 25.5　慢性阻塞性肺疾病患者常用的药物

支气管扩张药(长效和短效)

$\beta_2$ 受体激动剂(长效和短效)

抗毒蕈碱药

甲基黄嘌呤

白三烯调节剂

抗胆碱药 [a]

吸入用糖皮质激素

复合产品

抗感染药(尤其是大环内酯类)

注:[a] 表示慎用。

根据哮喘评估和管理的循证实践指南(知识链接 25.6),注册护士和高级执业护士(APN)可以为

患者进行具体的、标准化的评估,帮助他们最大程度地提高生活质量。对于哮喘间歇性发作者,只需一个含有短效支气管扩张药(如沙丁胺醇)的缓解药物吸入器,以备发作时使用即可。如果加入吸入用糖皮质激素和长效 β$_2$ 受体激动剂,吸入时可通过更多的方式,包括定量吸入器(MDIs)、家用电动喷雾器和干粉吸入器。此外,还有长效口服药物,如顺尔宁,这些可能是一些患者的有效替代药物。有几种设备可以方便有效地给药,例如用于帮助手受限的人使用吸入装置的垫片。这些装置在一定程度上都要求患者有一双灵巧的手,并且具备听从指示的认知能力。护士应帮助患者提高使用这些设备的正确性和依从性,以使他们真正受益。对于长期使用者,护士应监督所有吸入器和喷雾器的使用。患者吸入类固醇药物后应彻底漱口,以减少念珠菌感染的风险。

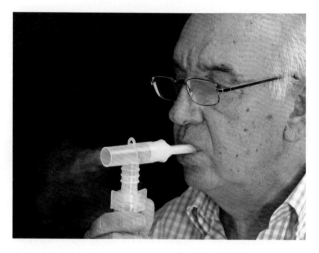

使用喷雾器的老年人

| 知识链接 25.6 | 在老年哮喘患者评估中考虑的关键因素 |
| --- | --- |

症状发作的频率[a]

夜间醒来的次数[a]

"缓解吸入器"的使用频率[a]

第一秒用力呼气量占所有呼气量的比例(FEV1/FVC)[b]

呼吸频率

因呼吸异常而引起的功能限制

使用吸入装置的能力和准确性

注:[a] 表示每周检查 1 次;[b] 表示需识别因年龄而产生的变化。

护士要通过帮助患者预防呼吸方面的问题来积极促进健康老龄化,并通过促进或开展戒烟计划和参与社区工作来管理疫苗接种,做好初级预防,特别是针对流感(每年 1 次)和肺炎(前期和中期)的疫苗接种(知识链接 25.7),这些医疗保险不予支付。

初级预防措施包括行业领导者和环境机构一

| 知识链接 25.7 | 肺的健康促进 |
| --- | --- |

初级预防措施

接种肺炎疫苗

接种流感疫苗

避免暴露于烟雾和污染物中

不吸烟

避免接触有呼吸系统疾病的患者

及时治疗呼吸道感染

经常洗手

起制定相关政策,倡导环境安全。在医院,患者、住院医生和其他职工若有任何呼吸系统疾病,特别是感染时,应及时治疗,这样可以减少老年人呼吸系统疾病的患病率、发病率和死亡率。在任何时候,护士都可以适时促进安宁疗护。

护士应教会患者如何避免诱发因素,警惕病情恶化,使用家用 PFMs 监测疾病,并知道何时使用短效"缓解吸入器",提高患者自我护理的能力。护士应告知患者急救药物不应经常使用,长效药物不可在急性发作时才使用。如需应用急救药物,则要重新评估护理计划,以改善对慢性症状的控制,护士可以与患者一起探讨,确定他们 COPD 加重的原因,并教会他们应对方法,从而促进健康老龄化。

## 主要概念

• 随着呼吸系统的老化,两个重要的正常变化是气体交换效率和排出分泌物能力的下降。

• 慢性阻塞性肺疾病与长期接触烟草烟雾密切相关。

- 慢性支气管炎以反复感染为特征。
- 虽然哮喘会影响各个年龄段的人群，但老年妇女的死亡率最高。
- 护士对有呼吸问题的老年人及其家庭成员的生活质量有很大的影响。

- 护士应帮助患者学会监测症状，并教会患者如何正确用药、吸氧、锻炼和避免诱发因素。
- 护士应鼓励呼吸系统疾病患者在他或她的能力范围内尽可能多地活动，以最大程度地维持其功能状态。

## 护理研究：MRS. CHU 确诊了吗？

在你工作的急症护理医院，Mrs.Chu 由于长期关节炎正准备进行选择性髋关节置换术。在评估过程中，你发现患者说话时有些呼吸困难，这可能与她的年龄和心脏病有关，尽管她的心脏病在当时已得到了很好的控制。当你继续评估时，她承认她反反复复地咳嗽，并因为很容易疲劳，她不能做以前做过的许多事情。当你询问时，

她会告诉你她是一个烟民，"但那是很多年前的事了。"

- 目前，照护 Mrs.Chu 的首要任务是什么？
- 与另一名同学讨论，从这个病例中得出两个护理诊断。
- 根据护理诊断制定护理措施，然后与其他同学制定的措施进行比较。

### 关键思考问题和措施

1. 临终关怀是否适用于慢性阻塞性肺疾病患者的照护？

2. 无论是在日常护理工作还是理论知识方面，还可运用哪些策略以最大限度地减慢患者呼吸疾病的进展？

3. 你是否还有其他的建议？

### 研究问题

1. 老年人哮喘未确诊的 3 个主要原因是什么？

2. 哪些慢性病是最未得到充分治疗的？

3. 随着年龄的增长，有什么变化会直接影响呼吸系统疾病的发展？

4. 检索相关知识，以确定老年人在急症护理环境中是否会发生医源性呼吸道感染。(提示：可检索 AHRQ 和 CDC 网站) 如果有，老年人会受到多大程度的影响？

（王紫馨 译）

## 参考文献

Barnes KC: *Genetics of asthma*, UpToDate, 2018. https://www.uptodate.com/contents/genetics-of-asthma#H17.

Centers for Disease Control and Prevention (CDC): *Public health strategic framework for COPD prevention*, 2011. https://www.cdc.gov/copd/pdfs/framework_for_copd_prevention.pdf.

Centers for Disease Control and Prevention (CDC): *Chronic obstructive pulmonary disease (COPD)*, 2017a. https://www.cdc.gov/dotw/copd/.

Centers for Disease Control and Prevention (CDC): *Chronic obstructive pulmonary disease (COPD)*, 2017b. https://www.cdc.gov/copd/index.html.

Chesnutt MS, Prendergast TJ: Pulmonary disorders. In Papadakis MA, McPhee SJ, editors: *Current medical diagnosis and treatment*, New York, NY, 2017, McGraw-Hill Lance, pp 241–321.

Genetics Home Reference: *Alpha-1 antitrypsin deficiency*, 2018. https://ghr.nlm.nih.gov/condition/alpha-1-antitrypsin-deficiency#inheritance.

Global Initiative for Chronic Obstructive Lung Disease (GOLD): *Pocket guide to COPD diagnosis, management, and prevention: a guide for health care professionals*, 2018. www.goldcopd.org.

Kong DL, Qin Z, Shen H, et al: Association of obstructive sleep apnea with asthma: a meta-analysis, *Sci Rep* 7(1):4088, 2017.

Office of Disease Prevention and Health Promotion (ODPHP): *Respiratory diseases*, 2018. https://www.healthypeople.gov/2020/topics-objectives/topic/respiratory-diseases/objectives.

Reuben DB, Herr KA, Pacala JT: *Geriatrics at your fingertips*, New York, NY, 2017, American Geriatric Society.

World Health Organization (WHO): *Chronic obstructive pulmonary disease (COPD)*, 2016. http://www.who.int/en/news-room/fact-sheets/detail/chronic-obstructive-pulmonary-disease-(copd).

World Health Organization (WHO): *Asthma: key facts*, 2017. http://www.who.int/news-room/fact-sheets/detail/asthma.

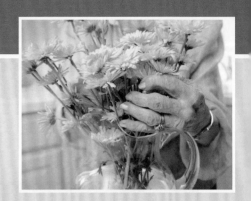

# 常见肌肉与骨骼问题

*Kathleen Jett*

我想,如果你75岁时,身体各功能已完全废用,可能不能再做任何事情。但我认识的一些老年人仍然在打网球和徒步旅行。他们说即使以后他们的手和脚会受伤,也不会让他们沮丧。

19岁的护士 Rebecca

这些老骨头已经不是以前的样子了,我现在走路时关节的吱吱作响让我听起来就像个摇杆。

92岁的老年人 Jesse

## 学习目标

学完本章后,读者将能够:

1. 识别衰老的肌肉骨骼系统对人体正常功能产生的最大影响。
2. 描述"脆性骨折"并解释其与骨质疏松症的关系。
3. 区分老年人骨关节炎、类风湿关节炎和痛风的症状和体征。
4. 描述在衰老过程中促进肌肉骨骼健康的关键内容。
5. 描述与常见肌肉骨骼疾病的非药物治疗和药物治疗相关的患者教育内容。

功能正常的肌肉骨骼系统是人体维持空间运动、应对环境力量、维持姿势和活动水平所必需的。功能齐全,就能独立满足日常生活活动(ADLs)需要(详见第7章)。虽然与年龄相关的变化都不会危及生命,但任何变化都可能影响个体的独立能力、舒适性和生活质量。当这些变化被自我和他人看到时,会进一步影响个体的自尊。

## 结构和姿势

身材和姿势的变化是衰老的明显标志(图26.1)。它们是逐渐发生的,由涉及骨骼、肌肉、皮下和脂肪组织的多种变化引起。由于重力和脱水,椎间盘变薄,老年人可能发生自发性脊柱骨折,导致躯干缩短。身高下降越多,患骨质疏松症(OP)的可能性就越大。弯腰、轻微前倾是老年人常见的姿势,可伴有轻微的臀部和膝盖弯曲。为了保持眼神交流,老年人可能有时会稍将头伸出,这样会让对方看起来他们是向前突出的。这些变化主要与随着年龄增长的骨钙流失和软骨、肌肉萎缩有关。

### 骨骼

骨骼(bone)是由不断变化的有机组织和无机产物,尤其是矿物质组成。矿物质,特别是钙,处于不断变化的状态,它们在血液中被吸收并返回新生骨骼中。骨密度(BMD)在20岁左右达到峰值。达到峰值的能力受到营养、激素和遗传因素,以及负重运动的影响。如果不运动,就会发生过早的骨质流失(Roberts et al.,2016)。

随着年龄的增长,骨再生不能跟上吸收的步伐,

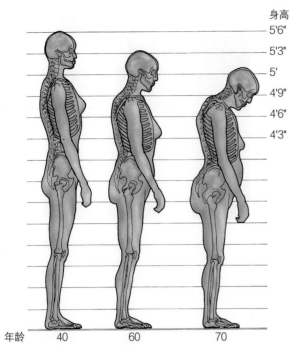

图26.1　骨质流失导致脊柱产生的与年龄相关的变化
（1英寸等于2.54厘米）

骨头变得脆弱，更容易发生骨折。老年女性发生骨密度降低的概率是男性的4倍，但随着年龄的增长，无论民族或种族，所有人的骨密度都会降低。到70岁时，女性的皮质骨量可能会减少50%，其程度取决于几个因素（Crowther-Radulewicz，2014）。对于男性，骨密度降低主要是由于长期使用类固醇。骨密度的过度流失会导致骨质减少或骨质疏松症（OP）。

### 关节、肌腱和韧带

关节内及周围的肌腱和韧带是结缔组织的带状组织，用于连接骨骼，辅助人体运动。软骨是一种纤维组织，排列关节并支撑身体的特定部位，如耳朵和鼻子。当耳朵和鼻子变大时（尤其是男性），关节软骨的老化是由生化改变引起的：谷氨酰胺转移酶和焦磷酸钙水平的增加，细胞交联作用于软骨、韧带和肌腱。关节干燥时，就会运动不畅，如果进展到骨骼摩擦的程度，就会导致疼痛，比如关节炎。

### 肌肉

3种类型的肌肉分别是平滑肌、骨骼肌和心肌。平滑肌负责血管等空腔器官的收缩。骨骼肌可受人体自主控制，对运动、姿势和热量的产生至

关重要。50岁以后，肌肉的体积和力量会逐渐减少。这些变化被称为肌少症，几乎只见于骨骼肌。不活动和失用会使其加速丧失。

## 肌肉骨骼疾病

老年人最常见的肌肉骨骼疾病是骨质疏松症（OP）、骨关节炎（OA）、类风湿关节炎（RA）和痛风。假性痛风和风湿性多肌痛也很明显，但发生的频率要少得多。与这些和其他肌肉骨骼问题相关的疼痛或功能问题，是老年人就医的最常见原因，也是导致残疾的第二大常见原因。1/3~1/2的肌肉骨骼疾病患者还患有其他疾病，尤其是抑郁症（WHO，2018）。在本章中，我们将讨论老年人常见的肌肉骨骼疾病。

### 骨质疏松症

骨质疏松症（osteoporosis，OP）是最常见的代谢性骨病，以骨脆性为特征。尽管它可以影响所有年龄和所有民族及种族群体的人，但风险最高的是绝经后的白人（白种人）妇女（知识链接26.1）。据估计，全世界有2亿人患有OP（Sözen et al.，2017）。随着年龄的增长，OP的患病率显著增加，从50~59岁的5.1%增加到80岁及以上的26.2%（USPSTF，2017）。绝经后和长期服用类固醇女性的骨密度会迅速下降。

| 知识链接26.1　骨质疏松症的主要危险因素 |
| --- |
| 白人和亚洲人的风险最高 |
| 低体重（<53kg） |
| 骨质疏松症家族史 |
| 雌激素缺乏症 |
| 钙和维生素D摄入量不足 |
| 缺乏负重活动 |
| 过量饮酒（女性每天超过1杯，男性每天超过2杯） |
| 吸烟/暴露于烟草烟雾中 |
| 饮食失调 |

OP的诊断是脆性骨折（知识链接26.2），或通过双能X射线吸收法（DEXA）检查股骨颈和脊柱（图26.2）进行诊断。DEXA（也称为DXA）在可用

的情况下,仍然被认为是诊断 OP 和骨量减少的金标准。扫描后得出的 BMD 评分与健康(年轻)参照组比较,如果 T 值(T-score)比标准值高出 -1~-2.5 个标准差,则诊断为骨量减少,或骨密度中度下降;如果 T 值比标准值高出 -2.5 个标准差,则诊断为骨质疏松症,或骨密度显著下降(Reuben et al.,2017),与骨密度降低相关的、最危及生命的骨折风险也显著增加(第 19 章)。

---

**知识链接 26.2　脆性骨折**

脆性骨折是由正常情况下不会导致骨折的力量造成的,例如从站立高度坠落或咳嗽、打喷嚏,或突然运动等活动导致髋关节或手腕骨折。非创伤性椎体骨折也被认为是脆弱骨损伤的结果。

---

资料来源:Wilson HD:Osteoporosis. In Ham RJ,Sloane PD,Warshaw GA,et al.,editors:*Primary care geriatrics：a case-based approach*,ed 6,Philadelphia,2014,Elsevier.

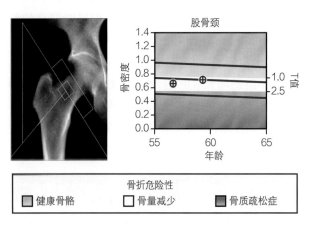

图 26.2　双能 X 射线吸收法检查(测定是否存在骨密度降低,T 值 =-1.4= 骨量减少)

美国预防服务工作组(USPSTF)建议 65 岁以上的所有女性都接受 OP 筛查,以便积极采取相应的预防措施和治疗。如果 65 岁以下的女性已经绝经且 OP 风险增加,建议使用正式的临床风险评估工具,如骨折风险评估工具(FRAX)进行筛查。没有足够的证据建议是否对男性进行筛查(USPSTF,2018)。若患者被诊断为 OP 或骨量减少,如果正在接受治疗或在其他风险也增加的情况下,医疗保险将支付初次筛查和每 24 个月重复检查的费用。这项服务没有自付或挂号的费用(Medicare,n.d)。

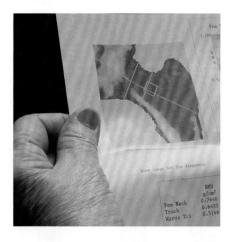

右髋,特别是股骨上部和髋臼的 DEXA 检查

## 病因

OP 是皮质(外壳)和骨小梁(内海绵状网状结构)逐渐丢失和微结构恶化的结果。虽然家族史是一个预测因素,但原发性 OP 在老年妇女,特别是在未接受激素替代疗法的绝经后妇女中非常常见。继发性 OP 在女性中的确诊率高达 30%,在男性为 50%。

## 体征和症状

OP 的发病呈隐匿性,患者在骨折发生前,可能既没有症状也不能诊断。骨密度降低的一个不易察觉的迹象是身高下降超过 3cm(图 26.1)。患者若发生脊柱改变,或者骨折,或者不明原因的背部疼痛(脊椎骨折的表现),在没有被医生诊断之前,护士可能是第一发现者。如果没有被明确诊断,患者就无法得到全面的治疗。

## 并发症

OP 最严重的后果是与其相关的跌倒所导致的发病率和死亡率。这种骨折最常见的部位是臀部、脊椎、手腕和骨盆。髋部骨折会导致较高的发病率和过早的死亡率(第 19 章)。许多人如果反复发生骨折,就需要长期护理,或再也不能独自行走。手腕骨折会导致严重的日常行为受限。FRAX 是一个早期通过结合风险因素和 T 值,来确定 10 年骨折概率的风险评估工具。它包括平板电脑和 iPhone 应用程序等多种应用形式。

椎体压缩性骨折在老年妇女中很常见。它可能发生在任何时候,如跌倒、打喷嚏时。虽然大多数是无症状的,但它们也可能导致剧烈疼痛、残疾,甚至肺炎。患者可能不会想到背痛是一种潜在的病理表现,而是将其视为衰老的正常变化。患者沿着脊柱骨折区域可有压痛。治疗通常包括对患者实施积极的疼痛管理,使他们可以早期活动。如果没有禁忌证,非甾体抗炎药(NSAIDs)可以用于镇痛,根据疼痛的强度,通常需要短期麻醉。硬膜外注射、支具和物理治疗可能会有帮助。当疼痛仍无法控制时,可以尝试手术治疗(McCarthy and Davis,2016)。

## 关节炎

　　关节炎(arthritis)是影响关节和周围组织的100多种疾病的总称。美国有5 400万(22.7%)成年人受其影响,其中大多数是女性(CDC,2017)。关节炎的患病率、类型和活动限制因种族/民族而异,但总是随着年龄的增长而增加。它影响了4 100万非拉美裔白人和相当少的其他种族或民族群体(表26.1)。

| 表26.1　按种族/民族划分的关节炎患病率 | |
| --- | --- |
| 种族/民族 | 患病率 |
| 亚洲/太平洋岛民 | 11.8% |
| 拉美裔 | 15.4% |
| 非拉美裔黑人 | 22.2% |
| 非拉美裔白人 | 22.6% |
| 美洲印第安人/阿拉斯加原住民 | 24.4% |
| 多民族/其他 | 25.2% |

　　许多关节炎患者也合并有其他慢性病(合并症),或有更高风险发展成其他慢性病。关节炎是美国人致残的主要原因(表26.2)(CDC,2015)。

| 表26.2　按种族/民族划分的成年人活动限制患病率 | |
| --- | --- |
| 种族/民族 | 患病率 |
| 亚洲或太平洋岛民 | 37.6% |
| 非拉美裔白人 | 40.1% |
| 拉美裔 | 44.3% |
| 非拉美裔黑人 | 48.6% |
| 多民族/其他 | 50.5% |
| 美洲印第安人/阿拉斯加原住民 | 51.6% |

## 骨关节炎

　　在美国,女性和肥胖者患有骨关节炎(osteoarthritis,OA)且年龄在85岁以上的比例是其他人群的2倍。症状性膝关节炎的发病率每10年增加1次,55~64岁人群的发病率最高(AF,2018)。在这种退行性疾病中,受累关节里柔软且有弹性的软骨内层会变薄并受损。关节间隙变窄,骨头摩擦,关节本身开始恶化(图26.3)。最常受影响的关节是膝关节、髋关节、手关节和脊柱(图26.4)。

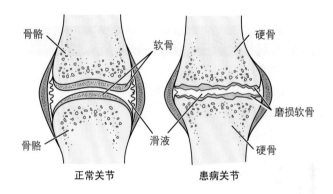

图26.3　正常关节和关节炎(患病)关节

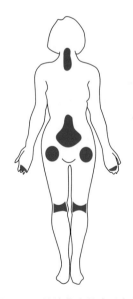

图26.4　骨关节炎的常见部位

　　骨关节炎是关节炎最常见的住院原因(69.9%),其中许多患者需要进行关节置换。非拉美裔黑人和低收入人群的髋关节置换率较低,但并发症和相关死亡率较高。在美国和全球范围内,骨关节炎是导致成年人残疾的主要原因。据估计,在世界范围内,9.6%的男性和18%的女性有骨关节炎的症状。在美国,骨关节炎很常见,超过3 000万成年人患有关节炎(CDC,2018)。在2015年的调查报告中,有2 370万人存在相关的活动受限(AF,2018)。

## 病因

OA的具体原因尚不清楚,目前认为是受累关节的机械力(如创伤、肥胖)和分子事件的结合。此外,还有一些可改变和不可改变的因素(知识链接26.3)。骨关节炎分为特发性和继发性,常根据体征和症状进行经验性诊断。

### 知识链接26.3　骨关节炎的危险因素

**可改变的**
- 肥胖(特别是膝关节和髋关节处的关节炎)
- 关节损伤
- 膝关节疼痛
- 需要过度或重复用力的职业
- 肌无力

**不可改变的**
- 性别(女性)
- 年龄(50~75岁)
- 种族(亚裔美国人/太平洋岛民的风险最低)
- 家族因素

资料来源:Centers for Disease Control and Prevention: *Osteoarthritis*,2018.

## 体征和症状

典型的骨关节炎可表现为不活动时的僵硬和活动时的疼痛,休息后可缓解。在长时间不动(如睡眠)后,僵硬感最强,这种感觉通常在开始运动后20~30分钟内消失。随着关节损伤的进展,疼痛和僵硬的持续时间也会增加。僵硬的特征是难以进行关节运动、无法活动和关节活动度(ROM)变小,而这些对老年人能否独立生活至关重要。检查时,常出现半脱位、关节不稳、肿胀和捻动,以及所有提示滑液恶化的指标,X线检查显示关节明显狭窄。

随着病情的发展,腰椎区可能会出现椎管狭窄,手指关节上出现骨赘。在远端关节,称为赫伯登结节(Heberden node);在近端关节,称布夏尔结节

(Bouchard node)。如果存在,则表现为这些关节的屈曲畸形。赫伯登结节被认为与遗传有关(图26.5)。

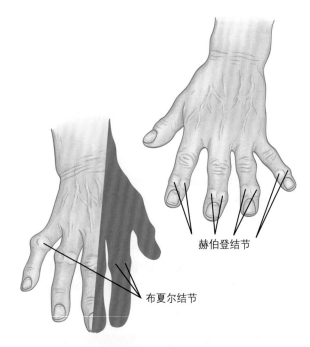

赫伯登结节

布夏尔结节

**图26.5　结节和关节炎**

## 并发症

骨关节炎的并发症均与退行性改变对功能和生活质量的影响有关,特别是疼痛对生活或治疗的影响。幸运的是,膝关节和髋关节病变在进展期通常可以进行关节置换,并取得成功。脊柱骨性关节炎晚期患者常常需要疼痛中心的支持(第27章)。影响骨关节炎诊断或鉴别诊断的是,确定体征和症状是否为其他常见疾病的非典型表现,例如,肩痛是骨关节炎而不是急性心肌梗死的表现。2014年,超过1/4的关节炎患者有严重疼痛(Barbour,2016)。在关节炎患者中,焦虑症的发生率几乎是抑郁症的两倍(AF,2018)。

## 类风湿关节炎

类风湿关节炎(rheumatoid arthritis,RA)是一种以炎性关节病变为主的系统性自身免疫性疾病,它会导致关节疼痛、肿胀、僵硬和功能丧失,滑膜炎会破坏周围的软骨和骨骼。

OA的发病常有潜伏期,但RA常为急性发病,与年轻人相比,老年人的表现尤其明显(表26.3)。诊断是根据所涉及的关节数量和类型(必须包括1

**表 26.3　骨关节炎、类风湿关节炎和痛风的比较**

| | 骨关节炎 | 类风湿性关节炎 | 痛风 |
|---|---|---|---|
| 发作 | 隐匿 | 老年人更严重 | 突发的/急性的 |
| 典型症状 | 休息 20 分钟后,关节僵硬度消退 | 休息后持续僵硬 20~30 分钟以上 | 急性疼痛 |
| 典型体征 | 影响远端指间关节、膝关节、髋关节和椎骨 | 影响近端关节,可波及全身 | 炎症,尤指大脚趾根部的炎症 |
| 管理要点 | 初期治疗可以是非药物治疗,如热疗和运动;之后使用对乙酰氨基酚和非甾体抗炎药(NSAIDs) | 诊断后立即服用症状缓解性抗风湿药(DMARDs) | 非甾体抗炎药 |

个小关节),结合血清学研究,以及存在症状至少 6 周确定的。然而,对于患有多种慢性病的人(例如大多数老年人),实验室检查指标不完全可靠,因为同样的血清学指标异常可能有多种其他原因(知识链接 26.4)。RA 应早诊断、早治疗,以最大程度地、尽可能长时间地保留关节的功能。

---

**知识链接 26.4　类风湿关节炎的血清学检查**

类风湿因子(RF)或抗瓜氨酸肽抗体(ACPA)降低

RF 或 ACPA 增高 [a]

C 反应蛋白(CRP)或者红细胞沉降率(ESR)异常

注: [a] 表示 RF 和 ACPA 的增高值比降低值更具有指示性。

资料来源:Arthritis Foundation:*Arthritis by the numbers*:*Book of trusted facts & figures*(v. 2),2018.

---

RA 影响着大约 130 万美国人(Genetics Home Reference,2018)。全世界的患病率约为 1%,即每 12 名女性中有 1 名,每 20 名男性中有 1 名会患上 RA(AF,2018)。

## 病因

老年人类风湿关节炎的发展有许多危险因素(知识链接 26.5)。确切的病因尚不清楚,但目前认为是环境暴露、遗传因素(*HLA-DRB1*)和年龄相关自身免疫增强之间相互作用的结果(CDC,2018b;Genetics Home Reference,2018)(第 3 章)。这些研究目前正在进行中。

---

**知识链接 26.5　类风湿关节炎的危险因素**

- 年龄:随着年龄的增长,类风湿关节炎在 60 多岁的成年人中发病率最高。
- 性别:女性患类风湿关节炎的概率是男性的 2~3 倍。
- 遗传学/遗传特征:Ⅱ类基因型 *HLA* 会使病情恶化,当携带这些基因的人暴露在环境因素中时,如吸烟或肥胖,患类风湿关节炎的风险可能最高。
- 吸烟
- 没有活产
- 早期暴露:低收入家庭的孩子和母亲吸烟的孩子成年后患类风湿关节炎的风险增加了 1 倍。
- 肥胖:一个人的体重越重,他或她患类风湿关节炎的风险就越高。

---

## 体征和症状

RA 有 3 种类型:单周期、多周期和渐进性。单周期类风湿关节炎 1 次发作持续 3~5 年,没有进一步发作。多周期类风湿关节炎症状的强度随时间变化。渐进性类风湿关节炎症状的严重程度持续增加,并且在任何时候都存在。RA 目前已被列为高危和明确的风湿性关节炎,应尽早开始治疗(Aletaha et al.,2010)。

RA 是一种全身性疾病,会影响关节和整个身体(CDC,2018b)(知识链接 26.6)。它最初可能与关节炎或并发的老年综合征相混淆。然而,RA 的特点是 5 个或 5 个以上对称性的多关节受累。关节出现红、痛、肿;晨僵持续时间超过 30 分钟,而 OA 患者仅出现几分钟。

> ### 知识链接 26.6　类风湿关节炎的体征和症状
>
> - 关节柔软、温暖、肿胀
> - 关节对称性受影响
> - 影响手腕和距离其最近的手指关节
> - 影响其他关节,包括颈、肩、肘、髋、膝、踝和足
> - 疲劳,偶有发热、乏力
> - 早上或长时间休息后持续 30 分钟以上的疼痛和僵硬
> - 症状会持续很多年
> - 症状具有可变性

　　RA 通常影响腕、踝和手的小关节,有时也会影响膝关节等大关节。患有多年类风湿关节炎的老年人可能会出现多种畸形(图 26.6),特别是手部和足部,可能不得不进行姑息性关节置换或修复手术。

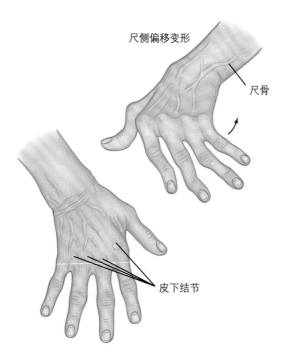

　　尺侧偏移变形

　　尺骨

　　皮下结节

图 26.6　类风湿关节炎畸形

## 并发症

　　与 OA 一样,RA 的并发症包括骨科畸形和疼痛。患有 RA 的人患心脏病和肥胖的风险也更高(CDC,2018b)。许多人最终无法工作。总的来说,RA 患者

的死亡率也比非类风湿关节炎患者高 60%~70%,死亡的大多数原因为心血管疾病(AF,2018)。RA 中最常见的畸形是钮孔状畸形或远端指间关节(DIP)过伸伴近端指间关节(PIP)屈曲,其次是鹅颈畸形或远端指间关节屈曲和远端指间关节伸展,膝迷走畸形和跖趾(MIP)关节掌侧半脱位。

## 痛风

　　与 RA 不同,痛风(gout)不是一种自身免疫性疾病。相反,它是一种代谢紊乱,与食物、药物以及每一种药物在人体内的代谢有关。痛风的特征是尿酸晶体在组织和体液中的潜在沉积。它可能是一次性的、疼痛剧烈的急性发作,也可能变成间歇性的、不可预测的慢性发作。反复发作会导致痛风性关节炎。

　　痛风是美国最常见的炎症性关节炎,影响着大约 830 万成年人(AF,2018)。男性和肥胖者易患痛风。在美国,黑人男性患痛风的概率是白人男性的 2 倍(AF,2018)。痛风的风险随着时间的推移而增加,直到约 70 岁时,风险再次降低(AF,2018)。

## 病因

　　痛风是一种细胞因子介导的炎症反应,尿酸蓄积在血液和其他体液中,如关节滑液。痛风是尿酸分泌过多或排泄不足的临床表现。排泄不足被认为占高尿酸血症病例的 80%~90%(CDC,2016)。其他已知影响急性发作的因素包括过量饮酒、铅毒性和高嘌呤饮食(知识链接 26.7)(Crowther-Radulewicz and McCance,2014)。

## 体征和症状

　　痛风通常以急性发作开始。患者会表达受影响的一个或多个关节出现剧烈疼痛,通常在午夜开始,使人从睡梦中惊醒。他们可能会抱怨“连床单都疼”。关节表现为红、肿、热、痛,蹈趾关节最典型,也可发生在踝、膝、腕或肘关节。患者可能有发热、不适和寒战。实验室检查尿酸升高或正常。痛风导致的疼痛可能对口服抗炎药非常敏感,如非甾体抗炎药和短期类固醇或秋水仙碱(CDC,2018c)。不幸的是,同时服用抗凝血药的患者和高血压患者,不能服用非甾体抗炎药。最好的方法是改变生活方式,以降低复发的风险。

**痛风的危险因素**

　　痛风家族史

　　个人器官移植史

　　成年男性

　　超重

　　饮酒

　　高嘌呤饮食[a]

　　铅接触史

**尿酸升高的危险因素**

　　肾功能不全

　　高血压

　　甲状腺功能减退症

　　Kelley-Seegmiller 综合征或 Lesch-Nyhan 综合征(罕见症状)

**药物因素**

　　利尿药

　　水杨酸盐,如阿司匹林

　　烟酸

　　环孢菌素

　　左旋多巴

注:[a] 表示见知识链接 26.10。

资料来源:National Institute of Arthritis and Musculoskeletal and Skin Diseases:*Gout*, 2016.

## 并发症

　　急性发作即使不治疗,也可在 3~10 天内消退,但若尿酸水平持续升高,则会结晶,形成不溶性沉淀物,在皮下组织聚集,这种很小、呈白色的痛风石,可能会很痛,如果聚集在肾内,就会形成尿酸盐肾结石,导致肾衰竭。虽然有些人只发作 1 次,但 78% 的人会两年内再复发。痛风会增加特别是由心血管疾病和肾病引起的死亡风险(AF,2018)。

## 骨质疏松症

　　护士对 OP 的预防、限制其发展的治疗,以及预防相关并发症,特别是预防骨折和疼痛都发挥着重要作用。预防措施包括促进健康饮食和适当鼓励患者进行体力活动,以及防止患者受伤。护士的职责包括预防措施宣教和药物正确使用宣教。

### 营养

　　全面的营养饮食可以促进健康衰老,充足的钙和维生素 D 的摄入对于预防和治疗 OP 尤为重要。

　　**钙**　早年摄取足够的钙对于在晚年实现和保持最佳的骨骼健康是非常必要的。虽然饮食中应该有钙含量高的食物,但还是推荐补钙。钙最常见的形式是碳酸钙和柠檬酸钙。它们的吸收效果大致相同,然而,柠檬酸钙空腹服用的效果更好,而碳酸钙在进食后补充的效果更好。食物中的钙只有很少一部分被血液吸收,如牡蛎壳,所以并不推荐。钙补充剂的服用时间与其他药物和食物的服用时间可以参考表 26.4。许多人补钙后会出现便秘,可能需要定期服用大便软化剂。在 OP 的治疗方式中,钙补充剂是非常必要的。

　　虽然充足的钙对保持骨骼健康是必要的,但补充钙并不能预防骨折。USPSTF 目前建议,对于没

| 表 26.4　药物—食物—钙相互作用举例 | | |
| --- | --- | --- |
| 产品 | 相互作用 | 解决方案 |
| H₂ 阻断剂(雷尼替丁,法莫替丁,尼扎替丁)[a] | 碳酸钙 | 替代使用柠檬酸钙 |
| 左旋甲状腺素 | 所有钙剂 | 至少间隔 1 小时 |
| 过量的酒精、蛋白质、盐 | 所有钙剂 | 避免使用(抑制钙的吸收) |
| 咖啡因、过量的纤维素、磷[b] | 所有钙剂 | 避免使用(导致钙过量排泄) |
| 铁剂 | 钙补充剂或含钙食物(如牛奶) | 至少间隔 2 小时 |
| 多种维生素/镁剂 | 所有钙补充剂或含钙食物 | 至少间隔 30 分钟 |

注:[a] 表示不建议老年人使用超过 6 周;[b] 表示加工肉类、苏打水、腌制食品中含量较高。

有 OP、既往有骨质疏松性骨折或跌倒危险因素的、社区居住的绝经后妇女,不要补充含 1 000mg 的钙以下的补充剂和 400IU 的维生素 D(见下一部分)(USPSTF,2018)。

**维生素 D**　为了最大限度地减少与 OP 发展相关的骨质流失,必须摄取足够量的维生素 D。这是骨骼吸收钙的必要条件。阳光(紫外线)照射在皮肤上可以刺激脂溶性维生素 D 的产生。然而,老化的皮肤在任何情况下都无法有效地产生维生素 D。一般建议,所有老年妇女和所有维生素缺乏者都需服用补充剂。如上所述,每天的基本剂量应超过 400IU,具体可根据个人情况和 1,25-二羟基维生素 D 的含量进行调整。

### 锻炼

建议在任何年龄阶段都要进行定期锻炼,尤其是那些有 OP 风险或患有 OP 的人。负重活动是骨骼和肌肉对抗重力的活动,包括散步、慢跑、打太极、爬楼梯、跳舞和打网球。体弱者可选择适当的瑜伽和普拉提项目。

### 教育

促进骨骼健康还包括防跌倒宣教(第 19 章),应面向所有患者或照护者。对于患有 OP 的体弱老年人,可以考虑使用髋关节护具。

### 药理学方法

有 OP 风险或已有 OP 者,则需药物干预。在确保足够的维生素 D 和钙摄入的同时,目前可用的药物包括双膦酸盐(如阿仑膦酸盐或福沙美),选择性雌激素受体调节剂(如雷洛昔芬和巴泽多西芬、雌激素、甲状旁腺激素 PTH[1-34] 和特利帕肽),核因子 kappa-B 配体(RANKL)受体激活剂抑

> **⚡ 安全警示**
>
> 　　双膦酸盐必须在空腹(晨起)时,用一整杯水送服,服用后患者必须保持直立位,并禁食水至少 30 分钟,在服用(特别是误服)质子泵抑制剂(PPI)之前至少 2 小时服用,避免引起下颌骨坏死、食管糜烂、溃疡或破裂(Reuben et al.,2017)。

制剂狄诺塞麦。双膦酸盐是治疗的首选药物,但肾衰竭患者禁用。护士在床边或诊所对患者进行宣教或给药时,应了解正确的给药方法。对于不能正确用药者,许多药物是禁忌,因此不能无限期服用这些药物,护士可以与患者一起确定适当的治疗时间。

## 促进健康老龄化:对老年护理的启示

护士在许多方面对促进老年人肌肉骨骼健康有直接影响,他们积极参与各级健康促进和疾病预防的工作(《健康人民 2020》知识链接)。

> **♥ 健康人民 2020**
>
> **肌肉骨骼健康的工作目标**
>
> - 降低成年人关节炎患者的关节平均疼痛水平。
> - 减少成年人关节炎所致活动受限者的人数。
> - 减少成年人关节炎患者两项或两项以上日常活动受限的人数,使其能独立生活。
> - 增加成年人关节炎患者接受医务工作者咨询的比例。
> - 减少老年人髋部骨折。

资料来源:U.S. Department of Health and Human Services:*Healthy People 2020*,Office of Disease Prevention and Health Promotion,2018.

### 骨关节炎和类风湿关节炎

对于无论何种关节炎患者,护理目标都是通过预防进一步的损伤和缓解疼痛来最大限度地减少残疾(第 27 章)(知识链接 26.8)。为了最大限度地减少残疾,所有受影响的关节必须持续和强化使用,但在使用过程中要注意保护。对于类风湿关节炎患者,保护措施包括及时开始使用保护关

> **知识链接 26.8　关节炎患者的护理目标**
>
> 　　减少或防止疼痛
> 　　合理休息和活动
> 　　保持自尊
> 　　减少肿胀和炎症
> 　　保持受累关节的功能

节的药物,如抗风湿药(DMARDs)。充分地缓解疼痛将使患者在尽可能长的时间内最大程度地发挥功能。

### 非药物方法

非药物方法对关节炎患者非常重要,包括冷热疗法、关节支持和保护、运动和饮食。使用冷热疗法治疗关节炎引起的疼痛是众所周知的。热敷可以暂时缓解关节炎引起的疼痛,而冰敷可以减少炎症的发生。运用一些设备和技术可以减轻关节的压力,减少疼痛和改善平衡。例如,手杖和助行器可以缓解髋部压力,提鞋可以改善腰痛,支具有助于稳定膝关节,特别是在侧方不稳(膝盖衰竭)的情况下。如果患者不能行走,他或她可使用移动辅助设备,包括电动轮椅和其他个人移动设备(PMDs)(CMS,2018)。手部蜡疗可以缓解疼痛。上述这些疗法可以让患者自己花钱去做,也可以作为物理治疗师治疗计划的一部分。当手受到影响,搬运包裹时应避免用手指,可使用手推车,在器皿和家用设备上使用适应性装置,使抓握面更大。适应性设备可使日常活动对关节的创伤更小,使关节的功能更独立。

锻炼对于保持关节的功能和独立性是必不可少的。一个熟练的物理治疗师或康复护理专家可以提供一个个性化的锻炼计划,使关节可以最大限度地发挥功能。定期锻炼可以提高肢体的灵活性,增加肌肉的力量,使受影响的关节疼痛减少、功能改善,并减少跌倒的发生。水上运动被推荐为一种温和的锻炼关节和肌肉的方式。

如果疼痛未被充分控制(第 27 章),患者的活动量会减少,身体状况会迅速恶化,体重会增加。体重对关节造成更大的压力,导致更多疼痛、更少活动,身体状况更虚弱。营养师和护士应与患者一起确定体重和热量目标,并制订其可接受的、营养平衡的饮食计划。

在帮助患者独立生活方面,一些最简单的方法可能会事半功倍,包括提供方便使用的拉链,从远处拾起东西(如地板)的延伸装置,或便于坐位穿鞋的装置。衣服上的尼龙搭扣对那些手不再完全有功能的人很有用。提供书架、准备食物时可以坐的椅子,更换更大的电灯开关、固定楼梯扶手,甚至移动较重的物体或那些经常用来降低橱柜架子的东西,都是非常有效的。

### 外科手术

外科关节置换术(关节成形术)或通过后凸成形术提供关节支持,可能会减少顽固性疼痛并恢复全部或至少部分关节功能。当合并症得到很好的控制时,即使是高龄患者,也可建议其进行手术。

### 药物治疗

如果关节炎所致的疼痛是轻到中度的,口服3 天泰诺可能就有效,且副作用最小。对于中度至重度疼痛,非甾体抗炎药可能有效,但对于高血压或服用抗凝血药的患者,会存在较大风险。对于顽固性关节疼痛,可以尝试注射类固醇或关节内透明质酸(仅限膝关节)。还有许多其他产品(如外用药、欣百达、曲马多)以及营养药品,特别是软骨素。必要时可使用阿片类药物,使患者在尽可能少的疼痛下充分发挥肢体功能(Reuben et al.,2018)。

第 3 种治疗类风湿关节炎的药物是 DMARDs。DMARDs 需要几周到几个月才能起到缓解作用,但它们是专门用于阻止疾病的进展,以及由此造成的软骨损伤和骨质流失的。尽管现在有许多其他药物(如肿瘤坏死因子 [TNF]-α 抑制剂),甲氨蝶呤仍被认为是一线治疗药物。DMARDs 有潜在毒性,护士必须与患者和家属进行密切沟通,及时识别早期的危险迹象(知识链接 26.9)。

| 知识链接 26.9　甲氨蝶呤潜在的副作用 | |
| --- | --- |
| 肝硬化 | 轻度脱发,头发稀疏 |
| 间质性肺炎 | 头痛 |
| 严重骨髓抑制(罕见) | 疲劳 |
| 口腔炎和口腔溃疡 | 恶心或腹泻 |

资料来源:Bingham C,Ruffing V:*Rheumatoid arthritis treatment*,2013.

多年来,人们认为风湿性关节炎患者应该让他们的关节休息,以保护它们免受损伤;其实,休息和锻炼都是必要的。治疗性锻炼计划旨在帮助维持或提高患者的日常生活活动能力。即使是发炎的关节也可以进行 ROM 锻炼,以保持关节的活动功能。患者应咨询物理治疗师或作业治疗师制订休息和锻炼计划。如前所述,可使用夹板和辅助装置,提高患者的自我护理能力和自我尊严。

## 痛风

在痛风急性发作期,首要的治疗目标是尽快缓解疼痛,包括应用非甾体抗炎药、秋水仙碱,或向关节内注射长效类固醇。若无禁忌证,护士要确保患者摄入足量的水分(约2L/d),以促进尿酸从肾排出。在药物治疗期间,患者不可服用阿司匹林等水杨酸类药物,因为可能会抑制正在服用的其他药物的功效。

急性发作后的治疗目标是防止再次发作和全身性传播疾病,以及发展为慢性痛风。患者要避免服用会增加尿酸水平的药物,或避免摄入富含

嘌呤的食物(知识链接26.10)和避免饮酒,并通过服用药物来降低尿酸,如黄嘌呤氧化酶抑制剂(如别嘌呤醇或非布索坦),或增加其排泄(如丙磺舒)(Reuben et al.,2017)。护士的职责包括教会患者如何采取措施预防再次发病。

### 知识链接 26.10　高嘌呤的食物

肉类,家禽和某些鱼类(每天最多113~170g)

动物内脏器官,如鲭鱼、脑髓、睾丸(严格限制)

酒精(限制或避免)

豌豆

凤尾鱼

动物肝

用高果糖玉米糖浆加甜的食物(限制或避免)

## 主要概念

- 肌肉骨骼系统的变化虽不会危及生命,但会影响肢体整体的灵活性和活动的独立性,并可能影响患者的自尊。
- OP通过DEXA检查或患有脆性骨折诊断。
- 关注OP和骨量减少最重要的原因是,它们会引起骨折风险及相关的死亡率和发病率增加。
- 大多数患有OA的人在某些时候会有明显的活动受限,包括无法照顾自己。
- 关节炎患者的主要护理问题是控制疼痛,使患者尽可能长时间地保持功能。

- OA和RA的区别之一是时间与关节硬化发展的关系。在OA患者中,僵硬发生在一段时间后,并在恢复活动20~30分钟后消退;在RA患者中,僵硬至少持续30分钟。
- 骨关节炎很难与其他常见和潜在的严重疾病相鉴别。
- 类风湿关节炎会影响关节,但也会以其他方式影响整个身体。
- 痛风是尿酸结晶在一个或多个关节沉积的结果,通常为急性发病。

## 护理研究:Mrs. SVÖLD 需要补钙吗?

Mrs. Svöld是一位80岁的斯堪的纳维亚后裔。她是个非常娇小的女人,几年前搬到了一家养老院。她要靠别人帮助才能行动自如。她只有在姐姐难得的几次来访时才能出门。当你查看她的药物清单时,你会注意到她没有服用任何补充剂,包括钙和维生素D,而服用的是双膦酸盐福善美。
- 你的患者有患骨质疏松症的风险吗?

- 既然她已经在服用福善美,她是否需要服用其他补充剂?
- 你能做些什么来促进Mrs.Svöld的骨骼生长?由于她住在养老院,身体不能移动,这些措施能否实现?
- Mrs. Svöld患骨质疏松症的风险是否比其他人高?为什么?

## 关键思考问题和措施

分析你自己的饮食和活动,确定你是否有患骨质疏松症的风险。

## 研究问题

1. 女性应该什么时候开始做 DEXA 检查?
2. 在什么情况下 DEXA 检查适合男性?

3. 浏览医疗保险网站,确定是否有与骨骼健康相关的保险(医疗保险)。

（王紫馨 译）

## 参考文献

Aletaha D, Neogi T, Silman AJ, et al: Rheumatoid arthritis classification criteria, *Arthritis Rheum* 62(9):2569–2581, 2010.

Arthritis Foundation (AF): *Arthritis by the numbers: book of trusted facts & figures* (v. 2), 2018. https://www.arthritis.org/arthritis-cure/scientific-facts/. Accessed March 2019.

Barbour KE, Boring M, Helmick CG, Murphy LB, Qin J: Prevalence of severe joint pain among adults with doctor diagnoses arthritis—United States, 2002-2014, *MMWR Morb Mortal Wkly Rep* 65:1052-1056, 2016.

Centers for Disease Control and Prevention (CDC): *Osteoarthritis (OA),* 2018a. https://www.cdc.gov/arthritis/basics/osteoarthritis.htm. Accessed May 2018.

Centers for Disease Control and Prevention (CDC): *Rheumatoid arthritis (RA),* 2018b. https://www.cdc.gov/arthritis/basics/rheumatoid-arthritis.html. Accessed May 2018.

Centers for Disease Control and Prevention (CDC): *Gout,* 2018c. https://www.cdc.gov/arthritis/basics/gout.html.

Centers for Medicare and Medicaid Services (CMS): *PMD documentation requirements* (nationwide), 2017. http://www.cms.gov/Research-Statistics-Data-and-Systems/Monitoring-Programs/Medicare-FFS-Compliance-Programs/Medical-Review/PMD DocumentationRequirementsNationwide.html. Accessed May 2018.

Crowther-Radulewicz CL: Structure and function of the musculoskeletal system. In McCance KL, Huether SE, editors: *Pathophysiology: the biological basis for disease in adults and children,* ed 7, St Louis, 2014, Elsevier, pp 1510–1539.

Crowther-Radulewicz CL, McCance KL: Alterations of musculoskeletal function. In McCance KL, Huether SE, editors: *Pathophysiology: the biological basis for disease in adults and children,* ed 7, St Louis, 2014 Elsevier, pp 1540–1590.

Genetics Home Reference: *Rheumatoid arthritis,* 2018. https://ghr. nlm.nih.gov/condition/rheumatoid-arthritis#sourcesforpage. Accessed June 2018.

Healthy People: *Arthritis, osteoporosis, and chronic back conditions,* 2018. https://www.healthypeople.gov/2020/topics-objectives/topic/Arthritis-Osteoporosis-and-Chronic-Back-Conditions. Accessed June 2018.

McCarthy J, Davis A: Diagnosis and management of compression fractures, *Am Fam Physician* 94(1):44–50, 2016.

Medicare: *Your Medicare coverage: Bone mass measurement (bone density).* https://www.medicare.gov/coverage/bone-mass-measurements. Accessed March 2019.

Reuben DB, Herr KA, Pacala JT, Pollock BG, Potter JF, Semia TP: *Geriatrics at your fingertips,* ed 19, New York, NY, 2017, American Geriatric Society.

Roberts S, Colombier P, Sowman A, et al: Ageing in the musculoskeletal system: cellular function and dysfunction throughout life, *Acta Orthop* 87(Suppl 363):15–25, 2016.

Sözen T, Özışık L, Basaran NC: An overview and management of osteoporosis, *Eur J Rheumatol* 4(1):46–56, 2017.

U.S. Prevention Services Task Force (USPSTF): *Osteoporosis to prevent fractures: screening,* 2018. https://www.uspreventiveservicestaskforce.org/Page/Document/UpdateSummaryFinal/osteoporosis-screening1?ds=1&s=osteoporosis. Accessed March 2019.

U.S. Prevention Services Task Force (USPSTF): *Final recommendation statement: vitamin D, calcium, or combined supplementation for the primary prevention of fractures in community-dwelling adults: prevention medication,* 2018. https://www.uspreventiveservicestaskforce.org/Page/Document/RecommendationStatementFinal/vitamin-d-calcium-or-combined-supplementation-for-the-primary-prevention-of-fractures-in-adults-preventive-medication. Accessed June 2018.

World Health Organization (WHO): *Musculoskeletal conditions,* 2018. http://www.who.int/news-room/fact-sheets/detail/musculoskeletal-conditions. Accessed June 2018.

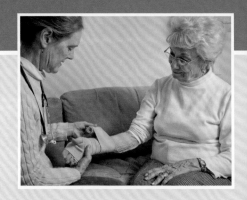

# 27

# 疼痛与舒适

*Kathleen Jett*

> 我知道她每时每刻都在经历疼痛,但是如果我给她吃太多的药,她就会成瘾,这将会是一件不好的事情,对吗?
>
> 23 岁的学生 Ana

> 它似乎在悄悄靠近我——先是一个关节,然后是其他关节。其实我并不认为这是真正意义上的痛苦,只是这种疼痛永远不会消失,也让我永远无法像从前那样跳舞。
>
> 78 岁的老年人 Gloria

## 学习目标

学完本章后,读者将能够:

1. 定义疼痛的概念。
2. 识别影响疼痛体验的因素。
3. 识别影响疼痛评估和治疗的障碍因素。
4. 描述疼痛评估中的资料。
5. 讨论疼痛管理中药物和非药物治疗方案。
6. 为疼痛的老年人制订护理计划。

国际疼痛学会(IASP)将疼痛(pain)定义为"由现有的或潜在的组织损伤引起的,或与损伤有关的、不愉快的感觉和情绪体验"(IASP,2017)。该学会现有的分类法至少包括 34 种不同的命名类型,包括神经病理性疼痛(由周围神经系统感觉的病变或躯体疾病引起),通常表现为烧灼感,如带状疱疹后的神经痛、糖尿病神经病变和脑卒中后中枢神经系统病变等(知识链接 27.1)。伤害性疼痛(由对非神经组织的实际或潜在威胁的伤害引起)来自

躯体,比如骨关节炎(IASP,2017)。所有的疼痛都是多维度的,包括感觉的、社会心理的、情绪的、个人的和精神的等组成部分。如何应对疼痛是护理工作的一部分。

用来描述这种感觉的词汇也有很多:疼痛、烧伤、困扰或绝望感——语言和表达意愿体现了一个人的文化背景,以及其与交谈者的关系(知识链接 27.2)。疼痛可以是转瞬即逝的不适,也可以是无孔不入的,使人的精神受到沉重折磨的痛苦。疼痛可以是我们所说的任何不适。

身体疼痛的体验通常被描述为急性或慢性和持续性。急性疼痛是急性损伤的结果。病因是明确的(如骨折或感染)、可预知的、暂时的,多数能够根据疼痛的强度通过适当的镇痛来控制。当根本原因得到解决时,疼痛就解决了。例如,心肌缺血引起的急性疼痛可以用硝酸甘油暂时缓解,当心肌恢复供氧时,疼痛就得到永久的缓解。急性疼痛常

### 知识链接 27.1　神经性疼痛的常见原因

脑卒中
糖尿病
周围血管疾病
带状疱疹
退行性椎间盘疾病

**知识链接 27.2 文化对疼痛表达的可能影响因素**

坚韧的、理性的

    "咧着嘴笑并忍受疼痛"的方法——回避，更喜欢独处

    当被问及疼痛的时候，疼痛被最小化或者否认

    泛指北欧和亚洲传统地区

感性的

    想要周围的人认同自己的感受

    痛苦得大叫

    泛指西班牙、中东、地中海地区

资料来源：Carteret M：*Cultural aspects of pain management*，2010.

**知识链接 27.3 不治疗疼痛的后果**

跌倒和其他意外事件

功能性损伤

康复缓慢

情绪改变

增加的医疗费用

照护者的压力

睡眠障碍

营养状况的改变

认知障碍

依赖性和无助感的增加

抑郁、焦虑、恐惧

社交和娱乐活动减少

增加的医疗保险率和成本

资料来源：American Geriatrics Society：*Pharmacological management of persistent pain in older persons*，*J Am Geriatr Soc* 57：1331-1346，2009.

与自主神经过度活动有关，如出汗和心动过速。每个人在他或她生命中的某个时刻都会经历剧烈的身体疼痛。中老年人会继续经历急性疼痛带来的影响，并且由于潜在的慢性疼痛和并发症的频繁发生，包括那些心理性的疼痛，如抑郁症，患者的舒适度会变得更加复杂。急性疼痛往往附加在已存在的持续性慢性疼痛之上。

慢性疼痛是指持续至少 3~6 个月的疼痛，最常与进行性疾病有关。它可能有急性期和缓解期。持续性疼痛是指疼痛不能自行缓解，需要持续治疗的疼痛（Bruckenthal，2017）。

## 老年人的疼痛

老年专业护士在护理终末期患者时，最常遇到的疼痛类型是慢性疼痛。疼痛会在大部分时候持续存在。对疼痛的感知度受许多因素的影响，包括患者以前对各种类型疼痛的经验和表达，以及患者的文化、认知、功能和心理状态，特别是抑郁和焦虑状况。任何类型的疼痛若没有得到充分治疗，几乎都会导致功能状态受损，在某些情况下，短暂的认知障碍可能会变成永久性的（Bruckenthal，2017）（知识链接 27.3）。

疼痛在老年人中很常见，随着年龄的增长更是严重。报告疼痛的男性多于女性，但发病率可能在 12%~75%，具体取决于研究、疼痛的类型和混杂变量（Bruckenthal，2017）。对老年人进行适当疼痛管理的障碍性因素有很多（知识链接 27.4），影响也很大（知识链接 27.5）。

老年专业护士可能会听到这样的评论：老年人比年轻人"更感觉不到疼痛"，尤其是那些有认知障碍的人。证据表明，随着年龄的增长，身体会发生广泛的变化，也改变了个体对疼痛的体验。然而，虽然疼痛程度相同，但个体的疼痛感知和耐受性有所不同。随着年龄的增长，有髓神经纤维和无髓神经纤维的密度都有所下降，这略微延迟了来自周围神经的疼痛感觉。同时，一旦疼痛被触发，解决的速度就会变慢。尽管身体上的疼痛可能不会很快被个体感觉到，但在某种程度上，它的耐受性更差（Bruckenthal，2017）。

在晚年，急性疼痛经常会附加在慢性疼痛上，为治疗这两种疼痛，我们可能会增加新的医源性疼痛。以下是一个例子：

97 岁的 Helen Thomas 独居，她认为自己生活得很好，大部分时间是开朗愉快的。她患骨关节炎已经有 30 年了。她的髋部大部分时间都在疼痛，让她无法做想做的一切，但她认为"对于一个老太太来说，我已经做得很好了。"她每天服用非处方的非甾体抗炎药来消除"剧烈的"疼痛。她在雪中

## 知识链接 27.4　老年人疼痛管理的障碍因素

### 医疗保健专业障碍

缺乏关于疼痛评估和管理的教育

对监管审查的担忧

对阿片类药物相关副作用/成瘾的恐惧

相信疼痛是衰老过程中正常的一部分

认为有认知障碍的老年人疼痛较少

个人对疼痛的信念和经历

无法接受没有"客观"指标的自我报告

### 患者和家庭障碍

认知障碍患者缺乏评估疼痛的能力

害怕药物的副作用

与成瘾有关的担忧

相信疼痛是衰老过程中正常的一部分

对"老年人"痛苦无能为力的观念

害怕因为抱怨而成为一个"坏的患者"/害怕疼痛发出的信号

### 医疗保健系统障碍

成本

时间

关于阿片类药物使用的文化和政策障碍

改编自：Hanks-Bell M，Halvey K，Paice JA：Pain assessment and management in aging. *Online J Issues Nurs* 9：8，2004.

## 知识链接 27.5　最佳实践建议

### 老年人持续性疼痛的潜在影响因素

抑郁症

睡眠障碍

身体机能或健康状况的丧失或恶化

缺乏社会支持/回避社会活动造成的孤独

丧失执行之前日常角色活动的能力

丧失之前进行休闲活动的能力

有滥用药物/酒精或误用的可能性

改编自：Epplin JJ，Higuchi M，Gajendra N，et al.：Persistent pain. In Ham RJ，Sloane PD，Warshaw GA，et al.，editors：*Primary care geriatrics：a case-based approach*，Philadelphia，2014，Elsevier，pp 306-314.

遛狗时摔倒了，摔断了髋骨。术后她的髋关节疼痛严重，但她不想"打扰护士"。她变得不那么健谈、易怒，她坚持"我只是希望他们能给我在家时吃的那种药"。当护士对她进行全面的评估时，发现 Thomas 女士的意识有轻微的模糊，她的睡眠很少，并且她的尾骨上出现了压力性损伤。她抱怨，手术后大部分时间她的髋部都很疼，"好的一侧"和现在的"尾骨"也一样疼了。医生给 Thomas 女士开了必要的泰诺和可待因，但她很少服用。她也没有服用之前在家服用的非甾体抗炎药，她不愿意接受康复治疗。

Thomas 女士一直生活在持续的痛苦中，当创伤事件发生时，通常会导致急性疼痛。尽管她很开朗，但没有理由认为另一侧髋部的持续性疼痛已经消失。在进行评估时，她报告了持续性的疼痛，但没有定期接受药物治疗，因此她的慢性疼痛和急性疼痛均治疗不足或未得到治疗。我们有理由相信，由于缺乏疼痛管理，所以她在很长一段时间内只能保持一种体位，这也是现在造成医源性疼痛的一个原因——强迫体位相关性压力性损伤。她的认知状态很有可能受到了失眠、治疗不足引起的疼痛和不活动的影响。除非这一循环被打断，否则 Thomas 的病情很可能继续恶化，并很快无法独立生活。

## 认知障碍老年人的疼痛

尽管关于中枢神经系统改变会影响或减少对疼痛传递的解释存在争议，但目前还没有令人信服的证据表明，痴呆患者的外周痛觉感受器对疼痛传递的反应受损。痴呆患者对疼痛的情感反应可能有所改变，这可能是由于他们无法在之前的疼痛体验、态度、知识和信念的背景下认知疼痛感觉（Herr and Decker，2004，p.47-48）。

多项研究表明，认知障碍的老年人接受的镇痛药较少，即使他们经历了同样的剧烈疼痛事件，比如会导致疼痛的骨折。许多认知障碍的成年人也有持续性的伤害性和神经性疼痛，如关节炎或带状疱疹后的神经痛。对于认知能力正常的人可以治疗的疼痛，认知障碍者同样需要进行治疗。

为那些不能表达自己的人提供安慰时，需要仔细观察他们的行为，注意照护者提供的报告，了解患者在何时发生了细微的变化（知识链接 27.6）。在疗养院和其他护理机构中，注册护士助理扮演着重要的角色。

**知识链接 27.6 有沟通困难的患者的疼痛表现**

**行为改变**

躁动不安/烦躁或运动减少

重复动作

身体上的紧张,如咬紧牙关或紧握双手

异常谨慎的动作,防守动作

**日常生活活动**

突然拒绝他人的帮助

食欲下降

睡眠减少

**声音**

不明原因的呻吟、呢喃或者哭泣

正常发声的增加或减少

**生理变化**

恳求的表情

痛苦面容

苍白或脸红

发汗(出汗)

脉搏、呼吸或血压升高

## 促进健康老龄化:对老年护理的启示

突发性和急性疼痛需要快速评估和缓解,然后通过复杂的评估和治疗计划达到保持老年人持续舒适的效果。疼痛管理是指通过药物和非药物干预措施使舒适和功能达到最大化。疼痛管理和控制的基本方法是,凡是过去有效的、不造成伤害的方法都应该得到鼓励。这一点尤其适用于那些终身使用西医方法和凭个人及文化背景学到的方法来管理疼痛的老年人。

### 评估

无论何种情况、何种护理实践或表达形式,护士通常是第一个听到患者要求采用各种形式获得舒适的人。评估能提供所需的信息,指导护士、老年人以及在场的照护者找到一种在文化上可接受的方式,来解决患者的疼痛。值得一提的是,护士使用的语言和同义词(如痛苦、不适、疼痛)应与患者的语言一致。有几个具体的问题可能需要问患者,比如:

- 你有哪里疼吗?
- 你现在感到疼痛吗?
- 你的疼痛部位在哪里?
- 你每天都疼吗?
- 疼痛是否会让你晚上无法入睡或无法进行日常活动?
- 如果没有疼痛你会做什么?

因为疼痛是一种主观的感觉,只有经历过疼痛的人才能描述和表达,并且个人的体验无法由他人评判。

在认定疼痛是合理存在的情况下,都应该进行疼痛评估(例如,在骨折等急性事件后,在带状疱疹暴发等神经性疼痛的高风险时,或在失去亲人后极度悲痛)。在专业护理机构中,疼痛评估是最小数据集(minimum data set,MDS)的必需部分(第 7 章)(AAPACN,2018)。所有在长期护理机构和疗养院的患者都应被定期评估个人的疼痛体验,并且每隔一段时间重复一次,以持续测量疼痛轨迹。

疼痛评估最重要的高质量综合工具被称为"疼痛日记"。在疼痛日记中,鼓励患者确定:①疼痛部位;②疼痛发生时发生了什么或正在做什么;③服用了什么药物;④使用了什么其他治疗/补充剂;⑤疼痛强度;⑥采用减轻疼痛的干预措施后 1 小时的疼痛强度。评估包括了患者对舒适度的定性和定量水平的自我报告。对于认知完整的老年人,疼痛评估首先要确定疼痛的部位。传统的护理评估内容的固定模式是:时间、地点、持续时间、性质、加重和缓解因素,以及曾经接受的治疗等。一个全面的疼痛评估包括确定影响疼痛体验的因素,尤其是对同时存在抑郁症的患者。如果相关因素是难以控制的,例如疼痛综合征,则要为患者设定"舒适目标"(知识链接 27.7)。有了这些信息,护士可以帮助患者确定其可以忍受的疼痛的程度。

由于老年人可能经历过各种类型的疼痛,因此,护士在为他们制订舒适计划时,讨论这些是很重要的。讨论内容包括:过去受到过什么样的伤害,得到了怎样的帮助,以及疼痛如何影响功能和角色(知识链接 27.8)。在疼痛评估中,个人对健康及其模式的认知尤其重要(第 4 章)。疼痛意味着什么?

### 知识链接 27.7 最佳实践建议

**设定疼痛目标**

> Smith 太太,92 岁,独自生活,丧偶。她 74 岁的儿子住在隔壁,确保了她能获得所需要的一切。去年她得了胃癌。随着肿瘤的扩大,疼痛加剧,最终她需要全天候使用吗啡来维持日常活动,包括为临终关怀人员烤蛋糕的时候!虽然疾病导致的便秘通过大便软化剂得到了控制,但她也有剂量相关的幻觉。尽管医疗保健提供者努力降低剂量以消除这些副作用,但两方面兼顾是不可能的。最后,她说:"我想我得学会和这些在我脚边跑来跑去的小狗共同生活,这总比和疼痛一起生活好。至少我知道它们不是真的!"

疼痛被患者认为是劳逸不当、一种惩罚或感染的结果吗?良好的疼痛评估包括根据对患者健康状况的了解来确定疼痛的原因,了解已经使用过的缓解疼痛的方法,以及可以提供舒适感的其他计划。详细的疼痛评估和管理规程以及相关视频可以参考爱荷华大学(the University of Iowa)发布的相关内容。

### 知识链接 27.8 最佳实践建议

**疼痛评估时需要考虑的其他因素**

**功能:**疼痛如何影响患者参与日常活动、进行日常生活活动和使用工具活动的能力?

**可替代疼痛的表达方式:**最近是否有认知能力或行为方面的改变,如节奏加快、痛苦面容或易怒?抱怨的次数增加了吗?他们是否回应得含糊不清或难以回应?睡眠—觉醒模式有变化吗?他们是否拒绝某些活动、动作或体位?

**社会支持:**疼痛患者有哪些可用的资源?他(她)在其自身的社会系统中扮演什么角色,这个角色因疼痛受到了怎样的影响?疼痛是如何影响患者与他人的关系的?

**疼痛史:**患者如何处理以前的疼痛经历?过去和现在对疼痛的感觉分别是什么?有哪些文化因素会影响患者表达疼痛和接受缓解疼痛的能力?

Travis 及其同事(2003)使用医源紊乱性疼痛(iatrogenic disturbance pain,IDP)一词来描述可能由护理提供者造成的疼痛,比如帮助卧床不起的患者翻身,甚至为那些非常衰弱的患者提供个人护理。作者认为,在某些情况下,应用血压计袖带、床上搬运、洗澡、床上移动和重新变换体位等操作都可能会引起患者无法接受的不适。有严重身体限制(如挛缩)和严重认知障碍的患者,以及那些生命终末期患者可能特别容易出现 IDP。在这些情况下,疼痛日记尤为重要。在以下方面进行一些特殊的尝试是很有必要的:搬运动作轻柔,采取适当的搬起装置和技术,指导照护者掌握正确的搬起和移动技术,以及提供常规护理时对不适进行评估等。在一些可能导致患者不适的治疗和护理前,进行镇痛管理也是非常有效的。

## 评估疼痛强度

疼痛评估的一个关键因素是确定患者所感知到的疼痛强度,患者说疼痛强度有多大它就有多大。评分表的使用已成为护理标准。研究发现,评分表对认知完好和轻中度认知障碍的人都有用。每次重新评估疼痛时,必须使用相同的量表(知识链接 27.9)。

### 知识链接 27.9 最佳实践资源

爱荷华大学,geriatricpain.org:有关老年人疼痛的全面综述,包括工具及其使用说明的副本,请参阅 https://geriatricpain.org/pain-assessment.

评估疼痛强度有多种量表,但最常用的是,由护士要求患者口头上将疼痛强度按 0~10 进行排序,0 表示没有疼痛,10 表示能想象到的最严重的疼痛。这些数字也可以放在一条画好并编号的线、尺子或等级梯上,它们被称为数字分级评分法(numerical rating scale,NRS)(图 27.1)。使用 NRS 要求患者有能力掌握数字,这一点是无法假设的。

对于没有数字能力或习惯沉默的人,文字描绘评分法(verbal descriptor scale,VDS)更加适用,疼痛描述词(如尖锐的、迟钝的、隐隐的)与描述的数字可以是相对应的。疼痛温度计是一个有文字描述的体温计表,这些文字表述显示了增加的疼痛强度,并且可以读出。修订版面部表情疼痛量表

(faces pain scale revised，FPS-R）也是一种有效的替代工具（图27.2）（IASP，2018），它是一系列面部图绘，各自有着不同的面部表情。它虽然是为儿童开发的，但研究发现其对成年人也有用；在某些情况下，FPS-R可能对有认知缺陷的人有效。然而，人们也把它视为一种情感量表（例如，抑郁症或焦虑症时的情绪困扰），必须谨慎使用。当评估一个在文化上禁止承认和表达疼痛的人时，任何形式的量表都是无用的。

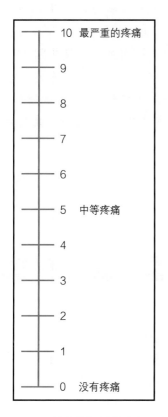

图27.1　数字分级评分法（NRS）

### 认知障碍和语言障碍的老年人的疼痛评估

　　目前，可用的测试量表对谵妄或损害更严重的人可能不可靠（Reuben et al.，2017）。前面描述的综合疼痛评估，只可能用于认知完好或只有轻度认知障碍的患者，因为只有这样谈话才能被患者理解。因此，其他类型的老年人需要另外的替代方法（知识链接27.10）。取而代之的是，护士、助手和其他照护者常依赖于有关患者需求和疼痛的提示，这些提示有时是微妙的，且总是矛盾的。这是一个有潜在误差的系统，因为疼痛评估会因不同的护士和轮班而异。

　　国际疼痛专家组织发布了一份关于老年人疼痛评估的共识。共识建议，当患者患有晚期痴呆时，应使用针对认知障碍患者的标准评估工具。评估应该由既熟悉工具又熟悉患者的人来完成。

　　晚期老年痴呆症疼痛评估量表（the pain assessment in advanced dementia scale，PAINAD量表）是为那些不能表达或不能准确表达疼痛的人开发的（Warden et al.，2003）。它可以由护理团队的所有成员管理，是一个简单、简短、重点突出的工具，并且可以经常使用；经验证，其对于干预措施的改变具有敏感性（表27.1）。

　　同时，也建议使用交流能力受限老年人群中疼痛评估量表（the Pain Assessment Checklist for Seniors with Limited Ability to Communicate，PACSLAC）（Fuchs-Lacelle and Hadjistavropoulos，2004）或修订后的PACSLAC-2（Chan et al.，2014）。PACSLAC-2是一个综合性的行为评估工具，可能是初始疼痛筛查和间隔动态测量非常有效的工具。

　　该量表共有6个观察领域：面部表情、语言和发声、身体活动、人际交往的变化、活动模式或日常生活的变化，以及心理状态的变化（Chan et al.，2014）。PACSLAC-2可以作为护理指南，而不用管是谁提供的。观察到的评估应仅在该患者参与时进行（例如行走、进食、被移动时）。它们是对在专业护理机构中使用的详细评估的补充（MDS）（第7章）。由于评估成年人非语言性疼痛的复杂性，专家们建议使用这两种工具来确定疼痛的存在与否。

图27.2　修订版面部表情疼痛量表（FPS-R）（说明："面部表情显示出人们疼痛或不适的程度。左边的脸表示没有疼痛。每一张脸都显示出越来越多的疼痛，最后一张脸显示出能想象到的最严重的疼痛。指出那张显示你现在疼痛程度的脸。"评分：将所选的脸评分为0、2、4、6、8或10分，从左到右依次计算，这样0分即为没有疼痛，10分为能想象到的最严重的疼痛。）

## 知识链接 27.10    最佳实践建议

### 沟通能力受损患者和无沟通能力患者的疼痛评估

- 尝试从患者那里获得疼痛的自我报告；是或否的回答都是可以接受的。
- 如果无法获得自我报告，记录为什么不能使用，并报告指出需要进一步观察和调查的内容。
- 寻找可能引起疼痛或不适的原因，如引起疼痛的常见情况和操作（如关节炎、手术、伤口护理、持续疼痛史、便秘、抬举/移动）。
- 在进行任何可能引起不适的操作前用药。
- 观察并记录患者的行为，这些行为可能表示疼痛、忧虑，或者记录与患者的正常模式和反应存在差异的行为。可以使用行为观察量表，但应持续使用，并且使用者需要经过适当的培训。
- 使用疼痛和行为变化的替代报告法（如家庭成员照护者），以及患者对疼痛和不适的一般模式和反应。这些信息必须来自一个非常了解患者的人，并且应该与其他评估技术相结合。
- 如果舒适措施和对基本需求的关注（如温暖、饥饿、如厕）无效，尝试根据疼痛强度和镇痛史进行镇痛试验。对于轻中度疼痛，如果没有禁忌证，考虑24小时内每6小时服用对乙酰氨基酚（最大3~4g）。如果疼痛得到改善，继续用药并增加适当的非药物干预措施。如果疼痛依旧没有得到改善，考虑使用单一的、低剂量的短效阿片类药物，并观察效果。如果用最初的剂量，疼痛没有得到改善，则滴定剂量可能要增加25%~50%。继续寻找疼痛的可能原因；观察药物的副作用和反应。

资料来源：Herr K et al.：Pain assessment in the nonverbal patient：position statement with clinical practice recommendations，*Pain Manag Nurs* 7：44-52，2006.

### 表27.1    晚期老年痴呆症疼痛评估量表

| 项目 | 0 | 1 | 2 | 得分 |
|---|---|---|---|---|
| 独立呼吸 | 正常 | 偶尔用力呼吸<br>短时间过度换气 | 嘈杂的费力呼吸<br>长时间过度换气<br>潮式呼吸 | |
| 消极发声 | 无 | 偶发呻吟或呻吟言语低沉<br>带有否定或不赞成的特征 | 反复呼叫困难<br>大声地呻吟或呻吟<br>哭泣 | |
| 面部表情 | 微笑或无表情 | 悲伤<br>害怕<br>皱眉 | 面部痛苦表情 | |
| 肢体语言 | 放松 | 紧张<br>痛苦地踱步<br>坐立不安 | 僵硬<br>拳头紧握<br>膝盖蜷起来<br>扭曲或推开<br>攻击 | |
| 可安慰性 | 无须安慰 | 分散注意力或安抚 | 无法控制、无法转移注意力<br>或无法安抚 | |
| 总分[a] | | | | |

注：[a] 表示总分在0~10分（5个项目，每个项目0~2分），分数越高，表示疼痛越严重（0分表示没有疼痛，10分表示剧烈疼痛）。

尽管可以推断疼痛是否存在,但对这些人疼痛强度的评估并不一定总是准确的。

## 干预措施:提供舒适

与疼痛的老年人合作并帮助他们获得最佳舒适感,尤其具有挑战性。老年人有多种潜在的疼痛来源和部位,并伴有慢性病、衰弱和抑郁症等混杂因素,所以临床表现复杂。疼痛总是影响与健康相关的生活质量。

缓解急性和持续性疼痛需要所有相关人员的承诺和决心。非药物方法可能很耗时。药物方法见效很快,但使用风险很高。同时,多种药物的频繁使用和相互作用可能会使一些人犹豫不决,并且他们对使用阿片类药物的担忧,增加了不能得到充分治疗或不治疗疼痛的可能性。患有持续性疼痛的人通常害怕自己对镇痛药上瘾,因为他们可能需要药物干预以维持后半生在一定程度上的舒适、功能和独立性。最后,社会上经常有这样一种预期,即使生活质量受到损害,但还是认为疼痛是衰老的自然组成部分或者不可能完全缓解。

## 促进舒适的非药物策略

尽管药物干预已经成为西方疼痛管理模式的支柱,但现在人们已经认识到,无论是在晚年生活中常见的持续性疼痛还是急性疼痛,单独的非药物措施或与药物干预相结合,才是控制疼痛最有效和最适当的方法。大多数方法已经使用了几十年甚至几千年,非药物措施得到了患者和医疗保险等保险公司的认可。这里描述了一些方法,我们将用整章的篇幅来讨论任何一种方法。支持任何一种方法有效性的数据各不相同。

**冷热疗法**　许多人用热和冷来缓解疼痛。冷疗是治疗急性肌肉疼痛的理想方法,目的是减少肌肉和神经刺激。人们会购买如镇痛贴等产品,但更经常使用他们冰箱里的东西。热会使受关节炎影响的部位舒服,当想让热进入组织时,一块温暖的布或石蜡浴是理想的选择。使用冷热疗法时,不应该直接与皮肤接触,以避免冻伤或烧伤,同时,有周围血管疾病的身体部位也不能使用冷疗。

**锻炼**　无论是被动的还是主动的关节活动,以及伸展运动都经常与冷热疗法搭配使用。当疼痛来自肌肉收紧(如跌倒)时,疼痛区域可以先热疗、拉伸,然后冷疗。锻炼可以由了解患者病情的护士指导,或者当需要更复杂的运动和伸展时,可以将患者转诊给物理治疗师。

**经皮神经电刺激**　经皮神经电刺激(TENS)和经皮迷走神经刺激已经过多年研究。尽管它们在治疗急性疼痛方面已经取得了可喜的结果,特别是作为药物治疗的辅助手段,但其疗效的确凿证据有限(Cherian et al.,2015;Vance et al.,2014)。采用此种疗法的患者经常说,至少他们正在为他们的慢性疼痛做"一些事"。现在,经皮神经电刺激仪器无需处方就可以在市场上买到。

**针灸和指压**　针灸是将细小的针头沿着特定的经络或路径插入身体,与传统中医治疗使用的位置一致。指压是用示指或拇指指尖在与针灸相同的位置施加压力。针灸和指压已经被使用几千年了。有证据支持针灸治疗腰痛、颈痛、膝盖痛/关节炎和头痛的益处(NCCIH,2016)。

**辅助装置**　这些装置通过减轻关节承受的压力和重量来缓解疼痛。

**能量/触摸疗法**　有人说,触摸疗法的使用是护理界的传统疗法。多年来,不同类型的触摸已经被正式定义,包括那些被称为按摩接触疗法(知识链接27.11)和非接触疗法,如治愈性触摸(HT)、治疗性触摸(TT)、瑜伽、太极、正念冥想和精神疗法等。到目前为止,证据结果是有效的,但并不是结论性的(NCCIH,2017)。个人和文化对触摸的接受程度差异很大。在一些文化中,身体接触可能永远不会被接受,例如严格的穆斯林或正统犹太传统中的跨性别接触等。注重文化差异的护士一定会在触摸患者前先征得其同意。

> **知识链接 27.11　研究报道**
>
> 在一篇关于按摩作为一种触摸疗法的有效性综述中,发现了许多积极的效果,包括减少类风湿关节炎的疼痛,增强免疫反应,减少抑郁和焦虑,证实了大脑中控制压力和情绪调节的部分发生了相应的变化。

**放松、冥想和引导意象**　疼痛通常伴随着强烈的情感成分。疼痛不是单独的经历,而是伴随着愤怒、沮丧或绝望(焦虑和抑郁)的情绪。我们现在知道,所有这些情绪压力会刺激交感神经系统,释放去甲肾上腺素：这就是身和心的联系。去甲肾上腺素反过来会增加疼痛感。因此，减少情绪压力可以减轻肌肉紧张和疼痛的其他生理表现。分散注意力、放松和冥想都能让大脑和肌肉安静下来，释放紧张和焦虑情绪。放松应作为所有药物干预的辅助手段。冥想、正念冥想和引导意象是促进放松的方法。意象是利用人的想象力将注意力集中在充满快乐和放松的环境上，而不是当前的压力源上。

**音乐**    在一篇关于音乐对疼痛影响的研究综述中，结果虽然非常轻微，但在很大程度上是由研究的异质性而造成的差异。所有这些都显示，听音乐的疼痛患者的疼痛强度和/或阿片类药物需求均有所下降（Vitelli，2018）。Park（2010）发现，痴呆患者听自己喜欢的音乐时，疼痛会减轻。

**活动**    活动可以在几个方面帮助患者。人们认为，一个人越不活跃，就越不能忍受各种活动。不活跃的人可能会比活跃的人感到更多的不适。然而，有些活动会刺激疼痛。因此，镇痛药与活动配合使用可能是必要的。在特定活动前20~30分钟服用镇痛药，可以减轻或消除活动期间和活动后的不适和对不适的恐惧，并极大地提高个人的活动能力。护士应了解患者身体对活动的耐受性，并在耐受范围内指导其活动。

**认知行为疗法和教育**    通过认知行为疗法（cognitive-behavioral therapy，CBT），患者可了解自我效能和自我护理技能都是减少疼痛的有力方法（Linden et al.，2014）。CBT是所有其他疼痛管理方法的核心——这意味着患者可能找到最好的方法来应对自己的情况。患者通过与护士一起设定自我确定的目标和治疗方案，通常伴随持续疼痛的无助、绝望和焦虑可以被专业处理疼痛的决心所取代，并且研究发现有小部分老年人会从其中获益（Niknejad et al.，2018）。

### 促进舒适的药物干预

老年人疼痛的药物治疗非常困难。它需要了解伴随衰老的药代动力学和药效动力学的变化，以及潜在的食物、疾病和药物相互作用等基础（第9章）。药物干预包括使用对乙酰氨基酚（泰诺）等药物，以及采用神经阻滞等介入疗法。尽管治疗方案各不相同，但都遵循相同的基本原则（知识链接27.12）。潜在利益和伤害之间的平衡必须始终放在护理的首位。

---

**知识链接 27.12    最佳实践建议**

**疼痛管理原则**

> 每个老年人都应该得到足够的疼痛管理措施。
>
> 治疗计划必须以患者的目标为基础。
>
> 遵循所有疼痛的基本指南："患者说多痛就是多痛。"
>
> 通过同时使用非药物疗法，药物剂量可以最小化。
>
> 及时预防/处理副作用。
>
> 对治疗效果进行持续评估，以了解何时需要调整；何时目标不再实现。
>
> 将所有受影响的专业人员和非正式照护者纳入教学。
>
> 始终使用多模式、跨学科的方法。

改编自：Ersek M，Polomano RA：Nursing management of pain. In Lewis SL，Dirksen SR，Heitkemper MM，et al.，editors：*Medicalsurgical nursing：assessment and management of clinical problems*，Philadelphia，2011，Elsevier，pp 127-152.

---

为了达到疼痛控制的最高水平，必须减轻"疼痛记忆"，尤其是对于那些遭受持续性疼痛的人。这意味着必须防止疼痛，而不是简单地缓解疼痛。最有效的方法是，以适当的剂量提供24小时（around-the-clock，ATC）镇痛，这样可提供一个更稳定的镇痛药治疗的血药浓度，并消除过度用药和药物不足的极端情况。额外的镇痛是根据需要规定（prescribed on an as-needed basis，PRN），并且自由地用于"突破"ATC管理的疼痛。阿片类药物治疗应从所需剂量的短效药物开始，并应在至少24小时内根据所需剂量、获得的反应和副作用进行滴定，然后改为长效的ATC制剂（如硫酸吗啡控释片/美施康定）。目前的建议是，从最低预期有效剂量开始，经常监测患者的反应，并缓慢增加剂量，以达到预期效果，即"低剂量开始，缓慢进行，但要进行！"

如果需要从一种药物转换成另一种已知活性成分剂量的药物，那么就可以使用转换公式，这样患者就可以保持无痛状态。

**非阿片类镇痛药**　对乙酰氨基酚(APAP,扑热息痛)500~1 000mg,每天 3 次或 4 次,被认为是持续性轻中度疼痛的初始治疗方法(Bruckenthal,2017;Reuben et al.,2017)。但在有酒精中毒、营养不良和脱水等肝损害人群中只能谨慎使用。它已被发现对最常见的疼痛原因有效,如骨关节炎和背痛。由于几乎没有副作用或药物相互作用,如果能缓解症状,它可以用于 ATC 给药。不幸的是,如果患者正在服用抗凝血药华法林,那么经常使用它会增加出血的风险。对于年轻人,24 小时内最多摄入 4g。但对于身体虚弱或肾肝功能受损的人,每天最多只能服用 3g(所有来源)。

目前,使用对乙酰氨基酚的一个问题是,市场上的剂量是 500mg "额外强度"(解释为额外的缓解)的片剂、胶囊、凝胶帽或外用制剂,此外,还提供 650mg 的缓释片。许多老年人习惯于每 4 小时服用两片(每片 325mg)。当服用两片 500mg 的片剂时,可能会很快在无意中达到最大剂量。

非甾体抗炎药(nonsteroidal antiinflammatory drugs,NSAID)能阻断疼痛信息从疼痛部位传递到大脑的感觉点,减轻炎症。在炎症性持续性疼痛(如类风湿关节炎)或短暂急性炎症事件(如肌肉拉伤)时,它们非常有用。非甾体抗炎药有较大的副作用及药物与疾病的相互作用;与对乙酰氨基酚不同,非甾体抗炎药对老年人尤其危险。高血压、肾功能受损或心力衰竭患者不应服用。非甾体抗炎药不能与利尿药、血管紧张素转换酶抑制药或华法林同时服用。胃肠道(gastrointestinal,GI)毒性的严重程度随着年龄的增长而增加,尤其是在 75 岁之后(Bruckenthal,2017)。某些情况下,非乙酰化非甾体抗炎药(如三水杨酸)可能是替代品,但与胃肠道毒性有关。

最常用的两种非甾体抗炎药是布洛芬(Advil)和萘普生(Aleve,Naprosyn)。很多家庭都有布洛芬,或者很容易买到。胃肠道毒性的严重程度随着年龄的增长而增加,所以护士每次接触患者时都要告知这一信息,这一点非常重要。萘普生似乎比布洛芬更安全,因为它有较少的有害胃肠道副作用,但其不能用于心脏病患者。

有两种方法可以解决使用非甾体抗炎药可能危及生命的后果。一种方法是,引入 COX-2 抑制剂;另一种方法是,在药物方案中添加胃保护剂。COX-2 选择性抑制剂(如西乐葆)似乎同样有效,且胃肠道副作用较少。米索前列醇或质子泵抑制剂的联合用药可能是有益的和合理的,尤其是对胃肠道出血风险较高的人。塞来昔布会抑制细胞色素 P450 和 CYP2C9 酶,这样做可能会使其他几种药物的血药浓度升高,如 β 受体阻滞剂(Bruckenthal,2017)。

最后,镇痛贴片、凝胶和面霜也是可用的。所有这些药物的全身副作用都较少,但会产生皮疹和其他皮肤刺激症状(Reuben et al.,2017)。

**阿片类镇痛药**　对于非阿片类药物不能缓解的剧烈疼痛,可能需要阿片类药物。与非甾体抗炎药相比,它们有更多可预测的不良反应。当评估中度至重度急性疼痛或持续性疼痛时,建议进行目标明确的短期试验,并仔细观察临床疗效。镇静、呼吸抑制、恶心、便秘和认知障碍是阿片类镇痛药开始使用或剂量增加时的常见副作用。除了便秘,所有的副作用都可能会随着时间的推移而消失。在患者情况稳定之前,需要采取安全措施,如防止跌倒。

> ⚡ **安全警示**
>
> 哌替啶(Demerol)可以用于年轻人的急性疼痛,在老年人中禁止使用。

如果使用 ATC,用于爆发痛的药物应该是短效的,且要在原有用药的基础上使用,以便调整后续的用药剂量。不幸的是,大多时候药物滴定没有完成(即在初始剂量后没有做过调整),因此疼痛缓解的程度是不够的,特别是在长期护理环境中。

由于年龄相关的生理变化,老年人往往对阿片类药物更为敏感,峰值更高,作用持续时间更长。处方提供者与患者和护士可以密切合作,从非常低的剂量开始,然后缓慢增加药物剂量,尽量以最少的副作用获得最佳缓解的程度,以此来预防一些副作用。使用阿片类药物时,便秘是很普遍的,因此护士应确保患者在服用阿片类药物的同时,开始对其进行适当的肠道治疗。患者每天必须服用软化剂和温和的轻泻药,并摄入足够的液体。预防性使用止吐药可能有助于控制相关的恶心症状,直到患者适应为止(Bruckenthal,2017)。

阿片类药物的药效从极弱(曲马多、他喷他多和丁丙诺啡)到最强(吗啡和芬太尼贴片),每种药物都有自己的主要适应证、副作用和预防措施。

没有药物滥用史的老年人在接受疼痛治疗时,滥用药物的风险较低。然而,阿片类药物滥用是当前公共卫生关注的问题,各级护士都可以通过防止有人挪用来减少药物滥用。这可以帮助同住者找到方法来保证患者的用药安全,或者确保在每次轮班结束时,谨慎地核对麻醉药品的数量是否一致。

**辅助性镇痛药物**　辅助性药物是指那些用于其他目的,但被发现能有效治疗疼痛,特别是神经性疼痛综合征的药物。这类药物包括草药制剂、抗抑郁药和抗惊厥药(如加巴喷丁)(Wiffen et al., 2017)。早期的抗抑郁药,如阿米替林和多塞平可能是有效的,但其强大的抗胆碱能作用使其不能用于老年人。大多数抗抑郁药(如盐酸氟西汀,即百忧解)尚未被发现有效,但选择性 5-羟色胺肾上腺素再摄取抑制剂(SNRIs)(如盐度洛西汀、文拉法辛)已被发现有用,特别是在治疗伤害性疼痛方面(Reuben et al., 2017)。最后,大麻被越来越多地使用,越来越多的文献支持其效果(Aviram and Samuelly-Leichtag, 2017; Mücke et al., 2018)。

## 疼痛诊所

疼痛诊所(pain clinic)提供了一种专门的、综合性的、多学科的疼痛管理方法,以治疗用本章所描述的常规的、标准的方法治疗没有疗效的疼痛。在适当的时候,应鼓励患者到疼痛诊所就诊。目前,疼痛诊所和项目的数量和类型有所增加,以应对普通医疗保健实践中持续存在的不良疼痛管理,疼痛诊所接收的患者可能是住院患者,也可能是门诊患者,或者两者兼有。疼痛诊所通常有 3 种类型:症状导向型、感觉导向型,或综合型。症状导向型疼痛诊所专注于特定的慢性疼痛问题,如头痛或关节炎疼痛。感觉导向型疼痛诊所专注于特定的治疗技术,如放松或针灸/指压。综合型疼痛诊所往往更大,并与医疗中心相关。这些疼痛诊所包括许多服务,并提供一个全面的、以人为中心的初步疼痛评估(包括身体、心理、社会支持)。综合治疗计划是在利用多种模式和多学科团队的干预下制订的。护士应熟悉社区中可用的疼痛管理诊所的类型,为患者和家属提供必要的信息,以便在选择声誉良好的中心时做出明智的决定。

## 有效性评价

任何旨在减轻疼痛的干预措施的有效性,都是通过反复使用强度量表进行定量测量的,并辅以护士的质性观察。好的管理或缓解的质性指标包括身体变化,如肌肉由紧张和僵硬变为持续处于放松状态,也包括患者活动增多及自我表达增加。无论认知状况如何,患者都能更好地集中注意力,注意力持续的时间也会延长。个体能够更好地休息、放松和睡眠,似乎疼痛最终得到缓解的人会睡很长时间,但这是由于之前的疼痛对身体、精神造成了疲惫。

护士应作为患者的代言人,以便根据重新评估的结果调整治疗方案和干预措施。药物治疗必须从低剂量开始,并增加剂量,直到患者获得缓解。在其他任何情况下,没有什么比充分缓解疼痛和不适对于无法表达自己需求的衰弱老年人更重要。

---

### ▌ 主要概念

- 老年专业护士可以倡导并与老年人和其他重要的人一起工作,以防止患者遭受不必要的疼痛,实现高水平的疼痛缓解,提高与健康相关的生活质量。
- 目前有多种治疗方式可以促进舒适,当一起使用时,在大多数情况下可以缓解疼痛。
- 疼痛的体验是多因素的,包括身体、心理和精神因素。
- 疼痛对每个人来说都是一种独特的主观体验。
- 晚年最常见的疼痛是持续性疼痛。

- 证据表明,对老年人的疼痛治疗不足,特别是那些在长期护理机构中的老年人。
- 无论患者的认知状态如何,都要对疼痛的存在与否进行仔细地评估。
- 如果可以合理地预期,任何人在特定情况下都会经历疼痛,那么有理由认为,缺乏口头表达能力的人会感受到疼痛。
- 不能尽可能地治疗疼痛(或对疼痛的预判)是永远不能接受的。

- 在许多情况下,对乙酰氨基酚被推荐为管理轻中度疼痛的一线药物。
- 适当剂量的药物治疗,如适当的 ATC 剂量最有可能使疼痛缓解。
- 老年人使用非甾体抗炎药缓解疼痛必须谨慎,要了解其禁忌证,并意识到其会使相关心脏事件的风险增加。
- 在某些情况下,阿片类药物的使用被发现非常有效,并有可能显著恢复持续性疼痛患者的功能。
- 最佳的疼痛治疗包括药物策略和非药物策略。

## 护理研究:疼痛和老龄化

P 女士是一位 66 岁的糖尿病患者,在一次脑卒中后,她不得不搬到一家护理机构。在很短的时间内,她开始出现无法控制的血糖波动(20~800mEq/mL)。其中一些原因是她不规律的饮食习惯、几乎不锻炼、频繁的尿路感染。她的病情和未来存在着巨大压力。她在接受专业治疗后被扶进轮椅时碰到了足趾。几天后,瘀伤的皮肤脱落了,出现一个明显的伤口。尽管经过了适当的治疗,伤口还是坏死了,并被切除了。很少抱怨的 P 女士开始在睡觉时呻吟,白天也经常哭泣。她抱怨自己有持续的灼烧感,并且主诉自己的足趾感觉像是"着火"了一样。有一天,她把她的咖啡杯扔到了房间的另一头,并抱怨着说咖啡不够热。她口服不同种类的镇痛药,但并没有规律服用,所以她所经历的疼痛缓解是微乎其微的。她开始乞求死亡。护士们认为她也许是对的——毕竟,她的总体状况很差,生活对她来说并没有什么满足感。

- 以上护理研究的客观信息和主观信息各是什么?
- 讨论 P 女士的情况和可能的预后。
- 根据你掌握的信息,你能做些什么来改善 P 女士的病情?
- 你认为护士会担心像 P 女士这样的患者会药物成瘾吗?

## 关键思考问题和措施

1. 讨论不定时服用镇痛药和忽视患者发出的信号和请求的原因。

2. 在什么情况下,你认为镇痛药成瘾是一个首要考虑的问题?

3. 讨论与疼痛管理相关的权力和控制问题。

## 研究问题

1. 疼痛感会随着年龄的增长而减弱吗?

2. 人们最无法忍受哪种持续性疼痛?

3. 如何描述关节炎引起的疼痛?

4. 最常用的非药物镇痛方法是什么?

5. 哪些非药物镇痛方法是有效的?在什么情况下,它们能缓解疼痛?

6. 老年患者使用自控镇痛(PCA)的效果如何?

7. 对于哪些人在哪种情况下应该使用不同种类的疼痛管理方式?

8. 文化如何影响疼痛的表达和治疗?

9. 有哪些基于文化的疼痛治疗方法,它们的疗效如何?

(王培 译)

# 参考文献

American Association of Post-Acute Care Nursing (AAPACN): *Pain interview vs. staff assessment: Are you interviewing everyone possible?* 2018. https://www.aanac.org/Today-in-Long-Term-Care/post/pain-interview-vs-staff-assessment-are-you-interviewing-everyone-possible/2015-01-21.

Aviram J, Samuelly-Leichtag G: Efficacy of cannabis-based medicines for pain management: a systematic review and meta-analysis of randomized controlled trials, *Pain Physician* 20(6):E755–E796, 2017.

Bruckenthal P: Pain in the older adult. In Fillit HM, Rockwood K, Young J, editors: *Brocklehurst's textbook of geriatric medicine and gerontology*, ed 8, Philadelphia, PA, 2017, Elsevier, pp 932–938.

Chan S, Hadjistavropoulos T, Williams J, Lints-Martindale A: Evidence-based development and initial validation of the pain assessment checklist for seniors with limited ability to communicate-II (PACSLAC-II), *Clin J Pain* 30(9):816–824, 2014.

Cherian JJ, Kapadia BH, Bhave A, et al. Use of transcutaneous electrical nerve stimulation device in early osteoarthritis of the knee, *J Knee Surg* 28(4):321–327, 2015.

Epplin JJ, Higuchi M, Gajendra N, et al. Persistent pain. In Ham RJ, Sloane PD, Warshaw GA, et al, editors: *Primary care geriatrics: a case-based approach*, ed 6, Philadelphia, PA, 2014, Elsevier.

Fuchs-Lacelle S, Hadjistavropoulos T: Development and preliminary validation of the pain assessment checklist for seniors with limited ability to communicate (PACSLAC), *Pain Manag Nurs* 51(1):37–49, 2004.

Herr K, Decker S: Assessment of pain in older adults with severe cognitive impairment, *Ann Longterm Care* 12:46–52, 2004.

International Association for the study of pain (IASP): *IASP terminology*, 2017. https://www.iasp-pain.org/terminology?navItemNumber=576.

International Association for the study of pain (IASP): *Faces Pain Scale-Revised home*, 2018. http://www.iasp-pain.org/Education/Content.aspx?ItemNumber=1519.

Linden M, Scherbe S, Cicholas B: Randomized controlled trial on the effectiveness of cognitive behavior group therapy in chronic back pain patients, *J Back Musculoskelet Rehabil* 27(4):563–568, 2014.

Mücke M, Phillips T, Radbruch L, Petzke F, Häuser W: Cannabis-based medicines for chronic neuropathic pain in adults, *Cochrane Database Syst Rev* (3):CD012182, 2018.

National Center for Complementary and Integrative Health (NCCIH): *Relaxation techniques for health*, 2016. https://nccih.nih.gov/health/stress/relaxation.htm.

National Center for Complementary and Integrative Health (NCCIH): *Acupuncture: in depth*, 2017. https://nccih.nih.gov/health/acupuncture/introduction.

Niknejad B, Bolier R, Henderson CR Jr, et al: Association between psychological interventions and chronic pain outcomes in older adults: a systematic review and meta-analysis, *JAMA Intern Med* 178(6):830–839, 2018.

Park H: Effect of music on pain for home-dwelling persons with dementia, *Pain Manag Nurs* 11:141–147, 2010.

Reuben DB, Herr KA, Pacala JT, et al: *Geriatrics at your fingertips*, ed 19, New York, NY, 2017, American Geriatric Society.

Travis SS, Menscer D, Dixon SO, Turner MJ, Thornton M: Assessing and managing iatrogenic disturbance pain for frail, dependent older adults in long-term care situations, *Ann Longterm Care* 11:33, 2003.

Vance CG, Dailey DL, Rakel BA, Sluka KA: Using TENS for pain control: the state of the evidence, *Pain Manag* 4(3):197–209, 2014.

Vitelli R: *Can listening to music help control pain? A new study explores how listening to music can help control pain*, 2018. https://www.psychologytoday.com/us/blog/media-spotlight/201603/can-listening-music-help-control-pain.

Warden V, Hurley AC, Volicer L: Development and psychometric evaluation of the pain assessment in advanced dementia (PAINAD) scale, *J Am Med Dir Assoc* 4:9–15, 2003.

Wiffen PJ, Derry S, Bell RF, et al: Gabapentin for chronic neuropathic pain in adults, *Cochrane Database Syst Rev* (6):CD007938, 2017.

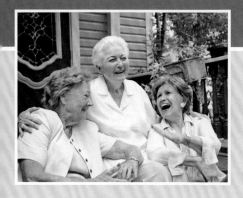

**28**

# 精神卫生

*Beth M. King, Theris A. Touhy, and Tim Wilson*

> 我现在的生活很是丰富有趣。一想到变老,我就觉得有点沮丧。但仔细想想,老年人不必担心学业或工作。我在退休社区遇到的一些老年人比我更忙,他们看起来并不沮丧。但是,还有老年人住在疗养院,我确信他们会感到沮丧和孤独。我认为享受现在的每一天很重要,因为你不知道当你老了会有怎样的生活。
>
> 

*23 岁的学生 Roseanna*

> 考虑到每个人品位和偏好的差异,我不知道对于其他人来说什么会为他带来幸福,也没有大量关于改善老年人生活的想法。但我相信,相较于其他方面,平静地接受生活中的一切会有很大的帮助。我认为平静与平和的心态是我拥有的两个最大的礼物,尽管我无法告诉你它们从何而来或如何得到它们。
>
> 

*Burnside,写于 1975 年*

---

## 学习目标

学完本章后,读者将能够:

1. 讨论影响晚年精神卫生的因素。

2. 讨论随着年龄增长,常见的精神障碍对个人的影响。

3. 列出老年人焦虑和抑郁的症状,并讨论评估、治疗和护理干预措施。

4. 识别有自杀风险的老年人,并利用循证技术进行自杀评估和干预。

5. 说明老年人滥用药物的指征,并讨论适当的循证护理对策。

6. 评估旨在促进老年人精神卫生的干预措施。

7. 为患有抑郁症和双相障碍的老年人制订个性化的护理计划。

---

晚年的精神卫生差异虽不大,但面临的挑战也不少。发展转变、生活事件、身体疾病、认知障碍和精力减退都可能会影响老年人的精神卫生。这些因素虽然不是老年人特有的,但往往会影响其应对生活的技巧和适应能力。然而,任何活到 80 岁左右的人都经历过许多压力和危机,并培养出了较强的自愈能力。大多数老年人能以平静、幽默和勇气面对生活的挑战。我们的任务是发现有助于他们自我应对挑战的优势和适应机制。

晚年的幸福感可以通过早年的认知和情感功能来预测。因此,了解老年人的过去和生活模式非常重要(第 6 章)。一个心理健康的人,是"一个坦然而积极地接受自我衰老的人,能够利用现有的优势来弥补劣势,以实现个人价值。通过掌握环境来保持最大的自主权,并与他人保持积极的社会关系"(Qualls,2001)。用年龄来定义精神卫生是复杂的,有几个因素需要考虑——统计学正态性,个体功能和群体规范之间的联系,疾病可以

399

有效治疗或控制的程度,以及积极的想法(Segal et al.,2018,p.7)。

精神、神经和物质使用(mental,neurological, and substance,MNS)障碍在世界各个地区都很普遍。在全球范围内,5%~7%的老年人患有抑郁症,3.8%的老年人患有焦虑症,约1%的老年人存在物质滥用(World Health Organization,2017a)。然而,精神障碍的患病率可能高于报道的统计数据,因为这些障碍并不总是被报道,也没有得到很好的研究。世界卫生组织正在呼吁全球积极解决精神卫生健康需求,并支持联合国可持续发展目标,特别是"促进精神卫生和福祉,预防和治疗麻醉药品和酒精滥用需求"的目标(World Health Organization,2018a)。

不论是在发达国家还是在发展中国家,对老年人的精神卫生保健都落后于其他年龄组,同时,老年人的精神障碍在全球卫生中也没有得到足够的重视(Roser and Ritchie,2018)。对此,世界卫生组织制定了《2013—2020年精神卫生综合行动计划》(*the Mental Health Action Plan 2013—2020*)和《精神卫生差距行动规划和干预指南》(*the Mental Health Gap Action Programme and Intervention Guide*),以增加活动和方案,并为精神、神经和物质使用障碍编写培训手册,特别是在低收入和中低收入国家(World Health Organization,2018b)(知识链接28.1)。

20世纪婴儿潮一代的许多人都经历过军事冲突带来的精神卫生问题,20世纪的毒品文化也将在未来增加精神疾病的负担。婴儿潮一代也更加意识到精神卫生问题,更愿意寻求治疗,这将增加精神卫生保健系统面临的挑战。晚年最普遍的精神卫生问题是焦虑、严重的认知障碍和情绪障碍。酒精滥用和依赖也是老年人中日益受关注的问题,阿片类药物的使用和滥用也在增加。精神卫生障碍与卫生保健资源的使用增加和总照护成本有关。《健康人民2020》(Office of Disease Prevention and Health Promotion,2018)已将精神卫生和精神卫生障碍列为主题领域(《健康人民2020 A》)。

本章的重点是老年人可能出现的精神障碍的不同表现形式,以及对老年人保持最佳能力的精神卫生和福祉非常重要的护理干预措施。读者应该参考一个全面的精神卫生健康文本,以获得对精神障碍更深入的讨论。第29章讨论了神经认知障碍

---

**知识链接 28.1　最佳实践资源**

- **美国护理学会**:精神护理协作
- **美国顾问药剂师协会消除处方药误用和滥用工具包**:卫生专业人员教育老年人和高级服务提供者有关处方药误用和滥用的资源
- **循证实践指南**:晚期自杀的二级预防
- **友谊热线(由老龄化研究所管理),美国国家预防自杀求救热线**:每周7天,每天24小时提供服务。
- **哈特福德老年护理研究所**:老年护理协议:老年抑郁症;事件影响量表修订版;实践方案的护理标准:物质滥用和酒精使用障碍
- **美国精神疾病联盟**
- **美国创伤后应激障碍中心**
- **美国精神卫生研究所**:老年人和精神卫生
- **酒精使用障碍在线治疗导航**:寻找治疗指南
- **物质滥用和精神卫生服务管理局**:促进精神卫生和预防自杀:老年生活社区工具包(SPARK Kit)、筛查工具、应用程序和研究研究;SAFE-T:帮助识别风险和保护因素、自杀查询、风险确定和记录的指南
- **世界卫生组织**:精神卫生差距行动规划和干预指南

---

♥ **健康人民 2020 A**

**心理健康和精神障碍(老年人)**

- 降低自杀率。
- 减少经历严重抑郁发作的人的比例。
- 增加现场或有偿转诊提供精神健康治疗的初级保健机构的比例。
- 增加接受治疗的患有精神障碍的成年人的比例。
- 增加同时患有物质滥用和精神疾病的人接受这两种疾病治疗的比例。
- 增加初级保健提供者对抑郁症的筛查。
- 增加有精神健康问题的无家可归成年人接受精神健康服务的比例。

资料来源:U.S. Department of Health and Human Services, Office of Disease Prevention and Health Promotion:*Healthy People 2020*,2014.

和可能伴随这些障碍的行为症状。

# 晚年的压力与应对

## 压力和压力源

要理解衰老过程中的精神卫生和精神障碍,重要的是要意识到压力源及其对老年人功能的影响。压力体验是一种伴随着自我威胁的内在状态。适宜的压力水平会激励个体成长,但过度的压力会降低个体有效应对事务的能力。随着年龄增长,许多情况和原因可能会造成日常生活的混乱,耗尽个体的精力,或者使个体产生对新的和不熟悉的应对策略的需求,从而导致个体压力过大。

## 压力的影响

关于情绪与健康和疾病间的联系还在研究与探索中,但众所周知,精神和身体是一体的,不能将某一方作为单独的个体来对待。压力可能会降低个体的应对能力,并对神经内分泌反应产生负面影响,最终损害免疫功能,导致老年人表现出与苦恼或抑郁相关的、更大的免疫损伤。心理神经免疫学研究探索了精神压力与各种健康状况之间的关系,如心血管疾病、2 型糖尿病、某些癌症、阿尔茨海默病、衰弱和功能衰退等,结果表明,负面情绪和压力体验可以直接刺激并促进前炎症细胞因子的产生。

老年人经常会同时经历多重压力(知识链接28.2)。部分老年人会长期处于悲痛状态,因为他们的生活中会存在旧痛尚未完全抚平之前,又出现新的伤痛的情况;而这种时候,压力会成为一种持续存在的状态。承受压力的能力因人而异,同时受当前和持续的压力、健康状况,以及个体应对能力的影响。例如,如果一个人在一年前失去了一个重要的人,悲伤可能是可控的;如果这个人在失去一个重要的人的同时又有痛苦的慢性病等健康问题,后果可能会大不相同,并可能导致自身压力过大。对老年人来说,压力可能表现为认知障碍或行为改变,当压力降低到个体调节能力的界限内时,这种改变会得到缓解。不管压力是身体上的还是情绪上的,相较于年轻人,老年人需要更多的时间来恢复到原来的水平或完全恢复。

知识链接 28.2　晚年的潜在压力源

- 突然的身体内外变化和疾病
- 其他的担心:孩子、孙子、配偶或伴侣
- 失去重要的人
- 功能受损
- 感官损伤
- 记忆障碍(或者害怕出现记忆障碍)
- 丧失驾驶能力(尤其是男性)
- 急性不适和疼痛
- 重要关系破裂
- 退休(失去社会角色、收入)
- 年龄歧视态度
- 火灾,盗窃
- 受伤,跌倒
- 经济资源的重大意外消耗(房屋修缮、疾病)
- 居住地点(家、公寓、房间或机构)的突然变化
- 身份盗窃和对诈骗的恐惧

老年人生活中出现的任何压力实际上都可能被视为危机,如果一个事件突然发生,且未被预料到,或者需要用到个体所不具备的技能或资源时,就可能被视为危机。通过一生应对压力的经验,有些人已经形成了巨大的压力耐受性,而另一些人则会因生活中的变化而陷入危机,感到无法应对。总的来说,压力源的定义存在很大的个体差异。对一些人来说,失去一只金丝雀宠物是其主要的压力源;对于另一些人来说,会因失去一个好朋友而感到悲伤,但并不会出现个人混乱。

## 影响压力的因素

关注压力对老年人生活影响的研究者们发现了许多调节变量,他们认为,认知方式、应对策略、社会资源(社会支持、经济资源)、个人效能和人格特征对压力管理都很重要。社会关系和社会支持对压力管理及应对尤为重要。社会关系可以通过提供促进对急性和慢性应激源的适应性行为,或神经内分泌反应的资源(信息、情感或有形的资源),来减轻压力并增强免疫系统。Robins 和同事(2018)认为,居住在社区的老年人日益增加的社会隔离是影响其健康和福祉的一个重要因素,较弱的社会关系可能与较高的医院再入院率和较长的住院时间有关(Valtorta et al.,2018)。知识链接 28.3 列出了

影响个体压力管理能力的一些因素。

| 知识链接 28.3　影响压力管理能力的因素 |
| --- |
| • 健康与保健<br>• 对事件的掌控感<br>• 自我和他人意识<br>• 耐心和宽容<br>• 应对技巧<br>• 顺应性<br>• 耐力<br>• 智力<br>• 社会支持<br>• 自我认知 |

## 应对

在我们的一生中,应对压力是一个多方面的、复杂的、发展的过程。一些专家认为,老年人更容易出现健康问题并受到其他压力的影响,因此老年人可能不能有效应对压力。而另一些专家则认为,由于老年人的生活经历,他们在应对压力时,可能会比年轻人使用更具建设性的应对策略。相较于年轻人,应对压力会更有助于老年人的健康,应对压力也可能是影响衰老的重要因素。然而,对老年人群的压力应对仍需进一步研究。

### 应对策略

应对策略是帮助个体在压力时期,保持心理社会平衡的稳定因素。应对策略包括识别、协调和适当使用个人和环境资源等来应对压力。应对是一个过程,首先应对压力源进行评估,判断压力源是威胁性的(潜在的伤害或损失)还是挑战性的,这可以影响应对策略的选择。个体可以根据自身情况及其能力、经验,使用各种应对策略。拥有更多个人(认知)和环境资源(社会网络)的个体会更多样地选择应对策略,并对预期寿命延长有促进作用。

## 促进健康老龄化:对老年护理的启示

### 评估

老年人心理社会评估的一般问题包括区分正常、特质、老化的不同特征和病理状况,但基线数据经常缺乏个体早年的情况。使用标准化工具和功能评估是有价值的,但数据将毫无意义,除非放在个体的早期生活和对未来的希望和期望的背景下。对既往史和现病史的了解、个体的应对能力、社会支持程度,以及生活事件的影响,都是整体评估的一部分。仔细倾听个体的生活故事,欣赏个体的优点,了解个体的独特之处是评估的基础(第6章)。

心理健康评估包括对认知功能、焦虑和适应状况、偏执、药物的使用、抑郁和自杀倾向的检查。心理健康评估还必须关注个体的社会行为,以及个体与情况相适应的情感反应。注意力时长、专注力、智力、判断力、学习能力、记忆力、定向力、感知力、解决问题的能力、精神运动能力和反应时间都与认知完整性相关,在进行心理评估时也都必须加以考虑。评估包括完整特定的过程,这些过程也可以简化。本章和第7章讨论了对特定心理健康问题的评估。认知功能的评估在第7、23和29章中讨论。

最好是在和老年人建立了融洽关系后,再获取评估资料,并且应该在较短的时间内收集资料。在一天中的不同时间和不同情况下进行重复评估,会得出更完整的心理概况。对患者的焦虑、特殊需求和残疾等保持敏感,并仔细保护患者的隐私都非常重要。此外,在和老年人接触的过程中应该集中注意力,以便关注其优势和技能,以及生活上的困难。

### 干预

增强功能状态和独立性、促进控制感、培养社会支持和社会关系,以及链接资源都是提高应对能力的重要护理干预措施。冥想、瑜伽、正念、锻炼,以及精神信仰等练习可以增强应对能力,整合认知、感觉、表达和身体方面的身心疗法最有帮助。回忆是有助于理解老年人的应对方式,帮助老年人记住他或她成功的应对方式,可为如何将这些方式用来应对当前的情况提供建议,以及增强老年人的自尊和自我价值感(第6章)。

## 影响心理健康的因素

### 态度和信念

有证据表明,有精神障碍的老年人,无论是何种族或民族,都比年轻人更不可能从精神卫生专家那里获得所需的精神健康护理。世界卫生组织报告显示(World Health Organization,2017b),60岁及以上的成年人中,有15%患有精神疾病却没有得到诊断或治疗。其中的一些原因包括:老年人以独立为荣而不愿意寻求帮助,坚忍地面对困难,不了解资源,缺乏老年精神卫生专业人员指导和服务,以及缺乏精神健康问题的适当保险等。尤其是对老年人而言,对患有精神疾病的病耻感,阻碍了许多人寻求治疗。年龄歧视也影响老年人精神障碍的识别和治疗。

精神健康问题的症状可能被老年人和医疗保健专业人员视为正常的衰老现象,或归咎于痴呆。在老年人中,多种疾病的存在使精神障碍的识别和诊断变得复杂。此外,老年人仍然普遍认为疾病的治疗效果不佳。

其他因素包括:卫生保健专业人员对晚年精神卫生缺乏了解;老年心理医生、老年心理学家和老年心理学护士人数不足;有限的心理护理,特别是心理疾病服务等。这些因素都妨碍了精神疾病的诊断和治疗。增强对老年护理精神卫生专业人员培养的重视,将对改善向老年人提供精神卫生护理非常重要。

## 老年心理护理

老年心理护理是成人精神心理健康护理领域中的一个主要的分支专业。高级实践护士必须准备好照护越来越多有心理健康需求的老年人。然而,在一项对363名护理研究生项目的调查中,老年心理护理的纳入仍然有限,很少有学校提供老年心理护理项目(Stephens et al.,2015)。老年精神护理倡议协会(the geropsychiatric nursing initiative,GPNI)和美国哈特福德老年护理卓越中心、美国护理学院协会、哈特福德老年护理研究所是合作伙伴关系(知识链接28.1),可以提供老年心理护理初级和高级实践水平能力提升和学习材料,以提高老年心理健康护士现有的知识和技能(Melillo,2017)。研究生和本科护生都必须做好充分的准备,才能胜任越来越多有心理健康问题老年人的照护工作。

## 文化与精神健康

精神疾病在所有的社会中都存在,但是不同类型的精神疾病发生的频率不同,社会内涵也不同。

> **知识链接 28.4　表达精神痛苦的文化差异**
>
> - **神经衰弱(神经攻击):**拉丁裔人的一种综合征,以强烈的情绪不安症状为特征,包括急性焦虑、愤怒、悲伤;无法控制地尖叫和喊叫;哭闹、颤抖、胸腔里的热量上升到头部;言语和身体攻击。可能包括癫痫样发作或昏厥、自杀倾向。由于与家庭有关的压力事件(如亲属死亡、与配偶/子女的冲突、目睹涉及家庭成员的事故)相关,攻击经常发生。症状类似于急性焦虑或惊恐障碍。相关情况有美国南部的"停电"和西印度群岛的"掉队"事件。
> - **惊恐(惊吓):**在美国的一些拉丁美洲人,以及墨西哥、中美洲和南美洲的人们中,流行的一种对痛苦和不幸的文化表达。疾病被归因于一个可怕的事件,它导致灵魂离开身体,导致患者不快乐、患病,并且难以承担自己的社会角色。症状包括食欲和睡眠障碍、悲伤情绪、低自我价值感和缺乏动力。症状类似于创伤后应激障碍(PTSD)、抑郁和焦虑。
> - **Khyâl cap(风力攻击):**在美国和柬埔寨的柬埔寨人中发现的一种综合征。症状包括头晕、心悸、气短和四肢冰冷。担心 Khyâl cap(一种类似风的物质)可能会随着血液在体内上升,并造成严重影响,如进入肺部导致呼吸急促/窒息,或进入大脑导致头晕、耳鸣和致命性晕厥。令人担忧的想法经常会带来攻击。症状包括惊恐发作、广泛性焦虑症和创伤后应激障碍。

任何文化定义"正常"行为的标准都是由该文化本身决定的。在一种文化中可能被定义为精神疾病的行为,在另一种文化中则可能被视为正常行为。不同的文化和社区对精神痛苦症状的表达和理解也不一样(知识链接28.4)。文化信仰也会对人们做出医疗保健决定、寻求帮助的行为、对治疗类型的偏好,以及提供者的特征产生影响。

在美国,种族和族裔少数群体在精神卫生服务使用方面的差异有据可查。《成年人精神卫生服务使用的种族/民族差异》(*Racial/Ethnic Differences in Mental Health Service Use Among Adult*)(Substance Abuse and Mental Health Services,2015)报告回顾

了成年人精神卫生服务的使用情况。调查结果表明,拥有两个或两个以上种族血统的混血人精神卫生服务利用率最高(17.1%),其次是白人(16.6%)、美洲印第安人或阿拉斯加土著人(15.6%)、黑人(8.6%)、拉美裔人(7.3%)和亚洲人(4.9%)。所有民族/种族群体报告显示,健康保险缺乏或付不起服务费用,是不寻求精神健康护理的主要原因,而认为心理健康服务不会有所帮助则是最少被提及的原因。此外,在所有群体中发现,民族/种族差异不是人们不寻求精神保健的原因(第1页)。差异可能源于不同文化对精神疾病原因认知不同和治疗效果、过去的歧视,以及缺乏与偏好、价值观和信仰一致的精神健康治疗方法。

群体间的患病率也存在差异。尽管没有得到很好的研究,但性少数个体,特别是老年男同性恋者,表现出比异性恋人群更高的精神障碍、物质滥用、自杀意念和故意自残率(Hoy-Ellis et al.,2016)。性少数群体的压力(与同性恋相关的污名、歧视或偏见、隐藏性偏好、过度的人类免疫缺陷病毒即艾滋病病毒、丧亲之痛)和与年龄相关的压力,被认为是导致这些人独特的精神健康问题的原因(第33章)。少数族裔压力对性少数个体,以及不同种族、民族和文化个体的健康差异的影响是一个重要的研究领域。此外,还需要研究战争、恐怖主义、流离失所和移民等其他压力对精神健康的影响。

《精神障碍诊断与统计手册》(第5版)(*Diagnostic and Statistical Manual of Mental Disorders*,DSM-5)(American Psychiatric Association,2013)更加强调文化和精神健康,包括全球精神病理学的范围,而不仅仅是美国、西欧和加拿大常见的疾病。DSM-5的另一个重大变化是开发方法和对整个生命周期疾病进行检查。这与老年人尤其相关,因为其精神痛苦的表现可能与年轻人不同。

DSM-5中的一些文化组成部分可以参见知识链接28.5。一项文化表述访谈(CFI)(American Psychiatric Association,2013),包括Kleinman(1980)的解释模型、Leininger的日出模型(Wehbe-Alamah,2015)和Ray(2016)护理和卫生保健中的跨文化关怀动力学,可以指导保健提供者进行与文化相关的评估(知识链接28.6)。对文化视角在整个生命周期中对个人重要性的进一步理解,将有助于更准确地评估心理健康障碍、健康和疾病,减少误诊。提高卫生保健专业人员的文化水平,将有助于构建更具文化适应性的服务,从而改善治疗结果并减少差异。知识链接28.7提供了文化评估的最佳实践建议。研究文化和精神卫生的各个方面至关重要。第4章更深入地讨论了文化。

---

### 知识链接28.5 《精神障碍诊断与统计手册》(DSM-5)的文化组成部分

- 跨文化表现上的差异
- 痛苦的文化概念
- 文化史访谈(CFI)
- 在对特定群体(如老年人和移民)进行文化评估时可以使用的问题

资料来源:Multicultural Mental Health Resource Centre: *Cultural formulation*,2018.

---

### 知识链接28.6 《精神障碍诊断与统计手册》(DSM-5)中文化史访谈的组成部分

- **16题访谈**:问题的文化定义;对原因、背景和支持的认知;影响自我应对和过去求助的文化因素;影响当前求助的文化因素
- **12个补充模块**:解释模型;功能水平;心理压力;社交网络;文化认同;精神、宗教和道德传统;应对与求助;患者-临床医生关系;移民和难民;学龄儿童和青少年;老年人和照护者

资料来源:Multicultural Mental Health Resource Centre: *Cultural formulation*,2018.

---

### 知识链接28.7    最佳实践建议

**文化访谈问题**

- "有时候,人们会用不同的方式向家人、朋友或社区中的其他人描述他们的问题。你会如何向他们描述你的问题?"
- "你最担心的问题是什么?"
- "你认为为什么会发生在你身上?"
- "你认为你问题的原因是什么?"
- "你的家人、朋友或社区中的其他人认为你的问题是由什么引起的?"
- "你的背景或身份的某些方面是否给你带来了其他问题或困难?"

- "有时候人们用各种方法来处理像你这样的问题。你做了什么来解决你的问题？"
- "人们经常从许多不同的来源寻求帮助，包括不同类型的医生、助手或治疗师。在过去，你为你的问题寻求过什么样的治疗方式、帮助、建议或疗愈方法？别人有什么建议？"
- "你认为哪些对你会有帮助？"
- "你对治疗师和患者的关系有什么担忧吗？"

改编自：American Psychiatric Association：*Diagnostic and statistical manual of mental disorders*，ed 5，Washington，DC，2013，American Psychiatric Association.

## 心理健康护理的可及性

尽管每年约有 20% 的医保受益人经历过一些精神障碍，但对老年人精神卫生的专项资助仍然有限。医保在患有严重精神疾病和药物滥用障碍的受益人身上的花费是没有患此类疾病的受益人的五倍。超过一半的双重资格者（同时拥有医疗保险和医疗补助的人）有精神或认知障碍。2008 年精神健康平等立法结束了医保对门诊精神卫生服务实行 50% 共同保险的歧视性做法。2014 年，共同保险降至 20%，使心理健康护理的付款与所有其他医保 B 部分服务所需的付款相一致。（Center for Medicare Advocacy，2018 年）。

医疗保险和医疗补助服务中心对医疗保险受益人的健康风险评估和年度健康检查包括抑郁症筛查、酒精消费问题和认知障碍检测等。医疗保险还免费为受益人提供每年一次的抑郁症筛查。然而，对此类问题的后续护理的覆盖范围仍然有限。对精神病院住院护理的 190 天终身限制和处方药的高自付费用仍然存在问题。因此，更全面和综合的心理健康护理很有必要，特别是考虑到婴儿潮一代的老龄化。"医保与你的心理健康福利"（Centers for Medicare and Medicaid Services，2017 年）将有助于护士协助老年人获得适当的心理健康服务并了解报销问题。

## 护理场所

老年人在很多场所中都能接受精神卫生服务，包括急诊和长期住院精神病科、初级保健机构以及社区等。大多数老年人接受的是初级保健提供者提供的精神卫生服务，不到 3% 的老年人则接受精神卫生专业人士的治疗（American Psychological Association，2018）。将精神健康和物质滥用与包括初级保健、专科保健、家庭保健和居住社区护理在内的其他保健服务相结合至关重要。初级保健提供者必须定期筛查老年人的精神健康问题，并与其所在地区的精神卫生从业者建立工作关系，以沟通改善老年人的精神健康问题。成功的模式包括：初级保健机构的心理健康专业人士，护理管理者，基于社区的多学科老年心理健康治疗小组，以及高级执业护士共同合作（SAMHSARSA Center for Integrated Health Solutions，2018）。

护士会在急诊科或普通内科、外科病房遇到患有精神健康问题的老年人。老年人往往因抑郁、焦虑、认知障碍、物质滥用或慢性精神疾病恶化等入院，护士能够早期发现这类人的精神健康问题，提供咨询和治疗，将促进患者及时康复。精神护理是急诊环境中一项重要而有效的服务。

### 疗养院和辅助生活设施

疗养院和越来越多的居家护理/辅助生活设施（RC/ALFs）虽然没有被认定为精神病治疗机构，但为大部分患有精神病的老年人提供了护理。除了痴呆，患有精神行为症状的老年人，占疗养院入住老年人的 50%。在这些类型的照护机构中，通常很难为有精神健康问题的老年人找到安置点，而且很少有机构能够为患有精神疾病的人提供最佳实践护理。此外，从整体护理质量和设施人员配置来看，有精神健康方面诊断的患者获得高质量设施的机会反而较少（Temkin-Greener et al.，2018）。

以下是疗养院和 RC/ALFs 提供精神健康护理的一些困难：①缺乏训练有素的工作人员；②精神病学服务的可获得性和可及性有限；③缺乏对与精神健康和精神疾病相关的工作人员的培训；④精神健康服务的医疗补助和医疗保险报销不足。训练有素的人员不足影响了疗养院提供的心理卫生保健质量，并经常给工作人员造成巨大的压力。

疗养院和 RC/ALFs 需要新的精神健康护理和服务模式，以满足这些环境中老年人日益增长的需求。如果疗养院中存在精神卫生服务的话，通常是由非全职的心理顾问工作人员提供的，他们的服务不足以满足老年人和工作人员的需求。对为老年人提供基本护理的一线工作人员进行培训和教育至关重要。迫切需要设计良好的对照研究，以检查

RC/ALFs 中老年人的精神健康问题,以及精神健康服务在改善临床结果方面的有效性。第 32 章更深入地讨论了长期护理。

## 精神障碍

### 焦虑症

焦虑的一般定义是不愉快和不必要的恐惧感觉,可能伴有身体症状。焦虑本身是人类正常的反应,也是恐惧反应的一部分;它是理性的,是在情理之中的。当焦虑被延长、被夸大和产生干扰时,它就会成为问题。

#### 发病率和特点

流行病学调查显示,焦虑症在人群中很常见。一项针对 65~84 岁欧洲老年人的大型研究发现,焦虑症的患病率为 17.2%,广场恐惧症最为常见,其次是惊恐障碍(PD)和广泛性焦虑症(GAD);女性焦虑症的发病率明显高于男性。有趣的是,焦虑症的发病率在 75 岁后显著下降(Canuto et al.,2018)。

焦虑症不被认为是正常衰老过程的一部分,但是老年人经常面临的变化和挑战可能会导致焦虑症状的出现,并最终发展为焦虑症,或者引起焦虑症的复发。意志日益薄弱、疾病、损失、疼痛、缺乏社会支持、创伤事件、药物治疗、自评健康不佳、另一种精神疾病的存在,以及早发性焦虑症等,都是引起晚年焦虑症的危险因素。

晚年焦虑症通常与重度抑郁障碍、认知能力下降和痴呆,以及物质滥用共存。几乎一半被诊断为重度抑郁症的老年人也符合焦虑症的诊断标准。目前的证据表明,在社区居住的老年人中,焦虑症甚至比抑郁症更常见,并且可能超过抑郁症。还有一些证据表明,焦虑可能是认知能力下降的前兆,且焦虑症状也会随着认知能力的下降而发展(Fung et al.,2018),75% 被诊断为痴呆的个体可能会出现焦虑症状(Clifford et al.,2015),需要进一步对老年焦虑症的各个方面进行调查研究。

#### 焦虑的后果

存在焦虑的老年人会频繁且长时间地去初级保健提供处就诊。焦虑症状和焦虑症会引起很多负面结果,包括住院人数增加、体力活动和功能状态下降、睡眠障碍、卫生服务使用增加、物质滥用、生活满意度下降和死亡率上升等(Brenes et al.,2014)。

## 促进健康老龄化:对老年护理的启示

### 评估

资料显示,约 70% 的初级保健就诊者是由心理因素驱动的(例如恐慌、广泛性焦虑症、压力、躯体化)(American Psychological Association,2018)。这意味着护士经常遇到焦虑的老年人,可以识别焦虑相关症状并启动评估,从而进行适当的治疗和管理。若不进行评估和治疗,个体将遭受不必要的痛苦,这个事实要比症状是否代表一种可诊断的焦虑症更重要。对老年人焦虑的评估应侧重于身体、社会和环境因素、过去的生活史、长期性格、应对技巧和最近的事件等方面。

焦虑症状的普遍性也可能会使老年人焦虑症的诊断变得困难。此外,老年人倾向于否认精神症状,将焦虑的相关症状归因于身体疾病。与精神障碍相关的污名是影响老年人的一个因素。不参加以前喜欢的活动和增加的社交孤立,是焦虑和抑郁的主要标志。通常,由于与年龄相关的刻板印象,医疗保健服务提供者可能会将这些症状归因于"衰老"。

引起焦虑的疾病可包括心律失常、二尖瓣脱垂、谵妄、痴呆、慢性阻塞性肺疾病、心力衰竭、甲状腺功能亢进症、低血糖、直立性低血压、肺水肿和肺栓塞等。认知障碍的存在也会使诊断变得复杂。焦虑也是许多药物的常见副作用(知识链接 28.8)。

---

**知识链接 28.8　可能引起焦虑症状的药物**

- 抗胆碱药
- 洋地黄
- 茶碱
- 抗高血压药
- β 受体阻滞剂
- β 肾上腺素能激动剂
- 皮质类固醇
- 非处方药物,如食欲抑制剂、咳嗽和感冒制剂
- 咖啡因
- 尼古丁
- 戒酒药、镇静剂和催眠药

如果可能的话,药物审查,包括非处方药(OTC)和草药或家庭疗法,对于尽可能消除引起焦虑的因素至关重要。

调查引起焦虑的所有可能原因很重要,例如医疗条件和抑郁。可根据指示要求进行诊断和实验室检查,以排除医疗问题。如果怀疑患者有认知障碍,则评估时还应包括认知评估。当老年人出现合并症时,必须进行治疗。已经开发了几种专门用于老年人的评估/筛查工具:老年焦虑调查(GAI)、成人显性焦虑量表—老年(AMAS-E)、老年焦虑量表(GAS)和焦虑量表(WS)(Balsamo,2018)。如果使用这类工具,应仔细权衡其他数据——主诉、体格检查、病史和附带的采访数据。

当评估居住在疗养院患者的焦虑反应时,应在有日常干扰时进行,如工作人员或照护者变化时、房间变化时,或发生个人感到缺乏控制或影响的事件时。这些情况本身很少引起焦虑反应,但它们可能是"压垮骆驼的稻草",尤其是在体弱的老年人中。护士必须警惕体弱的老年人或痴呆患者的焦虑迹象,因为他们的症状很微妙,他们可能无法主诉自己的感受。仔细观察行为及行为模式变化的可能原因非常重要(第29章)。

## 干预

尽管需要进一步的研究来提供指导治疗的证据,但现有的研究表明,老年人的焦虑症可以得到有效治疗。治疗方案的选择取决于症状、具体的焦虑诊断、合并症情况和当前所有的药物治疗方案。Creighton 及其同事(2018)发现,尽管越来越多的证据表明非药物干预,如认知行为治疗(CBT)和替代药物是推荐的治疗方法,但通常来说,药物治疗仍是一线治疗方案。如果患者患有不止一种焦虑症,或者患有合并症,如抑郁症、物质滥用或其他医学问题,治疗可能会很复杂。

### 药物干预

药物治疗是许多焦虑症患者的一种治疗选择,可以与认知行为疗法结合使用,也可以作为独立治疗方法。然而,关于药物治疗对老年人焦虑症有效性的相关研究有限。与年龄相关的药效动力学变化和多重用药问题,使得针对老年人的处方和监测成为一项复杂的工作。选择性5-羟色胺再摄取抑制药(SSRI)形式的抗抑郁药通常是一线治疗药物。在这类药物中,具有镇静作用而非刺激作用的药物是首选,而仔细监测药物反应和副作用很重要。

二线治疗药物可能包括短效苯二氮䓬类药物(阿普唑仑、劳拉西泮、米氮平)。苯二氮䓬类药物应仅用于短期治疗(小于3个月)和缓解即时症状,在老年人中必须谨慎使用。美国老年医学会(The American Geriatrics Society Beers' Criteria,2015)强烈建议,避免使用任何类型的苯二氮䓬类药物治疗失眠或躁动,这些药物的使用可能仅适用于少数适应证,包括对其他疗法无反应的严重广泛性焦虑症(GAD)。然而,苯二氮䓬类药物的使用随着年龄的增长继续增加,在65~80岁的人群中,这一比例增加到近1/3。此外,只有一小部分接受苯二氮䓬类药物处方的患者被转诊、接受心理治疗或抗抑郁治疗。老年人并没有得到更合适且更安全的治疗(Maust et al.,2016)。

老年人服用苯二氮䓬类药物会出现认知障碍、跌倒和其他严重的副作用。使用苯二氮䓬类药物会显著增加跌倒的风险,尤其是患有骨质疏松症、感觉丧失、帕金森病、关节炎、多重用药、夜间经常上厕所,以及有跌倒史的老年人(Markota et al.,2016)。应避免使用一些原有的药物,如地西泮或氯地西泮,因为它们的半衰期较长,老年人在使用时,体内积累和毒性的风险增加。也可以使用非苯二氮䓬类抗焦虑药物(丁螺环酮),但不是"按需给药"(必要时使用)。丁螺环酮的副作用较少,但是它需要更长的给药周期(长达4周)才能起效。关于老年人使用苯二氮䓬类药物的讨论,见第9、17、29和32章。

### 非药物干预

心理治疗方法包括认知行为疗法、暴露疗法、正念减压疗法(MBSR)和人际关系疗法。越来越多的证据支持心理疗法在治疗老年人焦虑方面的有效性,心理疗法通常与药物疗法相结合。认知行为疗法旨在改变老年人的思维模式,提高技能,改变导致焦虑的环境状态,它可能涉及放松训练和认知重组(用更现实、不那么灾难性的想法取代产生焦虑的想法),以及关于焦虑迹象和症状的教育(Chelling-sworth et al.,2016)。通过电话和互联网进行的认知行为疗法越来越多,初步评估显示患者结局得到改善,并且获得护理的机会增加,成本低,使用方便(Kruse et al.,2017)。

正念减压疗法是一种新技术,通过练习瑜伽、专注呼吸和其他形式的冥想等技术,引入正念的概念(Clifford et al.,2015)。暴露疗法,也用于治疗创伤后应激障碍(PTSD),包括控制暴露于引起患者焦虑的事件/情况,直到患者焦虑减轻,身心得到训练,能以较少的痛苦看待这种情况为止。

补充和替代疗法包括生物反馈、渐进式放松、针灸、瑜伽、按摩疗法、艺术疗法、音乐疗法、舞蹈疗法、冥想、祈祷和精神咨询等。人们发现,音乐和唱歌在各种环境下都能有效降低老年人的焦虑水平,可以成为一种有价值的治疗性护理干预措施(Elels,2013)。一项针对老年人焦虑和抑郁的放松干预效果的系统综述发现,瑜伽、音乐和组合放松训练对焦虑症状最有效(Klainin-Yobas et al.,2015)。患者和医疗保健提供者间的治疗关系是所有干预的基础。同时,家庭的支持、转介到社区资源和支持团体,以及健康教育资料的提供也是重要的干预措施。知识链接28.9介绍了老年人焦虑的干预建议。

---

### 知识链接 28.9　最佳实践建议

**老年人焦虑的干预**

- 建立治疗关系,去了解老年人。
- 用心倾听说了什么和没说什么;注意非语言行为;使用非主观的方法。
- 利用过去的成功,支持老年人的优势,相信他/她的应对能力。
- 鼓励表达需求、关注和问题。
- 筛查抑郁症。
- 评估治疗焦虑副作用的药物;根据需要进行调整。
- 管理身体状况。
- 接受老年人的辩护;不要对抗、争论或辩论。
- 帮助老年人识别焦虑的诱因和他们的反应。
- 教给老年人有关焦虑、症状以及对身体的影响的知识。
- 如果存在非理性的想法,则提供准确的信息,同时鼓励表达导致焦虑的事件的意义;保证安全和医护人员的存在,以此来支持他们。
- 在可能的情况下进行干预,消除焦虑的根源。

- 鼓励积极的自我对话,比如"我可以一步一步来"和"现在我需要深呼吸。"
- 传授分散或转移注意力的技术;渐进式放松练习;深呼吸。
- 鼓励参加个人能力适应的体育活动。
- 鼓励利用社区资源,如朋友、家庭、教堂、社会化团体、自助和支持团体,以及心理健康咨询。

---

## 创伤后应激障碍

尽管创伤后应激障碍最初被认为是一种焦虑障碍,但DSM-5从焦虑障碍的分类中将它删除,并将其纳入新的一章——"创伤后应激障碍和应激源相关障碍"。除了创伤后应激障碍外,DSM-5那一章节还涵盖了急性应激障碍、适应障碍和反应性依恋障碍。创伤后应激障碍曾被认为是战争老兵的一种心理状态,他们被战场上的经历"震惊"而无法面对。患有创伤后应激障碍的人被贴上弱者的标签,他们面临着同伴和整个社会的排斥。今天,我们知道创伤后应激障碍是一种与大脑功能和结构变化相关的心理生物精神障碍,不仅会影响有战斗经历的幸存者,还会影响经历了恐怖袭击、自然灾害、大规模创伤事件、严重事故、攻击或虐待,甚至是突然和重大的情感损失的人(National Institute of Mental Health,2016)。

### 患病率

大多数关于创伤后应激障碍的研究是针对男性退伍军人进行的。据估计,创伤后应激障碍的终身患病率中,越南战争退伍军人男性为30.9%,女性为26.9%;海湾战争退伍军人的患病率为12.1%,伊拉克战争退伍军人的患病率为13.8%(Gradus,2017)。老年人创伤后应激障碍的患病率需要进一步研究,但Reynolds及其同事(2016)在最近的一项研究报告中称,老年人(65岁及以上)的创伤后应激障碍患病率为2.6%,这比其他年龄组的患病率要低。

除了军事战斗,我们现在关注的老年人也经历了大萧条、大屠杀、2008年金融危机和种族主义——这些事件也可能会引发创伤后应激障碍。尽管他们可能已经设法控制住了症状,但一个认知受损的人可能不再能够控制思想、闪回或图像。这可能会导致巨大的痛苦,具体可表现为攻击性或敌意行为。作为大屠杀幸存者的老年人,当他们被安置在机构的集体环境中时,可能会出现创伤后应激障碍症状。小时候有被强奸或虐待史的老年女性,在被收容时也可能出现创伤后应激障碍症状,特别是在提供与身体接触的护理活动期间,如洗澡。知识链接 28.10 提供了创伤后应激障碍的一些临床实例。

---

**知识链接 28.10　老年人创伤后应激障碍的临床实例**

*Ernie 的故事*

　　在 Ernie 自杀后,人们推测他可能患有创伤后应激障碍。Ernie 在 1941 年,他 18 岁生日那天加入了美国陆军航空队(现在美国空军的前身)。他很快接受了训练,并被派往缅甸、中国和印度。在他的 3 年任期内,Ernie 经历了两次飞机失事,目睹了他的几个同伴在坠机中被肢解,目睹了被停日本士兵的酷刑,并且目睹了他的一些朋友被捕。当 Ernie 回到美国时,他的头发已经从深赤褐色变成了纯白色。他在服役 20 年后退休,但退休后一直无法工作。

　　Ernie 的生活中充满了酗酒、愤怒和虐待他人的事件,所有这些似乎都超出了他的控制范围。一个朋友从服役期一直到 1996 年去世都定期来看他。其他关系似乎都很肤浅,对 Ernie 来说意义不大。在他独自度过的 78 岁生日那天,Ernie 开枪自杀了。人们一定想知道有多少经历过第二次世界大战的老兵患有创伤后应激障碍,这是一个自杀风险很高的群体。

*Jack 的故事*

　　一位患有痴呆且经历过第二次世界大战的 80 岁老兵,住进了一家大型退伍军人管理局(VA)疗养院。Jack 的妻子告诉工作人员,他曾经是一名中学校长,在事业上非常成功。他一生中反复做着与战争经历有关的噩梦,当遇到有关于第二次世界大战的节目时,他总是关掉收音机或电视。现在,由于痴呆,他无法控制自己的思想和感情。在疗养院时,他会变得非常激动,当被安置在大的日间病房时,他会打他周围的其他老年人。工作人员认为,这是他作为战俘多年来的创伤后应激障碍反应。他们总是把他安置在护理站附近的一个较小的日间病房里,远离其他老年人,在那里他能够保持平静和愉快。不需要药物治疗,攻击就停止了。

---

## 症状

　　DSM-5 包括 4 个诊断创伤后应激障碍的主要症状群:①再体验;②回避;③情绪和认知的持续负面变化;④觉醒和接受能力的改变(包括易怒或攻击性行为,以及鲁莽或自毁行为)(American Psychiatric Association,2013)。患者经常在恐惧发作时重新体验创伤事件,并出现一些症状,如无助、闪回、侵入性想法、梦、图像、对提醒他们创伤事件的想法或情况的回避、注意力不集中、易怒、惊吓反应增加和情绪反应麻木(分离、变平或无影响)等。症状可能在创伤后的短时间内出现,但也可能会在一年到几年内出现延迟反应。

## 结局

　　创伤后应激障碍通常与身体疾病、物质使用障碍、抑郁和慢性疼痛同时发生。半数患有创伤后应激障碍的人患有抑郁症,因此定期评估抑郁症非常重要。与单独的创伤后应激障碍相比,抑郁症和创伤后应激障碍同时出现会导致更严重的症状、更高的医疗保健利用率和更低的生活质量(Rytwinski et al.,2013)。此外,创伤后应激障碍与更高的痴呆患病率和发病率可能存在某种联系,但需要进一步的纵向数据来充分认识这种联系(Yoder et al.,2016)。在创伤后应激障碍的治疗领域需要更严谨的研究,特别是针对老年人(Cook and Simiola,2017)。

# 促进健康老龄化:对老年护理的启示

## 评估

　　创伤后应激障碍的预防和治疗直到现在才得到与其他疾病多年来得到的同等研究关注。对创伤后应激障碍患者的护理包括认识到某些事件可能会引发不适当的反应,并在可能的情况下确定这些反应的模式。了解患者的过往和生活经历,对于理解其行为和实施适当的干预措施至关重要。哈特福德老年护理研究所推荐使用修订版事件影响量表(IES-R)(Christianson and Marren,2013)(知识链接 28.1)。

　　应将对老年人的创伤和相关症状的评估作为常规项目,因为他们可能不会告知创伤经历,或者会降低其重要性。与其他心理健康问题类似，老年人可能更容易告知身体问题、疼痛、睡眠困难或认知问题，而不是情绪问题。询问问题或担忧可能会引发老年人对情绪反应的描述，了解患者的身体问题后，应该了解关于情绪和活动变化的问题。谵妄/痴呆的认知筛查很重要，抑郁和自杀意念的评估也很重要。

## 干预

有效应对创伤事件似乎与安全和支持的关系，自由表达或完全抑制体验的能力，创伤后的有利环境，富有成效和积极的生活方式，坚定的信仰、宗教和希望，幽默感，生物完整性和韧性等有关。对复原力的研究可能会带来某些预测谁最有可能在高压力事件后发展为创伤后应激障碍的方法（National Institute of Mental Health，2016）。

对于如何治疗老年人创伤后应激障碍的认识仍在发展中。目前，对老年人的治疗建议包括认知行为疗法（CBT）和延长暴露疗法（PE）。一项名为"战士健康研究"（Warrior Wellness study）（Hall et al.，2018）的新研究对患有创伤后应激障碍的老年退伍军人进行了研究。其他疗法能改善创伤后应激障碍症状的方法包括认知加工疗法、眼动脱敏和再加工，以及叙事暴露治疗等。认知疗法的目的是剔除那些不正常的想法，以及似乎会导致痛苦的关于创伤的假设，鼓励患者去挑战信念的真实性，并用更平衡的思想来替代它们。暴露疗法指通过控制患者暴露于事件提醒物中，来回忆创伤/事件的痛苦记忆，暴露可以通过想象创伤、阅读事件描述，或访问创伤现场进行，直到与记忆相关的痛苦减少，身体和大脑被重新训练，从而使老年人认识到情况并不像他想的那样危险。

循证精神心理干预在治疗患有创伤后应激障碍的退伍军人中可能也是有效的，并且那些害怕精神疾病相关耻辱的人可能更容易接受。能够在创伤经历中找到意义和目的的人，不太可能发展成慢性创伤后应激障碍。服务提供者应该询问创伤后应激障碍的精神成分，并帮助个体找到生活的意义（第36章）。同样可使用药物治疗，舍曲林和帕罗西汀已被美国食品药品监督管理局（FDA）批准用于治疗创伤后应激障碍。用于老年人治疗时，需要仔细监测这些药物的使用情况（第9章）。

治疗应个体化，以满足每个独特患者的具体关注和需求，包括个人、团体和家庭治疗。基于互联网的治疗、自助治疗和电话辅助治疗是使干预更广泛可行的其他创新形式，特别是用于改善对大规模创伤事件的反应。需要开展进一步的研究来了解晚年创伤后应激障碍的各种表现，并验证和改善现有治疗方法的有效性（Department of Veterans Affairs，2019）。创伤后应激障碍管理的当前实践指南和创伤知情护理的治疗方案可以在知识链接28.1中找到。

## 精神分裂症

### 发病率

老年人是精神分裂症（schizophrenia）患者总人口中数量增长最快的人群，随着人口寿命的延长，预计在未来几十年这一数字会继续增长。精神分裂症患者的终身患病率为0.3%~1%，男性在10~25岁发病，女性在25~35岁发病，3%~10%的患者在40岁后被明确诊断。45岁后，精神分裂症的发作被定义为迟发性精神分裂症；而60岁以后，精神分裂症的发作则是罕见的（American Psychiatric Association，2013；Sadock et al.，2015）。

### 症状

与精神分裂症相关的主要症状可分为妄想、幻觉、言语混乱与行为紊乱等阳性症状和情感迟钝、情感淡漠、快感缺乏及意志减退等阴性症状；同时，还有部分患者表现出执行功能不佳、注意力持续时间有限的认知症状（American Psychiatric Association，2013）。但是到了65岁，患有精神分裂症的人经历的妄想和幻觉更少，大约20%的人没有活跃的症状，但80%的人生活在某种程度的损伤中（Sadock et al.，2015）。认知障碍的症状通常不会随着年龄的增长而改善。Mushkin和他的同事（2018）采访了20名患有精神分裂症的老年人，以研究如何促进对患有精神分裂症和个人福祉的理解。有趣的是，研究结果显示受访者将老年阶段视为"机会之窗"和"过正常生活的机会"。幸福感可以用4个主题来表达：老年疾病的平衡过程，自我实现以促进幸福，体验归属感，以及老龄化是正常化的机会。

## 结局

精神分裂症等严重持续性精神疾病（SPMI）患者成了一个被剥夺权利的群体，他们获得医疗保健的机会有限，导致功能下降、发病率和死亡率更高。精神分裂症患者的潜在寿命损失比普通人群多14.5年（Hjorthøj et al.，2017）。这种年数的减少归因于与抗精神病药有关的心血管疾病、不良饮食、有限运动和吸烟（Gates et al.，2015），但需要继续进行研究，特别是研究全球范围内老年精神分裂症对患者的影响。

就个人挑战和医疗费用而言，精神分裂症是一种"昂贵"的疾病。精神分裂症患者的生活状况可能很困难，他们大多数人住在疗养院、辅助生活设施、寄宿公寓或街头。改善老年人独立功能的干预措施，同时结合社区服务，可以减少患者入住机构有关的费用。老年精神分裂症患者的管理将成为卫生保健系统的一个沉重负担，需要跨团队、连续的综合护理模式。

## 促进健康老龄化：对老年护理的启示

### 干预

精神分裂症的治疗包括药物干预和非药物干预。第一代抗精神病药物（如氟哌啶醇）在管理精神分裂症的阳性症状方面是有效的，但在老年人中存在问题，并且具有致残和持续副作用的高风险，例如迟发性运动障碍。异常不自主运动量表（AIMS）有助于评估抽动障碍（TD）的早期症状（第9章）。第二代非典型抗精神病药物（如利培酮、奥氮平、喹硫平）低剂量给药时，锥体外系症状（EPS）和抽动障碍（TD）发生的风险较低。抗精神病药物的另一个副作用是潜在的体重增加和糖尿病。建议使用体重中性药物，并且饮食教育、腰围和体重应常规纳入精神分裂症患者的评估中（Hjorthøj et al.，2017）。疗养院使用的抗精神病药物指南提供了精神分裂症者使用这些药物的适应证。

其他重要的干预措施包括将社会支持、教育、体育活动和认知行为治疗（cognitive behavioral therapy，CBT）相结合等。卫生保健专业人员、患者

及其家属采取积极的方法，并结合干预措施来提高生活质量也很重要。老年精神分裂症患者的家庭成员经历着照顾慢性残疾者和应对自身衰老的负担。一些基于社区的支持服务很有必要，包括住房援助、医疗保健、娱乐服务，以及帮助家庭成员为其亲属的未来制订计划的服务，但社区为老年精神分裂症患者提供的服务还相对较少。美国精神病联盟（the National Alliance on Mental Illness，NAMI）（知识链接28.1）是患者及其家庭的重要资源。

## 老年人的精神症状

在老年人中，真正的精神病的发病率较低，但精神病的表现可作为各种疾病的继发性综合征出现，最常见的是神经认知障碍和帕金森病（第23和29章）。

### 偏执症状

新发作的偏执症状在老年人中很常见，并可在晚年出现多种情况。偏执症状可以表示医学疾病或谵妄导致的精神状态的急性变化，也可以由潜在的情感或原发性精神障碍引起。偏执狂也是阿尔茨海默病的早期症状，可出现在诊断前大约20个月。30%~40%的神经认知障碍患者存在偏执或迫害妄想（Sadock et al.，2015）。药物治疗、视力和听力损失、社会孤立、酗酒、抑郁、负面生活事件的存在、经济压力和创伤后应激障碍等也可能是诱发偏执症状的因素。

### 妄想

妄想是知觉的一种特殊形式，它是人在特定的条件下对客观事物的扭曲知觉，也就是把实际存在的事物被扭曲的感知，作为与实际事物完全不相符的事物。妄想可能是让人感到欣慰的，也可能是具有威胁性的，但它们总能形成一种结构，用来理解原本似乎无法控制的情况。妄想症是一种没有事实根据的、想象的想法，持续一个月以上。

老年人常见的妄想是中毒、个人物品被偷、孩子拿走他们的财产、被囚禁，或被配偶、伴侣或情人欺骗等。在老年人中，妄想通常包含重要人物，而不是全部的浮华或迫害妄想症。源于现实基础的恐惧和信任的缺乏可能会被放大，尤其是当一个人

孤立于他人,得不到现实的反馈时。判断那些看似妄想的想法是否真的基于现实是很重要的。知识链接 28.11 提供了一些临床实例。

---

**知识链接 28.11　临床实例:妄想**

**Maggie 的故事**

Maggie 固执地抱有一种妄想,以为她的儿子是个很厉害的律师,要来强迫政府让她离开疗养院。其实她的儿子是一名工厂工人,已经去世 10 年了。她那个时代发生的事情、她的希望、地位,都是围绕着这个信念组织起来的。很明显,如果没有她的妄想,她会感到孤独、失落和被抛弃。

**Herman 的故事**

Herman 是一家疗养院里的 88 岁老人,他坚持要去看望他的母亲。他的思维在其他方面似乎很清晰(通常是和妄想患者有关的事情),其中一位作者(P. Ebersole)怀疑他与死去的母亲之间有一些未解决的冲突,或者他觉得自己需要安慰和关怀。P.E. 没有和他争论他死去的母亲,因为对妄想患者来说,争论从来都不是一种有用的方法。相反,她用她能想到的最好的方法向他保证,她对他这个人很感兴趣,并且认识到他有时一定感到很孤独。他继续说他必须去看望他的母亲。当 P.E. 不能再拖延他的离开时,她和他一起走到护士站,发现他 104 岁的母亲确实住在该机构的另一层,他每天都去看望她。

---

### 幻觉

对幻觉最准确的描述是,在没有外部刺激的情况下发生的感觉感知,可能是由五种感官中任何一种的内部刺激引起的。幻觉虽然不能归因于环境刺激,但也可能是环境因素共同作用的结果。由精神障碍引起的幻觉在老年人中并不常见,这些幻觉被认为是在人们感到孤独、被抛弃、孤立或疏远的情况下产生的。为了补偿不安全感,人们会刺激一种幻觉体验,通常是想象中的同伴。想象中的同伴可能会填补巨大的空虚感,并提供一些安全感,但他们也可能成为指责和烦扰的来源。

幻觉体验在晚年的特点和阶段还没有被充分地定义。许多幻觉是由生理障碍引起的,如痴呆、帕金森病、感觉障碍和药物等。有听力和视力缺陷的老年人也可能听到或看到实际上并不存在的声音或物体(幻觉),有些人把这解释为大脑在没有足够的感觉输入的情况下试图创造刺激。如果幻觉对患者没有影响,就不需要治疗(知识链接 28.11)。

## 促进健康老龄化:对老年护理的启示

### 评估

评估的困境通常是确定偏执狂、妄想和幻觉是由医疗疾病、药物、痴呆、精神病、感官剥夺或超负荷等哪种原因造成的。根据诱发因素的不同,处理方法也会有所不同。治疗必须基于全面的评估、对精神病行为的性质(原发性或继发性精神病)和首发症状的发作时间(早或晚)的确定。当务之急是治疗由医疗疾病、痴呆、物质滥用或谵妄引起的继发性精神病的根本原因。

对视力和听力的评估也很重要,因为这些损伤可能会使老年人易于患偏执狂或多疑。精神病性症状和/或偏执意念也表现在抑郁症中,因此也应进行抑郁症筛查。评估自杀的可能性也表明,正在经历偏执症状的个体有伤害自我的重大风险。除非全面调查了他或她的说法,评估了身体、认知状况,以及导致这些行为的环境因素,否则永远不能得出某人有妄想、偏执狂或正在经历幻觉的结论。

### 干预

可怕的幻觉或妄想,比如感觉自己中毒了,通常是在引发焦虑的情况下产生的,对此类情况最好的管理方法是减少情境压力;提供一个安全、无偏见的环境;关注恐惧而不是幻想或幻觉的内容。直接对抗有可能增加焦虑不安感和脆弱感;也可能破坏两者间的关系。更有用的方法是建立一种不苛求也不太紧张的信任关系(知识链接 28.12)。

识别个人的优势并在此基础上发展很重要,表现出尊重和愿意倾听他人的担忧和恐惧也是很重要。重要的是,护士要值得信赖,能够提供明确的信息,并给出明确的选择。不能假装同意偏执狂患者的信仰或妄想,而是要问患者困扰的是什么,并提供安全的保障。重要的是,要试着了解患者的痛苦程度,以及他或她是如何经历困扰的。其他建议

**知识链接 28.12 临床实例：这是幻觉吗？**

在疗养院里，一位患有阿尔茨海默病的老年妇女正在经历失认症，她会看着镜子，和"我看到的里面的那个漂亮女士"说话。"你想和我一起吃饭还是出去散散步？"她会问。这对她来说是一种安慰，因此她不需要药物来治疗幻觉，有些人会给她的行为贴上这样的标签。正如许多疾病的症状一样，体弱多病的老年人通常不表现出我们被告知与某些身体和精神障碍有关的主要迹象。诊断标准和通常以证据为基础的实践指南是在对年轻人的观察和研究基础上制定的，可能并不总是适合老年人。在对老龄化独特方面的知识和研究增加之前，应督促护士和其他卫生保健专业人员使用针对老年人的现有的指南，对老年人进行个性化的评估和治疗。

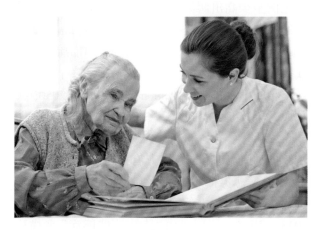

表现出尊重和倾听的意愿是建立富有爱心的护患关系的基础

是避免看电视，因为电视可能会让人感到困惑，尤其是当患者醒来后发现电视开着，或者患者有听力或视力障碍时。另外，要减少房间里的杂乱程度，消除可能会对患者造成阴影的威胁。提供眼镜和助听器，最大限度地增加感官输入，以减少误解。

如果症状已经干扰身体功能，人际和环境策略也无效时，可以使用抗精神病药物，首选较新的非典型抗精神病药物（利培酮、奥氮平），但必须谨慎使用，并注意副作用和监测用药反应。目前，尚没有一种获批用于治疗神经认知障碍患者行为反应的抗精神病药物。非典型抗精神病药物包括一个黑匣子警告，该警告与老年痴呆相关精神病患者的死亡风险增加有关（Centers for Medicare & Medicaid Services Medicaid Program Integrity Education，2015）。关于痴呆和非药物干预的行为和心理症状的进一步讨论详见第 29 章。

## 双相障碍

DSM-5 将双相障碍（bipolar disorder，BD）定义为一种反复发作的情绪障碍，包括躁狂和/或轻躁狂和重度抑郁（双相Ⅰ型），或重度抑郁和轻躁发作（双相Ⅱ型）（American Psychiatric Association，2013）。抑郁和狂躁阶段的时长各不相同，从几天到几周不等。双相障碍是一种终身疾病，通常开始于青春期，但 20% 的老年双相障碍患者在 50 岁后首次发作。随着年龄的增长，预计在未来几十年内，患有双相障碍的老年人数量将急剧增加。双向障碍通常在晚年趋于稳定，患者倾向于长期处于抑郁状态。躁狂是比抑郁更常见的住院原因，而抑郁却可能是更多残疾的原因。与老年人的其他精神疾病类似，合并症往往掩盖了疾病的存在，且经常被诊断不足、误诊和治疗不足。

## 促进健康老龄化：对老年护理的启示

### 评估

评估包括全面的身体检查和实验室、放射检查，以排除导致症状的物理原因，并确定是否有合并症。同时，应该进行药物审查，因为某些症状可能是药物的副作用。从患者和患者家属那里获得准确的病史是很重要的，应该包括与抑郁、躁狂、轻躁狂和双相障碍家族史相关的症状评估。躁狂发作合并抑郁特征和双相障碍家族史是诊断的高度指征（知识链接 28.13）。

**知识链接 28.13 聚焦遗传学**

美国国家精神卫生研究所精神疾病合作遗传研究中心正在开展抑郁症、精神分裂症和双相障碍等精神健康疾病的遗传学基础研究。

最新的全基因组研究确定了精神分裂症和双相障碍、双相障碍和抑郁症、精神分裂症和抑郁症之间共有的遗传风险因素，这是这些精神障碍之间存在重叠的第一个证据。关于精神卫生疾病基因发现的持续研究正在进行中。

## 干预

### 药物干预

锂是双相障碍患者最常用的物质,它对神经系统有使人难以忍受的影响。锂的半衰期很长(超过36 小时),剂量需根据肾功能调整,影响尿液生成的药物(利尿药)可以改变锂的水平。使用中,需要密切监测锂水平、血液尿素氮(BUN)水平和血浆肌酐水平(Sadock et al.,2015)。抗惊厥药物如丙戊酸、双丙戊酸钠和拉莫三嗪在双相障碍治疗中更常用,尽管使用拉莫三嗪需要监测是否发生史 - 约综合征(Stevens-Johnson syndrome)。同时,在使用过程中,必须监测药物水平和肝功能。许多抗惊厥药物都受到美国食品药品监督管理局(FDA)的警告,称其使用可能会增加自杀风险,所以仔细监测患者情绪和行为的变化,以及有无自杀意念的迹象很重要。

抗抑郁药如氟西汀、帕罗西汀和文拉法辛可与其他药物联合用于治疗双相障碍中的抑郁症,因为这些药物会引发躁狂,所以应当进行仔细的评估。有时也使用非典型的抗精神病药物,但与前面讨论过的安全警告相同,如果怀疑使用者有神经认知障碍,就不要使用。奥氮平、阿立哌唑和奎硫平均被批准用于双相障碍的治疗,可能会缓解严重躁狂和精神病患者的症状(U.S. Food and Drug Administration,2017)。

### 社会心理学方法

对患者和患者家庭成员的教育和支持是必不可少的,必须使家庭成员明白,由于大脑中的化学失衡,患者无法控制躁狂和刺激性行为。据报道,药物治疗和强化心理治疗,认知行为疗法,人际和节律治疗(改善与他人的关系,管理日常事务),以及以家庭为中心的治疗在提高康复率方面是有效的。

心理教育是所有社会心理干预的重要组成部分,护士可以帮助患者了解双相障碍及其治疗方式。心理教育应包括培养患者对疾病的接受能力,使患者意识到影响复发症状和体征的因素,学习如何与他人沟通,以及建立有规律的睡眠和活动习惯。教会患者通过记录日志来监测情绪变化、活动水平、压力源和睡眠量是很重要的。药物治疗可能很复杂,因为许多人很难坚持服药。一种重要的护理干预措施是,告诉患者和家属处方药物的好处和风险,以及监测治疗效果的重要性、药物副作用和药物管理系统的价值。

## 抑郁症

抑郁不是衰老的正常组成部分。研究表明,大多数老年人对自己的生活感到满意(National Institute on Aging,2017)。为了了解抑郁症,护士必须了解晚年压力源和变化对老年人的影响,以及老年人、社会和健康专业人员对抑郁症及其治疗的看法。

### 患病率

抑郁症是一个重要的公共问题,但在老年人群中仍未得到充分的诊断和治疗。老年人中抑郁症的患病率为 1%~5%,在初级保健和医疗机构中,这一比例至少高出两倍,其中 6%~9% 符合重度抑郁症的标准(Bruce and Sirey,2018;Centers for Disease Control and Prevention,2017)。此外,抑郁症是全球残疾的主要原因,也是全球疾病负担的一个主要因素(World Health Organization,2018c)。到 2050 年,预计老年人抑郁症的患病率将增加一倍以上(Jeste et al.,2018)。

据估计,17% 的老年人有被称为亚综合征抑郁症、心境恶劣抑郁症或轻度抑郁症的不符合重度抑郁症(MDD)标准的抑郁症症状(Bruce and Sirey,2018)。DSM-5 使用术语"持续性抑郁症"来描述这些长期存在的症状(持续 2 年或更长时间)。识别和治疗这些症状很重要,因为持续性抑郁障碍对许多老年人的身体和社会功能,以及生活质量有负面影响,并且与随后发生严重抑郁症的风险增加相关。关于患有轻度抑郁障碍的老年人的研究目前还很有限。

老年人抑郁症的患病率可能低估了问题的严重程度。与抑郁症相关的污名可能在老年人中更普遍,他们可能不承认自己的抑郁症状或拒绝寻求治疗。未来的老年人将会对心理健康问题有更多了解且更愿意寻求治疗,因此他们可能会逐渐忽略因疾病产生的耻辱感。许多老年人,尤其是那些在大萧条、两次世界大战、大屠杀和其他悲剧中幸存下来的人,可能会认为抑郁症是可耻的,是性格有缺陷、以自我为中心、精神软弱以及罪恶或报复的证据。Freeman 及同事(2016)发现,对衰老的负面看法会影响抑郁和焦虑的持久性。

健康专家通常认为,患有抑郁症的老年人可能没有采取适当的措施来评估和治疗。老年人抑郁症的不同表现,可能导致抑郁症状的医疗问题增加,也导致了这种认识和治疗的不足。即使确诊了抑郁症,大多数患有严重抑郁症的老年人也没有接受与指南(如果有的话)一致的抑郁症治疗(Bruce and Sirey,2018)。为了提供安全、有效的护理,所有医疗卫生保健专业人员都必须接受关于老年人抑郁症的充分教育。

## 后果

抑郁症是一种常见且严重的疾病,对个人健康和生活质量造成的损害和残疾仅次于心脏病。抑郁和抑郁症状与疾病和手术恢复延迟、过度使用医疗服务、认知障碍、并存疾病恶化、营养不良、生活质量下降,以及自杀和非自杀相关死亡增加等负面后果相关。护士很可能会在任何环境中遇到许多有抑郁症状的老年人。认识抑郁症并增加老年人获得适当心理健康护理的机会,是改善老年人预后的重要护理任务。

## 病因

老年人患抑郁症的原因很复杂,必须在生物-心理社会框架内进行研究。健康、性别、发展需求、社会经济、环境、性格、损失和功能衰退等因素对老年抑郁症的发展都很关键。生物原因,如神经递质失衡等,与老年抑郁症有很强的联系。这可能是脑卒中、帕金森病和神经认知障碍等神经疾病患者中抑郁症发病率高的一个因素。

抑郁症也是痴呆的危险因素,尤其是早发性、复发性、重度抑郁症,30%~50% 的阿尔茨海默病患者会出现严重的抑郁症状(Cipriani et al.,2015；Ryu,2017)。在阿尔茨海默病患者中,抑郁是至少1/3 病例中最早可观察到的症状(Jeste et al.,2018),此类患者的抑郁症可能是由渐进性衰退造成的,研究表明,抑郁症和阿尔茨海默病之间也可能存在生物学联系。

内科疾病和药物也可能导致抑郁症状(知识链接 28.14 和知识链接 28.15)。影响抑郁症发展的其他重要因素包括酗酒、失去配偶或伴侣、失去社会支持、收入水平较低、照护者压力(尤其是照护痴呆患者)和性别。知识链接 28.16 列出了一些常见的抑郁症危险因素。

---

**知识链接 28.14　内科疾病与抑郁症**

- 癌症
- 心血管疾病
- 内分泌失调,如甲状腺疾病和糖尿病
- 神经疾病,如阿尔茨海默病、脑卒中和帕金森病
- 代谢和营养障碍,如维生素 $B_{12}$ 缺乏症、营养不良、糖尿病
- 病毒感染,如带状疱疹和肝炎
- 视力和听力障碍

---

**知识链接 28.15　药物与抑郁症**

- 抗高血压药
- 血管紧张素转换酶(ACE)抑制药
- 甲基多巴
- 利血平
- 胍乙啶
- 抗心律失常药
- 降脂药
- 抗生素
- 镇痛药
- 皮质类固醇
- 地高辛
- 左旋多巴胺

---

**知识链接 28.16　老年人抑郁症的危险因素**

- 慢性病、残疾、功能下降
- 阿尔茨海默病和其他痴呆
- 丧亲
- 照护者(压力)
- 女性(2∶1 风险)
- 社会经济剥夺
- 抑郁症家族史
- 抑郁发作史
- 入住长期照护机构或其他环境变化
- 药物治疗
- 酒精或物质滥用
- 独居
- 守寡

## 促进健康老龄化：对老年护理的启示

### 评估

　　老年人抑郁症的诊断极具挑战性，每个老年人的症状表现各不相同。患有抑郁症的老年人会更多地抱怨躯体疾病，如失眠、食欲不振、体重减轻、记忆力减退和慢性疼痛。通常很难区分躯体疾病症状和与慢性病相关的身体症状，但通常在诊断时两种症状都必须评估。

　　精力和动力下降、缺乏体验快乐的能力、依赖性增加、不良的仪容仪表和难以完成日常生活活动、远离过去喜欢的人或活动、性兴趣下降，以及对死亡或"放弃"的过度注意也是老年人抑郁的迹象。年轻抑郁症患者的负罪感和无价值感在老年人中较少出现。

　　个体通常表现为记忆问题和新近发作的认知障碍，类似痴呆，但症状可以在抑郁症缓解后消退（以前称为假性痴呆）。需要注意的是，这些患者中有很大一部分会在2~3年内进展为不可逆的痴呆，因此，早期识别和治疗抑郁症非常重要。有记忆障碍的老年人应该接受抑郁症评估，因为区分抑郁症和痴呆至关重要。痴呆患者的焦虑、身体攻击行为和重复言语等症状可能是抑郁症的指示迹象（Cipriani et al.，2015）（第29章）。

　　综合评估包括使用抑郁症筛查工具、访谈、询问精神病史和其他病史、体格检查（包括重点的神经病学检查）、功能评估、认知评估、实验室检查、药物审查、医源性或医学原因的确定，以及家庭访谈。

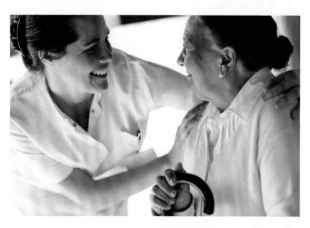

创造充满希望的环境，在其中可以享受有意义的活动和支持关系，是抑郁症治疗中一个重要的护理任务

　　综合评估还必须包括对抑郁症药物治疗、酒精和物质滥用，以及可能导致抑郁症或使抑郁症治疗复杂化的相关合并症引起的身体状况的评估（知识链接28.17）。

---

### 知识链接 28.17　　最佳实践建议

**抑郁症的评估**

- 利用抑郁筛查工具（如果有认知障碍，使用GDS 或 Cornell）。
- 评估自杀倾向——直接问问题，"你想过自杀或伤害自己吗？"
- 调查患者的躯体不适，寻找潜在的急性或慢性压力事件。
- 调查睡眠模式、食欲或体重的变化、社交模式、身体活动水平和物质滥用情况（过去和现在）。
- 直接询问可能影响抑郁症的心理社会因素：虐待老年人、恶劣的环境条件，以及配偶/伴侣死亡或残疾后患者角色的变化。
- 获取精神病史和其他病史资料。
- 进行身体检查，包括重点神经检查。
- 评估和治疗慢性病，以改善预后，防止病情恶化。
- 完成功能评估（密切关注日常生活活动功能的变化）。
- 进行认知评估；抑郁症患者可能在检查时不予配合，回答"我不知道"，在检查时记忆力减退和表现不一致。
- 进行药物审查（评估可能导致抑郁症状的药物）。
- 评估精神病症状（妄想、幻觉）和双相障碍症状。
- 进行适当的实验室检查，以排除引起症状的其他原因（例如，促甲状腺激素、$T_4$、血清维生素$B_{12}$、维生素D、叶酸、全血计数、尿液分析）。
- 利用家人/重要其他人获取关键信息，将患者的症状与他人的观察联系起来；首先评估和采访患者。

---

　　应将对医院、初级保健机构、长期照护机构、家庭和社区等所有环境的老年人抑郁症筛查纳入持续性护理的常规健康评估。老年抑郁症量表（GDS）

是专门为筛查老年患者而开发的,在许多环境中进行了广泛测试,同时,也推荐使用康奈尔痴呆抑郁量表(CSDD)评估老年痴呆患者的抑郁程度(第7章)。

## 干预

老年人抑郁症治疗的目标是减少症状,减少复发,降低死亡率和医疗保健费用,增强老年人的功能,提高其生活质量。应基于病史、症状严重程度、伴随疾病和残疾程度进行个体化的干预。抑郁症有各种各样的治疗方法,老年人的预后通常与年轻人相似。然而,对于有多种内科合并症的体弱、高龄患者来说,情况可能并非如此(Kok and Reynolds,2017)。指南建议,重性抑郁症的有效治疗方法是将药物治疗和心理治疗或咨询相结合,同时建议将心理治疗作为轻度重性抑郁症的一线治疗。心理治疗的效果与抗抑郁药相当(Kok and Reynolds,2017)。

### 非药物方法

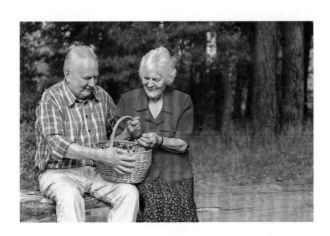

老年人一起享受活动

抑郁症的治疗应遵循循证的非药物治疗方法,尤其是在初级保健中。经过数据分析后,认知行为疗法(CBT)符合最高水平的证据,该方法具有微小但有益的效果,特别是在社区环境中,护士还可以提供其他可能有效的护理方法。已发现的对抑郁症有帮助的非药物治疗方法包括家庭和社会支持、教育、悲伤情绪管理、锻炼、幽默疗法、精神疗法、认知行为疗法(CBT)、简短心理动力治疗、人际关系治疗、回忆和生活回顾治疗(见第6章)、问题解决治疗和补充治疗(如太极)等(Holvast et al.,2017)。运动与抑郁症状的显著减少有关(Seo and Chao,

2018)(第18章)(研究亮点知识链接)。针对老年人的有效、简化并可行的心理治疗方法的发展是很重要的,如基于互联网的干预计划等。

### 知识链接:研究亮点

这项系统综述的目的是确定运动对生活在美国社区环境中的老年人所经历的抑郁症状的影响。根据研究的纳入标准,对10项研究(7项随机对照研究和3项类实验性研究)进行了审查。运动方式因研究而异,包括散步、练瑜伽、打太极、有氧运动和举重。此外,运动强度和持续时间也因研究而异。大多数研究报告了在运动后立即测量时,抑郁症状有所减轻,但只有3项研究测量了一段时间内运动对抑郁症状的影响。研究中发现了几个局限性:样本量小、锻炼方式不同和结果测量方法不同。推荐采用更严格的研究设计和方法来评估运动对老年人抑郁症状的长期影响。

资料来源:Seo JY,Chao Y:Effects of exercise interventions on depressive symptoms among community-dwelling older adults in the United States,*J Gerontol Nurs* 44(3):31-38,2018.

很少有系统研究探究行为干预对神经认知障碍患者轻度抑郁的疗效,但有几种干预措施是有希望的。问题适应疗法(PATH)是一种可有照护者参与的、可在家庭实施的干预措施,已被发现可以减轻抑郁症状。回忆疗法也被报道可以改善轻中度痴呆患者的抑郁症状。另外,行为治疗—积极事件(BT-PE),可指导护理人员促进患者参与愉快的活动和进行积极的互动。运动疗法、照护者解决问题的技能等被证明有效(Bohlken et al.,2017;Cipriani et al.,2015)。

尽管循证指南呼吁将药物和心理治疗相结合,而且老年人通常更喜欢心理治疗而不是精神药物,但心理干预通常不作为替代方案,时间、报销限制以及训练有素的老年精神卫生人员有限等都是不积极的原因。

**综合护理** 大多数老年人更喜欢由初级保健提供者而不是心理健康专家来治疗抑郁症。新护理模式,一种在同一环境中提供初级和行为护理的方法,旨在促进初级保健提供者和心理健康专家在规划和治疗老年人抑郁症方面的合作。有证据表明,综合护理可改善老年人抑郁症治疗的可及性、质量和结果。最有效的模式包括系统的抑郁症筛查,即随着时间的推移,由一名抑郁症照护管理者(通常是护士)直接与患者合作,并使用循证抑郁症治疗方式(Bruce and Sirey,2018;Gilbody et al.,2017)。在家中实施的几项协作干预措施也显示出在减少患者抑郁症状、缓解抑郁和提高生活质量方面的有效性(Bruce and Sirey,2018)(知识链接28.18)。

---

### 知识链接 28.18　范例程序

**PEARLS(克服抑郁的解决办法)**

- 以患有慢性病的居家老年人为目标,为抑郁症患者提供"上门服务",特别是在服务能力不足的社区。
- 将该计划纳入现有的基于社区的计划中,为老年人提供护理和资源。
- 通过教授行为和解决问题的技巧,以及愉快的活动安排来治疗轻度抑郁和持续性抑郁障碍。
- 采用长期护理和协作护理模式。
- 使用由心理医生领导的团队和训练有素的心理顾问,与参与者一对一地进行八次家庭会议,然后进行一系列维持性电话会议。
- 一名精神病医生担任监督者,定期审查病例,解决抑郁症的其他原因,并与患者的初级保健提供者合作,评估治疗效果和对包括药物在内的抑郁症治疗的需求。
- 结果显示抑郁症状减轻,住院率降低,功能、情绪健康和生活质量改善。
- 该项目被纳入美国国家循证项目和实践注册中心,以及医疗保健研究和质量创新交流机构。

资料来源:Health Promotion Research Center:*PEARLS.*

---

### 药物方法

抗抑郁药物能有效治疗老年抑郁症,但多重用药会引起多种医学合并症及药物间的相互作用,产生副作用的风险很高。2/3 使用抗抑郁药物的老年人使用的药物要么是禁忌药物,要么是具有中重度相互作用风险的药物(Holvast et al.,2017;Kok and Reynolds,2017)。药物的选择取决于合并症、药物副作用和期望的效果类型等。患有焦虑性抑郁症和睡眠障碍的人可能会受益于更具镇静作用的药物,而不吃东西的人可能会更好地服用具有刺激食欲作用的药物。

最常用的抗抑郁药是 SSRIs。这些药物可选择性地作用于大脑中的神经递质,以缓解抑郁症。老年人对 SSRIs 的一般耐受性良好,其抗胆碱能和镇静作用可能与身体和认知障碍有关。对 SSRIs 试验没有反应的患者,还可以用另一组结合了血清素和去甲肾上腺素再摄取抑制剂(SNRIs)抑制作用[例如文拉法辛(Effexor)]的抗抑郁药。这些也可能是那些从事或期望性活动的人更喜欢的,因为它们不太可能有性副作用。同时也可以使用一种非典型抗抑郁药物,如安非他酮(Wellbutrin)或曲唑酮。在减少多重用药的情况下,安非他酮也减少了尼古丁依赖,曲唑酮是镇静药——用于难以入睡或保持睡眠的人。自从 SSRIs 和 SNRIs 发展以来,较老的单胺氧化酶抑制药和三环类抗抑郁药不再适用于抑郁症的治疗,因为它们的副作用大,包括发生跌倒的风险。

必须密切监测所有抗抑郁药物的副作用和治疗反应。FDA 批准了 20 多种用于治疗老年人抑郁症的抗抑郁药物,需要对几种药物进行评估,以确定对个体最有效的药物。与针对老年人的其他药物类似,应首先降低剂量(目标剂量的 50%),并根据指示进行滴定,直到确保能取得充分的治疗效果。如果患者对治疗有反应,目前尚不清楚药物治疗应持续多长时间,但如果有终身抑郁史,建议药物治疗应至少维持 2 年,以防止复发(Kok and Reynolds,2017)(第 9 章)。

### 其他治疗

电休克疗法(electroconvulsive therapy,ECT)在治疗老年重性抑郁症上的有效率为 60%~80%,是目前最有效的方法。ECT 也适用于因精神抑郁、有自杀倾向、严重营养不良,或因拒绝药物治疗而病情恶化并面临严重伤害风险的患者(Kok and Reynolds,2017)。ECT 可以更快地缓解症状,对于不能耐受抗抑郁治疗且有多种合并症的体弱老年人也是一种有用的选择。目前,ECT 有了很大的改善,但是需要向老年人仔细解释治疗方法,以免他们产生误解。

快速经颅磁刺激（rapid transcranial magnetic stimulation，rTMS）是 2008 年 FDA 批准的一种治疗方法，用于治疗使用药物无效或不耐受的成年人抑郁症。这种治疗指让高电流通过患者头皮附近的电磁线圈，向大脑施加短暂的磁脉冲。靶向磁脉冲可刺激抑郁症患者大脑中活动不足的回路，以恢复其正常的功能和情绪，每次持续 30~40 分钟，大多数患者治疗时长为 4~6 周。这种疗法对于老年患者的有效性仍在评估中。患有癫痫、脑卒中、脑损伤/外伤/手术、有起搏器或颅内磁装置的人禁用经颅磁刺激。知识链接 28.19 为照顾患有抑郁症的老年人的家庭和专业人员提供了建议。

---

**知识链接 28.19　最佳实践建议**

**抑郁症的家庭和专业支持**

- 缓解身体疾病带来的不适。
- 增强身体功能（即定期锻炼和/或活动；物理、职业、娱乐疗法）。
- 制订一个包括愉快活动的日常活动时间表。
- 增加社会化机会，增强社会支持。
- 为决策和行使控制权提供机会。
- 关注精神的恢复和意义的重新发现。
- 重新激活潜在的兴趣，或者发展新的兴趣。
- 确认抑郁情绪从而协助患者恢复；不要试图支持患者的情绪或否认他（或她）的绝望。
- 帮助患者意识到抑郁症的存在、症状的性质以及抑郁症的时限。
- 强调抑郁症是一种医学疾病，而不是精神疾病，必须像其他疾病一样治疗。
- 向老年人和家庭成员提供易于使用的教育材料，例如美国国家心理健康研究所提供的材料。
- 让家人参与到患者的教学中来，尤其是年轻的家庭成员，他们可能有着与抑郁症及其治疗相关的不同生活经历。
- 提供一个接受的氛围和感同身受的回应。
- 展示对这个人优点的信心。
- 赞美所有的为恢复而做的努力，无论多少。
- 协助表达和处理愤怒。
- 不要扼杀悲伤的过程；悲伤时不得催促。
- 创造一个充满希望的环境，培养自尊，让生活有意义。

---

# 自杀

美国和全球自杀率最高的人群是老年人。自杀企图在青少年和年轻人中更为常见，但在美国，老年人的自杀率最高，白人老年男性的自杀率高达 48.7/10 万（Butcher and Ingram，2018）。年长的鳏夫被认为是最脆弱的，因为他们经常依靠妻子来维持家庭的舒适，以及家人和朋友的社交网络。在 2016 年关于种族/民族人口的调查中，白人的自杀率最高，其次是美国印第安人/阿拉斯加原住民（American Foundation for Suicide Prevention，2016）。所有国家妇女的自杀率都要低得多，这可能是因为妇女在一生中会扮演多重角色，所以她们在应对技能方面具有更大的灵活性。尽管有这些令人担忧的统计数据，但很少有关于老年人自杀意念和行为的研究。

自杀率上升的可能因素包括经济衰退，与处方阿片类药物使用增加相关的故意过量，其他物质使用，以及基于该年龄组青少年时期高自杀率的队列效应。Butcher 和 Ingram（2018）提出了年龄歧视对自杀的影响问题，老年人会内化衰老的负面刻板印象，卫生保健专业人员也会在实践中反映出年龄歧视（第 2 章）。"医疗保健提供者通常将自杀想法视为老年人的正常反应"（2018，p. 21）。这些统计数据提高了人们对未来几代老年人日益严重的心理健康问题的关注度，并呼吁在这一年龄组加大预防力度。

在大多数情况下，抑郁症和其他心理健康问题，包括焦虑，会大大增加自杀的风险。自杀的常见诱因包括身体或精神疾病、配偶或伴侣死亡、物质滥用、慢性疼痛、社会支持有限、独居、经济压力和自杀未遂史等（Choi et al.，2015）。老年人和年轻人自杀行为的主要区别之一是方法的致命性。在 65 岁以上的男性中，每 10 起自杀中就有 8 起携带枪支，而枪支占所有自杀的 51%（American Foundation for Suicide Prevention，2016）。

许多死于自杀的老年人在自杀前向他人寻求过援助。3/4 自杀的老年人在死前 1 个月内看过医生；40% 在自杀前 1 周内就诊，20% 在自杀当天就诊（American Psychological Association，2018）。有自杀意念或其他心理健康问题的老年人经常出现躯体疾病,而抑郁症经常被忽视。统计数据表明,虽有机会评估自杀风险,但干预的必要性未受到应有的重视,甚至未被认识到。因此,对于所有环境中的照护者来说,询问老年人最近的生活事件、对所有老年人实施抑郁症筛查、评估焦虑障碍、在抑郁症评估的基础上评估自杀想法,以及识别自杀的警告信号和风险因素是非常重要的。行为线索、风险和保护因素见知识链接 28.20。

---

### 知识链接 28.20　警告信号与自杀风险和恢复因素

**风险因素和警告信号**

- 男性
- 精神病学诊断
- 身体疾病
- 功能障碍
- 抑郁
- 丧失社会支持
- 社会隔绝
- 酒精和物质滥用、误用
- 丧亲,如配偶或伴侣死亡
- 重大丧亲史
- 财务不安全
- 近期的自杀企图
- 自杀未遂史
- 重大危机或过渡期,如退休或搬迁到辅助生活或护理机构
- 家庭成员生活中的重大危机
- 移动性丧失
- 护理过渡时期,尤其是住院后
- 对死亡的专注
- 疼痛控制不佳
- 表示认可自己碍事,是一种负担
- 赠送最喜爱的财产、金钱
- 认知丧失

**恢复因素**

具有以下能力:

- 理解
- 叙述
- 受益于经验
- 受益于知识
- 接受帮助
- 充满爱心
- 表达智慧
- 表现出幽默感
- 有社会兴趣
- 有一个有爱心和乐于助人的家庭
- 有一个有爱心且可用的社交网络
- 有一个有爱心、乐于助人、知识渊博的专业健康网络

资料来源:Westefeld JS,Casper D,Galligan P,et al.:Suicide and older adults:risk factors and recommendations. *Loss Trauma* 20:491-508,2015.

---

## 促进健康老龄化:对老年护理的启示

### 评估

几乎在所有情况下,我们都会遇到有自杀倾向的老年人。我们的职业义务是尽可能防止个体对生命的冲动破坏,这可能是对危机的反应或崩溃的反应。当抑郁症、疾病和配偶丧失的因素明显时,必须始终评估老年人的致死潜力,任何对生命终结的直接、间接或费解的提及都必须被认真对待和讨论。在疗养院中,最小数据集(MDS)(第 7 章)包括自杀风险筛查,并要求长期照护机构制定有效的自杀风险管理方案。

联合委员会发布的一项警报建议,在所有环境中对老年人进行自杀风险筛查(Jahn,2017)。“自杀预防不能局限于医院、初级保健机构和诊所,而是必须深入社区和各种文化中”(Butcher and Ingram,2018,p. 29)。然而,每个老年人在初级保健机构就诊时都应该接受自杀意念筛查。早期发现是预防自杀的第一级,危机干预是对有风险的老年人的第二级预防支持。如果老年人有个人、医疗或环境风险因素,应每 6 个月进行一次筛查,如果需要,可更频繁地进行。

评估应包括:①确定风险因素、医疗问题、药物、功能状态、营养状况、个人和家庭精神病史、酒精或物质药物使用情况,以及进行完整的身体和神经系统检查;②认知功能;③心理力量、应对技能、灵性、性行为、自杀意念、过去的自杀企图;④社会

支持的数量和质量、经济状况、法律史和虐待老年人的可能性（Butcher and Ingram，2018，p. 22）。哥伦比亚自杀严重等级量表（C-SSRS）是许多医院和组织使用的基于循证的自杀评估工具。美国精神病护士协会和美国自杀学协会，使用首字母缩略词"IS PATH WARM"作为自杀警告信号的组成部分（知识链接 28.21）。其他资源可以在知识链接 28.1 中找到。

| 知识链接 28.21 | 自杀风险相关的警告信号/行为：IS PATH WARM 助记法 |
|---|---|
| I | Ideation　观念形成 |
| S | Substance abuse　物质滥用 |
| P | Purposelessness　无目的 |
| A | Anxiety　焦虑 |
| T | Trapped　陷入困境 |
| H | Hopelessness　绝望 |
| W | Withdrawal　撤退 |
| A | Anger　愤怒 |
| R | Recklessness　鲁莽 |
| M | Mood changes　情绪变化 |

资料来源：American Association of Suicidology：*Know the warning signs of suicide*.

护士应着重考虑与患者建立信任和尊重的关系。因为许多老年人成长于认为自杀带有耻辱，甚至犯罪意味的时代，他们可能不会讨论自己在这方面的感受。同样重要的是，在老年人中，典型的行为线索，如整理个人事务、赠送财产、立遗嘱和计划葬礼，是晚年思想成熟和具有良好判断力的表现，不能被解释为自杀意图的指征。甚至像"我不会活很久了"或者"我准备好死了"这样的陈述，也可能只是对晚年状况的现实评价。

如果怀疑老年人有自杀倾向，直接询问，例如：

- 你想过自杀吗？
- 你隔多长时间就会有这样的想法？
- 如果你决定这么做，你会怎么自杀？

> ⚡ **安全警示**
>
> 永远直接问患者及其家庭成员关于自杀风险和自杀意向的问题

## 干预

针对自杀有应对的方案很重要，护士要明确如果问题得到了积极的回应，自己将如何干预。任何时候都不应该让患者独处，直到有人来帮助和照顾他（或她）。高风险患者应住院治疗，特别是当前有心理压力和/或有致命倾向时。风险较低的患者可以在门诊进行治疗，但要确保他们有足够的社会支持，并且没有致命倾向。其他危机干预措施包括部分住院治疗、日间治疗、抗抑郁药物治疗、向家人传达风险、护理管理、提供咨询、提供支持小组、帮助缓解经济压力、增加社会参与，以及增加信任社区的活动（Butcher and Ingram，2018）。

自杀对大多数人来说都是一个禁忌话题，人们对此挥之不去的恐惧之处在于这个话题的引入会带给患者暗示，并可能引发自杀行为。事实恰恰相反，通过引入这个话题，医务人员展示了对个体的关心与兴趣，并为诚实的人际互动和心理需求的深层次联系打开了大门。与孤独、抑郁和有自杀倾向的老年人一起工作，对护士的独立性、耐心、专业性等也提出了挑战。

## 物质使用障碍

老年人物质滥用是美国增长最快的健康问题之一（Chhatre et al.，2017）。随着婴儿潮一代的老龄化，到2020年，预计50岁以上患有物质使用障碍的人数将达到570万（Mattson et al.，2017）。婴儿潮一代的人在年轻时接触过更多的酒精和非法药物，对物质滥用持更宽容的态度，此外，精神活性药物变得更容易获取，以用于治疗焦虑、疼痛和缓解压力。虽然酒精仍然是接受物质滥用治疗的最常见原因，但这一比例正在下降，与可卡因和海洛因相关事件的住院人数在老年人中呈上升趋势，阿片类药物滥用和误用的发生率也在增加（Chhatre et al.，2017；Jeste et al.，2018）。尽管这些方面的数据有所增长，老年人物质滥用仍是一个未被识别和治疗的公共卫生问题（Jeste et al.，2018）。《健康人民 2020 B》知识链接提出成年人物质滥用的管理目标。

♥ **健康人民 2020 B**

**成年人物质滥用的管理目标**

- 增加在过去一年中需要酒精和/或非法药物治疗,并因滥用或依赖而接受专门治疗的人的比例。
- 增加对因在急诊环境中发现酒精问题、毒品问题而接受治疗的患者的随访率。
- 增加实施循证酒精筛查和信念干预(SBI)的一级和二级创伤中心和初级护理机构的数量。
- 减少在过去 30 天内酗酒的成年人比例。
- 减少平均的饮酒量。
- 减少过去一年内使用的非药物使用性处方药(镇痛药、镇静剂、兴奋剂,以及任何精神治疗药物)。
- 减少酒精性死亡的发生率。

资料来源:U.S. Department of Health and Human Services, Office of Disease Prevention and Health Promotion:*Healthy People* 2020,2014.

## 酒精滥用

### 发生率及特征

据报道,在美国,54~64 岁人群酒精滥用的发生率为 11%,65 岁及以上老年人群的发生率大约为 6.7%。酒精滥用是老年男性第 3 高发的精神障碍(在痴呆和焦虑之后)。大部分严重的老年酒精滥用者见于 60~80 岁,而非 80 岁以上,2/3 酒精滥用者是早期饮酒者(在 30~40 岁开始饮酒),1/3 是晚期饮酒者(60 岁之后开始饮酒)。晚期饮酒可能跟一些生活事件有关,比如疾病、退休、同伴逝世,以及有很多的女性伴侣(Campbell et al., 2014)。酒精相关问题常常不易识别,尽管酒精滥用使得很多慢性病的临床表现及治疗变得更加复杂。

### 性别问题

数据显示,男性(尤其是丧偶的老年男性)酒精滥用的发生率是女性的 4 倍,但女性酒精滥用的发生率可能是被低估的。随着男性和女性在饮酒方面差异的减少,老年女性酒精滥用发生率,以及酒精滥用的影响预计在未来 20 年里将会增加。各个年龄段的女性都更易受到酒精滥用的不良影响,比如更快经历失能,以及早期发生不良结局,且较少的饮酒量(每天不超过一个标准单位)也会给老年女性带来健康风险,老年女性同样面临发现及治疗酒精滥用的特殊障碍。而卫生保健提供者常常会把这些酒精滥用相关的表现与正常老化相混淆(Goldstein et al., 2015)。

### 生理机制

老年群体,尤其是女性,由于年龄相关的改变(脂肪含量增加,肌肉含量减少,总的机体含水量下降),在酒精滥用后,往往会有更高的血液乙醇水平,导致乙醇的吸收和分布改变。同时,肝肾功能的下降也会减缓乙醇的代谢率,胃中乙醇脱氢酶的下降同样会降低乙醇的代谢率,使其在血液中停留更长的时间。随年龄增长而导致的胃酸减少,会使老年人发生与饮酒相关的胃肠道溃疡和出血的风险更高(Goldstein et al., 2015)。

### 后果

长期酒精滥用的后果包括肝硬化、癌症、免疫系统疾病、心肌病、脑萎缩、痴呆,以及自杀(Goldstein et al., 2015);其他方面还包括膀胱迅速充盈和神经萎缩对膀胱控制尿意的能力下降而导致的尿失禁;酒精性小脑变性和周围神经病变引起的步态紊乱;抑郁;功能下降;增加受伤风险;增加睡眠紊乱和失眠等。酒精误用也是创伤(包括跌倒、火灾、车祸、自杀等)发病和死亡的主要原因之一。

饮酒同样可加剧骨质疏松症、糖尿病、高血压、压力性损伤等状况,而且饮酒可加剧很多老年常用药物副作用的发生风险(知识链接 28.22)。所有的老年人都应该获得关于酒精和药物相互作用的准确指导。

### 老年人饮酒指南

文献报道,适量饮酒可能对老年人健康有益(降低冠状动脉疾病、缺血性脑卒中、阿尔茨海默病和血管性痴呆的发生风险)。因此,老年人可能并不觉得饮酒对身体有潜在危害,但是临床上很多重大不利影响是由饮酒(即使很少量)造成的。"一杯酒"被定义为 148mL 的葡萄酒,355mL 的啤酒,或 44mL 80° 的蒸馏酒或烈酒。

知识链接 28.22　药物与酒精之间的相互作用

镇痛药

抗生素

抗抑郁药

抗精神病药物

苯二氮䓬类药物

H$_2$ 受体拮抗剂

非甾体抗炎药

中药（紫锥菊、缬草）

定期服用乙酰氨基酚时，当与酒精结合，可能导致肝功能衰竭

酒精可降低口服降血糖药、抗凝血药和抗惊厥药的效果

资料来源：National Institute on Alcohol Abuse and Alcoholism：*Mixing alcohol with medicines.*

因为饮酒造成不良影响的风险增加，美国酒精滥用和酒精中毒研究所定义了 65 岁及以上男性和女性的"高危饮酒"标准为每天饮一杯以上。酗酒是指两小时内男性饮酒超过 5 杯，女性超过 4 杯（Centers for Disease Control and Prevention，2018）。卫生保健专业人员健康保健专业人员必须向老年人讲解关于安全的饮酒量，以及酒精摄入的副作用等饮酒相关信息。

## 促进健康老龄化：对老年护理的启示

### 评估

老年人酒精和物质滥用相关问题常常容易被卫生保健专业人员忽视。评估方面的挑战包括识别能力不足、缺乏培训、筛查工具方面的知识不足、缺乏时间、对筛查的益处不理解、担心患者不配合，以及主观地认为患者不会出现酒精滥用等（DiBartolo et al.，2017）。由于生活并没有受饮酒太大的影响，或者饮酒没有对躯体功能造成太大影响，酒精相关性问题常常被老年人忽视，卫生保健提供者也可能对于改变老年人长期存在的问题没有信心。

美国预防服务工作组（The U.S. Preventive Services Task Force，2018）建议社区医生对年龄在 18 周岁以上的患者进行常规酒精滥用筛查，酒精滥用筛查应该作为老年人在社区、急诊，以及长期照护环境中常规需要做的一部分工作（Sorrell，2017）。尽管酒精是老年人最常用的药物之一，评估还应该包括所有可能用到的物质（娱乐性药物、处方药、尼古丁和非处方药）（Han et al.，2018）。哈特福德老年护理研究所推荐采用简短密歇根酒精依赖筛查量表——老年版（the short Michigan alcoholism screening test-geriatric version，S-MAST-G）进行筛查，因为相对于其他的工具，其更适合老年人（表 28.1）。也可以用一个问题来进行酒精滥用筛查："过

表 28.1　简短密歇根酒精依赖筛查量表——老年版（S-MAST-G）

| | 是(1) | 否(0) |
|---|---|---|
| 1. 和别人说话的时候，你有没有低估过自己的酒量？ | | |
| 2. 喝了几杯后，你有没有因为不觉得饿而有时不吃饭，或者能够不吃饭？ | | |
| 3. 喝几杯有助于减少震颤吗？ | | |
| 4. 酒精有时会让你难以记住白天或夜晚的部分时间吗？ | | |
| 5. 你通常喝一杯饮料来放松或镇静吗？ | | |
| 6. 你喝酒是为了转移注意力吗？ | | |
| 7. 在经历了人生中的一次失败后，你有没有增加过饮酒量？ | | |
| 8. 有医生或护士说过他们担心你喝酒？ | | |
| 9. 你有没有制定过管理饮酒的规则？ | | |
| 10. 当你感到孤独时，喝一杯对你有帮助吗？ | | |
| 总得分(1~10) | | |

注：总得分为 2 分或以上表示有酒精问题。

去一年里,你有多少次在一天内饮酒超过 5 杯(如果受试者是男性),或者有多少次在一天内饮酒超过 4 杯(如果受试者是 65 岁以上的女性)?"如果受试者回答饮酒量比这还多,再进行进一步的随访评估。

抑郁症评估也非常重要,因为通常抑郁症和酒精滥用同时存在。应该在老年健康门诊和其他老年人可能寻求健康信息的场所,进行常规酒精滥用和抑郁症筛查。在开始使用任何可能与酒精相互作用的新药之前,以及生活发生改变后,都应该根据需要进行筛查和药物审查。有跌倒史、不明原因的瘀伤或与酒精滥用问题相关医疗问题的老年人都应怀疑有酒精滥用的问题。

酒精中毒是一种易被否认且不易被诊断的疾病,尤其是在患有心理社会和功能衰退的老年人中,这些疾病可能掩盖了酒精引起的衰退。体重减轻、易怒、失眠和跌倒等早期表现可能不被认为是发生酒精问题的指征,可能会被归因于"只是变老了。"知识链接 28.23 显示了表明老年人可能存在酒精问题的症状和体征。

饮酒者经常拒绝或质疑诊断,或者他们可能会对诊断的建议感到生气。羞耻或不光彩的感觉可能会让老年人不愿意透露饮酒问题。物质使用障碍老年人的家庭,尤其是他们的成年子女,可能会对这个问题感到羞耻,并选择不解决这个问题。同时,卫生保健提供者可能对酒精中毒感到无助,或者对直接询问感到不舒服,或者可能以带有个人偏见的方式接近患者。提供安全和开放氛围的关怀和支持是治疗关系的基础。寻找行为背后的痛苦总是很重要的。

## 干预

酒精问题影响身体、心理、精神和情感健康。干预措施应当能够解决老年人方方面面的生活质量问题,并能适应其独特需求。理想的目标应该是戒酒,但注重教育和减少饮酒的同时也应该减少伤害。帮助老年人结合个人情况,提高对饮酒风险和好处的认知水平是一个重要的目标。治疗和干预策略包括认知行为方法、个人和团体咨询、医疗和精神治疗方法、转介给嗜酒者互诫协会、家庭治疗、病例管理、社区和家庭护理服务,以及正式的物质滥用治疗等。老年人的治疗效果已被证明等于或

| 知识链接 28.23    老年人潜在酒精问题的症状和体征 |
| --- |
| • 焦虑 |
| • 易怒(感到担心或"暴躁") |
| • 黑矇 |
| • 眩晕 |
| • 消化不良 |
| • 胃部灼热 |
| • 悲伤或抑郁 |
| • 慢性疼痛 |
| • 过度的情绪波动 |
| • 决策困难 |
| • 对日常活动缺乏兴趣 |
| • 跌倒 |
| • 瘀伤、烧伤或其他伤害 |
| • 家庭冲突,虐待 |
| • 头痛 |
| • 失禁 |
| • 记忆力减退 |
| • 不注重个人卫生 |
| • 营养不良 |
| • 失眠 |
| • 睡眠呼吸暂停 |
| • 自闭 |
| • 与家人或朋友失去联系 |
| • 药物异常反应 |
| • 频繁因身体不适去就诊 |
| • 经济问题 |

优于年轻人(Campbell et al.,2014)。向老年人及其家庭成员提供关于酒精滥用的宣教和借助社区资源都是重要的护理方式,也是最佳实践的关键。

除非患者正处于危险中,否则应采用阶梯式护理干预方法,从短暂干预开始,如有必要,随后进行更强化的治疗。美国预防服务工作组(The U.S. Preventive Services Task Force,2018)建议,采取简短的咨询干预措施来减少成年人饮酒,短暂干预是一种有时间限制、以患者为中心的策略,侧重于改变患者行为和评估患者对改变的准备程度,通常是进行 4~5 次,每次 10~30 分钟的简短干预。短暂干预的目标是:①减少或停止饮酒;②必要时促进患

者进入正规治疗疗程。研究结果表明,这种由护士在初级保健环境中提供咨询的干预措施对减少饮酒是有效的,老年人可能更有可能接受初级保健提供者的治疗。

在社交媒体大力宣传和群众普遍支持的情况下,针对老年人的长期自助治疗项目的成功率很高。有一个重要的问题是,缺乏专门为老年人,特别是老年妇女设计的方案,她们对滥用药物或酒精的忧虑和年轻群体的忧虑非常不同,健康状况、交通便利性和行动障碍都可能进一步限制其获得治疗机会。在老年中心和 ALFs 发展治疗点,以及制订远程医疗计划将增加他们治疗的可及性。药物治疗在存在酒精依赖问题的老年人的长期治疗中尚未发挥主要作用,但两种药物,即纳曲酮(Revia)和阿坎酸(Campral)已被批准用于老年人酒精依赖的治疗,并且效果显著。由于考虑到心血管副作用,双硫仑(Antabuse)很少被用于老年人的治疗(Campbell et al.,2014)。知识链接 28.1 列出了其他资源。

## 急性酒精戒断

当个体出现明显的身体依赖时,戒酒会发生威胁到生命的紧急问题。由于潜在的医疗并发症和老年人的戒断症状可能会延长,戒酒应该在住院患者中进行。因急性疾病或紧急情况入院治疗的有饮酒史的老年人,有发生急性酒精戒断的风险。所有入院接受急性护理的患者都应进行酒精使用史筛查,并评估是否会出现酒精相关问题的症状和体征。有长期过量饮酒史、既往急性戒断史和(或)既往酒精解毒史的老年人发生急性酒精戒断的风险增加。

急性酒精戒断的症状各不相同,但在老年人中可能更严重,持续时间更长。老年人饮完最后一杯酒后,6~12 小时开始出现轻微的戒断症状(戒断后颤抖)。这些症状通常可能会被误认为是老年人的常见症状,包括震颤、焦虑、恶心、失眠、心动过速和血压升高。在停止饮酒后 10~72 小时会出现严重戒断症状,包括呕吐、出汗、幻觉、震颤和癫痫发作。

震颤性谵妄(delirium tremens,DTs)是用来描述酒精戒断谵妄的术语;它通常发生在戒断者最后一次饮酒后的 24~72 小时,但也可能在 10 天后发生。5% 的急性酒精戒断患者会发生 DTs,且被认为是紧急医疗事件。其他体征和症状包括意识模糊、定向障碍、幻觉、高热和高血压等。临床戒断症状评估研究(CIWA)量表是有效和可靠的筛查工具(MSD Manual,2018)。

推荐的治疗方法是使用短效苯二氮䓬类药物,剂量为正常剂量的 1/3~1/2,24 小时服用或在停药期间根据需要服用。目前尚未确定是否可通过使用口服或静脉注射酒精来预防或治疗戒断症状。在治疗过程中,CIWA 量表有助于调整药物的使用。其他干预措施包括评估精神状态、监测生命体征、保持体液平衡而不过度水合等。还有一些提倡的干预措施包括提供安静的环境、防止不必要的刺激、保持始终如一的照护者、多次检查、防止受伤,以及给予支持和照顾。

## 其他药物滥用问题

老年人中更常见的问题是误用和滥用处方药。为了治疗焦虑或失眠,老年人可能会误用或滥用那些长期服用后会让人产生依赖性的镇静、催眠或抗焦虑类药物,尤其是老年妇女,她们比男性更有可能收到有这些药物的处方(Markota et al.,2016)。

滥用精神活性处方药的原因可能是处方不当,以及对后续疗效的监测不力。在许多情况下,老年人因抱怨失眠或紧张而被开具含有苯二氮䓬类药物或镇静剂的处方,但开具处方者没有事先对老年人进行关于抑郁、焦虑或其他可能导致该症状的情况进行充分评估。老年人可能不知道这些药物的副作用,包括与酒精的相互作用、依赖性和戒断症状等,更重要的是,焦虑和抑郁等情况可能得不到正确的认识和治疗。消灭处方药误用和滥用工具包是卫生保健专业人员在老年人处方药误用和滥用宣教中可以使用的优质资源(知识链接 28.1)。

## ■ 主要概念

- 对大多数人来说,心理健康一直处于波动状态,有快乐和痛苦,有高峰和低谷。

- 随着婴儿潮一代的老龄化,预计心理健康障碍的患病率会显著增加。

- 心理健康疾病在老年人中的报告和诊断不足。躯体主诉通常是心理障碍的表现症状,这使诊断变得困难。
- 在老年人中,晚年精神病的发病率较低,但精神病表现可作为各种疾病的次要症状出现,最常见的是阿尔茨海默病。阿尔茨海默病的精神症状需要不同于长期精神障碍的评估和治疗。
- 焦虑障碍在晚年很常见,重建满足感和控制感是解决危机和压力管理的核心。
- 抑郁症在老年人群中仍未得到充分诊断和治疗是一个重要的公共卫生问题。老年人的抑郁症能够得到有效治疗,但不幸的是,它经常被忽视

或被认为是一种衰老状态,人们必须"学会与之共存"。一项重要的护理干预方式是抑郁症的评估。
- 自杀在老年男性中是一个严重的问题,尤其是鳏夫。许多人在自杀前不久都有因身体不适而就诊的情况,抑郁症和自杀意图的评估很重要。
- 物质滥用,特别是酒精滥用,以及精神活性处方药误用,往往是由老年人,特别是老年妇女认识不足和处理不当造成的。筛查、适当的评估和干预在所有情况下都很重要。
- 老年人物质滥用的治疗效果与年轻人相同,或优于年轻人。

## 护理研究:双相障碍

Myra 是一名71岁的白人女性,她因酗酒和不服用锂剂而被送入老年精神疾病住院病房,并被诊断为双相障碍。Myra 应对抑郁和情绪波动的主要方式是喝酒、见虐待过她的男人、玩探戈游戏。然而,当她停止服用锂剂时,她开始有了逃跑的想法,她与她的女儿争论,并试图在自己的公寓大楼里接待男人。在家里看到她后,你发现她有很长的被丈夫进行身体虐待的历史,她丈夫已经去世8年了。她现在一直和一个女儿住在一起,这个女儿也对她有情感和身体上的虐待,并导致 Myra 住院。测试时发现,多年的否认和自卑导致 Myra 的能力受损。她说:"我曾经有很多次在沮丧时又感觉非常好。现在我大部分时间都感到沮丧。"她告诉你,她的女儿骚扰她,干涉她的生活。作为一名社区护士,你的目标是促进 Myra 独立(能够住在自己的公寓里),帮助她建立服药依从性,并与她一起改善和女儿的关系。出院后1个月内,通过批准进行家访。

在案例研究的基础上,使用以下程序制订护理计划[a]:
- 列出 Myra 提供的主观资料。
- 列出提供客观资料的信息。
- 从这些资料中,使用公认的格式确定并说明你认为的目前对 Myra 来说两个最重要的护理诊断。列出你从资料中发现的 Myra 的两个优点。
- 确定并说明每个诊断的结局标准。这些标准必须反映护理诊断中确定的问题得到了一定程度的缓解,并且必须以具体和可衡量的术语进行陈述。
- 针对每个护理诊断列出计划并陈述一项或多项干预措施。提供用于确定适当干预措施来源的具体文件。结合 Myra 现有的优点,至少计划实施一次干预。
- 评估干预措施的有效性。干预措施必须与设定的结局标准直接相关,以衡量是否取得了相应的效果。

注:[a] 表示建议学生参考护理诊断相关书籍,并确定可能或潜在的问题。

## ▊ 关键思考问题和措施

1. 你将如何评价 Myra 的独立生活能力?
2. 实现护理计划的目标需要采取什么特殊的护理策略?
3. 鉴于 Myra 的主要应对策略是饮酒,你将如何帮助她保持清醒并帮助她应对压力?

4. 你认为,为了帮助 Myra 回到自己的公寓,她的女儿们参与的程度有多大?
5. 鉴于医疗保险覆盖的就诊次数有限,需要为 Myra 的自我保健提供哪些信息?换句话说,护士必须教会 Myra 出院后如何独立生活。那么,

Myra 需要知道什么?

　6. 讨论本章开头学生和老年人所表达的观点的意义,以及你的想法。这些与你自己的经历有什么不同?

---

### 护理研究:有自杀倾向的抑郁症患者

　在一种漫长而痛苦的疾病中,Jake 一直照顾着他的妻子 Emma,直到她4年前去世。他发现饮酒提供了一种应对压力的方法。在 Emma 死后不到一年,Jake 遇到了一位女士,他非常喜欢她,几个月后他们同居了。Jack 设法通过移动她的东西来腾出一些空间,以放置她的私人物品,但对此他们都感觉不太满意。他真的不喜欢把他的东西从常用的地方搬走,而对于那位女士而言,因为她分配的空间太小了,她觉得自己像个不速之客。他喜欢收集枪支,而她一看到枪就不寒而栗。他是 John Wayne 电影的狂热粉丝,而她更喜欢去听交响乐。他喜欢肉和土豆,而她是素食者。她也不赞成他越来越依赖酒精。事实证明,两种如此不同的生活方式很难融合。几个月后,她搬走了,Jake 很自责。他一遍又一遍地说:"我本应该为她做得更多。我什么都不会了。"就在他最需要朋友的时候,他的朋友们开始离他而去,因为他似乎除了各种各样的疼痛和药丸,以及对生活感到沮丧之外,什么也没有了。就这样,Jake 的饮酒量明显增加。

　他有一些健康问题:轻度心力衰竭、缺乏锻炼、乳制品不耐受,他有点肥胖,大部分时间膝盖都很痛。他定期拜访他的过敏症专科医生、内科医生、骨科医生和心脏病医生。然而,似乎他越去找这些专家,他感觉越糟糕。他服用了几种药物,每次见他的临床医生,他都会拿到一张新的处方。没人问起他喝酒的事,他也没提过。一天早上,他醒来时感到非常头晕,所以当天晚些时候他去看了内科医生。他开始讲述他的一系列不适症状,医生提醒他,在76岁的时候,他不能指望总是保持最佳状态。

　当他看完医生回来后,Jake 打电话给他的女儿,让她大吃一惊,他说他决定休息一周,去夏威夷看看阳光和沙滩,看看这些能否让他恢复过来。Jake 平时不是一个冲动的人。幸运的是,他的女儿是一名精神科护士,她注意到了他行为的改变。

　在案例研究的基础上,使用以下程序制订护理计划[a]:

- 列出 Jack 提供的主观资料。
- 列出提供客观资料的信息。
- 从这些资料中,使用公认的格式确定并说明你认为的目前对 Jack 来说两个最重要的护理诊断。列出你从资料中发现的 Jack 的两个优点。
- 确定并说明每个诊断的结局标准。这些标准必须反映护理诊断中确定的问题得到了一定程度的缓解,并且必须以具体和可衡量的术语进行陈述。
- 针对每个护理诊断列出计划并陈述一项或多项干预措施。提供用于确定适当干预措施来源的具体文件。结合 Jack 现有的优点,至少计划实施一次干预。
- 评估干预措施的有效性。干预措施必须与设定的结局标准直接相关,以衡量是否取得了相应的效果。

注:[a] 表示建议学生参考护理诊断相关书籍,并确定可能或潜在的问题。

---

### ■ 关键思考问题和措施

　1. 讨论老年人和年轻人抑郁症状的差异。

　2. 描述一些可能使老年人容易患抑郁症的原因。

　3. 描述一下你抑郁的时候,以及你当时的感受。你当时怎么做的?

　4. 鉴于这种情况,讨论一下如果你是 Jake 的女儿,你会有什么想法?

　5. 考虑到他女儿的专业背景,她在这个案例中的责任是什么?

　6. 在患者疑似有自杀倾向的情况下,实习护士的责任是什么?

　7. 如果你是初级保健机构的护士,你会认为患者存在自杀倾向吗？你该做什么，你该在什么时候以及如何承担起你的责任呢？

8. 应该采取什么行动来保护 Jake？

9. 你认为 Jake 还在为他妻子的去世而悲伤吗？你对这种情况有什么看法？

10. 有什么线索或迹象表明一个老年人正在考虑自杀？

11. 哪些表现能够表明年轻人有自杀倾向？这些表现与老年人有何不同？

12. 你认为在什么情况下一个人有权结束自己的生命？

13. 你对 Jake 饮酒有什么看法？

14. 你认为自杀是软弱还是坚强的表现？

15. 根据老年人抑郁和自杀的证据，你同意还是不同意以下说法？

- 通常老年人大部分时间都会感到沮丧。
- 老年人比年轻人更有可能患有抑郁症。
- 大多数老年人会谈论自杀，但很少真的去自杀。
- 药物治疗对老年人的抑郁症有帮助。
- 抑郁症可能会导致健忘。
- 老年人患抑郁症通常与疾病和酒精中毒有关。

## ■ 研究问题

1. 在社区居住的老年人群中，心理障碍的患病率是多少？在家中能够提供怎样的心理健康护理？

2. 酒精滥用是有情绪问题的老年人使用的一种自我护理策略，这种情况有多普遍？

3. 哪些类型的干预措施最适合有酒精或药物滥用问题的老年人？

4. 精神病患者的家庭护理是否比机构护理更具成本效益？

5. 老年抑郁症的主要症状是什么？

6. 有多少初级保健提供者考虑到或评估了因身体不适而就诊的老年人是否患有抑郁症？

7. 在认知完整和认知受损的老年人中，识别抑郁症最可靠的工具是什么？

8. 不同种族、文化和民族的老年人抑郁的含义是什么？

9. 需要对心理障碍的评估和治疗做哪些修改以提高文化适应性？

（冯辉　译）

## 参考文献

American Foundation for Suicide Prevention: *Suicide statistics,* 2016. https://afsp.org/about-suicide/suicide-statistics/. Accessed June 2018.

American Geriatrics Society 2015 Beers Criteria Update Expert Panel: American Geriatrics Society 2015 updated Beers Criteria for potentially inappropriate medication use in older adults, *J Am Geriatr Soc* 63(11):2227–2246, 2015.

American Psychiatric Association: *Diagnostic and statistical manual of mental disorders*, ed 5, Arlington, VA, 2013, American Psychiatric Publishing.

American Psychological Association: *Growing mental and behavioral concerns facing older adults,* 2018. http://www.apa.org/advocacy/health/older-americans.aspx. Accessed June 2018.

Balsamo M, Cataldi F, Carlucci L, Fairfield B: Assessment of anxiety in older adults: a review of self-report measures, *Clin Interv Aging* 13:573–593, 2018.

Bohlken J, Weber SA, Siebert A, Forstmeier S, Kohlmann T: Reminiscence therapy for depression in dementia, *GeroPsych* 30(4):145–151, 2017.

Butcher H, Ingram T: Evidence-based practice guideline. Secondary prevention of late-life suicide, *J Gerontol Nurs* 44(11):20–32, 2018.

Brenes GA, Danhauer SC, Lyles MF, Miller ME: Telephone-delivered psychotherapy for rural-dwelling older adults with generalized anxiety disorder: study protocol of a randomized controlled trial, *BMC Psychiatry* 14:34, 2014.

Bruce ML, Sirey JA: Integrated care for depression in older primary care patients, *Can J Psychiatry* 63(7):439–446, 2018.

Burnside IM: Listen to the aged, *Am J Nurs* 75(10):1800–1803, 1822, 1975.

Campbell J, Resnick B, Warshaw G: Alcoholism. In Ham R, Sloane P, Warshaw G, editors: *Primary care geriatrics*, ed 6, Philadelphia, PA, 2014, Elsevier, pp 365–371.

Canuto A, Weber K, Baertschi M, et al: Anxiety in old age: psychiatric comorbidities, quality of life, and prevalence according to age, gender, and country, *Am J Geriatr Psychiatry* 26(2):174–185, 2018.

Center for Medicare Advocacy: *Part B*, 2018. http://www.medicareadvocacy.org/medicare-info/medicare-part-b/. Accessed June 2014.

Centers for Disease Control and Prevention: *Self-directed violence surveillance: uniform definitions and recommended data elements,* 2011. https://www.cdc.gov/violenceprevention/pdf/Self-Directed-Violence-a.pdf. Accessed June 2018.

Centers for Disease Control and Prevention: *Depression is not a normal part of growing older,* 2017. https://www.cdc.gov/aging/mentalhealth/depression.htm. Accessed June 2018.

Centers for Disease Control and Prevention: *Fact sheets-binge drinking,* 2018. https://www.cdc.gov/alcohol/fact-sheets/binge-drinking.htm. Accessed June 2018.

Centers for Medicare & Medicaid Services Medicaid Program

Integrity Education: *Atypical antipsychotic medications: use in adults,* 2015. https://www.cms.gov/Medicare-Medicaid-Coordination/Fraud-Prevention/Medicaid-Integrity-Education/Pharmacy-Education-Materials/Downloads/atyp-antipsych-adult-factsheet11-14.pdf. Accessed June 2018.

Centers for Medicare and Medicaid Services: *Medicare & your mental health benefits,* 2017. https://www.medicare.gov/Pubs/pdf/10184-Medicare-Mental-Health-Bene.pdf. Accessed June 2018.

Chellingsworth M, Kishita N, Laidlaw K: *A clinician's guide to CBT with older adults,* 2016, p 20. https://www.uea.ac.uk/documents/246046/8314842/LICBT_BOOKLET_FINAL_JAN16.pdf/48f28e80-dc02-45b6-91cd-c628d36e8bca. Accessed June 2018.

Chhatre S, Cook R, Mallik E, Jayadevappa R: Trends in substance use admissions among older adults, *BMC Health Serv Res* 17:584, 2017.

Choi NG, DiNitto DM, Marti CN: Middle-aged and older adults who had serious suicidal thoughts: who made suicide plans and nonfatal suicide attempts? *Int Psychogeriatr* 27(3):491–500, 2015.

Christianson S, Marren J: *Impact of Event Scale-Revised (IES-R),* New York, NY, 2013, Hartford Institute for Geriatric Nursing.

Cipriani G, Lucetti C, Carlesi C, Danti S, Nuti A: Depression and dementia: a review, *Eur Geriatr Med* 6(5):479–486, 2015.

Clifford KM, Duncan NA, Heinrich K, Shaw J: Update on managing generalized anxiety disorder in older adults, *J Gerontol Nurs* 41(4):10–20, 2015.

Cook JM, Simiola V: Trauma and PTSD in older adults: prevalence, course, concomitants and clinical considerations, *Curr Opin Psychol* 14:1–4, 2017.

Creighton AS, Davison TE, Kissane DW: The prevalence, reporting, and treatment of anxiety among older adults in nursing homes and other residential aged care facilities, *J Affect Disord* 227:416–423, 2018.

DiBartolo MC, Jarosinski JM: Alcohol use disorder in older adults: challenges in assessment and treatment, *Issues Ment Health Nurs* 38(1):25–32, 2017.

Department of Veterans Affairs: *PTSD treatment basics,* 2019. https://www.ptsd.va.gov/understand_tx/tx_basics.asp. Accessed March 2019.

Freeman AT, Santini ZI, Tyrovolas S, Rummel-Kluge C, Haro JM, Koyanagi A: Negative perceptions of aging predict the onset and persistence of depression and anxiety: findings from a prospective analysis of The Irish Longitudinal Study on Aging (TILDA), *J Affect Disord* 199:132–138, 2016.

Fung AWT, Lee JSW, Lee ATC, Lam LCW: Anxiety symptoms predicted decline in episodic memory in cognitively health older adults: a 3-year prospective study, *Int J Geriatr Psychiatry* 33(5):748–754, 2018.

Gates J, Killackey E, Phillips L, Álvarez-Jiménez M: Mental health starts with physical health: current status and future directions of non-pharmacological interventions to improve physical health in first-episode psychosis, *Lancet Psychiatry* 2:726–742, 2015.

Gilbody S, Lewis H, Adamson J, et al: Effect of collaborative care vs. usual care on depressive symptoms in older adults with sub-threshold depression: the CASPER randomized clinical trial, *JAMA* 317(7):728–737, 2017.

Goldstein NS, Hodgson N, Savage CL, Walton-Moss B: Alcohol use and the older adult woman, *J Nurse Pract* 11(4):436–442, 2015.

Gradus JL: *Epidemiology of PTSD. U.S. Department of Veterans Affairs,* 2017. https://www.ptsd.va.gov/professional/treat/essentials/epidemiology.asp. Accessed March 2019.

Hall KS, Morey MC, Beckham JC, et al: The Warrior Wellness study: a randomized controlled exercise trial for older veterans with PTSD, *Transl J Am Coll Sports Med* 3(6):43–51, 2018.

Han BH, Moore AA: Prevention and screening of unhealthy substance use by older adults, *Clin Geriatr Med* 34(1):117–129, 2018.

Hjorthøj C, Stürup AE, McGrath JJ, Nordentoft M: Life expectancy and years of potential life lost in schizophrenia: a systematic review and meta-analysis, *Lancet Psychiatry* 4(4):295–301, 2017.

Holvast F, Massoudi B, Oude Voshaar RC, Verhaak PFM: Non-pharmacological treatment for depressed older patients in

primary care: a systematic review and meta-analysis, *PLOS One* 12(9):e0184666, 2017.

Hoy-Ellis CP, Ator M, Kerr C, Milford J: Innovative approaches address aging and mental health needs in LGBTQ communities, *J Am Soc Aging* 40(2):56–62, 2016.

Jahn DR: Suicide risk in older adults: the role and responsibility of primary care, *J Clin Outcomes Manag* 24(4):181–190, 2017.

Jeste DV, Peschin S, Buckwalter K, et al: Promoting wellness in older adults with mental illnesses and substance use disorders: call to action to all stakeholders, *Am J Geriatr Psychiatry* 26(6):617–630, 2018.

Klainin-Yobas P, Oo WN, Suzanne Yew PY, Lau Y: Effects of relaxation interventions on depression and anxiety among older adults: a systematic review, *Aging Ment Health* 19(12):1043–1055, 2015.

Kleinman A: *Patient and healers in the context of culture: an exploration of the borderland between anthropology, medicine, and psychiatry.* Berkeley, 1980, University of California Press.

Kok RM, Reynolds CF III: Management of depression in older adults a review, *JAMA* 317(20):2114–2122, 2017.

Kruse CS, Krowski N, Rodriguez B, Tran L, Vela J, Brooks M: Telehealth and patient satisfaction: systematic review and narrative analysis, *BMJ Open* 7(8):e016242, 2017.

Markota M, Rummans TA, Bostwick JM, Lapid MI: Benzodiazepine use in older adults: dangers, management, and alternative therapies, *Mayo Clin Proc* 91(11):1632–1639, 2016.

Mattson M, Lipari RN, Hays C, Van Horn SL: A day in the life of older adults: substance use facts. *The CBSSQ Report.* Rockville, MD, 2017, Substance Abuse and Mental Health Services Administration. https://www.ncbi.nlm.nih.gov/books/NBK436750/pdf/Bookshelf_NBK436750.pdf. Accessed June 2018.

Maust DT, Kales HC, Wiechers IR, Blow FC, Olfson M: No end in sight: benzodiazepine use among older adults in the United States, *J Am Geriatr Soc* 64(12):2546–2553, 2016.

Melillo KD: Geropsychiatric nursing: what's in your toolkit? *J Gerontol Nurs* 43(1):3–6, 2017.

MSD Manual Professional Version: *CIWA-AR Clinical Institute Withdrawal Assessment for Alcohol scale,* 2018. https://www.msdmanuals.com/professional/multimedia/clinical-calculator/ciwa%20ar%20clinical%20institute%20withdrawal%20assessment%20for%20alcohol%20scale. Accessed June 2018.

Multicultural Mental Health Resource Centre: *Cultural formulation,* 2018. http://www.multiculturalmentalhealth.ca/clinical-tools/cultural-formulation/. Accessed June 2018.

Mushkin P, Band-Winterstein T, Avieli H: "Like every normal person?!" The paradoxical effect of aging with schizophrenia, *Qual Health Res* 28(6):977–986, 2018.

National Institute of Mental Health: *Post-traumatic stress disorder,* 2016. https://www.nimh.nih.gov/health/topics/post-traumatic-stress-disorder-ptsd/index.shtml. Accessed June 2018.

National Institute of Mental Health: *Suicide,* 2018. https://www.nimh.nih.gov/health/statistics/suicide.shtml. Accessed June 2018.

National Institute of Mental Health: *Older adults and mental health.* https://www.nimh.nih.gov/health/topics/older-adults-and-mental-health/index.shtml. Accessed June 2018.

National Institute on Aging: *Depression and older adults,* 2017. https://www.nia.nih.gov/health/depression-and-older-adults. Accessed June 2018.

Office of Disease Prevention and Health Promotion: *About the data,* 2018. www.healthypeople.gov/2020/data-search/About-the-Data. Accessed June 2018.

Ray M: *Transcultural caring dynamics in nursing and health care,* Philadelphia, PA, 2016, FA Davis.

Reynolds K, Pietrzak RH, Mackenzie CS, Chou KL, Sareen J: Post-traumatic stress disorder across the adult life span: findings from a nationally representative survey, *Am J Geriatr Psychiatry* 24(1):81–93, 2016.

Robins LM, Hill KD, Finch CF, Clemson L, Haines T: The association between physical activity and social isolation in community dwelling older adults, *Aging Ment Health* 22(2):175–182, 2018.

Roser M, Ritchie H: *Mental health,* 2018. https://ourworldindata.org/mental-health. Accessed June 2018.

Rytwinski NK, Scur MD, Feeny NC, Youngstrom EA: The co-occurrence of major depressive disorder among individuals with posttraumatic stress disorder: a meta-analysis, *J Trauma Stress* 26:299–309, 2013.

Ryu SH, Jung HY, Lee KJ, et al: Incidence and course of description in patients with Alzheimer's disease, *Psychiatry Investig* 14(3):271–280, 2017.

Segal DL, Qualls SH, Smyer MA: *Aging and mental health,* ed 3, Hoboken, NJ, 2018, John Wiley & Sons.

Seo JY, Chao YY: Effects of exercise intervention on depressive symptoms among community-dwelling older adults in the United States: a systematic review, *J Gerontol Nurs* 44(3):31–38, 2018.

SAMHSA-HRSA Center for Integrated Health Solutions: *Behavioral health in primary care,* 2018. https://www.integration.samhsa.gov/integrated-care-models/behavioral-health-in-primary-care. Accessed June 2018.

Sorrell JM: Substance use disorders in long-term care settings: a crisis of care for older adults, *J Psychosoc Nurs Ment Health Serv* 55(1):24–27, 2017.

Stephens CE, Harris M, Buron B: The current state of U. S. Geropsychiatric graduate nursing education: results of the National Geropsychiatric Graduate Nursing Education Survey, *J Am Psychiatr Nurses Assoc* 21(6):385–394, 2015.

Substance Abuse and Mental Health Services Administration: *Racial/ethnic differences in mental health service use among adults,* HHS Publication No. SMA-15-4906, Rockville, MD, 2015, Substance Abuse and Mental Health Services. https://www.integration.samhsa.gov/MHServicesUseAmongAdults.pdf. Accessed June 2018.

Temkin-Greener H, Campbell L, Cai X, Hasselberg MJ, Li Y: Are post-acute patients with behavioral health disorders admitted to lower-quality nursing homes? *Am J Geriatr Psychiatry* 26(6):643–654, 2018.

U.S. Department of Health and Human Services (USDHHS), Office of Disease Prevention and Health Promotion: *Healthy People 2020,* 2014. https://www.healthypeople.gov/. Accessed March 2019.

U. S. Food and Drug Administration: *The facts on bipolar disorder and FDA-approved treatments,* 2017. https://www.fda.gov/ForConsumers/ConsumerUpdates/ucm530107.htm. Accessed June 2018.

U.S. Preventive Services Task Force: *Unhealthy alcohol use in adolescents and adults: screening and behavioral counseling interventions,* 2018. https://www.uspreventiveservicestaskforce.org/Page/Document/UpdateSummaryDraft/unhealthy-alcohol-use-in-adolescents-and-adults-screening-and-behavioral-counseling-interventions. Accessed June 2018.

Valtorta NK, Moore DC, Barron L, Stow D, Hanratty B: Older adults' social relationships and health care utilization: a systematic review, *Am J Public Health* 108(4):e1–e10, 2018.

Wehbe-Alamah H: Madeleine Leininger's theory of culture care diversity and universality. In Smith MC, Parker ME, editors: *Nursing theories and nursing practice,* ed 4, Philadelphia, PA, 2015, FA Davis, pp 303–319.

Westefeld JS, Casper D, Galligan P, et al: Suicide and older adults: risk factors and recommendations, *J Loss Trauma* 20:491–508, 2015.

World Health Organization: *Mental health of older adults,* 2017a. http://www.who.int/news-room/fact-sheets/detail/mental-health-of-older-adults. Accessed June 2018.

World Health Organization: *mhGAP training manuals for the mhGAP Intervention Guide for mental, neurological, and substance use disorders in non-specialized health settings –version 2.0,* 2017b. http://www.who.int/mental_health/mhgap/training_manuals/en/. Accessed June 2018.

World Health Organization: *Sustainable development knowledge platform,* 2018a. https://sustainabledevelopment.un.org/post2015/transformingourworld. Accessed June 2018.

World Health Organization: *Mental health. Key publications,* 2018b. http://www.who.int/mental_health/publications/en/. Accessed June 2018.

World Health Organization: *Depression,* 2018c. http://www.who.int/news-room/fact-sheets/detail/depression. Accessed June 2018.

Yoder M, Norman S: *Co-occurring PTSD and neurocognitive disorder (NCD),* 2016, US Department of Veterans Affairs. https://www.ptsd.va.gov/professional/treat/cooccurring/ncd_assess_cooccur.asp. Accessed March 2019.

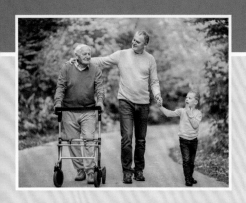

# 29

## 神经认知障碍患者的照护

*Debra Hain, María Ordóñez, and Theris A. Touhy*

从教科书或讲座中了解神经认知障碍是一回事,照顾神经认知障碍患者并与之进行互动是完全不同的另外一回事。在一个有中度到重度痴呆患者的专业护理机构里,我作为护生第一次接触到了痴呆患者。我们为他们喂食、洗澡,和他们握手交谈,但是不知道他们的反应仅仅是出于本能还是能记住并理解意思。尽管如此,我们的照护方式既可以满足他们的生理需要,又能维护他们的尊严。我们缺乏对痴呆患者先前生活的了解,没有想过他们在社区发生的事。在佛罗里达大西洋大学(Florida Atlantic University)的路易斯和安妮绿色记忆和健康中心(the Louis and Anne Green Memory and Wellness Center),我作为一名本科护生全身心投入到社区护理时,有了一种截然不同的体验。在那里,我们会为到诊所来关注自己记忆力的老年人进行认知状况的全面评估与疾病诊断,并提出可能延缓神经认知障碍恶化进展的建议。同时,为了延缓痴呆的恶化、支持照护者的工作,痴呆患者会在日间照护中心参加认知刺激和社会活动课程。日间照护中心的整体照护模式深深地触动了我。我在这里了解到的痴呆相关知识比从课本和新闻中学到的内容还要丰富。同时,我意识到了解和尊重老年人十分重要,并由此形成了一个理念:我们应该循序渐进地了解患者,挖掘对患者及其家庭最关键的事情。在学生时代有以上意义重大的体验,并心怀对神经认知障碍老年人及其家人的爱,使我取得了现在的成就。

*34 岁的护理学士,注册护士 Ismo Hujanen*

在你告诉我该怎么做之前,你要知道我是谁
我有一段经历使我成为我这样的人
我是一个女儿
我是一个妻子、母亲和祖母,但请记住
无论我做什么,我都不是一个孩子
我有一生的记忆,可能需要时间来找回
所以,花几分钟时间来了解我的曾经和未来
花些时间真正倾听并发现对我最重要的事情
我的语言可能会很混乱,我可能会通过我的动作来交流
所以看看我;在你用药物让我闭嘴之前,看看我是谁
在你关心我之前,你要知道我是谁

**写给那些我照顾多年并深爱着的痴呆患者,Debra Hain 博士**

## 学习目标

学完本章后,读者将能够:

1. 识别谵妄的临床特征,并区分谵妄、轻度和重度神经认知障碍,痴呆和抑郁症。

2. 讨论谵妄患者的预防、治疗和护理措施。

3. 描述轻度和重度神经认知障碍患者的照护模式。

4. 讨论护理轻度和重度神经认知障碍患者时共同关注的护理问题(沟通、行为、个人护理、安全、营养)和护理措施。

5. 讨论提高轻度和重度神经认知障碍患者及其照护者的幸福指数和生活质量的策略。

## 照护神经认知障碍的患者

本章主要关注轻度和重度神经认知障碍、谵妄老年人的护理,重点是护理干预。在第 5 版《精神障碍诊断与统计手册》中,痴呆一词被替换成轻度和重度神经认知障碍(American Psychiatric Association,2013),但痴呆和认知障碍的名称将在本章中使用。第 23 章介绍了关于轻度和重度神经认知障碍的详细内容,包括疾病分类、病因、疾病特异性和药物治疗。第 5 章介绍了认知功能和衰老,第 7 章介绍了认知评估。

### 以患者和家庭为中心的护理

预防策略是痴呆最重要和最佳的干预手段;然而,目前尚缺乏预防痴呆的最佳方案。因此,采取以患者和家庭为中心的护理措施是干预痴呆最重要手段(该措施适用于所有护理活动,并在本章节进行内容整合)。"以患者为中心的护理"和"以患者/家庭为中心的护理"两种名称可交替使用;但它们指相同的概念:对患者和家庭进行整体照护。痴呆的疾病诊断和社会支持系统都会对患者产生影响。以患者为中心的护理"对痴呆照护至关重要,并且是 2018 年阿尔茨海默病协会痴呆护理实践建议的基本理念"(Fazio et al.,2018a,p. S10)。无论患者处于痴呆的哪一阶段,都必须遵循以患者为中心的护理理念,制定轻度和重度神经认知障碍患者的健康发展战略。

以患者为中心的护理超出了疾病本身,要求我们必须重视患者及护患关系。我们重点关注的不是需要对患者做什么,而是患者需要做什么,以及如何提高患者的幸福指数和生活质量。自主、独立和自我决策是以患者为中心的护理的核心内容(Lepore et al.,2017)。"痴呆患者不是一个物体,不是一棵蔬菜,不是一具空虚的躯体,不是一个孩子,而是一个成年人,一个需要给予支持、能做选择、并需要给予尊重的人"(Woods,1999,p. 35)。以患者为中心的护理可以培养护士的能力,解决局限性问题,确保安全,提高生活质量,防止过度伤残,为患者提供希望。

医疗保险和医疗补助服务中心(Centers for Medicare and Medicaid Service,CMS)将以患者为中心的护理作为疗养院护理、监管和执行的 6 个基本内容之一。以患者为中心的护理是通过人际关系,维持痴呆患者的自我认知状况,识别和满足患者的需求。在许多情况下,需要从传统的医疗模式向以患者为中心的护理模式转变,使社区家庭化、机构化(Evans,2017;Fazio et al.,2018b)。老年专业护士在医疗模式的转变中扮演着重要角色,本书将在第 32 章中进行详细说明。

为了提高轻度和重度神经认知障碍老年人的生活质量,维持其身体功能和认知水平的最佳状态,应该对患者进行护理干预。为了促进轻度和重度神经认知障碍老年人的健康结局,老年专业护士通过循证的方式制定和实施干预措施非常重要。循证实践包括最佳证据(即研究、临床实践指南、质量改进研究)、临床医疗专家、患者/家庭意愿和共同决策时的护理偏好。

痴呆患者获得的高质量护理服务依赖于多学科团队的有力合作。轻度和重度老年神经认知障碍患者、家庭成员和跨专业团队之间,要共享权利、共同决策,建立患者/家庭和照护者合作照护关系。患者和家庭成员是他们生活与愿景的专家,体现了对其护理偏好的尊重;跨专业团队是痴呆护理方面的专家。他们共同建立可实现的目标,尊重各方的护理计划(Gilster et al.,2018;Hain et al.,2011)。知识链接 29.1 介绍了由 Hain 和 Ordonez 两位博士提出的护理模式:一种创新型的以执业护士为主导的社区痴呆护理模式。

**知识链接 29.1** 老年护理学的转化研究：填补空白：通过社区合作提供专业的痴呆护理和支持性服务（BGDCS-CP）

该质量改进项目得到了阿尔茨海默病倡议的资助：专业的支持性服务项目。

以执业护士（NP）主导的创新型护理模式结合了患者/家庭—照护者—社区的合作照护关系范式，旨在发展一种以患者为中心的护理关系，其中，照护者和患者的相互信任是共享决策的重要方面。这种方法的独特之处在于，与患或可能患阿尔茨海默病和相关痴呆（Alzheimer's disease and related dementias，ADRD）的老年人、护理人员、具有痴呆护理职业技能的专业护理人员（即护士、神经学家、神经心理学家、社会工作者）和社区合作伙伴（即老年中心、以信仰为基础的社区、独立生活机构）建立合作关系。该项目的目标是通过实施以患者为中心的、基于循证的干预措施，满足患有 ADRD 或有 ADRD 风险的人的需求。

在记忆和健康中心（the Memory and Wellness Center，MWC），该项目调查人员扩大了痴呆患者的专业护理和支持性服务范围。通过这个项目，我们能够识别并干预那些无法获得 MWC 提供专业化护理和支持性服务的不同种族、民族的社区患者。我们目前正在分析数据，初步结果表明，以执业护士为主导的社区痴呆护理模式是改善 ADRD 患者或有 ADRD 风险的人及其照护者健康结局的有效方法。

资料来源：Ordóñez M，Hain D：*Bridging the Gap：Providing Specialized Dementia Care and Supportive Services through Community Partnerships*（*BGDCS-CP*，2015-8）. Funded by Administration on Aging—Alzheimer's Disease Initiative：Specialized Supportive Services Project.

## 神经认知障碍：谵妄

尽管谵妄在老年人中很常见，但因其不易被发现，从而导致机体功能下降、死亡风险增加，以及医疗费用上升（Inouye et al.，2014）。护士在早期识别谵妄，控制危险因素和进行谵妄的护理干预中发挥着重要作用。抑郁症、谵妄、轻度和重度神经认知障碍（痴呆）是老年人常见的 3 种认知障碍。老年综合征并非老年人衰老的正常现象，且其在老年人中的发病率和流行率最高。

抑郁症、谵妄、轻度和重度神经认知障碍都存在认知和行为改变，因此，很难对谵妄、谵妄合并轻度和重度神经认知障碍（痴呆）〔delirium superimposed on mild or major NCD（dementia），DSD〕或抑郁症（第 28 章）进行鉴别诊断。合并抑郁症的患者，难以判断认知障碍的严重程度；因此，应首先治疗抑郁症，待患者认知状态稳定后再重新评估认知功能。谵妄合并认知障碍的住院患者，其病情程度会影响认知测评的结果，可能会加重认知障碍的严重程度，因此该类患者不应诊断为痴呆。

## 谵妄、痴呆（轻度和重度神经认知障碍）和抑郁症之间的差异

谵妄的临床特征表现为急性或亚急性发作，症状在短时间内出现（通常是数小时到几天）。症状往往在一天中有波动，夜间常有加重的现象。患者选择性注意力、持续性注意力和转移性注意力下降，最终发生认知或感知障碍。感知障碍常伴有妄想（偏执型）、行为和幻觉。幻觉通常指看见已故的亲人，如患者主诉与逝世的母亲交谈。

轻度和重度神经认知障碍患者的认知下降呈现出缓慢、连续、进展性的特点，无意识改变。轻度和重度神经认知障碍可导致严重病理改变，因此需要对患者进行评估和干预。然而，老年人认知改变通常被视为正常现象，因此少有研究。老年人任何精神状态的改变都需进行全面评估，并应着重关注认知功能的变化（第 5、7 和 23 章）。了解老年人衰老过程中的认知功能状态、准确地评估和诊断是区分老年综合征的关键。表 29.1 展示了谵妄、轻度和重度神经认知障碍、抑郁症的临床特征以及认知和行为特征的差异。谵妄公认的诊断标准见 DSM-5（American Psychiatric Association，2013）。

## 病因

预防和早期识别是谵妄患者的护理目标。谵妄是易感因素（身体衰弱，如潜在的认知障碍、功能障碍、抑郁症、急性疾病、感觉障碍）和诱发因素（如药物、治疗程序、约束、医源性事件、睡眠不足、膀胱导尿术、疼痛和环境因素）相互作用的结果。痴呆老年人在服用催眠药后可能会出现谵妄。单一或

表 29.1　谵妄、抑郁症和痴呆（轻度和重度神经障碍）的区别

| 特征 | 谵妄 | 抑郁症 | 痴呆 |
|---|---|---|---|
| 发病 | 突然的 | 最近的，可能与生活的变化有关；可以是慢性的 | 隐性的、缓慢的、多年的，经常发生直到症状明显才意识到。血管性痴呆患者应始终进行评估，因为其可能出现阶段性变化：认知功能的突然改变 |
| 出现症状超过 24 小时 | 波动性，在晚上通常更严重 | 比较稳定，早上可能会更严重 | 相对稳定，可能会随着压力而变化，一些人在夜间有更多的症状（日落综合征）；当血管性痴呆发生微血管梗死时，可能会出现突然变化 |
| 意识状态警戒性 | 下降<br>增加的、降低的或可变的 | 清醒<br>正常的 | 清醒<br>一般为正常的 |
| 精神运动 | 增加，减少，或混合，有时增加，有时减少 | 可变的、易激惹的或延迟的 | 正常，可能有失用症或失认症 |
| 持续时间 | 数小时到数周 | 可变的或慢性的 | 数年 |
| 注意力 | 涣散，不稳定 | 通常没有损伤；但是很难集中注意力 | 一般正常，但可能难以集中注意力 |
| 定位 | 通常受损，有波动性 | 通常正常；可能会回答问题"我不知道"，也可能不试图回答 | 经常受损；可能会作答或者接近正确的回答，也可能混淆但试图回答 |
| 语言 | 通常不连贯，缓慢或快速；可能反复喊出或重复相同的短语 | 可能速度较慢 | 找不到单词，持续性地 |
| 情感 | 可变的，但可能看起来很不安，很害怕 | 稳定的 | 反应缓慢，不稳定的 |

改编自：Modified from Sendelbach S，Guthrie PF，Schoenfelder DP：Acute confusion/delirium，*J Gerontol Nurs* 35（11）：11-18，2009.

多因素都可能引发谵妄（如感染可引发谵妄）。单一诱发因素有可能导致重度衰弱的老年人发生谵妄（Inouye，2018）。

　　谵妄发生的病理生理机制仍未被阐明，但并非单一因素或机制所致。新的理论认为，谵妄是生物因素的复杂作用，导致神经网络破坏的结果（Inouye et al.，2014）。Inouye（2018）认为，"易感因素与诱发因素是相互独立的因素，都可导致谵妄发生实质性的进展"。易感因素与诱发因素不是相互独立的，而是相互影响的。谵妄发作是可以逆转的，因此准确的临床评估和诊断至关重要。谵妄有多种名称：急性精神错乱状态、急性脑病综合征、意识错乱、可逆性痴呆、代谢性脑病和中毒性精神病。

## 发病率和患病率

　　谵妄是一种普遍流行且严重的神经精神综合征，通常发生在延续性护理的老年患者中。谵妄直接影响患者短期、长期不良健康结局。在住院患者中，10%~31% 老年患者入院时发生过谵妄，11%~42% 的老年人在住院期间发生过谵妄。重症监护病房（the intensive care unit，ICU）中高达 80% 的患者发生过谵妄。谵妄发生率较高且持续时间较长，持续到出院时甚至出院后 3 个月（Forsberg，2017；Miu et al.，2016）。最近一项韩国的研究显示，疗养院患者谵妄的发病率是 ICU 患者和医院其他患者的 2 倍（Moon and Park，2018）。

## 谵妄合并痴呆（delirium superimposed on dementia，DSD）

　　轻度和重度神经认知障碍老年人谵妄的发生率是正常老年人的 3~5 倍。在谵妄患者中，未合并轻度和重度神经认知障碍的谵妄患者不易被识别和治疗。DSD 在社区和医院人群中的患病率为 22%~89%。最近一项研究报告显示，DSD 在社区

的发病率为 40%（Moon and Park，2018）。谵妄可加速 NCD 老年人的认知能力下降。DSD 与住院老年人的高死亡率和发病率相关。老年痴呆患者精神状态的变化常由潜在痴呆或"日落综合征"引起，但是精神状态的变化是否是认知功能改变的原因尚未有定论。尽管 DSD 普遍流行，但未来需要进行更多针对性的研究，以为 DSD 患者制定评估和治疗方案（Morandi et al.，2017）。

## 谵妄的识别

谵妄是一种重要的老年综合征，也是一种紧急医疗事件。尽管谵妄的发病率和流行率很高，但目前对其尚未有充分认识。文献回顾发现，"护士缺少对谵妄主要症状的认知，仅对患者进行粗略心理状态评估。"（Steis and Fick，2008，p. 47）。镇静剂的使用和活动受限影响卫生保健专业人员对 ICU 患者谵妄症状的识别（Birge and Aydin，2017）。卫生保健专业人员对谵妄认识不足的其他因素包括：谵妄知识健康教育不足，缺乏准确的评估工具，观念影响，如更严重的医疗问题存在且谵妄并非亟待解决的健康问题、轻视的态度。卫生保健专业人员

无法识别谵妄、确定潜在病因并及时实施干预，从而导致不良并发症的发生。

在一项干预研究中，护士在急诊环境中对谵妄患者进行评估、预防和治疗，老年人认知功能变化的信息被混乱标记，在多数情况下，护士认为老年人的认知改变是其老化的正常现象。但谵妄发生在孩子和青年人身上时，则被认为是一种紧急医疗事件。护士报告说，照顾谵妄患者是"烦人、令人沮丧、没有趣的"，而且也干扰了医疗——外科患者的实际照护工作（Dahlke and Phinney，2008，p. 45）。研究者认为，当前面临的护理困境是护士如何将适合谵妄老年人的照护技术，融入尚缺乏对该群体提供特殊性需求服务的照护系统。

护士对老年人的护理态度和对谵妄评估、预防和治疗的态度，对改善护理结局至关重要。最近几项研究发现，健康教育干预对护士在谵妄知识的掌握和谵妄患者的护理实践方面产生了积极影响。在 ICU 进行的类实验研究，报道了非药物干预对谵妄识别和干预策略的影响效果。研究发现，通过教育护士可早期识别谵妄，降低谵妄的发生率（Birge and Aydin，2017）。D'Avolio 的研究（研究亮点 A 知

---

**■ 研究亮点 A**

### 对谵妄的双重教育干预

**目的**：本研究的目的是确定对护士进行谵妄知识和技能双重教育干预的可行性。谵妄教育干预措施（the delirium education intervention，DEI）将理论授课与临床实践相结合，以观察其在成年人患者中的临床实践效果。参与研究的护士认为，临床操作演示和在监督下进行谵妄评估是 DEI 的重点内容。

**方法**：使用前后测量的（$O_1 \times O_2$）类实验研究，设计、收集评估谵妄患者护士的数据。所有的护士（$n=52$）报告：①在核心课程中缺乏谵妄的教育；②缺乏使用标准化谵妄评估工具的相关知识。研究的参与者在接受教育干预前会得到一份有关谵妄数据包以供学习。在教育干预后，护士参与床边教学，进行谵妄评估和干预。护理评估和干预措施包括：①药物审查；②诊断测试；③定向；④感觉；⑤营养；⑥如厕；⑦睡眠；⑧疼痛；⑨活动；⑩社会需求；⑪安全；⑫护士专家咨询。

**结果**：研究数据显示，643 例患者中有 80% 使用意识模糊评估法进行评估，并进行非药物干预。护士筛查了 643 名患者，谵妄阳性检出率为 12%。

**结论**：本研究通过一种具有成本效益的双重教育干预措施，填补了临床实践的空白。DEI 提高了护士谵妄评估和非药物干预的能力。参与研究的护士认为，临床操作演示和在监督下进行谵妄评估是 DEI 的重点内容。本研究验证了一种由说教式教学、床边教学和评估工具组成的干预措施的应用效果，有助于开发一种可行的、经济效益高的谵妄评估方法。未来需要持续研究，以确定有效的教育干预措施和干预效果的持续性。

**当前的研究内容**：在作为研究人员、护士和痴呆患者的家庭照护者的过程中，Deborah D'Avolio 博士逐渐对老年人谵妄产生了兴趣。老年痴呆患者发生谵妄后不良结局的风险更大。谵妄可预防、可

治疗、常被误诊,且不受卫生保健系统和家庭照护者的重视。她最近的研究,获得了谵妄研究调查网络(the Network for the Investigation of Delirium)的资助:"统一科学家",D'Avolio博士正在制定一个可能的解决方案——通过远程监控和技术辅助指导照护者对谵妄患者进行干预。在老年痴呆患者的谵妄预防中,有关其家庭照护者的内容仍有待研究。家庭照护者能够为患者认知功能的细微改变提供有价值的信息,所以填补这项研究空白十分重要。这个项目满足了家庭照护者的需求,为预防谵妄提供了评估和支持性策略。

资料来源:D'Avolio D:*Evaluation of an Educational Intervention for Increasing Delirium Recognition and Intervention Among Hospitalized Older Adults:A Feasibility Study*,2012. Faculty Grant,Northeastern University.

识链接)表明,对护士进行谵妄知识和技能的双重教育干预,可有效提高具有谵妄风险老年人的检出率。一旦患者被确诊为谵妄,护士就开始实施非药物干预。D'Avolio博士目前的研究重点是,通过远程监控和技术辅助护理,指导为预防谵妄提供治疗和支持的干预措施。在预防老年痴呆患者发生谵妄的研究中,有关其家庭照护者的内容仍有待研究。家庭照护者能够为患者认知功能的细微改变提供重要信息,所以填补这项研究空白十分重要。

## 谵妄的诱发因素

谵妄存在多种易感因素和诱发因素(知识链接29.2)。谵妄的风险随着危险因素数量的增加而增加。患者越衰弱,风险就越大。识别高危患者、危险因素、早期适时评估及持续监测是预防谵妄的基础。最具预测性的危险因素是瘫痪、功能障碍、使用约束或留置导管、药物、急性疾病、感染、酒精或药物滥用、感觉障碍、营养不良、脱水、呼吸功能不全、手术和认知障碍。疼痛无法缓解或治疗不当会显著增加谵妄发生的风险。侵入性设备(如鼻胃管、静脉输液管、导管和约束装置)会通过干扰大脑的正常反馈机制,导致谵妄发生。

药物可导致谵妄的发生,尤其是抗胆碱药和一些新药。比尔斯标准(The Beers' Criteria)中关于老年人不当用药的条目是潜在问题药物的来源(American Geriatrics Society,2015)。比尔斯标准清单列出了老年人应避免使用的药物,或根据其肾功能需要调整剂量的药物。在住院期间,可以通过肾小球滤过率(estimated glomerular filtration rate,eGFR)对肾功能进行评估和监测。通过肌酐清除率确定是否用药,以及用药剂量也是很重要的(第9章)。如果可能的话,应避免服用某些高风险的药物,但是,在必要时开始用药也同等重要。例如,严

### 知识链接 29.2　谵妄的诱发因素

- 年龄大于65岁
- 认知障碍
- 严重疾病或合并症负担
- 听力或视力障碍
- 目前髋关节骨折
- 感染
- 无法控制疼痛
- 多重用药和使用精神药物(苯二氮䓬类、抗胆碱类、抗组胺类、抗精神病药物)
- 抑郁
- 饮酒
- 睡眠剥夺或障碍
- 肾功能不全
- 主动脉手术
- 贫血
- 缺氧或高碳酸血症
- 营养不良
- 脱水
- 电解质异常
- 功能状态不佳
- 制动或活动受限
- 有出现尿潴留或便秘的风险
- 使用入侵性设备,约束装置

资料来源:American Geriatrics Society:*Clinical practice guidelines for postoperative delirium in older adults*,2014.

重疼痛会导致谵妄,服用镇痛药可能是最佳的治疗方法。知识链接29.3列出了谵妄原因的助记符号。

## 谵妄的临床亚型

谵妄是根据警觉性和精神运动活动的水平进行分类。临床亚型有活动亢进型、活动抑制型和混

| 知识链接 29.3 | 导致谵妄的原因 |
| --- | --- |
| D | 痴呆 |
| E | 电解质紊乱 |
| L | 肺、肝、心、肾、大脑 |
| I | 感染 |
| Rx | 多重用药,精神药物 |
| I | 受伤、疼痛、压力 |
| U | 不熟悉的环境 |
| M | 新陈代谢 |

注:通常有不止一个原因。

合型。知识链接 29.4 介绍了活动亢进型谵妄和活动抑制型谵妄。由于病情的严重程度和精神活性药物的使用,活动抑制型谵妄在 ICU 发生更普遍。活动抑制型谵妄的不良后果严重,且易被忽略,合并吸入性肺炎、肺栓塞、压力性损伤等并发症时,预后更差。

### 知识链接 29.4　谵妄的临床亚型

**活动抑制型谵妄**

- 安静或愉快的困惑
- 活动减少
- 缺乏面部表情
- 被动行为
- 嗜睡
- 无活动
- 缄默不语
- 受限的、缓慢和低沉的声音

**活动亢进型谵妄**

- 过度警觉
- 容易分心
- 精神运动活动增加
- 幻觉、妄想
- 躁动和攻击行为
- 快速或大声讲话
- 游荡的、非潜在的重复性运动
- 言语行为(吼叫、喊叫)
- 拆除管路
- 试图下床
- 在低活动和多动之间不可预测地波动

## 谵妄的后果

谵妄对患者及其亲友来说是一次可怕的经历,经常认为这是"发疯"的表现。谵妄的发生会延长患者住院的时间,增加再入院率,增加入住疗养院的概率,增加患者的病死率。谵妄与年龄、共存疾病或疾病严重程度无关(Flaherty et al.,2017;Salluh et al.,2015)。

患有谵妄的成年人可能发生创伤后应激障碍(PTSD)症状(别人无法理解的噩梦、闪回、记忆和梦),但是其症状通常不易识别(Battle et al.,2017)(第 28 章)(知识链接 29.5)。关于谵妄的资源,包括患者对谵妄的视频描述可以参考知识链接 29.6。

### 知识链接 29.5　谵妄患者经历的描述

在监狱里,罪犯们把手铐在栏杆上,奋力挣脱,如果他逃跑了,守卫们会站在一旁向他开枪

没有脑袋的少年们到处乱跑;孩子们长着动物脑袋

看到直升机在即将到来的龙卷风中救援了所有患者,却将她抛在身后

血从皮肤的洞和裂缝中渗出来,在我周围形成了一滩红色

这是一场人们试图杀死她的恐怖表演:蚂蚁趴在脸上,发现自己在木筏上,在太空舱里,在北极,在沙漠里——每个场景都有可怕的故事

资料来源:Amoss M:Treating the trauma of intensive care, *Johns Hopkins Magazine*,2013;

Edmunds L:Delirium,*Johns Hopkins Medicine*,2014;

Hoffman J:Nightmares after the ICU,*The New York Times*,July 22,2013.

### 知识链接 29.6　最佳实践资源

**谵妄和痴呆**

> **痴呆预见性指导:**www.dementia-directive.org
> **哈特福德老年护理研究所:**谵妄:实践方案的护理标准:预防、早期识别和治疗;老年痴呆患者谵妄的评估与处理;意识模糊评估法
> **哈特福德老年护理研究所:**痴呆系列
> **医院老年生活计划(帮助):**课程材料,家庭帮助程序,家庭意识模糊评估法(The Family Confusion Assessment Method,FAM-CAM)

ICU 谵妄和认知障碍研究组：患者和家庭报告：来自 ICU 的记忆

ICU-DIARY.org：非官方网站，为所有对 ICU 日记感兴趣的医疗保健工作者提供服务

疗养院工具包：促进积极的行为健康

重症监护医学学会：重症监护室成年人患者疼痛、躁动和意识错乱管理的临床实践指南

尽管多数住院的谵妄患者能够完全康复，但少数患者只能部分恢复，甚至无法恢复。谵妄发作增加了大脑的脆弱性，进一步提高了患痴呆的风险（Inouye，2018；Inouye et al.，2014）。出院后持续性谵妄状态可能会影响慢性病的管理，导致不良结局发生（Hain et al.，2012）。需要进一步研究影响谵妄长期不良结局的原因，临床特征（亚型或持续时间）是否影响预后以及如何降低谵妄的长期不良影响。

### 安全警示

在入院、转移护理场所、出院回家或到照护机构前，有谵妄危险因素的老年人应进行谵妄筛查。从急症护理病房出院后，谵妄患者存在部分康复，甚至无法康复的风险（Cole et al.，2017）。有阿尔茨海默病和相关疾病（ARDR）病史的谵妄患者，在出院后 3 个月内发生不良事件［即死亡、住院、急诊科（emergency department，ED）就诊］的风险最高。潜在的健康状态（即慢性病、药物毒性、衰弱）可能会影响未康复谵妄老年人的认知状态（Cole et al.，2017）。因此，必须对有谵妄病史的老年人进行老年综合评估，尤其要评估其认知状态和谵妄可逆性的潜在原因。

## 促进健康老龄化：对老年护理的启示

## 评估

### 谵妄评估

预防谵妄是护理有谵妄风险老年人的第一步。知晓、识别并评估谵妄的危险因素是预防谵妄的第一道防线。同其他生命体征一样，谵妄是认知健康的关键生命体征，因此应重视对谵妄的评估（Fick，

2018）。护士在谵妄的识别中起关键作用。谵妄干预越早，患者获得积极健康结局的机会就越大。

病史和主要诊断特征是评估识别谵妄的第一步。可采用多种评估工具评估谵妄及其严重程度。在进行评估时，基线的认知状态非常重要。如果患者无法回答，家庭成员或其他照护者可提供相关信息。家庭成员和其他照护者能够观察并了解患者的细微行为变化，提供患者行为异常发生的时间等信息。

如果谵妄患者独居，责任方或转移机构可通过电话提供相关信息。确定谵妄基线认知功能至关重要。患者当前的精神状态不能代表其日常的状态，也不可将精神状态的改变仅归因于年龄或可能存在的痴呆。不同认知功能状态的老年人在入院时，卫生保健专业人员都应采用有效可靠的评估工具判断其是否存在谵妄。

蒙特利尔认知评估（the Montreal cognitive assessment，MoCA）是一种检测认知障碍的简易筛查工具。评估工具需要纸和铅笔，花费大约 10 分钟，总得分为 30 分。测试内容和结果说明可在 MoCA 网站上免费获得，用于临床或教学无须经过授权许可。第 7 章提供了关于认知功能评估的详细信息。目前已有针对谵妄的评估工具，例如意识模糊评估法（the Confusion Assessment Method，CAM）（Inouye et al.，1990）和 NEECHAM（Neelon and Champagne）意识模糊量表（Neelon et al.，1996）。

CAM-ICU 是针对重症监护病房中谵妄患者的评估工具，已经在进行机械通气、不能进行语言沟通的危重患者中得到验证（Ely et al.，2001；Rigney，2006）。许多急症护理病房已经将 CAM 纳入电子病历的一部分。谵妄评估方法—家庭评估方法（The Confusion Assessment Method-Family Assessment Method，CAM—FAM）（Steis et al.，2012）可根据家庭成员的报告识别谵妄症状，与识别谵妄时的 CAM 高度相关（Flanagan and Spencer，2015）（知识链接 29.6）。

患者一旦确诊为谵妄，每一次交班都应再次评估。护士要使用具体客观指标记录谵妄患者的精神状态，以便制定预防、评估和管理谵妄及其不良结局的有效措施。护士要将已验证的测评工具、护理观察和评估内容、图表回顾和生理学结果（如实验室检查）相结合，最终获得谵妄评估结果。谵妄发生具有波动性，难以识别，因此必须采用多组数据对患者进行动态评估。

# 干预

## 非药物干预

谵妄病因繁多,针对多病因的干预措施可能疗效更佳。充足的证据表明,针对多病因的干预措施可以在防止医疗和手术环境中发生谵妄;不太有力的证据表明,多病因的干预措施可减轻谵妄的严重程度。多学科团队早期参与风险因素评估是成功预防谵妄发生的关键(Oberai et al.,2018)。在不同临床环境中,需要持续评估不同干预措施所发挥的最佳效果。以患者为中心而不是以疾病为中心的护理干预,可能对预防谵妄产生最佳效果(知识链接29.7)。

---

### 知识链接29.7　临床案例:谵妄

J夫人是一名88岁的女性,患有终末期肾病(end-stage kidney disease,ESKD)。她突然出现谵妄后被送入急症护理医院就诊。她的丈夫说,她晚上睡觉时与已故的母亲对话,然后突然出现了尿失禁。内科住院医生通知老年专业护士(the adult/gerontological nurse practitioner,AGNP),J夫人患有痴呆,需要停止透析,考虑临终关怀。AGNP与J夫人相识多年,对于她被诊断为痴呆这件事情感到十分惊讶。为J夫人进行老年综合评估是进行优质护理的第一步,包括评估其认知状况和突发性意识模糊的可逆性原因。实验室检查表明,J夫人没有尿毒症(通过肾排泄堆积的废物)。CT检查没有发现脑卒中、急性改变或其他脑损伤的证据。白细胞计数升高,尿检阳性,尿失禁以及幻觉的出现,表明她有尿路感染。J夫人服用抗生素后,病情有所减轻。

从该临床案例中可以总结临床经验:突发性意识模糊的老年人需要进行老年综合评估,确定谵妄发生的原因,而非直接诊断为痴呆。护士必须及时识别可能出现谵妄的老年患者。AGNP要为内科住院医生开展关于老年ESKD患者谵妄知识的健康教育,以利于避免过早诊断,防止不当救治延误谵妄的治疗。出院后,J夫人恢复了透析,直到两年后去世。J夫人和她的丈夫非常感激AGNP能够了解和关心她,并为其提供指导。

资料来源:Debra Hain,PhD,ARNP,AGPCNP-BC,Nephrology Nurse Practitioner.

---

一项急症护理医院中预防谵妄的计划——医院老年生活计划(the hospital elder life program,HELP)专注于谵妄管理的6个危险因素:认知障碍、睡眠剥夺、行动障碍、视力障碍、听力障碍和脱水(Hshieh et al.,2015;Inouye et al.,1999)。该计划由包括护士在内的老年专家团队,采取多种方法维持高危老年患者的身体和认知功能,最大限度地保证其在出院时的独立性,协助患者从医院过渡到家庭,以及防止非计划性再入院的发生。经过培训的志愿者也参与到HELP中。HELP目前已在美国和国际上的200多家医院中使用。家庭—HELP项目(知识链接29.6)是对最初HELP的改编和扩展,旨在培训家庭护理人员选定适宜的照护方案(如定向、治疗活动、视力和听力)。初步研究表明,家庭照护者能够积极参与对谵妄的预防干预,促进了以家庭为导向的护理文化的发展。

HELP项目中的多项干预措施简单易行,也是优质护理的重要组成部分。干预措施包括:提供草药茶或热奶而非安眠药,使用振动传呼机代替寻呼系统以保持病房安静,尽快撤除管路和其他妨碍运动的设备,提倡肢体活动,评估并减轻疼痛,纠正听力和视力障碍。降低跌倒风险的干预措施包括使用床椅报警器、低床、躺椅,看护躁动不安的患者,维持正常的生活习惯,减少护理人员的变动。知识链接29.8列举了谵妄的干预措施。

---

### 知识链接29.8　最佳实践建议

**预防谵妄**

- 感官增强(确保眼镜、助听器、听力放大器的使用)
- 增强灵活性(如有可能,每天至少走动两次)
- 尽可能让家人在床边陪伴
- 认知导向和治疗活动(个性化)
- 疼痛管理
- 认知刺激(如果可能的话,根据个人的兴趣和精神状态进行)
- 防止行为升级的简单沟通标准和方法
- 营养和补液增强
- 睡眠增强(睡眠卫生、非药物睡眠协议)
- 药物审查和合适的药物管理
- 充足的氧合

- 预防便秘
- 尽量减少侵入性医疗设备、约束或固定设备的使用
- 注意环境噪声、光线、温度
- 使环境正常化（提供熟悉的项目、常规、时钟、日历）
- 尽量减少更换房间和设施间转移的次数

使用重症监护日记帮助患者了解谵妄的经历，可改善其与家人关于这段经历的交流方式。自20世纪70年代以来，写日记已在欧洲国家广泛使用，特别是斯堪的纳维亚。写日记是一种提高危重症患者生活质量的低成本的方式。在美国，ICU日记作为一种简单而实用的护理措施，正在被广泛使用，其可以降低危重症患者及其亲属创伤后应激障碍的相关症状（Blair et al.，2017）。护士及其亲属记录住院日记的具体内容。日记采用日常话语描述患者状态，通过共情和反思的方式，与患者沟通治疗的内容。日记内容包括患者每天的身体状态、可能发生的状况以及周围环境。文本通常辅以照片作为依据（知识链接29.6）。

## 药物干预

当谵妄患者出现伤害自己或他人的症状、非药物治疗无效时，药物干预是治疗的必要手段。药物干预仅作为预防和治疗方案中的一种方法，不应取代详细的评估内容，以及对谵妄潜在原因的管理。谵妄的药理学研究尚少见，但随着其神经病理学机制逐步深入，药物治疗具有重要意义。

尽管FDA还未批准，抗精神病药物已用于谵妄治疗。系统回顾和荟萃分析显示，抗精神病药物不应用于预防和治疗谵妄（Neufield et al.，2016）。最近的一项实验研究报告显示，与安慰剂相比，急性呼吸衰竭或休克患者，以及ICU活动抑制型或活动亢进型谵妄患者，在使用氟哌啶醇（Haldol）或齐帕西酮（Geodon）后，谵妄的持续时间无显著改变（Girard et al.，2018）。严重躁动并有生命安全问题的患者，可考虑使用抗精神病药物。如果已经开始使用，最好根据老年人的临床表现，缩短持续用药时间并尽快停药。

重症监护医学学会（The Society of Critical Care Medicine，2018）制定了重症监护病房成年患者关于疼痛、躁动和谵妄的临床实践指南（知识链接29.6）。指南强调使用有效、可靠的工具来评估，需要注意：①评估ICU患者的疼痛、躁动/镇静和谵妄；②使用跨专业团队方法；③避免过度镇静；④鼓励积极参与每日唤醒和自主呼吸试验；⑤制订早期活动计划；⑥进行疼痛管理；⑦采取保持睡眠觉醒周期的环境策略。

照顾谵妄患者具有挑战性。谵妄患者无法沟通，有时会出现令人不安的行为，如拔出静脉输液管或试图起床，干扰治疗，危及自己或他人安全。护士应该将谵妄患者的任何行为看作患者在试图传达自身需求，实施相关干预措施来解决患者的需求具有重要意义。有谵妄经历的老年患者会感到恐惧，认为自己失去了对生活的控制。护士越冷静，越令人放心，患者就感到越安全。知识链接29.9介绍了一些有助于照顾谵妄患者的沟通策略。

### 知识链接29.9 最佳实践建议

#### 与一位经历过谵妄的人交流

- 了解患者过去的生活方式。
- 观察非语言交流方式，如语调、面部表情和手势。
- 慢慢说。
- 保持冷静和耐心。
- 面对患者并保持眼神交流；平视患者而非俯视他或她。
- 解释所有行动。
- 微笑。
- 使用简单、熟悉的词语。
- 留出充足的反应时间。
- 必要时重复。
- 告诉患者你希望他或她做什么，而不是你不希望他或她这样做。
- 提供一步指示；使用手势和演示补充语言。
- 确保患者的安全。
- 保持始终如一的照护者。
- 认为患者任何沟通和行为都是有意义的，是告诉我们某事或表达某种需求的尝试。
- 不要认为患者无法理解或存在认知障碍。

## 神经认知障碍患者的护理

　　在社区、医院和长期照护机构，护士直接护理神经认知障碍(neurocognitive disorders，NCDs)患者。护士与家属及照护者形成合作关系，指导他们采用最佳护理实践方法，为他们提供护理知识和服务支持。随着神经认知障碍发病率的上升，在制定和实施循证护理措施，向患者及其照护者提供教育、咨询和支持服务方面，护士发挥着越来越重要的作用。知识链接 29.10 描述了一种以照护为基础的、护士管理的、包含神经认知障碍专家的记忆中心，为患者及其照护者提供整体护理服务的模式。

---

**知识链接 29.10　痴呆整体照护的案例介绍**

**中心介绍**

　　路易斯和安妮绿色记忆和健康中心(the Louis and Anne Green Memory and Wellness Center，MWC)是位于佛罗里达州博卡拉顿的佛罗里达大西洋大学(Florida Atlantic University)克里斯汀·林恩护理学院(the Christine E. Lynn College of Nursing)的一个独具特色的照护中心。在学院支持伦理照护的基础上，MWC 提供了既富有同情心又创新的照护项目，反映了最佳实践、研究和教育过程。MWC 是美国指定的记忆障碍诊所，也是佛罗里达州第一个获得"阿尔茨海默病专业服务中心"称号的成人日间照护中心。

**护理模式**

　　MWC 开展以执业护士(nurse practitioner，NP)为主导的照护模式，在理论与实践中体现关怀的理念，为患者提供全面、协调的护理服务。在由内科医生、执业护士、心理学家、神经心理学家、社会工作者组成的多学科团队中，NP 在痴呆患者的特殊护理与管理中发挥着重要作用。

**服务**

　　在患者/家属—照护者合作模式中，掌握 3 种语言的专业团队为患者进行记忆健康的综合评估。内容包括：驾驶能力评估，身体、职业和语言评估与治疗，认知康复计划。倾听并尊重患者和家属的意愿，可以为评估、诊断和延续性护理提供指导。健康教育的内容涉及照护者自我保护活动(如瑜伽)，照护者向有资质的照护管理者和心理治疗师请教、查阅照护书籍，提供照护者互助小组。互助小组的服务对象不仅包括成年子女，而且包括患有神经认知障碍的青年人。同时，服务也包括为社区的专业和非专业护理人员提供各种照护教育方案和课程。

**成人日间照护中心**

　　成人日间照护中心可提供基于循证的综合治疗方案，旨在维持和提高患者的认知功能、身体功能和生活质量。日常活动包括椅子瑜伽、回忆、认知刺激活动、健康教育(营养、锻炼、精神、心理健康/幸福)和创造性艺术，如绘画、音乐、卡片、拼图和棋盘游戏。

**学生教育与研究**

　　MWC 负责对护生、医疗、社会工作和其他专业人员的临床实践活动进行监督。护理学院的持续研究促进了痴呆患者护理知识的发展。

资料来源：María de los Ángeles Ordóñez，DNP，CNS，APRN，GNP-BC，PMHNPBC，Director，Louis and Anne Green Memory and Wellness Center；

Memory Disorder Clinic Coordinator；Tappen R，Ordóñez M，Curtis B：Designing a nurse-managed center grounded in caring：the aesthetics of place and space，*J Art Aesthet Nurs Health Sci* 2(1)：22，2014.

---

　　神经认知障碍老年患者的首要护理目标是维持现有功能，预防残疾，保持人际关系与周围环境的稳定性，克服疾病相关的功能障碍，创造一个尊重患者意愿、维持健康福祉、保证生活质量的治疗环境。知识链接 29.11 总结了以神经认知障碍患者为中心的护理干预措施。

　　营养、日常生活活动、保持健康和功能、安全、沟通、行为改变、照护者的需求和支持，以及生活质量是家属和照护者护理痴呆患者的重点内容。本章其余部分将讨论神经认知障碍患者 5 种常见的护理问题和护理干预措施：沟通、行为问题、日常生活活动护理、徘徊行为和营养。神经认知障碍患者跌倒和尿失禁的护理在本书前文中已有讨论，其他护理问题将在第 34 章中讨论。

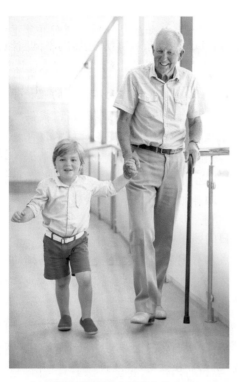

保持功能和防止衰弱十分重要

---

**知识链接 29.11　以患者为中心的护理干预在 NCD 患者护理中的应用**

- 了解患者
- 建立并培养真正的关爱关系
- 承认并接受真实的患者
- 听取患者意见，共同参与决策
- 最大化做出选择的能力
- 合理安排日常生活，保持残存功能
- 明确患者痛苦或加剧行为和心理症状的社会和物理环境特征
- 通过有意义的活动和建立关系，以提高患者的生活质量
- 确保患者安全
- 观察患者整体健康状况，以及 NCD 对其他病情管理的影响
- 在解决问题、获取信息方面与照护者建立合作关系；长期护理计划、情感支持与休息
- 支持预先护理计划和预立医嘱

改编自：Fazio S, Pace D, Maslow K, et al.: Alzheimer's Association dementia care practice recommendations, *Gerontologist* 58 (S1-S9), 2018.

## 青年型痴呆和轻度神经认知障碍患者的不同需求

本章重点阐述重度神经认知障碍患者的护理问题，青年型痴呆（65 岁前发病）、轻度神经认知障碍和神经认知障碍早期阶段患者及其照护者的护理关注重点是不同的。到目前为止，多数研究和干预主要是针对重度神经认知障碍患者及其家属，就患者的行为障碍、失禁、日常生活照料和养老院安置等问题帮助照护者做好准备。青年型痴呆和轻度神经认知障碍患者不存在以上的问题，因此缺乏对相关问题的关心，甚至会产生恐惧和被误导。

许多患者在 30~40 岁时就被诊断为痴呆。阿尔茨海默病协会（the Alzheimer's Association, 2018）的数据显示该类患者多达 5%。早发痴呆（early-onset dementia）可能会与任何年龄早期阶段的痴呆症状相混淆，因此指南建议将其替换为"青年型痴呆（younger-onset dementia）"一词。青年型痴呆患者存在诊断困难。诊断为"出乎意料，不合时宜（年轻不会患有痴呆），导致自我认同的变化、无力感和关系改变。青年型痴呆患者通常在社会中受到排斥，无意义的活动又加剧了其困难局面"（Greenwood and Smith, 2016）。青年型痴呆患者需要工作，需要抚养孩子，可能被迫退休，并在黄金年龄段内经历收入、工作角色和相关福利的缺失。多数痴呆照护服务是为老年人设计的，不能满足年轻人的特殊需求。青年型痴呆患者比老年人更年轻、更健康，满足其安全需求更具挑战性（Greenwood and Smith, 2016; Sakamoto et al., 2017）。

轻度神经认知障碍和早期神经认知障碍患者的照护者较少关注患者的护理需求，而更多关注沟通、行为和关系。干预措施能够帮助患者和照护者应对角色变化、压力、挫折、失去、沟通困难和夫妻关系（研究亮点 B）。研究的重点内容是为轻度神经认知障碍患者、青年型痴呆和早期重度神经认知障碍患者及其照护者提供支持项目，并持续评估干预措施的有效性。研究对象应包括面临健康问题的神经认知障碍的患者。第 34 章讨论了对神经认知障碍患者的照护。

研究亮点 B

### 根据轻中度神经认知障碍患者和夫妇的叙述指导护理实践

一项描述性现象学研究，从个人、配偶，以及个人与配偶的关系角度，理解与轻中度神经认知障碍患者共同生活的体验。6对夫妇分别接受了采访，讲述他们与痴呆患者共同生活的经历。从照护者的叙述中提炼的主题表明，他们努力保证患者享有最佳医疗保健资源，使患者心情愉悦地生活。和神经认知障碍患者共同生活的人也尽自己最大的努力，来延缓患者疾病的进展和减轻另一半的负担。

照护者的主要压力源可能与患者沟通困难有关。轻度、中度神经认知障碍患者的照护者与患者无法有效沟通时感到沮丧和愤怒，因此有效沟通是临床实践的重要内容。保持和加强沟通需要有效的沟通策略，教学和角色塑造的方法可有效缓解压力。患者参与提高认知、增强身体功能和减缓疾病进展的活动具有重要意义。学习新事物、参与刺激性活动、与志趣相投的人交往，以及感受到尊重是参加日间照护计划的重要组成部分。该研究同时体现了以患者为中心尊重沟通的重要性。

研究结果证明，患者应该尽力过好生活，保持健康，不惧怕未来。将与神经认知障碍患者共同生活者及其配偶在整个病程中的需求纳入以患者为中心的护理方案具有重要意义。改善夫妻关系、长期维持患者现有的认知水平、鼓励患者参与身体运动和社交活动，对患者和照护者可产生积极影响。

资料来源：Hain D，Touhy TA，Sparks-Compton D，et al.：Using narratives of individuals and couples living with early stage dementia to guide practice，*J Nurs Appl Rev Res* 4：82-93，2014.

## 持续评估的需求

评估患者及其照护者是护理工作的重要内容。痴呆护理的质量取决于以患者为中心的质量评估和护理计划。以患者为中心的评估可以深入了解患者及其照护者，并与之建立友爱关系。在从诊断开始的疾病全周期，需要持续评估患者及其照护

者，监测疾病进展和进行对症治疗。患者的需求随着疾病进展而变化，"疾病进展的不同阶段会引起患者最重要的护理需求发生改变，同时也会影响疾病进展、患者心理体验，导致疾病恶化或者为疾病的治疗带来新的契机。"（Molony et al.，2018，p. S37）。通常每6~12个月为患者进行一次评估，但是在患者行为变化或疾病恶化进展速度加快时同样需要评估。在长期照护机构中，照护制度对评估频率做出了相关规定。目前，医疗保险可以报销临床就诊费用，包括多维评估和认知障碍患者的全面护理计划。

评估的重点内容是保持患者现有优势和功能，同时补偿功能缺失和障碍，以增强患者和照护者"与痴呆完全共存"的能力（Molony et al.，2018，p. S36）。医护人员要尊重痴呆患者的意见，使其参与护理计划的制订过程。医护人员应充分评估各种治疗方案的利弊后，决定医疗保健或知情同意的内容。Molony 和他的同事（2018）为以患者为中心的综合评估提供了详细的指南。照护者评估将在第34章中讨论。

## 临终讨论

在疾病进展的过程中提出有意义的预先护理计划为时已晚。在疾病早期患者能够表达其意愿时，卫生保健提供者告知患者和家属痴呆晚期的照护状况，以及患方做出护理愿望和偏好的情况并不常见。卫生保健专业人员需要对患者及家属进行健康教育，了解患者的价值观和偏好，做好临终护理计划。患者和家属在充分了解疾病信息、坦诚沟通和持续支持后，可以做预先护理计划的重要决定。在疾病早期阶段，卫生保健专业人员认识到安宁疗护的价值，使得安宁疗护得到进一步应用。重度神经认知障碍患者应考虑安宁疗护，技艺高超的专家团队会在疾病发展过程中为患者及其家属提供护理支持。

安宁疗护（palliative care）适用于有部分护理需求的生命有限患者、需要更多护理需求的疾病晚期患者，以及临终关怀患者。安宁疗护侧重于症状管理、舒适护理、心理、社会和精神支持。当痴呆患者死亡时，照护者也可以获得丧亲支持（第35章）。有充足的证据表明，晚期痴呆患者临终护理的效果并不理想，患者常经历无法缓解的痛苦，而且也剥

夺了患者与家属的临终关怀，甚至导致激进的治疗（Lee et al.，2017；Sekerak and Stewart，2014）。"卫生保健人员和临床医生难以做出相关决策，无法确定提供的护理是否满足患者需求"（Gaster，2017，p. 2175）。

标准的预立医嘱对即将死亡或处于永久昏迷状态的患者没有任何作用。"痴呆是一种慢性的、轨迹可变的、生命有限的疾病。痴呆进展缓慢，导致患者的认知功能逐步下降，并失去日常生活能力"（Gaster，2017）。Gaster（2017）已经开发了针对痴呆的高级指导规范，解决了痴呆不同阶段的照护需求。高级指导规范应该在痴呆患者症状出现之前制定，是标准预立医嘱的内容补充（知识链接29.6）。

## 沟通

认知障碍和语言障碍使得患者心生恐惧与沮丧。在疾病早期，患者找词困难（命名），记忆对话内容具有挑战性（知识链接29.12）。随着疾病的进展，记忆力、语言和交流能力也会下降。神经认知障碍影响沟通的可接受性和表达性，改变了患者的交流方式。无意识的语言功能（如你好）保留时间最长。痴呆患者可能会偏离谈话的主题，提出不相关的话题。痴呆患者无法理解谈话内容中幽默、讽刺或抽象的内容。当患者的语言功能越来越弱化时，非语言和行为反应变成一种重要的交流方式。随着疾病的进展，尽管痴呆患者的语法和语音相对完整，但语言表达能力下降，表达的频次减少。在神经认知障碍的后期阶段，患者尚存

### 知识链接 29.12　患者沟通困难的描述

"我忘词了。有时无关紧要，但有时意义重大。我学会了避免犯错误的方法，比如当我不记得对方的名字时就和他们握手，开玩笑，看他们的脸色与反应。"

(Hain et al.，2014，p. 85)

"很多事情我会一遍又一遍地陈述，因为我认为这是一件很重要的事情，但是我忘记了……我希望我任何的表达都有意义。"

(Hain et al.，2010)

在一定的理解能力，仍需进行口头和非口头的互动和关爱交流。

以患者为中心的护理沟通至关重要。患者需要与有技能、有爱心的卫生保健提供者建立支持性服务关系。认知障碍和沟通障碍的患者需要依靠与他人的关系和信任，来获得情感支持、解决问题和协调复杂活动的能力（Buckwalter et al.，1995，p. 15）。与神经认知障碍患者沟通需要特殊的技能和耐心。沟通失败时，照护者会感到沮丧和焦虑，沟通也仅停留在护理任务导向性的短暂互动上。因为繁重的工作、缺乏对沟通重要性的认识，沟通在照护过程中常被忽视。当患者无法沟通自身需求时，可能会出现行为问题（Machiels et al.，2017）。

为了与神经认知障碍患者有效沟通，护士应重点识别痴呆患者多样的交流方式，以此加深对患者的了解，识别患者表达需求的方式与内容。不论患者的表达看起来多么没有条理，我们应意识到患者试图在表达自身的需求。理解和知晓如何应对沟通困难是专业照护人员的职责。神经认知障碍患者不能改变其沟通方式，专业照护人员必须改变自己的沟通方式（知识链接29.13）。

### 知识链接 29.13　最佳实践建议

**与痴呆患者有效沟通**

想象一场网球比赛：照护者就像网球教练，教练打球时能够让站在球网另一端的人打到球。教练可以保持拉力赛的方式回球；打球的目的不是为了得分或赢得比赛，而是为了能够让对方球员拿到球，鼓励对方将球击回球网。同样，我们在与痴呆患者交流时，必须以患者能够有效回应的方式进行沟通，使患者能够分享自己的想法和感受。

资料来源：Kitwood T：*Dementia reconsidered：the person comes first*，Bristol，1999，Open University Press.

护士可以通过采取以患者为中心的方法来克服沟通障碍。护士需要花时间了解患者的故事："我是谁？"在某些情况下，患者无法表达所有的记忆，但花时间了解其背景并设身处地思考，有助于护患之间有效沟通。一项长期护理沟通干预研究表明，根据痴呆患者能力制订的个性化沟通计划具有重要意义。沟通计划内容包括如何与患者沟通，患者

如何与他人沟通,以及关于患者的相关信息(出生地、工作、家庭、兴趣)。沟通干预对提升患者的生活质量(quality of living,QOL)和减轻照护者的负性情绪及负担具有积极的影响(McGilton et al.,2017)。

## 循证沟通策略

佛罗里达大西洋大学(Florida Atlantic University)的 Ruth Tappen 和他的同事(Tappen et al.,1997, 1999)进行的经典研究,阐述了与中度和重度神经认知障碍患者建立和维持治疗关系的沟通策略。研究人员分析了 23 名中晚期 AD 患者与一名临床护理专家之间的对话,明确哪种类型的沟通技巧有助于建立和维持治疗关系。参与者应做到"避免频繁纠正患者,鼓励患者参与谈话,使谈话内容有意义,任何沟通的尝试都有意义,在困难沟通中思考沟通的价值"(Tappen et al.,1997,p. 250)。

通过文献研究,本研究制定了具体的沟通策略。超过 80% 参与者的回答与沟通背景相关。与神经认知障碍患者沟通的技巧包括避免使用开放式问题,只关注简单的话题,选择任务导向的话题,使用"是"或"否"回答的问题。

本研究旨在促进护士与神经认知障碍患者建立良好的护患关系,为不同护理情境下有效的沟通策略提供参考依据(知识链接 29.14)。沟通策略因沟通目的不同而不同(如进行日常生活活动、鼓励情感表达)。护士要根据患者的理解能力和互动目的选择沟通的方法。沟通的主要障碍在于寻找表达关心和感受的方式。

---

**知识链接 29.14　4 种与认知障碍患者沟通的有效策略**

**简化策略**

简化策略对 ADL 有用:

- 做出进一步指导。
- 缓慢而清晰地说话。
- 留出回应的时间。
- 避免分心。
- 一对一的对话,避免多个照护者同时互动。
- 给出你希望患者做什么的线索。用手势或哑剧来展示你想让患者做什么——例如,把椅子放在患者面前,指向它,拍拍座位,然后说:"坐在这里。"

---

**促进策略**

促进策略有助于鼓励患者表达想法和感受:

- 寻找共性。
- 分享自我。
- 选择患者想要讨论的话题。
- 平等沟通。
- 使用宽泛的开场白,如"你今天好吗?"
- 适当运用幽默。
- 跟随患者的指引。

**理解策略**

理解策略有助于患者理解交流:

- 明确时间(询问患者此刻的具体时间是什么?)。
- 明确主题(不同的主题之间有什么联系?),明确一个重要的主题,如恐惧、失落或快乐。
- 明确隐藏含义(患者想说什么?)。

**支持策略**

支持策略有助于鼓励持续沟通和辅助培养患者的人格:

- 介绍你自己,并解释你为什么在那里。伸出手去握手,注意触摸的反应。
- 如果患者不想说话,请离开,稍后再回来。不要强迫患者。
- 坐得近一点,与患者面对面。
- 限制纠正行为。
- 使用多种交流方式(手势、触摸)。
- 在交流中寻找有意义的信息。
- 了解患者过去的生活,以及日常生活经历和事件。
- 理解患者感受,并做出回应。
- 尊重患者,保持患者的尊严。
- 通过身体姿势、面部表情、点头和眼神交流表现出兴趣。采取愉快、放松的态度。
- 注意视力和听力障碍。
- 不要试图把患者带到现实,也不要使用现实导向。进入患者的世界,享受对话的过程。
- 离开时,对患者花费时间、提供经历和信息表示感谢。
- 时刻谨记治疗性交流的基础是互动质量,而非内容或数量。

在过去,结构化的现实导向(reality orientation,RO)(让患者了解日期、时间、年份、天气、即将到来的假期)作为一种刺激互动和增强记忆的方法,常在长期照护机构和慢性精神病科中应用。结构化的现实导向对神经认知障碍患者是有益的,但是如果重度神经认知障碍患者为记不住事情感到痛苦时可能就无效了。家属和专业护理人员经常要求神经认知障碍患者说出家属的姓名、他们自己的出生年份和记住当前发生的事情。但是对于无法记忆的患者来说,这是令人苦恼和沮丧的事情。

我们应该为患者提供日常活动、一天中的时间和其他重要事件等信息,但是不要期望患者能够记住。照护者可以在一般性谈话中提供指导信息(例如,12月10日天气很暖和,对于我们的午餐约会来说,这将是一个美好的日子)。相对于结构化的现实导向,更好的方法是进入患者的世界,而不是试图把患者带到我们的世界。例如,如果患者坚持认为,他需要离开家去等校车,我们应该让患者谈论做这项活动的时间,而非谈论患者的孩子已经长大不需要乘坐校车了。

20世纪80年代,Naomi Feil提出了验证疗法,内容是跟从患者的引导,对患者表达的感受做出反应,而非打断他们的想法。沟通技巧包括:使用不具威胁性的语言理解患者,复述对方的话,保持眼神交流和柔和的语调,当意思不清楚时笼统地回答,在适当的情况下使用触摸(Scales et al.,2018)。"尽管验证疗法的证据基础尚不完善,但把尊重痴呆患者的感受作为以患者为中心的痴呆护理的一部分具有重要意义"(Scales et al.,2018,p. S95)。家属和照护者了解验证疗法有利于与患者融洽地相处。

## 促进健康老龄化:对老年护理的启示

通过关怀和沟通的方式尊重和珍视患者的尊严和价值,使用沟通技巧可以提高沟通效率和改善人际关系。老年专业护士应熟练掌握沟通和互动模式,帮助正式和非正式照护者使用更多人性化的语言和非语言沟通策略,尊重患者的人格。

## 行为关注与护理照护模式

97%神经认知障碍患者(至少有一种症状)会出现痴呆的精神行为症状(behavioral and psychological symptoms of dementia,BPSD),并且随着疾病的进展会变得更加常见。精神行为症状与认知障碍并存,会加重疾病恶化的进展。BPSD以成组或综合征的形式出现,表现为精神病(妄想和幻觉)、焦虑、攻击、抑郁、焦虑、冷漠、解除抑制(社交和性行为不当)、运动障碍、夜间行为、食欲和饮食问题。最常见的症状是冷漠、抑郁和焦虑。终身精神疾病(第28章)及其管理也可能影响这些症状的发展(Kales et al.,2015)。

BPSD是多种因素相互作用的结果,有些因素是可改变的。内部因素和外部因素增加了认知功能下降患者对环境的脆弱性。与痴呆相关的神经系统变性疾病可能导致BPSD(Molony et al.,2018;Scales et al.,2018)。照护者和痴呆患者之间的互动质量也会影响行为症状(Kales et al.,2015)。BPSD决定因素的证据综述报告了精神行为症状的常见原因:神经退化、痴呆类型、认知障碍的严重程度、功能下降、照护者负担、沟通障碍和无聊(Kolanowski et al.,2017)。

BPSD是一种有意义的表达方式,表示患者的需求未被满足,或身体和社会心理对压力源的容忍度较低。BPSD是患者的需求未被满足的最佳沟通方式。BPSD会给患者和照护者带来极大的痛苦,导致经济成本、照护者负担、护理压力增加,痴呆患者和照护者的生活质量以及患者的身体功能显著下降,有身体虐待或将其送进社会收容机构的风险(Austrom et al.,2018;Kolanowski et al.,2017)。与无症状的BPSD相比,有临床表现的BPSD患者不进行治疗,恶化速度更快。

多种护理模式有助于识别和理解神经认知障碍患者的行为,指导家属和护理人员开展以患者为中心的护理实践。应激阈渐低(progressively lowered stress threshold,PLST)模式和需求驱动的痴呆相关行为(need-driven dementia-compromised behavior,NDDB)模式关注人、环境和环境之间的密切相互作用。这些模型认为,随着疾病的发展,行为用来沟通或表达患者可用的、未被满足的需求(生理的、心理社会的、令人不安的环境、不舒服的社会环境),和/或难以疏解的压力。

## 应激阈渐低模式

PLST模式(Hall,1994;Hall and Buckwalter,1987)

是最早用于在各种环境下对神经认知障碍患者进行计划和评估的护理模型之一。该模式认为,环境因素会产生压力,痴呆会减弱患者的应对反应(Scales et al.,2018)。当产生的压力超过压力阈值时,患者应对需求和刺激的能力逐渐降低,容易产生焦虑等症状。例如,人对环境中的噪声(扬声器、大声讲话)感到不安。知识链接 29.15 列出了一些可能引发这些症状的应激源。

---

**知识链接 29.15　BPSD 的压力源(PLST 模式)**

疲劳

　环境、日常活动或照护者的变化

　误导性应激源或超出应激水平

　超出能力范围的内部或外部需求

　身体压力,如疼痛、不适、急性疾病和抑郁

---

该模式的护理目的是减少压力源,提供一个安全和可预测的环境,以利于改善患者的睡眠,减少镇静剂的使用,增加食物摄入和体重,提高社会化参与度,减少攻击性、激动性和破坏性行为,增加照护者的工作满意度,提高患者的功能水平。知识链接 29.16 介绍了 PLST 模式的护理原则。

---

**知识链接 29.16　PLST 模式的护理原则**

1. 修复功能障碍,促进功能提升。

2. 与患者建立友爱关系,积极关注患者。

3. 根据患者的焦虑和回避行为,确定应激源和应激强度。

4. 指导照护者寻找患者行为发生的原因,观察和评估患者的语言和非语言反应。

5. 确定患者不适或压力反应的应激源(环境因素、照护者的沟通)。

6. 改善环境,以弥补功能缺失,保护患者安全。

7. 24 小时评估护理程序和反应,并相应调整护理计划。

8. 尽量控制;鼓励自我照顾,提供选择,解释所有行动,不要强迫患者做某事。

9. 保持环境的稳定性和可预测性。

10. 为照护者提供持续的教育、支持、护理和问题解决的方案。

---

改编自:Hall GR,Buckwalter KC:Progressively Lowered Stress Threshold:a conceptual model for care of adults with Alzheimer's disease,*Arch Psychiatr Nurs* 1:399-406,1987.

## 需求驱动的痴呆相关行为模式

NDDB 模式(Algase et al.,2003;Kolanowski,1999;Richards et al.,2000)是一个研究和理解行为症状的框架。所有的行为都是有意义的,尤其是当口语交流受限时,行为是一种交流方式。NDDB 模式提出,如果认真评估神经认知障碍患者的背景和习惯、生理状况,以及物理和社会环境,可识别神经认知障碍患者行为传递出的需求。行为不是破坏性的,而是代表患者有意义的需求。行为反映了背景因素(痴呆导致的认知变化、性别、种族、文化、教育、个性、对压力的反应)、直接因素[生理需求,如饥饿或疼痛、情绪、物理环境(如光线、噪声、温度)]与社会环境因素(如护理人员的稳定性和混乱,其他人的存在)的相互作用。

照护者要控制诱发患者行为的直接因素,发挥背景因素的优势并减少其局限性,为患者提供优质护理。例如,睡眠中断在痴呆患者中较常见,如果患者在夜间没有充足的睡眠,白天的焦虑或攻击行为可能意味着需要更多的休息。对干扰睡眠的直接因素进行干预,如噪声、夜间频繁醒来和白天无聊,可帮助患者休息和保持充足的睡眠,从而减少焦虑或攻击行为的发生。

# 促进健康老龄化:对老年护理的启示

## 评估

理解患者行为所表达的痛苦是评估的重点内容,并且要对痛苦的原因开展调查并进行适当干预。BPSD 的原因众多,在排除了医学问题(如肺炎、脱水、嵌塞、感染/败血症、骨折、疼痛或抑郁)后,继续评估以确定痛苦的原因是十分重要的。便秘或尿路感染等情况会给认知障碍患者带来巨大的痛苦,导致其行为发生显著的变化。在一项针对居住在社区的老年痴呆患者的研究中,36% 的 BPSD 尚未被发现,因此,充分的评估和治疗至关重要。药物的副作用或药物间的相互作用也会导致症状进一步恶化(Kales et al.,2015)。

疼痛、不适与痴呆患者的攻击行为有关。在仔细评估疼痛或不适的可能原因后,应考虑使用镇痛药进行治疗。在阿片类药物滥用上,医疗人员谨慎开具处方的医疗环境下,疼痛管理具有挑战性。在一些情况下,语言障碍患者的疼痛未得到药物有效治疗,疼痛可能会通过症状表现出来。护士在使用非药物方法治疗患者的疼痛时,应适当提倡药物治疗。

了解触发患者行为的应激源,对制定干预措施满足患者的需求至关重要。恐惧、不适、不熟悉的环境和人、疾病、疲劳、抑郁、对自主和控制的需求、照护者的方法、沟通策略和环境压力是行为症状的常见诱因。"晚期痴呆患者的不适症状来源于非生理因素,例如,难以组织和协调日常生活活动"(Kovach et al.,1999,p. 412)。用社交、支持和刺激摆脱无聊状态有助于患者行为的改变。"痴呆患者和家属认为,缺乏有意义的活动是最持久和最关键的未满足的需求之一。提供个性化的、有意义的活动(参与社会互动、提供自我表达和自主决定的机会可以,提高患者的生活质量)可以预防或缓解BPSD"(Scales et al.,2018,p. S96)。知识链接 29.17展示了 BPSD 的诱发因素。

---

### 知识链接 29.17　诱发痴呆患者行为症状的条件

- 沟通障碍
- 疼痛或不适
- 急性医疗问题
- 睡眠障碍
- 知觉障碍
- 抑郁
- 社交需要
- 饥饿、口渴、需要如厕
- 失去控制
- 对情况或环境的误解
- 拥挤状况
- 环境或人的变化
- 噪声、干扰
- 被迫做某事
- 恐惧
- 孤独
- 精神病症状
- 疲劳
- 环境过度刺激或刺激不足
- 去人格化,紧急护理
- 约束
- 精神活性药物

---

把自己放在神经认知障碍患者的位置上,试着从患者的角度看世界,可以帮助照护者理解患者的行为。是什么、在哪里、为什么、什么时候、是谁,以及现在做什么的问题是行为评估的重要组成部分。知识链接 29.18 提供了一个可用于观察行为背后含义的提问框架。照护者通过"像在电影里一样"的情境回放,有助于找出相关细节,理解与患者行为问题相关的环境。除了在神经认知障碍的晚期,应从语言障碍患者的角度出发,了解患者描述的情况。了解最令患者和照护者痛苦的行为,以此制定个性化的干预措施十分重要(Molony et al.,2018)。

---

### 知识链接 29.18　关于行为意义的提问框架

**是什么?**

　　正在寻找什么? 发生什么事了? 这种行为有身体或情感的成分,还是两者都有? 患者的反应是什么? 如果患者是 20 岁而不是 80 岁,会怎么做? 患者的行为说明了什么? 表达了什么样的情感?

**在哪里?**

　　行为发生在哪里? 环境触发因素是什么?

**什么时候?**

　　这种行为最常发生在什么时候:日常生活活动、家庭探访、用餐时间之后?

**是谁?**

　　谁参与了? 其他患者、照护者、家人?

**为什么?**

　　之前发生了什么? 沟通无效? 任务太复杂? 身体还是医疗问题? 被催促或被迫做某事的人? 这种情况以前发生过吗,为什么?

**现在做什么?**

　　方法和干预措施(身体、心理社会)

　　需要做哪些改变,以及由谁来做?

　　还有谁可能知道关于患者、行为或方法的一些事情?

　　与所有人沟通,并将其纳入护理计划。

---

SNF 建议在 2~3 天的时间内使用行为日记,跟踪行为发生的时间、环境以及对干预措施的反应。阿尔茨海默病病理行为评分表、柯恩 - 曼斯菲尔德激越情绪行为量表(the Cohen-Mansfield

**知识链接 29.19　管理 BPSD 的行为和环境改变策略的例子**

| 行为 | 策略 |
|---|---|
| 听到声音 | 评估听力或调整助听器的放大倍数。<br>评估症状的性质和严重程度。<br>确定它们是否对安全或功能构成实际威胁。<br>评估患者房间周围的噪声(例如,工作人员在走廊上说话)。 |
| 攻击行为 | 确定并修改攻击的潜在原因(例如,疼痛、照护者互动、被迫做某事)。<br>教导照护者不要与患者对抗,而是采用分散患者注意力、观察其面部表情和身体姿势的方法,如果确保患者安全,不要打扰患者,稍后再回来完成任务(如洗澡)。<br>创造一个更平静、更舒缓的环境。 |
| 重复的提问 | 使用让人安心的声音平静地回应。<br>用平静的触摸来获得安慰。<br>将有柔软羊毛覆盖物的温水瓶放在膝盖或腹部。<br>仅在事件发生时通知患者。<br>安排日常事务。<br>让患者参与有意义的活动。 |

改编自:Kales H,Gitlin L,Lyketsos C,et al.:Management of neuropsychiatric symptoms of dementia in clinical settings:recommendations from a multidisciplinary expert panel,*J Am Geriatr Soc* 62:762-769,2014.

agitation inventory)和疗养院神经精神症状问卷(the neuropsychiatric inventory for nursing homes)是用于评估的可靠工具。WeCare 顾问(知识链接 29.6)是一个基于网络的应用程序,旨在使家庭照护者能够使用非药物方法评估、管理和跟踪 BPSD。该工具的进一步验证尚在进行中(Kes et al.,2017)(知识链接 29.6)。知识链接 29.19 列举了一些常见的行为和策略。

## 干预

### 药物方法

循证指南指出,除在危及 BPSD 患者生命安全的紧急情况下,应首先全面评估行为和可能的原因,非药物干预为一线治疗方式(American Geriatrics Society,2014)。当非药物干预无效时,包括抗精神病药物在内的药物治疗对于缓解患者的痛苦是必要的(Kerns et al.,2018)。

非典型精神病患者可能表现为愤怒、攻击和偏执等症状(Kales et al.,2015)。美国联邦法规严格监督 SNF 患者精神药物的使用情况。经调查后规定,可考虑在疗养院使用抗精神病药物,但应在最短的时间内,以最低剂量用药,并密切监测药物的副作用,在逐步减少剂量的同时进行监测(CMS,

2013)。在对可逆性行为原因进行全面评估后,当患者对自己或他人构成危险并且非药物干预无效时,可采用药物治疗,但是应该考虑药物的风险和益处。相关文件必须记录患者的行为、非药物干预的使用情况,以及有效性的护理计划。

### 非药物方法

非药物方法是以患者为中心的方法,需要仔细评估患者行为和心理症状的原因和意义。非药物方法可分为 3 类:①针对患者个体的方法,②针对照护者的方法,③针对环境的方法(Kales et al.,2015)。方法包括以下内容:感官实践(芳香疗法、按摩、多感官刺激、强光疗法)、心理社会实践(验证疗法、回忆疗法、音乐疗法、动物辅助疗法、有意义的活动)、环境设计(例如特殊护理单元、家庭式环境、花园、安全步行区)、用餐时间和洗澡环境的变化、一致的人员分配和结构化护理方案(洗澡、口腔护理),以及对照护者的支持(Scales et al.,2018)。大量研究是针对非药物干预的,并将非药物干预广泛应用于医疗文化的变革中(第 32 章)。虽然缺少严格的测评工具,但这些干预措施仅需要适度的资源投入,就可改善居家和寄宿护理中痴呆患者的生活质量,而无任何副作用(Scales et al.,2018)。基于家庭照护者的干预是最有效的非药物方法,已证明该方法比抗精神病药更有效 (Kales et al., 2015)。

iPad 可以用于预防和解决痴呆患者的躁动行为,但需进一步研究何种应用程序有效。初步研究发现,即使是重度神经认知障碍患者,也能与 iPad 互动,减少其躁动和不安 (Ross et al., 2015)。知识链接 29.20 是使用 iPad 改善患者躁动行为的示例。个性化音乐疗法是一种缓解 BPSDs 和增强其幸福感,令人愉快的有效方法 (Scales et al., 2017)。

---

**知识链接 29.20　采用以患者为中心的方法护理 BPSDs**

一位住在养老院有痴呆病史的退休心血管外科医生变得越来越焦虑。专业团队成员对他的行为和对抗精神病药物的需求表示担忧。护理部主任 Ivy 了解一种采用 iPad 让患者和家人交流的新模式。采取以患者为中心的护理方法,Ivy 了解到患者曾是一名医生,现在正在医疗机构接受治疗。根据护理人员的建议,娱乐治疗师下载了心血管程序视频,并给患者戴上了耳机。不一会儿,转变发生了。他变得平静,似乎很喜欢这些视频。了解患者的背景,选择治疗 BPSD 的非药物方法,可以避免抗精神病药物的使用。

资料来源:Ivy Gordon-Thompson RN, MSN, Director of Nursing, John Knox Village, Pompano Beach, Florida. Personal communication, May 2015.

---

卫生保健人员需要持续关注可行的和具有成本效益的干预措施,并在不同环境下将其转化为临床实践。Resnick 和他的同事指出,"监管机构和

教材都集中于 BPSD 的非药物干预,但只有不到2%的疗养院坚持实施" (Resnick et al., 2016, p571)。具体原因包括缺乏知识、技能和不同方法的实践经验,认为药物使用更有效从而怀疑非药物方法的有效性,人员配备不足,以及缺乏行政资助。

提供多种干预措施可能有助于长期照护机构中非药物干预措施的使用。在线工具包《促进积极的行为健康:老年生活社区的非药物干预工具包》(*Promoting Positive Behavioral Health: A Nonpharmacological Toolkit for Senior Living Communities*) (Kolonowski and Van Haitsma, 2013) 为护士、其他照护者和家庭提供了许多资源,包括行为评估工具、临床决策算法和基于证据的方法,以改善或预防 BPSD (知识链接 29.6)。知识链接 29.21 以直接照护者为重点人群,为其提供了使用非药物方法的实用建议。

---

**知识链接 29.21　非药物方法的实用指南**

- 人类行为是一种动态的、变化的目标;我们每个人都有感觉好的时候和坏的时候,在这一天起作用的东西在下一天可能就不起作用了;在任何一天都很难确定"是什么引起了患者的愤怒"。

- 一切都是试错;没有神奇疗法。

- 培养"让我们试一试,看看会发生什么"的心态。如果给定的方法不成功,请使用备用方案。一种方法不要仅进行一次尝试;改天再试。采访并观察"成功的"照护者在做什么和说什么。

- 对特定的人采取个性化的方法是成功的关键。了解患者的喜好,过去的经历。把患者作为一个独特的个体去了解。

- 放宽"规则"。如果患者是安全的,就可以进行活动。

- 知晓患者的行为不是故意的或"不顾后果"的,而是患者无法开始或理解任务步骤或目的的结果。

资料来源:Centers for Medicare and Medicaid Services: Center for Clinical Standards and Quality/Survey & Certification Center: Practical guidance for nonpharmacological approaches, 2013.

---

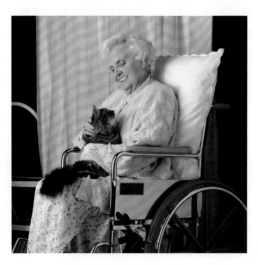

享受宠物治疗的养老院居民

尽管有治疗 BPSD 的建议,抗精神病药物仍常被视为各种环境中的一线治疗方案,而并没有对导致这些行为的因素进行适当的评估(Kolanowski et al.,2017)。由于采取了积极的措施(第 32 章),疗养院中抗精神病药物的使用率有所下降。然而,社区痴呆患者使用抗精神病药物的比例正在上升。建议将遏制药物治疗的行动扩大到疗养院以外的照护环境中(Marselas,2018)。

一项针对照护者和家属开展的有关影响 BPSD 药物使用因素的调查建议:①药物治疗比非药物治疗更安全、更有效;②不熟悉非药物治疗方法的医生经常开具药物处方;③替代疗法未得到充分应用与推广。参与研究的家属和经验丰富的护士认识到,有时"最佳非药物治疗仍无法缓解患者的痛苦症状。照护者希望能够减轻患者的痛苦。当影响到患者的生活质量而不采取干预措施时,照护者常会感到愧疚。如果药物治疗有效,几乎所有的照护者可以忽略其潜在的副作用"(Kerns et al.,2017,p. e41)。

很明显,药物和非药物干预治疗 BPSD 的疗效需进一步研究。通过培训,卫生保健提供者和家庭照护者可在患者行为的干预方法上获得实际的帮助。行为健康项目必须与痴呆患者的医疗护理更好地结合起来。以高级执业护士为主导治疗 AD 的合作护理管理方案可以提高护理质量,降低 BPSD 的发生率,同时也可以减轻照护压力(Callahan et al.,2006;Fortinsky et al.,2014;Reuben et al.,2014)。

## 日常生活活动护理

与痴呆有关的失能影响了患者的沟通方式,降低了其理解和表达思维情感的能力。感知能力的降低和对现实的错误判读使患者产生了恐惧和误解。在通常情况下,沐浴和其他日常生活活动护理(如穿衣、梳洗和上厕所)会给痴呆患者和照护者造成极大的困扰。

### 沐浴

为 BPSD 患者沐浴是最痛苦的日常生活护理(Scales et al.,2018)。沐浴是大多数人喜爱的日常

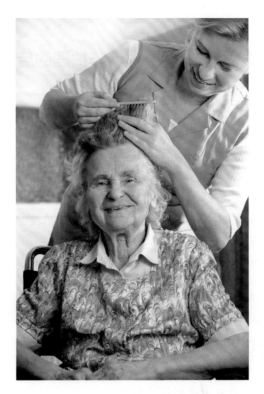

日常生活活动护理提升自尊

生活活动。然而,沐浴可能会被痴呆患者视为对自己的人身攻击,并以尖叫或拍打的方式作为回应。在养老机构中,护理人员严格执行护理程序和护理任务(如每周 3 次晨间沐浴),可能会给患者带来痛苦并引发痛苦行为。违背患者意愿的触摸或沐浴是一种严重的冒犯,会影响护患之间的信任关系(Rader and Barrick,2000)。这种行为不是一个有暴力倾向的人对照护者的蓄意攻击,而是在不确定的情况下表达自我的一种方式。Rader 和 Barrick 认为这种行为表达的意思是,"请找到另一种方法来保持我的清洁,因为你现在的做法令人无法容忍"(Rader and Barrick,2000,p. 49)(知识链接 29.22)。

> **知识链接 29.22　理解行为:从患者视角看问题**
>
> 你在家里的椅子上睡觉时,突然被一个你从未见过的人叫醒,他试图脱掉你的衣服。然后他把你赤身裸体地放到一张坚硬、冰冷的椅子上,并推到走廊。突然间,冷水打在你的脸上,那个人正在触摸你的私密部位。你不明白为什么他要对你这样做,你感到羞愧、恐惧、寒冷和愤怒。你对着他又打又叫,并试图逃跑。

## 促进健康老龄化：对老年护理的启示

### 评估与干预

在一项有关疗养院的研究当中，Rader 和 Barrick（2000）发布了促进 NCD 患者愉悦和减少痛苦的沐浴照护指南。通过回答"对我来说，现在最简单、最舒适、最安心的沐浴方式是什么？"这样的问题来指导干预措施的选择。非对抗性的沐浴技巧在降低 BPSD 方面显示出积极的结果（知识链接 29.23）。瑞典正在研究的新方法是在疗养院进行日常生活活动护理时歌唱，或者使用背景音乐。照护者在照护过程中播放和唱熟悉的歌曲。与常规护理相比，这种方法促进了患者的积极情绪与情感表达，增加了沟通的互动性，减少了对护理行为的攻击性和抗拒性（Hammar et al.，2011）。口腔护理是另一个引发 NCD 患者焦虑和烦躁的日常生活活动。以患者为中心的口腔护理方案已经在第 15 章中讨论。

| 知识链接 29.23　最佳实践建议 |
| --- |

**非对抗性的沐浴技巧**

1. 重新思考沐浴的体验。
   - 让患者感到舒适和愉悦。
   - 考虑如何能让患者感觉良好。
   - 不要急于求成。
2. 用"我们去梳洗一下"，避免使用沐浴术语（例如"你该洗澡了"）等方法创造一个更积极的环境氛围。告诉患者是时候梳洗了，尽量不要问："你想沐浴吗？"因为答案可能是不。
3. 沐浴场所准备。
   - 保持房间温暖和低强度光照。
   - 手持式花洒一次只清洗一个区域。
   - 准备一条大毛巾或毯子，以保持患者的尊严和保暖。
4. 先从最不敏感的部位开始洗。
   - 先洗腿和脚，然后是手臂、躯干、会阴区，最后是脸。
5. 将洗头留到最后或分开进行。
6. 使用分散注意力的技巧。
   - 使用音乐或温和的声音，或哼唱患者喜爱的歌曲。
   - 可让患者拿着毛巾或其他东西来分散其注意力。
7. 可用毛巾浴、内衣浴或海绵浴。

资料来源：University of North Carolina Cecil G. Sheps Center for Health Services Research：*Bathing without a battle*.

## 徘徊行为

与 NCD 有关的徘徊行为是家庭和养老机构环境中最难管理的问题之一。徘徊是一种复杂的行为，尚未被充分研究。徘徊行为的定义为"与痴呆有关的运动行为综合征，具有频繁、重复、时间紊乱和/或空间失调的性质，表现为拍打、随机和/或踱步模式，其中一些行为与逃跑、意图逃跑或走失有关"（Algase et al.，2007，p. 696）。徘徊行为的危险因素包括视觉空间障碍、焦虑和抑郁、睡眠不佳、未满足的需求，以及在患病前更积极和外向的生活方式。每 5 个痴呆患者中就有 1 个患者有徘徊行为，随着认知功能的下降，徘徊行为的发生率将增加（Futrell et al.，2014）。因此，为了减少徘徊行为的发生，加强对认知障碍患者的干预研究是十分必要的。

在所有情境中的徘徊行为都存在安全问题。徘徊行为会影响睡眠、饮食、安全和护理人员的照护能力，甚至会侵犯他人的隐私。这种行为可能导致跌倒、逃跑（离开家或机构）、受伤和死亡。徘徊行为的发生受到内部和外部因素影响，是内因和外因共同作用的结果。知识链接 29.24 从 NCD 患者的角度对徘徊行为进行了深入分析。

| 知识链接 29.24　徘徊行为的患者视角 |
| --- |

- "徘徊和不安是阿尔茨海默病的不良结局之一……"
- "当黑暗和空虚充斥着我的头脑时，它很可怕……"
- "越来越多的思想地困扰着我，我能够打破这个循环的唯一方法就是离开。"

（Davis，1989，p. 96）

- "很多时候,我四处游荡,寻找一些我认为是非常重要的东西,但过了一段时间,我就把我要找的东西忘得一干二净。当我四处徘徊时,实际上我试图与任何东西接触。如果有什么东西出现,我可能会喜欢它,或者看着它,或者检查它,并想知道它是如何到达那里的。当我不知道自己在做什么而四处徘徊时,我感到非常愚蠢,而且我并不太确定如何才能做得更好。要弄清楚我到底在找什么并不容易。"

(Henderson,1998)

## 促进健康老龄化:对老年护理的启示

### 评估和干预

严格评估可能引发徘徊行为的原因具有重要意义(如急性疾病、慢性病的恶化、疲劳、药物影响和便秘)。未满足的需求或疼痛可能会增加徘徊行为的发生概率(Futrell et al.,2014)。通过仔细观察和了解患者的行为模式,可预测徘徊行为的发生。例如,如果痴呆患者每天下午开始徘徊或试图离开家,卫生保健提供者可为患者提供有意义的活动,如听音乐、运动、吃点食物和喝饮料。研究表明,当患者参与社会互动时,徘徊发生可能性较小。护理研究员 May Futrell 和她的同事(2010,2014)制定了一个基于循证的徘徊行为风险评估工具。知识链接 29.25 介绍了相关干预措施。

| 知识链接 29.25 最佳实践建议 |
| --- |

**对徘徊或走失行为的干预措施**

- 与患者直接进行眼神交流(除非这被理解为威胁)。
- 如果患者拒绝离开门或其他出口,轻轻触摸他的手臂、肩膀、背部或腰部。
- 用正式名称来称呼患者(如,琼斯先生)。
- 倾听对方以口头和非口头方式交流的内容;倾听对方表达的感受。
- 重复特定的词或短语,或陈述需求或情绪(例如,"你需要回家。""你担心你的丈夫。")。

- 如果以上重复不能转移患者的注意力,陪患者平静地说话,重复特定短语和需求。
- 患者平静后才提供导向性信息。如果增加了患者的痛苦,就停止目前的讨论。不要"纠正"或贬低患者。
- 每隔一段时间,通过一些提议将患者引向机构或家。例如,"我们现在往这边走"或"我很累了,我们转身吧"。
- 如果导向和改变方向失败,继续行走,允许患者自我控制,但要确保安全。
- 确保你有一个搭档,且他应在患者的视线范围外。
- 如果你无法使患者改变方向,请找人帮忙。通常情况下,这种行为是有时间限制的,因为涉及患者的注意力分散程度、安全,以及你与患者之间的信任关系。

改编自:Rader J,et al.:How to decrease wandering,a form of agenda behavior,*Geriatr Nurs* 6(4):196-199,1985.

徘徊行为可以导致 NCD 患者外出迷路。所有痴呆患者都有迷路的可能性。照护者必须防止 NCD 患者在无人陪伴的情况下离开家或照护机构,在阿尔茨海默病协会的安全返回计划和银色警报(如果有)中登记,并制订预防患者迷路的行动计划。照护机构必须制定相应的方案,包括识别可能走失的患者,确保预防走失的安全方案,以及走失的应对方案(Futrell et al.,2014)。多种辅助技术设备和程序可增强具有徘徊行为患者的安全(第 20 章)。

## 营养

患有 NCD 的老年人极易出现体重下降和营养失调。体重下降是疾病后期重点关注的问题,在照护机构中,76% 的 NCD 老年人无法自主进食,并且在进食液体或固体食物时,可能出现拒食或呛咳。营养问题是十大研究重点之一,同时困扰着 NCD 患者及其照护者(Abelhamid et al.,2016)。营养不良的诱发因素包括无进食意识、抑郁症、不能自主进食、失认症、失语症、视力障碍(对比敏感度不足)、徘徊行为、踱步和行为紊乱。体重下降会增加感染、压力性损伤、伤口愈合不良和住院的风险,并与较高的死亡率和发病率有关。护士作为多科学团队成员,在评估患有 NCD 老年人的营养方面发挥着重要作用。第 14 章深入讨论了营养需求和干预措施。

## 痴呆终末期的管饲喂养

越来越多的证据表明,痴呆终末期的管饲喂养并不能延长患者的生存期或改善患者的生活质量。事实上,肠内营养会增加发生并发症的风险,包括吸入性肺炎和压力性损伤(知识链接 29.26)。

---

**知识链接 29.26　PEG 管在晚期痴呆和临终关怀中的误区和事实**

**误区**

- PEG 可防止因摄入不足而死亡。
- PEG 可减少吸入性肺炎。
- PEG 能改善白蛋白水平和营养状况。
- PEG 有助于治愈压力性损伤。
- PEG 让临终患者更舒适。
- 不为患者提供食物是一种安乐死,我们不能让人们挨饿至死。

**事实**

- PEG 不能改善生活质量。
- PEG 不能减少吸入的风险,且增加了肺炎的发生率。在一项研究中,管饲的使用与疗养院认知障碍终末期患者的压力性损伤风险增加有关(Teno et al.,2012)。
- PEG 并不能延长痴呆患者的生存期。
- 近 50% 的患者在置入 PEG 管后 6 个月内死亡。
- PEG 会因为管路的束缚而引起更多的不适感。
- PEG 与感染、胃肠道症状和脓肿有关。
- PEG 管饲喂养使患者失去了品尝食物味道的机会,也失去了在营养期间与照护者接触的机会。
- PEG 因其便捷且利于护理很受欢迎。

注:PEG 全称为 percutaneous endoscopic gastrostomy,即经皮内镜下胃造口术。

资料来源:Aparanji K,Dharmarajan T:Pause before a PEG:a feeding tube may not be necessary in every candidate,*J Am Med Dir Assoc* 11:453-456,2010;Teno J,Gozalo P,Mitchell S,et al.:Feeding tubes and the prevention or healing of pressure ulcers,*Arch Intern Med* 172(9):697-701,2012;Vitale C,Monteleoni C,Burke L,et al.:Strategies for improving care for patients with advanced dementia and eating problems:optimizing care through physician and speech pathologist collaboration,*Ann Longterm Care* 17:32-39,2009.

---

2000—2014 年,在疗养院接受管饲喂养的晚期痴呆患者比例下降了 50%。然而,即使管饲喂养在不同的种族群体中有所下降,但在黑人居民中的使用率仍相对较高(Mitchell et al.,2016)。美国老年医学会(The American Geriatrics Society,AGS)(2014)不建议对痴呆终末期的老年人进行管饲喂养,在临终患者与吸入性肺炎患者的功能评估和舒适度方面,精心的人工喂养与管饲喂养效果一致。

正如第 14 章所讨论的,饮食与社会化、舒适、快乐、爱,以及基本生理需求的满足紧密相关。喂食等同于关怀,不提供充足的营养是不符合伦理的。是否使用管饲喂养需与患者及其照护者进行深入探讨,应该在仔细考虑患者预立医嘱(如果有)的前提下,自主做出决定。家庭和医务人员在决定肠道营养时要考虑许多因素,包括个人在预立医嘱中的意愿、文化、宗教和道德信仰、法律和财务问题,以及情感。

多数喂养管是在患者住院的急性期置入的。在没有任何方法能够维持患者正常的口服摄入量时,再决定放置喂养管。研究表明,是否放置喂养管的讨论尚不充分(Teno et al.,2015)。关于生前预嘱和营养支持的讨论应从 NCD 早期开始,而不是等危机发生时才开始。对患者而言,最好的建议是在书面的生前预嘱中说明对使用管饲喂养的看法。应该向患者说明在 NCD 晚期进行肠内营养的利与弊(参见知识链接 29.6,有关痴呆的高级指导规范),而绝不能理解为是否置管的问题。如果不进行肠内营养,应为患者提供所需的各种类型的营养素(Ying,2015),持续为患者提供营养支持,不让家属认为是在饿死亲人。护理人员需要与患者家属一起经历、支持并鼓励他们表达自身感受。做出决定是非常困难的,家属"必须从内心接受他们的决定"(Teno et al.,2015)。

## 促进健康老龄化:对老年护理的启示

### 评估和干预

关于支持 NCD 患者食物和液体摄入的具体干预措施的研究尚少见,系统回顾没有发现明确的证据来证明具体干预措施是否有效,尚需进一步研究不同类型 NCD、处于不同阶段和不同环境患者的

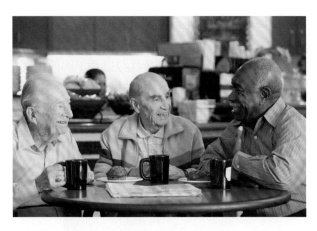

愉快的就餐体验

食物摄入问题。Abdelhamid 及其同事（2016）认为患者和其照护者必须解决饮食问题。可行的干预措施包括：①形成固定的吃饭时间和地点；②提供患者喜爱食物和饮品；③提供营养丰富的食物（例如，花生酱、奶酪棒、酸奶）；④注意进餐时的氛围；⑤提供充足的时间吃喜欢的食物；⑥每天 24 小时提供食物；⑦遵照患者习惯的饮食时间表（例如，早餐吃得晚，晚餐吃得早）。其他提高食物摄入量的建议见知识链接 29.27。全面的营养评估和对营养问题的护理干预已在第 14 章中讨论。

### 知识链接 29.27　最佳实践建议

#### 改善神经认知障碍患者的摄入情况

- 每次只上一道菜。
- 每次只提供一个器皿。
- 考虑使用"叉勺"（汤匙—叉子的组合）。
- 提供容易用手拿的食物，如炸鸡、鸡条、一口大小的比萨饼、鱼条、三明治。
- 将汤装在杯子里。
- 拿走所有烫的或无法食用的物品。
- 在食用前将食物切开。
- 坐位时与患者保持同一水平。
- 示范吃东西的动作，让对方可模仿。
- 使用手把手的喂食方式来指导患者自我喂食。
- 使用口头提示语（例如，咬一口、嚼一嚼、咽下去）。
- 使用温和的语气，不要责骂或贬低。
- 交流食物的味道，鼓励患者进食。
- 在两口之间饮用少量的饮品。

- 帮助患者专注于手头的食物；关闭背景噪声，清除桌子上的杂物。
- 避免使用有图案的餐具或桌布。
- 使用红色的盘子/杯子；使用高对比度的餐具盛放食物时，可能会增加食物的摄入量。
- 使用结实且牢固的餐盘。
- 少食多餐，避免暴饮暴食。
- 家庭式膳食。
- 与照护者一起进食。
- 患者参与准备食物，感受食物的香味。

资料来源：Dunne T, Neargarder S, Cipolloni P, et al.: Visual contrast enhances food and liquid intake in advanced Alzheimer's disease, *Clin Nutr* 23（4）:533-538, 2004; Spencer P: How to solve eating problems common to people with Alzheimer's and other dementias and How to solve eating problems common to people with Alzheimer's and other dementias; Abdelhamid et al.: Effectiveness of interventions to directly support food and drink intake in people with dementia: a systematic review and meta-analysis, *BMC Geriatrics* 16:26, 2016.

## 痴呆患者照护中的护理角色

　　家庭成员或专业照护者对 NCD 患者进行护理，需要专业化的技能，基于循证的实践理论知识，以及对患者的深入了解。护理不是一个"任何人都可以做"的领域（Splete, 2008, p. 11）。护理教育和执业护士继续教育的重点应该是提供有关 NCD 患者详细的最佳护理实践信息。目前实践内容不能反映以患者为中心的护理，会给患者及其照护者带来不良后果。

　　Rader 和 Tornquist（1995）进行了反思，并提出了"护理角色"，便于所有的照护者真正理解护理的实际内涵。作者发现，护士和家庭照护者能够真正理解这些内容的实际内涵。

　　**魔术师角色**：我们必须成为一个魔术师，使用魔力通过眼、耳和感觉来感受世界，理解患者语言和非语言交流的意图。我们知道如何使用技巧来改变患者的行为，或者阻止该行为发生和其带来的危害。

　　**侦探角色**：侦探寻找造成痛苦的原因并思考如何改变。我们必须对患者进行调查，尽可能多地了解患者，才能成为一名好侦探。

　　**木匠角色**：了解现有的各种类型的评估工具

并选择最适用的工具,为患者建立个性化的护理计划。

**小丑角色**:对 NCD 患者保持恰当的幽默感。这并不意味着取笑,而是在分享欢声笑语。"热爱工作并有所成就的人,会利用幽默来照顾他人和自己"(Rader and Barrick,2000,p. 42)。小丑传播快乐,富有创造力,充满活力,可以减轻负担(Laurenhue,

2001;Rader and Barrick,2000)。

图 29.1 介绍了一名护士在疗养院照顾 NCD 患者的故事。站在护士以及其对患者了解的角度,提出护理工作的重要内容,如提供以患者为中心的护理,实施沟通治疗,建立有意义的护患关系。这是一个发生在老年护理专家与患者之间有爱的例子,本章以这个故事结束恰到好处。

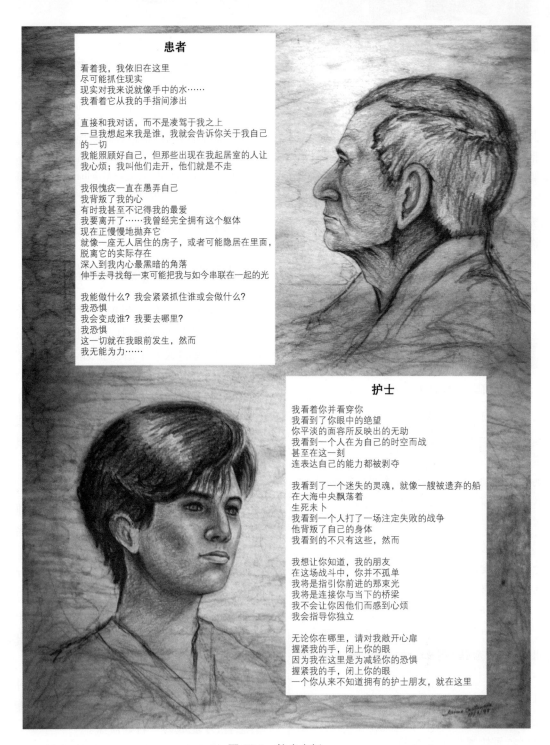

**患者**

看着我,我依旧在这里
尽可能抓住现实
现实对我来说就像手中的水……
我看着它从我的手指间渗出

直接和我对话,而不是凌驾于我之上
一旦我想起来我是谁,我就会告诉你关于我自己的一切
我能照顾好自己,但那些出现在我起居室的人让我心烦;我叫他们走开,他们就是不走

我很愧疚一直在愚弄自己
我背叛了我的心
有时我甚至不记得我的最爱
我要离开了……我曾经完全拥有这个躯体
现在正慢慢地抛弃它
就像一座无人居住的房子,或者可能隐居在里面,
脱离它的实际存在
深入到我内心最黑暗的角落
伸手去寻找每一束可能把我与如今串联在一起的光

我能做什么? 我会紧紧抓住谁或会做什么?
我恐惧
我会变成谁? 我要去哪里?
我恐惧
这一切就在我眼前发生,然而
我无能为力……

**护士**

我看着你并看穿你
我看到了你眼中的绝望
你平淡的面容所反映出的无助
我看到一个人在为自己的时空而战
甚至在这一刻
连表达自己的能力都被剥夺

我看到了一个迷失的灵魂,就像一艘被遗弃的船
在大海中央飘荡着
生死未卜
我看到一个人打了一场注定失败的战争
他背叛了自己的身体
我看到的不只有这些,然而

我想让你知道,我的朋友
在这场战斗中,你并不孤单
我将是指引你前进的那束光
我将是连接你与当下的桥梁
我不会让你因他们而感到心烦
我会指导你独立

无论你在哪里,请对我敞开心扉
握紧我的手,闭上你的眼
因为我在这里是为减轻你的恐惧
握紧我的手,闭上你的眼
一个你从来不知道拥有的护士朋友,就在这里

图 29.1　护患之间

## 主要概念

- 护士应该对认知能力下降或日常生活活动能力受损的老年人进行全面评估。有证据表明，阿尔茨海默病的病理变化在患者出现症状前几年已存在，因此需要进一步评估患者关于认知功能变化的主诉。照护者对患者认知功能变化的报告也是评估认知状况的一个重要指标。

- 谵妄是由易感因素（如认知障碍、严重疾病和感觉障碍等易感因素导致的个体易损性）和诱发因素/损害（如药物、制度、约束等）相互作用的结果。谵妄的特点是发病急，意识水平波动大，经常出现错觉和幻觉。谵妄不易被觉察，并常常被归因于年龄或痴呆。NCD 患者更容易出现谵妄。识别风险因素，采取预防措施，治疗潜在健康问题，对预防严重后果至关重要。

- 急性疾病（如尿路感染、呼吸道感染）、药物和疼痛是导致老年人谵妄的常见原因。环境和药物均可诱发 NCD 患者发生谵妄。

- 谵妄老年人在谵妄未被治疗前，不能做出 NCD 的新诊断。

- 患者的所有行为都是在表达需求，重点是理解行为传达的痛苦，调查可能导致痛苦的原因，并适当地进行干预。

- 所有的循证指南都认为：除非在 BPSDs 可能导致危险或危及安全的情况下，应首先全面评估 BPSDs 及其可能原因，随后使用非药物干预措施作为一线治疗。当患者感到痛苦并且非药物干预无效时，才将非药物干预作为安宁疗护的方法。

- 恐惧、不适、陌生的环境和人、疾病、疲劳、抑郁、自控的需要、护理方法、沟通策略和环境压力是行为症状的常见诱因。

- 保持冷静和耐心、改善沟通技巧、改善环境和关系、提高自控力、提高患者生活质量可对 NCD 患者产生积极影响。因为患者可能无法用容易理解的方式表达他们的感情和需求，所以老年专业护士必须试着从患者的角度来理解世界。

---

### 护理研究：严重 NCD：行为

　　Pat 是一位 83 岁的退休护士，3 年前被诊断出患有重度神经认知障碍（NCD），同时还患有高血压和骨关节炎。她在 6 年前做了髋关节置换手术，由于骨关节炎，她的肩膀和膝盖出现疼痛，并伴有活动受限，并且影响了她的行动。她和女儿住在一起，女儿带她来诊所进行药物检查。

　　Pat 的女儿告诉护士，照护工作进展得并不顺利，她说道，在她试图为 Pat 洗澡、穿衣时，Pat 对她进行了言语和身体上的攻击，Pat 打她，并大喊"你弄疼我了"。Pat 的女儿继续说道，Pat 从前是一个很挑别的人，希望自己看起来形象良好，所以她不能理解母亲为什么抗拒洗澡和穿衣服。Pat 的女儿试图至少每隔一天给她母亲洗一次澡，但是母女两个对这件事的争执很大，她已经无法保持这个频率了。Pat 的女儿说，她的母亲从来不淋浴，Pat 更喜欢用浴缸洗澡或在水槽边用海绵洗澡，但是淋浴对女儿来说更方便，因为 Pat 无法进入她家的浴缸。她为母亲的外在形象感到担忧，同时也因为母亲的刻薄而受到伤害。她的母亲一直是个可爱的女人，以前从来没有这样的行为。Pat 的女儿问她能做什么，她母亲是否需要镇静剂。

　　在护理研究的基础上，使用以下程序制订护理计划[a]：

- 列出 Pat 提供的主观资料。
- 列出提供客观资料的信息。
- 从这些资料中，使用公认的格式，确定并说明你认为的目前对 Pat 来说两个最重要的护理诊断。列出你从资料中发现的 Pat 的两个优点。
- 确定并说明每个诊断的结局标准。这些标准必须反映护理诊断中确定的问题得到了一定程度的缓解，并且必须以具体和可衡量的术语进行陈述。
- 针对每个护理诊断列出计划并陈述一项或多项干预措施。提供用于确定适当干预措施来源的具体文件。结合 Pat 现有的优点，至少计划实施一次干预。
- 评估干预措施的有效性。干预措施必须与设定的结局标准直接相关，以衡量是否取得了相应的效果。

---

注：[a] 表示建议学生参考护理诊断相关书籍，并确定可能或潜在的问题。

## 关键思考问题和措施

1. 哪些内部和外部因素会影响 Pat 的行为？

2. 在这种情况下，哪种护理框架有助于理解该行为？

3. 讨论一些可能有助于提高痴呆患者沐浴时舒适度的具体干预措施。

4. 哪种沟通技巧有助于协助痴呆患者进行日常生活活动？

5. 你如何帮助女儿理解母亲的行为，并指导其应对？

## 研究问题

1. 护士在识别住院老年人的谵妄方面会遇到哪些困难？

2. 谵妄如何影响出院老年人的自我护理（如服药）能力？

3. 谵妄老年人住院与 30 天内再住院之间的关系是什么？

4. 护生对护理 NCD 患者的感受是什么？

5. 哪些治疗与护理会影响老年 NCD 患者的健康？

6. 哪些非药物干预措施在居家环境中对有徘徊行为的 NCD 患者最有效？

7. 多学科合作对于在养老院的 BSPD 患者效果如何？

8. 在长期照护机构中，选择哪种类型的饮食有利于老年人的营养摄入？

9. 对 NCD 老年患者的专业照护者进行健康培训是否能改善他们对 NCD 老年患者行为问题的理解和管理？

（常红　译）

## 参考文献

Algase DL, Beel-Bates C, Beattie ERA: Wandering in long-term care, *Ann Longterm Care* 11:33–39, 2003.

Algase DL, Moore DH, Vandeweerd C, Gavin-Dreschnack DJ: Mapping the maze of terms and definitions in dementia-related wandering, *Aging Ment Health* 11:686–698, 2007.

Abdelhamid A, Bunn D, Copley M, et al: Effectiveness of interventions to directly support food and drink intake in people with dementia: systematic review and meta-analysis, *BMC Geriatr* 16:26, 2016.

American Geriatrics Society 2015 Beers Criteria Update Expert Panel: American Geriatrics Society 2015 updated Beers Criteria for potentially inappropriate medication use in older adults, *J Am Geriatr Soc* 63(11):2227–2246, 2015.

American Geriatrics Society: *Choosing wisely: ten things physicians and patients should question*, 2015. https://www.choosingwisely.org/societies/american-geriatrics-society/. Accessed April 2019.

American Psychiatric Association: *Diagnostic and statistical manual of mental disorders*, ed 5, Washington, DC, 2013, American Psychiatric Association.

Alzheimer's Association: *Younger/early onset Alzheimer's & Dementia*, 2018. https://www.alz.org/alzheimers_disease_early_onset.asp.

Austrom MG, Boustani M, LaMantia MA: Ongoing medical management to maximize health and well-being for persons living with dementia, *Gerontologist* 58(Suppl 1):S48–S57, 2018.

Battle CE, James K, Bromfield T, Temblett P: Predictors of post-traumatic stress disorder following critical illness: a mixed methods study, *J Intensive Care Soc* 18(4):289–293, 2017.

Blair KTA, Eccleston SD, Binder HM, McCarthy MS: Improving the patient experience by implementing an ICU diary for those at risk of post-intensive care syndrome, *J Patient Exp* 4(1):4–9, 2017.

Callahan CM, Boustani MA, Unverzagt FW, et al: Effectiveness of collaborative care for older adults with Alzheimer disease in primary care: a randomized controlled trial, *JAMA* 295: 2148–2157, 2006.

Centers for Medicare and Medicaid Services (CMS): *Center for clinical standards and quality/survey and certification group* (Memo), May 14, 2013. http://www.cms.gov/Medicare/Provider-Enrollment-and-Certification/SurveyCertificationGenInfo/Downloads/Survey-and-Cert-Letter-13-35.pdf. Accessed June 2018.

Cole MG, McCusker J, Bailey R, et al: Partial and no recovery from delirium after hospital discharge predict increased adverse events, *Age Ageing* 46:90–95, 2017.

Dahlke S, Phinney A: Caring for hospitalized older adults at risk for delirium: the silent, unspoken piece of nursing practice, *J Gerontol Nurs* 34:41–47, 2008.

Ely EW, Margolin R, Francis J, et al: Evaluation of delirium in critically ill patients: validation of the Confusion Assessment Method for the intensive care unit (CAM-ICU), *Crit Care Med* 29:1370–1379, 2001.

Evans J: Person-centered care and culture change, *Caring Ages* 18(8):6, 2017.

Fazio S, Pace D, Maslow K, Zimmerman S, Kallmyer B: Alzheimer's Association dementia care practice recommendations, *Gerontologist* 58(Suppl 1):S1–S9, 2018a.

Fazio S, Pace D, Flinner J, Kallmyer B: The fundamentals of person-centered care for individuals with dementia, *Gerontologist* 58(Suppl 1):S10–S19, 2018b.

Fick DM: The critical vital sign of cognitive health and delirium: whose responsibility is it? *J Gerontol Nurs* 44(8):3–5, 2018.

Flanagan NM, Spencer G: Informal caregivers and detection of delirium in postacute care: a correlational study of the confusion assessment method (CAM), confusion assessment method-family assessment method (CAM-FAM) and DSM-IV criteria, *Int J Older People Nurs* 11(3):176–183, 2015.

Fortinsky RH, Delaney C, Harel O, et al: Results and lessons learned from a nurse practitioner-guided dementia care intervention for primary care patients and their family caregivers, *Res Gerontol Nurs* 7(3):126–137, 2014.

Forsberg MM: Delirium update for postacute care and long-term care settings: a narrative review, *J Am Osteopath Assoc* 117:32-38, 2017.

Futrell M, Melillo KD, Remington R, Schoenfelder DP: Evidence-based practice guideline: wandering, *J Gerontol Nurs* 36:6–16, 2010.

Futrell M, Melillo KD, Remington R, Butcher HK: Evidence-based practice guideline: wandering, *J Gerontol Nurs* 40(11): 16–23, 2014.

Gaster B, Larson EB, Curtis JR: Advance directives for dementia: meeting a unique challenge, *JAMA* 318(22):2175–2176, 2017.

Gilster SD, Boltz M, Dalessandro JL: Long-term care workforce issues: practice principles for quality dementia care, *Gerontologist* 58(Suppl 1):S103–S113, 2018.

Girard TD, Exline MC, Carson SS, et al: Haloperidol and ziprasidone for treatment of delirium in critical illness, *N Engl J Med* 379:2506–2516, 2018.

Greenwood N, Smith R: The experiences of people with young-onset dementia: a meta-ethnographic review of the qualitative literature. *Maturitas* 92:102-109, 2016.

Hain D, Dunn DJ, Tappen RM: Patient-provider partnership in a memory disorder center, *J Am Acad Nurse Pract* 23(7):351–356, 2011.

Hain DJ, Tappen R, Diaz S, Ouslander JG: Cognitive impairment and medication self-management errors in older adults discharged home from a community hospital, *Home Healthc Nurse* 30(4):246–254, 2012.

Hain DJ, Touhy TA, Compton Sparks D, et al: Using narratives of individuals and couples living with early stage dementia to guide practice, *J Nurs Pract Appl Rev Res* 4:82–93, 2014.

Hain D, Touhy T, Engstrom G: What matters most to carers of people with mild to moderate dementia as evidence for transforming care, *Alzheimers Care Today* 11:162–171, 2010.

Hall GR: Caring for people with Alzheimer's disease using the conceptual model of progressively lowered stress threshold in the clinical setting, *Nurs Clin North Am* 29:129–141, 1994.

Hall GR, Buckwalter KC: Progressively lowered stress threshold: a conceptual model for care of adults with Alzheimer's disease, *Arch Psychiatr Nurs* 1:399–406, 1987.

Hammar LM, Emami A, Engström G, Götell E: Communicating through caregiver singing during morning care situations in dementia care, *Scand J Caring Sci* 25(1):160–168, 2011.

Hshieh TT, Yue J, Oh E, et al: Effectiveness of multicomponent nonpharmacological delirium interventions: a meta-analysis, *JAMA Intern Med* 175(4):512–520, 2015.

Inouye SK, Bogardus ST Jr, Charpentier PA, et al: A multicomponent intervention to prevent delirium in hospitalized older patients, *N Engl J Med* 340:669–676, 1999.

Inouye SK, van Dyck CH, Alessi CA, Balkin S, Siegal AP, Horwitz RI: Clarifying confusion: the confusion assessment method: a new method for detection of delirium, *Ann Intern Med* 113:941–948, 1990.

Inouye SK, Westendorp RG, Saczynski JS: Delirium in elderly people, *Lancet* 383:911–922, 2014.

Inouye SK: Delirium-a framework to improve acute care for older persons, *J Am Geriatr Soc* 66(3):446–451, 2018.

Kales HC, Gitlin LN, Lyketsos CG: Assessment and management of behavioral and psychological symptoms of dementia, *BMJ* 350:h369, 2015.

Kales HC, Gitlin LN, Stanislawski B, et al: We Care Advisor™: the development of a caregiver-focused, web-based program to assess and manage behavioral and psychological symptoms of dementia, *Alzheimer Dis Assoc Disord* 31(3):263–270, 2017.

Kerns JW, Winter JD, Winter KM, Kerns CC, Etz RS: Caregiver perspectives about using antipsychotics and other medications for symptoms of dementia, *Gerontologist* 58(2):e35–e45, 2018.

Kolanowski AM: An overview of the need-driven dementia-compromised behavior model, *J Gerontol Nurs* 25:7–9, 1999.

Kolanowski A, Boltz M, Galik E, et al: Determinants of behavioral and psychological symptoms of dementia: a scoping review of the evidence, *Nurs Outlook* 65:515–529, 2017.

Kolanowski A, Van Haitsma K: *Promoting positive behavioral health: a non-pharmacologic toolkit for senior living communities*, 2013. https://www.nursinghometoolkit.com/toolkitoverview.html. Accessed June 2018.

Laurenhue K: Each person's journey is unique, *Alzheimers Care Q* 2:79–83, 2001.

Lee RP, Bamford C, Poole M, McLellan E, Exley C, Robinson L: End of life care for people with dementia: the views of health professionals, social care service managers and frontline staff on key requirements for good practice, *PLoS One* 12(6):e0179355, 2017.

Lepore M, Lines LM, Wiener JM, Gould E: Person-centered and person-directed dementia care, *Generations ACL Suppl* 79-81, 2017.

Machiels M, Metzelthin SF, Hamers JP, Zwakhalen SM: Interventions to improve communication between people with dementia and nursing staff during daily nursing care: a systematic review, *Int J Nurs Stud* 66:37–46, 2017.

Marselas K: Not just a nursing home problem: antipsychotic use increasing in elderly, community-dwelling dementia patients, *McKnight's Long-Term Care News*, April 24, 2018. https://www.mcknights.com/news/aarps-elizabeth-carter-efforts-to-reduce-off-label-use-need-to-be-expanded/article/760609/. Accessed July 2018.

McGilton KS, Rochon E, Sidani S, et al: Can we help care providers communicate more effectively with persons having dementia living in long-term care homes? *Am J Alzheimers Dis Other Demen* 32(1):41–50, 2017.

Mitchell SL, Mor V, Gozalo PL, Servadio JL, Teno JM: Tube feeding in US nursing home residents with advanced dementia, 2000-2014, *JAMA* 316(7):769–770, 2016.

Miu DK, Chan CW, Kok C: Delirium among elderly patients admitted to a post-acute care facility and 3-months outcome, *Geriatr Gerontol Int* 16(5):586–592, 2016.

Molony SL, Kolanowski A, Van Haitsma K, Rooney KE: Person-centered assessment and care planning, *Gerontologist* 58(Suppl 1): S32–S47, 2018.

Morandi A, Davis D, Bellelli G, et al: The diagnosis of delirium super-imposed on dementia: an emerging challenge, *J Am Med Dir Assoc* 18(1):12–18, 2017.

Neelon VJ, Champagne MT, Carlson JR, Funk SG: The NEECHAM confusion scale: construction, validation, and clinical testing, *Nurs Res* 45:324–330, 1996.

Neufeld KJ, Yue J, Robinson TN, Inouye SK, Needham DM: Antipsychotic medication for prevention and treatment of delirium in hospitalized adults: a systematic review and meta-analysis, *J Am Geriatr Soc* 64(4):705–714, 2016.

Oberai T, Laver K, Crotty M, Killington M, Jaarsma R: Effectiveness of multicomponent interventions on incidence of delirium in hospitalized older patients with hip fracture: a systematic review, *Int Psychogeriatr* 30(4):481–492, 2018.

Öztürk Birge A, Tel Aydin H: The effect of nonpharmacological training on delirium identification and intervention strategies of intensive care nurses, *Intensive Crit Care Nurs* 41:33–42, 2017.

Moon KJ, Park H: Outcomes of patients with delirium in long-term care facilities: a prospective cohort study, *J Gerontol Nurs* 44(9):41–50, 2018.

Rader J, Barrick A: Ways that work: bathing without a battle, *Alzheimers Care Q* 1(4):35–49, 2000.

Rader J, Tornquist E: *Individualized dementia care*, New York, NY, 1995, Springer.

Resnick B, Kolanowski A, Van Haitsma K, et al: Pilot testing of the EIT-4-BPSD intervention, *Am J Alzheimers Dis Other Demen* 31(7):570–579, 2016.

Reuben DB, Ganz DA, Roth CP, McCreath HE, Ramirez KD, Wenger NS: Effect of nurse practitioner comanagement on the care of geriatric conditions, *J Am Geriatr Soc* 61(8):857–867, 2014.

Richards K, Lambert C, Beck C: Deriving interventions for challenging behaviors from the need-driven dementia-compromised behavior model, *Alzheimers Care Q* 1:62–72, 2000.

Rigney TS: Delirium in the hospitalized elder and recommendations for practice, *Geriatr Nurs* 27(3):151–157, 2006.

Ross L, Ramirez S. Bhatt A, et al: *Tables devices (iPad) for control of behavioral symptoms in older adults with dementia.* Presented at the American Association for Geriatric Psychiatry (AAGP) 2015 Annual Meeting, March 31, 2015.

Sakamoto ML, Moore SL, Johnson ST: "I'm still here": personhood and the early-onset dementia experience, *J Gerontol Nurs* 43(5):12–17, 2017.

Salluh JI, Wang H, Schneider EB, et al: Outcome of delirium in critically ill patients: systematic review and meta-analysis, *BMJ* 350:h2538, 2015.

Scales K, Zimmerman S, Miller SJ: Evidence-based nonpharmacological practices to address behavioral and psychological symptoms of dementia, *Gerontologist* 58:S88–S102, 2018.

Sekerak R, Stewart J: Caring for the patient with end-stage dementia, *Ann Longterm Care* 22(12): 36–43, 2014.

Society of Critical Care Medicine: Guidelines for the prevention and management of pain, agitation/sedation, delirium, immobility, and sleep disruption in adult patients in the ICU. *Crit Care Med*, 46(9):e825–e873, 2018.

Splete H: Nurses have special strategies for dementia, *Caring Ages* 9:11, 2008.

Steis MR, Fick DM: Are nurses recognizing delirium? A systematic review, *J Gerontol Nurs* 34:40–48, 2008.

Steis MR, Evans L, Hirschman KB, et al: Screening for delirium using family caregivers: convergent validity of the Family Confusion Assessment Method and interviewer-rated Confusion Assessment Method, *J Am Geriatr Soc* 60(11):2121–2126, 2012.

Tappen RM, Williams C, Fishman S, Touhy T: Persistence of self in advanced Alzheimer's disease, *Image J Nurs Sch* 31:121–125, 1999.

Tappen RM, Williams-Burgess C, Edelstein J, Touhy T, Fishman S: Communicating with individuals with Alzheimer's disease: examination of recommended strategies, *Arch Psychiatr Nurs* 11:249–256, 1997.

Teno JM, Freedman VA, Kasper JD, Gozalo P, Mor V: Is care for the dying improving in the United States? *J Palliat Med* 18(8):662–666, 2015.

Woods B: Dementia challenges and assumptions about what it means to be a person, *Generations* 13:39, 1999.

Ying I: Artificial nutrition and hydration in advanced dementia, *Can Fam Physician* 61(3):245–248, 2015.

# 第五部分

# 健康老年人和家庭

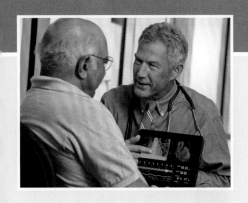

# 晚年的经济和卫生保健

*Kathleen Jett*

今天,我们与导师们共同进行了一次家访。我简直无法忍受,老人几乎是家徒四壁,唯一的食物是他从当地服务组织获取的"上门送餐"。导师说他已竭尽所能帮助他了。

*21 岁的学生 Evelyn*

在我的成长历程中,生活一直非常艰难。面对贫穷,我们只能依赖自己。但幸运的是,我可以去种地,种地的价格是 1 美元 1 英亩(约为 6.9 元人民币 4 047 平方米)。我努力工作,不辞辛劳,但仍要祈祷不要生病,不能去医院或求助医生。在我 65 岁的时候,我收到了政府的一张支票和一张"红白蓝相间"的医保卡。补充保障收入(supplemental security income,SSI)支票金额并不多,大约每月 521 美元(约 3 595 元人民币),我认为自己很幸运,而且日子也过得越来越好。现在,我不担心自己的健康,有人会照顾我。

*74 岁的老年人 Aida*

## 学习目标

学完本章后,读者将能够:

1. 简要说明社会保险和补充保障收入的历史。
2. 解释美国医疗保健的筹资过程。
3. 比较医疗保险提供的各类医疗保健服务。
4. 描述护士权益倡导者在老年人关注的健康和经济问题方面的作用。

## 晚年经济学

### 社会保险

社会保险和随后建立的几个项目被认为是"年龄权利"项目。这意味着符合条件的个人(受益人),不管他们有怎样的实际经济需求,都可以仅靠年龄就能每月获得经济福利(知识链接 30.1)。但是,这项福利仅限于已按规定收入纳税的人(知识链接 30.2)。2018 年,超过 6 300 万美国人获得了近 1 万亿美元(约 6.9 亿人民币)的福利。90% 的 65 岁以上老年人领取了社会保险,其中,许多人至少有 50% 的收入依赖于社会保险;包含了 50% 的已婚夫妇和 71% 的未婚人群(SSA,2018)(图 30.1)。对于 23% 的已婚者和 43% 的未婚者,社会保险占了他们收入的 90%。2018 年,社会保险受益者的平均月收入为 1 404 美元(约 9 688 元人民币),达到"完全退休年龄"的人的最高收入为 2 687 美元(约 18 540 元人民币)。如果个人在其"完全退休年龄"到 70 岁之间延迟领取福利,则月收入每年都应增加。根据美国的经济状况,受益人每年的生活成本增加。该项目是由现付系统管理的。在大多数情况下,社会保险税按雇主匹配收入的百分比征收。这些资金虽然单独存入,但不留给任何人

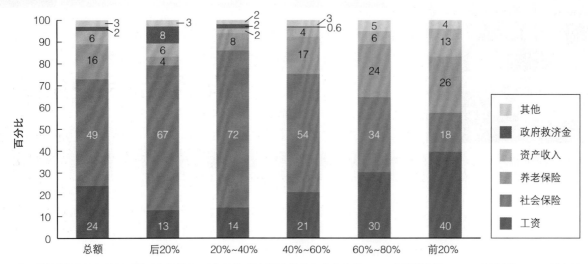

注："其他"的定义包括但不限于失业补助、工作补助、退伍军人付款和个人收益。20% 额度分别为 12 492 美元(约 86 195 元人民币)、19 245 美元(132 791 元人民币)、19 027 美元(约 131 286 元人民币)和 47 129 美元(325 190 元人民币)。由于四舍五入,估计值相加可能与总额不等。参考人口:这些数据泛指非机构化的平民人口。资料来源:美国人口普查局,《当前人口调查》《年度社会和经济增刊》。

图 30.1    2014 年 65 岁及以上居民家庭收入来源分配百分比

(即没有人以自己的名义开立账户)。部分没有立即支付给受益人的资金被"借"给联邦政府,以支付定期的运营费用。政府将其余部分转换为债券,并将其存入由受托人监督的"信托基金"中。

### 知识链接 30.1    社会保险资格标准

具备社会保障资格的为满足以下条件的美国公民或合法居民:

年满 62 周岁;

完全并终身残疾(含盲人)/有资格享受社会保障福利者的配偶/伴侣/抚养人。

### 知识链接 30.2    获得社会保险收入所需的年薪数额

要从社会保险中获得最低的月收入,个人必须工作到足以赚取 40 个"积分"。在 2017 年,1 个积分等于 1 300 美元(约 8 970 元人民币)的收入,每年最多可获得 4 个积分。只有扣缴社会保险税的收入才能用于抵免。对于当前的老年人群而言,这种计算对白人男性最为有利,与所有其他工人群体相比,白人男性有可能工作更稳定,工资也更高。这对那些低薪阶层、在家工作的人群(例如,家庭主妇),或者离开职场去照顾和育儿的人群来说是最不利的。

如果工人的供款金额超过支付给受益人的金额,则可以保持该计划的偿付能力。然而,受益人数量的增多、工人人数的减少(与受益人成比例)以及"信托基金"的无形性,导致人们担心该计划将在不久的将来不复存在。这对依赖社会保险作为唯一收入来源的数百万人来说是一个巨大的威胁。这种威胁的严重程度仍在激烈辩论中。虽然关注的深度每年都不同,但尚未找到解决方案。为了延缓这个问题,1983 年通过了一项立法,逐步提高个人可以达到"完全退休"并有资格获得社会保险的年龄(表 30.1)。

### 补充保障收入

并不是所有生活在美国的老年人的收入都足以提供最基本的生活必需品。对于从事农业、食品工业或家政服务工作、收入较低的工人来说,更是如此。额外保险收入(supplemental security income,SSI)计划成立于 1965 年,为 65 岁及以上的人群如 Aida(见本章开头)提供最低水平的津贴。SSI 提供"单独供养"或低保补助(知识链接 30.3)。

### 其他晚年收入

最后,晚年收入可能来自个人退休投资和/或雇主养老金。这些款项为受益人持有,当他们达到基金确定的年龄(不迟于 70.5 岁),就必须开始

| 表 30.1 完全退休年龄 | |
| --- | --- |
| 出生年份 [a] | 完全(正常)退休年龄 |
| 1937 年及以前 | 65 岁 |
| 1938 年 | 65 岁零 2 个月 |
| 1939 年 | 65 岁零 4 个月 |
| 1940 年 | 65 岁零 6 个月 |
| 1941 年 | 65 岁零 8 个月 |
| 1942 年 | 65 岁零 10 个月 |
| 1943—1954 年 | 66 岁 |
| 1955 年 | 66 岁零 2 个月 |
| 1956 年 | 66 岁零 4 个月 |
| 1957 年 | 66 岁零 6 个月 |
| 1958 年 | 66 岁零 8 个月 |
| 1959 年 | 66 岁零 10 个月 |
| 1960 年及以后 | 67 岁 |

注:[a] 表示出生日期为 1 月 1 日者,参考前一年。

**知识链接 30.3 每月最低收入的规定:SSI 计划**

2018 年,补充保障收入(SSI)计划为符合条件的人提供每月最高 750 美元(约 5 175 元人民币)的津贴(每对夫妇为 1 125 美元,约 7 763 元人民币),以满足其基本需求。在确定此人的总收入时,包含"赠予财产"的价值,如住房(和孩子住在一起)。大多数受益人是年龄在 65 岁以上的老年人。

"提取"其中的一部分。有些私人退休计划为领取福利提供了几种选择:退休人员可以选择一次性领取退休金,或根据退休人员和配偶或伴侣的预期寿命,每月领取一次退休金。换句话说,个人可以制订一个计划,使他或她在余生获得全部或大部分福利,而不提供任何幸存者福利。现在需要对潜在的幸存者进行公示,但在过去并不是如此。这可能仍然影响到一些年龄非常高的幸存者(知识链接 30.4)。

**知识链接 30.4 令人惊讶的收入变化**

Jones 夫人住在一个很小的农村社区里。她的丈夫从 18 岁到去世,一直在同一家公司工作。他有一笔有限但足够的养老金来满足他们的日常需要,但没有其他额外的收入。由于他终身的工资较低,所以他的社会保险福利很微薄。当 Jones 先生突然去世后,Jones 夫人被告知,她将无法继续获得养老金。因为她丈夫登记时选择了"无幸存者福利",这意味着所有福利将在他死亡后停止 [a]。因为 Jones 夫人从来没有在外面工作过,她完全依靠她丈夫的福利。由于无力承担税金,她可能面临无家可归的危险。

注:[a] 表示未经未亡配偶的明确许可,这已不再合法。

## 经济学与健康护理

在 19 世纪后期的工业革命之前,大多数国家的人们都在工作,直到他们的身体不能继续承受。在大多情况下,工作类型随着年龄的增长而改变,但人们期望个人会继续为家庭或社区做出贡献,直到即将去世。与之相对应,家庭成员和社区也为那些无法自理的人提供照顾。尽管在某些国家情况仍然如此,但随着国家工业化发展,照顾能力下降的家庭成员在社会和经济方面都成为问题。随着家庭的年轻成员加入城市劳动力,许多老年人留守在农村,社会和照护支持更少(Achenbaum and Carr, 2014)。

20 世纪初,疗养院和救济院出现,用于照顾那些没有家庭或无法自理的老弱病残人群。这些机构中的大部分最初是由慈善团体,特别是宗教组织支持的。最后,政府介入使他们接收那些主要人口是老弱病残人员的家庭,并最终变成了公共护理机构。在一些社区,公共资金取代或补充了慈善捐款。地方政府购买土地,并通过向他人征税来建立机构。照顾贫困老人被认为是一种公共责任;然而,由于长期以来对个人责任的社会认知,居住在这些护理机构中的人,必须贡献他们拥有的所有财产以及大部分或全部收入,来支付与护理有关的费用(Achenbaum and Carr, 2014)。

无论谁支付以及哪里提供,经济因素总是推动医疗保健的驱动力。虽然一些高收入国家正在努力跟上不断上升的技术成本,但低收入国家的人甚至可能或没有得到最基本的照顾。全民医疗保健在很大程度上得益于高额工资税的支持,保险风险由全国所有居民分担。也就是说,所有生活在该国的人都可以获得一定程度的医疗保健服务。人们期望所有人都可以使用服务,同时免受相关的财务困扰。然而,目前在谁真正有资格获得"全民医疗保健",以及是否能在一个国家实现等方面还存在很大差异[World Health Organization,2017]。

在美国,除了少数例外,医疗保健一直都是一项购买服务。在大多数情况下,这不被视为一项权利。但是,联邦政府通过保险计划(医疗保险、铁路医疗保险、医疗补助和卫生保健)或通过退伍军人服务直接提供医疗保健,是医疗保健的主要购买者。居住在美国年满65岁的符合条件的成年人可以使用的主要保险计划是医疗保险。对于收入极低的人,他们可能有资格获得医疗补助,这是一项由州和联邦资源共同资助的保险计划。

## 老年人医疗保健方面的变化

当1934年社会保险开始实施时,Roosevelt总统也提出了一项全民健康保险计划,但由于遭到反对,Roosevelt取消了该计划,以避免失去社会保险(Corning,1969)。美国医学会反对任何全国性的医疗保健计划,认为它是"社会化医疗",并成功地阻止了它的实施(Goodman,1980)。1942年,《财富》(Fortune)杂志对美国公众进行了民意调查,发现76%的受访者反对政府资助的医疗保健(Cantril,1951)。

20世纪60年代初,Lyndon Johnson总统认识到,贫困儿童、严重残疾儿童和老年人的数量正在显著增加,这些弱势群体往往无法获得任何形式的保健服务。尽管反对持续存在,但Johnson提议修改社会保险计划,以解决这一广泛存在的公共卫生问题。在参议院和众议院的听证会上,一些议员将这些修正案描述为将继续破坏独立和自主,将向穷人和中产阶级征税,以补贴富人的医疗保险(Social Security,n.d.)。尽管如此,该修正案在1965年和1966年仍通过了立法,通过建立医疗保险和医疗补助,以及针对退休铁路工人的医疗保险来扩大社会保险体系。

这些计划实施后不久,数百万人获得了医疗保健服务,相关费用迅速上升。2006年,George W. Bush总统的行政部门增加了处方药保险。Obama政府的《平价医疗法案》(2010)包含一些可能会进一步影响老年人医疗保健服务的条款,尤其是预防服务的覆盖范围(表30.2)。

**表30.2　影响老年人医疗保健服务的主要组成部分**

| 组成 | 描述 |
| --- | --- |
| 主要保健 | 激励提供基于质量而非数量的保健服务(基于质量的评估) |
| 医疗服务包 | 为获得一系列保健服务向医院付款,包括失业后一段固定期限的住院和医疗需求服务 |
| 五星计划 | 每年进行评估和评级的医保计划 |
| 减少处方药现金支付 | 缩减当前"甜甜圈洞"的体量,"甜甜圈洞"分摊付款额从100%降低到25%,到2020年不再为"甜甜圈洞"付款 |
| 无分摊付款的预防性服务 | 增加预防性服务 |

译者注:"甜甜圈洞"指美国医疗保险D部分计划下处方药的保险范围的差距。

## 医疗保险制度

医疗保险是专门为那些符合社会保险条件的人提供的全民医疗保健的保险计划。它由一个特殊的实体,即医疗保险和医疗补助服务中心(Centers for Medicare and Medicaid Services,CMS)管理。医疗保险由3个部分组成:年龄权利医疗保险A、购买的医疗保险B或购买的替代优势计划(医保计划C)、购买的处方药计划(prescription drug plan,PDP)(医保计划D)。

65岁(或满足特殊残疾要求)以上的老年人自动参加医疗保险,并收到一张"红白蓝相间"的医保卡,表明在大多数情况下有保险。与医疗保险B/C/D相关的选项是根据个人偏好和可用性选择的。在大多数情况下,选择和注册必须在个人65岁生日前3个月开始到65岁生日后3个月的6个月期间进行,以避免滞纳处罚和较高的保费(CMS,2018a)。2018年,超过5 900万人获得了医疗保险福利,几乎全部都在65岁或以上(CMS,2018b)。

在本文撰稿时,老年人可以获得两项全面的免费健康促进服务,一次性"欢迎来到医疗保险"访问(知识链接 30.5)和年度"健康访问"(知识链接 30.6),这两项服务都是专门为促进健康老龄化而设计的(一级预防和二级预防)。

---

**知识链接 30.5　"欢迎来到医疗保险"测试**

必须在注册医疗保险 B 部分后的 12 个月内获得,并必须包括以下内容:

- 回顾医疗记录,包括家族史、当前健康状况、处方
- 回顾有关健康的社会史
- 关于预防性服务的教育与咨询
- 健康筛查、免疫接种或其他护理
- 身高、体重和血压的测量
- 计算体重指数
- 简易视力测试
- 对抑郁症的风险和安全水平的评估
- 开展关于预立医嘱的讨论
- 制订预防性健康计划
- 确保人们了解最新的推荐癌症筛查和免疫接种

---

**知识链接 30.6　年度"健康"访问 [a]**

**完成"健康风险评估"**

- 回顾病史和家族史,包括服用的药物、草药和膳食补充剂
- 确定或更新当前医保定点单位
- 身高、体重、血压和其他常规测量
- 筛选任何认知障碍或抑郁症的迹象
- 筛选潜在的功能损害或安全风险
- 评估后提供个性化的健康建议,包括确认健康风险、治疗方案
- 有关预防服务的筛查计划

注:[a] 表示第一次"健康"访问后至少 12 个月。不包括任何形式的体检。

---

和社会保险一样,医疗保险被设计为现收现付系统;也就是说,从雇主和雇员征收的医疗保险税用于支付受益人的特定健康费用。这些资金并没有专门用于任何特定纳税人未来的医疗费用。虽然联邦政府支付的医疗保险涵盖了大部分健康费用,但受益人仍需以保险费和扣除工资的形式分摊。

## 医疗保险 A 部分

医疗保险 A 部分是医院保险计划,涵盖急症护理、专业护理机构或家庭的短期康复,以及与临终关怀相关的大部分费用(知识链接 30.7)。此部分保险无须额外费用。那些没有向美国社会保险系统(社会保险税)支付足够金额的人可以有资格按月付费购买 A 部分保险。

---

**知识链接 30.7　通过医疗保险 A 部分提供的医疗服务**

旨在部分承担急症住院单间病房和任何必须医疗服务和用品的费用。清单如下:

1. 第 1~60 天有免赔额(每次入住)
2. 第 60~120 天自付金额随时间增加
3. 150 天后不再承保
4. 免赔额和自付额每年增加
5. 免赔额和自付额由医疗保险或补充性医疗保障政策报销

医疗保健机构的专业康复护理(仅需要执业护士或医生或作业治疗师的护理时):

1. 仅针对急症护理住院至少 72 小时(非观察)
2. 如果全程都需要专业护理,前 20 天的承保率为 100%
3. 第 21~100 天,每日共付额超过 100 美元(约 690 元人民币)
4. 100 天后不承保
5. 若不再需要日间专业护理,则承保终止

需要专业护理的家庭健康服务(仅需要有执业护士或医生或作业治疗师的护理时):

1. 在家中提供的以康复为目的的间歇性专业护理
2. 患者病情严重必须居家康养
3. 医疗保险可能会支付 80% 的长期医疗设备和用品(例如病床)的批准金额

针对预期寿命小于 6 个月、选择放弃传统医疗的绝症患者,提供临终关怀:

1. 医疗保险的共付额为 5 美元(约 34.5 元人民币)

2. 暂缓疼痛或疼痛管理共付 5%

3. 取代医疗保险 A 部分和 B 部分,支付临终状态的所有费用

精神科住院患者的护理:

1. 一生仅限 190 天

2. 部分支付

3. 其他重要限制情况

## 医疗保险 B 部分

医疗保险 B 部分(称为原始医疗保险)涵盖为门诊患者提供多项基础服务的费用,例如门诊就诊(知识链接 30.8)。2007 年 1 月 1 日之后,医疗保险 B 部分的保费部分基于个人向国税局报告的收入。医疗保险 B 部分的优点是可以选择主要医保定点单位,通常无须选择推荐单位。"接受转诊"的医保定点单位仅收取医保规定的年度"允许转诊费用"。医保定点单位从医保收取规定费用的 80%,患者承担剩余 20% 的费用和免赔额。如果服务由执业护士独立提供,报销率则为 80% 里的 85%〔American Academy of Nurse Practitioners(AANP),2013〕。

### 知识链接 30.8　通过医疗保险 B 部分提供的医疗服务

旨在承担与门诊或流动诊疗服务相关的费用。在大多数情况下,免赔额和共付额是必需的:

1. 医生、执业护士或医生助理必要的医疗服务

2. 有限的处方药品

3. 医学上必要的诊断测试

4. 为了康复而进行的物理、作业和言语治疗

5. 有限的长期医疗设备(由医生开具处方并用于证明医疗必要性)

6. 门诊的治疗和门诊手术服务

7. 一些预防性服务(许多没有共付额或免赔额)

8. 糖尿病用品(不含胰岛素和其他药物)

(第 24 章)

不接受转诊的医保定点单位可能会向患者收取比总允许费用高 15% 的费用。越来越多的富裕老年人和越来越少的主要医疗保险定点单位共同催生了一个"精品"服务产业。基于额外的"会员""便利"或"附加费",患者有资格获得多项特殊服务,包括立即急诊就诊以及无限制使用医疗服务(例如,通过私人手机)。

## 医疗保险 C 部分

在加入或更改联邦医疗保险计划时,人们可能会选择原始联邦医疗保险 B 部分或联邦医疗保险 C 部分,也称为联邦医疗保险优势计划(medicare advantage plans,MAPs)。联邦医疗保险 C 部分使用预期支付系统并包括传统的健康维护组织(health maintenance organizations,HMOs)和其他类似的项目。必须提供原始联邦医疗保险 A 部分和 B 部分涵盖的所有传统服务,并预先确定附加服务、共付额和免赔额。MAPs 可能会,也可能不会提供处方药福利;如果提供,则被称为医疗保险优势计划药物处方(medicare advantage plans prescription drugs,MAP-PDs),保费也因地点和服务范围而异。在某些情况下,不会向会员收取保费,而是由联邦政府直接支付。

与原始的医疗保险计划相比,MAPs 可以为投保人节省成本和提供额外的福利。但是,必须遵守相关规则,包括如果没有指定的基层保健服务人员的转诊,就不能获得所需的护理。提供转诊的基层保健服务人员起到把关作用,努力确保投保人得到最高质量的医疗和必要的护理。如果投保人在没有转诊的情况下获得服务,就不享受保险,所有费用都是"自付的"。

医疗保险 C 计划现在每年进行一次五星评分,从 0~5 级,结果可向公众开放。如果要从一个计划更改为另一个计划(在年内特定时间段),则可以使用此评级信息。这是为了让医疗保险 C(优势)计划对他们提供的护理质量更加负责(Medicare,n.d.a.)。

**医疗保险 C 的替代品。**随着美国医疗保健融资的变化,出现了几个新项目。其中之一是美国某些地区提供的医疗保险成本计划。另一个是医疗保险医疗储蓄账户(the medicare medical savings account,MSA)计划。联邦政府将每月付款直接存入用户的储蓄账户。当需要医疗服务时,用户直接

支付费用。还有示范计划和药物治疗管理计划,可伴随用于医疗保险 D 的药物计划(Medicare,n.d.b.)。

## 医疗保险 D 部分

2003 年的联邦医疗保险现代化法案确立了联邦医疗保险 D 部分,这是一项针对符合条件的联邦医疗保险接受者的处方药计划(prescription drug plan,PDP)(知识链接 30.9)。它是一种选择性 PDP,具有相关的自付额和共付额。除 MAP-PD 计划中的人员外,所有接受医疗保健的人员都有资格自愿购买 PDP。但是,如果选择这样做,则应遵守医疗保险 B 中关于注册时间和处罚的相关规定。人们可以在每年的“开放注册”期间或者当他们的情况发生变化时(例如进入长期照护机构)更改计划,这将不会受到处罚。低收入者可以获得相关经济补助。对于同时拥有医疗保险和医疗补助计划的人,该计划是强制性的,并且在大多数情况下,这些人会被随机分配到特定的 PDP。

> ### 知识链接 30.9　医疗保险处方药计划
>
> 大多数处方药计划(PDP)的设置方式与免赔额和共付额类似。但是,要成为联邦医疗保险 D 部分的定点单位,保险计划必须符合以下具体准则。基于计划的保费(通常取决于承保的药物范围)加上基于个人收入的付款[向国税局报告:例如,收入 17 000 美元(约 117 300 元人民币)或以下的家庭,支付金额不超过保费;收入超过 428 000 美元(约 2 953 200 元人民币)的家庭,支付保费后,还需额外支付 69.30 美元(约 478.17 元人民币)。]
>
> 1. 年度免赔额低至零
> 2. 药物的共付额取决于保险计划,直到达到“甜甜圈洞”额度[a]
> 3. “甜甜圈洞”:自费成本为制造商折扣(50%)的 47.5%(从最初无制造商折扣时的 100% 下降)
> 4. 在任何一年消费到规定额度后,你会收到所谓的“灾变保险”,所有药物被限制为最低数量或百分比
>
> 注:[a] 表示根据目前的计划,“甜甜圈洞”每年都会越来越小,本书撰写时预计将于 2020 年关闭。

与医疗保险 C 优势计划一样,医疗保险 D 部分也使用五星评分计划。提供医疗保险计划的商业公司每年都会进行评估,并将结果发布在 CMS 网站上。这是根据《平价医疗法案》建立的,旨在让这些计划对他们提供的产品的质量承担更多的责任,包括价格和患者的安全。

## 补充保险/补充性医疗保险政策

由于潜在的高免赔额和共付额,有财力的人会经常购买医疗保险补充保险计划,通常也被称为补充性医疗保险。大多数老年人与前雇主之间没有补充保险,而是从商业机构或通过医疗保险购买。医疗保险(A、B、C)仍然是“主要”保险,因此首先从医保进行扣费,补充性医疗保险计划作为“次要保险”。每月支付保险费,费用包含了“主要保险”(即医疗保险)未涵盖的多项或全部共付额和免赔额。如果试图寻找合适计划的人,可以通过他们所在州的医疗保健网站查阅。

## 医疗补助计划

医疗补助计划设立于 1965 年,作为对社会保险法案修订的一部分。这是一个由联邦政府和州政府使用税收资金共同资助的健康保险项目。CMS 在联邦层级管理该项目,州机构在州层级管理该项目。

医疗补助计划包括对低收入儿童、孕妇、永久残疾儿童和 65 岁及以上老年人的保健服务费用。资格由美国政府确定,依据收入和资产、类别需求和缺乏支付任何保险费的能力,包括那些与医疗保险相关的保险费来决定。无论受资助对象所在州政府的财政健康和政治优先权如何,只有有限数量的人才可以获得医疗补助。

医疗补助计划涵盖所有医疗保险保费和免赔额,并可能提供额外的健康福利。同时有资格获得医疗保险和医疗补助者经常被要求参加 MAP-PD 计划。联邦法律要求各州提供最低水平的服务,各州可以增加其他覆盖范围,如视力保健、义齿、假肢、个案管理和由执业保健医生提供的其他医疗或康复护理。医疗补助计划支付了美国疗养院提供的大部分护理的费用。

与救济院的早期预期一致,如果需要机构的长期护理,人们应该在依赖社区的税收支持之前,尽

可能对自己的护理服务承担财政责任。也就是说，患者必须首先使用自己的资产（如社会保障）来支付护理费用。当资产不可用时，医疗补助计划（通过税收资助）提供了一个"安全网"，以确保贫穷、残疾和虚弱的人得到照顾。

1988年，针对入住疗养院而需要医疗补助且有配偶在社区居住的人，美国制定了法律条款保护他或她免受"配偶贫困"。丧葬资金以及家庭用品总价值的一半，包括汽车（最高限额），是属于患者的，这些财产不能用于支付护理费用。当配偶双方都去世后，他们不动产的剩余资产才能用于支付医疗补助支出的护理费用（而且只有到目前为止）（Medicaid, n.d.）。

在过去，一些认为自己很快就会需要疗养院护理的人会将资金（有时数额很大）转移给其他人，以便有资格获得医疗补助，以避免使用自己的资金支付护理费用。虽然有些转移是被允许的，例如配偶或残疾子女，但任何其他转移（即给另一人或信托）均会被视为医疗补助欺诈行为。当个人申请医疗补助计划时，就会认定一个"追溯期"来确定是否已经转移了申请人通常可以获得的资金。如果进行了转移，医疗补助支持将在产生的费用等于转移的金额之后才开始。例如，一个符合收入条件的人（月收入低于国家对机构医疗补助的额度），转移了100 000美元（约690 000元人民币），那么在一个每月费用为10 000美元（约69 000元人民币）的疗养院，他在入住的10个月内没有资格获得医疗补助。这被称为"额度下调"。这些规定试图确保个人要竭尽所能地为所需的护理买单，但在资金耗尽后仍然会给其提供一个安全保障。

大部分医疗补助资金用于为老年人和失能人群提供长期疗养院护理，不包括接近贫困、没有资产但月收入高于国家规定的"低收入"限额的人，他们没有资格获得医疗补助时的医疗保健费用援助。在没有专业照护者的情况下，为需要帮助的人提供服务仍然是美国的一个主要社会和公共卫生问题（第32章）。

## 资助医疗保健的其他手段

在美国的一些地区（以及针对一些人），已经制定了替代方案，同时为老龄化期间提供融资和保健需要。

## 印第安健康服务

印第安健康服务（Indian Health Service, IHS）是一项针对美国印第安人和阿拉斯加原住民的联邦健康计划。IHS提供部落和城市两个层级的服务。在这一人群中，提供卫生服务是复杂的。美国印第安人和退伍军人有资格通过退伍军人服务部获得护理服务，但不能通过IHS。退休工人很可能有资格获得医疗保险，如果收入低，他们也可能有资格获得医疗补助。传统的IHS护理能够确保印第安民族的所有成员都得到护理。但是，它仅限于那些没有其他护理来源的人。许多正在制订和实施的计划旨在促进所有年龄段的美国印第安人的健康，涵盖了逐渐衰老和虚弱的老龄化人群。

## 老年人全方位护理计划

老年人全方位护理计划（program of all-inclusive care for the elderly, PACE）是一项针对符合医疗补助资格的老年人在社区环境中提供全面护理的计划。服务内容因站点而异，参与者无须支付任何费用。有关详细说明，请参阅第32章。

## 长期护理保险

有些人选择为他们未来潜在的长期护理需求购买额外的保险。在理想情况下，这些保单将涵盖与长期护理的共付额和监护护理相关的费用，即帮助满足日常护理需求（与专业护理相对）。传统意义上，这些政策仅限于长期照护机构的护理，并为居民提供统一费用报销。然而，这些政策正在变得更具创新性，并且在某些情况下可能会覆盖家庭护理费用，但不包括长期照护机构的护理。

长期护理保险的购买者需要仔细阅读保单并了解所有细节、限制和豁免条款，例如，该计划是否涵盖了客户在需要时希望被提供的服务的数量和类型。它们可能有一个受益期或终生受益。受益期可能以天数或花费的美元为单位。应重点关注与痴呆有关的问题，因为许多早期政策会将这些人排除在家庭福利之外，仅提供非常有限的机构福利。建议这些人在申请保险之前与独立财务顾问交谈，并参考所选保险公司的消费者报告及其可靠性。

## 主要概念

- 美国的社会保险制度为那些在年轻时支付了必要数额保费的老年人提供收入保障。
- 社会保险和医疗保险计划均基于"现用现付"的安排,使用现有工人的资金来支持目前的退休人员。
- 社会保险为美国的大多数退休人士提供收入。
- 医疗保险是一项近乎全民的健康保险计划,针对65岁、盲人、永久残疾或终末期肾病患者。

- 医疗保险由 A、B、C 和 D 4 个部分组成。医疗保险 A 部分,住院治疗时没有额外费用。B 部分和 C 部分有很大差异,必须以符合资格的年龄进行选择。
- 可以购买补充性医疗保险,以支付与医疗保险相关的自付成本。
- 医疗补助计划为贫穷的医疗保险受益人提供自付医疗费用。

## 关键思考问题和措施

1. 访问一个有医疗保险的人,什么是最有帮助的,什么最没有帮助?

2. 老年人希望看到医疗保险如何改变?

3. 65 岁以上的老年人对未来经济状况的普遍态度是什么?

## 研究问题

1. 当老年人需要法律和经济建议时,他们最常联系谁?

2. 多少老年人对自己未来的经济状况感到安全?

3. 目前,在医疗保险和补充性医疗保险政策下,医疗保健的平均实际支出成本是多少?

4. 人们对基于年龄或生存能力的医疗保健定量配给有何看法?

（武全莹　译）

## 参考文献

American Association of Nurse Practitioners (AANP): *Fact sheet: Medicare reimbursement*, 2013. https://www.aanp.org/legislation-regulation/federal-legislation/medicare/68-articles/325-medicare-reimbursement. Accessed July 2018.

Achenbaum WA, Carr LC: A brief history of aging services in the United States, *Generations: American Society on Aging,* 2014. http://www.asaging.org/blog/brief-history-aging-services-united-states. Accessed July 2018.

Cantril H: *Public opinion 1935-1946*, Princeton, NJ, 1951, Princeton University Press.

Centers for Medicare and Medicaid Services (CMS): *Enrolling in Medicare part A & part B*, 2018a. https://www.medicare.gov/pubs/pdf/11036-Enrolling-Medicare-Part-A-Part-B.pdf. Accessed July 2018.

Centers for Medicare and Medicaid Services (CMS): *Medicare enrollment dashboard*, 2018b. https://www.cms.gov/Research-Statistics-Data-and-Systems/Statistics-Trends-and-Reports/Dashboard/Medicare-Enrollment/Enrollment%20Dashboard.html. Accessed July 2018.

Corning P: *The evolution of Medicare: from idea to law* (Research report no. 29), Washington, DC, 1969, U.S. Department of Health, Education and Welfare, Social Security Administration, Office of Research and Statistics, U.S. Government Printing Office.

Goodman JC: *The regulation of medical care: is the price too high?* (Cato public policy research monograph no. 3). San Francisco, 1980, Cato Institute.

Medicaid.gov: *Spousal impoverishment.* https://www.medicaid.gov/medicaid/eligibility/spousal-impoverishment/index.html. Accessed July 2018.

Medicare.gov: *5-star special enrollment period.* https://www.medicare.gov/sign-up-change-plans/when-can-i-join-a-health-or-drug-plan/five-star-enrollment/5-star-enrollment-period.html. Accessed July 2018.

Medicare.gov: *Other Medicare plans.* https://www.medicare.gov/sign-up-change-plans/medicare-health-plans/other-health-plans/other-medicare-health-plans.html. Accessed July 2018.

National Archives: *Social Security marks 75th anniversary*, August 14, 2016. http://www.archives.gov/press/press-releases/2010/nr10-128.html. Accessed July 2018.

Senior Veterans: *Who is eligible for the pension benefit with Aid and Attendance?* 2018. https://www.veteransaidbenefit.org/eligibility_aid_attendance_pension_benefit.htm. Accessed July 2018.

Social Security: *Historical background and development of Social Security*. https://www.ssa.gov/history/briefhistory3.html. Accessed July 2018.

Social Security: *Fact sheet: Social Security*, 2018. https://www.ssa.gov/news/press/factsheets/basicfact-alt.pdf. Accessed July 2019.

World Health Organization (WHO): *Tracking universal health coverage: 2017 global monitoring report*, 2017. http://www.who.int/health-info/universal_health_coverage/report/2017/en/. Accessed July 2018.

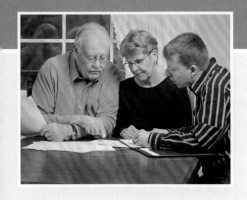

# 常见法律和伦理问题

*Kathleen Jett*

当我去拜访 Jones 先生时,我注意到他应该没有照顾好自己。他的衣服很脏,闻起来有尿的味道。他没有严重的健康问题,似乎也没有受到目前这种状况的影响。我真的不知道该怎么想或怎么做。

19 岁的学生 Steffen

由于癌症,我的胃里被插了一根胃管。社会工作者担心我在家里照顾不了自己,虽然我不同意住院但最近又被送到了医院。他们派了一名护士来给我检查,她过来的时候正好看到我把啤酒倒入胃管里。我很高兴她并没有说什么,只是问我怎么样!

68 岁的老年人 Henry

## 学习目标

学完本章后,读者将能够:

1. 明确护士应该尊重能力受限患者的决定。
2. 区分决策能力受限患者的保护机制,并讨论每种机制的优缺点。
3. 明确护士保护决策能力受限患者的责任。
4. 鉴别虐待和忽视。
5. 了解强加意愿的意义,并描述如何识别强加意愿。
6. 描述人们在对虐待的感知和反应方面的文化差异。
7. 确定自我忽视中仁慈和自主之间的伦理冲突。
8. 明确护士在防止老年不良对待方面的作用。

在老年照护的实践中,老年专业护士面临许多伦理问题,往往还涉及法律层面。在本章第一节,决策被认为是一个复杂的过程,特别是在个人决策能力已经受限时。在第二节,将从护士的角色出发,讨论老年不良对待的伦理和法律问题。老年专业护士(除非同时也是律师)虽然不能提供任何法律建议,但他们应该能够准确地指出工作中常遇到的法律和伦理问题。

## 决策

知情同意起源于伦理原则的一个概念——自我决策或自主。在医疗保健环境中,自我决策被我们所说的知情同意记录或表达。在大多数情况下,这种同意是隐含在实践过程中的,例如当患者接受提供的药物或配合敷料更换时。

在某些复杂的情况下,知情同意更是必要的(知识链接 31.1)。除紧急情况外,在获得正式知情同意之前,患者不可以受到镇静药物的影响(Zorowitz,2014)。对于老年人,同样重要的是护士要确保满足其特殊需求(例如,功能助听器、阅读眼镜)(知识链接 31.2)。大多数法院都提出这样的要求,即在患者被要求做出决定之前,提供的信息必须是普通人能够理解的。同意参与研究是一个更详细和广泛的过程,因为在这种情况下接受的治疗可能不一定会给参与者带来益处,而且风险可能还不清楚。对非常虚弱和能力在不断变化的个体(由于任何原因)进行的研究都是很困难的,并且由于保护参与者是研究的先决条件,所以限制了一些领域科学的发展。

在下列情况下,卫生专业人员负有比平时更高的责任,以确保知情同意:

1. 感知功能障碍
2. 教育水平低
3. 健康素养低
4. 文化水平低
5. 可疑认知功能障碍
6. 复杂的诊疗过程(如任何类型的手术)
7. 参与研究

**知识链接 31.2　知情同意的调查**

Brown 先生是一名 84 岁的非裔美国人,曾因晚期糖尿病并发症住院。他计划在第二天早上进行双侧睾丸切除术。当老年科临床护理专家来看他时,她发现他很愉快,精神良好。他的听力有严重问题,视力也很差,这导致了其阅读能力的下降。他手术同意书的副本放在床边,签名行上有一个"X"。Brown 先生的眼镜放在床头柜上,但他的助听器在家里。临床护理专家给 Brown 先生戴上听诊器,并对着听筒说话,问他对手术是否有疑问。他反复强调"和血糖的处理一样"。通过我们的"听力设备",他了解了手术的全过程。他明显变得很沮丧,并立即撤回了知情同意书,直到他找到了替代方案和知晓了预后。

卫生保健方面的知情同意需要在成年人具有决策能力时获得,当患者没有决策能力时,可授权他人进行决策。决策能力意味着个体能够理解问题,理解这个决策的风险和益处、替代方案以及结果。当达到"成年"的法定年龄时,即默认个体具有决策能力,除非判定(由法院判定)其缺乏决策能力。然而,即使没有丧失决策能力的判定,有时也需要对影响决策的因素做出专业判断,例如服用了镇静剂或镇痛药、精神痛苦或认知障碍的个体。

20 世纪 80—90 年代,西医的医学决策都是基于家长式主义的伦理原则。也就是说,患者被期望同意由医生为其做出认为对"他"最有利的决定。现在则期望患者是自主决策,实施者具有法律责任,必须告知患者其目前的健康问题,以及可能的风险、益处和替代治疗方案(The Joint Commission, 2016)。个人有权利和义务尽可能地做出决策(第4章)。在与老年人打交道时,卫生保健提供者必须注意到,他们可能是在家长式模式下长大的,现在需要独立进行他们从未做过的决策。当今的决策是期望个体在充分考虑其对健康的意义和需求的背景下完成(知识链接 31.3)。在其他的信仰体系和风俗习惯中,与卫生保健有关的决策,要么是共同的责任,要么是委托的责任(第4章)。

**知识链接 31.3　个人的医疗决定权**

**自 1973 年来的变化**

1973 年,一个名叫 Donald "Dax" Cowart 的年轻人在一场大火中被严重烧伤。他失去了耳朵、眼睛、鼻子和 65%~68% 的皮肤。在多年住院期间,他一再请求不再进行进一步令他痛苦的治疗。然而,在当时,医疗保健中普遍存在的伦理原则是家长式主义和仁慈主义——其他人有权做出被认为对我们最好的医疗保健决定。事故发生多年后,Cowart 先生继续坚持认为,他应该有权拒绝治疗,即使这意味着他将面临死亡。这个案例成为美国伦理讨论的一部分,影响了基于自主同意和患者自主决策的伦理原则的改变(搜索"Dax 的案例")。

在对衰弱的老年人进行的日常老年医学实践中,区分具有法律效力的决策能力和日常活动的决策能力是必要的。此人可能具有法律层面的决策能力,但他或她是否有足够的能力理解眼前的决定?决定接受哪些食物与决定接受手术或开始化疗或透析有很大的不同。他或她可能对某种类型的决策不具有或只具备有限的能力,但对另一方面却具有完全的决策能力。护士应谨记,要尽可能地帮助患者保存现有的能力,并确保患者的需求得到满足,患者的权利得到保护。

护士可应用一系列的保护模式,并首选应用限制最小的模式。常用的模式包括授权委托书、托管权和监护权。重要的是,护士要理解每种模式的意义和几种模式间的差异,以及各地区在应用上的差异。

## 预先制订护理计划

老年专业护士有责任鼓励患者、邻居和家人讨论他们关于潜在的行为能力丧失和临终护理的愿望,称为"预先护理计划"。鼓励老年人合法指定代理人(见以下章节)或以其他方式证明自己的意愿是可以接受的一种方法。第35章将讨论使用生前预嘱和不施行心肺复苏术(do not resuscitate,DNR)的意愿。

### 委托律师

委托律师(a power of attorney,POA)是指被法律指定并以法律文件明确指明的方式代他人行事的人(代理人)。这可能包括指定此人完成交易,或要求此人对他人的资产承担全部责任。在一些司法管辖区,POA有两种类型:一般的POA和长期健康照护的POA。在这两种情况下,任命都是预先进行的,作为预先护理计划的一部分,以预期未来的需要。一般的POA通常代理的是商业事务,而不代理医疗保健。在许多情况下,如果患者被确定丧失行为能力,一般POA的权力就不再有效。在患者不能表述的情况下,长期健康照护的POA是持续有效的。

被任命为医疗保健长期POA的人士,在一些州被称为医疗保健代理或代理人,负责为那些无法为自己做出决策的人做出医疗决定。代理人是否可以做出临终决定,由国家法律决定。一旦患者恢复了能力或选择结束对POA授权,它就不再有效了。护士应该鼓励患者非常谨慎地选择代理人,选择前应深入讨论其愿望和价值观。这要求代理人有能力并且愿意遵循患者的意愿。配偶很可能不是完成这项任务的最佳人选。

指定代理人是限制最小的决策援助的形式。法律规定内的所有权利和义务将被保留。这种方式的核心在于被赋予决策权的人是患者的选择,而非法院指定的。

### 医疗保健代理机构

大多数州的法规和文化都提供了一个"等级制度",规定了当个体失去(暂时或永久)做出决策的能力而没有记录其偏好时,那些有权代表个体做出决策的人的优先次序。

代理人和代理机构在做决定时都应使用"替代判断",即基于他们对被代理人的理解,为其做出选择(Zorowitz,2014)(知识链接31.4)。老年专业护士工作时会遇到患者正在选择代理人,比如POA,护士可以鼓励其仔细考虑那些愿意坚持其意愿或持有类似价值观的人。

> **知识链接31.4　我知道这是她想要的,而不是我想要的**
>
> Jones先生和Jones夫人已经结婚60年了。几年前,Jones夫人患上了阿尔茨海默病,她不知道该如何处理嘴里的食物。她再也认不出她的丈夫了,也不会以任何口头方式回应别人。在这种痛苦之中,她的丈夫请求给她放一根胃管,这样她就可以"吃"了。但Jones夫人已经向她丈夫和所有认识她的人说明,她绝不想要人工喂养,或者做任何在病情恶化时阻止她自然死亡的事情。当Jones先生想要为他的妻子插胃管时,我们唯一能说的是我们非常抱歉,但她的愿望已经非常明确,这就是我们一定会遵循的。他同意了,这确实是她的愿望,他开始哭了起来。

### 监理人和监护人

代理人和监护人是被任命来照顾、监督和控制无行为能力者,并确保其需求得到满足,以及负责处理个人、机构或公司的事务(知识链接31.5)。如某个老年人被证明在某方面丧失了行为能力,监理人或监护人将会在法庭的听证会上被任命。在美国一些州,不需要老年人在场。如果法官认同某人需要这种级别的保护,则此人将被宣布丧失行为能力。像代理人和代理机构一样,监理人和监护人应该在所有决策中使用替代判断。

在一些州,根据所需的保护程度,会对监护人的权力进行限制。完全依赖意味着个体缺乏所有的决策能力,甚至无法以任何自我维持的方式满足基本的需求。部分依赖意味着个体可能能够应对生活中的某些挑战,但健康或认知能力会影响复杂的决策。在后一种情况下,监护人则要以非常具体的方式来保护个体。

**监理人**

被任命管理指定人的财产，并继续担任这个角色，直到法院的任命被撤销。每个州在处理和定义它的方式上都略有不同。

**个人的监护人**

由法院指定，帮助无行为能力的人就个人和健康问题做出知情的决定（或为该个人做出决定）。监护人应确保被监护人的安全，并使其获得足够和适当的食物、住所，保持个人卫生。监护人根据需要为医疗或护理提供适当的准许，并在某些情况下，反映被监护人先前的愿望。在某些情况下，监护人也是"财产的所有者"。

监理和监护费用昂贵，可能会耗尽患者的资产，让患者所需的照护费用所剩无几。也有关于剥削的报道。使用这些照护机制是有严格限制的，在大多数情况下，当患者失去了所有的自主决定权利或功能严重受损时才应该考虑，例如进行性的痴呆。与老年人及其家人一起工作的护士，可以鼓励其使用预先护理计划作为限制较少的替代方案，并指出各州的定义和规则各不相同。如果有人想要在患者反对的情况下建立监护权，患者可能需要雇佣一名精通此类诉讼的律师。国家老年律师学院和国家律师老年法律部门是较理想的资源。

## 老年人不良对待

不良对待老年人是一种复杂的现象，包括对"老年人"的虐待和忽视。它是通过他人的行动或其他行为对脆弱的老年人造成实际伤害或伤害风险［American Psychological Association（APA），2017］。这是发生在不同教育水平、种族、文化背景、宗教和社会经济群体中，任何家庭结构和任何环境中的一个普遍的问题，是今天最未被认识和被低估的社会问题之一。虽然在世界范围内没有关于这一流行率的可靠统计数据，但世界卫生组织估计，60 岁以上人群中多达 15.7% 的人曾或将受到虐待。然而，人们强烈怀疑这一数字被低估了（WHO，2018）。在一项针对美国疗养院的调查中，36% 的

工作人员报告在前一年至少目睹过一次身体虐待事件，10% 承认至少有过一次对患者身体虐待的行为，40% 承认实施了生理虐待（WHO，2018）。随着老年人口的增长（第 1 章），预计不良对待的发生率也会增加。随着家庭照护者在家庭之外的责任越来越大，这种风险进一步加剧（第 34 章）。

不良对待的发生是以行凶者和弱势老年人有必然的某种信任关系为前提的。这可能像销售人员（经济剥削）一样简单，也可能像配偶或孩子的长期照护者一样复杂。"老年人虐待"通常发生在家庭照顾的背景下。这可能是一种终身的模式，并在当前的情况下加剧（知识链接 31.6）。一个人成为虐待者或被虐待者的风险因素通常是相互关联的（知识链接 31.7）。

一名年轻的成年女子 24 小时照顾她垂死的祖父。虽然他很虚弱，但他仍然可以在医院的病床附近走动，甚至不时地独自离开病床。我们注意到，他似乎经常对孙女说一些暗示性的话，并向她伸出手来。她似乎很害怕，总是试图后退。当我们终于能够和她单独说话时，她平静地说她害怕他；在她的一生中，她的祖父对她进行了多次性侵犯。因为她身患残疾，不能外出工作，因此她被家人指派来照顾祖父。

**更有可能虐待或忽视**

- 家庭成员
- 患有情感或精神疾病的人
- 酗酒或其他物质成瘾的人
- 家庭暴力史
- 对人际暴力文化的认同
- 照护者沮丧
- 社会孤立
- 照护者的冲动控制受损

**更有可能被虐待或忽视**

- 认知能力受损，特别是具有攻击性特征
- 依赖于虐待者
- 身体或精神虚弱

- 早年虐待过照护者
- 独自生活或与家人生活在一起的妇女
- 过去受过虐待
- 具有好斗、苛刻或不被欣赏的行为
- 生活在慈善机构中
- 由于个体缺陷而感到应该受到虐待

资料来源：National Council on Aging：Elder abuse facts，2018.

使用正式的（雇佣的）照护人员也会发生虐待。当几个不同的人进行照护时，监督就变得特别困难。增加的照护者出现虐待可能性的情况包括：对患者护理的监督不足、服务协调不力、员工培训不足、盗窃或欺诈、工作人员吸毒和酗酒、迟到和旷工、不专业和犯罪行为，以及记录保存不当。护士应该注意那些在无法获得其他人的支持和照护者没有机会休息的情况下，长时间单独与照护者在一起的患者。

认识到这一不断升级的社会和个人问题，各国一直在努力了解本国的问题，许多国家制定了积极的计划和政策，以确定有风险的人并为其提供服务（知识链接 31.8）。在联合国的支持下，创新的项目已在欧洲各个国家实施（Brunne，2013）。在美国，针对"前线"人员的培训项目有所增加，如卫生专业人员和警察，并通过了更严格的反不良对待法律。老年人不良对待被归类为虐待或忽视。然而，与儿童不同的是，如果老年人有行为能力，没有其允许是不会发生虐待事件的。

### 知识链接 31.8　最佳实践建议

#### 变革：减少老年人不良对待

世界卫生组织和联合国作了相当大的努力，帮助各国更好地了解老年人不良对待，并制定方案和政策来解决这一日益增长的问题。要从老年人的角度听到担忧的问题。

## 虐待

虐待是故意的，可能是身体、心理、医疗、经济、监禁或性方面的（知识链接 31.9）（APA，2017；Hall et al.，2016；NCOA，2018）。它发生在存在或曾经期望得到信任的关系中；这是一种侵犯人权的行为

（WHO，2018）。如果发生伤害，虐待者可以因老年人受的伤害而被起诉。如果虐待升级为犯罪行为，或者虐待包括盗窃金钱或财产，犯罪者将受到刑事起诉。美国许多州要求包括护士在内的特定人员，一旦发现虐待、忽视或剥削行为，应立即向有关地方报告。指定的权利可以在每个州的法律中找到（Stetson，2016）。

### 知识链接 31.9　老年人虐待种类

**躯体虐待**：使用武力以造成身体伤害、身体疼痛或损害的威胁。它包括但不限于暴力行为，如打击（不管有没有物体）、推、摇晃、捏和灼烧，还包括使用身体约束、强迫喂养和体罚。

**性虐待**：任何形式的非自愿的性接触，包括与那些不能表示同意的人的接触。它包括任何形式的非自愿的触摸、性侵犯或殴打——如强奸、鸡奸、强迫裸体和强迫拍摄有性暗示的照片。

**心理虐待**：通过言语或非言语行为施加痛苦或压力，包括恐吓或施行社交孤立。这类虐待包括口头攻击、侮辱、威胁、恐吓、羞辱和骚扰。它可以包括在他人面前贬低患者，以及强迫患者与家人、朋友或日常活动进行社会隔离。

**医疗虐待**：迫使某人接受非必要的医学治疗或程序。这类虐待包括对拒绝手术的痴呆患者进行静脉穿刺或插入导尿管（也是性虐待），使用化学约束（例如，镇静剂）以方便护理，而不是为了保护（**医疗疏忽**：未能提供必要的医疗护理）。

**财务滥用或物质利用**：非法或不当使用他人的资金、财产或资产。剥削可以通过胁迫（不正当的影响）来完成，例如要求患者签署支票或其他文件，包括财产契约，并以终止护理进行威胁。

**歧视**：非法的文化或社会行为，如贬低、侮辱或剥夺个人的全部权利，特别是那些因歧视而面临身体、情感或性虐待或经济剥削风险的人。

**放弃**：被本应负责提供照顾或援助的人遗弃。

大多数虐待行为发生在家庭环境中；近 60% 的虐待行为来自家庭成员（NCOA，2018）。不幸的

是,许多因素妨碍了对被虐待者的识别(知识链接31.10)。对虐待的不同文化观点使情况变得更加复杂。医生应该留意患者及其家庭的文化背景,因为人们对相同情况的看法,以及他们选择如何照顾社区内的老年人可能都是不同的。然而,无论文化信仰是什么,医生都必须在尊重患者明确愿望的同时,注重确保其人身安全。

---

**知识链接 31.10　增加虐待老年人风险的因素**

文化或社会对暴力的容忍,特别是对妇女的暴力

耻辱和难堪

害怕遭到报复

害怕制度化

社交隔离

不接受情绪的表达,尤指恐惧或痛苦的表达

---

资料来源:World Health Organization:*Elder abuse*,2018.

身体虐待往往有外部迹象,更难发现的是财务剥削。照护费用很昂贵,往往在注意到收费过度或资产被挪用之前,患者的资产就已经耗尽了。银行业务变更、未经授权的人进入银行账户、未能支付医疗或其他账单、遗嘱的意外变化或个人物品的消失,都提示有财务剥削和不当影响的可能。然而,在某些文化中,这可能不被认为是滥用,因为人们普遍认为,牺牲个人需求,在家庭内分享资金是合适的(WHO,2018)。和财务剥削一样“隐形”的,最常见的虐待形式还包括语言、情感和心理虐待(NCEA,2016)。

### 强加意愿

强加意愿是用一个人的意愿代替另一个人的真实愿望……强加意愿通常是一个人运用他或她的角色和权力,利用另一个人的信任、依赖或恐惧来获得对弱者决策的心理控制,通常以获得经济利益为目的。

(Quinn 2002,p. 11)

强加意愿是一种财产或物质剥削的手段。如果虐待者以某种方式将受害者与朋友和家人隔离开来,例如暗示他或她是唯一关心受害者的人,就可能会以一种阴险的方式产生强加意愿。在某些情况下,老年人会遇到一个“新朋友”,并提出为其提供“终身”护理,以换取其财产的所有权,例如房产。推销员可能会提出一个“你不能拒绝的报价”,或要求进行不必要的修理或更换。

强加意愿也可能发生在照护的情况之外;例如,向一个孤独的人虚假地表达感情,目的是欺骗其财产。在这些情况下,干预是困难的,因为受害者对虐待者产生了信任和依赖,并自愿进入这段关系。对老年人的爱和善良本身并不被认为是强加意愿。只有当这种关系导致虐待者的说服或强迫,限制了老年人做出独立或知情选择的能力时,才被认为是强加意愿。Quinn(2002)制定了护士指南以识别强加意愿的表现(知识链接31.11)。

---

**知识链接 31.11　强加意愿的表现**

- 与其生活史不一致的行为,与之前的终身价值观念背道而驰。
- 财务管理方式突然改变,例如兑现保险单或改变银行账户或房地产的所有权。
- 老年人改变遗嘱中的财产分配方案。
- 老年人被带到非他长期信任的从业者处,如银行职员、股票经纪人、律师、医生或房屋中介。
- 老年人被孤立,或与他人相处时被时时监控。
- 某人强行搬入老年人家中,或以更好照护的名义搬入老年人家中。
- 他人试图经非常规的方式获得支票。
- 临终前频繁、紧急签署许多文件。
- 家庭成员间存在财政问题的不信任,老年人过分信任新认识的人。
- 老年人和被指控的虐待者在老年人的事务及财产分配问题上意见不一致。
- 经济和健康问题的力量不均衡。
- 强权人通过转账受益。
- 不允许老年人和他人独处,没有虐待者的监控不允许老年人和他人交谈。
- 老年人资金状况异常,多张支票被取现,且每笔数额巨大,均是整数。
- 老年人说自己结识了了不起的朋友,这个朋友使他感觉自己变年轻了,此后则开始不信任家庭成员,且避免参加家庭聚会。
- 强迫老年人转账,并且没有给予其考虑及向他人咨询的时间。

---

改编自:Quinn M:Undue influence and elder abuse:recognition and intervention strategies. *Geriatr Nurs*,23,11-16,2002.

### 虐待的影响

虐待老年人的影响比通常人们讨论的要深远得多。即使是在虐待结束后,创伤后应激综合征和自我效能感的降低也可能永远无法解决。研究发现,那些遭受过轻微虐待的人的死亡风险比那些从未遭受过虐待的人高出 300%(NCOA,2017)。此外,成为暴力受害者的老年人比其他老年人有更多的健康问题,包括骨骼或关节问题增加、消化问题、抑郁或焦虑、慢性疼痛、高血压和心血管疾病。

### 忽视

虐待是一种行为,也就是说,对另一个人做某事,而忽视是一种不良对待,是一种疏忽,或照护者没有采取行动。自我忽视与被照护者忽视往往很难定义,因为它们与精力、生活方式和资源交织在一起。

当仁慈(行善)的伦理原则与自主(自我决定)的伦理原则相抗衡时,护士经常会面临自我忽视的挑战。个体的需求很有可能不被知晓,直到出现医疗危机,个体未被满足的需求才会被其他人看到。

#### 照护者的忽视

为弱势群体提供照护是个体的角色和义务(正式的或非正式的),如未提供,则视为照护者的忽视。忽视通常是被动的不良对待,如不作为。被动的忽视是未能提供商品和服务,如必要的食物、药物、医疗和个人护理,但也包括未能或没有认识到提供护理的责任。故意忽视或剥夺常发生在故意的或恶意的照护中(NCOA,2018)。在某些情况下,这种程度的忽视也被视为虐待。照护者忽视发生的原因有很多(知识链接 31.12)。

| 知识链接 31.12　　照护者忽视的原因 |
| --- |
| • 照护者的个人压力和疲惫 |
| • 多重角色的要求 |
| • 照护者能力不足 |
| • 未意识到被忽视照护的重要性 |
| • 经济原因限制了可用的资源 |
| • 照护者自己虚弱和高龄 |
| • 不了解可用的社区资源 |

### 自我忽视

自我忽视是一种人们不能像普通人那样,在类似情况下满足自己基本需求的行为。它通常表现为拒绝或不能为自己提供足够的安全、食物、水、衣服、住所、个人卫生或医疗保健。这可能是生活能力下降导致的,但也可能是长期的生活方式、无家可归、酗酒或其他药物滥用的结果。护士需要谨记,有许多精神健全的人能够理解他们有意识地、自主地做出决定的后果,而这些决定(所付诸的行动)可能会威胁到他们的健康或安全。卫生保健专业人员对这些行为干预到何种程度,涉及道德和法律问题。

## 促进健康老龄化:对老年护理的启示

护士应尽可能为他们照护的人提供安全和保障。当为老年人这一弱势群体提供服务时,可能意味着要与法律及伦理问题艰难地博弈。这可能包括个体的知情同意决策能力受到质疑(知识链接 31.2),也包括当有迹象表明有潜在的虐待行为时,需要联系指定的保护服务机构或者可以为虐待热线或保护老年人的国际项目工作。

### 丧失能力的潜在表现

如前所述,除非另有裁决(法院宣布),所有成年人都假设有控制自己生活的能力,包括他们身体上发生的情况;也就是说,他们有权利(法律和道德)做出与健康有关的决定。我们有必要区分无行为能力是真正的能力下降,还是仅仅是与卫生保健系统或护士、照护者、代理者的偏好、期望或价值观不一致的表现。

能力下降并不是一个偏好的问题,也不是一个人的价值观或选择的问题,而是理解问题、做出选择和知晓其后果的能力。护士将尽可能地保护患者的完整性、独立性、尊严和资产。丧失能力也并非必然意味着患者已经拒绝被照护(UChicago Medicine,2012),而是有权拒绝治疗,并在没有"签署 AMA"的情况下离开医院或疗养院。除非患者对自己或他人有直接危险,否则不能强迫患者违背他的意愿。

### 护士对患者的能力问题负有哪些责任?

一旦老年专业护士为老年人提供照护,关于能力和决策权的伦理和法律问题就会随之而来。笔者在一家护理机构工作时,经常听说那些不与亲戚来往的老年人能对复杂问题做出决定。所谓的亲属会坚持认为他或她是老年人的授权人,因此有权推翻老年人个人的决定,或坚持要获得老年人的医疗和健康信息。在这种情况下,护士需要采取一些护理行动,包括询问老年人的意见,并要求自称是老年人亲属的人出示其被授权的文件(知识链接 31.13)。

---

**知识链接 31.13　决策权潜在问题的解决方法**

1. 澄清当前的问题和存在的冲突。

2. 与长期照护机构的患者/居民共同商讨。

3. 参与对老年人的能力和可能适用的情况的整体评估。

4. 明确律师的职责范围,包括获取供记录的文件副本(通过机构律师的帮助)。

5. 工作人员可及的健康信息。

---

如果老年人缺乏能力,并且有人提供了作为老年人监护人的真实文件,那么必须遵守所有要求和指示。患者不能撤销监护权,只有判决他的法院有权撤销。那些指定了医疗保健代理人或医疗保健代理机构的人可以随时撤销该指定。

作为一名倡导者,护士有责任保护患者免受所有的忽视或剥削,包括监护人、代理人或代理机构。当被问及法律问题时,护士不应该试图去提供法律建议,而是应该将法律咨询的责任转移至律师,最好是交由国家老年律师学会、国家律师老年法律部门或国家老年法律基金会认证的律师来回答。对老年相关法律感兴趣的护士也可以访问这个网站,以获取更多有关老年法律的详细信息。此外,美国律师协会法律和老龄化委员会在网上也有丰富的信息,有助于老年护士的工作。

### 对老年人的不良对待

对待老年患者,护士必须始终对不良对待的表现保持警惕和敏锐性。除身体虐待的明显指标(如不明原因的瘀伤或体重减轻)外,护士还应寻找更细微的迹象(知识链接 31.14)。对于有能力并拒绝

---

**知识链接 31.14　不良对待的迹象**

可能需要进一步评估的第一个迹象是:老年人(通常认知完整)提供的病史与照护者提供的病史不一致,或者照护者拒绝让老年人单独与护士在一起。虽然询问老年人是否遭受虐待、羞辱、痛苦、家庭不和谐、道德残忍很重要,但他们不一定会承认。虐待和忽视有多种类型,具体迹象包括:

**身体虐待**

- 不同部位的不明原因的瘀伤或撕裂伤,处于不同的愈合阶段
- 与功能能力不一致的骨折

**性虐待**

- 生殖器或乳房区域有擦伤或划痕
- 肛门生殖区域的常规或必要的检查引起老年人恐惧或不寻常的焦虑
- 撕裂的内衣或有血迹

**不当的医疗行为**

- 照护者反复要求被照护者接受本不推荐和不需要的程序

**医疗疏忽**

- 在发现健康问题和寻求帮助之间异常延迟
- 多次错过预约,且没有合理的解释

**心理虐待**

- 在老年人有能力的情况下也是照护者执行所有的谈话
- 照护者看起来愤怒、沮丧或漠不关心,而老年人表现出犹豫或害怕
- 照护者或被照护者互相攻击或攻击护士

**自我忽视或被照护者忽视**

- 体重减轻
- 反常的修饰
- 营养不良和脱水的证据
- 身上有便/尿味
- 着装与环境(场合)或天气不相称
- 遭受虫害

评估的人,不能采取这样的方法。而对于那些行为能力可疑下降的、需求未得到满足的,或有其他虐待或忽视迹象的人,则需要进行干预。需记住,有些人认为的"判断力差"并不等同于无行为能力。

全面并且专业的评估包括立即确定人员的安全。该领域专家开发的工具(知识链接31.15)可用于对不良对待的敏感问题进行更深入系统的评估。跨文化环境下不当行为的评估尤其困难;然而,在美国老年人虐待问题中心可以找到有用的指导方针。由于这种评估具有敏感性,建议对所有老年专业护士进行专门的培训。

### 知识链接 31.15  最佳实践资源

**不良对待的评估**

在下述网站可查看对老年人采取的不良对待的评估信息:

- **美国疾病预防控制中心**(Centers for Disease Control and Prevention)
- **美国老年人虐待中心**(National Center on Elder Abuse)
- **世界卫生组织**(World Health Organization)

## 法定报告

在美国的大多数州、维京群岛和关岛,执业护士被称为"法定记录者"。这要求护士当发现易受伤害者受到虐待、忽视或剥削时,必须立即向其所在管辖区的当局报告,通常这些报告是匿名的(Brent,2019)。

如果虐待发生在机构环境中,护士不通知雇主的情况是罕见的。

在美国许多州,疗养院或有资质的照护机构,护士不只有一方的渠道,在情况不太确定时可以向州长期护理监察专员寻求帮助。

监察专员是志愿者或有偿的工作人员,可以保障机构中弱势群体的安全(Consumer Voice,2016)。提交给州监察专员或州保护机构的所有报告都将接受调查。与儿童虐待相比,老年人虐待的特殊性在于他们虽然身体虚弱(甚至被虐待或忽视),但是仍有健全的决策能力,并且经常因为害怕报复或缺乏其他可选的照护者而拒绝干预。可是没有他们

的允许,这些成年人不可能摆脱目前的窘境,这让护士和其他卫生保健提供者非常沮丧。

## 预防虐待

在理想情况下,老年专业护士会对弱势老年人遭受的不良对待保持警惕,并会采取措施防止虐待或忽视的发生。在某些情况下,虐待可能已经被预防。如果不良对待是由病理的精神状况引起,特别是这种情况由来已久,护士可能无法预防虐待的发生。然而,护士可以确保潜在的受害者知道如何在需要时获得帮助,并掌握他们可利用的资源。护士还可以与老年人、照护者和社区支持小组合作,拓宽社交网络,并为该风险人群创建庇护所(例如,组织更多的社区活动,让老年人融入社区生活)。

如果虐待的行为是习得的或是对压力的反应,情况是可能被改变的。从理论上讲,习得的虐待可以被阻止,并且患者可能会在专业人士的指导下形成积极的工作方式。

如果虐待是由照护者的压力引发的,护士应主动地帮助所有相关人员寻求减压的方法。例如,寻找暂托服务,彻底改变当前情况(允许照护者放弃角色),向互助小组诉说并获得同伴支持,指导其如何使用帮助热线并提供专业咨询,寻求受害者支持小组或受害者志愿同盟等。最重要的是,对受害者和虐待者来说,体贴和同情心都是必要的。有关预防老年人遭受不良对待的建议,请见知识链接31.16。

### 知识链接 31.16  最佳实践建议

**预防老年人遭受不良对待**

- 确定(如可能)不良对待的出现是否是因为照护者缺乏相关技能。
- 让专业人士知晓潜在的虐待情况。
- 帮助家庭发展和培养非正式的互助系统。
- 将家庭与互助小组连接起来。
- 讲授家庭压力管理技巧。
- 安排综合性的护理资源。
- 为问题家庭提供咨询。
- 鼓励使用暂托和日托。
- 获得必要的家庭卫生保健服务。
- 提供家庭的膳食和交通资源。
- 鼓励照护者追求其个人兴趣。

最后,对于丧失行为能力的老年人,可能需要在某种程度上得到法律保护。老年专业护士可以熟悉他们所在州的有关老年人的法律,可以通过参加继续教育项目来更新他们有关老年人的法律知识。护士能够帮助老年人和家庭成员在必要时寻求法律代理人,并帮助他们以限制较少的方式解决潜在的护理问题。虽然发起这些干预措施通常是社会工作者的责任,并由律师和法官制定,但护士应了解老年人和其他无行为能力者的基本概念和法律保护的类型。

## 辩护人

辩护人是为维护或促进目标实现,为他人辩护、请愿或代他人行事,为不能为自己辩护的人而争辩的一个人。

辩护的主题可以包括保护特定的权利(例如,推广限制最小的住宅替代方案),找到最好的疗养院,或在司法任命管理时作证。其他辩护的领域包括患者医疗方面的权利、协助获得所需家庭支持护理服务的权利,以及获得支持护理和帮助获得防止虐待的政府项目的权利(例如,老年地区机构、退伍军人项目)。护士—辩护人在不同的领域发挥作用:可以与自己机构内的其他学科、其他机构、医生、家庭、邻居和社区代表、专业组织、立法者和法院合作。

护士充当辩护人的角色,可以支持那些有权做出决定并参与有关其卫生保健需求的所有对话的、具有自主权的自由代理人。在医疗保健环境下,辩护的作用是作为或代表他人去争取最大利益,并根据喜好做出接受或拒绝医疗照护的决定。然而,在照顾老年人的过程中,护士发现老年人要么不够强壮,要么没有能力采取措施保护自己的利益。当这种情况发生时,护士的角色不仅是确保老年人能够受到保护,而且是即使他们不能达自己,护士也要代替/帮助他们表达自己的意愿。

## ▌ 主要概念

- 知情同意是基于自我决策的伦理原则,这需要个体有能力理解当前的情况、不同的选择方案以及决定的后果。
- 在健康照护中,个体可能在法律层面具备能力,但做出与健康有关决定的能力较低或处于不同水平。

- 对能力下降的人提供不同级别的保护,并确保他或她的需求被获知。
- 老年人遭受的不良对待有多种含义,包括虐待、忽视、剥削和遗弃。
- 护士有义务报告已知的对虚弱或残障老年人的不良对待。

## 护理研究:你什么时候可以进行干预?

Henry 夫人 87 岁,由于右眼眶骨折和眼球破裂,被送进一家社区医院。她的丈夫体贴入微,试图了解她的需要。Henry 先生很活跃,似乎比其报告的 85 岁要年轻许多。急诊科报告显示患者受伤原因为"在家跌倒"。然而 Henry 夫人反应敏捷,定向力准确,看起来很瘦、很虚弱,并且比较孤僻。尽管如此,Henry 先生却表示 Henry 夫人经常犯糊涂。当老年护理专家评估后告知护士,Henry 夫人可能一直在遭受虐待。Henry 先生回答了护士向 Henry 夫人提出的所有问题,回答后 Henry 夫人似乎和工作人员更疏远了。几个小时以来,Henry 先生一直陪在她身边。当 Henry 先生去喝咖啡时,护士迅速进入病房,询问 Henry 夫人的经历。Henry 夫人哭了起来,表示她的丈夫打她。护士表示将为 Henry 夫人提供保护,但是 Henry 夫人拒绝了,说除了回家,她也无处可去。Henry 先生回来时发现护士与 Henry 夫人私自谈话了,便立即收拾东西,带她出院了。

- 确定在这种情况下虐待的危险因素。
- 列举暗示虐待的主观资料。
- 列举暗示虐待的客观资料。
- 描述一下这个时候护士对 Henry 夫人的法律责任。
- 描述当患者受到虐待但拒绝干预并离院后,护士可以采取的下一步行动。

## 关键思考问题和措施

1. 读完这一章后，和同学讨论为什么你认为一些老年人觉得他们别无选择，只能忍受虐待？

2. 如果你是护士，正在家访知识链接 31.6 中描述的那个男人和他的孙女，你会怎么做？如果这是你的邻居，你该怎么办？

3. 为什么 Henry 太太会觉得她别无选择？

## 研究问题

1. 在你的社区中，那些试图逃避虐待的脆弱的老年人可以获得哪些资源？

（齐晓玖 译）

## 参考文献

American Psychological Association (APA): *Elder abuse and neglect: in search of solutions,* 2017. http://www.apa.org/pi/aging/resources/guides/elder-abuse.aspx?item＝1. Accessed February 2018.

Brent N: *Nurses and mandatory reporting laws,* 2019, CPH and Associates. https://www.cphins.com/nurses-and-mandatory-reporting-laws/. Accessed March 2019.

Brunne V: *6th meeting of the working group on ageing: policy brief on abuse of older persons,* 2013. https://www.unece.org/fileadmin/DAM/pau/age/wg6/Presentations/UNECE_PolicyBrief.pdf. Accessed February 2018.

Hall J, Karch DL, Crosby A: *Elder abuse surveillance: uniform definitions and recommended core data elements,* 2016. https://www.cdc.gov/violenceprevention/pdf/EA_Book_Revised_2016.pdf. Accessed February 2018.

National Center on Elder Abuse (NCEA): *Research: statistic/data,* 2016. https://ncea.acl.gov/whatwedo/research/statistics.html#prevalence. Accessed February 2018.

Nursing Home Abuse Center: *Elder abuse statistics: statistics over time,* 2019. https://www.nursinghomeabusecenter.com/elder-abuse/statistics/. Accessed March 2019.

Quinn M: Undue influence and elder abuse: recognition and intervention strategies, *Geriatr Nurs* 23:11–16, 2002.

The Joint Commission: *Informed consent: more than getting a signature,* 2016. https://www.jointcommission.org/assets/1/23/Quick_Safety_Issue_Twenty-One_February_2016.pdf. Accessed February 2018.

UChicago Medicine: *Do patients pay when they leave against medical advice?* 2012. http://www.uchospitals.edu/news/2012/20120203-billing.html. Accessed February 2018.

World Health Organization (WHO): *Elder abuse,* 2018. http://www.who.int/mediacentre/factsheets/fs357/en/. Accessed February 2018.

Zorowitz RA: Ethics. In Ham RJ, Sloane D, Warshaw GA, et al, editors: *Primary care geriatrics: a case-based approach,* ed 6, Philadelphia, 2014, Elsevier, pp 77–91.

# 32

# 长期护理

*Theris A. Touhy*

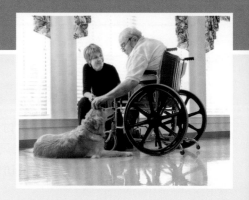

> 每次看到疗养院中的老年人,我都很不开心。我不知道他们的家人怎么忍心把自己所爱的人送进疗养院,但我已经向父母保证我永远不会将他们送进去。
>
> 25 岁的学生 John

> 现在这家疗养院就是我的家。在这里,我们就像一家人,而且最终我也要在这里离世。在这里,白天会有一些女孩帮助我,我们像家人一样相处。在这里,我们就像在家里对待自己的家人一样,有时候脾气暴躁,有时候心情愉快,不会压抑自己的情绪。
>
> 88 岁的老年人 Helen

## 学习目标

学完本章后,读者将能够:

1. 定义长期护理,并描述长期护理体系。
2. 描述提供长期护理的影响因素。
3. 识别并区分急症护理和长期护理的重点。
4. 讨论美国卫生保健系统中长期护理的作用。
5. 描述几种可选择的老年人长期护理类型:持续照料退休社区、寄宿护理机构和专业护理机构,以及社区养老,如综合护理项目老年人全方位护理计划(PACE)和成人日间健康中心。
6. 讨论在专业护理机构中提高老年人护理质量的干预措施,包括质量改进、文化变革和过渡期护理。

长期护理(long-term care,LTC)这个词不仅与疗养院和护理老年人相关联,而且包括对所有患有慢性病或躯体、认知、发育障碍的任何年龄段的个体提供医疗或非医疗保健的各种各样的服务。长期护理可以以非正式或正式的形式在一系列环境中实施,如个体自己家、朋友家、亲戚家、成人日间健康中心、自理型和辅助生活设施(assisted living facility,ALF)、持续照料退休社区(continuing care retirement communities,CCRC)、专业护理机构和临终关怀机构。

长期护理服务和支持(long-term services and support,LTSS)主要包括协助或监督洗澡、穿衣、如厕、进食等日常生活活动(activities of daily living,ADL),或购物、打扫卫生等工具性日常生活活动(instrumental activities of daily living,IADL)。LTSS大多是为老年人提供(80%),但儿童和年轻人也有这类需求。在 LTSS 需求人口中,18 岁以下的儿童占比很小,但他们对 LTSS 的需求可能长达一生。大多数长期护理服务和支持需求者需要住在自己家里,家人、朋友和志愿者(以及雇佣的人)在其家里提供大部分护理。然而,在发达国家,大部分长期护理都由朋友和亲戚提供,是非正式且无偿的。越来越多的急症患者提前出院,他们需要在家中满足越来越复杂的医疗护理需求,因此家庭护理的性质正在发生变化。如果没有家庭照护者,目前的长期护理服务和支持水平将无法维持(第 34 章)。

## 未来预测

有 LTSS 需求的老年人数量正在逐年急剧增加,而确保所提供的护理质量和财政稳定是发达国家和发展中国家政府都要面临的问题。2017 年,65 岁的老年人中平均有 52% 出现严重失能,在某些时候需要 LTSS。在人的一生中,长期护理的平均需求时间约为 2 年,只有 14% 的人预计需要 5 年甚至更长的时间(Nguyen,2017)。在未来的几年里,大多数家庭中都将会有一个成员需要长期护理服务和支持。然而,随着家庭规模的缩小,潜在照护者将减少,人们对正规护理服务的依赖将会扩大(第 34 章)。据估计,到 2045 年,美国在长期护理上的支出将增加 5 倍。

## 长期护理费用

目前,美国的长期护理支出总额是通过医疗补助计划、医疗保险、自费支付、私人长期护理保险和《美国老年人法》(*Older Americans Act*)拨款来筹集的(第 30 章)。长期护理很贵,而且会越来越贵,自 2003 年以来,费用已经超过了通货膨胀(表 32.1)。长期护理服务和支持(LTSS)费用仍然远远超出

| 表 32.1　美国长期护理服务和支持项目费用 | |
|---|---|
| 服务 | 费用 |
| 家政服务 | 全国每小时中位数:21 美元(约 144.9 元人民币) |
| 家庭健康助手 | 全国每小时中位数:21.50 美元(约 148.35 元人民币) |
| 成人日间健康 | 全国每日中位数:70 美元(约 483 元人民币) |
| 辅助型社区机构 | 全国每月中位数:3 750 美元(约 25 875 元人民币) |
| | 每年费用:45 000 美元(约 310 500 元人民币) |
| 疗养院护理 | 全国每日中位数(半独立房间):235 美元(约 1 621.5 元人民币) |
| | 全国每月中位数:7 148 美元(约 49 321.2 元人民币) |
| | 每年费用:85 783 美元(约 591 902.7 元人民币) |

资料来源:Genworth 2017 Cost of Care Survey.

大多数人的承受范围,只有最富有的 10%~20% 的老年家庭有积蓄并且可以承受 LTSS 的高支出(Reinhard et al.,2017)。如何支付长期护理费用成为所有年龄段的人日益关注的问题,特别是老年人、失能人员及其家庭。大多数人没有对其长期护理需求做计划,也不了解现有的资源。

### 医疗补助计划

医疗补助计划是低收入者长期护理服务和支持(LTSS)费用的主要支付来源,也是那些靠个人积蓄来支付医疗费用和长期护理费用者的主要支付来源。医疗补助计划占美国长期护理支出的 62% 以上。其中,约 47% 用于机构护理,53% 用于家庭和社区服务(home and community-based services,HCBS)(Nguyen,2017)。如果患者没有私人保险或公共保险来担负费用,他们会继续依赖于医疗补助计划,比如美国国家长期护理保险系统或者扩大医疗保险受益人的覆盖范围。

医疗补助计划由各州管理,各州对长期护理服务和支持(LTSS)基金的支持有很大差异。由于各州在扩大和资助 LTSS 方面有着巨大的差异,所以居住地很重要。虽然有一些州在发展创新、协调、可访问的 LTSS 系统,但最近的一份报告发现,在帮助这类护理需求者方面,大多数州做得都不是很好。有人建议减少医疗补助计划支出,这将进一步危及 LTSS 的可用性和可负担性。美国国家和州计划从机构护理转向更多的家庭和社区服务(HCBS),因为它比较便宜,并且可以反映"适龄"人的愿望。虽然取得了进展,但还不足以满足婴儿潮一代及后续人口的老龄化需要。专家建议,目前的变革速度需要增加 3 倍或 4 倍,才能满足人口老龄化的需要(Reinhard et al.,2017)。

### 医疗保险

医疗保险只为 65 岁及以上的老年人和因失能而享受社会保险的年轻人提供急性和后期医疗护理,而不为长期护理服务提供保险。很多人认为,医疗保险涵盖了长期护理,然而,实际上它仅仅覆盖了短期专业护理机构和急症后康复护理的家庭保健服务(第 30 章)。在护理机构中,57% 的护理费用是由医疗补助计划支付的,14% 来源于医疗保险,29% 来源于私人保险计划和个人(自费支付)

（American Healthcare Association，2018）。医疗保险不包括长期的、监护人的和长期护理机构的护理费用。除非有一些技能需求，否则因为痴呆、日常生活活动需要帮助和有安全风险而被送入疗养院的老年人，医疗保险将不会支付其护理费用。

## 私人长期护理保险

长期护理保险涵盖多种类型的长期护理和福利，包括安宁疗护和临终关怀。具体的保险范围取决于个人所购买的保险类型和承保服务。政策上只包括疗养院护理或者机构和家庭护理。购买这种保险的人相对较少。影响人们购买的原因包括无力支付保险，认为一般政策或者医疗保险可以覆盖长期护理，以及私人保险公司不愿为健康不佳者投保（这些人往往最有可能需要长期护理服务）。随着鼓励更多个人获得医保覆盖的改革方案的提出，一些新的、更划算的长期护理保险方案逐渐出现，例如"长期医疗合作计划"。

## 自费支付

对于没有资格享受医疗保险或医疗补助计划的人，需要自费支付长期护理费用。长期护理的自付支出约占全国支出的 17%（Nguyen，2017）。长期护理是美国老年人最大的支出项目。

# 长期护理与美国医疗保健系统

在医疗保险、医疗补助计划和私人保险的驱动下，美国的医疗保健系统一直聚焦于提供急症护理需求，并解决在发作时有时间限制的特定疾病或伤害。这样的系统不能解决慢性病患者日益复杂和长期的需要，他们需要紧急和长期的服务与支持系统。从传统上讲，卫生保健由两个部门组成：急症护理和门诊。每个环境被视为一个独立的实体，很少将长期护理作为连续护理中不可分割的一部分。

如今，护理的范围已经扩大，包括长期和急性后期护理（long-term and postacute care，LTPAC）服务，如疗养院、家庭护理、辅助生活设施和临终关怀（图 32.1）。然而，如今美国的 LTPAC 系统复杂、分散、孤立于其他服务提供商，且资金匮乏，个人和护

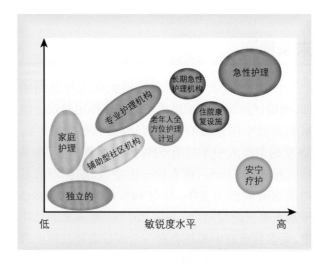

图 32.1　长期和急性后期护理的范围

理者接触和协商也很困难。其服务审批较为复杂，资金受联邦、州、地方性法规和程序共同管理，且不同的机构有独特的资格规则、录取和评估程序。当患者有长期护理需求时，患者和家人只能自己寻找和安排相关服务，有时这种需求会涉及医疗事件或个体功能的变化，他们还会接到临时通知。

在长期护理系统中，没有综合的护理协调方法。因此，可能不会由最合适的提供者在最合适的环境中提供服务和支持，患者的需求和偏好也可能得不到满足，照护者在安排或提供护理时可能会有很大压力。这种分散的、以提供者和环境为中心的方法（与以患者为中心的方法相反）会导致患者的需求得不到满足、伤害风险和不良结局（知识链接32.1）。准备充分的卫生保健专业人员和直接护理人员的严重缺乏使需要长期护理的患者进一步面临不良结果的风险（第 2 章）。

没有长期护理系统经验的卫生保健专业人员大多不了解急症护理和长期护理之间的差异。他们很难认识到为有长期需要的患者提供优质护理所面临的挑战，除非他们自己家中有过长期护理需求。对于卫生保健专业人员，特别是护士来说，了解护理的总体范围以及急症护理和长期护理之间的区别（知识链接 32.2 和知识链接 32.3）很重要。"如果不解决以上讨论中的障碍，我们将继续片面地看待老年人——总是从急症和医疗的视角来看待，而无法通过故事、家庭体系和社区来看待老年人"（Golden and Shier，2012—2013，p. 11）。

Myra 是一位 86 岁的老太太,住在佛罗里达州的公寓里。她患有骨关节炎和高血压。她丧偶,没有孩子,也没有近亲。她有大约 8 万美元(约 55.2 万元人民币)的积蓄,每月的收入有限,生活比较拮据。关节炎导致她的手出现畸形,自己不能穿衣服,也不能转动厨房炉子的旋钮。她现在很危险,独自生活越来越困难。朋友和邻居们一直在尽力帮助她。她已经在家庭和社区服务的等候名单上"待"了一个月。由于有一定的积蓄,她没有资格在医疗补助计划下获得家庭护理,但是家庭主妇或健康助手的费用超出了她的负担能力。她的积蓄也使她没有资格申请医疗补助,她必须花 2 000 美元(约 13 800 元人民币)才能获得补助资格。

Myra 去她的初级保健提供者那里进行年度体检,并询问如何才能获得护理服务,这样她就可以住在自己的家里。初级保健提供者告诉她独自生活不安全,并给了她一份疗养院名单。她震惊地发现,疗养院每年的费用高达 9 万美元(约 62.1 万元人民币),而且没有医疗保险,除非她有专业护理需求。如果她生病转介到疗养院,医疗保险将支付短期护理费用(如果她之前住院 3 天,将有 20 天的全额保险和不超过 80 天的部分保险)和专业护理需求。从疗养院出院后,如果她仍然需要专业护理,她可以接受兼职家庭健康护理(注册护士监督、治疗和每天几个小时的家庭健康助理)。

| 急性护理特点 | 长期护理特点 |
| --- | --- |
| • 疾病 | • 功能 |
| • 高技术 | • 高接触 |
| • 短期 | • 长期 |
| • 偶发性 | • 跨学科模式 |
| • 单一维度 | • 持续 |
| • 专业 | • 多维度 |
| • 医疗模式 | • 专业人员助手和家庭 |
| • 治愈 | • 护理 |

1. 为慢性病患者和有功能依赖的人提供安全和支持性的环境。
2. 恢复和保持最高的功能独立性。
3. 保持个人自主权。
4. 最大限度地提高生活质量、幸福感和满意度。
5. 为患者及其家属提供生命结束时的舒适和尊严。
6. 为计划返回家中的亚急性患者提供良好的跨学科护理或低限制的护理。
7. 尽可能稳定并延缓慢性病的进展。
8. 预防并迅速识别和治疗急性医学和医源性疾病。
9. 创造一个像家一样的环境,尊重每个患者的尊严。

## 全球长期护理方法

随着老年人口的增长,在长期护理方面大多数国家都面临着不断增长的挑战。许多发达国家多年来一直在为急剧增加的老龄人口和对长期护理的相关服务需求做准备。除美国和英国外,世界上其他发达国家都有通用的长期护理系统。美国和英国(不包括苏格兰)是仅有的仍在实行经济审查制度(美国是医疗补助制度)的发达国家。大多数政府建立了个人和疗养院护理费用的集体融资系统。它可能是社会保险(如德国、日本、韩国),个人护理福利(如以现金或实物支付非正式护理人员的服务费用)(如法国、意大利、澳大利亚),或全面综合社会护理(如瑞典、挪威)(知识链接 32.4)。

Roger 87 岁,丧偶独居在自己 40 多年的房子里。他跌倒时摔伤了臀部,在当地市政医院接受治疗。他在医院包括康复在内的所有治疗费用都由政府支付。出院之前,Roger 和他的家人/重要的其他人、当地的护士、社会工作者、治疗师一起举行护理计划会议,评估自己在出院后需要哪些护理服务。做好计划之后他才会出院。如果 Roger 能够顺利回家,他将每天接受一些免费的个人护理服务(起床、穿衣、梳洗、如厕、进食、睡觉）。这些服务由地方税收所支持，并由地方政府进行管理。

如果 Roger 的家人愿意提供部分护理，他们可以像有偿照护者一样得到津贴。团队会举行护理计划会议，确定他需要的服务类型和频率。在他的功能改善之前，他也可以接受家庭援助，并且能够安全地在家里生活。如果他仍然需要更贵的 24 小时全天候家庭护理服务，那么他将接受疗养院的护理评估。如果他需要去疗养院，也只能在当地选择一家。长期护理优先分配给最有需要的人，所以可能会有一段时间的等待期。他可能需要根据自己的收入水平向疗养院支付少量费用，但每月不会超过 150~200 美元（1 035~1 380 元人民币），剩下的费用由政府税收来支付。在疗养院期间，地区护士将继续协调他的护理服务并评估他的状态。

资料来源：In person communication，February 2016，Gabriella Engstrom RN，PhD.

所有国家都需要采取措施为老年人口的增加做准备，如创建可持续的融资系统、支持非正式照护者、重点关注慢性病护理的预防和管理。各国可以互相分享并学习各自的最佳实践措施，优化利于公民健康和幸福的保健系统。在改善长期护理系统的路上，美国正在逐渐从单一的急症医疗模式，转变到更多地强调管理慢性病、长期护理和预防，同时降低成本，保持质量。2013 年美国参议院长期护理委员会国会报告（*Report to the Congress*）中全面报告了现有的长期护理系统，并提供了许多优秀的最佳实践改进建议。其中一些见知识链接 32.5。

### 知识链接 32.5　美国参议院长期护理委员会：精选建议

- 通过财政保护（长期护理保险、长期护理政策税收优惠、巨额长期护理成本保护）个人的选择，加强长期护理服务和支持（LTSS）融资。
- 通过社会保险加强长期护理服务和支持融资（通过增加医疗保险工资税和设立 A 部分保费，为 LTSS 提供综合医疗保险福利）。
- 取消专业护理机构（skilled nursing facility，SNF）"住院时长 3 天"的要求。
- 重新考虑医疗保险计划对家庭健康服务的要求，即个人必须"在家"。

- 创建一个更具响应性、综合性、以人为本和对财政负责任的长期护理服务和支持交付系统，确保人们能够在他们选择的环境中获得优质服务。
- 鼓励个人和家庭护理人员积极参与护理决策，确保在符合其偏好、限制最少的环境中提供护理。
- 在护理团队中为长期护理服务和支持建立单一联系人（个人指导员、护理协调员）。
- 开发可以跨护理环境制订单一护理计划的标准化评估工具。
- 扩大不同护理环境的选择，并提高质量关注，重点关注家庭和社区护理。
- 创建宜居社区和更多"适龄"的机会（第 20 章）。
- 制定支持家庭照护者的国家战略。
- 为直接护理工作者创造有意义的职业阶梯，以改善职业发展机会和提高薪酬。

资料来源：United States Senate，Commission on Long-Term Care：*Report to the Congress*，September 13，2013.

## 促进健康老龄化：对老年护理的启示

即使在财政紧缩时期，我们也可以通过规划和利用最佳实践，更好地为有长期需要的人提供护理。老年护理教育工作者、研究员和提供者必须全面了解长期和急性后期护理（LTPAC），以便他们能帮助患者及其照护者获得最适当的护理，进而促进健康和提升幸福感。为了让所有需要这种服务的人都能获得高质量、公平、无缝隙和可承担的以人为本的护理，护士还要倡导改善长期护理服务和支持（LTSS）的融资和使用。

## 长期护理服务的供给

以下部分描述了在美国提供长期护理服务的一些机构和项目类型，讨论了患者可获得的服务和所服务患者的特点。在实践环境中，护士掌握服务范围的相关知识很重要，这样他们才可以在老年人有长期护理需求时，帮助其和家庭成员做出决定。从事急症护理的护士需要了解患者入院和出院的环境特点，以制订适当的出院计划和有效的过渡期护理方案。大多数护士在某个具体的环境中工作，不熟悉其他环境护理的要求或患者的需求。因此，在整个连续统一体的不同环境中，经常会出现对护理的严重误解和评判。我们不能再在自己的"竖井"里工作,也不能不关心患者离开我们机构后的相关事宜。

## 社区护理

### 老年人全方位护理计划

这是一个医疗补助和医疗保险项目,为那些原本需要疗养院级别护理的人提供社区服务。参与者必须符合疗养院的入住标准,偏好于留在社区,并有申请医疗保险或医疗补助的资格。这是一种全面的服务模式,包括初级保健、住院、急诊、经批准的专科服务、康复、家庭护理、药物和治疗,以及社区中心里的社会和娱乐服务的费用。老年人全方位护理计划(PACE)是唯一一个要求按比例支付的跨学科团队护理的医疗保险计划。自PACE护理模式成立以来,护理一直是其核心。与对照人群相比,PACE增加了门诊服务使用率,降低了疗养院使用率和住院率,降低了功能衰退率,以及报告了较好的健康状况(Cortes and Sullivan-Marx,2016)。

PACE被公认为是医疗保险下的固定计划和医疗补助下的一个州的选择。目前,在31个州有123个PACE项目正在运营,包括250个PACE中心,为超过45 000名参与者服务。PACE已经被美国卫生与公众服务部(U.S. Department of Health and Human Services,USDHHS)物质滥用和精神健康服务管理局(Substance Abuse and Mental Health Services Administration,SAMHSA)批准为循证护理模式。PACE等模式是创新的护理提供模式,这种模式的持续发展在人口老龄化进程中非常重要(National PACE Association,2019)(知识链接32.6)。

### 成人日间服务

成人日间服务(adult day services,ADSs)是基于社区的团体项目,旨在为需要在安全环境中接受看护的成年人提供社会和健康服务。他们也为照护者提供暂时的护理,大多数为教育项目、支持团体和个人咨询。成人日间中心为失能和慢性病较严重的人群提供服务。

成人日间服务越来越多地被用于为阿尔茨海默病等患者提供社区护理,并在住院后提供过渡期护理和短期康复。将近一半的ADS成员有不同程度的痴呆。在ADS中,1名直接护理人员负责6名社区成员。近80%的ADS中心有专业护理人员,

---

**知识链接 32.6　最佳实践资源**

**阿尔茨海默病协会(Alzheimer's Association)**:老年痴呆护理实践建议的辅助生活设施(ALF)和疗养院

**美国辅助生活护士协会(American Assisted Living Nurses Association)**:执业认证、范围和标准

**美国医疗保健协会/美国国家辅助生活中心(American Healthcare Association/National Center for Assisted Living)**:信息、教育资源、选择辅助生活设施和专业护理机构指南

**Argentum(以前的美国辅助生活联合会)**:根据信息、教育资源、指南选择一个辅助生活设施

**医疗保险和医疗补助服务中心(Centers for Medicare and Medicaid Services)**:疗养院选择指南,疗养院对比,疗养院优质护理协作(Nursing Home Quality Care Collaborative,NHQCC)学习,合作改善痴呆护理,质量保证及工作改进(Quality Assurance and Performance Improvement,QAPI)

**伊甸抉择(Eden Alternative)**

**美国成人日间服务协会(National Adult Day Services Association)**

**美国老年人全方位护理计划协会(National Programs of All-Inclusive Care for the Elderly Association)**

**路径健康,互动计划(Pathway Health, Interact Program)**:疗养院品质改善

**温室工程(the Green House Project)**

**美国疗养院质量提升行动(the National Nursing Home Quality Improvement Campaign)**:基于证据和模型实践的质量改进资源

**美国长期护理消费者之声(National Consumer Voice for Long-Term Care)**:在长期护理相关问题上代表消费者的国家之声,确保优质护理的信息和资源,疗养院选择指南

**先锋网络(Pioneer Network)**:文化变革信息和工具书

50%有社会工作者,60%提供个案管理服务。大多数还提供交通服务。

一些成人日间服务是自费的,其他的则通过医疗补助中家庭和社区豁免计划、州和地方资金,以及退伍军人管理局资助(表32.1)。ADS具有满足成本效益和高质量长期护理服务需求的潜力,预计将继续扩大并进行融资。ADS是长期和急性后期护理(LTPAC)连续体的重要组成部分,是家庭护理或机构护理一种经济高效的替代或补充方式。尽管还需要进一步研究ADS中患者和护理人员的结局,但现有研究结果表明,ADS改善了患者的健康相关生活质量,并提高了护理人员的幸福感。当地老龄机构是关于ADS和其他社区选择的良好信息来源。

## 持续照料退休社区

生活护理社区,又称为持续照料退休社区(continuing care retirement communities,CCRCs),提供全方位的住宅选择,从独户住宅到专业护理机构都在一个地方。社区中的大多数设施都可以为社区成员的剩余生命提供多种级别的护理,而且只要价格合适,服务范围就能得到保障。在同一个地方提供所有级别的护理,可以让社区成员无困扰地在不同级别之间进行过渡。对于有不同护理需求的已婚夫妇,他们可以住在同一社区的不同区域。大多数CCRCs由非营利组织管理,收费范围广泛,从2万美元(约13.8万元人民币)的租赁费用,到至少50万美元(约345万元人民币)的购买费用,取决于社区和单元的大小与位置。根据合同和服务计划的类型,某些社区每月的费用可能低至500美元(约3 450元人民币),最高则可达3 000美元(约20 700元人民币)及以上。CCRCs的费用是自付的,不包括在医疗保险或医疗补助计划中。

## 寄宿护理/辅助型社区

寄宿护理/辅助型社区(residential care/assisted living,RC/AL)是非医疗机构,提供房间、膳食、客房管理、药品监督和分发,以及个人生活辅助,包括卫生、穿衣、进食、洗澡和交通等基本活动。这一级别的护理是针对那些无法独立生活但不需要全天候护理的人。RC/AL在全国有30多个不同的名称,包括成人聚集机构、寄养之家、个人护理之家、老人之家、住家护理之家、寄宿和护理之家、安老之家、

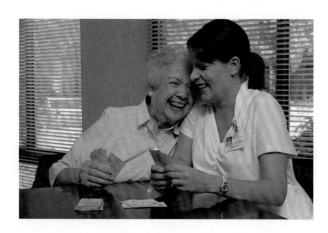

在辅助生活设施中提供护理可以促进身心健康

家庭护理之家、退休之家和辅助生活设施(ALF)。

人们认为,居家护理/辅助型社区(RC/AL)比疗养院的成本效益更高,RC/AL同时提供和家一样的隐私环境。医疗保险不包括这类机构的医疗费用。大多数人用个人资源支付RC/AL费用,47%的机构接受医疗补助,自费和长期护理保险也可以支付一些费用。各机构收取的费用和这些费用包含的服务有很大区别,各州负责规范各自的RC/AL,没有联邦质量标准或类似于疗养院对比的强制性质量报告。

**辅助型社区。** 常见的RC/AL类型是辅助生活设施(ALF),又称为寄宿和护理之家(board and care homes)或成人聚集生活机构(adult congregate living facilities)。知识链接32.7展示了典型的辅助生活设施(ALF)的居民信息。ALF是一个共享的房间或一个带有私人浴室、小厨房和公共膳食的单人居

---

### 知识链接 32.7　辅助生活设施(ALF)的居民简介

- 32%的居民在75~84岁,85岁以上者占51%
- 女性居民占72%
- 8%的居民需要3~5项日常生活活动的帮助,61%在洗澡时需要帮助,45%在穿衣时需要帮助,37%在如厕时需要帮助,18%在进食方面需要帮助,25%在转移床位时需要帮助
- 约52%的居民有认知障碍
- 居住时间的中位数约为22个月
- 59%的居民转移到护理机构
- 33%的居民在辅助生活设施中去世

资料来源:National Center for Assisted Living.

住单元。它们都提供一些支持性服务,但如果居民的护理需求增加,通常会收取服务费。如果居民有专业护理需要,医疗保险可以覆盖一部分护理费用,类似于家庭保险。

辅助型生活比自立型生活的花费高,但比专业疗养院便宜,但总体来说并不便宜(表32.1)。费用因地理区域、单位大小和相对豪华程度而异。42%的辅助生活设施(ALF)规模较小,有4~10张床位,33%有26~100张床位。大多数ALF每天提供2~3顿饭,每周提供少量的家政和洗衣服务,以及可选的社交活动。每增加一项服务都会增加成本,但功能下降且拥有资源的居民的使用时间可以延长。消费者可以询问当患者身体虚弱、需要更多的单独护理服务时,ALF可以提供什么服务,以及由谁提供。

相比于疗养院,许多老年人及其家人更喜欢ALF,因为它们成本低、更像家、有更多的自我掌控机会、更加独立和隐私。然而,许多ALF居民有长期护理需求,随着时间的推移,其需求可能会超出该机构的提供范围。机构内可以引入一些服务,如家庭保健、临终关怀、家政服务,但有人质疑这是否足以取代注册护士(RN)的24小时监督。只有17%的寄宿护理机构(residential care facilities,RCFs)报告其员工中有注册护士、执业护士或职业护士。尽管有证据表明,在一些机构中,许多居民身体虚弱、患有多种慢性病、自我护理需求和认知能力受损,且护理需求未得到满足,但并未要求RCF提供24小时全天候执业护士护理(Harrington et al.,2017)。

随着ALF中居住的老年痴呆患者数量的增加,许多人正在建立专门针对痴呆患者的单元。为了做出最适合老年痴呆患者的安置决定,调查现有服务并进行员工培训很重要。后续需要对ALF和疗养院中痴呆患者的最佳护理实践和护理结局进行持续研究。阿尔茨海默病协会已经为ALF和疗养院发布了一系列痴呆护理实践措施(Alzheimer's Association,2009)。

与护理机构相比,ALF的非医疗性质是其费用合理的主要因素,但对于那些没有足够资金的人来说,费用仍然很高。为了确保居民在这种几乎缺乏专业护理的环境中得到高质量的护理服务,必须制定适当的护理标准,并监测护理结果。机构与居民比例的相关数据提出了有关医疗质量的问题(Harrington et al.,2017)。"由于缺乏监督和监管,家庭在选择机构前需要做额外的详尽调查"(Gleckman,2018)。未来研究需要进一步探讨ALF居民的护理结局,以及这些机构中的无执照辅助人员和注册护士的作用。

老年高级实践专科护士(advanced practice gerontological nurses)很适合ALF中初级护理提供者的角色,且许多已经承担了这个角色。美国辅助生活护理协会为在这些机构工作的护士建立了认证机制,并制定了注册护士辅助生活护理实践范围和标准。美国辅助生活联合会和美国辅助生活中心提供了选择ALF的消费者指南(知识链接32.6)。

## 专业护理机构(疗养院)

疗养院为那些需要24小时护理但在其他地方无法获得的人提供全天候护理。疗养院是一个复杂的卫生保健机构,包括医院、康复机构、收容所和特定的痴呆患者护理单元,它们是许多老年人最后的家。如果使用得当,疗养院可以填补家庭和老年人的重要需求。

### 疗养院的特点

疗养院(nursing homes)或护理机构(nursing facilities)通常包括两个级别的护理:一个是专业的护理[skilled nursing care,也称为亚急性护理(subacute care)]机构,需要有专门管理复杂医疗需求的有执照的专业人员;另一个是慢性护理[chronic care,也称为长期(long-term)或监护(custodial)]机构,需要有24小时全天候的个人协助,由专业和有执照的护士监督和加强。这两种服务一般都在一个机构内提供。

美国大约有15 655家经过认证的疗养院,拥有170万张床位。大多数疗养院(70%)是营利性组织[American Healthcare Association/National Center Assisted Living(HCA/NCAL),2018]。由于寄宿护理机构(RCFs)使用的增加,以及医疗补助计划提高了基于社区的替代护理方案的报销,美国疗养院的床位数量正在减少。然而在美国的大多数地区,疗养院的供应和使用仍然大于其他的长期护理服务选择。在需要护理的390万人中,22%的人使用时间少于100天,78%的人使用时间超过100天(CDC,2017)。长期慢性护理疗养院中的居民是所有老年人中最脆弱的,他们需要 24 小时全天候护理,但这在家庭或红十字会(red cross,RC)无法得到满足,甚至可能超出了家庭的可提供范围。

## 亚急性护理(短期)

亚急性护理比传统的疗养院护理更严格,费用是传统疗养院护理的几倍,但远比医院便宜。专业护理机构是美国最常见的急性后期护理场所。亚急性护理的预期是患者能出院回家,或者去一个人员不那么密集的环境。患者的居住时间一般不超过 1~3 个月。除了专业护理,康复服务是亚急性护理的一个重要组成部分,患者的居住时间通常少于 1 个月,大部分费用由医疗保险报销。与传统的疗养院护理相比,亚急性病房的患者一般比较年轻,认知受损的可能性比较小。一般来说,由于患者的病情非常严重,亚急性护理环境中配备的专业人员的水平要高于传统疗养院环境(第 2 章)。

## 慢性护理(长期)

有一些患者可能不需要亚急性病房提供的重症护理,但仍然需要 24 小时全天候护理,这些也由疗养院提供,包括严重脑卒中、痴呆或帕金森病患者,以及接受临终关怀者。长期慢性护理机构的居民主要是 80 岁或 80 岁以上的女性、丧偶、无法独立进行 ADL 和 IADL 者,其中约 50% 有认知障碍,这类机构越来越多地收治那些即将走到生命终点的人。23% 的美国人在疗养院去世,预计到 2040 年,这一数字将增加到 40%(Stanford School of Medicine,2019;Teno et al.,2013)。住疗养院的老年人比例一直很低(4%~5%),但是为了享受亚急性护理、持续的长期护理或临终关怀,那些活到 85 岁的老年人有 1/2 的机会在疗养院居住一段时间。

## 亚急性和长期护理的跨专业团队模式

这是一个与患者和家属合作的跨专业团队,该团队评估、规划和实施疗养院及所有提供康复和恢复计划的机构中的护理(知识链接 32.8)。因为康复和恢复性护理可以缩短老年人病情稳定、无法独立发挥功能之前的住院时间,它变得越来越重要。与团队合作是在长期护理机构实践中最令人期待的一方面。

---

**知识链接 32.8　疗养院的跨专业团队**

- 患者
- 家属/重要他人
- 护士
- 初级保健提供者:医生,执业护士
- 躯体、职业、言语治疗师
- 社会工作者
- 营养师
- 出院计划/个案管理者
- 心理学家
- 修复师和矫形师
- 听力专家

## 长期护理中的专业护理

在专业护理机构中,专业护理人员有大量的发展机会,并且预计未来几年对专业护理人员的需求还会增加(第 2 章)。这些机构为 21 世纪护理的核心领域提供了学习和实践的机会:以患者为中心、以证据为基础的方式管理慢性病和姑息治疗,与跨学科团队合作,监督无证照护者,开发质量改进系统。在这种环境中,专业护理实践在能力、重点和护理目标方面不同于急症护理。长期护理应该成为年轻护士的一个光明的未来职业方向,他们需要优秀的技术和批判性思维技能,并且长期护理领域比其他领域更加自主(Sherman and Touhy,2017)。护理教育课程、培训方向和培训计划必须使护士能够在这一重要且日益增长的护理环境中做好充分的实践准备(研究亮点)。

**研究亮点**

注重人种学的质性研究探究了护理的复杂性、工作环境,以及在疗养院工作的护理助手的知识、技能和努力情况。来自加拿大西部 1 所私人疗养院和 4 所公共疗养院的 20 名女性和 2 名男性护理助手接受了采访。采访以 Swanson 关怀理论为框架,访谈资料采用两阶段分析。使用描述性分析描述被采访者的感知和经验,探索感知与经验间的吻合度、护理背景和 Swanson 关怀理论。

研究结果显示有 4 个主题:①渴望理想的关系;②与居民及家庭建立关系;③维持与居民及家庭的关系;④护理辅助工作的现实情况。建立和维持关系是护理助手工作的基础和重要组成部分。这项工作是在帮助和关怀的框架下进行的，而不是简单地"完成任务"。护理助手是疗养院中最重要和最容易获得的服务提供者，护理助手和居民或家庭之间的关系值得重视和培养。作者指出："当前大众没有充分理解护理和工作环境的复杂性，很少知道并且低估了专业护理人员的知识、技能和努力"。以后需要进一步的研究来更充分地探讨疗养院中护理的本质和表现，以及它在改善护理结果和生活质量方面的潜力。

资料来源：Andersen E，Spiers J：Care aides' relational practices and caring contributions，*J GerontolNurs* 42（11）：24-30，2016.

人们常常把所有与人口老龄化有关的社会问题归咎于疗养院。尽管困难重重，例如缺乏支持、工资和员工不足、资金不足以及缺乏尊重，但每天仍有数以百万计的照护者在疗养院中为病重的老年人提供称职且富有同情心的护理。现在是让照护者讲述自己故事的时候了，是认识到患者需要足够和训练有素的护理人员来从事这项重要工作的时候了。目前，很多疗养院有真正代表最佳护理和生活质量的环境，但在改善疗养院的护理水平（以及所有老年人的护理）和长期护理系统结构方面仍有挑战和机会。"由于历史上的丑闻和媒体对少数人遭受虐待的偏向报道，长期护理机构中护理的许多积极方面经常被这种不佳形象所掩盖。报销政策也大大限制了提供高质量护理的能力，更加重了这一负面形象"（Eliopoulos，2010，p. 365）。

自20世纪90年代以来，来自职工配备下限较高（特别是注册护士配备水平）的州的150多项研究已经证实了护理人员配备和质量改善对护理结局的影响。多数研究发现，人员配备水平较高和质量改善对护理结局有积极影响。高水平的工作人员，特别是注册护士，会产生一系列的积极影响，如降低死亡率，改善身体功能，减少抗生素的使用，减少压力性损伤的发生，减少导尿管的使用，减少尿路感染的发生，降低住院率，减缓体重下降和脱水的发生。除此之外，护理人员的培训和能力也是确保高质量护理的关键因素（Harrington et al.，2017）。在疗养院中配备执业护士也与改善患者预后和满意度相关（第2章）。

虽然证据显示护理机构中的专业护士可以改

善患者的预后，但美国联邦法规要求一名注册护士每天在护理机构中只工作8小时。这个数字让人很吃惊，因为目前注册护士与急症患者的比例不符，注册护士短缺。联邦法规要求有足够的人员配备来满足患者的需求，而大多数疗养院超出了最低标准，特别是在亚急性病房。然而，联邦政府并没有采取行动来强制增加注册护士的最低人员配备要求。许多处理老龄化问题的团体、美国护士协会（American Nurses Association，ANA）都认为疗养院急需人手。一个疗养院专家小组提出了改善注册护士编制和对工作人员增加老年护理教育的建议（知识链接32.9）。为了改善结局，未来需要继续探索新的护理模式，以及亚急性和长期病房单元中各级护理人员的适当组合结构。

---

**知识链接32.9　专家小组建议：疗养院的专业护理**

- 护理人员应取得学士学位
- 增加注册护士（RN）、执业护士（LPN）和护理助理的人员比例
- 疗养院应该有全职临床护理专家（clinical nurse specialist，CNS）或老年护理医师（gerontological nurse practitioner，GNP）

资料来源：Harrington C，Kovner C，Mezey M，et al.：Experts recommend minimum staffing standards for nursing facilities in the United States. *Gerontologist* 40（1）：5-16，2000.

---

## 护理助理

尽管专业护理对所有老年人来说都很重要，但疗养院中大多数护理是由护理助理提供的，他们为居民的生活质量做出了显著的贡献，这也得到了研究结果的支持（知识链接32.10）。护理助理和居民之间的亲密关系变得"像家人一样"，这逐渐成为影响护理质量和良好结局的重要维度。人们需要尊重疗养院员工的投入和奉献，他们可以教给我们很多关于衰老、护理和关怀的知识。知识链接32.11描述了护理人员的心声。

目前在寄宿护理机构（RCF）、专业护理机构和家庭护理中，护理助理严重短缺，并在未来将继续恶化。如何招聘、留住护理助理和降低流失率是疗养院需要面对的问题。最近几项研究调查了护理助理的离职率、工作满意度、人员配备和权力关系等因

## 知识链接 32.10　我们如何提供关怀：疗养院员工的心声

### 回应重要的事情

花时间做小事，使用专业技能，保持干净整洁，满足基本需求，安全用药，善良和体贴。

### 关怀是一种表达精神投入的方式

精神信仰引导员工对居民提供长期护理，并继续激励和指导他们给予居民特殊护理，它们反映了一种精神投入，"己所不欲，勿施于人"。

### 因爱他人而奉献

员工和居民之间的紧密联系就像是家人一样，员工像照顾自己的父母一样照顾居民，和他们分享美好和痛苦的时光，成为倡导者、倾听者，在其他人放弃的时候和居民待在一起。

### 致力于创造一个家庭环境

疗养院是居民的家，居民是家里的客人，保持家里干净整洁，尊重居民的隐私，为他们提供美食，将自己想象成家里的一分子很重要。

### 认识并尊重每一个人

尊重居民、家人和彼此，认可你的身份，了解各自的喜恶，实施个性化护理。

资料来源：Touhy T，Strews W，Brown C：Expressions of caring as lived by nursing home staff，residents，and families，*Int J Human Caring* 9：31，2005

## 知识链接 32.11　长期护理居民权利法案

- 有权表达不满，并得到弥补
- 有权了解健康状况和治疗信息，最大限度参与自己的护理
- 有权选择自己的卫生保健提供者并与其私下联系
- 有权同意或拒绝任何护理和治疗
- 如果有能力，有权管理自己的财务，或选择自己的财务顾问
- 有适当理由时，有权可以转院或离开
- 有权不受任何形式的虐待
- 在一定程度的安全范围内有权不受任何形式的限制

- 享有对个人、个人信息和医疗信息的隐私权和保密权
- 在符合人格的情况下享有尊严、考虑和尊重的权利
- 有权立即探视并随时与家人、保健提供者和法律顾问见面，有权对他人进行合理的探视和访问

注：这份清单是联邦和几个州长期护理居民或参与者权利清单的样本。护士应该检查自己所在州的法律规定，了解该州的具体法律权利。

素与疗养院护理质量和积极结局的关系，结果提示在各级组织中发展尊重文化，理解和重视护理助理的工作很重要。护理助理作为护理团队的重要成员，为了使他们能够胜任工作，长期护理中的一个重要任务就是对护理助理的监督和教育。

目前，联邦要求对护理助理的教育和培训标准为至少培训 75 小时。由于不断增加的临床环境复杂性，这个要求可能会发生变化。最近的一项研究报告显示，要提高疗养院的护理质量，总体需要对护理助理培训 151.6 小时，临床时间与教学时间的比例需要达到目前的两倍（Trinkoff et al.，2017）。

文化变革（在下文中讨论）的重要组成部分之一是创建重视和尊重护理助理的工作模式。文化变革要求同时关注居民的需求和员工的福利（Thomas and Johansson，2003）。"用爱、尊重、温柔和宽容对待组织中的员工，员工很快就会发现并且使用这些美德"（Thomas and Johansson，2003，p. 3）。

只有卫生保健专业人员和社会可以提供足够的资金、个人支持（例如，医疗保险、教育、职业发展），并且尊重、感激护理助理的工作，这些曾经被忽视的工作者才能有饱满的精力和动力去照护老年人。照护虚弱的老年人和重病患者需要付出大量的体力劳动和昂贵的费用，还需要有专业知识。分配合理的工作量，加强教育和培训，以及给予适当的补偿是很必要的。护理助理工作的意义和价值必须得到专业护士的支持，并传达给疗养院的居民、管理者、立法者和其他卫生保健专业人员（Andersen and Spiers，2016）。

### 居民权利法案

此外，还制定了保护疗养院居民权利的规定。

长期护理机构的居民享有联邦和州法律规定的权利,机构的工作人员必须告知并保护和促进居民使用这些权利。居民享有的权利应该醒目地张贴在机构中(知识链接 32.12)。为了维护居民和机构的权利,在全国范围内实施了长期护理监察专员计划(long-term care ombudsman program)。大多数州都有专业志愿者来调查权利使用和质量投诉或冲突。所有报告都是匿名的。每个机构都必须注明各自的监察专员姓名和联系信息。

---

**知识链接 32.12　疗养院的质量措施**

**短期居住居民:**

- 中度至重度疼痛
- 新发或恶化的压力性损伤
- 季节性流感疫苗
- 肺炎球菌疫苗
- 抗精神病药物
- 功能改善
- 任何原因导致的再入院
- 从社区出院后 100 天没有再入院
- 门诊、急诊就诊

**长期居住居民:**

- 至少一次跌倒并且有严重损伤
- 尿路感染
- 中度至重度疼痛
- 新发或恶化的压力性损伤
- 大小便失禁
- 使用导尿管
- 躯体限制
- 日常生活活动需要帮助
- 体重下降
- 抑郁症状
- 抗精神病药物
- 季节性流感疫苗
- 肺炎球菌疫苗
- 独立移动能力下降
- 抗焦虑或催眠药物

资料来源:Harrington C,Wiener J,Musumeci M:Key issues in long-term care services and supports quality,*The Henry J Kaiser Family Foundation Issue Brief*,October 2017.

## 专业护理机构的护理质量

疗养院是美国监管最严格的行业机构之一。为了提高住院护理质量,1987 年出台了《综合预算协调法》(*Omnibus Budget Reconciliation Act*,OBRA),并在后续经常修订和增订。OBRA 及后续立法的一些要求包括:居民综合评估[最小数据集(minimum data set,MDS)](第 7 章),增加对护理助理的培训,不使用药物和约束措施,提高对护理和社会工作者的人员配备要求,开展疗养院管理人员标准化和质量保证活动。质量保证及工作改进(QAPI)要求所有参加医疗保险或医疗补助计划的疗养院实施 QAPI 计划,以评估护理质量和结局。为支持持续质量改进,美国国家疗养院质量改进活动(national nursing home quality improvement campaign)提供免费、方便的循证和实践模式资源(知识链接 32.6)。2019 年启动了专业护理机构价值基础上的采购计划(skilled nursing facility value-based purchasing program,SNF VBF),用于保证专业护理机构为有医疗保险的个体提供的护理质量(CMS,2018)。

疗养院每隔 9~15 个月会进行一次定期的突击调查,并处理投诉问题。医疗保险和医疗补助服务中心(Centers for Medicare and Medicaid Services,CMS)的疗养院比较网站上报告了个别疗养院的详细数据和违规处罚信息。疗养院先在网上发布质量信息,医院和其他医疗机构都可以获得这些信息。根据美国国家机构提供的年度检查和投诉调查数据,疗养院也通过 CMS 的五星评级系统获得整体质量评级,这个五星评级系统是基于州立机构提供的年度检查和投诉数据、机构报告的护士工作时间或居民住院日,以及居民综合评估(MDS)住院数据提供的质量措施来构建的。

随着时间的推移,大多数疗养院的质量指标都有所改善。2011—2016 年,身体约束和抗精神病药物的使用、高危居民压力性损伤、疼痛和尿路感染、ADL 功能障碍加重的比例都有所下降。2014年,23.9% 的长期生活在疗养院的居民接受了抗精神病药物治疗;此后美国全国药物使用率下降了 35.4%,降至 15.4%(CMS,2019)。采取了一些积极措施之后,疗养院抗精神病药物的使用率在下降,但老年痴呆中心抗精神病药物的使用率正在迅速增加。建议将限制这些药物使用的积极措施的应用范围扩大到疗养院之外（Carter，2018）。

护理质量的差异与居民的种族/民族、盈利/非盈利状态（更高的质量与非盈利状态相关）和员工的工资水平有关。虽然医疗保险和医疗补助服务中心（CMS）报告系统很有用，但近期研究发现，大多数住院患者只收到了疗养院的名称列表，而没有关于疗养院质量的数据。我们鼓励参与出院计划的护士使用 CMS 报告系统，以便患者根据质量数据选择合适的机构（Harrington et al.，2017）。知识链接 32.12 介绍了质量措施。

### 提高疗养院过渡期护理质量

过渡期护理在第 2 章进行了深入讨论，本节将介绍一些提高疗养院过渡期护理质量的相关信息。目前，大多数过渡期护理模式关注的是从医院到家庭的过渡，但越来越多的人开始关注其他过渡类型，如从医院到疗养院、从疗养院到医院、从疗养院到家庭。协调使用急症护理、急性后期护理和长期护理服务，进一步管理护理环境之间的过渡，提供无缝隙连续护理是当今医疗保健中解决成本和质量问题的关键。

医疗保险患者在出院后再次入院的风险在增加，超过 1/4 的患者出院后第 1 周再次入院，1/5 的患者在 30 天内再次入院。长期护理健康专家认为，这些转诊中有多达 2/3 的情况是可以避免的。近年来，由于许多质量改进措施的实施，专业护理机构（SNF）居民中可能可以避免的住院率下降了近 1/3（Mongan，2016）。疗养院居民住院可能会在精神和身体上都受到伤害，并增加家人或其他重要他人的压力。

以上讨论的质量保证及工作改进（QAPI）要求包括：注意改善过渡期护理流程和有效管理患者在疗养院的病情变化。过渡期护理模式的组成部分和过渡期护理的最佳实践内容详见第 2 章。

减少急性护理转移的干预措施（interventions to reduce acute care transfers，INTERACT）是减少从疗养院转诊到急症医院频率的典范方案。INTERACT 是一项质量改进计划，该计划利用沟通工具、护理路径或临床工具以及先进的护理规划工具，在安全可行的情况下，协助疗养院识别和管理患者病情的急性变化，从而保证患者无须转院（interact2.net）。

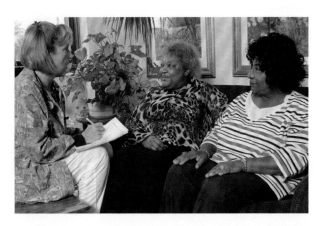

与患者和照护者合作，向他们提供教育，以提高患者的自我护理能力和密切联系资源，对于促进患者的安全出院和向其他护理环境过渡非常重要

其他成功的干预措施包括使用执业护士与医生合作团队，进行标准化的入院评估，为经常住院的居民提供安宁疗护咨询，以及开展专业的病例会议。

### 选择一个高质量的疗养院

虽然疗养院的国家评级系统有助于评估护理质量，医疗保险和医疗补助服务中心（CMS）还是建议消费者使用其他更多的信息来源，因为评级系统只提供了单次查看疗养院护理质量的"实时信息"。选择疗养院最合适的方法是亲自参观疗养院，与护理主任会面，观察常规护理措施，讨论潜在的住院患者的需求，并使用知识链接 32.13 的内容提出问题。CMS 在相关网站上提供了一份疗养院清单，美国的全国长期护理质量消费者之声（National Consumer Voice for Quality Long-Term Care）也为选择疗养院和了解质量措施提供了资源（知识链接 32.6）。

护士可以帮助患者及其家人或重要他人了解出院流程和出院需求，特别是在计划将患者转运至专业护理机构时。医疗保险和医疗补助服务中心（CMS）建议至少在出院前 48 小时进行出院评估，但在理想情况下，应该在入院时就开始进行出院计划。患者教育和家庭教育应包括专业护理机构在康复中的作用、专业团队成员的作用、五星评级系统解读以及其他关于如何选择机构的信息。

### 文化变革运动

在美国和国际上，将疗养院从典型的医疗模式转变为提高老年人生活质量，支持并授权一线护理者工作之"家"的运动正在改变长期护理现状。先

### 知识链接 32.13　选择疗养院

**关注重点**
- 以居民和家庭为中心

**资质**
- 员工细心体贴
- 员工要听取居民的意见
- 员工和居民彼此微笑
- 迅速满足居民和家庭的需求
- 任何班次都提供有意义的活动来满足居民的喜好
- 居民喜欢参与活动
- 员工会与有认知障碍的居民交谈,有认知障碍的居民会参与可以满足他们需求的活动
- 员工不会居高临下地对居民说话,不会忽视他们或者对他们大喊大叫
- 家人可以参与护理决策和机构的日常生活

**社会环境**
- 安静,积极,友好
- 有社区、志愿者、儿童、植物、动物

**自然环境**
- 无异味,干净,并且维持得很好
- 有个性化的房间
- 有私人区域
- 有公共区域
- 设备维护良好

**个性化护理**
- 有针对移动、日常生活活动能力康复的措施
- 居民穿戴整齐
- 有居民和家庭委员会
- 用餐愉快,食物品质好,居民可以选择
- 有足够的员工帮助居民进食
- 用餐时间灵活,食物 24 小时供应
- 有符合民族偏好的食物

**员工**
- 训练良好,专业技术高
- 外表和举止专业
- 护理选择和实施过程中有注册护士参与
- 积极的员工发展计划
- 医生和高级执业护士参与护理计划和员工培训
- 每班有足够数量的员工(超过最低要求)
- 员工流动性低

**安全**
- 室内和室外都有安全的步行区域
- 监测居民受伤风险
- 适当的限制,足够的安全设备和使用培训

改编自:Rantz MJ,Mehr DR,Popejoy L,et al.:Nursing home care quality:a multidimensional theoretical model, *J Nurs Care Qual* 12:30-46,1998.

锋网络(pioneer network)是一个服务于文化变革运动的全国性非营利组织,该组织的许多机构正在从僵化的制度模式转变为以人为中心的模式。医疗保险和医疗补助服务中心(CMS)支持联邦疗养院法规的文化变革,并发布了一项疗养院自我学习工具,来评估疗养院自身的文化变革进程。

文化变革是"从无意中以'护理、安全、失能'为特点,使居民变得无法独立的传统的疗养院模式,转变为一个增加居民的自主性和自我控制感的再生模型"(Brawley,2007,p. 9)。文化变革的最终愿景是以机构的理念、组织结构、环境设计、关心支持居民需求和偏好为中心来改善居民和员工的生活。有长期护理需求的老年人想要住在一个像"家"

一样的环境中,而不想住在外观和功能像医院一样的地方。他们想要一个能够自己做决定的环境,比如什么时候起床,什么时候洗澡,什么时候吃饭,什么时候睡觉。他们希望照护者了解、理解和尊重他们的个性和偏好。知识链接 32.14 展示了一些以制度为中心的文化和以人为中心的文化的区别。

虽然还需要进一步的研究,但一些结果表明,以人为中心的护理与组织绩效的提高有关,如居民和员工的满意度上升、劳动力绩效升高、居住率上升。文化变革的例子有伊甸抉择(the eden alternative)(动物陪伴、室内植物、频繁儿童交流、参与社区活动)、温室项目(the green house project)(为 10~12 名居民设计的小房子)和源泉模型(the

---

**知识链接 32.14　以制度为中心与以人为中心的文化**

| 以制度为中心的文化 | 以人为中心的文化 |
|---|---|
| • 机构和员工设计日程和日常活动,居民必须遵守<br>• 重点在需要完成的任务<br>• 各病房之间有人员轮换<br>• 决策集中,员工、居民和家庭很少参与<br>• 环境和医院一样<br>• 为居民提供结构化活动<br>• 社交机会很少<br>• 组织是为员工而非居民存在的<br>• 很少尊重隐私或个人习惯 | • 重点是员工和居民之间的关系<br>• 基于居民的需求、常见模式和偏好制订个性化的护理计划<br>• 员工的任务一致,且了解居民的喜好和个性<br>• 决策尽可能接近居民的决策<br>• 员工参与护理决策和计划<br>• 环境像家一样<br>• 全天都提供有意义的活动和社交机会<br>• 有社区和归属感——"像家一样"<br>• 有社区性的参与——孩子、宠物、植物、郊游 |

改编自:The Pioneer Network.

---

wellspring model)。伊甸抉择以添加动物、植物和让儿童到疗养院交流而闻名,但猫和狗并不是文化变革的核心。真正改变疗养院要从高层开始,需要各级员工的参与,以及价值观、态度、结构和管理实践的改变。文化变革的核心原则见知识链接 32.15。

**知识链接 32.15　文化变革的原则**

- 居民可参与护理和活动制订
- 像家一样的环境和护理措施
- 支持和培养员工和居民之间的良好关系
- 尊重员工和提高护理的价值
- 员工有权回应居民的需求和愿望
- 组织层级扁平,以支持员工的协作决策
- 强调所有活动和决策的全面性和持续的质量改进

改编自:Mueller C,Burger S,Rader J,et al.:Nurse competencies for person-directed care in nursing homes,*Geriatr Nurs* 34:101-104,2013.

护士应该在文化变革运动中发挥领导作用。知识链接 32.16 展示了疗养院文化变革对护士的能力要求。文化变革的实施需要强有力的护理领导,且需要具有战略性和成本效益的方法。

**知识链接 32.16　疗养院文化变革对护士的能力要求**

建立、教授并运用有效的沟通技巧,如积极倾听,做出积极反馈,清晰地沟通想法,处理情绪行为,解决冲突以及理解沟通中多样性的作用。

创建系统,调整日常工作和"个人指导"的护理实践,以适应居民的喜好。

将自己视为团队的一部分,而不是领导者。

评估护理团队中存在的个人指导护理实践的程度,并识别和解决个人指导护理的障碍。

视护理场所为居民之家,努力创造家的属性。

创建一个系统,以保持护理人员的一致性。

展示领导特点/能力以促进居民参与的护理。

个人指导护理的角色。

解决与居民选择和风险相关的复杂医疗/心理社会状况问题。

促进团队成员(包括居民和家庭)共同解决问题、决策和规划。

资料来源:Mueller C,Burger S,Rader J,et al.:Nurse competencies for person-directed care in nursing homes,*Geriatr Nurs* 34:101-104,2013.

## 促进健康老龄化:对老年护理的启示

护士通过循证实践和实施质量改进措施,在提高护理质量方面发挥着关键作用。护理研究对以证据为基础的干预措施,在提高疗养院护理质量方面做出了重大贡献。未来研究需要着重于其他长期和急性后期护理机构。对许多人来说,长期护理提供了全方位护理,以及与患者和家属建立长期关系的机会,并使患者的结局显著不同。虽然医疗管理很重要,但也需要护理专家提供最基本的服务。越来越多的护理毕业生将在长期和急性后期护理环境下实习,相应的教育需要改变。越来越多的人认为,护士对于改善长期护理患者的健康状况非常重要。

## 主要概念

- 长期护理提供包括医疗和非医疗护理在内的各种服务(协助日常生活活动能力丧失和工具性日常生活活动能力丧失的患者),主要服务人群为慢性病患者或有躯体、认知、发育障碍的各个年龄段的人。

- 长期护理可以在一系列环境中非正式或正式地提供,从患者的家到朋友或亲戚的家、成人日间健康中心、自理型护理机构、辅助生活设施、持续照料退休社区、专业护理机构、长期慢性护理机构和临终关怀机构。

- 美国医疗保健的总体范围中已经纳入长期和急性后期护理服务,包括疗养院、辅助生活设施、家庭护理和临终关怀。

- 在发达国家,大部分长期护理是由家庭成员提供的非正式无偿护理。如果没有家庭照护者,目前的长期护理将无法维持。

- 需要长期护理服务和支持的老年人数量逐年急剧增加,确保所提供的护理质量和财政稳定是发达国家和发展中国家政府都面临的挑战。

- 在美国,长期护理的覆盖面是昂贵且分散的,过度依赖机构护理,主要由个人或他们的照护者或医疗补助计划提供资金。

- 疗养院是为那些需要 24 小时全天候护理,但其他地方无法提供的人,提供专门护理的场所。疗养院是一个复杂的卫生保健机构,包括医院、康复机构、收容所和特定的痴呆患者护理机构,它们是许多老年人最后的家。

- 疗养院的护理质量正在提高。在全国专业护理机构中,平均质量有所提高。专业护理人员可改善护理结果。

- 疗养院的文化变革是一场日益发展的以人为本,并改善结局和生活质量的运动。

### 护理研究:在连续护理机构中的过渡

Ray 今年 85 岁,跌倒导致右髋关节骨折,最近从自己家被送进了医院。因为一位邻居听到他的公寓里没有任何声音,去看望他才发现他跌倒了,随后呼叫医护人员将他送到了医院。Ray 在地上躺了 8 个小时,却不能呼救。他一个人住在一居室的公寓里,他结婚 50 年的妻子 4 年前去世了,3 个成年子女和他们的家人住在国外,但孩子们与父亲保持着密切联系,每年回来看望他几次,他们最后一次见到父亲是在他住院前 4 个月。

在髋关节骨折之前,Ray 是完全有能力照顾自己的,但是自从妻子去世后,他的记忆力和情绪都下降了。他的两只耳朵都有听力障碍,但经常拒绝戴助听器,因为他觉得助听器会扭曲所有声音,而且很麻烦。他偶尔才会从公寓里出来,体重也下降了很多。邻居说他经常跌倒,有人多次拨打 911 求助。他有过几次"小车祸",因此限制了他开车去购物和教堂的能力。他的孩子们越来越担心他独自生活。他拒绝搬到离孩子们更近的地

方去住,或者和孩子们住在一起,或者搬到辅助生活设施。他不想给孩子们添麻烦。他的家里摆满了家庭照片,他和妻子环游世界的照片,他当警察时的纪念品,还有古董家具。他还有一只小狗,给他带来了极大的乐趣。

在对骨折的髋部进行手术修复后,Ray 经历了谵妄、精神状态下降。他接受了物理治疗,但受伤的腿部很难根据指示负重活动。他出现了大小便失禁,需要进行一次成人评估。他的右足跟也出现了坏死性压力性损伤。医院的个案管理者建议他的家人将他转到专业护理机构进行进一步康复,治疗压力性损伤,并接受长期护理。人们认为,因为精神状况和功能的下降,他不能安全返家。因为经济状况有限,所以人们建议他买一套能同时使用医疗保险和医疗补助的房子。

尽管家人曾经向 Ray 保证过他们永远不会把他送进疗养院,而且他们也非常不喜欢,但还是同意了这个决定,并为他不再独自生活而感到

欣慰。他们担心 Ray 会不高兴,决定不告诉他回不了家这件事。他们决定卖掉 Ray 的公寓作为疗养院护理的费用。孩子们把家具和纪念品分开,把剩下的家用物品卖掉。他们没有告诉 Ray,当他问时,他们说:"等你好了,就可以回家了"。Ray 的精神状态持续下降。他不能独立行走,体重下降和睡眠问题不断出现,并且变得更加孤僻。

　　在案例研究的基础上,使用以下程序制订护理计划[a]:

- 列出 Ray 和他的家人提供的主观资料。
- 列出提供客观资料的信息。
- 从这些资料当中,使用公认的格式确定并说明你认为的目前对 Ray 来说两个最重要的护理诊断。列出你从资料中发现的 Ray 的两个优点。
- 确定并说明每个诊断的结局标准。这些标准必须反映护理诊断中确定的问题得到了一定程度的缓解,并且必须以具体和可衡量的术语进行陈述。
- 针对每个护理诊断列出计划并陈述一项或多项干预措施。提供用于确定适当干预措施来源的具体文件。结合 Ray 现有的优点,至少计划实施一次干预。
- 评估干预措施的有效性。干预措施必须与设定的结果标准直接相关,以衡量是否取得了相应的效果。

注:[a] 表示建议学生参考护理诊断相关书籍,并确定可能或潜在的问题。

## 关键思考问题和措施

1. 如果你是一名医院个案管理者,你会如何帮助这个家庭做出院决定?

2. Ray 出院后是否适合转移到辅助生活设施?为什么?需要提供哪些服务才能让他转移到辅助生活设施?他将如何付费?

3. Ray 住院后是否适合出院回家?在医疗保险下家庭保健可以提供什么?他还需要什么服务?他将如何付费?

4. 当他们所爱的人需要大量的照顾时,老年人的家庭所面临的障碍是什么?对有 24 小时全天候护理需求的人,你是否认为应该由家庭提供护理,而不需要送到疗养院?如果这是你的家人,提供 24 小时全天候护理可能会遇到什么挑战?

5. 为了支付长期护理费用,你是否愿意增加纳税金额或购买长期护理保险?你认为个人应该为他们自己的长期护理需求买单吗?

6. 你会考虑从事长期护理工作吗?为什么?为了让学生更充分地准备长期护理实践,并鼓励他们在此环境下工作,应该提供怎样的教育项目?

## 研究问题

1. 为了留在自己家中而寻求护理协助的老年人有什么经历?

2. 辅助生活设施与疗养院的居民有什么不同特征?

3. 生活在辅助生活设施和疗养院的老年人的护理结果有何不同?

4. 为老年人提供长期护理的最佳实践方法是什么?

5. 不同国家的年轻人和老年人对政府为长期护理增加税收有何看法?

6. 年轻人是否正在为他们未来的长期护理需求做准备?

7. 文化变革模式与疗养院护理结果之间的关系是什么?

8. 在急症护理和长期护理中,专业护士的角色有何不同?

（王颖　译）

# 参考文献

Alzheimer's Association: *Dementia care practice: recommendations for assisted living residences and nursing homes,* 2009. https://www.alz.org/national/documents/brochure_DCPRphases1n2.pdf. Accessed March 2018.

Andersen EA, Spiers J: Care aides' relational practices and caring contributions, *J Gerontol Nurs* 42(11):24–30, 2016.

Brawley E: What culture change is and why an aging nation cares, *Aging Today* 28:9–10, 2007.

Centers for Disease Control and Prevention (CDC): *Fast facts: nursing home care,* 2017. https://www.cdc.gov/nchs/fastats/nursing-home-care.htm. Accessed March 2018.

Centers for Medicare and Medicaid Services (CMS): *National Partnership to Improve Dementia Care in Nursing Homes: Antipsychotic medication use data report,* 2019. https://www.nhqualitycampaign.org/files/AP_package_20180131.pdf. Accessed March 2018.

Centers for Medicare and Medicaid Services (CMS): *The skilled nursing facility value-based purchasing program (SNF VBP),* 2018. https://www.cms.gov/Medicare/Quality-Initiatives-Patient-Assessment-Instruments/Value-Based-Programs/Other-VBPs/SNF-VBP.html. Accessed March 2018.

Carter SE: *Off-label antipsychotic use in older adults with dementia: not just a nursing home problem,* 2018. https://www.healio.com/psychiatry/alzheimers-disease-dementia/news/online/%7Bfd3bb4c1-2b69-472c-895f-d7a303636f3f%7D/off-label-antipsychotic-use-rising-among-community-dwelling-dementia-patients. Accessed April 2018.

Cortes TA, Sullivan-Marx EM: A case exemplar for national policy leadership, *J Gerontol Nurs* 42(3):9–14, 2016.

Eliopoulos C: *Gerontological nursing,* Philadelphia, PA, 2010, Wolters Kluwer/Lippincott Williams & Wilkins.

Gleckman H: What we don't know—but should—about assisted living facilities, *Forbes,* 2018. https://www.forbes.com/forbes/welcome/?toURL=https://www.forbes.com/sites/howardgleckman/2018/02/05/what-we-dont-know-but-should-about-assisted-living-facilities/&refURL=https://www.google.com/&referrer=https://www.google.com/. Accessed March 2018.

Genworth: *Genworth 2017 annual cost of care survey: costs continue to rise across all settings,* 2017. http://newsroom.genworth.com/2017-09-26-Genworth-2017-Annual-Cost-of-Care-Survey-Costs-Continue-to-Rise-Across-All-Care-Settings. Accessed March 2018.

Golden R, Shier G: What does "care transitions" really mean? *Generations* 36(4):6–12, 2012-2013.

Harrington C, Kovner C, Mezey M, et al: Experts recommend minimum staffing standards for nursing facilities in the United States, *Gerontologist* 40(1):5–16, 2000.

Harrington C, Wiener JM, Ross L, Musumeci M: Key issues in long-term services and supports quality. *The Henry J Kaiser Family Foundation Issue Brief,* 2017. https://www.kff.org/report-section/key-issues-in-long-term-services-and-supports-quality-appendix/. Accessed March 2018.

Mongan E: 6 new quality measures coming to nursing home compare, five-star rating system, *McKnights Long-Term Care News,* 2016. https://www.mcknights.com/news/6-new-quality-measures-coming-to-nursing-home-compare-five-star-rating-system/article/481007/. Accessed March 2018.

Mueller C, Burger S, Rader J, Carter D: Nurse competencies for person-directed care in nursing homes, *Geriatr Nurs* 34:101–104, 2013.

National PACE Association: *What is PACE?* 2019. https://www.npaonline.org/. Accessed March 2019.

Nguyen V: Fact sheet long-term support and services, *AARP Public Policy Institute,* 2017. https://www.aarp.org/content/dam/aarp/ppi/2017-01/Fact%20Sheet%20Long-Term%20Support%20and%20Services.pdf. Accessed March 2018.

Reinhard S, Accius J, Houser A, Ujvari K, Alexis J, Fox-Grage W: *Picking up the pace of change, 2017: a state scorecard on long-term services and supports for older adults, people with physical disabilities, and family caregivers,* 2017, AARP, Commonwealth Fund, SCAN Foundation. http://www.longtermscorecard.org. Accessed March 2018.

Sherman R, Touhy T: An exploratory descriptive study to evaluate Florida nurse leader challenges and opportunities in nursing home setting, *SAGE Open Nurs* 3:1–7, 2017.

Stanford School of Medicine: *Palliative care,* 2019. https://palliative.stanford.edu/home-hospice-home-care-of-the-dying-patient/where-do-americans-die/. Accessed March 2019.

Teno JM, Gozalo PL, Bynum JP, et al: Change in end-of-life care Medicare beneficiaries, *JAMA* 309(5):470–477, 2013.

Thomas WH, Johansson C: Elderhood in Eden, *Top Geriatr Rehabil* 19:282–290, 2003.

Touhy T, Strews W, Brown C: Expressions of caring as lived by nursing home staff residents, and families, *Int J Hum Caring* 9:31–37, 2005.

Trinkoff AM, Yang BK, Storr CL, Zhu S, Lerner NB, Han K: Determining the CNA training-hour requirement for quality care in U.S. nursing homes, *J Nurs Regul* 8(1):4–10, 2017.

United States Senate, Commission on Long-Term Care: *Report to the Congress,* 2013. http://www.gpo.gov/fdsys/pkg/GPO-LTCCOMMISSION/content-detail.html. Accessed March 2018.

# 亲密和性

*Theris A. Touhy*

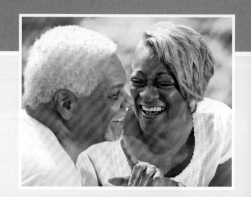

很抱歉，我无法想象我的祖父母会有性行为或对性健康信息感兴趣。我从来没有想过性和老年人有关，但是，我必须说，我真的希望在我老的时候有充实的性生活。

21 岁的学生 Jennifer

清晨的时光是非常孤独的……这时候我多么渴望一个爱我的人在我身边，触摸我、拥抱我……和我聊天。

修女 Marilyn Schwab

From Schwab, M. (1986). A gift freely given: the personal journal of Sister<br>Marilyn Schwab, Mt Angel: Benedictine Sisters

## 学习目标

学完本章后，读者将能够：

1. 讨论作为性组成部分的触摸和亲密。
2. 讨论随着年龄增长，影响性功能的生理、社会和心理因素。
3. 确定疾病对性功能的影响和适应性调节，以增进性健康的适应性。
4. 掌握性评估的各种方法，以减少在讨论敏感领域时护士与患者的焦虑。
5. 讨论痴呆患者和居住在长期护理机构的人在亲密和性行为方面面临的挑战。
6. 讨论老年人中 HIV/AIDS 和性传播疾病发病率的上升，以及促进安全的干预措施。
7. 为老年人制订一项促进性健康的护理计划。

## 触摸

触觉是我们最先发展起来的感官，为我们提供了与外部世界接触的最基本方式。它是最古老、最重要，却最被我们忽视的感官，它比语言或情感接触更强烈。所有其他感官都有相对应的器官，但触觉无处不在。触觉之所以独特，是因为它经常与其他感官结合在一起。一个人可以在没有一种或多种其他感官的情况下生存，但没有人可以在没有触觉的情况下舒适地生存和生活。

如果没有触摸或被触摸，所有年龄段的人都可能生病，并成为触摸饥渴症患者。触摸是一种身体上的感觉，是一种情绪和行为的情感体验。触摸的交互作用影响自主神经系统、网状系统和边缘系统，从而深刻地影响情感驱动。人类对身体接触的渴望扎根于我们的语言中，比如包括"保持联系""小心轻放"，以及"摩擦冲突"。我们将关注触摸作为亲密和性的公开表达。我们相信，一个人必须认识到触摸的力量和它的亲切感才能完全理解性。触摸和亲密是性行为的组成部分，正如性行为是通过亲密和触摸来表达的一样。同时，触摸和亲密可以给老年人一种幸福的感觉。在人的一生中，触摸提供了关于其他个体的情感和感官知识——

这是信息、快乐和痛苦的无穷源泉。

## 对触摸的反应

Hollinger 和 Buschmann（1993）提出的触摸模型认为，对触摸的态度和对触摸的接受程度影响着护士和患者的行为。在护患关系中有两种类型的触摸：程序性和非程序性。程序性触摸（任务导向或工具触摸）是在执行特定任务时发生的身体接触；非程序性触摸（表达性身体触摸）不需要任务驱动，本质上是表达情感和支持，例如握住患者的手。

每个人根据自己的生活经历，对触摸都有明确的感受、观点和舒适度。触觉交流的界限是由文化决定的。文化和宗教规范决定了触摸的适当性和可接受性。例如，在传统穆斯林信仰中，家庭以外的异性成员之间的任何形式的接触都是严格禁止的。护士在触摸患者之前应该征得患者的同意，不能认为患者喜欢或想要被触摸（第4章）。

在所有卫生保健专业人员中，护士最有机会提供温柔的、令人安心的、长时间的接触。治疗性的、护理性的触摸是一种有效的治疗干预措施。重要的是，触摸时要考虑患者的舒适度，并注意护理的目的是在护患关系中提供一种安慰和治愈的方式。

## 触摸区

Hall（1969）提出了不同类别触摸的扩展或收缩区域，每个人都可以在这些区域周围扩展触摸、嗅觉、听觉和视觉的感官体验。触摸的类别包括亲密区、脆弱区、同意区和社交区（图33.1）。亲密区一般指的是在一臂区域，是用来安慰、保护和做爱的空间，在亲密区提供护理是护士职能的一部分。生殖器是最私密的区域，是身体上最受个人保护的区域，当被照护者接近、触摸或查看时，会造成患者较大的压力和焦虑。同意区要求护士寻求或请求触摸或启动这些区域的许可程序。社交区包括身体最不敏感或不尴尬的部位，也包括不需要经过许可就能触摸的部位。

疾病、分娩和住院治疗中的依赖都是需要接触亲密区的重点时机。就像照护者不敲门就进入房间一样，他们也经常不打招呼就闯入亲密的接触圈子。个体对隐私和个人空间的需求与对触摸的接受度和反应密切相关。如果对隐私和距离的要求

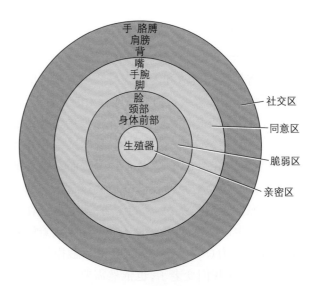

图 33.1　亲密地带或性地带

很大，使用触摸方式时应谨慎。

## 治疗性触摸

触摸是一个强大的治疗师和治疗工具，护士可以使用它来满足老年人的"触摸饥饿"。护理人员已经认识到触摸对亲密关系和个人护理的重要性，它能为老年人提供适应环境和场地的更好机会，但它受到社会的约束，通常没有得到充分的利用。触摸可以作为一种提供感官刺激、减少焦虑、缓解身体和心理痛苦、安慰垂死者和性表达的方式。

Krieger 的治疗性触摸实验（1975）证明了接受持续触摸的患者，其生理和心理状态均得到了改善。用手治疗和以能量为基础的干预在整个历史文化中都有体现，至少可以追溯到5000年前。随着科学革命的发展，虽然用手触摸来治愈疾病的方式在很大程度上已经消失，但是以治愈性触摸和治疗性触摸的形式重新出现。越来越多的研究支持触摸的治愈能力，精力困扰是一个被认可的护理诊断。

许多护士已经学会了如何进行治疗性和治愈性触摸，并在实践中使用。据报道，在养老院中使用触摸进行干预，特别是对痴呆和有躁动行为的患者进行干预，取得了积极的结果（Wang et al., 2017）。对老年人使用触摸进行干预还需要进一步的研究。当与老年人一起工作时，触摸是促进老年人舒适和健康的有力工具。

## 亲密

亲密是我们表达和需要与另一个人亲近的程度。虽然亲密经常被认为是在性行为的背景下，但它包含的不仅仅是性，还包括 5 个主要的关系组成部分：承诺、情感亲密、认知亲密、身体亲密和相互依赖（Youngkin，2004）。它是一种温暖而有意义的快乐。亲密包括对亲密友谊的需要；与家人、朋友和正式照护者的关系；心灵的沟通；知道自己在别人的生活中很重要；以及与他人建立令人满意的社会关系的能力（Syme，2015）。"亲密和触摸是终身的需求，即使我们变老了，也依然需要它"（Clark，2015）。

老年人可能关心性关系的变化，但"与生活中重要的人的社会关系，与兴趣相似的人进行智力交流的能力，人与人之间产生的相互支持的爱（无论是浪漫的还是柏拉图式的），在很多情况下，非性的身体上的亲密也同样重要，甚至比直接产生性关系的身体亲密更重要。亲密生活的所有这些方面，以及其他能使生活变得有益的影响都与衰老交织在一起"（Youngkin，2004，p. 46）。亲密需求随着时间的推移而变化，但是对亲密和令人满意的社会关系的需求，仍然是健康老龄化的一个重要组成部分。

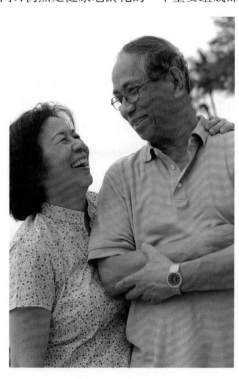

老年夫妻享受爱和陪伴

## 性

性是人类生活的一个核心方面，包括性行为、性别认同和角色、性取向、性欲、愉悦、亲密和繁衍。性是在思想、幻想、欲望、信仰、态度、价值观、行为、实践、角色和关系中的经历和表达。虽然性可以包括所有这些维度，但并非所有的维度都能体验或被表达出来。性受到生物、心理、社会、经济、政治、文化、法律、历史、宗教和精神因素相互作用的影响（World Health Organization，2018）。"在我们作为人类发展的过程中，性行为在子宫内就开始了，到我们死亡时才结束。性是我们作为人类的全部表现。它是人类最复杂的属性，包括我们的整个社会心理发展，我们的价值观、态度、外貌、信仰、情感、吸引力，我们的好恶，我们的精神自我"（Clark，2017）。作为亲密关系的一个主要方面，性包括性交的身体行为和许多其他类型的亲密活动。享受和表达性会带来愉悦和幸福的感觉，这在任何年龄都是满足人类对亲密和归属感的必要条件。性也允许对生活（尤其是快乐）的普遍肯定，并提供一个不断寻找新的成长和经验的机会。

性，类似于食物和水，是人类的基本需求，但它超越了生物学领域，包括心理、社会和道德维度（图33.2）。这些性领域之间的不断互动产生了和谐。

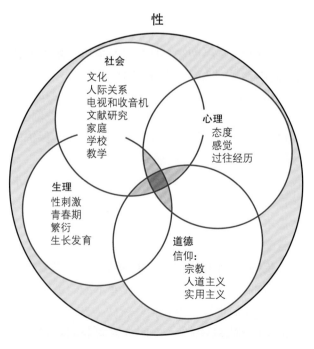

图 33.2　性的各维度之间的相互关系

这 4 个维度的联系构成了一个人的性的整体品质。"从历史上看,在生物医学背景下,性被狭隘地理解,强调性反应周期、异性恋行为(如阴茎-阴道性交)以及异性恋和年龄歧视的假设"(Syme,2015,p. 36)。整体观更好地反映了人人健康衰老的理念。《健康人民 2020》知识链接提出了与性健康有关的目标。

### ♥ 健康人民 2020

- 改善女同性恋、男同性恋、双性恋和变性人 (lesbian,gay,bisexual,and transgender,LGBT) 的健康、安全和福祉。
- 促进健康的性行为,加强社区能力,增加获得优质服务的机会,以预防性传播疾病及其并发症。
- 预防人类免疫缺陷病毒(HIV)感染及其相关疾病和死亡。

资料来源:U.S. Department of Health and Human Services, Office of Disease Prevention and Health Promotion:*Healthy People 2020*,2012.

性的社会领域是文化因素的总和,这些文化因素影响着个体与人际关系相关的思想和行为,而性则与思想和习得行为有关。电视、广播、文学以及家庭、学校和宗教教义等更为传统的来源共同影响着社会性的性行为。男性化和女性化的信念深深植根于个体对文化因素的暴露(第 4 章)。

性的心理领域反映了一个人对自己和他人的态度、感受,以及从经验中学到的东西。从出生开始,人们就受到各种暗示和信号的狂轰滥炸,这些暗示和信号告诉人们在使用"脏话"或身体部位时应该如何行动和思考。当某些人在场或与某些人讨论时,会注意谈话的内容。在性的道德方面,"我应该"或"我不应该",是基于宗教和文化信仰,或实用主义或人文主义的观点造成的差异。

最后一个维度,生物学上的性,反映在对性刺激、繁衍、青春期和生长发育的生理反应中。由于相互关联,当性的一个方面不和谐时,这些维度可以直接或间接地相互影响。

## 接受和陪伴

性证明了人们终生都需要分享亲密关系,并得到赞赏。性是人与人之间的爱、温暖、分享和触摸,而不仅仅是性交的身体行为。Margot Benary-Isbert 在她 1968 年出版的《流年》(*The Vintage Years*)一书中明确地表达了性的本质。

让我们不要忘记那些曾经分享健康和快乐时光的老夫妇,因为在不可避免的衰老的限制下,他们在爱和耐心中变得更加亲密。当他们交换一个微笑,一个眼神,就可以猜到他们仍然认为对方既美丽又可爱。

## 性健康

世界卫生组织将性健康定义为与性有关的身体、情感、精神和社会福祉的一种状态;它不仅仅是没有疾病、功能障碍或虚弱。性健康要求对性行为和性关系采取积极和尊重的态度,并有可能获得愉快和安全的性体验,不受胁迫、歧视和暴力。要实现和保持性健康,就必须尊重、保护和实现所有人的性权利(World Health Organization,2018)。

性健康是一种现实现象,它包括 4 个部分:符合个人性别认同的个人和社会行为;对一系列的性角色行为感到舒适,在恋爱关系或长期承诺中与两性保持有效的人际关系;对性刺激的反应,产生积极和愉快的性活动;对性行为做出成熟判断的能力,这种判断在文化和社会上应该都是可以接受的。这些解释说明了性的生物、社会心理、文化和精神成分的多面性本质,并暗示性行为可增强自我和他人的能力。性健康是由个人来定义的,如果它引起亲密行为(不一定是性交),并使相关方变得充实丰富,那么它就是健康的。

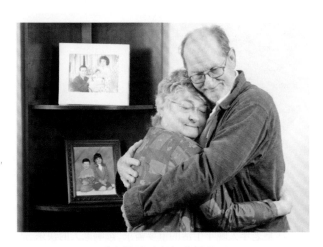

爱和情感对老年人很重要

## 影响性健康的因素

老年人对性的态度和信仰变得越来越开放。然而，大量的文化、生物、社会心理和环境因素会影响老年人的性行为。老年人可能因反映的态度、健康、文化、经济、机会和历史趋势而在性的表达方面遇到障碍。影响个体对亲密和性行为态度的因素包括家庭动力、教养、文化和宗教信仰（第 4 章）。

老年人往往内化了晚年性行为的文化禁忌，这阻碍了性表达的延续。人们普遍认为，随着年龄的增长，我们在性方面变得不再感兴趣、没有能力或冷淡。"人们错误地认为，老年人（尤其是老年女性）没有吸引力，老年性行为是令人厌恶、危险或错误的，衰老会导致性功能障碍，在养老院和其他机构中，应该劝阻性行为"（Dhingra et al., 2016）。卫生保健专业人员也不能避免这些刻板印象，他们可能认为老年人不太关心性问题，从而忽视了健康老龄化的这一重要方面。看到更多由年长演员出演的电影，其中包含了更多关于老年人享受亲密和令人满意的性关系的积极观点，这是令人耳目一新的事情，例如，《涉外大饭店》（*Best Exotic Marigold Hotel*）和《夜晚的灵魂》（*Our Souls at Night*）。

很多性行为都是源于接纳他人的反应。老年人只有在周围的人都认为他们老了时才会觉得自己老。同样地，老年人不会觉得自己是无性的，除非他们一直被这样对待。Alex Comfort（1974）经常引用的一句话很好地总结了这一点："在我们的经验中，老年人停止性生活的原因和他们停止骑自行车的原因是一样的，都是因为身体虚弱，他们认为没有'自行车'，这看起来很可笑。"知识链接 33.1 展示了一些老年人自己和社会普遍持有的关于老年妇女性行为的看法。

### 活动水平

研究显示，对于异性恋和女同性恋、男同性恋、双性恋、变性人［lesbian, gay, bisexual, transgender (LGBT)］来说，自由和积极的性态度、广泛的性知识、对长期关系或当前亲密关系的满意度、良好的社会网络、心理健康、自我价值感与良好的性兴趣、性生活和满足感呈正相关。对老年人性行为的早期研究和最近的研究都表明，老年人在 70 多岁和 80 多岁时仍可以享受活跃的性生活。尽管性问

### 知识链接 33.1　性与老年女性：常见的看法

- 手淫是年轻人和青少年不成熟的行为，不是老年妇女的行为。
- 性能力和性欲会在更年期减弱，而更年期是女性性能力丧失的时期。
- 子宫切除术会造成身体残疾导致性功能丧失。
- 性在老年人的生活中除了作为堕落或回忆过去的时光外，没有任何作用。
- 老年人的性行为是禁忌的。
- 老年人年纪太大，身体太虚弱，无法进行性活动。
- 一般年轻男性被认为强壮、有男子气概，老年人则被认为是好色的。
- 性在老年人的生活中不重要，甚至是多余的。
- 年长的女性不希望与专业人士讨论她们的性取向。

题相对普遍，但是超过一半的 70 岁以上的男性和近 1/3 的女性报告称他们仍然有性行为，其中 1/3 的男性和女性每月至少发生两次性行为（Heidari, 2016）。

性活动和性功能的决定因素包括每个伴侣的性能力、身体健康、动机、行为和态度的相互作用，以及两者关系的程度。有一个性伴侣，频繁的性交，健康的身体，低水平的压力，没有经济上的烦恼，这些都能增进幸福的性关系。性活动与整体健康密切相关，健康状况较好的人更有可能在性方面表现

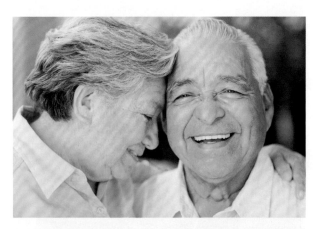

性生活是老年人晚年生活的重要需求，影响老人的快乐、适应和总体幸福感

得活跃。异性夫妇性生活不活跃的最常见原因是男性伴侣的健康问题。早期的性行为模式是晚年性行为的一个主要预测因素,中年性行为水平较高的人,随着年龄的增长,性行为水平下降得较少。定期的性表达可以增强老年人的心理和身体健康,并可能改善认知功能(Schafer,2018;Wright et al.,2017)。

## 人群和文化的影响

个体出生的时代影响着其对性的态度。如今80多岁的女性可能受到年轻时维多利亚时代拘礼气氛的强烈影响,在婚姻早期可能经历了艰难的婚姻调整和严重的性问题。在那时,性是不被公开表达或讨论的,那是一个只有男性才能享受性爱的时代;妇女进行性活动是为了满足她们的丈夫和生孩子。这些经历塑造了她们,尤其是老年女性对性表达和性舒适的信念和知识。在老年人的社会和文化背景下了解和理解他们是很重要的,而不是根据自己的信仰体系来做出判断。

下一代的老年人(婴儿潮一代)经历了其他因素的影响,包括更多的对性自由的态度、妇女运动、离婚人数的增加、人类免疫缺陷病毒(HIV)的流行、LGBT 个体的增多,随着年龄的增长,这些因素会影响他们的观点和态度。婴儿潮一代和之后的人,当他们发现自己仍有性行为的年龄超出他们给长辈设定的年龄时,就可能会改变当前的看法。对受过良好教育、健康的白人老年人进行的研究,为我们了解老年性行为提供了大部分信息。未来需要对具有文化、社会和民族多样性的老年人,以及慢性病患者、LGBT 老年人进行进一步的研究。

## 生物学改变

承认和理解影响性生理、解剖和性反应阶段的年龄变化,可以解释性行为的部分变化,以适应这些变化,并促进性行为的持续及愉悦感。随着年龄的增长,性反应周期中特有的生理变化确实会发生,但这些情况因人而异,取决于一般的健康因素。这种变化在女性更年期时突然发生,而在男性中则逐渐发生,这种现象被称为"男性更年期"。"用进废退"现象适用于此:性行为越活跃的人在性反应模式上可能经历的变化越少。身体外观的变化(皱纹、松弛的皮肤)也可能影响老年人对自己的性吸引力的信心。表 33.1 总结了性反应周期中的生理变化。护士的主要作用是根据患者的需要提供有关信息,并进行适当的评估和咨询。

### 表 33.1 老年性反应的生理变化

| 女性 | 男性 |
|---|---|
| **刺激期** | |
| • 润滑减少或延迟(可能需要 1~3 分钟才能出现足够的量) | • 勃起强度较低,速度较慢(但可以在不射精的情况下维持更长的时间) |
| • 大阴唇扁平和分离减少 | • 如果勃起失败会增加恢复勃起的难度 |
| • 大阴唇隆起消失 | • 阴囊血管充血较少 |
| • 小阴唇血管充血减少 | • 睾丸升高和充血不明显 |
| • 阴道弹性膨胀减少(深度和宽度) | |
| • 乳房没有充血性 | |
| • 潮红消失 | |
| **稳定期** | |
| • 缓慢且不明显的子宫抬高或隆起 | • 肌肉紧张减少 |
| • 乳头勃起和性冲动减少 | • 阴茎冠状缘无颜色变化 |
| • 血管充血能力下降 | • 阴茎勃起速度较慢 |
| • 网状充血减少 | • 勃起延迟或减弱和睾丸升高 |
| • 唇色变化不明显 | |
| • 肿胀或高潮平台不强烈 | |
| • 性冲动减少 | |
| • Bartholin 腺体分泌减少 | |

表 33.1    老年性反应的生理变化(续)

| 女性 | 男性 |
| --- | --- |
| **高潮期**<br>• 性高潮收缩的次数和强度更少<br>• 直肠括约肌收缩,只有严重的张力 | • 射精前 Cowper 腺分泌活动(润滑)减少或消失<br>• 阴茎收缩减少<br>• 直肠括约肌收缩较少<br>• 射精力下降(约 50%),精液量减少(如果射精时间过长,会出现精液渗漏) |
| **消退期**<br>• 乳头勃起明显减慢<br>• 阴蒂血管充血和性高潮平台 | • 乳头和阴囊的血管充血慢慢消退<br>• 射精后很快勃起和睾丸下降<br>• 不应期延长(再次勃起之前需要的时间从几小时到 24 小时不等,有时更长) |

# 性反应

男性最普遍的性问题是勃起功能障碍(erectile dysfunction,ED)。ED 被定义为无法达到完全勃起或无法保持足够的勃起来进行亲密性行为。大多数男性会经历周期性的 ED 发作,这些发作往往随着年龄的增长而变得更加频繁。大约 60% 的 60 岁男性和 70% 的 70 岁男性患有 ED(Mobley et al.,2017)。当与老年男性讨论 ED 时,提供 ED 相关的教育也很重要。老年男性需要更多的生理刺激和更长的时间才能勃起,高潮持续的时间可能更短,也不那么强烈。

勃起是由荷尔蒙、血管和神经系统之间的相互作用控制的。这些系统中的任何一个出现问题都可能导致 ED。多种原因都可能导致老年男性出现这个问题。近 1/3 的 ED 是糖尿病的并发症。心血管疾病(CVD)和高血压会引起动脉狭窄和硬化,从而导致流向身体的血液减少,而这对勃起至关重要。最近的研究证实,ED 也可作为未来 CVD 的预测因子,有 ED 和 CVD 危险因素的个体应被评估为无症状 CVD(Mobley et al.,2017;Patel and Bennett,2016)。酗酒、吸烟、药物、前列腺癌及其治疗、肥胖、焦虑、抑郁和关系不融洽也是老年男性 ED 的原因(Marchese,2017)。新的神经保护显微外科技术用于前列腺切除术时,通常会保留勃起功能。

无论病因是什么,磷酸二酯酶抑制剂的使用已经彻底改变了 ED 的治疗方法,如西地那非(Viagra)、伐地那非(Levutra)和他达拉非(Cialis)。

这些药物的禁忌证包括使用硝酸盐治疗,心力衰竭伴低血压,某些抗高血压方案,以及其他药物和心血管疾病(第 9 章)。

在这些药物出现之前,曾使用罂粟碱和酚妥拉明等血管活性药物在阴茎动脉和海绵体平滑肌组织内注射。当其他治疗无效或 ED 不可逆转时,可以使用半刚性、可调节、具有延展性、铰链式或充气式阴茎植入物。铰链式和充气式插入睾丸区域的阴茎是最受欢迎的。另一种选择是真空泵装置,它通过制造真空将血液吸进阴茎,导致其勃起。真空泵有手动和电动版,如果该治疗在医疗上是必须的,则医疗保险可能可以覆盖。

我们对女性反应的理解仍不清楚,性功能障碍的定义和诊断标准仍有争议,仍在发展中(Chen et al.,2013)。据报告,性活跃的女性在性唤起和达到高潮方面存在困难(Lee et al.,2016)。女性性功能可受文化、种族、情绪状态、年龄、以前的性经历,以及与年龄相关的性反应变化等因素的影响。亲密的频率更多地取决于伴侣的年龄、健康状况和性功能,或是否有伴侣,而不取决于她们自己的性能力。绝经后,由于雌激素水平降低,泌尿系统或生殖系统的变化会使性活动的乐趣减少。1/3 的 65 岁以上的妇女由于阴道干燥和阴道组织变薄,会出现性交困难。在很多情况下,在前戏或性交时使用水溶性润滑剂如 K-Y 凝胶,Astroglide 润滑剂,Slip 和 HR 润滑凝胶可以解决困难。局部使用低剂量的雌激素乳膏、将雌激素环或雌激素药丸放入阴道也可以帮助组织丰满和恢复润滑,这比口服激素吸收得少。

使用抗胆碱药、抗抑郁药和化疗药物等，以及放射治疗、手术和压力导致润滑不足，女性可能会经历性唤起障碍。治疗抑郁症的药物也可能导致性高潮障碍。与 ED 不同，对女性血管功能不全的研究不太明确。子宫脱垂、脱肛和膀胱膨出可以通过手术修复，以促进持续的性活动。尿失禁(urinary incontinence, UI)是另一种可能影响男性和女性性生活的情况。许多尿失禁的是可以治疗的，因此适当的评估和治疗是很重要的(第 16 章)。

## 女同性恋、男同性恋、双性恋和变性者的性取向

据估计，在美国 50 岁及以上的成年人中，2.4%(270 万)自认为是同性恋者，鉴于人口的严重老龄化，在未来几十年里，这一人口数量将大幅增加。据估计，到 2060 年，自认为是 LGBT、建立同性性行为或恋爱关系，以及/或被同性吸引的老年人总数将超过 2 000 万(Fredriksen-Goldsen and Kim, 2017)。第 34 章将更详细地讨论同性恋关系。

健康和社会系统中的歧视影响着各个年龄段的男女同性恋、双性恋和变性者。歧视的范围从拒绝护理、持有偏见或不正确的假设，到公开的贬损声明(American Geriatrics Society, 2015)。由于终身经历边缘化和压迫，老年人可能更容易受到歧视。他们可能被家人或朋友、宗教组织和医学界疏远，被嘲笑或遭受身体攻击，或被贴上罪人、变态或不法分子的标签。在 20 世纪 50 年代，同性性行为被典型地定性为鸡奸，是犯罪行为，美国精神病学协会将同性恋归类为精神障碍(Fredriksen-Goldsen, 2016)。直到 1973 年，同性恋才从《精神障碍诊断与统计手册》(*Diagnostic and Statistical Manual of Mental Disorders*)中删除。LGBT 个体可能因年龄、性取向或性别认同面临双重歧视，而处于女同性恋关系中的老年女性则面临女性、老年和性取向不同的三重威胁(American Psychological Association, 2018)。

由于终身受到歧视，以及在卫生保健机构和工作人员方面的消极经历，LGBT 群体比同龄的异性恋群体更难获得所需的卫生和社会服务，也不太可能在卫生保健提供者面前承认自己是男同性恋者或女同性恋者。因此，他们比异性恋者面临更大

的健康风险。虽然许多 LGBT 老年人在被边缘化的情况下，仍然表现出了良好的韧性和健康状况，但是与同龄的异性恋者相比，50 岁及以上的同性恋者和双性恋者更有可能报告有总体健康状况较差、慢性残疾，药物滥用率高和自杀的情况(Franc et al., 2018)。在这一人群中，脑卒中或心脏病发作的概率也有所增加(Fredriksen-Goldsen and Kim, 2017)。变性老年人和双性恋老年人，以及 HIV 感染者面临更大的风险和更糟糕的健康结果(Emlet, 2016)。

在健康差异研究中，性取向和性别认同被认为是关键差距，而 LGBT 老年人群是研究较少的人群(Fredriksen-Goldsen and Kim, 2017)。里程碑式的"骄傲的老龄化：国家健康、老龄化和性/性别研究"是第一个由美国联邦政府资助的纵向国家项目，旨在更好地了解中老年 LGBT 人群及其家庭的老龄化、健康和福祉。超过 2 400 名年龄在 50~100 岁的 LGBTQ 成年人参与了该项目，该项目将帮助我们理解各种生活经历随着时间的推移如何影响衰老、健康和福祉。大多数健康调查不包括性别认同问题，因此有关这一人群的数据有限。一些以人口为基础的调查，如美国健康访谈调查，增加了性认同问题，一些州通过行为风险因素监测系统调查做出了一些努力。《健康人民 2020》第一次强调同性恋者是健康特异的人群，并概述了改善他们健康、安全和福祉的目标。

针对 LGBT 群体健康问题的研究还很匮乏。目前的研究主要针对城市地区中产阶级的白人男女同性恋者进行。人们对双性恋和变性老年人的了解就更少了。护理作为一个整体，特别是老年护理，在健康和老龄化方面继续对同性恋者、双性恋者和变性者保持相对沉默。我们鼓励护理研究人员在研究设计、方法和程序上多思考，以支持 LGBT 老年人的纳入和可见性(Cloyes, 2016)。

## 促进健康老龄化：对老年护理的启示

### 评估

卫生保健提供者可能会假定他们的 LGBT 患者是异性恋，而忽视获取性史、讨论性行为或了解他们的特殊医疗需求。卫生保健提供者有关这一

人群的教育和培训很少,在照顾老年 LGBT 个体时可能缺乏敏感性(American Geriatrics Society,2015)。记录健康史的表格需要具有包容性,不能有异性恋倾向。用"伴侣"或"重要他人"等中性的问题比问"你结婚了吗?"要好得多(Franc et al.,2018)。这种形式的问题可以让护士越过刻板的家庭范畴。你可以询问患者,他们认为自己主要是异性恋者、同性恋者还是双性恋者。这个问题传达了对性别多样性的认可。室友、亲密朋友等是常用于形容生活伴侣的委婉语。一位年长的女同性恋者可能会通过说"我们这样的人"来间接地指代自己。由于年轻时的同性恋经历,这些老年人现在可能仍然认为这件事是私密的。护士需要更多地意识到这些细微的差别,并试着去理解在老年男同性恋者和女同性恋者害怕被发现的恐惧心理。

要尊重变性者,根据他们的性别身份而不是他们出生时的性别来对待他们。以女性身份生活的人被称为变性女性,应该被称为"她"。以男性身份生活的变性男性应该被称为"他"。一些变性者既不认为自己是男人也不认为自己是女人,也不认为自己是男性和女性的结合体,他们可能会使用非二元(nonbinary)或中性人(genderqueer)等术语来描述自己的性别身份。那些非二元的人往往更喜欢被称为"他们"。如果患者是变性者,询问患者希望别人如何称呼他是很重要的,最好使用对方提供的名字和他们想让你用的代词(National Center for Transgender Equality,2016)。

护理人员为 LGBT 个体提供更好的支持和护理服务,应该包括克服同性恋恐惧症和讨论性问题的不适,了解 LGBT 个体面临的特殊问题,了解社区中针对这一群体的资源。适当的健康教育材料,包括那些描述同性伴侣的材料是很重要的,因为不能根据一个人的外表来假设他或她的性别。为 LGBT 个体寻找包容和受欢迎的环境,可能包括展示非歧视政策或彩虹旗(Franc et al.,2018)。照顾变性老年人,在获取病史和手术史,以及进行身体检查时,必须谨慎和敏感(Jablonski et al.,2013)。社区内的设施或机构需要从男同性恋、女同性恋、双性恋或变性者的角度进行评估。重要的是,服务提供者创建的项目要具有包容性,并在文化上适合所有个体(第4章)。开展项目以提高对 LGBT 老年人需求的认识,减少歧视是必要的,特别是考虑到老年 LGBT 人群的预期增长情况(Fredriksen-Goldsen,2016)。

## 亲密关系和慢性病

慢性病及其相关治疗可能会给亲密行为和性活动带来许多挑战。身体的性活动能力可能会受到疾病和心理因素(焦虑、抑郁)的影响。患者和他们的伴侣很少或完全不知道疾病对性活动的影响,也不知道如何在功能限制的情况下继续性活动。个体想要和需要了解关于性功能的信息,卫生保健专业人员需要变得更博识,并且更积极地参与性咨询(Byrne et al.,2017)。表33.2提出了针对慢性病患者的建议。性交的时间安排(早上或精力最充沛的时候)、口交或肛交、手淫、适当的疼痛缓解,以及不同的性交姿势都是有助于持续性活动的策略。对于个体应该采取什么样的体位来进行性活动还没有达成共识,但是在使用传教士式体位的过程中,下方的人消耗的能量较少。根据不同的情况,替代姿势可能需要更少的能量,个体的感觉可能更舒适(图33.3)(Steinke,2013;Steinke et al.,2013)。

对于有心脏疾病的人,如果患者不反对的话,可以用手刺激(手淫)来维持性功能。研究表明,手淫对心脏的负担更轻,对氧气的需求也更少。虽然手淫充满了荒诞和恐惧,但是在晚年,手淫是一种常见的和健康的做法。没有伴侣或配偶生病,或丧失行为能力的人手淫是有益的。如今的老年人在小时候就不被鼓励从事这种愉快的活动,因为别人告诉他们抚摸自己的生殖器是多么罪恶。

这些年来,人们的态度发生了变化。美国国家社会生活、健康和老龄化项目(the National Social Life,Health,and Aging Project,NSHAP)的研究报告称,超过50%的男性参与者和25%的女性参与者承认有过手淫行为,无论他们是否有性伴侣(Lindau et al.,2010)。手淫提供了一种解决性紧张的途径,可以保持性欲,保持阴道的润滑和肌肉张力,提供温和的体力锻炼,并保护那些没有其他发泄途径的人的性功能和满足他们的性需求。

一对长期维持着令人满意的性关系的夫妻,当妻子患上严重的骨关节炎时,他们无法想象采用其他的性表达方式(舔阴、互相手淫和改变体位)。老先生把那本又旧又有折角的性说明小册子带到诊

表 33.2　慢性病和性功能:影响和干预措施

| 状况 | 影响/问题 | 干预措施 |
|---|---|---|
| 关节炎 | • 疼痛,疲劳,活动受限<br>• 类固醇治疗可能会降低性趣或性欲 | • 建议患者在一天中不太疲劳和最放松的时候进行性活动<br>• 建议在性活动前使用镇痛药和其他镇痛方法<br>• 鼓励在性活动前使用放松技巧,比如洗个热水澡,对受影响的关节进行热敷<br>• 建议患者通过良好的营养、适当的休息和活动来保持最佳的健康<br>• 建议他或她尝试不同的体位,使用枕头以获得舒适和支持<br>• 如果摩擦能力有限,建议使用振动器<br>• 建议使用水溶性软膏润滑阴道 |
| 心血管疾病 | • 大多数男性的性功能不会受到生理上的影响;1/4 可能无法恢复到心脏病发作前的功能;1/4 可能无法恢复性活动<br>• 心脏病发作后妇女没有性功能障碍<br>• 在性生活中害怕再次心脏病发作或死亡<br>• 呼吸短促 | • 鼓励对可能必要的现实限制进行咨询<br>**心肌梗死后:**能够进行轻度至中度体力活动而无症状者一般可恢复性活动;那些复杂的心肌梗死患者可能需要在较长一段时间内逐渐恢复性活动<br>• 避免在性爱前几小时吃大餐<br>• 避免肛交<br>• 指导患者和配偶交替体位,避免紧张,并允许自由呼吸<br>• 如有胸痛,应停止和休息;如有处方,应服用硝酸甘油;如有持续性胸痛,应寻求紧急治疗<br>**冠状动脉搭桥术后、起搏器或 ICD 植入后:**<br>• 避免对设备或切口施加张力或直接压力<br>• 心律失常控制不佳的患者在病情得到良好控制之前不应进行性活动<br>• 告知患者 ICD 可以在性活动中触发,尽管这种情况并不常见,可能需要更改设备设置 |
| 脑血管意外<br>(脑卒中) | • 抑郁症<br>• 可能有也可能没有性活动的改变<br>• 经常发生勃起障碍<br>• 伴侣角色和功能的改变<br>• 身体耐力下降,疲劳<br>• 活动能力和感觉障碍<br>• 感知和视觉障碍<br>• 交流障碍<br>• 认知和行为障碍<br>• 害怕复发或猝死 | • 鼓励咨询<br>• 指导患者使用其他体位<br>• 建议在摩擦能力受限时使用振动器<br>• 建议使用枕头进行体位变换和支撑<br>• 建议使用水溶性润滑剂进行润滑<br>• 建议使用个人可接受的其他性表达形式 |
| 慢性阻塞性肺疾病(COPD) | • 性活动无直接损害,但受咳嗽、劳力性呼吸困难、体位及活动不耐受影响<br>• 药物治疗可能导致勃起困难 | • 鼓励患者在精力最旺盛时计划性活动<br>• 指导患者交替使用体位;使用足够的枕头支撑和抬高上身,或使用直立的坐姿;避免压迫胸部<br>• 建议患者在药物治疗最有效的时候计划性活动<br>• 建议在性活动前、性活动中或性活动后使用氧气,这取决于什么时候吸氧效果最好<br>• 教会伴侣观察呼吸困难的情况,并在必要时给予伴侣改变体位和呼吸的时间 |

表 33.2　慢性病和性功能:影响和干预措施(续)

| 状况 | 影响/问题 | 干预措施 |
|---|---|---|
| 糖尿病 | • 性欲和兴趣不受影响<br>• 神经病变和/或血管损伤可能干扰勃起能力;50%~75% 的男性有勃起障碍;一小部分有逆行射精<br>• 如果糖尿病的诊断被广泛接受,或糖尿病得到很好的控制,或者两者都有,一些人就能恢复功能<br>• 女性性欲较弱,阴道润滑液较少<br>• 性高潮减少或无性高潮;性活动较少;生殖器感染 | • 推荐使用阴茎假体<br>• 建议使用其他的性表达形式<br>• 建议立即治疗生殖器感染 |
| 乳腺癌 | • 没有直接的身体影响;有强烈的心理影响:性欲的丧失,身体形象的改变,伴侣的抑郁/反应 | • 向支持团体、性治疗师、心理咨询师求助<br>• 鼓励公开表达对性的关注 |
| 前列腺癌 | • 术后可发生尿失禁<br>• 勃起功能障碍<br>• 心理影响<br>• 使用神经保留手术引起的功能障碍较少 | • Kegel 运动和常规排便<br>• 使用磷酸二酯酶抑制剂<br>• 提供有关性功能/节制的信息 |
| 其他癌症 | • 男性和女性可能会暂时失去性欲<br>• 男性可能有勃起功能障碍;干射精;逆行射精<br>• 女性可能会出现阴道干涩、性交困难<br>• 无论是男性还是女性,都可能经历化疗、放疗、激素治疗带来的焦虑、抑郁、疼痛、恶心,以及骨盆手术带来的神经损伤 | • 新的体位可能会有所帮助;探索替代性的性活动 |

资料来源:Steinke EE:Sexuality and chronic illness,*J Gerontol Nurs* 39(11):18-27,2013.

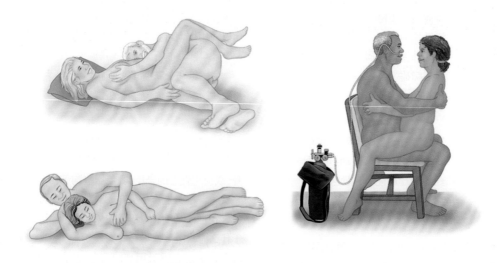

图 33.3　慢性病患者的性交姿势

所护士那里,"护士,她就是不同意!"在这种情况下,最善意的建议可能也没有用。为了解决这种不相容的需求,护士可能会建议性行为最活跃、最自由的伴侣在达到性高潮的同时,对另一方保持性安慰。

## 长期护理机构内的亲密行为和性行为

需要对长期护理机构内的性行为进行研究,调查显示,大量居住在这些环境中的有隐私居住地且有性伴侣的老年人会有较活跃的性行为(Syme et al.,2017)。居民之间的亲密关系和性行为不仅包括性交,还包括其他形式的亲密表达,如触摸、拥抱、亲吻、牵手和手淫。在长期护理机构中,老年人的性需求应该与营养、水分和其他需求得到同样的关注。机构内的老年人与非机构内的老年人在是否进行性活动方面享有相同的权利。

长期护理机构内的员工和家庭成员对亲密及性行为的态度可能反映了普遍的社会观点,即老年人没有性需求或性活动是不合适的。家庭成员可能很难理解他们的年长亲戚可能想要建立新的关系。疗养院的员工对老年性行为的认识普遍有限,他们可能认为老年人的性行为是一种问题,而不是对爱和亲密需要的表达。他们的反应可能包括不赞成、不舒服和尴尬,照护者可能会明确或含蓄地劝阻或拒绝老年人的亲密需求。老年 LGBT 人群尤其容易受到员工和其他居民的歧视,而且可能在文化上得不到安全和适当的照顾(Neville et al.,2014)。害怕被揭露、不尊重、虐待和伤害是很常见的,他们往往选择保持低调(Steelman,2018)。

大多数的护理机构没有为居民提供性宣传方面的任何政策,对员工提供的培训也很少。有证据表明,目前老年人和卫生保健专业人员之间关于性问题的沟通很差(Syme et al.,2016)。隐私是护理机构的一个主要问题,它会阻碍亲密关系和性需求的实现。提供隐私和进行性活动氛围的建议包括:提供一个私人房间,当门关闭和性活动发生时不要打断,允许居民在他们的房间里有明显的性工具,并提供适应性设备,如侧栏杆或吊架和双人床。在笔者工作的地方,员工会在居民想和伴侣发生性关系时,协助他们洗澡、喷香水,并穿上可爱的睡衣。

## 干预

在长期护理机构中,员工、家庭成员和居民的教育项目是很重要的,这些项目旨在提高人们的认识,提供有关性行为和晚年亲密行为的教育,让居民参与有关性行为的讨论,并讨论应对居民需求的干预措施。员工教育应包括讨论个人对性的感受、与年龄有关的变化、疾病和药物对性功能的影响、同性居民的性表达、性评估,以及干预方面的角色扮演和技能培训的机会。机构应明确表明其对性的接受,以及表明所有性取向的居民的权利和需求都可以被接受。为当前和未来居民制作的宣传小册子、宣传单和其他文件中关于性和性健康的信息将有助于在护理环境中使性表达正常化。

需要根据员工、居民和家庭成员的意见制定性表达政策,将其突出显示,并与工作人员一起审查(Palacios-Ceña et al.,2016)。需要特别注意的是,要确保 LGBT 的身份在长期护理机构中得到尊重。员工在讨论与性和性健康相关的问题时不应感到焦虑或不适,以便老年人得到最佳的护理和治疗(Bauer et al.,2016)。护理机构应该是一个让所有老年人都能舒适生活的地方(Neville et al.,2014)。

## 亲密、性和痴呆

亲密和性行为在痴呆患者及其伴侣的生活中仍然很重要。当其他认知技能和功能下降时,亲密和性行为可以作为一种非语言的交流形式。最近的一项研究报告称,大多数经历过轻度到中度认知变化的老年男女,其伴侣的性行为都是活跃的,包括 40% 的 80~91 岁的伴侣。在痴呆组中,有 1/4 的男性和 1/10 的女性称自己有手淫的行为。大多数人,包括认知能力较低的男性和女性,都认为性是生活中重要的一部分,并报告称他们的性生活次数比自己希望的要少。然而,痴呆患者与伴侣之间的性行为往往得不到重视,而且痴呆患者可能被视为无性恋者。认知得分较低的个体很少与医生讨论性问题,而医生也很少向痴呆患者(尤其是女性)提供关于痴呆或其他医疗条件可能导致的性变化的咨询(Lindau et al.,2018)。护士需要了解痴呆患者和他们伴侣的性需求,并且能够轻松地与双方讨论这个问题。护士可以通过问这样的问题来鼓励他们交流,如"痴呆是如何影响你的性关系的?"

　　随着痴呆的进展,尤其是生活在护理机构中的患者,亲密行为和性问题可能会面对一些挑战,特别是那些可能缺乏性同意能力或性决定能力的认知受损的人(Jones and Moyle,2018;Syme et al.,2016)。长期护理环境中也可能发生不适当的性行为(暴露自己,在公共场合手淫,或做出不适当的性行为或性评论)。这些行为对家庭成员、员工和其他居民来说是最痛苦的。性行为不恰当(性抑制解除)是痴呆中人们了解最少的方面之一。患有包括额叶损伤(皮克病和酒精性痴呆)在内的痴呆亚型的个体可能会表现出更多的不适当的性行为。

　　这些行为可能是由未被满足的亲密需求引发的,也可能是潜在的生理问题,如尿道或阴道感染。护理机构缺乏隐私保护可能会导致患者在公共场所发生不恰当的性行为。像电视节目这样的社交暗示也可能触发这类行为。身体接触,比如洗澡时的身体接触,可能会被误解为性行为或浪漫的推进行为。

　　患有痴呆的居民可能会把另一个人误认为自己的配偶,并开始对那个人表现出不受欢迎的亲密行为。另一方面,居民之间的性表达可能意味着一种新关系的发展,正如Julie Christie在2007年的电影《远离她》(*Away from Her*)中所描绘的那样。前最高法院法官Sandra Day O'Connor尖锐地描述了她患有阿尔茨海默病的丈夫与另一名寄宿在护理机构的居民之间的关系。

　　跨专业的性评估有助于确定个体潜在的需求以及解决方法。鼓励家人和朋友在拜访时触摸、拥抱、亲吻和握手,可能有助于满足他们对触摸和亲密的需求,从而减少不适当的性行为。此外,允许个体抚摸宠物或抱着毛绒动物可能也会有帮助。行为和非药物干预是一线治疗方法。居民的攻击性或暴力行为可能需要受到限制,员工要与居民和家庭成员合作,以无害的方式提供性表达,并在需要时对其进行药物治疗。员工需要讨论和协助采取干预措施的时机。

　　疗养院痴呆患者的性行为是一个敏感话题,对于严重痴呆患者的性同意能力,也没有国家指导方针。目前,我们对这一话题的理解和研究还不足,护理标准的共识也有限(American Medical Directors

Association,2016)。对认知障碍患者进行性行为同意能力的确定,涉及自愿参与、智力能力和对风险和利益的理解等概念。位于纽约Riverdale的Hebrew之家于1995年发起性模型政策,最近一次更新是在2014年。美国国家老龄化研究所和阿尔茨海默病协会提供了关于性行为和痴呆的有用资源(知识链接33.2)。

---

**知识链接33.2　最佳实践资源**

- **老年管理**:老年人和HIV工具包
- **美国疾病预防控制中心(Centers for Disease Control and Prevention,CDC)**:询问性史指南
- **哈特福德老年护理研究所(Hartford Institute for Geriatric Nursing)**:Wallace,M:关于性的问题,方案:老年人的性:见评估系列视频,说明PLISSIT模型的使用
- **Riverdale的Hebrew老人之家**:老年人性行为中心:长期护理机构中的痴呆患者的性表达政策和指南
- **HIVAge.org**:资源、研究
- **跨性别平等美国国家中心(National Center for Transgender Equality)**
- **美国国家老龄化研究所(National Institute on Aging)**:老年人的性行为、亲密关系的变化和阿尔茨海默病、HIV、AIDS和老年人性行为的变化
- **美国国家LGBT老龄化资源中心(National Resource Center for LGBT Aging,SAGE)**:资源旨在提高服务质量,为同性恋、双性恋和变性(LGBT)老年人提供支持。
- **Fenway LGBT健康指南**

---

## HIV/AIDS和老年人

　　全球HIV流行的一个日益显著的趋势是50岁及以上的HIV感染者人数不断增加。这一趋势在发达国家和发展中国家都在发生。虽然HIV/AIDS的发病率在较年轻年龄组中保持相对稳定,甚至略有下降,但感染该病毒的老年人人数正在增加。据估计,2015年,美国50%的HIV感染者年龄在50岁以上,预计到2020年这一比例将上升到

70%。男同性恋和双性恋男性感染 HIV 的比例仍然很高，在较大年龄组中，59% 的男性感染 HIV 的途径是男性之间的性接触。60 岁以上的妇女是增长最快的风险群体之一，大多数是通过与受感染的伴侣发生性行为而感染的。变性女性也面临着不同程度的 HIV 风险，但老年变性者流行率的数据尚不清楚（Karpiak and BrennanIng, 2016）。随着更多的人在晚年受到感染，而且由于疾病治疗的进步，在成年早期受到感染的人寿命得到延长，预计老年人的发病率将继续增加。

老年人的免疫系统受损使他们比年轻人更易感染 HIV/AIDS。性行为活跃的老年妇女从受感染的伴侣那里感染 HIV/AIDS（和其他性传播感染）的风险很高，部分原因是阴道组织随着年龄的增加而发生变化，阴道内膜变薄、干燥、易碎，使病毒更容易侵入。研究表明，性生活活跃的老年男女通常不使用避孕套，从而增加了他们感染性传播疾病的风险。刚丧偶或离婚的人可能不了解安全性行为的必要性，因为他们不担心意外怀孕，也可能不了解感染性病的风险。与年轻女性相比，年长女性更有可能处于非承诺的两性关系中，这种难以协商安全的性关系可能会增加感染 HIV 的风险（Coleman, 2017）。知识链接 33.3 显示了一些其他危险因素。

---

**知识链接 33.3　HIV 的危险因素**

- 性生活活跃，并且不使用乳胶或聚氨酯避孕套。
- 不知道你伴侣的毒品史和性史。你应该问的问题："你的伴侣做过 HIV/AIDS 检测吗？""他或她是否有多个不同的性伴侣？""你的伴侣是否与他人有过无保护措施的性行为或共用针头？""他或她是否注射过毒品或与他人共用针头？"吸毒者并不是唯一会共用针头的人。注射胰岛素或抽血检测血糖水平的糖尿病患者也可能会共用针头。

---

## 评估

医生、护士和其他卫生专业人员需要增加有关老年人 HIV 的知识，并能够接受完整的性史和与所有老年人谈论性的话题。要将性健康问题，如性传播感染、性功能和成年患者的性史作为整个生命中病史的常规部分（Ports et al., 2014）。老年人性行为不活跃的观点限制了卫生保健提供者在诊断 HIV/AIDS 时的客观性。老年人的 AIDS 被称为"伟大的模仿者"（great imitator），因为许多症状都可能会归因于正常衰老，如疲劳、虚弱、体重减轻、厌食症等，这些都是其他疾病的常见症状。此外，老年人可能会将症状归咎于年龄的增长，或将这种疾病与耻辱联系在一起，因而不愿寻求检测或分享症状。

大多数美国指南建议对高危人群进行 HIV 检测，而不考虑年龄，但常规筛查的建议有所不同，有些指南的截止年龄为 65 岁。美国 HIV 医学联合学会、美国老年医学会和美国 AIDS 社区研究建议，无论年龄大小，都应进行常规的选择性筛查（HIVAge.org, 2017）。由于卫生保健提供者可能并不总是对老年人进行 HIV 感染检测，可能出现 HIV 诊断较晚的情况（CDC, 2017a）。医疗保险为高风险人群和要求检测的人群提供每年一次的 HIV 检测，还包括每年对性病风险较高的人进行检查。一种 HIV 检测系统是由 Home Access Health 公司生产的，也是唯一获得美国食品药品监督管理局（FDA）批准的家庭系统。该检测系统可以在零售药店买到。

## 干预

老年人对 HIV 缺乏认识，导致诊断和开始治疗的时间较晚，这可能会加重免疫系统的损害，从而导致比年轻人更差的预后（CDC, 2018）。女性被诊断为 HIV 携带者的时间往往比男性晚，接受 HIV 治疗的女性也更少（The Well Project, 2018）。感染 HIV 的老年人也可能有增加老年综合征的风险，使他们的治疗变得复杂化，并面临更高的心血管疾病、糖尿病、高血压和癌症的发病率。HIV 及其治疗也会对大脑产生影响。与 AIDS 相关的痴呆曾经在 HIV 感染患者中相当普遍，但现在很少见了，研究人员估计，超过 50% 的 HIV 感染患者患有与 HIV 相关的神经认知障碍（HIV-associated neurocognitive disorder, HAND），这可能包括注意力、语言、运动技能、记忆、认知功能等方面，可能会显著影响个体的生活质量。患有 HAND 的人也可能会经历抑郁或心理痛苦。研究人员正在研究 HIV 及其治疗如何影响大脑，包括对携带 HIV

的老年人的影响(National Institute of Neurological Disorders and Stroke,2018)。

如果有慢性病、合并症和多重用药,高效抗反转录病毒治疗(highly active antiretroviral therapy,HAART)可能会更加复杂。HAART 的长期效果也没有得到很好的研究。然而,没有证据表明老年人对治疗的反应不同于年轻人,一些数据表明老年人对 HAART 的依从性可能会更好。目前,针对60~80 岁感染 HIV 的成年人的护理指南有一定的局限性,因为这一人群尚未进行临床试验或药代动力学试验研究。知识链接 33.4 提供了疾病各阶段的护理要点。

---

### 知识链接 33.4　老年 HIV/AIDS 患者疾病各阶段的护理要点

**早期护理**

- 讨论性史。
- 进行 HIV 常规筛查。
- HIV 症状在老年人中通常不典型。
- 如果 HIV 呈阳性,无论 CD4 T 淋巴细胞计数如何,所有老年患者都应该开始进行抗反转录病毒治疗。
- 对于 HIV 阳性的老年人选择抗反转录病毒药物没有具体的指导方针。
- 选择高效抗反转录病毒治疗(HAART)取决于药物负担、给药频率、合并症、药物相互作用和当地药物可获得性等因素。
- 提供关于减少 HIV 传播的策略和坚持药物治疗的教育。

**慢性期护理**

- 与 HIV 相关的非 AIDS 比 HIV 更可能影响死亡率。
- 应优先处理合并症(心血管、肝、肾、骨、中枢神经系统)。
- 应解决可改变的生活方式风险因素,重点是保持健康和预防。
- 应考虑多重用药和药物相互作用的风险。
- 应考虑社会孤立的风险,因为社会支持可以影响健康结果。

---

**晚期护理**

- 提供有关临终偏好、生活环境选择和安全的持续讨论。
- 预后是与筛查、添加药物和考虑侵入性治疗相关的决策中越来越重要的组成部分。
- 安宁疗护对于老年 HIV 阳性患者是一种重点考虑的治疗方式。
- 最好的护理模式尚未明确界定,但需要将HIV、初级护理和老年医学专业知识结合起来。

改编自:Greene M,Justice AC,Lampiris HW,et al.:Management of human immunodeficiency virus infection in advanced age, *JAMA* 309(13):1397-1405,2013.

关于 HIV 的误区在老年人中更常见,他们对这种疾病的了解可能比年轻人少。需要制定针对老年人,特别是老年妇女的教育材料和方案。教育材料应包括什么是 HIV/AIDS,以及它是如何传播的信息,如何减少风险,需要了解的症状以及可用的治疗方法。对于老年妇女来说,与性伴侣练习沟通技巧的机会,可能有助于以后与性伴侣的讨论。小的同龄群体在提供教育方面可能比大群体更成功(Coleman,2017)。需要制作针对老年人的宣传册和预防海报,并针对他们的特点来设计。美国国家老年妇女 HIV 智慧项目的 Jane Fowler 提出了这样一个问题:"预防海报上出现老年人形象的频率有多高?"知识链接 33.2 提供了额外的资源。

老年人中其他性传播疾病的发病率显著增加。性行为活跃的老年人可能面临诸如梅毒、衣原体感染、淋病、生殖器疱疹、乙型肝炎、生殖器疣和滴虫病等疾病的风险。其风险因素类似于 AIDS 的风险因素,包括老年人离婚率的增加,不安全的性行为(与其他年龄段相比,老年人使用避孕套的比例最低),使用药物辅助性功能,缺乏性传播疾病的评估和测试。老年人确诊的时间更有可能较晚,而且在早期阶段无法从现有的药物中获益。许多老年人羞于要求接受性传播疾病测试。对老年人的评估需要包括性病筛查和预防性教育(Benjamin Rose Institute on Aging,2018;CDC,2017b)。

## 促进健康老龄化：对老年护理的启示

护士在性健康和老年人领域中有多种角色。护士是环境的促进者，能帮助人们提出问题和表达他或她的性取向。护士也是教育者，能为需要的人提供信息和指导。一些老年人仍然希望保持性生活活跃，而另一些人则不认为这是他们生活的重要部分。护士应该以客观的方式，敞开讨论性问题的大门，帮助那些希望继续保持性生活活跃的人，并明确表示停止性生活对一些人来说也是可以接受的选择。

### 评估

性行为和亲密关系对健康的老年生活至关重要，而这些在老年人中表达的方式正在发生变化，特别是随着婴儿潮一代及其下一代的老龄化。在促进健康老龄化时，护士对性、约会和发展新关系要保持开放的态度，明白促进亲密关系所要面临的挑战，以及促进性健康和安全性行为的重要性。了解个体对性的感受，老年人对亲密和性行为的态度，以及所有的性偏好是很重要的。只有在直面个体的态度、价值观和信仰后，护士才能提供支持而不进行评判。需要将健康老年人和痴呆患者的性健康讨论和评估纳入护理教育项目（Jones and Moyle，2018）。

确认性活动的正常性和讨论随着年龄或疾病而发生的生理变化是很重要的。对老年人性活动问题的预测可以避免焦虑、误解和性快感骤然停止。应该帮助慢性病患者促进其性功能。筛查HIV/AIDS和其他性传播疾病，以及进行安全性行为教育也很重要（知识链接33.5）。

此外，老年人没有性生活的观点必须改变。当被问及性问题或对老年人进行检查时，护士需要特别了解患者所处的时代和文化，以了解影响其行为的因素。知识链接33.6从老年人的角度提供了其他的评估建议。目前，没有任何评估老年人性健康的工具可用于临床实践或研究。护士研究员Meredith Kazer和同事（2013）报告了老年性问卷的初步开发，并注意到用自我报告工具来取代开放式问题可能是一种减少卫生保健提供者和老年人不适的有效策略。疾病预防控制中心提供了一份记录性史的指南（知识链接33.6）。

---

**知识链接 33.5　最佳实践建议**

**在老年人中进行性传播疾病的筛查**

- 对所有年龄段的人群进行 AIDS 筛查。
- 所有具有新的性伴侣或多个性伴侣等风险因素的性行为活跃的老年妇女，或生活在疾病负担沉重社区的妇女，都应每年进行衣原体和淋病筛查。
- 建议对所有性行为活跃的男同性恋、双性恋和其他男性性行为者每年至少进行一次梅毒、衣原体、淋病和 HIV 筛查。
- 性行为活跃的同性恋和双性恋男性可能受益于更频繁的 HIV 检测（例如，每3~6个月一次）。
- 任何发生不安全性行为或共用注射毒品设备的人应至少每年接受一次 HIV 检测。

资料来源：Centers for Disease Control and Prevention：*STD and HIV screening recommendations*，2017.

- 药物评估是必要的，因为许多药物会影响性功能。通常情况下，医生在给老年人开药时，没有注意到药物对性功能的副作用。如果必须要服用影响性功能的药物，调整剂量、使用替代药物和处方解毒剂来逆转对性功能的副作用是很重要的（知识链接33.7）（第9章）。PLISSIT模型（Annon，1976）是讨论性的一个有帮助的指南（知识链接33.8）。

- **许可：** 在开始讨论性时，需获得患者的许可。允许人们讨论与性相关的问题，并收集个人生活中可能影响性需求和性反应的信息。以下问题可以使用："在满足你的性需求方面，你有什么顾虑或问题？"或"在这个 HIV 和其他性传播疾病肆虐的时代，我会询问所有的患者有关性行为的问题。你有什么问题需要我回答吗？"

- **有限信息：** 为性活动提供有限信息。提供与年龄相关的性行为的变化或疾病如何影响性行为的教育。鼓励个人从书籍和其他来源中更多地了解这个问题。

- **具体建议：** 对老年性阴道炎患者使用润滑剂等问题提出处理建议；使用避孕套来预防性传播疾病；正确使用 ED 药物；如何沟通性和其他需求；增加性交舒适感的方法或者在没有性交情况下保持亲密的方法。

## 知识链接 33.6　最佳实践建议

### 卫生保健提供者与老年人谈论性健康指南

**卫生保健提供者应该花时间与老年人讨论这些问题**

- 可以讨论这个问题。
- 请全神贯注。
- 留出提问的时间。
- 花时间回答问题。
- 卫生保健提供者应使用清晰易懂的词汇和日常用语。

**卫生保健提供者应该帮助老年人在谈论性时感到舒服**

- 有助于我们打破僵局。
- 让我们在问问题时感到舒服。
- 允许别人表达自己的感受和需求。
- 不要害怕或羞于讨论性问题。

**卫生保健提供者应该保持开放的心态,开诚布公地交谈**

- 不要想当然地认为没有问题。
- 开放。
- 直接询问有关性行为和性态度的问题。
- 自由讨论性问题。
- 诚实地回答问题。
- 谈论它。
- 不要回避性方面的问题。
- 愿意讨论性问题。
- 如果老年人愿意,可以探讨性方面的问题。

**卫生保健提供者应该倾听**

- 倾听,这样我们觉得你对我们的问题感兴趣。
- 让我们谈谈。

**卫生保健提供者应该以尊重和公正的态度对待老年人**

- 把我们看作有性需求的个体。
- 接受我们的本来面目:同性恋者,异性恋者,双性恋者,变性者。
- 无偏见。
- 表现出真诚的关心和尊重。

**卫生保健提供者应鼓励讨论**

- 提供一对一讨论的机会。
- 提供私密的环境。
- 促进坦率的讨论。
- 提供讨论组来提问。
- 开发支持团体。

**卫生保健提供者可以提供意见或建议**

- 提供信息。
- 主动提出解决问题的方案和替代方案。
- 提供明确的宣传手册;解释性交姿势,润滑。
- 讨论旧的禁忌。
- 给出解决性问题的建议。

**卫生保健提供者需要明白,性不只是为年轻人准备的**

- 改变性和爱只适合年轻人的想法。
- 承认性冲动是健康的,不会随着个人年龄的增长而消失。
- 将老年人视为正常的有性需求的人。
- 要认识到老年人的性是可以改善的,甚至可以变得更好。

## 知识链接 33.7　可能影响性健康的药物

- 抗高血压药物
- 前列腺疾病药物
- 胆固醇药物
- 抗抑郁药物
- 其他影响情绪的药物
- 抗胆碱药
- 镇痛药(麻醉药)
- 治疗骨质疏松症的药物
- 口服降血糖药物
- 胰岛素
- 癌症化疗药物

## 知识链接 33.8　PLISSIT 模型

P(permission):开始讨论性时获得患者的**许可**

LI(limited information):提供性功能所需的**有限信息**

SS(specific suggestions):给患者的性关系提出的**具体建议**

IT(intensive therapy):围绕性问题为患者提供**强化治疗**(可能意味着转介到专家)

- **强化治疗**：针对需要专家干预的复杂问题，适当地参考。

## 干预

干预措施将根据需要而有所不同。综合评估后，干预措施可集中于以下几类：①关于年龄相关性性功能改变的教育；②年龄相关变化的补偿和慢性病的影响；③有效管理影响性功能的急慢性疾病；④开展 HIV 和性传播疾病教育，减少危险因素；⑤消除与满足性需要有关的障碍；⑥促进有认知障碍的老年人性健康的特别干预措施（表33.2）。

## 主要概念

- 触摸可以提供感官刺激，减少焦虑，并缓解疼痛，促进舒适和性表达。
- 触觉是一种强大的感觉，缺乏触觉会威胁到生存。
- 性是爱、分享、信任、温暖和身体行为。性为个体提供了自我认同感和对生活的肯定。
- 随着年龄的增长，性活动仍在继续，尽管男性和女性的生殖系统需要适应与年龄相关的变化。
- 一般来说，药物、疾病和缺乏伴侣都会影响性活动。
- 需要进一步的研究，以促进对 LGBT 老年人性健康的认识和理解。
- 尽管 AIDS 在老年人中的发病率正在迅速增加，老年人仍然缺乏对 AIDS 的认识和安全性行为，卫生专业人员也会忽视老年人感染 AIDS 和性传播疾病的风险。
- 在社区或长期护理环境中，护士在促进老年人性健康方面的主要工作是对老年人进行性功能的教育和咨询；帮助老年人适应与年龄和慢性病有关的变化；在性行为活跃的老年人中预防 HIV/AIDS 和性传播疾病；以及认识到性行为的维持对老年人的健康、幸福和快乐的作用。

### 护理研究：晚年性行为

George 是个 70 岁的老年男士，已经丧偶 6 年了。他独自一人住在旧金山一所漂亮的房子里。他的许多朋友试图给他介绍对象，但他们不知道他真正感兴趣的是哪种类型。尽管 George 被年轻、精力充沛的女人所吸引，但他有理由谨慎选择，因为他有相当多的财产。此外，他的性欲正在减弱，他无法预测他的性能力。George 经常说的一件事是，"我不喜欢别人对我提出要求"。更糟糕的是，George 已经开始服用药物来减轻他的良性前列腺增生（benign prostatic hypertrophy，BPH），而药物进一步降低了他的性欲。此外，因为每天晚上需要起床 3~4 次，George 的睡眠模式被扰乱。George 来到诊所随访 BPH，在和护士谈话的时候，他不由自主地哭了起来，这使他很尴尬，也使护士很惊讶，因为 George 一向是一个很坚强、坚韧的人，不愿谈论自己的感情。

在案例研究的基础上，使用以下程序制订护理计划[a]：

- 列出 George 提供的主观资料。
- 列出提供客观资料的信息。
- 从这些资料中，使用公认的格式确定并说明你认为的目前对 George 来说两个最重要的护理诊断。列出你从资料中发现的 George 的两个优点。
- 确定并说明每个诊断的结局标准。这些标准必须反映护理诊断中确定的问题得到了一定程度的缓解，并且必须以具体和可衡量的术语进行陈述。
- 针对每个护理诊断列出计划并陈述一项或多项干预措施。提供用于确定适当干预措施来源的具体文件。结合 George 现有的优点，至少计划实施一次干预。
- 评估干预措施的有效性。干预措施必须与设定的结局标准直接相关，以衡量是否取得了相应的效果。

注：[a]表示建议学生参考护理诊断相关书籍，并确定可能或潜在的问题。

## 关键思考问题和措施

1. 你怎么和 George 讨论性问题？
2. George 性困扰的潜在因素是什么？
3. 在这种情况下，和一个同伴进行角色扮演，展示你与 George 的人际互动。
4. 你能为 George 提供什么资源或建议呢？

## 研究问题

1. 随着年龄的增长，女性在性方面发现的最令人不安的变化是什么？
2. 随着年龄的增长，男性在性方面发现的最令人不安的变化是什么？
3. 60 岁、70 岁、80 岁和 90 岁的老年人在性感受和性表达方面有什么不同？
4. 哪些慢性病对男性和女性的性行为影响最大？个体又是如何受到影响的？
5. 有多少 60 岁以上的人曾经有机会提供完整的性史？
6. 有哪些社区和卫生资源可以满足 LGBT 老年人的需求？
7. 65 岁以上的人对 HIV/AIDS 的认识程度如何？

（王爱平 译）

## 参考文献

American Geriatrics Society: American Geriatrics Society Care of Lesbian, Gay, Bisexual, and Transgender Older Adults Position Statement, *J Am Geriatr Soc* 63:423–426, 2015.

American Medical Directors Association: *Capacity for sexual consent in dementia in long-term care,* 2016. https://paltc.org/amda-white-papers-and-resolution-position-statements/capacity-sexual-consent-dementia-long-term-care. Accessed April 2018.

American Psychological Association: *Lesbian, gay, bisexual and transgender aging,* 2018. http://www.apa.org/pi/lgbt/resources/aging.aspx. Accessed April 2018.

Annon JS: The PLISSIT model: a proposed conceptual scheme for behavioral treatment of sexual problems, *J Sex Educ Ther* 2:1–15, 1976.

Bauer M, Haesler E, Fetherstonhaugh D: Let's talk about sex: older people's views on the recognition of sexuality and sexual health in the health-care setting, *Health Expect* 19(6):1237–1250, 2016.

Benary-Isbert M: *The vintage years,* New York, NY, 1968, Abingdon Press.

Benjamin Rose Institute on Aging: *Sexually transmitted diseases in older adults,* 2018. http://www.benrose.org/resources/article-stds-older-adults.cfm. Accessed April 2018.

Byrne M, Murphy P, D'Eath M, Doherty S, Jaarsma T: Association between sexual problems and relationship satisfaction among people with cardiovascular disease, *J Sex Med* 14(5):666–674, 2017.

Centers for Disease Control and Prevention (CDC): *STD and HIV screening recommendations,* 2017a. https://www.cdc.gov/std/prevention/screeningreccs.htm. Accessed April 2018.

Centers for Disease Control and Prevention (CDC): *Sexually transmitted disease surveillance,* 2017b. https://www.cdc.gov/std/stats/default.htm. Accessed April 2018.

Centers for Disease Control and Prevention: *HIV among people aged 50 and older,* 2018. https://www.cdc.gov/hiv/group/age/olderamericans/index.html. Accessed April 2018.

Chen CH, Lin YC, Chiu LH, et al: Female sexual dysfunction: definition, classification, and debates, *Taiwan J Obstet Gynecol* 52(1):3–7, 2013.

Clark T: *The circles of sexuality and aging,* 2015, American Society on Aging. https://www.asaging.org/blog/circles-sexuality-and-aging. Accessed March 2019.

Cloyes KG: The silence of our science: nursing research on LGBT older adult health, *Res Gerontol Nurs* 9(2):92–104, 2016.

Coleman CL: Women 50 and older and HIV. Prevention and implications for health care providers, *J Gerontol Nurs* 43(12):29–34, 2017.

Comfort A: Sexuality in old age, *J Am Geriatr Soc* 22:440–442, 1974.

Dhingra I, De Sousa A, Sonavane S: Sexuality in older adults: clinical and psychosocial dilemmas, *J Geriatr Ment Health* 3(2):131–139, 2016.

Emlet CA: Social, economic, and health disparities among LGBT older adults, *Gen J West Gerontol Soc* 40(2):16–21, 2016.

Franc L, Moukoulou L, Scott L, Zerwic J: LGBT inclusivity in health assessment textbooks. *J Prof Nurs* 34(6):483–487, 2018.

Fredriksen-Goldsen KI: The future of LGBT + aging: a blueprint for action in services, policies, and research, *Gen J West Gerontol Soc* 40(2):6–15, 2016.

Fredriksen-Goldsen KI, Kim HJ: The science of conducting research with LGBT older adults—an introduction to aging with pride: National Health, Aging, and Sexuality/gender study (NHAS), *Gerontologist* 57(Suppl 1):S1–S14, 2017.

Hall ET: *The hidden dimensions,* Garden City, NY, 1969, Doubleday.

Heidari S: Sexuality and older people: a neglected issue, *Reprod Health Matters* 24(48):1–5, 2016.

HIVAge.org: *Detection and screening for HIV in older adults clinical recommendations,* 2017. http://hiv-age.org/2017/08/22/detection-screening-hiv-older-adults/. Accessed April 2018.

Jones C, Moyle W: Are gerontological nurses ready for the expression of sexuality by individuals with dementia? *J Gerontol Nurs* 44(5):2–4, 2018.

Karpiak S, Brennan-Ing M: Aging with HIV: the challenges of providing care and social supports, *Gen J Am Soc Aging* 40(2):23–25, 2016.

Kazer MW, Grossman S, Kerins G, Kris A, Tocchi C: Validity and reliability of the Geriatric Sexual Inventory, *J Gerontol Nurs* 39(11):38–45, 2013.

Krieger D: Therapeutic touch: the imprimatur of nursing, *Am J Nurs* 75:784–787, 1975.

Lee DM, Nazroo J, O'Connor DB, Blake M, Pendleton N: Sexual health and well-being among older men and women in England: findings from the English Longitudinal Study of Ageing, *Arch Sex Behav* 45(1):133–144, 2016.

Lindau ST, Gavrilova N: Sex, health, and years of sexually active life gained due to good health: evidence from two US populations based cross sectional surveys of ageing, *BMJ* 340:c810, 2010.

Lindau ST, Dale W, Feldmeth G, et al: Sexuality and cognitive status: a U.S. nationally representative study of home-dwelling older adults, *J Am Geriatr Soc* 66:1902-1910, 2018.

Marchese K: An overview of erectile dysfunction in the elderly population, *Urol Nurs* 37(3):157-170, 2017.

Mobley DF, Khera M, Baum N: Recent advances in the treatment of erectile dysfunction, *Postgrad Med J* 93:679–685, 2017.

National Center for Transgender Equality: *Understanding transgender people: The basics,* 2016. https://transequality.org/issues/resources/understanding-transgender-people-the-basics. Accessed April 2018.

National Institute of Neurological Disorders and Stroke: *Clinical trials,* 2019. https://www.ninds.nih.gov/Disorders/Clinical-Trials/Anakinra-Recombinant-Human-IL-1-Receptor-Antagonist-Neuroinflammation-HIV. Accessed March 2019.

Neville SJ, Adams J, Bellamy G, Boyd M, George N: Perceptions towards lesbian, gay and bisexual people in residential care facilities: a qualitative study, *Int J Older People Nurs* 10(1):73–80, 2014.

Palacios-Ceña D, Martínez-Piedrola RM, Pérez-de-Heredia M, Huertas-Hoyas E, Carrasco-Garrido P, Fernández-de-Las-Peñas C: Expressing sexuality in nursing homes: the experience of older women: a qualitative study, *Geriatr Nurs* 37(6): 470–477, 2016.

Patel CK, Bennett N: Advances in the treatment of erectile dysfunction: what's new and upcoming? *F1000Res 5,* 2016.

Ports KA, Barnack-Tavlaris JL, Syme ML, Perera RA, Lafata JE: Sexual health discussions with older patients during periodic health exams, *J Sex Med* 11(4):901–908, 2014.

Rheaume C, Mitty E: Sexuality and intimacy in older adults, *Geriatr Nurs* 29:342–349, 2008.

Schafer MH, Upenieks L, Iveniuk J: Putting sex into context in later life: environmental disorder and sexual interest among partnered seniors, *Gerontologist* 58(1):181–190, 2018.

Steelman RE: Person-centered care for LGBT older adults, *J Gerontol Nurs* 44(2):3–5, 2018.

Steinke EE: Sexuality and chronic illness, *J Gerontol Nurs* 39(11): 18–29, 2013.

Steinke EE, Jaarsma T, Barnason SA, et al: Sexual counseling for individuals with CVD and their partners: a consensus statement from the American Heart Association and the ESC Council on Cardiovascular Nursing and Allied Professions (CCNAP), *Circulation* 128:2075–2096, 2013.

Syme ML: *Sexual health in older adulthood: defining the goals,* 2015. http://asaging.org/blog/sexual-health-older-adulthood-defining-goals. Accessed April 2018.

Syme ML, Yelland E, Cornelison L, Poey JL, Krajicek R, Doll G: Content analysis of public opinion on sexual expression and dementia: implications for nursing home policy development, *Health Expect* 20:705–713, 2017.

TheWell Project: *Women and HIV,* 2018. http://www.thewellproject.org/hiv-information/women-and-hiv. Accessed April 2018.

Wang Y, Wu J, Wang Z: The effectiveness of massage and touch on behavioural and psychological symptoms of dementia: a quantitative systematic review and meta-analysis, *J Adv Nurs* 73(10):2283–2295, 2017.

Wright H, Jenks RA, Demeyere N: Frequent sexual activity predicts specific cognitive abilities in older adults, *J Gerontol B Psychol Sci Soc Sci,* 74(1):47–51, 2019.

World Health Organization: *Defining sexual health,* 2018. http://www.who.int/reproductivehealth/topics/sexual_health/sh_definitions/en/. Accessed April 2018.

Youngkin EQ: The myths and truths of mature intimacy: mature guidance for nurse practitioners, *Adv Nurse Pract* 12:45–48, 2004.

# 关系、角色和转换

*Theris A. Touhy*

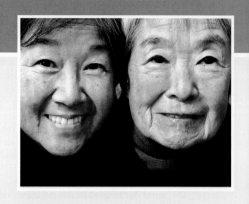

> 我真的很担心退休问题！在我这个年纪也许显得忧虑过早，但我不断看到、听到关于社会保障和医疗保险资金被婴儿潮一代耗尽的报道。那是我父母那一代，如果是我怎么办呢？
>
> *30 岁的学生 Joseph*

> 我以为当我的孩子离开家时，我最重要的工作就完成了。但他们一次又一次地回家，而且我岳母和我们住在一起。最后，孩子们真的独立了，他们都结婚了，但我现在照顾孙子孙女，因为他们俩都在工作，以维持收支平衡。我每天都祈祷我的丈夫能保持健康。我想我再也不能多应付一件事了。
>
> *64 岁的老年人 Esther*

## 学习目标

学完本章后，读者将能够：

1. 解释在晚年生活中适应转变和角色变化所涉及的问题。
2. 讨论当今社会家庭结构和功能的变化。
3. 评估晚年生活中的家庭关系。
4. 确定护理情况的范围，以及每种情况潜在的挑战和机会。
5. 与正在经历照护者角色或其他转变的老年人讨论护理反应。

这一章探讨了各种关系、角色和在以后的生活中扮演重要角色的转变。重要角色包括配偶、伴侣、父母、祖父母、曾祖父母、兄弟姐妹、朋友和照护者。这些关系的角色功能随着社会规范和经济学的变化而变化。随着第一波婴儿潮一代步入老年，预计还会有更多的变化。这一群体主要关心的是保持健康和独立，有足够的医疗保险，确保维持社会保障，并满足照护需求。人口老龄化这一重大变化只是近几十年来工作、家庭和亲属结构模式改变的巨大社会变化之一。

本章对家庭结构和功能的概念：退休、寡居、鳏居和照护的转变进行了考察。护理干预可支持老年人维持其履行的角色和关系并适应过渡。

## 晚年的生活转变

晚年发生的角色转变包括退休、成为祖父母、守寡、成为照护者或被照护者。这些转变可能是可预见的，也可能是由不可预见的事件造成的。退休是一个可以预见的事件，而且可以提前很长时间计划，尽管对一些人来说，它可能因为疾病、残疾或被终止工作而意外发生。在某种程度上，一个事件被认为是预期的，并在正确的时间发生，那么角色转换可能更舒适或更易被接受。那些必须"过早"退休或"过快"丧偶的人将比那些处于预期年龄的人更难以适应。

一场重大变革的速度和强度,可能决定着它是一场过渡性危机,还是一场渐进而舒适的适应。最困难的转变是地位、影响力和机会上的损失,而不是收益。从独立到依赖,以及成为被照护者的转变尤其困难。影响过渡结果的条件包括个人意愿、期望、知识水平、预先计划,以及情感和身体储备。群体差异、文化差异和性别差异是生活中所有重大转变适应的内在影响因素。能利用过去的技能和适应能力的转变相较而言压力更小。理想的结果是满意的收获和新的角色抵消了损失。

## 退休

老年人的工作和退休问题是一个文化上的普遍话题,因为每种文化都有让老年人退休的机制。虽然世界各地的退休模式各不相同,在工业化国家和许多发展中国家,人们期望年长的工人停止全职工作,并有权获得经济支持。然而,这种支持是否足够,甚至是否可用,是全世界日益关注的问题。在美国、许多欧洲国家和澳大利亚,随着第二次世界大战后出生的一代人退休,这些问题逐渐显现。发展中国家面临着类似的问题,如老年人口的增长和出生率的下降。政府可能无法负担以退休制度来取代孩子照顾年迈父母的传统。大多数国家还没有准备好迎接这一改变,这种情况预计将成为 21 世纪的决定性挑战之一。

如前所述,退休问题已经改变了。这种改变正在变得模糊,且众多的退休模式和风格产生了更多样化的退休体验。退休不再只是死亡前从艰苦的工作中休息几年。它可能是一个人一生中 30 年以上的发展阶段,并涉及多个阶段。有些人退休的时间会比他们工作的时间长。退休人员的寿命越来越长,而不断下降的出生率意味着供养他们的在职人员越来越少。各国正在缩减退休福利,并提高个人领取退休福利的年龄。

个人在退休前预计会工作更长时间,许多人计划退休后继续工作。有些人这样做是出于经济需要,而另一些人则希望保持参与感和产出能力。目前,30% 的 65~69 岁的人,30% 的 70~74 岁的人,8.4% 的 75 岁及以上的人仍在工作。几乎所有在退休后工作的人都喜欢工作,这让他们保持活跃和参与感。然而,经济原因也对工作有影响:67% 的人工作是为了购买额外的东西,42% 的人需要钱来维持收支平衡,23% 的人工作是因为储蓄的价值下降,13% 的人工作是为了维持健康保险或其他福利(Employee Benefit Research Institute,2017;Morley,2017)。

人们开始延迟退休,因为他们意识到成功退休后所面临的财务挑战或承担义务的障碍(Plawecki and Plawecki,2016)。自 2017 年以来,退休人员不太可能负担得起医疗和长期护理,以及医疗保险(Employee Benefit Research Institute,2018)。超过 1/5 的美国老年人从社会保障中获得 90% 或更多的退休收入,另有 1/4 的人从社会保障中获得 50%~90% 的收入(Applebaum and Cummins,2017)。世界上超过一半的工作人口声称他们没有为舒适的退休做好充分的准备,相当大比例的工人称他们没有或很少有储蓄和投资(Employee Benefit Research Institute,2017)。单身的老年家庭,主要是女性,在财务上更加拮据。

### 退休时的特别考虑

由于个人退休储蓄有限,养老金计划减少,对相当一部分美国人来说,退休时"凳子的三条腿"(社会保障、储蓄和私人养老金)已经变成了"一条腿"(Morley,2017)。年老的残疾人、受教育机会较少的人、从事没有福利的低收入工作的人,以及不符合社会保障条件的人在退休期间面临的经济风险增加。年龄较大的少数民族女性、未婚女性和离婚女性更容易陷入贫困,获得社会保障的可能性更小(Shelton,2016)。在美国,同性婚姻合法化前,个人无法获得社会保障幸存者福利。在同性婚姻合法化后,现在已婚的同性伴侣可以获得社会保障幸存者福利、医疗补助支出、丧亲休假,以及共同拥有的房地产和个人财产的继承免税。

对退休妇女的保险覆盖面不足是普遍现象,因为她们的工作经历是零星的和多样化的。由于家庭需要,妇女通常比预期提前退休。尽管大多数男性一直在外工作,但这一直是女性在过去 30 年的期望,因此存在很大的队列差异。传统上,女性工作经历的多样性、中断的职业生涯、性别歧视的养老金政策的残余、社会保障的不平等、低收入的工作岗位都对退休后的收入造成了威胁。虽然在许多方面上,这些情况正在改变,但性别偏见仍然存在(第 30 章)。

**退休规划**

目前的研究表明,退休对生活满意度和健康有积极的影响,尽管这可能取决于个人的情况。退休的决定往往是基于财政资源,对工作、家庭角色和责任的态度,工作性质,获得健康保险,实际年龄,健康,以及自我认知适应退休生活的能力做出的。在成年早期规划退休是明智的,在中年时规划退休是必要的。然而,人们对过去、现在和未来的关注点不同,他们为未来的需要进行储蓄的现实能力也不同。

退休准备计划通常针对的是受教育程度高、职业地位高的员工,以及拥有私人养老金的员工和政府雇员。因此,最需要规划援助的人可能是那些最不可能得到任何帮助的人。健康状况不佳的退休人员、少数民族群体、妇女、社会经济地位较低的人和受教育程度低的人都可能需要退休相关的帮助,需要专门的咨询和有针对性的教育工作。

# 促进健康老龄化:对老年护理的启示

成功的退休适应取决于社会化需求、精力水平、健康状况、足够的收入、各种兴趣、从工作中获得的自尊程度、现存的人际关系、社会支持和一般适应性(知识链接 34.1)。护士有可能与处于不同退休阶段的人一起工作,或参加退休教育和咨询项目。

---

**知识链接 34.1　退休满意度的预测因素**

- 良好的健康
- 发挥功能的能力
- 充足的收入
- 适宜的生活环境
- 以互惠关系为特征的强大的社会支持系统
- 退休决定涉及选择、自主、充分准备、退休前更高地位的工作
- 退休活动提供了一个让自己觉得有用、可以学习、可以成长和享受的机会
- 积极的人生观,掌控感,适应力,足智多谋
- 良好的婚姻或伙伴关系
- 与配偶/其他重要的人有相似的兴趣爱好

---

与 50 岁以上的人谈论退休计划,为退休过渡提供预期指导,识别那些可能面临收入降低和健康问题的风险,并参考适当的资源进行退休计划和支持,都是重要的护理干预措施。此外,退休前和退休期可能是一个恰当的时间,可以重点用来促进健康和预防疾病与伤害(第 1 章)。在个人的生活经验和应对技能优势的基础上,提供适当的咨询和支持,以帮助个人在从工作角色的过渡中,继续以有意义的方式成长和发展是很重要的。在理想的情况下,退休提供了一个追求那些在履行工作义务时可能被忽视的兴趣的机会。然而,对大多数人来说,退休带来了影响健康和福祉的挑战,护士必须倡导提供政策和条件,让所有老年人在退休后保持生活质量。

## 配偶或生活伴侣死亡

在一段长期、亲密、令人满意的关系之后,失去配偶或其他生活伴侣是除了失去孩子之外面临的最困难的调整问题。这种损失是生命历程中可以预料到的一个阶段,但很少被考虑到。对女性来说,晚年丧偶的可能性很大,虽然在男性中不太常见,但仍然是一件重要的事情。与年长男性相比,年长女性更有可能成为寡妇(而不是再婚)(女性为 37%,男性为 13%),而且这些年长的丧偶女性中的大多数都是独自生活。如今,男性独自生活的可能性约为女性的一半,男性在离婚或丧偶后再婚的可能性高于女性(Stepler,2016)。寡妇的数量减少了,尤其是那些配偶寿命延长的妇女。近几十年来丧偶率下降的另一个原因是,离婚后未再婚的美国老年人的比例上升,尤其是 65~74 岁的人群(Stepler,2016)。

虽然婚姻状况的改变被认为是一种正常的生活经历,但配偶的死亡对老年人来说是一件重大的生活事件。随着亲密伴侣的失去,老年人几乎在生活的每一个领域都会发生一些变化,并且这些事件会对老年人的幸福感产生重大影响,如生理的、心理的、社会的、实践的和经济的。那些自信且有心理弹性的人似乎表现得很好。经常与家人和朋友联系是应对失去伴侣事件的关键。悲伤的过渡阶段,如果处理得当,会导致一个新身份的确认,是生命一个阶段的结束,另一个阶段的开始。

文献中发现了丧偶的性别差异。鳏夫可能在社交和情感上更脆弱。经历过配偶死亡的 80 岁以

上的男性,其自杀风险最高(第28章)。相较于寡妇,鳏夫适应丧偶的速度更慢,而且往往很快就会再婚。孤独和被照顾的需要是影响鳏夫寻找新伴侣的因素。在妻子去世后的适应期,鳏夫与家人和朋友保持联系,继续工作或参加活动都是有帮助的。知识链接34.2列出了应与男性患者讨论的,丧偶者的常见丧亲反应。

---

**知识链接 34.2　常见的丧偶反应**

- 寻找失去的伴侣
- 忽视自我
- 丧失分享悲伤的能力
- 丧失社会联系
- 努力把女人视为妻子以外的人
- 自信心和性能力的丧失
- 长期的悲伤期

---

## 促进健康老龄化:对老年护理的启示

### 评估

　　护理丧亲者的护士需要回顾 Lindemann 的悲伤研究,以了解丧亲者最初的躯体反应(Lindemann,1944)(第35章)。尤其是在丧亲初期,丧亲者有较高的发病率和死亡率。在伴侣死亡后的30天内,心脏病发作或脑卒中发生的可能性增加了一倍。这种风险似乎是急性悲伤引起的不良生理反应的结果。丧亲时期还会增加丧亲者患多种精神疾病的风险,尤其是意外死亡的情况。这是一个重要的时刻,护士应评估个体的健康状况,并提供干预,以帮助其更好地应对。然而,丧偶和年龄增长对健康的影响,特别是对慢性问题的风险仍然很高,即使是那些已经经历了这一事件很久的人(10年以上),因此需要对他们进行持续监测和评估。

### 干预

　　护士会在很多情况下与失去亲人的老年人互动。了解向寡妇或鳏夫的新角色过渡的阶段将有助于确定干预措施,尽管每个人在这方面都是独特的。每个人对失去亲人的反应都反映出这种关系

的性质和意义,以及死者的独特特征。调整方式见知识链接34.3。在适当的支持下,丧亲者有望在2~4年内重新融入社会。没有家庭或社会支持的人可能需要专业人士的帮助来度过最初几个月的悲伤,以促进康复。关于临终、死亡和悲伤的更多信息见第35章。

---

**知识链接 34.3　寡妇生活适应模式**

**第一阶段:保守(最初几周)**

　　早期的反应是怀疑、愤怒、优柔寡断、超然,以及无法用逻辑的、持续的方式沟通,这些都很常见。可能会经历寻找伴侣、幻想、幻觉和人格解体。

　　**干预措施:**支持,确认,利用,倾听个人对于伴侣的谈论,降低期望。

**第二阶段:退出(最初几个月)**

　　抑郁、冷漠、生理上的脆弱;运动和认知速度减慢;失眠、难以预料的悲伤、叹息和厌食都会发生。

　　**干预措施:**保护个体不自杀,监测健康状况,并参加支持小组。

**第三阶段:恢复(后6个月)**

　　抑郁的时期夹杂着特殊的能力,个人控制感开始回归。

　　**干预措施:**支持习惯的生活方式,支持和帮助个体探索新的可能性。

**第四阶段:探索(第二年)**

　　个体开始新的冒险,测试新角色的适用性;周年纪念日、节假日、生日和亲人死亡日期可能尤其难熬。

　　**干预措施:**为周年纪念期间的意外反应做好准备。鼓励和支持新尝试的角色。

**第五阶段:整合(第五年)**

　　如果悲伤以一种健康的方式被解决,个体将完全融入新的和令人满意的角色。

　　**干预措施:**通过失去亲人的创伤,帮助个体认识和分享自己的成长模式。

## 晚年生活中的关系

Lowenthal 和 Haven(1968)的经典研究自其创立以来已被多次详细地回顾和阐述。研究表明,关爱关系的重要性和红颜知己的存在可以缓冲与年龄相关的社会损失。与高水平的活动或较高的角色地位相比,保持稳定的亲密关系同良好的心理健康和高昂的士气更相关。如果拥有某些亲密且持续的人际关系,个体似乎更能够应对压力。

一个有爱心的人可能是一种重要的生存资源。在老年人的生活中,护士经常成为照顾他人的对象,尤其是在疗养院中(Touhy,2001)(第 32 章)。尽管精神神经免疫学的研究给了我们一些线索,但尚未确定生理途径促进健康的状况。社会支持与心理和身体健康有关,参与有意义的社会活动也是一种促进因素,可以抵消患痴呆的风险。

### 友谊

朋友通常是晚年生活中重要的支持来源。朋友的数量可能会减少,但大多数老年人至少有一个亲密的朋友,老年人与他们能够保持密切联系,分享秘密,并在紧急情况下向他们求助。随着个体年龄的增长,社交网络可能会缩小,亲密的个人关系得以维持,而更多的工具性关系被中断。世界各地的研究都支持友谊对于促进老年人健康和幸福的价值。

友谊往往能在面对令人不知所措的环境时维持下去。朋友提供了家庭无法提供的令人满意的生活的关键因素,提供了不带评判的承诺和爱。朋

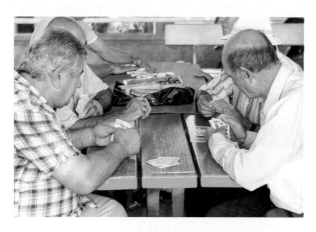

朋友在老年人的生活中扮演了重要的角色

友之间的个性特征是一致的,因为关系是选择的,关心是无义务分享的。信任、关怀和共同解决问题是友谊的重要作用。朋友可以分享一生的观点,也可以给一个人的生活带来全新的观点。晚年的友谊往往是在不断变化的情况下形成的,比如搬到退休或辅助生活社区,寡居以及参与志愿活动。随着欲望和追求的改变,一些在年轻时从未考虑过的友谊也随之发展。

考虑到友谊的重要性,它似乎是一个被忽视的需要探索的领域,我们很少考虑到专业人员与老年人合作的资源。因为亲密的友谊对老年人的幸福感有如此大的影响,任何维持友谊或帮助建立新的友谊和社会网络的事情都是有益的。网络和社交媒体提供了与朋友互动,甚至建立新友谊的机会。一般来说,女性往往比男性拥有更持久的友谊,而这一因素有助于个体恢复,这是一种与成功衰老相关的特征(第 28 章)。

护士在对老年人的评估中可能会包括个人的友谊及其重要性和可用性的问题。虽然友谊确实提供了很多支持,但它们也是年老时悲伤的进一步来源。由于死亡而失去朋友的情况经常发生,护士必须理解这种损失的性质。鼓励代际友谊,将老年人与社会参与和有意义的活动资源联系起来,是重要的干预措施。

## 家庭

### 家庭结构变化

家庭的概念会让人对个体认为的典型家庭应该是什么样产生强烈印象。因为每个人都来自一个家庭,所以这些印象具有强大的象征意义。然而,在当今世界,家庭的定义处于不断变化的状态。就在 100 年前,一般的标准是由父母、他们的成年子女和子女的子女组成的大家庭,经常生活在一起,分享资源、优势和挑战。随着城市的发展,成年子女为了找工作而迁移,父母并不总是跟着搬来,核心家庭也随之发展。在美国,双亲和核心家庭(一到两个孩子)成为常态,或者至少这被认为是美国主流的常态。这种模式在多种族家庭中并不常见,在多种族家庭中,大家庭通常是常态。然而,家庭是在变化的,目前核心家庭已经不常见了。

不断变化的家庭模式给长期护理的未来带来了重大挑战,因为所有长期护理服务和支持的80%~90%是由配偶、成年子女和其他非正式照护者提供的。婴儿潮一代比前几代人更有可能独自生活,单身家庭正在增加(Vespa and Schondelmyer,2015)。因为老年人数量的增加,以及社会上年轻成员离开他们的原生家庭、流动性增加,其他国家的家庭结构甚至价值观也在发生变化。在中国,大家庭正在消失。2013年,中国颁布了一项新法律,规定家庭成员必须照顾老年人的精神需求,如果家庭成员与老年人分开居住,需经常看望他们。韩国近一半的老年人与子女分开生活(United Nations Economic and Social Commission for Asia and the Pacific,2018)。

生育率的下降减小了家庭规模,如今的美国家庭,其规模比以往任何时候都要小。高离婚率和再婚率导致了前一段婚姻的孩子和新婚姻的孩子组合而成的混合家庭。新的现代家庭包括单亲家庭、混合家庭、同性恋家庭、同居伴侣和无子女家庭。没有家庭的老年人,无论是出于选择还是由于环境,可能会通过与兄弟姐妹、朋友或其他人共同生活来组建自己的家庭。事实上,居住在长期护理机构的无子女老年人把员工称为他们的新家人的情况并不罕见。

## 多代同堂家庭

美国人口普查局将多代同堂家庭定义为两代以上生活在同一屋檐下的家庭。1/5的美国人生活在多代同堂家庭中,约占总人口的19%。在美国,多代同堂家庭自1990年以来增长了约60%(Cohn and Passel,2016)。多代同堂家庭在其他文化中更为常见,但在几乎所有的美国种族群体和拉美裔群体中,在所有年龄群体中,在男性和女性中都在增长。近年来,年轻人是最有可能生活在多代同堂家庭中的年龄组(以前是老年人)。在25~29岁的人群中,31%的人住在多代同堂的房子里(Cohn,2016)。在美国,多代同堂家庭在经济衰退期间加速增长,预计这种增长趋势将继续下去。"多代"改建或新建房屋以容纳跨代家庭是一种日益增长的趋势。当你打算为家庭增加一位老年人时,知识链接34.4提供了一些建议。

---

**知识链接 34.4　最佳实践建议**

### 为家庭增加一位老年人

**询问的问题**

- 新成员和家庭的需要是什么?
- 新成员的空间在哪里?
- 新成员将如何纳入现有的家庭模式?
- 责任将如何分担?
- 在调整阶段,社区有什么资源可以提供帮助?
- 环境对新成员安全吗?
- 这个新成员的加入会给家庭生活带来什么变化?家庭成员对此有何感受?
- 社交和睡眠模式有什么不同?
- 老年人的需求和期望是什么?
- 老年人的技能和才能是什么?

**可能需要做出的调整**

- 如果可能的话,安排半私人的生活区。
- 定期拜访其他亲戚,给每个家庭休息和隐私的时间。
- 为老年人安排成人日间健康计划和老年人活动,帮助他们与自己的同龄人保持联系。考虑一下老年人在放弃熟悉的环境和朋友时会作何感想。

**潜在的冲突领域**

- 空间:特别是当某人把自己的空间让给年长的亲戚时。
- 私人物品:老年人可能想把私人物品搬到家里;其他人可能不觉得它们有吸引力,或者坚持用新东西取代它们。
- 娱乐:老年人和年轻人都有感到需要或渴望将对方排除在社交活动之外的时候。
- 责任和家务:如果老年人什么都不做,可能会觉得自己很没用;如果老年人做了什么,可能会觉得自己碍事。
- 开支:增加的家庭维修、食物、衣服和娱乐费用可能不能适当分摊。
- 假期:是一起去还是独自去;年轻人不带老年人出去可能会感到不安,如果必须带的话,可能会感到不满。
- 育儿:育儿政策上的分歧。

- 照顾孩子:在祖父母愿意承担照顾孩子的责任和家庭需要/愿望之间找到平衡。

减少冲突领域的方法
- 尊重隐私。
- 讨论空间分配。
- 在搬家前讨论一下老年人的家具。
- 提前弄清楚社交活动什么时候包括所有人,什么时候不包括某个人。
- 对家务做明确的决定;人人都应有与能力相适应的责任。
- 如果可以的话,让老年人支付一部分费用。

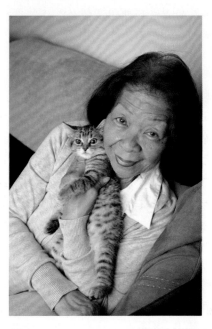

宠物是家庭的一部分,对老年人尤其有益。它们提供了陪伴、安慰和关怀

## 家庭关系

无论如何定义,家庭成员构成了大多数老年人关系的核心,当家庭成员互相依赖时,则构成了他们的支持系统。社会上长期存在的谣传是,家庭与年长的家庭成员疏远,并把他们交给机构照护。事实远非如此,家庭关系在老年时期仍然很牢固,而且大多数老年人经常和他们的家人接触。大多数老年人拥有一个庞大的跨代人际网络,包括儿子、女儿、继子女、姻亲、侄女、侄子、孙子、曾孙,以及他们后代的伴侣和前伴侣。家庭为老年人提供大部分的照护服务。家庭结构的变化将对未来为老年人提供照护服务的家庭成员的可利用性产生重大影响。

随着家庭的变化,家庭成员的角色或对彼此的期望也会发生变化。如果他们的孩子不能照顾他们,祖父母可以为他们的孙辈承担父母的角色。或者,当孩子、侄女和侄子工作时,祖父母和年长的阿姨和叔叔可能会承担临时的照护角色。任何年龄的成年子女都可以为自己的父母或可能生病或受伤的老年亲属提供有限或广泛的照护。配偶、兄弟姐妹或孙辈也可能成为照护者。

亲密的家庭更能意识到成员的需求,并努力解决问题,以找到满足成员需求的方法,即使这些方法并不总是成功的。在情感上疏远的家庭在需要的时候很少出现,产生冲突的可能性更大。如果这个家庭从来没有互相亲密和支持过,那么家庭成员长大后也不会奇迹般地变得互相亲密和支持。埋藏已久的怨恨可能会突然出现,从而产生摩擦或心理痛苦。如果一个家庭成员的需求超过其他家庭成员,长期隐藏的冲突和感情可能会重新出现。

在了解老年人的同时,老年专业护士也应了解他们的家庭,了解他们的特殊之处和生活挑战。护士是在老年人的原生家庭、现在的家庭和支持网络(包括朋友)的独特文化中照护他们的。

## 家庭类型

### 传统的夫妻

在美国,婚姻或伴侣关系是老年人获得支持的重要来源,超过一半的非机构老年人与配偶(包括伴侣)生活在一起。与配偶生活在一起的比例随着年龄的增长而下降,尤其是对女性而言。65岁以上的女性丧偶的可能性是同龄男性的3倍。在75岁及以上的女性中,近一半的人独自生活(Administration on Aging, Administration for Community Living, U.S. Department of Health and Human Services, 2017)。配偶去世的男性,如果他们愿意的话通常有多次再婚的机会。即使在最年长的人中,大多数男性都是已婚的。女性在晚年不太可能有机会再婚。

通常情况下,较多年纪较大的夫妇住在一起,但出于经济和财产继承原因而不结婚。越来越多50岁及以上的成年人开始同居,自2007年以来,同居率上升了 75%。同居人数的增加往往与这一群体中不断上升的离婚率同时发生。大多数 50 岁及以上的同居男女都曾结过婚，其中大多数已经离婚。在 65 岁及以上的老年人中，同居者丧偶的比例上升（Stepler，2016）。

晚年夫妻的需求、任务和期望都与早年有所不同。有些夫妇已经结婚六七十年了。在一起的这些年里，可能充满了爱和陪伴，也可能是虐待和怨恨，或者介于两者之间。然而，总的来说，婚姻状况（或有一个长期的伴侣）与健康、生活满意度和幸福感呈正相关。对所有的夫妇来说，正常的身体和社会状况会在晚年生活时出现挑战。导致这些关系紧张的一些问题包括：①伴侣一方或双方的健康状况恶化；②收入的限制；③与子女或者其他亲属有冲突；④不相容的性需求；⑤活动和社交需求不匹配。

**离婚。**在过去，离婚被认为是一件耻辱的事情，但如今是太普通的一件事了，并且个体总是倾向于忘记多年前离婚的排斥效应。年龄较大的夫妇不太可能维持不满意的婚姻，而且随着婴儿潮一代的老龄化，离婚率将继续上升。在过去的 25 年里，50 岁及以上人群的离婚率翻了一番。在过去一年中，离婚的 50 岁及以上的成年人中，约有 1/3 的人的前一段婚姻至少持续了 30 年，12% 的人的婚姻持续了 40 年或以上。研究表明，许多老年离婚者对多年来的婚姻越来越不满意，他们正在寻找机会在他们生命的剩余岁月里，追求自己的兴趣和独立。卫生保健专业人员必须避免做出倾向性的判断，并考虑到老年人对婚姻不满的可能性。护士应该问："你如何描述你的婚姻？"

长期的关系是多样而复杂的，有许多因素构成了他们在一起的黏合剂。对老年人来说，婚姻破裂可能更具破坏性，因为它往往是意料之外的，可能与其他重大损失同时发生。护士和其他卫生保健专业人员必须支持患者提出离婚的决定，并帮助他或她在过渡期间寻求咨询。离婚会启动一个类似于配偶去世的悲伤过程，在患者适应新生活之前，其应对能力可能会出现严重的中断。此时患者的悲伤可能更难处理，因为其没有建立社会认可的模式。此外，税收和财政政策有利于已婚夫妇，许多离婚的老年妇女退休后在经济方面处于严重的劣势状态。

## LGBT 夫妇

随着家庭的变化，夫妻关系的类型也在增加。我们今天看到的夫妻类型有女同性恋、男同性恋、双性恋和变性者（LGBT）夫妇。虽然许多人不愿透露自己的身份，并且任何年龄的 LGBT 人群的数量都难以确定，但据估计，在美国 60 岁以上的老年人中，有 270 万 LGBT 人群，预计到 2030 年，这一数字可能会翻一番（第 33 章）。

大多数 60 岁以上的 LGBT 成年人都是单身，因为同性恋结婚合法化是最近才出现的。很多人在他们的一生中都有过同居的经历，但随着年龄的增长，他们更有可能独自生活。50 岁以上的男同性恋者和双性恋中的男性独自生活的可能性是同龄异性恋中男性的两倍，而老年女同性恋者和双性恋中的女性独自生活的可能性约为 1/3。大约有 1/3 的女同性恋者会在 50 岁以后出柜。许多女同性恋者结婚、抚养孩子、离婚，过着双重生活。

多年来，医疗提供者要求接受变性手术的候选人与配偶离婚，搬到一个新的地方，并根据他们新的性别表达来构建一个虚假的个人史。但这些做法导致变性者失去了更多的社会和个人支持系统。

认识到年轻的 LGBT 人群和年长的 LGBT 人群在经历上有较大的不同是很重要的。年长的 LGBT 人群没有反歧视法的支持，与那些在现代同性恋解放运动中成长起来的人相比，他们更有可能隐藏自己的同性恋身份。那些向家庭成员出柜的老年 LGBT 个体，面临着与原生家庭疏远的负面后果，因而通常会创造出"选择的家庭"，或被选择的家庭。被选择的家庭是被选择在个体生活中扮演重要角色的人，即使他们在生物学上或法律上没有关系。选择的家庭通常包括伴侣、朋友、同事、邻居和前伴侣，他们提供的支持功能与个体对原生家庭期望的相同（Orel and Coon，2016）。

变性者和双性恋者不太可能出柜。一些 LGBT 人群可能已经建立了社交网络，包括朋友、家庭成员和更大的社区，但许多人缺乏支持。因为许多 LGBT 夫妇可能没有孩子，或者孩子较少，随着他们年龄的增长，照顾他们的人也会越来越少。社区中为 LGBT 老年人服务的组织需要加强外联和支持机制，使他们能够保持独立和安全、健康地步入老年。知识链接 34.5 为老年 LGBT 群体提供了资源。

**知识链接 34.5　最佳实践资源**

**老龄管理：**美国国家女同性恋、男同性恋、双性恋和变性者（LGBT）的老龄化资源中心［National Resource Center on Lesbian, Gay, Bisexual, and Transgender（LGBT）Aging］

**医疗保健研究和质量机构（Agency for Healthcare Research and Quality）：**照护者方案实施指南（Care for the Caregiver Program Implementation Guide）

**阿尔茨海默病协会（Alzheimer's Association）：**EssentiALZ—Care 培训资源、在线学习、DVD、痴呆护理在线培训和专业人员认证

**美国祖父母协会（American Grandparents Association）：**grandparents.com

**关爱者行动网络（Caregiver Action Network）：**资源，教育

**美国退休人员协会（Association of American Retired Persons, AARP）：**照护者资源

**社区生活管理（Administration for Community Living）：**美国国家家庭照护者支持计划

**家庭照护者联盟（Family Caregiver Alliance）**

**祖父母和亲戚抚养孩子的 Facebook 在线支持小组**

**祖父母抚养孙子**

**孤独家庭联盟（Home Alone Alliance）：**关于护理技术（伤口护理，活动能力，药物管理）的英语和西班牙语短视频

**薰衣草健康（Lavender Health）：**由一组护士维护场地；为 LGBT 社区提供关于 LGBT 健康问题和最佳做法的教育资源和 PPT 演示

**同性恋老龄问题网络（Lesbian and Gay Aging Issues Network, LGAIN）：**美国老龄化社会的一个组成组织，致力于提高人们对 LGBT 老年人的关注，以及他们在获得住房、医疗保健、长期护理和其他所需服务方面所遇到的独特障碍的认识

**美国护理联盟（National Alliance for Caregiving）：**护理方面的国际资源和最佳实践

**美国国家 LGBT 老龄化资源中心（National Resource Center on LGBT Aging）：**技术援助资源中心，旨在提高为 LGBT 老年人提供的服务和支持的质量

---

**护理准备量表**

为男同性恋、女同性恋、双性恋和变性老年人提供服务和宣传（Services and Advocacy for Gay, Lesbian, Bisexual, and Transgender Elders, SAGE）

**美国老龄化管理局（U.S. Administration on Aging）：**美国国家家庭照护者支持计划

---

越来越多的同性伴侣选择组建家庭，这需要护士更多地了解这些"新"类型的家庭，无论老少。大多数研究都涉及男同性恋和女同性恋伴侣，而对双性恋和变性者关系的了解则较少。要理解 LGBT 个体在家庭生活方式上的巨大变化，需要更多的年龄组、文化和代际差异方面的知识。

## 老年人和他们的成年子女

成年后，两代人之间的关系对大多数人来说变得越来越重要。年长的父母喜欢了解他们孩子的各种活动和成功事迹，成年的子女开始看到自己从父母那里发展而来的各个方面的情况。有时，这种关系可能会变得紧张，因为年轻人更关心自己的配偶、伴侣和孩子。父母不再是他们生活的中心，尽管后代可能是父母生活的中心。最困难的情况是，父母公开批评或评判子女的生活。最好的情况是，成年子女转变为老年人的朋友、同伴、知己，这一概念被称为孝顺成熟。

总的来说，老年人和他们的孩子之间的关系在本质上是相互的，其特征是友爱和相互支持。这些关系是最重要的，也可能是最矛盾的。家庭资源从出生开始就共享，通常以某种方式持续，直到死亡或死后。这些资源可能是有形的，如金钱、财产和住房。无形资源可能包括建议、支持、指导和日常生活援助。老年人提供了家族史的观点、变老的模式、对孙辈的帮助、一种延续性的感觉和衰老的哲学。

大多数老年人定期看望他们的孩子，甚至与那些不住在自己附近的孩子也保持着密切的联系，所以远距离的亲密关系也是可以发生的。90% 与他人同住的老年人表示，他们至少每周与孩子联系，40% 的人表示，他们每天都与孩子交流（Stepler, 2016）。

### 从未结过婚的老年人

在美国,未婚成年人的数量正在增加。大部分时间都独自生活的老年人通常会与兄弟姐妹、朋友和邻居建立起支持关系。从未结过婚的老年人可能会因为他们的独立性而表现出对衰老挑战的适应力,也不会感到孤独或孤立。此外,他们可能有更长的终身就业时间,随着年龄的增长可能享有更大的经济保障。未来单身的老年人会越来越多,因为选择单身在现在的年轻人中越来越普遍。

### 祖父母

祖父母的角色,以及越来越多的曾祖父母的角色,是大多数老年人所经历的。祖父母的数量达到了历史新高,而且仍在以超过总人口增长率两倍的速度增长。大多数 65 岁以上(83%)的美国人都有孙辈。在这些祖父母中,2/3 的人至少有 4 个孙辈。72% 的人认为成为祖父母是他们生活中最重要和最令人满意的事情(American Grandparents Association,2017—2018 )。根据健康老龄化的预测,曾祖父母的存在在未来将变得更加普遍(Krogstad,2015)。

顾名思义,"祖辈"在关注、经历和责任方面超越了父母。大多数祖父母从孙辈身上获得了极大的情感满足。从历史上看,人们一直强调祖父母在逐渐衰老,认为这将影响到他们与孙辈的关系,

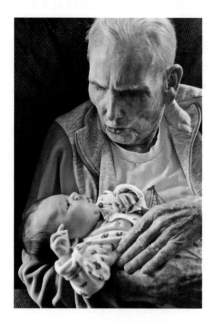

作者的孙子和他的外曾祖父

但很少有人谈到孙辈的成长和成熟对这一关系的影响。许多与祖父母有过亲密接触的年轻人表示,这种关系在他们的生活中非常有意义。越来越多的成年孙辈也在照顾他们的祖父母。

随着孙辈和祖父辈在衰老过程中的进展,他们的年龄、活力和距离产生了各种可能的活动和互动。祖父母和他们的孙辈经常联系,60% 的人至少每周联系一次(Stepler,2016)。地理距离对祖父母与孙辈关系的质量没有显著影响。互联网越来越多地被远方的祖父母用作参与孙辈生活和建立亲密关系的一种方式(第 5 章)。

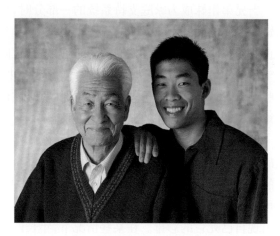

祖父母是老年人的重要角色

年轻的祖父母通常住得离孙辈更近,更多地参与照顾孩子和娱乐活动(知识链接 34.6)。有足够收入的年长的祖父母可能会提供更多的经济援助和其他类型的帮助。以祖父母为户主的家庭是美国增长最快的家庭群体之一,这种现象也发生在其他国家。在美国,大约有 2 700 万祖父母负责抚养他们的孙辈(Taylor et al.,2017)。这一现象将在本章后面讨论。

---

**知识链接 34.6　8 岁小孩眼中的祖母**

"祖母是没有自己孩子的女人。所以她喜欢别人的孩子。"

"祖母们无事可做,她们就在那儿。当她们带我们去散步时,她们走得很慢,就像毛毛虫在美丽的树叶上爬行一样。她们从来不会说,'快点,快点!'"

"每个人都应该有一个祖母,特别是那些没有电视的人。"

## 兄弟姐妹

人们对晚年的兄弟姐妹关系知之甚少,研究人员也一直忽视了这个问题。随着个人年龄的增长,和早些年相比,他们与兄弟姐妹的联系往往比家庭和工作需求更迫切。大约80%的老年人至少有一个兄弟姐妹,在从未结过婚的老年人、丧偶者和没有孩子的人的生活中,兄弟姐妹通常是强有力的支持来源。对许多老年人来说,这些关系变得越来越重要,因为他们有历史悠久的记忆,并且有相似的同代人背景。

当兄弟姐妹成为家庭支持系统的一部分时,兄弟姐妹之间的关系就变得尤为重要,尤其是在单身或丧偶的独居老年人中。人们认为,兄弟姐妹之间最牢固的关系是姐妹关系。如果有幸能存活下来,这些关系在晚年仍然很重要。服务提供者应该询问被照护者过去和现在的兄弟姐妹关系。

失去兄弟姐妹会对一个人的死亡意识产生深远的影响,特别是当同性别的人死亡时。当一个年长的成年人到了死去的兄弟姐妹的年龄时,这种反应可能相当具有破坏性。不仅是悲伤被激活,还可能出现自己死亡的彩排。在某些情况下,年长的兄弟姐妹比年幼的兄弟姐妹活得更久,他们可能不仅会感到深深的悲伤,还会感到内疚:"为什么是他们,而不是我?"(第35章)。

## 虚构亲属

Virginia Satir 认为,虚构亲属是充当真正的虚构家庭的非血缘亲属。这些非亲属成为替代家庭,承担了家庭的一些工具和情感属性。虚构亲属在许多老年人的生活中是很重要的,特别是那些没有亲密或令人满意的家庭关系的人,以及那些独居或住在疗养院的人。虚构亲属包括朋友,通常还包括付费的照护者。初级护理提供者,如护理助理、护士或病例管理人员,经常成为虚构亲属。与老年人一起工作的专业人员需要认识到朋友、邻居和其他虚构亲属之间的工具和情感支持,以及相互满足的关系。

# 照护

世界上有四种人:曾经的照护者,现在的照护者,将来的照护者,以及将来需要照护者的人。

(Rosalyn Carter, Alzheimer's Reading Room, 2013)

对许多美国家庭来说,家庭照护已经成为一种规范的经历(类似于婚姻、工作或退休),这跨越了种族、民族和社会阶层的差异。老年专业护士最可能遇到的情况是老年人的家人和朋友在照护他们。在美国,非正式的照护者(家庭成员和其他无报酬的照护者)为老年人提供了大部分的照护服务。32%的非正式照护者在照顾他们的父母,36%在照顾他们的配偶。在任何时候,约6%的成年子女都在照顾父母,但约17%的成年子女会在生命中的某个时刻照顾父母。这些照护者中的许多人也在外工作,因此在照顾父母的同时,往往面临着巨大的压力(Oldenkamp et al.,2016;Wettstein and Zulkarnain,2017)。

尽管我们对男性照护者的体验知之甚少(Accius,2017),但男性和女性照护者的比例是一样的。家庭结构发生了变化,家庭照护网络也发生了变化。对护士来说,了解照护的复杂性和它可能采取的多种形式是很重要的。将照护定义为照护者和被照护者的二分体并不能反映当今的照护模式(Epps et al.,2019)。由照护者提供的非正式照护被普遍认为是长期照护系统的基础。非正式照护者基本上向被照护者提供免费服务。他们替代家庭照护者提供的护理将花费约4 700亿美元(约32 430亿元人民币),超过医疗补助总支出(Feinberg and Levine,2015—2016)。如果没有家庭照护者,目前的长期护理水平就无法维持。知识链接34.7列出有关照护的统计数字。

LGBT 社区的照护遵循一种不同的模式。9%的照护者自认为是 LGBT,而 LGBT 老年人基本上彼此互相照顾。然而,LGBT 婴儿潮一代和千禧一代也以一定程度的比例照顾他们年迈的父母(National Resource Center on LGBT Aging,2016)。配偶、伴侣和朋友为老年 LGBT 人群提供了90%的照顾。这种模式反映了"选择的家庭"对老年 LGBT 群体生活的重要性。"这些'选择的家庭'为 LGBT 老年人提供照顾,但他们往往得不到认可,也得不到照顾患者的充分信息,或者在医疗环境中不被视为照护者。"护士需要给予他们支持、帮助和信息,以便为他们所爱的人提供适当的护理(Wardecker and Johnston,2018,p. 2-3)。这些模式可能会改变

## 知识链接 34.7　关于照护的事实

- 在过去的 12 个月里，美国大约有 3 420 万照护者为 50 岁以上的成年人提供了护理。
- 家庭照护者包括孩子（41.3%）、配偶（38.4%），以及其他家庭成员和朋友（20.4%）。
- 平均照护时间为 4.6 年。
- 66% 的照护者是女性，平均年龄为 48 岁。年长的照护者更有可能照顾配偶或伴侣；他们的平均年龄为 63 岁，其中 1/3 的人健康状况不佳。
- 男性照护者的数量较少，但在增加，需要继续进行研究，以解决他们的独特需求。在 75 岁及以上的配偶照护者中，两性提供同等的照顾。
- 据估计，在美国所有的成年人照护者中，有 12%~18% 的人年龄为 18~24 岁，这一群体被称为"新兴成年人"，他们承担着与老年人相同的照护责任。
- 约有 4 350 万名成年家庭照护者照顾患有阿尔茨海默病或其他痴呆的人。他们提供的护理时间比其他疾病患者的护理时间平均多 1~4 年。
- 几乎一半的 LGBT 老年人为家庭，或原生家庭，或选择的家庭提供照护援助。
- 在美国，超过 270 万的祖父母为孙辈提供初级护理（托管祖父母），祖父母户主家庭是美国增长最快的家庭群体之一。
- 照护会对身心健康产生严重的负面影响。40%~70% 的照护者有临床明显的抑郁症状。
- 照护也会带来经济负担，做家庭照护者的妇女生活在贫困中的可能性是不做家庭照护者的 2.5 倍。

资料来源：National Alliance for Caregiving Family Caregiver Alliance：*Caregiving in the U.S. 2015.*

下一代的 LGBT 老年人，他们已经从婚姻平等、更大的社会接受度和有孩子中受益。

　　对遭遇反 LGBT 偏见的担忧增加了老年人对非正式照护的需求，因为 LGBT 老年人会不遗余力地避免进入老年住所，而且往往决心不惜一切代价就地养老。由于害怕歧视和偏见，他们也不太可能

获得支持性的家庭服务。在美国许多地区，LGBT 社区成员已经开始努力创建专门为他们的需求而设计的老年人住所和退休社区。其中，许多项目仍处于开发阶段，主要是为富人设计的。希望随着社区继续为 LGBT 老年人进行宣传，最终会有更多的住所可供他们选择。在寻找具有关怀性和支持性的社区机构时，地方和美国国家的 LGBT 组织可以成为另一个重要的资源（Family Caregiver Alliance，2015；Knauer，2016）（第 32 章）。

　　在全球范围内，照护被认为是一个重大的公共卫生问题，对照护者身心健康的关注正得到越来越多的重视。由于人口结构的变化，65 岁以上成年人的家庭照护者需求正在显著增加，但我们没有配备适当的老年护理系统来支持他们（Eldercare Workforce Alliance，2018）。目前的趋势表明，社区中老年人使用正规付费护理的情况正在减少，而他们对家庭照护者的唯一依赖却在增加。未来，社会对家庭照护者的需求将大幅增加，但可提供护理的家庭照护者的数量却在大幅减少。当第一批婴儿潮一代在 10 年内（到 2026 年）开始步入 80 岁时，照护者支持比率将开始下降，到 2050 年，这一比率将下降到每一个 80 岁及以上的人有不到 3 名潜在照护者（Feinberg and Levine，2015—2016）。此外，正式照护者（护理助理、执业护士和注册护士）持续短缺，无法提供长期护理服务（第 2 章）。

　　一些人认为，婴儿潮一代对照护的认识是不同的。虽然他们认识到自己有责任照顾生病的家庭成员，但他们将自己视为照顾组织中的伙伴，并希望协商和限定他们希望承担的照顾的数量和种类。这就需要有替代家庭照护的资源，以及不再把家庭照护视为理所当然的政策和实践。婴儿潮一代和未来几代人将期望国家和地方机构在一个协调的长期护理网络中提供更多的支持和帮助（第 32 章）。

### 照护的影响

　　尽管照护是一种回报所爱之人的方式，是给予他人快乐的源泉，但它也会造成压力。"照护是一个非常复杂的问题，承担照护角色是一个过渡时期，需要重新调整自己的目标、行为和责任。它需要接受新的东西，但它也意味着失去过去和本来拥有的东西"（Lund，2005，p. 152）。照护者被认为是"隐藏的患者"（Schulz and Beach，1999，p. 2216）。

家庭照护与抑郁和焦虑水平增加、自我报告的身体健康状况较差、免疫功能受损、失眠率升高、酒精使用增加和死亡率增加有关(Tang et al.,2018)。照护者负担包括由于照护造成的身体、心理、情感、关系、社会和经济问题(Pristavec,2018)。未缓解的照护者压力增加了虐待和忽视的可能性(第31章)。在某些情况下,照护工作也有可能遇到困难(知识链接34.8)。

---

### 知识链接 34.8    与照护者压力相关的情况

- 相互竞争的角色责任(例如,工作、家庭)
- 照护者年龄大
- 照护需求强度高
- 资源不足
- 经济困难
- 自我报告的健康状况差
- 与被照护者在同一家庭生活
- 被照护者患有痴呆
- 照护时间长短
- 照护者与被照护者之间的关系冲突

---

照护可能是有回报的,也可能是痛苦的,对一些照护者来说,既有受益,也有负担,负担高的时候,照护者也可能获得高收益。与那些经历负担的人相比,能够获益的照护者的心理更健康,担任继续照护角色的时间更长(Pristavec,2018)。照护的积极好处可能包括增强自尊和幸福感、个人成长和满足感,以及通过照护发现或创造意义。如果照护者觉得自己被需要、与照护者有亲密的互惠关系、相信他们的帮助能受到被照护者的赏识,并且有足够的支持网络,那么照护更有可能是有益的(Monin et al.,2017)。近年来,照护的积极益处得到了更多的关注,但还需要进一步的研究,以帮助理解哪些因素会影响照护者对体验的感知,以及援助项目如何聚焦于增加对益处的感知(Pristavec,2018)。知识链接34.9和知识链接34.10提供了关于照护者需求和减轻压力的建议的进一步信息。

Patricia Archbold 及其同事(1990)研究了照护者角色,考察了照护者和被照护者之间的关系(相互关系)、照护者对任务的准备和照护的压力(准备)如何影响其对照护的反应。大多数照护者对他们面临的许多责任没有准备,在照护活动中没

---

### 知识链接 34.9    照护者的需求

- 给自己留点时间
- 保证我照顾的人安全
- 平衡工作和家庭责任
- 管理情绪和身体压力
- 和被照护者一起做些简单又令人满意的事情
- 学习如何和医生交谈
- 做临终决定
- 移动或搬动被照护者;洗澡和穿衣
- 处理失禁或如厕问题
- 管理被照护者的挑战性行为
- 协商医疗保健和家庭及社区服务
- 管理复杂的药物计划或高科技医疗设备
- 选择一家家庭健康机构,辅助生活设施,或专业护理机构
- 寻找非英语教育材料

---

### 知识链接 34.10    最佳实践建议

**减轻照护者压力**

- 让自己了解疾病或医疗状况。
- 与适当的疾病相关组织联系,了解资源、教育和支持小组,以帮助你适应遇到的挑战。
- 找一个了解这种疾病的卫生保健专业人员。
- 咨询其他专家帮助规划未来(法律、财务)。
- 利用你的社会资源寻求帮助。
- 花时间放松和锻炼。
- 利用社区资源。
- 保持你的幽默感。
- 参加一些有益的活动,比如读一本好书、洗个热水澡。
- 在需要的时候寻求支持性的咨询。
- 认清并承认你的感受,你有权拥有所有这些。
- 设定现实的目标。
- 关注自己的健康需求。

改编自:Mayo Clinic:*Caregiver stress:tips for taking care of yourself*,January19,2018.

---

有接受正式的指导。准备不足会大大增加照护者的压力。在老年人住院、癌症护理、治疗期间,有高水平照护准备的照护者承受的照护压力较低

(Zwicker, 2018)。一些有效的照护者评估工具是可用的,包括照护者准备度量表(the Preparedness for Caregiving Scale)(图 34.1)和修订版照护者压力指数(the Modified Caregiver Strain Index)(图 34.2)。照护与接受照护角色的复杂性有待进一步研究,以为护理干预提供理论基础。

### 照护痴呆患者

与非痴呆患者相比,痴呆患者的照护者需要提供更多的帮助,并面临更大的财务、情感和身体的挑战(Gaugler et al., 2017)。过去,为痴呆患者提供服务的主要是机构,如疗养院,但现在超过 2/3~3/4

的痴呆患者生活在社区(Lepore and Wiener, 2017)。痴呆患者照护压力增加的因素包括多次失去亲人的悲伤、身体需求和持续时间(长达 20 年)、沟通困难和缺乏可用的资源。如果被照护者在日常生活活动(ADL)和工具性日常生活活动(IADL)中表现出行为障碍和损害,其需求就会加剧(Gaugler et al., 2017)(第 29 章)。

最近一项针对老年痴呆患者的非裔美国人和白人照护者的研究(Wilks et al., 2018)称,精神信仰是两个种族克服压力的重要因素,但精神支持对非裔美国人照护者的影响更大。作者认为,需要进一步的研究来理解精神信仰在照护过程中的作用(第 36 章)。

## 你的照护准备度

人们可能对照顾他人的有些方面做好了准备,有些方面却没有做好准备。我们想知道,即使你现在没有提供某种类型的照护服务,你认为你在以下各项做了多少准备。

| | 完全没有准备 | 准备得不太充分 | 准备得有点充分 | 准备得比较充分 | 准备得非常充分 |
|---|---|---|---|---|---|
| 1. 你认为你在照顾家人的躯体需求方面准备得有多充分? | 0 | 1 | 2 | 3 | 4 |
| 2. 你认为你在照顾他/她的情感需求方面准备得有多充分? | 0 | 1 | 2 | 3 | 4 |
| 3. 你认为你在了解他/她并为他/她提供服务方面准备得有多充分? | 0 | 1 | 2 | 3 | 4 |
| 4. 你认为你对照护压力的准备有多充分? | 0 | 1 | 2 | 3 | 4 |
| 5. 你认为你有多充分的准备让你和你的家人都能享受到照护活动的乐趣? | 0 | 1 | 2 | 3 | 4 |
| 6. 你认为你为应对他/她的紧急情况准备得有多充分? | 0 | 1 | 2 | 3 | 4 |
| 7. 你认为你有多充分的准备能从卫生保健系统得到帮助和所需信息? | 0 | 1 | 2 | 3 | 4 |
| 8. 总体来说,你认为你对照顾家人准备得有多充分? | 0 | 1 | 2 | 3 | 4 |

9. 还有什么你想做好准备的具体的事情吗? _____

_____

_____

_____

各项目平均得分: _____

图 34.1　照护者准备度量表(From Archbold PG, Stewart BJ, Greenlick MR, et al.: Mutuality and preparedness as predictors of caregiver role strain, *Res Nurs Health* 13:375-385, 1990. Reprinted with permission from John Wiley & Sons.)

**指导语**:这里列出了其他照护者认为困难的事情,请在适合你的栏内打钩。我们列出了一些常见的照护经验的例子来帮助你理解每一个问题。你的情况可能略有不同,但这个项目仍然适用。

| | 是的,<br>定期=2 | 是的,<br>有时=1 | 否=0 |
|---|---|---|---|
| 我的睡眠被打乱了<br>(例如:我照护的人上床又下床或在晚上四处游荡) | —— | —— | —— |
| 照护他人不方便<br>(例如:照护他人需要很长时间,或者需要很长时间开车去帮忙) | —— | —— | —— |
| 照护时躯体有压力<br>(例如:椅子抬进或抬出;需要努力或集中精力) | —— | —— | —— |
| 照护限制<br>(例如:照护限制了空闲时间,或者我不能去旅游) | —— | —— | —— |
| 有家庭变动<br>(例如:帮助别人打乱了我的日常生活;没有隐私) | —— | —— | —— |
| 个人计划有了变化<br>(例如:我不得不拒绝一份工作;我不能去度假) | —— | —— | —— |
| 我的时间有其他安排<br>(例如:其他家庭成员需要我) | —— | —— | —— |
| 有情绪变化<br>(例如:关于照护的激烈争吵) | —— | —— | —— |
| 有些行为让人心烦意乱<br>(例如:尿失禁;被照护的人有记忆障碍;或者我照护的人指责别人拿东西) | —— | —— | —— |
| 我很难过地发现我在乎的人和以前的大不一样了<br>(例如:他/她是一个与过去不同的人) | —— | —— | —— |
| 有工作变动<br>(例如:我不得不因为照护而请假) | —— | —— | —— |
| 照护是一项财政负担 | —— | —— | —— |
| 我非常不知所措<br>(例如:我担心我照顾的人;我不知道该如何管理) | —— | —— | —— |

计算总分:是的,定期(每个 2 分);是的,有时(每个 1 分)

**总分=**

图 34.2 修订版照护者压力指数(From Thornton M,Travis SS:Analysis of the reliability of the Modified Caregiver Strain Index,*J Gerontol B Psychol Sci Soc Sci* 58(2):S129,2003. Copyright ©The Gerontological Society of America. Reproduced by permission of the publisher.)

护士研究员 Christine Williams 博士讨论了她关于加强配偶照护者和痴呆患者之间沟通的创新研究(研究亮点)。《阿尔茨海默病阅览室》(the Alzheimer's Reading Room)总结了 Williams 博士研究中发现的有助于维持配偶照护关系的沟通策略。

## 配偶照护

与有残疾的配偶生活在一起的老年人中,有80% 会照顾他们。妻子提供的照护比丈夫多,但随着男性预期寿命的延长,这种情况正在改变。与其他家庭照护者相比,提供照护的配偶在照护过程中经历了更多的心理和身体健康问题,提供了更密集、更耗时的照护服务,而且他们从其他家庭成员那里获得帮助的可能性更小(Oldenkamp et al., 2016;Polenick and DePasquale, 2018)。与其他类型的照护者相比,年长的配偶往往承担着更大的负担,他们在家里得到的帮助很少,但他们的责任随着时间的推移在增加(Park, 2017)。与报告轻度压力的照护者相比,报告较大压力的配偶照护者的死亡率几乎是其两倍(Perkins et al., 2013)。

照顾生病伴侣的年长配偶也面临着许多角色的变化。年长的女性可能需要学习开车、理财或自己做决定。男性照护者可能需要学习如何做饭、购物、洗衣服,以及为妻子提供个人照护。配偶照护者还需要处理额外的照护责任,同时还要处理预期的失去配偶的问题。护士应该注意,医护人员在可能提供支持和资源的情况下,也要使照护者能够承担新的责任,而不是完全不堪重负。成人日间计划、暂托服务,或由家庭健康助手或家庭主妇提供的定期援助可以使夫妻继续生活在一起,并减轻照护的压力。卫生保健提供者必须注意照护者和被照护者的身心健康需要。

## 老年父母照顾有智力和发育障碍的成年子女

虽然我们倾向于认为照护者是照顾老年人的中年成年人,但仍有数量不详的老年人在照顾患有智力和发育障碍(intellectual and developmental

---

### 研究亮点

我对痴呆的兴趣是在参与一个项目时产生的,该项目旨在提高护理课程中老年人护理的内容。后来,我目睹了一位患有阿尔茨海默病的家庭成员努力维持亲密的婚姻关系,并被感动去调查支持夫妻关系的方法。阿尔茨海默病和相关痴呆(AD)对婚姻关系的影响可能对双方都是毁灭性的。在痴呆患者中,交流能力随着 AD 的发展而下降。没有沟通,婚姻的亲密关系就会被孤独感、挫败感和隔阂所取代。本研究旨在探讨 CARE(Communicating About Relationships and Emotions,即关系与情绪沟通)干预对配偶照护者与 AD 伴侣沟通质量的影响。该研究的样本包括15 对住在南佛罗里达州的夫妻。一方患有中度AD,另一方自认为是照护者。在 10 周的时间里,研究人员每周都在夫妇家中与他们会面。CARE干预遵循一份夫妻手册,涵盖了常见的 AD 沟通挑战和指导如何应用有效的沟通策略。配偶照护者学会了重视伴侣对谈话的贡献。他们练习用同理心来回应伴侣的沟通困难,并促进他们参与对话。患有 AD 的配偶练习了一些社会行为,比如用眼神交流和表达以关系为中心的想法和感受。在每个实验结束时,研究人员要求照护者们就自己选择的话题进行交谈,并将谈话过程录制下来。

随后,研究人员对录音进行分析,以了解随着时间的推移,交流行为的变化。分析显示,配偶照护者学会了避免使用阻碍进一步对话的沟通方式。例如,他们学会了"不记得了吗?"这样的问题看起来像是批评和沮丧的谈话,而像"你怎么想?"这样的问题则显示了照护者愿意参与的想法。夫妻双方都改善了他们的沟通方式。护士在许多卫生保健情况下会遇到像研究参与者一样的夫妻,护士可以利用这些机会来评估夫妻之间的沟通质量,并促进他们相互交流。

Williams CL, Newman D, Hammer LM: Preliminary study of a communication intervention for family caregivers and spouses with dementia. *Int J GeriatrPsychiatry* 33(2):e343-349,2018.

Williams CL: Maintaining caring relationships in spouses affected by Alzheimer's disease, *Int J Human Caring* 19(3):12-18,2015.

disabilities,I/DD)的中年孩子。在过去的一个世纪中,机构中患有I/DD的孩子通常在成年之前死亡。如今,约75%的I/DD成年人与父母或其他家庭成员生活在一起,超过25%的人与60岁以上的父母生活在一起(Baumbusch et al.,2017)。历史上第一次,患有I/DD的人比他们的父母活得更久,为他们的未来做规划是国际范围内的老年人和服务提供者面临的挑战。

随着生存率的提高,患有I/DD的成年人也面临罹患慢性病的风险,需要更多的护理和服务。例如,患有唐氏综合征的人更容易患痴呆。通常,照顾患有I/DD的孩子的负担是由父母在其整个成年生活中承担的,只有在父母或成年子女死亡时才会结束。正在变老的父母照护者面临着财政资源和健康方面的变化,这影响了他们继续照护的能力。

这些照护者中的大多数人都担心,如果他们患上了使人衰弱的疾病或死亡后,他们的孩子将如何得到照顾。最近的一项研究报告称,年迈的父母越来越意识到自己的衰老过程,以及这对他们继续提供照顾能力的影响。他们正在与非正式和正式的护理资源建立联系,以配合或取代他们的护理活动。重要的是,要将他们的护理活动从提供身体支持转变为注重社会经济支持,并将他们对I/DD亲属的亲密了解传达给将来可以提供护理的其他人。参与临终关怀的对话和计划是一项重大挑战,这在一定程度上取决于他们的亲属对死亡和临终的理解,以及他们在没有主要护理提供者的情况下生活的心理准备(Baumbusch et al.,2017)。

在美国,一些州通过全国精神疾病联盟提供计划终身援助网络(the Planned Lifetime Assistance Network,PLAN),为父母或其他家庭成员去世,或无法再提供照顾的残疾人提供终身援助。阿尔茨海默病协会和其他老年组织为一些社区的父母和他们的发育障碍的成年子女提供教育和支持项目。目前,仍然需要为正在衰老的发育障碍成年人提供家庭和社区选择。此外,还需要研究探索老年人家庭照顾患有I/DD的成年子女的经验。

## 祖父母抚养孙子

在过去的十年里,祖父母以前所未有的速度承担起了照顾孙辈的主要责任。全球数据表明,祖父母代表了所有亲属照护者的大多数,是出生至12岁之间的正式儿童照顾的最大提供者(McLaughlin et al.,2017)。在美国,有270多万祖父母为孙辈提供初级护理(托管祖父母),而以祖父母为户主的家庭是美国增长最快的家庭群体之一。大约39%的祖父母照护者的年龄在60岁以上。

祖父母把孩子带回家的理由因国家、群体和个人而异。由于虐待儿童、少女怀孕、监禁、失业、军事部署、吸毒和酗酒、疾病、死亡和其他社会问题,父母无法提供必要的照顾,许多祖父母在默认情况下成了孙辈的主要照护者。吸毒成瘾,特别是阿片类药物成瘾,是祖父母抚养孙辈人数增加的主要原因(Generations United,2016a)。

关于祖父母照护对健康状况影响的研究还很缺乏,但现有的文献表明,这一角色存在内在的经济、健康和社会挑战。与其他类型的照护一样,祖父母照护有幸福也有负担,照护者的经验将是独特的。对许多祖父母来说,挑战可能包括福利系统的收入和经济支持有限,缺乏非正式支持系统,退休后失去休闲活动,以及自己的孩子无法为人父母带来的羞愧或内疚(McLaughlin et al.,2017)。当祖父母的孩子患有慢性病或有特殊需要,或孩子有行为问题,或自己患有慢性病时,他们的身体和精神压力似乎更大。

通常,危急情况会促使祖父母做出照顾孙辈的决定,但他们没有时间作准备。在很多情况下,为了不让孙辈进入公共照顾系统,祖父母承担了照顾责任。然而,许多托管祖父母在寄养系统中没有执照,也没有资格获得与持有执照的寄养父母相同的服务和经济支持(Wiltz,2016)。大约25%的以祖辈为户主的家庭处于贫困状态,超过一半的抚养孙辈的祖母生活在贫困中。住房、食物和儿童照顾援助对系统外的祖父母来说是最低限度的,只有一小部分人得到了他们需要的帮助(Generations United,2017)。

由祖父母照顾的孩子比非亲属照顾的孩子受益更多,包括更稳定,更安全,有更好的行为和心理健康状态,对安置有更积极的感觉,并更有可能报告他们一直感到被爱,更有可能与兄弟姐妹一起生活或保持联系,并更好地保存文化身份和社区联系(Generations United,2016b)。

## 干预

对祖父母照护者的心理困扰进行早期常规筛

查和监测,并提供支持、建议和转诊,以减少压力源是非常重要的。实证研究表明,认知行为干预能改善祖父母照护者的心理健康。需要进一步的研究来支持其有效性,包括支持小组、跨学科病例管理和心理教育干预(McLaughlin et al.,2017)。另一个成功的服务是亲属导航员项目,它将住房、家庭资源、身体和心理健康服务,以及经济和法律援助联系在一起(Generations United,2017)。一些祖父母照护者可能忽视了自己的健康问题,不愿寻求帮助。在非评判性的祖父母支持团体环境中提供健康促进和财政援助信息可能是有效的(Taylor, et al.,2017)。社区可以通过卫生保健机构、学校和教堂提供支持祖父母照护者的资源,也可以进行基于网络的干预评估。护士可以在制定和实施这类干预措施方面发挥重要作用。

有关祖父母照护的主要报告建议如下:①改革美国联邦福利财政制度,鼓励为祖父母提供连续的、有针对性的服务和支持;②通过贫困家庭临时援助计划,确保他们有机会获得满足儿童需要的财政援助;③解决亲属获得养父母资格的障碍,使他们能够获得必要的经济支持和服务;④为祖父母建立美国联邦工作组和技术援助中心(Generations United,2017)。截至撰写本文时,由参议员 Susan Collins 和参议员 Bob Casey 共同起草的《支持祖父母抚养孙辈法案》(the Supporting Grandparents Raising Grandchildren Act)正通过美国国会审批(Collins,2018)。该法案将创建一个联邦特别工作组,负责支持祖父母抚养孙辈。

美国老年人法案下的全国家庭照护者支持计划(the National Family Caregiver Support Program, NFCSP)提供支持服务、教育和培训、咨询和临时护理,应该在所有州得到鼓励。护士可以将祖父母介绍给当地的老龄机构,以询问可用的资源。知识链接 34.5 是可为祖父母提供的资源,知识链接 34.11 是对为孙辈提供初级护理的老年人的护理干预建议。

## 远程护理

随着全球社会流动性的增加,越来越多的孩子为了上学或工作而离开家庭。当父母需要帮助

---

**知识链接 34.11 最佳实践建议**

### 对祖父母照护者的干预

- 对高危祖父母的早期识别
- 对影响照顾孙辈的人的身体、社会心理和环境因素的综合评估
- 关于儿童成长和发展,以及其他抚养儿童问题的预期指导和咨询
- 提供资源以获得支持、咨询和经济援助
- 倡导支持承担照护责任的祖父母的政策

---

时,只能提供远距离的帮助。这可能是最困难的情况之一,它提出了独特的挑战。通常的选择是让老年人搬到自己家里或者是去一个对自己家庭来说更方便的地方,但这可能对老年人或其家庭来说不是最好的选择(知识链接 34.4)。远程护理需要考虑的问题包括:确定在紧急情况下能够迅速提供服务的当地人员;确定可在必要时提供日常监测的可靠个人或服务;如有需要,确定可接受的辅助生活或护理设施;确定如有需要,哪个家庭成员最有可能自由前往看望老年人;并确保有关预立医嘱、遗嘱(医疗和财务方面的)和委托书的法律效力已经确立。

一种职业和相关行业已经出现,以帮助地理位置遥远的家庭成员,确保年长的亲属得到照顾。这种职业由老年护理经理组成,其中一些是护士或社会工作者。如果家庭成员有能力,护理经理可以为他们做任何事情,从在紧急情况下待命,到帮助进行遗产规划,再安排老年人搬到疗养院。这些服务主要是提供给那些有能力支付的人,因为这些服务不在私人保险、医疗保险或任何公共机构的覆盖范围内。虽然这些服务很贵,但它们可能远比替代的生活安排或机构安置便宜。

类似的服务也可以通过当地老龄社区老年人护理机构的项目向收入极低的人提供。当收入过高而无法获得医疗补助,收入过低而无法支付私人护理经理的费用时,个人及其家庭必须尽其所能。对老年人的远程照顾依赖于邻居、当地朋友、公寓经理的善行,以及远程照护者的频繁往返。

# 促进健康老龄化：对老年护理的启示

## 评估

### 家庭评估

对老年人的综合评估包括家庭评估。通常情况下，护士会在家庭中有老年人需要照顾的时候去看望处于危急中的家庭。当和家庭成员一起工作时，对护士来说，了解他或她对于"家庭应该是什么"和"家庭应该做什么"的观点是很重要的。我们的价值观不应介入评估和干预，个人和家庭不应被判定或贴上功能失调的标签（Feinberg and Levine，2015—2016）。有必要在确认每个家庭成员的长处的同时，认识到家庭在提供支持和照护方面的局限性。因此，护士的作用是教育、监督和加强家庭系统，以维持整个家庭结构的健康和完好。

### 家庭照护者评估

家庭照护者评估是一个收集信息的系统过程，该过程需要了解照护情况的信息，以确定具体的问题、需求、优势、家庭照护者的资源，以及照护者对被照护者需求的贡献能力（Feinberg and Levine，2015—2016）。评估还包括卫生保健团队如何帮助提供护理的人。评估数据被用来制订个性化的家庭护理计划。尽管至关重要，但家庭照护者评估在长期护理支持和服务项目中很薄弱，在医疗保健环境中也很少见（Feinberg and Levine，2015—2016）。

家庭照护者经常执行通常由护士来执行的任务，包括注射、管饲喂养、操作特殊设备、管理多种药物、导管和结肠造口护理，以及其他复杂的护理责任。"同样的任务，护理专业的学生第一次执行时也会胆战心惊"（Kennedy，2017）。而且，几乎有一半的家庭照护者是在没有任何准备的情况下完成这些医疗/护理任务的，很少有专业的家庭护理提供者来访（Reinhard et al.，2017）。只有大约1/3的家庭照护者报告说，医生、护士或社会工作者问过他们需要什么来照顾他们所爱的人，很少有人报告说健康或社会服务提供者问过他们需要什么来照顾自己（Feinberg and Levine，2015—2016）。

为了应对这些担忧，美国各州和联邦政府都颁布了支持家庭照护者的新法律。《照护者建议、记录和启动》（The Caregiver Advise，Record，and Enable）或《CARE法案》（CARE Act）在美国近3/4的地区都有效。各州的法律条款各不相同，但《CARE法案》总体上提出了3项基本改革，要求医院做到：①让患者在入院时确定家庭照护者；②提前通知家庭照护者出院时间；③提供一个简单的指示，当他们所爱的人回家时，他们将执行的医疗任务（Kennedy，2017）。2018年，《RAISE家庭照护法案》（the Recognize，Assist，Include，Support，and Engage Family Caregivers Act）签署成为法律（Govtrack，2018）。该法律指示美国卫生与公众服务部长制定、维护和更新一项综合国家战略，以支持家庭照护者（知识链接34.12）。

---

**知识链接 34.12　美国国家家庭照护战略的目标**

- 确定政府、社区、保健提供者、雇主和其他人可以为支持家庭照护者采取的行动
- 在保健机构和长期护理机构中，更多地采用以人为中心的护理和以家庭为中心的护理
- 家庭照护者的培训
- 家庭照护者的缓解措施
- 增加家庭照护者经济安全的方法
- 帮助家庭照护者继续工作的工作场所政策
- 收集和分享关于创新的家庭护理模式的信息
- 评估围绕家庭护理的联邦计划
- 解决差距并满足不同照护人口的需求

资料来源：Eisenberg R：What the new RAISE Family Caregivers Act will do，Forbes Personal Finance Jan.10，2018.

---

## 干预

护士在设计支持照护的干预措施时，建议结合自己的专业知识和照护者对家庭成员的认识，采用伙伴关系模式。考虑到照护的范围和每种情况的独特性，干预措施必须根据个人需求量身定制，并以照护者现有的优势和资源为基础。干预措施包括风险评估、照护和压力教育、所需护理技能、照护者健康和家庭安全、支持小组、与持续支持的联系、咨询、资源识别、减轻/缓解日常护理需求，以及压力管理。

由护士提供教育,帮助照护者为担任照护角色做好准备,特别是在从医院或疗养院出院时,可以缓解照护者的角色紧张心理和减轻照护者的负担。照护者需要解决的问题包括(Reinhard et al.,2017):

今天你的护理有什么问题吗?

你对家庭护理有什么问题吗?

你过得怎么样,有什么需要吗?

许多照护者都在努力平衡工作时的照护责任,工作场所提供的教育项目对照护者和雇主都有好处。当护士与来自不同文化的家庭一起工作时,可能会有一些他或她不熟悉的仪式和惯例,护士需要特别小心地尊重这些差异。服务提供者需要提高文化能力,设计对方在文化上可接受的项目(第4章)。

将照护者与社区资源(如临时护理、成人日间计划和财政支持资源)联系起来是很重要的。临时护理可以让照护者在照护期间有时间休息。临时护理可以在机构、家庭或其他社区环境中提供。护士应该了解他们社区的临时护理资源,当地老龄机构可以提供关于临时护理和其他护理服务的信息。这些干预措施,如果可行的话,可以减轻照护的压力,但在美国很少使用,或在照护过程中很晚才使用。许多欧洲国家提供慷慨的临时护理服务,作为长期护理系统的一部分。《健康人民2020》提出了长期服务和支持的目标。知识链接34.13为照护者提供了护理干预措施。

## ♥ 健康人民 2020

### 长期服务及支持

- 减少报告照护者支持服务需求未得到满足的无报酬老年人照护者的比例。
- 减少对长期服务和支持需求未得到满足的非机构老年残疾成年人的比例。

资料来源:U.S. Department of Health and Human Services,Office of Disease Prevention and Health Promotion:*Healthy People 2020*,2012.

### 知识链接 34.13　最佳实践建议

**与照护者建立并维持伙伴关系的护理行动**

- 监督和持续监测
- 指导:帮助照护者运用知识和发展技能
- 教学:提供信息和指导
- 提供准确完整的服务信息;根据照护者和被照护者的需求和偏好,与家人一起确定转诊服务;共同决定负担得起、可接受且在后勤上可行的家庭服务
- 促进伙伴关系:促进照护者和被照护者之间,以及他们和护士之间的沟通与合作
- 提供心理社会支持:关注心理社会健康;帮助照护者和家人确定有效的应对策略
- 协调:协调其他医疗团队成员的工作和照护者的活动

针对特定目标人群量身定制的多元干预措施,似乎在照护者的负担和压力方面取得了积极的效果,例如,旨在帮助照护者照顾早期痴呆或帕金森病患者的干预措施。与被照护者及其家庭合作,更密集、更适应照护者需求的项目也更成功。老年人的照护经历有很大的不同,一个成年孩子照顾患有痴呆的父母的需求可能与一个男同性恋者或女同性恋者照顾患有癌症的朋友的需求大不相同。在线培训和支持项目,以及远程医疗工具似乎具有巨大的潜力,需要进一步的研究(Chi and Demiris,2017;Egan et al.,2018)。

对照护者的干预必须始终考虑到家庭结构、资源、传统和历史的变化。干预措施适应的范围很大,目标始终是尽可能恢复系统的平衡和支持照护者的照顾。研究表明,不同年龄、性别、种族和少数群体照护者之间的照护生活质量存在差异。据报告,女性、种族和少数民族,以及低收入照护者承担了更大的照护责任(Cook and Cohen,2018)。需要进一步的研究来为不同照护者的护理干预提供基础(Bonds and Lyons,2018)。护理方面的资源可见知识链接34.5。

## 主要概念

- 角色定义了个人和社会对功能的期望。
- 成功的协调过渡和发展新的令人满意的角色的能力,取决于个人和环境支持、时间、清晰的期望、个性和所需变化的程度。
- 退休有许多模式,因此退休本身不能一概而论。
- 退休前计划和退休后随访显著影响对过渡的积极适应。
- 老年人和他们的家庭成员有着悠久的历史。当前的家庭动态必须在家族史的背景下理解。
- 失去配偶/生活伴侣是最可能导致生活中断的角色变化,护理支持可以在过渡过程中产生显著的积极影响。

- 在文学和服务领域,鳏夫是一个被忽视的群体。这些人特别容易受到身体和精神上的压力。
- 在美国,家庭成员和其他无偿照护者为老年人提供了 80% 的护理。
- 祖父母越来越多地承担起照顾孙辈的主要角色。
- 照护活动是我们这个时代最重要的社会问题之一,也是一个重大的全球公共卫生问题。
- 照护者的护理干预措施包括风险评估、照护和压力教育、所需护理技能、照护者健康和家庭安全、支持小组、与持续支持的联系、咨询、资源识别、减轻/缓解日常护理需求,以及压力管理。

## 护理研究:退休

Sandy 是大都市地区一所小型私立大学的教授。尽管她已经教了 25 年护理学,并且热爱自己的工作,但这是艰难的一年,她很累。最近有谣传说这所大学陷入了财政困境。再也不能指望从一些富有的校友那里得到礼物和捐赠,因为这位足球教练已经好几年没有培养出一支获胜的球队了。由于学费越来越高,这所学院最近失去了一些学生,他们转到了离城市开车很近的三所州立学院中的一所。为了削减开支,学院的董事会为愿意提前退休的教授提供了奖励;每工作 6 年,可额外获得一年的服务积分。Sandy 只有 55 岁,但她认为 4 年的额外学分将使她接近社保的最低退休年龄(当然,这是一个错误,因为她的年龄没有随服务学分而改变)。Sandy 冲动地决定接受这个建议,她跟同事们说:"你们知道我有多喜欢旅行,为什么要等到年龄太大而不能享受退休生活的时候呢? 为什么不考虑一下这个提议呢? 这是千载难逢的机会。"在学年快结束时,庆祝活动开始了:表彰、奖牌、学生们的感激之情,以及同事们的美慕之情。送别仪式很精彩。夏天,Sandy 取出存款,订了去希腊群岛的游轮。旅途很愉快,她享受着每一刻。当 Sandy 下船时,她开始感到沮丧,但她知道这只是因为优雅的巡航结束了。然而,随着秋天的到来,Sandy 开始感到更加沮丧。她的

大多数朋友都是老师,他们都回去工作了。Sandy 曾一度想去匹兹堡看她的姐姐,但后来又打消了这个念头,因为她和姐姐确实不太合得来。Sandy 得接受一些提前退休的现实:在 59 岁半之前,她无法在不受到重大惩罚的情况下,提取任何可观的延期纳税储蓄,退休后她的医疗保险覆盖范围相当不全面,她的同事都很忙,她很无聊。然后真正的打击来了,无奈之下,学院动用了退休基金以维持偿债能力,而退休人员的退休金现在也岌岌可危。Sandy 的姐姐是一名护士,她打电话说她想过来住几天,因为她要去城里参加一个会议。Sandy 的姐姐到了之后,给她带来了一连串的痛苦。如果你是 Sandy 的姐姐,你会做什么?

在护理研究的基础上,使用以下程序制订护理计划 [a]:

- 列出 Sandy 提供的主观资料。
- 列出提供客观资料的信息。
- 从这些资料中,使用公认的格式确定并说明你认为的目前对 Sandy 来说两个最重要的护理诊断。
- 列出你从资料中发现的 Sandy 的两个优点。
- 确定并说明每个诊断的结局标准。这些标准必须反映护理诊断中确定的问题得到了一定程度的缓解,并且必须以具体和可衡量的术语进行陈述。

- 针对每个护理诊断列出计划并陈述一项或多项干预措施。提供用于确定适当干预措施来源的具体文件。结合 Sandy 现有的优点，至少计划实施一次干预。

- 评估干预措施的有效性。干预措施必须与设定的结局标准直接相关，以衡量是否取得了相应的效果。

注：ª 表示建议学生参考护理诊断相关书籍，并确定可能或潜在的问题。

## 关键思考问题和措施

1. 确定你的家庭中年长成员扮演的几个重要的家庭和社会角色。

2. 在角色转换中，需要考虑哪些因素，如何才能顺利过渡？

3. 在决定退休时要考虑哪些因素？

4. 讨论因健康原因退休的人和因自己的意愿而退休的人在适应退休生活方面的预期差异。

5. 你认为男人和女人退休后有什么不同？

6. 描述一下你理想的退休生活。

7. 你认为一个人该如何为寡妇身份做准备。

8. 讨论本章开头所表达的年轻人和老年人的观点所引发的意义和思想。这些与你自己的经历有何不同？

9. 在你自己的家庭中，如果有需要，谁来照顾年迈的家庭成员？家庭/老年人是否担心无法支付长期护理费用？你的家庭为这种可能性做了多少准备？

## 研究问题

1. 老年人工作的时间延长会带来哪些挑战？

2. 丧偶者的适应模式是什么？年轻老人和年老老人的模式有什么不同？

3. 谁在晚年离婚，为什么离婚？

4. 祖父和曾祖父有什么区别？

5. 主要的祖父母照护者的经验是否因种族、民族和文化而不同？

6. 由祖父母抚养长大的成年人如何看待这种经历？

7. 改善照护者身体健康的干预是否与报告的更少的压力和改善的健康结果有关？

8. 老年人对后代的照顾有什么反应？

9. 未来的几代人如何看待照护责任？

（王爱平 译）

## 参考文献

Accius J: *Breaking stereotypes: spotlight on male family caregivers,* 2017. AARP Public Policy Institute. https://www.aarp.org/ppi/info-2017/breaking-stereotypes-spotlight-on-male-family-caregivers.html. Accessed March 2019.

Administration on Aging, Administration on Community Living, US Department of Health and Human Services: *Profile of older Americans,* 2017. https://acl.gov/aging-and-disability-in-america/data-and-research/profile-older-americans. Accessed March 2019.

Alzheimer's Reading Room: *Caregiver quote of the day,* 2013. http://www.alzheimersreadingroom.com/2009/11/quote-of-day-caregivers.html. Accessed May 2018.

Applebaum R, Cummins P: From rock 'n' roll to rock "n" chair: are baby boomers financially ready for retirement? *Generations* 41(2):88–94, 2017.

Archbold PG, Stewart BJ, Greenlick MR, Harvath T: Mutuality and preparedness as predictors of caregiver role strain, *Res Nurs Health* 13:375–384, 1990.

Baumbusch J, Mayer S, Phinney A, Baumbusch S: Aging together: caring relations in families of adults with intellectual disabilities, *Gerontologist* 57(2):341–347, 2017.

Bonds K, Lyons KS: Formal service use by African American individuals with dementia and their caregivers: an integrative review, *J Gerontol Nurs* 44(6):33–39, 2018.

Chi NC, Demiris D: The roles of telehealth tools in supporting family caregivers: current evidence, opportunities, and limitations, *J Gerontol Nurs* 43(2):3–4, 2017.

Cohn D, Passel JF: *A record 64.6 million Americans live in multigenerational households,* 2016. Washington, DC: Pew Research Center. http://www.pewresearch.org/fact-tank/2018/04/05/a-record-64-million-americans-live-in-multigenerational-households/. Accessed March 2019.

Collins S: *Casey bill to support grandparents caring for their grandchildren, as the opiod crisis increases their numbers,* 2018. https://www.

collins.senate.gov/newsroom/bill-help-grandparents-raising-grandchildren-due-opioid-crisis-passes-senate. Accessed April 2018.

Cook S, Cohen S: Sociodemographic disparities in adult child informal caregiving intensity in the United States, *J Gerontol Nurs* 44(9):15-20, 2018.

Egan KJ, Pinto-Bruno ÁC, Bighelli I, et al: Online training and support programs designed to improve mental health and reduce burden among caregivers of people with dementia: a systematic review, *J Am Med Dir Assoc* 19: 200–206.e1, 2018.

Eldercare Workforce Alliance: *Advancing a well-trained workforce to care for us as we age,* 2018. http://eldercareworkforce.org/. Accessed May 2018.

Employee Benefit Research Institute: *Retirement Confidence Survey – 2017 results,* 2017. https://www.ebri.org/retirement/retirement-confidence-survey. Accessed March 2019.

Employee Benefit Research Institute: *28th Annual Retirement Confidence Survey,* 2018. https://www.ebri.org/retirement/retirement-confidence-survey. Retrieved March 2019.

Epps F, Rose K, Lopez R: Who's your family? African American caregivers of older adults with dementia, *Res Gerontol Nurs* 12(1): 20–26, 2018.

Family Caregiver Alliance, National Center on Caregiving: *LGBT caregiving: frequently asked questions,* 2015. https://www.caregiver.org/print/32. Accessed April 2018.

Feinberg LF, Levine C: Family caregiving: looking to the future, *Generations* 39(4):1119, 2015–2016.

Gaugler J, Jutkowitz E, Peterson CM: An overview of dementia caregiving in the United States, *Generations Fall* (ACL Suppl): 37–42, 2017.

Generations United: *State of grandfamilies: In loving arms: the protective role of grandparents and other relatives in raising children exposed to trauma,* 2017. http://gu.org/OURWORK/Grandfamilies/TheStateofGrandfamiliesinAmerica/TheStateofGrandfamiliesinAmerica2017.aspx. Accessed April 2018.

Generations United: *Raising the children of the opiod epidemic: solutions and supports for grandfamilies,* 2016a. https://www.gu.org/resources/the-state-of-grandfamilies-in-america-2016/. Accessed March 2019.

Generations United: *Children thrive in grandfamilies,* 2016b. http://grandfamilies.org/Portals/0/16-Children-Thrive-in-Grandfamilies.pdf. Accessed May 2018.

GovTrack: *HR 3759 (115th) RAISE Family Caregivers Act,* 2018. https://www.govtrack.us/congress/bills/115/hr3759. Accessed April 2018.

Kennedy MS: Family caregivers need our help–and now it's the law, *Am J Nurs* 117(12):7, 2017.

Knauer NJ: LGBT older adults, chosen family and caregiving, *J Law Relig* 31(2):150–168, 2016.

Krogstad JM: *5 facts about American grandparents,* 2015. Washington, DC: Pew Research Center. http://www.pewresearch.org/fact-tank/2015/09/13/5-facts-about-american-grandparents/. Accessed March 2019.

LePore M, Wiener J: Improving services for people with Alzheimer's disease and related dementias and their caregivers, *Generations Fall* (Suppl):3–6, 2017.

Lindemann E: Symptomatology and management of acute grief, *Am J Psychiatr* 151:155–160, 1944.

Lowenthal MF, Haven C: Interaction and adaptation: intimacy as a critical variable, *Am Sociol Rev* 33:20–30, 1968.

McLaughlin B, Ryder D, Taylor MF: Effectiveness of interventions for grandparent caregivers: a systematic review, *Marriage Fam Rev* 53(6):509–531, 2017.

Monin JK, Brown SL, Poulin MJ, Langa KM: Spouses' daily feelings of appreciation and self-reported well-being, *Health Psychol* 36(12):1135–1139, 2017.

Morley J: Vicissitudes: retirement with a long post-retirement future, *Gener J Am Soc Aging* 41(2):101–107, 2017.

National Resource Center on LGBT Aging: *Fact sheet: LGBT caregiving.* New York, 2016, Sage (Services & Advocacy for Gay, Lesbian, Bisexual, and Transgender Elders).

Oldenkamp M, Hagedoorn M, Slaets J, Stolk R, Wittek R, Smidt N: Subjective burden among spousal and adult-child informal caregivers of older adults: results from a longitudinal cohort study, *BMC Geriatr* 16:208, 2016.

Orel NA, Coon D: The challenges of change: how can we meet the care needs of the ever-evolving LGBT family? *Gener J Am Soc Aging* 40(2):41–45, 2016.

Park M: In sickness and in health: spousal caregivers and the correlates of caregiver outcomes, *Am J Geriatr Psychiatry* 25(10): 1094–1096, 2017.

Perkins M, Howard VJ, Wadley VG, et al: Caregiving strain and all-cause mortality: evidence from the REGARDS study, *J Gerontol B Psychol Sci Soc Sci* 68(4):504–512, 2013.

Plawecki HM, Plawecki LH: Challenges of retirement, *J Gerontol Nurs* 42(11):3–5, 2016.

Polenick CA, DePasquale N: Predictors of secondary role strains among spousal caregivers of older adults with functional disability, *Gerontologist* 59(3):486–495, 2019.

Pristavec T: The burden and benefits of caregiving: a latent class analysis, *Gerontologist,* 2018. doi:10.1093/geront/gny022.

Reinhard SC, Capezuti E, Bricoli B, Choula RB: Feasibility of a family-centered hospital intervention, *J Gerontol Nurs* 43(6): 9–16, 2017.

Schulz R, Beach SR: Caregiving as a risk factor for mortality: the caregiver health effects study, *J Am Med Assoc* 282(23):2215–2219, 1999.

Shelton A: *Social Security: a key retirement resource for woman,* 2016. AARP Public Policy Institute. https://www.aarp.org/work/social-security/info-2014/social-security-a-key-retirement-income-source-for-older-minorities-ppi.html. Accessed March 2019.

Stepler R: *Smaller share of women ages 65 and older are living alone,* Washington DC, 2016. Pew Research Center. http://www.pewsocialtrends.org/2016/02/18/smaller-share-of-women-ages-65-and-older-are-living-alone/. Accessed March 2019.

Tang SH, Chio O, Chang LH, et al: Caregiver active participation in psychoeducational intervention improved caregiving skills and competency, *Geriatr Gerontol Int* 18(5):750–757, 2018.

Taylor MF, Marquis R, Coall DA, Batten R, Werner J: The physical health dilemmas facing custodial grandparent caregivers: policy considerations, *Cogent Med* 4(1), 2017.

Touhy TA: Nurturing hope and spirituality in the nursing home, *Holist Nurs Pract* 15:45–56, 2001.

United Nations Economic and Social Commission for Asia and the Pacific: *China has a law that mandates children to care for their elderly parents,* 2018. http://www.unescap.org/ageing-asia/did-you-know/364/china-has-law-mandates-children-care-their-elderly-parents. Accessed April 2018.

Vespa J, Schondelmyer E: *A gray revolution in living arrangements,* 2015. United States Census Bureau Census Blogs. https://www.census.gov/newsroom/blogs/random-samplings/2015/07/a-gray-revolution-in-living-arrangements.html. Accessed May 2018.

Wardecker B, Johnston T: Seeing and supporting LGBT older adults' caregivers and families, *J Gerontol Nurs* 44(11):2–4, 2018.

Wettstein G, Zulkarnain A: *How much long-term care do adult children provide?* Chestnut Hill, MA, 2017, Center for Retirement Research at Boston College.

Wilks SE, Spurlock WR, Brown SC, Teegen BC, Geiger JR: Examining spiritual support among African American and Caucasian Alzheimer's caregivers: a risk and resilience study, *Geriatr Nurs* 39(6):663–668, 2018.

Zwicker D: Preparedness for caregiving scale, *Try This* (28), 2018. https://consultgeri.org/try-this/general-assessment/issue-28.pdf. Accessed May 2018.

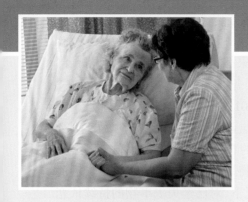

# 丧失、死亡和安宁疗护

*Kathleen Jett*

刚上护校时,我非常害怕自己不得不去照顾一个濒死的人,甚至可能是已经死亡的人!后来我发现能与人共享临终前的时光特别荣幸。

*20 岁的学生 Ana*

60 多岁的时候,我和我的朋友们一起玩扑克牌、一起去旅行、一起享受退休生活的乐趣,我们无须太多时间来担心各种各样的病痛。70 多岁的时候,我们玩的时间少了,因为我们忙着去医院或疗养院互相探望。80 多岁的时候,我们又经常见面,但通常是在朋友们的葬礼上,几乎没有时间玩扑克牌或去旅行。现在我已经 90 多岁了,我的朋友几乎都过世了。你知道,这样有点孤单,所以我需要结交新的年轻朋友!

*93 岁的老年人 Theresa*

## 学习目标

学完本章后,读者将能够:

1. 比较老年人对不同类型丧失的需求。

2. 区分悲伤的类型和悲伤者的需求。

3. 讨论护士需具备哪些特质,才能为那些经历丧失或死亡的人提供最优质的照护。

4. 讨论关于临终和悲伤的现有概念框架的优点和局限性。

5. 确定特别需要在文化边界内开展的安宁疗护方向。

6. 制定干预措施,以加强家庭内部的应对和平衡重建。

7. 区分生前预嘱和不施行心肺复苏术(DNR)两种医疗委托,并解释与之相关的护士的角色和责任。

## 丧失、悲伤和丧亲

丧失、临终和死亡是人类经历中普遍存在和无法避免的事件。随着年龄增长,经历的丧失事件会增加。其中一些与正常改变有关,例如关节灵活性丧失(第 26 章)。有些丧失与日常生活的改变和转变有关,例如搬家和退休(第 34 章)。还有一些丧失包括亲人去世或预感自己将死。死亡通常指自然而死、预期而逝,例如年迈父母的死亡,而成年子女或孙辈的死亡通常是不正常和意料之外的。

任何形式的丧失都有可能引发悲伤和哀悼。"悲伤""哀悼"这两个词和第三个词"丧亲"经常可以互换使用。一般认为,丧亲用来指已经发生死亡的事实,悲伤是对丧失的反应,而哀悼是悲伤的外在表达。哀悼是在失去亲人之后,特别是亲人死亡之后的一种社会和文化规定的行为。在许多传统中,黑色着装是哀悼行为的一部分。虽然对于死亡带来的丧失有一些界定明确的仪式,但并没有如何应对其他形式丧失的指导意见,如失去独立的功能性能力、宠物的长期陪伴或乳房切除术后的自我认知。

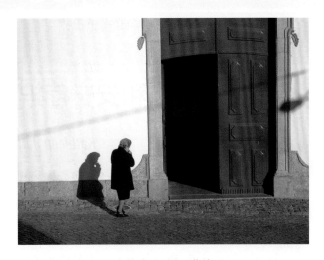

哀悼表达：周五葬礼

在晚年，一起丧失事件及其伴随的悲伤往往会叠加在其他事件上。个体刚开始为某事哀伤，这时另一件事发生了。当接连不断的丧失事件迅速累积时，悲伤者可能会失去行动能力，需要细致专业的支持和指导。这种现象将导致持续的悲痛状态，被称为哀恸过载。

本章中，悲伤是一种面对丧失、安宁疗护以及临终决策中一些伦理和法律问题的反应。本章旨在为老年专业护士提供有效排解患者悲伤和更好接受死亡所需要的基本信息。从广义上讲，丧失被认为涵盖了失去对某个人而言有意义的任何事物。

## 哀伤辅导

研究人员多年来一直试图认识悲伤的过程（哀伤辅导），形成了一些解释和预测人类反应的模型和理论。先驱死亡学家（研究死亡过程的学者）Elisabeth Kübler-Ross 因提出临终者 5 个心理反应阶段而闻名（1969）。临终患者首先会否认正在发生的事情，继而转向愤怒、协议、抑郁，最终接受。

每位早期的理论家都将悲伤者稳步地经历可预测的阶段、时期或任务，直到这个人最终能够"放手"视为成功（Hall，2011）。这些早期的模型严重影响着护士、医生、其他卫生保健专业人员，以及整个社会对悲伤和濒死的看法。

新的观念中将哀伤辅导描述为一种更灵活的过程，在这种情况下，对已经失去事物的持续依恋在某种程度上是"正常的"（Hall，2011）。尽管这些理论旨在描述肉体死亡和相关的悲伤，我们建议将这些模型作为一个理论框架来理解老年人生活中其他类型有意义的丧失。

### 丧失响应模型

丧失响应模型（lose response model，LRM）受护理理论家 Betty Newman 博士的系统模式（Alward，2010）及护士 Barbara Giacquinta（1977）、精神病学家 Avery Weisman（1979）、死亡学家 Doka（2002）、Neimeyer 和 Sands（2011）著作的影响，它可以用来增进对悲伤的理解，并帮助护士关心和安慰那些经历过或正在经历丧失的人，这个理论框架使制定护理干预措施变得容易起来。

在 LRM 中，那些悲伤的人被视为努力保持系统平衡或稳定的一部分（图 35.1）（Jett and Jett，2014）。然而，丧失（或预期丧失）带来的影响会导致系统内部的紊乱。系统如果处于紊乱状态，将导致悲伤者的情感和功能受损（功能紊乱），他们将难以完成日常生活中的正常活动（第 7 章）。通常几分钟可以完成的普通、简单的活动，如穿衣，他们可能需要花上更长的时间。决定穿哪件衣服似乎变成了一项复杂的活动，即使完成了，个体可能也会抱怨他感到心烦意乱、焦躁不安、"无所适从"和麻木（Richardson et al.，2015）。研究发现，抱怨麻木的男性比女性的皮质醇水平（即生理压力延长的指

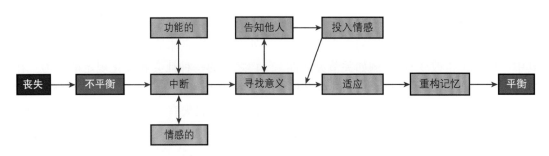

图 35.1　丧失响应模型

标)更高(Richardson et al.,2015)。

护士知晓在死亡时应该问什么问题,就可以在促进家庭稳定方面发挥重要作用,即使这只是暂时的稳定。例如,现在哪些文化或家庭仪式很重要?此刻你有想见的人吗? 精神顾问现在能为你提供支持吗? 葬礼安排好了吗? 如果没有,谁能帮你解决这个问题? 类似的问题也适用于其他类型的丧失,如你想把你公寓里的哪些家具搬到辅助照护机构?

当系统试图稳定,悲伤者尝试理解紊乱并将丧失融入他们的生活时,他们会试图找到解释,提出如下问题:为什么这会发生在我们(我)身上? 我们以后将如何活下去? 失去孩子或孙辈时,人们通常会想"为什么不是我?"找到解释很困难,在此过程中,其他人会被告知丧失。每次重复这个故事时,悲伤者的情绪表现会受其文化及个性的影响。虽然每次讲述都可能引发悲伤者强烈的悲伤,但悲伤的强度会逐渐降低,持续时间会逐渐变短。当悲伤者接受事实时,系统将进入新的平衡。

随着角色和情况变化,适应是必须的。用LRM的语言来说,适应是系统为了生存而改变的过程。例如,当个体由于能力丧失而不能再完成某项任务时,其他人必须介入执行;当族长去世时,由长子接替父亲的角色和责任可能是一种文化期望。

最后,如果系统要生存下去,它就必须重新定义自己。不是通过遗忘或无视丧失,而是通过重构记忆来实现。在亲人去世的情形下,仍然可以拍全

家福和团聚,只是不同于以往而已,也许从说几句话纪念去世的人开始,新的记忆就会产生。同样,如果总在女长辈家中举办庆祝活动(唤起童年的景象、气味和记忆),那么她搬到疗养院后这一习俗将会停止。当庆祝活动在另一个人的家里(例如她孩子家)举行时,适应会促进新的记忆形成。系统可以回到一个崭新但又不同的稳态。护士作为出色的照护者,需具备同理心、真诚、责任心和胜任力等行为品质。

然而,悲伤并不是线性的,尤其是在晚年(图35.2)。在系统稳定之前的任何时间点,新的干扰都可能导致新的不稳定。悲伤者在丧失事件接连发生时,要不断寻找方法来适应当前的功能紊乱。如对于一位脑卒中后跌倒导致髋关节骨折的女性患者,由于多重丧失需要短期或永久入住疗养院以确保她的安全。LRM循环对那些合并多种潜在慢性病的人最为合适。

## 悲伤的类型

悲伤会消耗大量的生理和情感能量。悲伤是任何人都会经历的最困难的一种感觉,对于那些遭遇丧失累积(如老化)或者同时面临多重丧失(如灾难性事件后)的人尤其困难。悲伤最常见的类型包括预期性悲伤、急性悲伤、悲伤阴影(一种慢性悲伤)和复杂性悲伤。另一种类型是悲伤剥夺或无法言说的悲伤,其发生后可能出于某种原因被隐匿起来,但仍然需要重视。

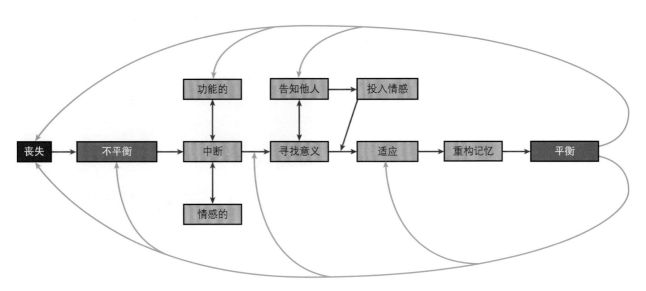

图 35.2　丧失响应模型及周期性丧失

## 预期性悲伤

预期性悲伤是在发生之前对真实的或感知到的丧失的反应——可以说是一次彩排。人们为可能发生的丧失而悲伤,例如财物损失(如房屋出售)、搬家(如入住疗养院)、知道身体某一部位或功能即将改变(如截肢),或预感到亲人的离世。预期性悲伤的行为包括对即将到来的丧失的关注,异常详细的计划,或对将要失去的事物或人的态度突然改变。有些人觉得预期性悲伤可以使自己更能控制局面,因为这有助于为死亡做计划和准备,如提前告别或准备葬礼等(如果符合文化背景)。此外,预期性悲伤甚至会导致在患者离世前配偶的健康状况下降(Toyama and Honda,2016)。

如果确定死亡会发生但发生时间不确定或者未按预期发生,预期性悲伤会特别艰难,不是因为期待死亡,而是因为在等待过程中情绪的起起伏伏,使系统处于一种紊乱状态。Glaser 和 Strauss(1968)将此称为情感秩序中断,并认为没有人知道在这种状态下该怎么做。家人、朋友和护士作为具有专业背景的悲伤者,通常更容易在已知的时间或以特定的方式处理已知的丧失(Glaser and Strauss,1968)。

预期性悲伤也会过早地导致他人对濒死者或濒死者对他人出现社交剥离的现象。Pattison(1977)称前者为心理学死亡,后者为社会学死亡。在这两种情况下,对于搬到疗养院或失去亲人的临终者而言,他们不再参与日常生活活动,在本质上遭遇了过早死亡。

## 急性悲伤

急性悲伤是一种危机。急性悲伤是指具有强烈的躯体、功能和情感上的痛苦症状,且在受到冲击的阶段,每波的持续时间不同。每次将死亡消息告知他人、被自己或别人以悼念的形式承认死讯时,个体都可能出现症状。沉浸于丧失是一种类似白日梦的现象,并伴有一种不真实感。根据不同的情况,人们可能会出现自责或内疚的感觉,表现出对朋友和家人的敌意或愤怒。急性悲伤的强烈压力可能会导致身体健康状况显著下降并出现抑郁症状。急性悲伤的老年人可能会说道:"要是我早点强迫他/她去看医生就好了!"或者"他们怎么能这样对我?"

急性悲伤的情绪会在失去亲人后的几个月里最为强烈,随着时间的推移会逐渐减轻。经历国家或全球层面的灾难性事件后也会出现急性悲伤,如2005年的 Katrina 飓风和2017年的 Irma 飓风(Shear et al.,2013),或2018年的 Kilauea 火山爆发等。

## 悲伤阴影

悲伤是一个漫长的过程,急性悲伤带来的强烈痛苦感会在几个月后随着记忆重构而减轻,但旧时记忆永远不会完全消失。经常出现间歇性的悲伤时刻被称为悲伤阴影(Horacek,1991),它可能会暂时抑制身体的某些功能,但被认为是一种正常反应。悲伤阴影最常在围产期死亡的背景下讨论,但它可以发生在任何年龄。它可能会由周年纪念日(生日、假日、纪念日)或感官刺激引发,如香水的味道、颜色或声音(Carr et al.,2014)(知识链接35.1)。

> **知识链接 35.1　悲伤阴影**
>
> 我在浏览一个艺术展览时,看到了几只漂亮的木雕鸟。我妈妈以前曾收集过,我知道她会喜欢的。我转身把它们指给她看,其实她并不在那里,但在那一瞬间,我感觉她就在我身边。她十年前就去世了。我停下来,想着我是多么地爱她,多么希望能和她一起分享这一刻。然而当我去到下一个展台参观时,她就不见了。

人们会用许多不同的方式来处理这个问题。每年,数以百计的人参观华盛顿特区的越战纪念碑,以纪念和留下与逝者有关的物品。同样地,人

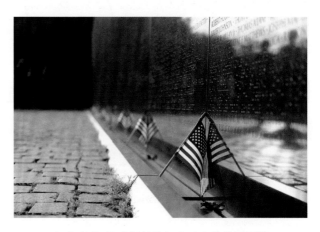

*纪念逝者:华盛顿越战纪念碑上的美国国旗*

们也会去耶路撒冷的哭墙朝拜、祈祷并在墙的缝隙中放置祷告条。在墨西哥一年一度的亡灵节时，人们会去墓前祭拜他们死去的家人，摆放食物，再次哀悼，并重新建立与逝者之间的联系。

## 复杂性悲伤

悲伤阴影是一种慢性悲伤，被认为是有益于身心健康恢复的。然而，对那些在重大悲剧、战争、强奸、虐待和其他恐怖事件中幸存下来的人而言，悲伤阴影使人衰弱。这些"阴影"现在被认为是创伤后应激，这是一种复杂性悲伤。

复杂性悲伤也可表现为急性悲伤，这种悲痛在丧失后的几个月甚至几年里都不会明显减轻。多重障碍干扰了平衡重建的进程，导致机体难以达到稳定状态。记忆抗拒被重构，对逝者的内疚、愤怒和矛盾心理会持续阻碍悲伤的进程。悲伤反应会被放大，当时的场景会被一遍又一遍地回忆起来，每次都宛如第一次发生一样。

复杂性悲伤还可能以长期悲伤障碍的形式出现，包括过度的憧憬和向往，对日常活动的兴趣下降，以及持续一段时间或数月或数年的失眠。它可能会引发新的重度抑郁发作或者导致抑郁症复发（Maciejewski et al.，2016）。如果抑郁症表现为认知困难，它可能会被误诊为痴呆，尤其是在非常虚弱的人群中（第28章）。复杂性悲伤需要专业人员介入，如精神病专科执业护士，或擅长应对复杂性悲伤的心理学家（Rosner et al.，2018）。

## 悲伤剥夺

当个体的丧失无法被公开承认、无法公开哀悼时，称为悲伤剥夺或无法言说的悲伤。这种悲伤是污名化的，被社会所不允许的，或者不受支持的（Doka，2002）。死亡可能在社会上不被宽恕，比如死刑，或者幸存者没有社会公认的作为丧亲者的权利。关系不被承认，丧亲不被认可，悲伤不被认同，公开哀悼不被接受。

悲伤剥夺经常发生在不被死者的家庭承认的同性伴侣或同性婚姻之间，或者他们的关系是隐秘的（如婚外恋），悲伤者可能无法告诉他人自己对亡者依恋的意义和程度（Bristowe et al.，2016）。悲伤剥夺可能源自一位离异家庭成员的死亡、自杀导致的死亡、艾滋病导致的死亡或死因家属的死亡（Beck and Jones，2007—2008；Jones and Beck，2007—2008）。

如果家人或朋友不能理解丧失的全部意义，如被迫退休、宠物死亡或慢性病造成的进行性衰退，个体在以后的生活中就容易经历悲伤剥夺。阿尔茨海默病患者的家庭成员或照护者也可能会经历悲伤剥夺，因为其他人认为这些患者的死亡是一种"幸事"，不需要给家庭成员或照护者提供支持，而这些人多年来一直苦苦挣扎于预期性悲伤中，如今则必须要应对亲人的真正离世。

## 影响应对丧失的因素

有效应对丧失，就要有能力从混乱（即不平衡和不稳定）状态转变到稳定和平衡状态，在丧失中找到生命的意义，并能够找到记忆重构的方法。许多因素会影响人们应对丧失和悲伤的能力（知识链接35.2）。

---

**知识链接 35.2　影响悲伤过程的因素**

**生理上的**

- 并发症数量
- 镇静剂的使用（延缓，但不能减轻悲伤）
- 营养状况：如果营养不良，将会降低应对能力或者不能满足日常需求；休息不足会导致身心疲惫
- 身体锻炼：如果不足，会限制情绪的发泄；也可能会增加攻击情绪、紧张感和焦虑感

**情感上的**

- 丧失的特质和意义
- 个人应对行为、性格和心理健康
- 个人的成熟度和智力水平
- 与丧失和死亡有关的经历
- 社会、文化、民族、宗教或哲学背景
- 性别角色调节
- 目前关于丧失的情况
- 丧失的时机
- 对可预防性的认知（突然发生与预期发生）
- 对丧失或与其关联事物重要性的认知
- 再次丧失的数量、类型、性质
- 并存的压力或危机

社会上的
- 个体的支持系统和接受该系统成员帮助的情况
- 个体的社会文化、民族、宗教或哲学背景
- 教育、经济和职业状况
- 宗教仪式

改编自：Beare PG，Myers JL：*Adult health nursing*，ed 3，St Louis，1998，Mosby.

精神病学家 Avery Weisman（1979，p. 42-43）将那些更有可能有效应对丧失的人描述为"善于应对者"，即过去成功度过危机的个人或家庭（知识链接 35.3）。换句话说，他们可以接受丧失，并试图理解它。他们可以在必要时保持冷静，通常能做出正确的判断，并可以在不否认丧失的情况下保持乐观和适当的希望。"善于应对者"会在需要的时候寻求指导。

### 知识链接 35.3　识别具备更好应对技巧的人

- 不回避
- 面对现实，并采取适当的行动
- 重点关注解决方案
- 重新定义问题
- 考虑备选方案
- 与他人能够良好沟通
- 寻求和使用有建设性的援助
- 接受他人提供的支持
- 能保持士气

资料来源：Weisman A：*Coping with cancer*，New York，1979，McGraw-Hill.

相反，那些应对无效的人几乎不具备这些能力。他们往往更死板、悲观和苛刻。他们更倾向于教条主义，期望自己和他人尽善尽美。无效应对者更可能喜欢独居，很少进行社交，几乎没有亲密的朋友，或者没有有效的支持网络。他们可能有精神病史，或者对逝者或已逝去的人有负罪感、愤怒或矛盾心理。这些人更有可能存在未解决的过往冲突，或者同时面临丧失成为次级生活压力源。在某些情况下，由于丧失，他们的机会更少。他们最需要悲伤治疗师和敏感细致的老年专业护士进行专业干预的人群。

## 走出悲伤，促进健康老龄化：对老年护理的启示

丧失、悲伤和死亡是我们所有人生命中的一部分，随着我们年龄的增长，它们会越来越频繁地发生。老年专业护士的目标不是为了预防悲伤的产生，而是去支持那些正在应对悲伤的人，帮助其在每次遭遇新的丧失痛苦时恢复系统平衡。虽然伴随丧失而来的强烈情绪会逐渐缓解，但是任何长期的不利影响都是可以被改善的。在促进健康老龄化的同时，帮助他人缓解悲伤已经成了护士工作的一部分；这既是一种荣幸，也是一种责任。这是护理学科中为数不多的、可以因为我们的一些小举措，而对被照护者产生深远影响的领域之一。

### 评估

悲伤评估的目的是区分可能有效应对悲伤和难以应对悲伤的人，以便制定合适的干预措施（知识链接 35.3 和知识链接 35.4）。悲伤评估是在了解悲伤者的基础上进行的。相关信息可通过观察其文化背景来获得（Burke et al.，2017）。

### 知识链接 35.4　临终患者及其家庭的评估

患者
- 年龄
- 性别
- 应对方式和能力
- 社会、文化、种族背景
- 疾病、疼痛、衰退、丧失、悲伤的既往经历
- 精神健康
- 生活方式
- 人生目标的实现
- 未完成事务的数量
- 疾病的性质（死亡历程、针对疾病的问题、治疗、疼痛程度）
- 诊断后经历的时间
- 对疾病的反应
- 有关疾病的知识
- 接受或拒绝诊断
- 力求独立或依赖他人的程度

- 对疾病的感觉和恐惧
- 患者的住址（家庭、医院、疗养院）
- 可能抑制悲伤或者干扰治疗关系的家规、准则、价值观和过往经历

## 家庭

- 家庭的发展阶段
- 现存的子系统
- 支持关系网的地理距离接近程度
- 灵活或者僵化的程度
- 交流类型
- 规则、形式、期望
- 价值观、信仰
- 情感关系的质量
- 每一位成员的依赖、相互依赖和自由程度
- 和临终者的亲疏关系
- 已建立的家庭之外的关系网
- 家庭的优势和弱点
- 领导和决策的作风
- 不寻常的问题解决方法和危机应对
- 家庭资源（个人的、经济的、社区的）
- 由家人判定的现存问题
- 与照护者的交流质量
- 目前和长期的需求

资料来源：Hess PA：Loss, grief, and dying. In Beare P, Myers J, editors：*Adult health nursing*, ed 3, St Louis, 1998, Mosby.

　　悲伤评估的基础是倾听人们对精神或生存上的担忧和需求的表达，并了解他们与已经失去的或将会失去的事物之间的联系。在悲伤者的生活中还会发生多少其他压力性或者过分的事件或情况？这种丧失意味着什么？这些问题的答案将有助于确定潜在所需的支持强度和复杂性悲伤的发生风险。

　　护士可以确定常用的压力管理技巧，并且确定这些方法在过去是有利的（如向他人倾诉）还是有害的（如药物滥用）。通常的支持系统是否可用？悲伤者所丧失的是否与自身身份紧密相连，例如一位职业运动员面临着再也无法行走？如果失去的是一位伴侣，两人之间的关系怎样？如果失去的是

一位长期虐待或控制悲伤者的伴侣，悲伤者因此得到解脱，他们可能会因为没有旁人预期的那么悲痛而感到内疚（知识链接 35.5）。对于许多在经济上依赖配偶的年迈妇女，配偶的离世意味着自己可能将变得穷困潦倒，这在很大程度上会使她们的悲伤复杂化。一个幸存者可能会因为同居者的死亡而无家可归，因为他们的关系没有被法律认可。更多地了解丧失和它对人们生活的影响，可以帮助护士制定并实施合适的护理干预措施。

---

**知识链接 35.5　"现在我可以买我一直想要的衬衫了！"**

　　Sam 和 Hannah 已经结婚 50 多年了。在他们的婚姻期间，Hannah 的孩子经常鼓励她与 Sam 离婚，因为他一直对 Hannah 进行精神虐待和控制。在他生命的最后阶段，这种情况愈演愈烈，Hannah 甚至被禁止购买生活必需品，即使用她自己的钱也不可以。Sam 最终死于慢性病，葬礼是按照 Hannah 的意愿精心安排的，但在葬礼举行之前，Hannah 对着她最亲近的人欢呼："现在我可以买我一直想要的衬衫了！长沙发也要换张新的。"

---

## 干预治疗

　　Weisman（1979）曾将卫生保健专业人员的工作称之为"对位应对"。尽管他讨论的是对癌症患者的照顾，但也同样适用于那些因其他的丧失而处于悲伤的群体。"对位应对"和音乐中的对位音符有相似之处，后者是将旋律与主题基调和谐地融于一体。当患者应对时，治疗师（护士）对位应对，他们共同协作，以此更好地解决问题（Weisman, 1979, p. 109）。

　　像善于应对者一样，优秀的老年专业护士必须灵活、务实、足智多谋、温和冷静和积极乐观。护士应做好自我介绍，与悲伤者建立融洽关系，学习不同情形或情况下的文化制度，并介绍他们的角色（如执业护士、主管护师、护士长）和他们的工作时间。最终，护士要帮助悲伤者从不平衡和不稳定状态调整到一个新的稳定状态（知识链接 35.6）。

---

**知识链接 35.6　最佳实践建议**

## 帮助悲伤者走出丧失的影响，重建新的记忆

**功能紊乱**
- 提供功能性协助

**寻找意义**
- 提供可靠的信息来源(例如网站)
- 根据悲伤者的需求提供适宜资源，并确保他们得到帮助
- 积极倾听

**投入情感**
- "允许"表达情绪
- 提供陪伴
- 在危机期间提供支持资源(如牧师、部落长老)
- 积极倾听

**通知其他人**
- 提供陪伴
- 积极倾听

**适应**
- 找出和丧失有关的有意义事件
- 寻找取代之前生活方式的方法
- 讨论丧失对生活的影响
- 积极倾听

**重构记忆**
- 讨论发展新记忆的机制，不否认丧失的人或事与个体的联系
- 鼓励回忆
- 为基于文化和个人意愿的悼念仪式提供机会
- 向悲伤者保证生活会恢复稳定
- 积极倾听

---

## 冲击和功能紊乱

　　如果患者刚好遭遇了负性生活事件(例如，刚诊断出严重疾病、家庭成员死亡、正好搬到护理机构)，护士可以为其提供一个安全的环境，确保吃饭和休息等基本需求得到满足。在任何时候，积极地倾听比提出建议更有效。当护士在倾听的时候，她会发现，人们最关心的不一定是丧失本身，而是与丧失相关的恐惧。如果护士认真倾听陈述性和隐含性的表达，可能会听到以下语句："我要如何继续？""我现在该怎么办呢？""我以后会怎么样呢？""我不知道该怎么办？""他(她)怎么能这样对我呢？"。虽然这样的表达看起来十分夸张或充满戏剧性，因为护士知道事情总会有解决的办法，但对处于悲伤中的人而言，痛苦似乎没有尽头。他们当下很难朝前看，也很难意识到绝望及其他负面情绪终将会消失。护士可以通过给予合理和适当的希望来减轻绝望，比如："你会慢慢渡过难关的，我会在这里帮助你。"

　　护士应观察悲伤者是否出现功能紊乱，并提供支持和指导。当死亡即将来临时，护士可能需要问一些难以提出的问题，例如，这个人是否立有生前预嘱？谁是代理人？需要通知谁？通知的人里包括精神顾问吗？护士要帮助这个家庭确定事情的优先级并指导完成，鼓励他们尽可能拖延时间。护士可以选择自己去完成任务(例如，告诉他们你将去清理盘子；不要询问他们要不要你帮忙)，或者找一个受影响较小、能够介入的朋友或其他家庭成员将功能紊乱降到最低。

## 寻找意义，带入情绪，通知其他人

　　护士通过为悲伤者提供所需信息、考虑替代方法、寻找管理悲伤情绪的方法来帮助他们应对丧失，并通过这种方式，支持悲伤者厘清思路(Weisman, 1979)。

　　有时，患者家属会四处搜寻疾病相关信息，试图了解如何找到最好的医院进行治疗，或寻找最好的疗养院长期居住(第 32 章)。在这种情况下，护士应尽可能地帮助其获取需要的信息。随着互联网搜索引擎和触摸屏、平板电脑等设备的出现，搜索信息变得简单，只要提供关键词即可。除了关注健康素养，还应注意很多渠道可以提供可靠的多语种信息。另外，帮助悲伤者联系医护人员、在他们文化里德高望重的人或者是精神领袖，通过这些人积极的倾听通常能帮助悲伤者接受丧失并从实际经历中找到意义。

　　情绪的表达无论是通过恐慌、歇斯底里还是沉默，都可能使悲伤不那么可怕。在一些文化习俗中，

宣泄情绪是可以被接纳的,而在有的文化中,则需要护士允许悲伤者表达情感。对于在精神层面上有追求的人,帮助的形式可以是寻找让他们感到平静的地方,如小教堂等。通常,悲伤者最需要的是有人倾听已成事实但无法回答的问题,如一堆"为什么?"和"怎么办?",此时,倾听者并不需要回答。在某些时候,倾听者需要给予指导性的回答,例如建议"现在不是做出任何重大决定的好时机"(Weisman,1979)。

有时,护士觉得有必要帮助悲伤者去通知其他人,认为这是关心的表现。虽然看起来是这样,但对悲伤者或具有特定文化背景的人而言,与他人谈论丧失更有治疗效果,护士应该避免以这种方式介入。相反,护士可以主动提供电话号码,或者在被分享消息时主动表示"我会在你身边"。当悲伤者情绪低落时,护士通过这种方式,为其提供支持,同时也表现出护士对个人及其家庭文化角色的尊重。

## 适应

当个人或家庭经历了亲人逝世、搬到疗养院或其他变故时,护士可以通过帮助他们重新安排新生活而促使他们恢复平静。护士可与悲伤者谈论在已经失去的东西中什么是最珍贵的,确定与丧失相关的哪些习惯和仪式能让其感到安慰,并找到方法将这些习惯和仪式融入新环境中(知识链接35.7)。例如,如果个体总是习惯在睡觉前喝一杯茶,但现在没有机会去厨房,"睡前喝一杯茶"可以成为个性化护理计划的一部分。

---

**知识链接 35.7　最佳实践建议**

**帮助人们重构原来的记忆**

> 过去总是给大女儿举办生日派对的老年人,即使现在住在长期护理机构,仍然可以继续为大女儿筹办生日派对。护士可以帮助老年人在机构内安排一个私人空间,发出邀请,像往常一样举办生日派对,但现在将记忆重新构建为:护理机构为满足老年人的需求而在"新家"举办这个生日派对。

---

**重构记忆、恢复平衡和达到新的稳定状态**

要使人恢复平衡并达到新的稳定状态,无论这

一过程多么短暂,创造新的记忆都必不可少。回忆往往有助于创造新的记忆。护士可以协助悲伤者,鼓励他们分享自己的故事,并尽可能多地重复这些故事(Weisman,1979)。听一个不断被重复的故事并不是一件容易的事情,而且每次复述都可能会改变一些故事情节,但这意味着随着一种新的稳定状态的来临,记忆正在被重新构建。回忆让失去这个事实慢慢渗透到悲伤者的潜意识中。它帮助悲伤者认识到失去是真实的,但生活可以继续,即使未来可能会发生一些改变。在新记忆形成的时候,描绘出他或她在遭受丧失之前的生活轶事和小插曲,会让其从不同角度看待问题。护士作为出色的照护者,需具备同理心、真诚、责任心和胜任力。

## 临终和死亡

20世纪前,大部分人都在家里去世。女人往往死于分娩,男人往往死于未知原因。在战争时期,多数男人死于战争或与战争相关的伤害。在美国,1900年出生的男性和女性的预期寿命分别为46.3岁和48.3岁。现在不论男女都能活到70岁以上(第1章)。虽然大多数人更喜欢在家里去世,但实际情况是他们最常因急症而死于医院,尽管不同国家之间的急症患病率差异很大。在一项探索性研究中,临床医生发现,患者的性格特征、生存环境和社会支持是影响患者选择在家里死亡的主要因素(Wales et al.,2018)。

临终是一种具有挑战性的人生经历,也是一种个体独有的经历。人们安排自己临终事宜的方式反映出他们在早前应对丧失和压力源的方式。多数人的临终状态可能和生活状态相似,也就是说,一个人面对死亡的方式是其个性、环境、疾病和文化的综合体现。

尽管并非所有的老年人都过着充实丰富的生活,或拥有圆满、卓越或自我实现的感觉(第36章),但他们的寿命超过父母不足为奇。当患者死于一种特别漫长或痛苦的疾病时,有人会认为这是一种解脱,但是在战争期间,老年群体的死亡是不被人们所接受的人力潜能损失。晚年时期面对临终和死亡,会涉及一个主要问题,即一个患有多种慢性病或病情反复发作,或有渐进式健康问题的人什么时候被认为是"临终"? 可控制的慢性病和不可

逆转的绝症经常同时发生,随着我们年龄的增长,这种情况可能会更常见。虽然疾病晚期的体征和症状很明显,但它们容易与慢性病造成的身体退化相混淆。不过,护士可以从患者使用的"沟通密码"中发现他们临终的蛛丝马迹,如开始用"再见"代替"晚安",将自己极为珍视的东西作为礼物赠送给他人,突然开始联系一些已经很久没有联系过的亲朋好友,甚至是直接或间接地预感到死亡即将来临。

焦虑、抑郁、不安和躁动通常被当作是意识障碍或痴呆的表现,但也可能是老年人预感自己即将离开人世和无力感的一种反应。护士和护理团队其他成员的工作,就是使患者保持舒适,无论病情是慢性、急性还是晚期。很多人都说死亡不是问题,临终才是最让人难以接受的。这一点适用于所有相关人员,包括临终患者、亲人、专业照护人员(如护士和护理机构的护工),他们往往是容易被忽略的悲伤者。

## 家庭

现在的老年人通常是多代同堂,并拥有复杂的家庭成员,家里包括前配偶、现伴侣、继孙辈和其他亲属(那些把家庭当作情感纽带的人)。尽管家庭成员可能在地理上相距遥远,但大部分人仍然很孝顺老年人(第 34 章)。当晚年时期患上严重疾病甚至是绝症时,老年人不能维持他或她的角色或义务,家庭的平衡或动态会明显地被打破(功能紊乱)。例如,当老年人不能再照看小孩或帮助准备饭菜时,家庭就需要有新的安排计划,这种变化可能会导致巨大的家庭压力。同时,由于子女、孙子(女)、外甥(女)及侄子(女)繁忙的工作和日常安排,老年人日常个人护理的需求似乎无法得到满足。即使是单身、依赖朋友和邻居的人也会发现人际关系出现了变化。这种变化取决于个体在家庭和朋友关系中的角色,虽然在疾病诊断时可能不会发生变化,但会随着个体的进行性衰弱而发生(第 21 章)。临终者的角色和特征可能会给幸存者带来适应困难,无论他们是伴侣、配偶、子女还是孙子(女)。随着家庭的重新构建,成年子女往往会通过父母的死亡来看待自己的死亡。

有观点认为,家庭成员与临终者保持密切接触可能是持续冲突的源头,因为他们要在没有临终者参与的情况下为家庭生活做准备和计划。这种变化需要家庭成员付出巨大的精力,他们已经承受着内心预期性悲伤和日常生活的负担,在大部分情况下,还要抚养自己的孩子或孙子(女)。家庭成员必须将他们自己与患者的身份分开,并学会接受一个家庭成员将在他们活着的时候死去的现实。如果临终期持续很久,家庭支持、爱和提供亲密关系的能力可能会慢慢变成精疲力竭、急躁、愤怒和徒劳感。家庭成员可能与患者或其他家庭成员之间处于不同的悲伤阶段,这会阻碍彼此的沟通。随着病情恶化,患者身体失能加剧,需求越来越多,家庭成员的无助感和沮丧感也会随之加重。

应对悲伤的冲击首先需要了解患者逝世前后的感觉。接受即将失去亲人的现实意味着家庭成员通常会经历一段自我反省期。因为根据社会规范,人们"应该"在老年时死去,此时家属的悲伤反应可能不会特别强烈,这可能会导致家人感到内疚或解脱。

在亲人生命的最后几天,家人可能因为需要提供私人的护理而感到压力很大。他们可能会困惑于是留住当下还是追忆亲人,是采取延长生命的干预措施还是让生命顺其自然。护士会经常听到家属哀叹他们"不能放弃",即使这与临终者的意愿背道而驰(第 31 章)。

尽管家人悲痛万分,但他们必须允许患者有选择死亡的权利;让所爱的人知道放手离开是可以的,这是家人最后的爱和尊严。有时没有家属说得出"放手也没关系",这个任务就落在与患者建立了有意义关系的护士身上。

## 促进优逝:对老年护理的影响

临终者的需要就像一块布上的线。每根线都是独立的,但对织物的完整性和完成度来说必不可少。如果一根线被拉动,它会牵动其他线,从而影响织物的外观、线的位置和织物的稳定性。当一种需求没有得到满足时,它会影响所有其他的需求,因为它们都是相互交织的。将临终者在终末期的生理、心理和精神需求分开来确定具体的干预措施和方法很困难,因为它们是相互关联的。有几种方法可以了解临终者的需求,以及护士在促进优逝方面的责任(图 35.3)。

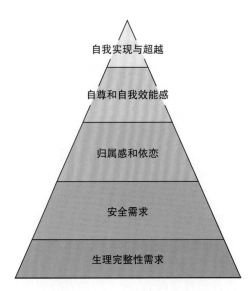

分享并接受不可避免的未来
感知死亡的意义

在身体日益虚弱的情况下保持尊重
尽可能保持独立
感觉自己像个正常人在经历生命的一部分直至最后
保持自我认同

交流
被聆听和理解
被爱和分享爱
临终时与有爱心的人在一起

有机会表达内心的恐惧
信任那些关心他或她的人
感觉到被告知真相
环境安全

缓解身体症状
保存精力
不感到疼痛

**图 35.3 基于马斯洛的临终者需求层次理论**

## "6C"方法

精神病学家 Avery Weisman（1979）认为终末期患者有 6 种需求，即 6C：照护（care）、控制（control）、镇静（composure）、沟通（communication）、连续（continuity）和封闭（closure）。这 6 种需求对每个人的重要性会受到他/她的个性、文化、经历、宗教和哲学信仰、取向、先前生活参与度，可能还有性别的影响。Weisman 的方法可以为护士在制定终末期患者干预措施时提供一个框架。

### 照护

处于生命终末期的患者应该得到尽可能好的照护，这意味着他能摆脱痛苦、保持精力、接受专业的症状管理，以及随时获得医疗支持。常见的症状包括呼吸困难、疲乏、疼痛等，更具体的症状视终末状况的病因而异。在衰老进程中，往往还伴随着患者因并发慢性病而产生的其他症状。患者的任何症状不被处理或治疗不足都是不可接受的。

在生命末期，慢性疼痛常伴随左右，它不会停止，通常需要全天候按时给予麻醉剂和辅助药物治疗，而不仅仅是"根据患者的要求"（第 27 章）。在这种情况下，必须要提供充分的缓解措施，而不是不考虑成瘾性或对呼吸状态的整体影响；缓解疼痛是至关重要的。

疼痛不只是生理上的折磨，还是精神和心理上的，它可由抑郁、焦虑、恐惧和其他未得到处理且同样强烈而真实的情绪问题所引起。当情感需求没有得到满足时，总的疼痛体验会加重或加剧。单纯的药物治疗不能缓解这种痛苦。相反，富有同情心地倾听和允许那些临终的人说出自己的想法是重要的干预措施，但必须确保在他们精力和体力允许的情况下进行。如果患者正在流泪和感到悲伤，在他接受的前提下，沉默和触摸比语言所传达的内容更有价值。温柔、亲密、坐在他的旁边可能也是合适的，他可能还需要来自其精神顾问的建议。

转移注意力的活动有时可以缓解疼痛，如缓解紧张的背部按摩、足底按摩、听广播或看电视，或接触艺术和音乐。如果听力受损，可以借助耳机；如果视力受损，可以找些有声读物或志愿朗读者。在许多情况下，如果患者感到安全，身边有人可以交谈、倾听和陪伴，心理上的痛苦就可以得到缓解。

终末期患者需要大量的精力来应对疾病对身体的攻击，以及死亡引发的精神和情感上的不安。照护意味着帮助患者保持精力。处于生命终末期的人可以做多少事情而不至于在身体和情感上感到沉重的负担？哪些日常活动对这类人来说是最重要的，是否可以独立完成？患者需要多少精力才能与那些最重要的人交谈而不至于变得精疲力尽？只有处于生命终末期的人可以回答这些问题，而护士可以为他们争取这样的机会。通过满足患者不感到疼痛和保持精力的需求，护士已经开始行动，以确保患者得到最佳的照护，在剩余的时间内尽可能地提高生活质量。

## 控制

随着死亡的临近,人们常常感到他们对自己的生活和身体的控制越来越少。终末期患者正在失去他/她曾经知道或想要知道的一切。潜在的身份失落感、独立性丧失和对身体机能失去控制都使他们的自尊心受到威胁。他们可能开始感到羞愧、耻辱,认为自己像一个"负担"。控制是需要保持一个与自己的生存和死亡有关的协作角色,并作为一个积极的参与者融入自己所期望的护理中。护士可以利用一切机会将控制权交还给患者,帮助患者满足这些需求,以此增强其自尊心。促进自尊的必要前提是,患者的价值观必须在影响死亡过程的决策中发挥重要作用。如果有可能,护士可以让患者决定何时梳洗、进食、起床和睡觉等。护士没有权利决定患者的行为活动,特别是与探视者有关的活动以及如何支配时间。

## 镇静

对处于生命终末期的人和他们周围的人而言,濒临死亡是一种情感活动。镇静可以让患者能够在文化规范内适当地调节极端情绪,这并不是为了避免悲伤,而是为了拥有放松的时刻。

## 沟通

对沟通的需求是广泛的,包括从决策前获取信息,到共享信息。尽管每个人所能接受的沟通方式和内容各不相同,但护士有责任确保患者有机会进行他/她所希望的沟通。

沟通是为了适当地维持和促进终末期患者的生活质量,包括听觉、视觉和触觉等的刺激形式。语言和非语言交流对于传达积极的信息是必要的。在社会文化背景下,采取适当的表达方式,如握手、搂肩或坐在床沿,可以让患者感觉护士或照护者愿意倾听。

在一项关于医院晚期疾病的经典研究中,Glaser 和 Strauss(1965)指出,沟通有 4 种类型:封闭型、怀疑型、相互伪装型和开放型。每一种沟通类型都渗透在医院病房的工作中。封闭型沟通被描述为"保守秘密"。医院工作人员和亲友都知道患者处于终末期,但患者自己不知道或者也保守这个秘密。一般来说,照护者会虚构一个让患者相信

的计划(例如,明年我们要去参加一直想要的邮轮旅行),希望这能激发患者的斗志。虽然今天随着与患者权利有关的立法颁布,这种情况较少发生,但它仍然存在。在怀疑型沟通中,患者怀疑自己即将死亡。患者先是反复寻找蛛丝马迹,随后会展开一场对信息控制权的争夺。相互伪装型沟通是一种"让我们假装"的情况,每个人都知道死亡即将来临,但患者、家人、朋友、护士和医生都不谈论这个话题,真实的感受被隐藏起来,而问题也常常被隐藏起来。开放型沟通是认可死亡临近的这一事实,患者可能会问:"我会死吗?"以及"我将会怎样死,何时死?""死亡会是什么样子呢?"患者开始接受死亡,家人与患者分解悲伤,而不是为患者悲伤。护士可以在尊重患者的文化模式和行为的同时,尽可能地鼓励开放型沟通。必须注意,说什么和对谁说取决于文化背景。谈论死亡或逝世可能会被认为是禁忌,因此,和对死亡有禁忌的人说起这个话题是非常不合时宜的(Brown,2017;Bryant,2017;Coolen,2012)。

## 连续性

尽可能保持正常的生活可以满足终末期患者对生命连续性的需求;通过高于现实的方法,保持生活的连续性有助于维持临终者的自尊。通常,一个临终的患者会感觉自己与世隔绝,而此时他或她尚有能力以某种方式参与和活跃在世上。为临终患者提供一些刺激,如照片和纪念品,或让患者待在家里,或在疗养机构中允许个性或其他人文的适宜活动,能使患者产生生命在连续的感觉,以及保持患者的自尊。自尊和尊严是相辅相成的。尊严包含个体具备保持自我概念连续性的能力。

孤独可能是个体的生活失去连续性、自我概念被削弱导致的,孤独会引起精神痛苦或生存困境。护士可以询问终末期患者的生活和最重视的事情,并与家属和患者或疗养院居民合作,制订计划帮助他/她尽可能长时间地参加更多的活动和保持过去的角色。比如,一个父亲每个星期天都陪儿子一起看一场球赛,那么不管他是否需要去医院、疗养院或临终关怀病房,他都可以继续保持这一习惯。如果这名患者在家卧床不起,那么将卧室安置在中心区域比偏远地带可能更具实践性。护士要把对方当作一个聪明的成年人来对待,并对他说,"我在

乎""你不是一个人"和"你很重要"。有些人更喜欢独处和清净(知识链接 35.8),这也可以作为增强生命连续性的一种方式,并得到尊重。护士可以确定患者的个人喜好和价值观,并努力尊重这些喜好和价值观。

---

**知识链接 35.8　冥想应对**

Herbert 夫人是一位 76 岁的白人女性,精力充沛。她的丈夫患有中期阿尔茨海默病,她是唯一的照护者。她刚刚被诊断为转移性乳腺癌晚期,医院安排她与她的丈夫合住一个房间,直到她的诊断检查完成,并且确保在回家之前她的症状能够稳定下来。护士们认为,她在最初的平静之后,变得越来越烦躁和容易激动。作为肿瘤科的高级执业护士,我评估了 Herbert 夫人并推荐了治疗方案。我们谈了一会儿,关于她的生活、对未来的计划,以及她通常的应对机制。她解释说,一切都在她的掌握之中,她丈夫有长期护理需求,她已安排了居家照护计划。这时她开始哭起来,她说:"我的生活在这里被打乱了,这太难了。多年来,我每天早上都冥想 30 分钟。我丈夫尊重我对安静的需要,冥想之后我就觉得自己可以勇往直前,什么事都能干成!自从我来到这里,我就一直不能冥想。护士和工作人员总是来到我的房间或呼叫房间的对讲机,我得不到片刻的安宁。"护士和我与 Herbert 太太制订了一个计划,每天早上 6:00—6:30,她都不会被打扰。护士站的对讲机上和门口都会贴上"请勿打扰"的牌子。然后,在短短几天内就出现了明显的变化:Herbert 夫人平静多了,她应对得很好。她非常感激,"我的生活又回来了"。

---

### 封闭性

封闭性的需求意味着终末期患者对和解、超越和自我实现机会的需要(第 36 章)(Maslow,1943)。回忆是一种有序安排生活的方式,去评价生活的得失,去思考身后的遗产。它是解决矛盾、放弃宝贵财产和最后告别的一种手段。今天学会说"再见",就有更多的可能说"你好"。如果疼痛和其他症状没有得到很好的处理,就会干扰这种调节。因此,

护士给予适当的干预尤为重要。

对一些人来说,封闭意味着与他们的精神自我保持一致。如果患者有物质或精神上的需要,可以安排心灵关怀,但绝不能未经患者许可这样做。护士可以通过为患者提供进行自我反思的时间和隐私空间,谈论他们需要谈论的任何事情,特别是关于他们对生命和死亡意义的理解,以此来促进超越。

### 精神

2002 年,一群安宁疗护专家齐聚一堂,制定并随后更新了关于提供临终关怀和安宁疗护的共识文件。人们发现,尽管临终关怀和安宁疗护提供者一直期望满足临终患者的精神需求,但这些需求常常得不到满足,这促成了 2013 年指南部分内容的更新。它强调,卫生保健专业人员有责任评估患者在生命终末期的精神和物质需求。当确定需求后,护士应确保这些需求被满足。2019 年推出第 4 版指南,该指南强调了跨学科团队的重要性,包括牧师或其他精神顾问。护士参与精神和文化仪式的重要性被提及,这对患者和家属而言是一种重要的安慰和支持手段(National Coalition for Hospice and Palliative Care,2019)。

临终患者的精神层面涉及该患者和他人之间的超自然或现实关系。临终患者的精神困境包括失望、无意义感、罪恶感和绝望等,所有这些都可能通过焦虑、抑郁或愤怒间接表现出来。从患者的具体情况出发,干预措施可能包括分享符合患者信仰的精神读物;朗诵冥想诗和播放患者选择的音乐;接受宗教物品或祈祷。护士需要特别注意,这些干预措施必须符合患者的文化和表达的意愿,并且在任何时候,护士都不得根据自身的信仰体系提出建议。

### 希望

终末期患者的希望并非一成不变,而是会随着死亡的临近而改变。一开始,他希望被治愈。当得知疾病的预后时,这个希望可能会变成"有尽可能多的时间"。随着死亡临近,这个希望可能又会变成"有一个安详的、没有任何症状的死亡"(知识链接 35.9)。

> **知识链接 35.9 善终的指标**
>
> - 及时得到所需要的专业照护
> - 能够在可能的情况下，按自己的想法控制自己的生活和环境，使其与过去的生活方式保持一致
> - 能够符合自己的期望并保持必要的镇定
> - 能够与其他重要他人进行互动，并尽可能久地保持沟通
> - 在临终期，生活尽可能地保持正常，可能需要处理一些额外的事务以适应不可避免的死亡
> - 始终保持希望
> - 能够以与自己的文化信仰和生活模式一致的方式走到生命的终点

希望是对愿望实现的期盼，是对某件事情的期待或解脱。希望是建立在对可能性的信念、有意义的他人支持、幸福感、整体应对能力和人生目标的基础上的。希望可以赋予患者力量，使患者产生勇气，激励患者行动和取得成就，并能对抗患者生理、精神和情感上的障碍。希望包括信念和信任。

希望可以分为理想的希望或预期的希望（Pattison，1977）。预期的希望听起来像是"我希望变得更好"或"我希望我的孩子能及时到达这里"。如果这种希望反映了不切实际的期待，就会增加患者和照护者的压力。但是，这种希望可以被修正而不是被摒弃。理想的希望没有固定的期望值，如它会、不会或必须发生，这些希望是可取的。当有患者说"我希望我能好起来"时，护士可以这样回答："那太好了！在这期间，我们能做的还有很多。"

护士们很少意识到，他们日常和无意识做的那些小事情可以为患者传递希望。帮助梳妆的动作传达了一种内心的想法，即这个人很重要。疼痛缓解和安慰措施表明患者的需求是重要的，并强化了人的价值。

## 促进家庭平衡

护士通常在患者去世时，以及在去世前后都在场并支持患者家属。无论家属的年龄如何，他们都有需求，护士有责任照顾他们，采取干预措施，促进一个目前处于混乱状态的系统达到平衡。护理干预包括为家庭赋能，让家属能够以符合他们传统的

方式应对死亡。在一份小型民族志中，Herbert及其同事（2008）发现，家庭照护者最需要的信息是死亡前的预兆，而他们又不大可能开口问。从医务人员那里听到死亡"可能的样子"是家属获得这部分信息的关键要素。

## 安宁疗护

根据世界卫生组织的说法，安宁疗护是"一种通过预防、评估和治疗疼痛及其他身体、心理和精神问题，改善罹患疾病危及生命的患者及其家人的生活质量的照护方法"（World Health Organization，2018）。提供此类护理是老年专业护士日常工作的一部分，因为他们经常会护理患有阿尔茨海默病或帕金森病等功能受限的老年人（第23章）。安宁疗护的主要目标是预防或减少痛苦，它通常由正规的多学科团队提供，可以帮助人们了解患者的选择，做出与其价值观一致的健康相关决策，并在需要从一个护理机构转移时促进无缝过渡。

最重要的是，安宁疗护与延长生命或稳定慢性病的护理措施应同步进行（图35.4）。当与老年人及其家属一起时，护理的重点往往是改善认知和功能限制，并为同时处理多个问题的照护者提供支持。

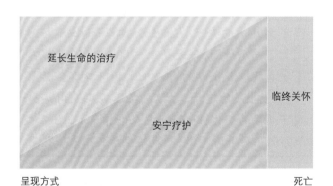

呈现方式　　　　　　　　　　　　　　　　死亡

图 35.4　对有严重、复杂和晚期疾病的患者同时提供安宁疗护与延长生命的药物治疗

当原有的治疗方案不再有效时，例如晚期癌症、艾滋病或终末期心脏病，可以选择纯粹的安宁疗护。当多病共存的患者或其卫生保健代理人决定放弃任何对慢性或新的健康问题进行积极治疗时，它也是合适的。必须注意的是，提供安宁疗护并非意味着所有针对短暂病情变化的简单治疗措

施都被自动拒绝,如心脏病、癌症或慢性阻塞性肺疾病(chronic obstructive pulmonary disease,COPD)等终末疾病患者尿路感染或其他感染的治疗。

虽然最初的安宁疗护主要是由专业组织来提供,但如今已不分场所,只要任何具有这些目标和技能的人都可以提供。当神经系统变性疾病患者的照护重点是舒适时(第 23 章),安宁疗护可以在门诊护理诊所,或者在急性或长期护理机构的专用病床上进行。

## 通过临终关怀服务提供安宁疗护

现代临终关怀的模式起源于中世纪热情好客的理念,其是为旅途中处于危险的旅行者提供帮助。临终者也是生命和健康旅程中的旅行者,身处在一个由朋友、家人和卫生保健提供者组成的团体中。然而,多年来为濒死者提供慰藉都是缺乏的。1952 年,英国女爵士 Dame Cicely Saunders,同时也是一名护士、社会工作者、医师和作家,开始在伦敦的圣约瑟夫临终关怀院(St. Joseph's Hospice)工作,她的工作和研究目标是减少疼痛。1967 年,她以教学、临床研究及提供专业而全面的疼痛和症状缓解服务的原则为基础,在伦敦成立了圣克里斯多福临终关怀院(Saint Christopher's Hospice)(St. Christopher's,n.d.)。受 Dame Saunders 工作的启发,耶鲁大学护理学院院长 Florence Wald 博士和内科医师 Elisabeth Kübler-Ross 博士率先在美国推行临终关怀概念。1974 年,Wald 博士、两名儿科医生和一位牧师,在康涅狄格州的布兰福德成立了康涅狄临终关怀院(Connecticut Hospice)。

美国的临终关怀项目最初完全是由慈善捐助和志愿者服务支撑起来的小型独立组织;它面向所有人提供服务,不论其支付能力如何,都可以获得服务并且仅在当事人家中进行。提供正式临终关怀服务的机构数量增长迅速,尤其是在这些服务得到医疗保险、医疗补助和许多私人保险公司批准可以报销后(第 30 章)。尽管它们最开始是非营利性机构,但到了 2017 年,大多数(67%)临终关怀院都是营利性组织[ National Hospice and Palliative Care Organization(NHPCO),2018 ]。起源地和风格的差异反映出当初或现在社会团体的领导风格、资金来源、政治力量及健康和社会服务可及性资源。安宁疗护服务是在个人与机构之间签订协议的特定背景下提供的,个人可以选择仅接受舒适护理。临终关怀服务仅限于面向那些经两名医生一致认定预后不超过 6 个月的患者。

临终关怀服务至少包括医疗、护理、助理护士、牧师、社会工作者和志愿者服务。其他服务可能还包括按摩、音乐、艺术、宠物治疗和其他非药物干预措施,以促进临终者的舒适度和提高其生活质量。临终关怀院不仅为临终者提供照护,也会在其离世前后通过支持小组和其他丧亲服务向他们的家人和朋友提供照护。

大部分临终关怀服务是在人们的家中提供的,是为某一位固定的非专业照护者提供支持。家成了主要的照顾中心,家人或朋友会学习所需要的基本照护技能,包括饮食、锻炼和药物管理等,临终关怀人员也会不定期进行访视。作为团队成员,志愿者有着独特的一面;他们为患者和家属做家务,并带去友谊和陪伴。

如今,许多临终关怀院设有独立的照护中心,为了让照护者得到短暂的休息,或者当很多症状管理在家里难以做到时,患者可以住在照护中心。那些没有照护中心的临终关怀院可与专业的疗养院或急性照护医院达成协议,以达到同样的症状管理效果。只要病情稳定,患者就可以返回家中。

临终关怀院前所未有的贡献仍然在于为临终者提供安慰,并为他们亲近的人提供支持。通过药物和非药物手段,疼痛和其他症状的控制往往都能在不断绝患者的灵敏度和与他人交流能力的情况下完成。实现这一目标的关键是在问题发生前预测症状及对照护者进行干预。临终关怀院和其他安宁疗护项目均支持并引导家属对患者进行照护,同时确保患者安全离世(如果对于患者而言,他并非孤独地死去;那么他的家庭也不会被遗弃)。

临终关怀中的护理实践融合了身心合一的表达,护理被认为是临终关怀的基石。护士提供了大部分的直接照护,并以多种角色履行职能:作为护理人员提供直接照护,作为协调者执行跨学科团队计划,作为倡导者在临床和救治领域支持患者和临终关怀,以及有时作为执行官负责科研和教育活动。

## 生命末期的决策

谁做出生命末期的决策一直是美国科研、辩论和联邦立法的主题。尽管人们总是对他们的愿望有着自己的看法,但在过去,这些愿望是在家长主义盛行的背景下提出的,即依赖于在同样情况下医生为自己的孩子做的决定,这种观点已经被基于欧美或西方观点所推崇的自主权所取代(第4章和第31章)。许多来自其他文化群体的人较少强调个人,而是更多地偏向于(如果不是全部)既定的文化或家庭决策者的决定(Mazanec and Panke,2015)。

当死亡已不可避免,延长生命措施的决策是老年专业护士日常工作中需要面对的一个涉及法律、伦理、医疗和专业性的问题。然而生和死之间的界限是相当模糊的,尤其是对于身体衰弱的患者,或是有多种慢性病的老年人来说。相当多的伦理冲突源于世界某些地区的技术进步,或是由人们对于死亡是应该抗争还是允许自然进展的矛盾心理而产生。尽管如此,护士有义务了解与决策相关的法律约束,然后与患者和家庭一起研究这些约束如何与他们的文化模式和生命结束相关的仪式保持一致。例如,拉美裔老年人更有可能听从其他家庭成员的决策,因为他们相信家人知道并会按照自己的意愿行事。

## 生前预嘱

自1991年美国通过《患者自决权法案》(*Patient Self-Determination Act*,PSDA)以来,任何有医疗保险报销服务费用的机构必须向所有成年患者告知,他们有权自己做出健康决策,接受或拒绝治疗,并完成某种预先指示(advance directive,AD)(第30章),特别是生前预嘱(living wills,LWs)。同时,鼓励但不强制门诊的医务人员(如医生、开业护士和医生助理)提供这些信息。

该法案视生前预嘱为特定情况下的预先指示,如当个体面临绝症且无法为自己发声时,这是一份在道德上并且在某些司法辖区具有法律约束力的文件。当成年人在未来某个时间无法为自己做决策时,该文件可以表达自己对临终决策的愿望。生前预嘱可能仅限于是否进行心肺复苏,或是采用透析、抗生素、管饲等具体决策(知识链接35.10),它需要任命一个代理人,在患者不能表达自己意愿时代为执行。由于代理人是由患者自己选择的,所以法律上认为患者指定的这个人比近亲属(如果近亲属不是代理人)拥有更大的权力。

> **知识链接 35.10　最佳实践建议**
>
> 生前预嘱与不施行心肺复苏术(do-not-resuscitate,DNR)或不住院(do-not hospitalize,DNH)指令不同,后者是向卫生保健专业人员发出的医疗指示,而不是个人的预先指示。无论是DNR还是DNH,均应与患者和/或其代理人讨论其影响,护士往往是这两种情形的促成者。

生前预嘱可由个人以口头或书面形式撤销,也可以通过撕毁、焚烧或销毁文件来表示撤销,最好有证人在场。预先指示也可以被修改;预先指示不是必须使用正式语言,可以添加书面条目或删除不需要的段落,但只有该文件的创建者可以这样做。如果患者失去行为能力,无法撤销时,患者最后的愿望陈述仍然有效。护士应该知道自己执业所在州、国家或辖区关于预先指示和生前预嘱的详细要求,还应熟悉生前预嘱表格或所在机构可用的表格。预先指示(包括生前预嘱)的确切格式和签名要求(如公证人)因州而异。

## 完成预先指示的障碍

在一项对少数民族人群的预先护理计划(advanced care plans,ACPs)的文献回顾中,完成率为40.0%~59.1%。社会人口学、健康状况、文化程度、个人经历、文化价值观和精神因素在某种程度上都是阻碍因素。生活在社区的少数民族人群的预先护理计划完成率要低于白种人或重病/住院的少数民族人群。那些在经济上处于劣势、健康素养水平低或对预先护理计划知之甚少的人群,几乎没有人完成预先护理计划。

那些来自集体主义文化的人明显不太可能制订预先护理计划。相反,这些决定都留给了家庭中的决策者。那些有宗教信仰的人更有可能由他们的宗教信仰来指引他们的临终决策,而不是制订任何形式的预先护理计划(Hong et al.,2018)(知识链接35.11)。协助卫生保健专业人员向非英语母语患者解释的口译员,由于话题围绕死亡或预期健康状况不佳的文化信仰,可能无法清楚地翻译预先指示,例如,在海地文化中,许多人认为谈论死亡是禁忌,可能会导致死亡发生得更快(Coolen,2012)。

为了确保患者的临终决策能准确地从一个照护机构转移到另一个机构,维生治疗医嘱(physicians orders for life-sustaining treatment, POLST)文件应运而生。该文件由医生(或执业护士,视地区而定)在与患者讨论并审阅文件(如生前预嘱)后签名。维生治疗医嘱会随患者一起在机构间转移(National POLST Paradigm, 2019),它不是预先指示,而是给急救人员和医疗机构的医务人员的指令,并未被所有州或组织认可,但如果没有这份文件或类似文件,急救人员就必须采取一切必要措施来延长患者的生命(National POLST Paradigm, 2019)。

## 促进健康老龄化:对老年护理的启示

尽管护士无法提供法律信息,但他们确实可以作为知晓许多信息的人员,随时讨论人们对临终决策的许多问题,尤其是这些决策会如何影响他们的照护(知识链接 35.12)。护士必须考虑之前讨论过的因素,必须确保以符合患者文化背景的方式告知他们与维生治疗医嘱相关的权利。护士有责任询问患者是否已有预先指示,提供相关信息并解释选项,以确保任何现有预先指示仍体现了患者的意愿。护士还负责确保在病历的适当位置存在现有

或新建的预先指示。

护士可以帮助患者了解干预措施[如心肺复苏(CPR)、插管和人工营养]及其后果。护士应解释,选择不进一步干预并不是"放弃",而是一种允许自然死亡发生的主动决定。在任何情况下,护士都不能在讨论中注入个人偏见(例如,宗教信仰或其他)。不管何种决定或场所,护士都是对患者无偏见的倡导者,在长期照护环境中,这一点尤其重要。在那里,护士主张所有患者都要尽最大可能实现自我决定,即使是那些认知功能有限的患者(ANA, 2016; Ferguson, 2018)。护士还充当患者利益的拥护者,将决策者、老年人和卫生保健提供者召集在一起,讨论从实现患者的愿望到在执行预先指令时可能出现的困难等任何问题。

没有人能预料到所有可能的突发事件,这些可能需要在生命极限条件下做出决策。使用价值观评估可能有助于个体厘清在他或她的生活中什么是重要的,以及这与他或她对卫生保健、生存质量和数量的期望之间的关系。老年人是希望采取措施不惜一切代价延长生命,还是希望自然死亡?可以将痛苦最小化的界限是什么?有什么人可以让临终者感到自在,可以充当代理人并确保其愿望得

到实现吗？这些问题的答案对于促进优逝至关重要。在完成预先指示之前，家属和支持者应讨论即将参与其中的人是否对决定感到满意，是否会遵守预先指示。对于没有家属的老年人来说，护士可能会成为患者的一个参谋，但他或她必须注意不要影响结果，而且也不能在患者的生前预嘱或永久授权书中担任代理人。

## 接近死亡

早在 1991 年，美国最高法院就审理了 Cruzan 起诉密苏里州一案，确认了个体有权拒绝不想要的治疗，拒绝和撤消治疗之间没有区别。后来，判例法将管饲和静脉内营养定性为医疗行为（也称为人工营养），因此这些也可以被拒绝。然而，问题依然存在。这些权利并不总是被授予，人们会质疑患者的意愿和卫生保健提供者的责任及行为之间的关系。随着美国及各州努力解决医助自杀、安乐死、晚期镇静和双重效应等问题，这些问题变得越来越复杂。

### 医助自杀

在美国，个体可以控制自己死亡的可能性上升到了州和最高法院的水平，在一些国家也达到了同等水平。1994 年和 1997 年，俄勒冈州的选民率先通过一项立法，将个体在特定情况下结束自己生命的权利合法化。华盛顿州的选民在 2008 年通过了类似的立法并有相同的限制。2019 年，夏威夷、科罗拉多州、哥伦比亚特区和新泽西州紧随其后也通过了类似立法。蒙大拿州法院裁定，该州法律中没有禁止医助自杀的内容，但并没有通过明确的法律（Death with Dignity National Center，2018）。2015 年，加利福尼亚州颁布了一项法律，允许医助自杀。然而，2018 年该法律在法庭上被推翻 [PEW Charitable Trust（1996—2019）]。

在加拿大、哥伦比亚、澳大利亚部分地区、瑞士、德国、韩国、日本和芬兰，医助自杀是合法的。在许多其他国家，个体参与自杀会受到刑事起诉。任何一个州或国家的现状都可能发生变化。选择自杀这条路结束痛苦的人相对较少，与此同时，转介到安宁疗护项目和临终关怀服务的人数有所增加。

### 姑息性镇静

1997 年，美国最高法院宣布，尽管普遍的医助自杀是非法的，但通过任何必要手段缓解难治性症状（如疼痛、恶心呕吐、呼吸困难）的药物镇静是可以接受的，这被称为晚期镇静，但更准确地说是姑息性镇静（Cherny et al.，2018）。

镇静的目的是提供舒适，但不能过量。这是基于双重效应的概念，也就是说，如果使用镇静剂是为了促进舒适，即使有可能加速死亡，它也不被认为是协助自杀或安乐死，是可以接受的。尽管这里面充满了伦理问题，但其目的必须是通过治疗来减轻患者的痛苦，而且仅限于此（Seale et al.，2015）。主动寻求安乐死，其目的是通过死亡得到解脱，在美国各地仍然是非法的，但在比利时、荷兰、卢森堡、奥地利（2019）和哥伦比亚（MDMD，2018），安乐死和医助自杀都是合法的。

## 促进衰老时的健康死亡：对老年护理的启示

护士是具有专业背景的悲伤者，在任何情况下都要照顾那些身体虚弱和临终者；我们不断地面对患者的死亡。有些人认为，患者的死亡是他们的一种失败——因为他们"失去了"所照顾的人。然而，如果是优逝，则可以视为职业上的成功，因为护士为临终者提供了平安护航，并为活着的人提供了温柔呵护（知识链接 35.13）。我们可以提醒自己"人终有一死"，并以此作为动力，使我们在现有的时间里尽可能活得最好。护士可以互相寻求支持，也可相互提供支持。作为悲伤者，我们也可能需要向身边的专业人士讲述临终者的故事，无论是以正式还是非正式的支持小组的形式；我们需要倾听同事们的故事，如果有必要的话，还需要一遍又一遍地倾听。

### 知识链接 35.13　最佳实践建议

#### 安全的行为

护士的职责是提供所谓的"安全行为"，帮助濒死者和他们的家人度过未知情境，让濒死者能够体面地离世（即符合个体在可能的情况下会做出的选择）。濒死者体面地离世可以尽可能长时间地满足当事人的需求，永远保持生命的意义。

照顾老年人需要了解悲伤和死亡过程的相关知识,具备提供缓解症状或安宁疗护的技能(表35.1)。然而,人们也承认,每天处理悲伤或死亡是一门艺术。艺术的发展需要内在的力量。护士需要精神力量——来自内心的力量。这并不意味着护士必须有特定的宗教倾向或信仰归属,而是他或她对自己有积极的信念,与他人有联系,相信生命有意义,相信优逝。这种有影响力的护士已然形成了一种个人的生与死的哲学观。虽然这可能会随着时间的推移而改变,且每个人也不尽相同,但个体对生死的信念会帮助护士渡过困难时期。成熟的心理能帮助护士处理好失望情绪,暂时放下自己

想要即刻达成的需求。成熟意味着护士在需要的时候可以为自己寻求帮助。最后,为了给悲伤的人提供安抚,护士必须对自己的生活感到舒适,或者至少能够在与他人共同工作时放下自己的悲伤和哀痛(知识链接35.14)。

重要的是,某些护士因为未解决自己内心的抵触或冲突,从而无法照顾临终者,他们也不应该被期望能扮演这种安抚角色。这可能是与护士生活中发生的一过性或涉及更深层次的事情有关,比如亲人死亡的创伤经历。护士应该认识到自己的局限性,并在适当的时候将护理工作移交给其他护士。这样做可以让护士提供最具有同理心的照护。

**表 35.1　最佳护理实践:濒死的体征和症状**

| 体格检查 | 基本原理 | 干预措施 |
|---|---|---|
| 皮肤冰凉 | 外周循环减少以增加重要器官的血液供应 | 如有需要,使用袜子、轻薄棉毯或保暖毯;不使用电热毯 |
| 睡眠增加 | 能量守恒 | 尊重睡眠增加的需求;询问他们与陪伴时间有关的想法 |
| 定向障碍 | 代谢变化 | 与患者交谈前先说出自己的名字;说话要清楚、真实 |
| 大便和/或尿失禁 | 肌肉松弛加重 | 根据需要更换被褥;使用床上垫;避免留置导管 |
| 鼾式呼吸 | 体液循环不良,不能活动,不能咳痰 | 用枕头将头部垫高,或抬起床头,或两者同时进行;轻轻将头部转向一侧 |
| 躁动 | 代谢变化和相对的脑缺氧 | 用言语和行动安抚患者;减少光刺激;轻轻地揉背,抚摸手臂,或大声朗读;播放舒缓的音乐;不要使用约束用具 |
| 食物和液体的摄入量减少 | 身体功能的能量守恒 | 在患者要求或预立遗嘱的范围内提供营养;易吞咽的半流质饮食;保护唇部免受干燥引起的不适 |
| 尿量减少 | 液体摄入量减少和肾循环减少 | 无 |
| 呼吸型态改变 | 代谢和氧的变化 | 抬高床头;温柔地对患者说话 |
| **情绪或精神** | **原理假设** | **干预措施** |
| 退缩 | 让患者准备好释放情绪,情感分离和放手 | 继续用正常的语气以正常的方式沟通;说出自己的名字;允许患者"放手" |
| 看到死去的朋友或家人的视觉体验 | 准备过渡 | 接受患者真实的体验;向他或她保证,这种经历是正常的 |
| 不安 | 紧张,恐惧,未完成的事情 | 耐心倾听他或她表达的恐惧、悲伤和愤怒;如有可能,协助完成患者未完成的事情 |
| 不寻常的沟通 | 即将离世的信号 | 对垂死的患者说些该说的话;亲吻、拥抱,和他或她在适当的时候哭泣 |

---

**知识链接 35.14　安宁疗护/临终关怀实践相关护理技能**

- 具有与患者和家属谈论死亡的能力
- 充分掌握症状控制和疼痛控制技术
- 有能力提供以舒适为导向的护理干预措施
- 可以识别弥留之际的身体变化
- 可以处理好自己的情绪
- 能够应对愤怒的患者和家属

- 充分掌握并能处理安宁疗护实施过程中涉及的伦理问题
- 了解并能提前告知患者预立医嘱相关事宜
- 了解安宁疗护的相关法律问题
- 对宗教和文化观点具有适应性和敏感性

　改 编 自：White KR，Coyne PJ，Patel UB：Are nurses adequately prepared for end-of-life care? *J Nurs Scholarsh* 33：147-151，2001. Sigma Theta Tau International.

## 主要概念

- 悲伤是应对丧失的一种生理、心理和精神上/存在感的反应。
- 丧失响应模型可以用来指导护理干预方案的构建，以改善悲伤者和临终者的生活质量。
- 具有复杂性悲伤风险的人应该接受专业和熟练的支持性护理。
- 个体对丧失和悲伤的反应与他或她处理生活中其他压力源的方式相似。
- 每个人在去世前都是一条鲜活的生命；护士与患者以及其他重要他人合作，以期在丧亲或死亡之前、期间和之后尽可能地维持高质量的生活。
- 希望是变化的、充满力量的；保持希望可以帮助人们在处于丧失、悲伤和哀悼过程中获得恰当的支持。希望也可以促使人产生勇气和韧性。

- 安宁疗护关注的是舒适而不是治愈。
- 临终关怀是以一种特殊的多学科合作方法提供安宁疗护。
- 任何医疗机构都可以提供安宁疗护。
- 预立医嘱让人们有机会表达自己的临终意愿，并在他们自己无法表达意愿时，委托代理人履行这些意愿。
- 在某些国家和地区，医助自杀是合法的或被允许的。这项法律让处于生命终末期患者的照护得到了改善。
- 双重效应是被认可的做法，即允许为患者提供尽可能多的所需药物来减轻痛苦，即使药物剂量有可能加速死亡。这种情况通常发生在安宁疗护需要镇静的情况下。

---

### 护理研究：如何应对死亡

　　Jesse 不敢相信他的妻子正处于生命的末期。医生告诉 Jesse，Jeanette 正处于多发性骨髓瘤的早期阶段，她可能会在不到 1 年内死亡，也可能病情缓解再活 10 年。Jesse 和他的妻子一辈子都在努力工作，并养育了两个儿子。现在他们都退休了，经济也有保障，他们认为自己现在正处于生命中最美好的时光。然而，Jesse 和 Jeanette 却不得不面临着这样的事实。他们收集了所有他们能找到的关于多发性骨髓瘤的相关材料，并认真学习。Jeanette 说，她不想跟别人提到她的疾病，因为她认为自己无法面对别人知道她患了癌症后的同情目光。她还强调，她希望有长时间的缓解期，至少再活 10 年。所以为什么要麻烦亲朋好友呢？由

于 Jeanette 做的决定，Jesse 无法分享他的恐惧和悲伤，因为他已经答应在这方面尊重 Jeanette 的愿望。她开始服用一系列的化疗药物，朋友们也开始注意到她出现了嗜睡的症状。他们开始担心她，但她坚持说，"我很好"。六个月过去了，Jeanette 的情况逐渐变糟。她的儿子们开始怀疑她患有恶性肿瘤，她其中一个儿子 Rob 直接问："您对我们隐瞒了自己患有严重疾病的事情吗？"她否认了，但 Rob 也注意到 Jesse 开始慢慢躲进自己的世界里，他比平时喝酒更多。Rob 知道出了问题，但不知所措。当 Rob 做年度检查去看家庭医生时，办公室护士问道："Rob，你妈妈怎么样了？"

> - 考虑到目前的情况和当前关于保护患者隐私的规定，如果你是护士，你会如何回答 Jeanette 儿子的下一个问题？
> - 作为一名护士，你如何促进这个家庭内部的沟通，以帮助他们坦诚相待？
> - 对 Jesse 而言，需要最优先满足的需求是什么？Jeanette 呢？他们的孩子呢？

## 关键思考问题和措施

1. 探讨你被诊断为进入疾病晚期可能的反应。哪些应对机制对你有效？

2. 作为一名护士或者一名患者时，处于哪种认知水平会让你感觉更舒服？

3. 如果可以，请谈谈当你失去生命中某位特别的人时你的悲伤经历。

4. 与一位伙伴一起练习，用几种方法将一位病情危重且预期寿命不长的患者引入临终的话题。

5. 描述一下你会如何对待一位临终患者和他/她的家庭成员，且当这些家庭成员特别保护彼此的时候。

6. 讨论并确定你将如何提出预立医嘱这个话题的策略。

7. 与家人和朋友探讨他们对完成预先指示的想法。

## 研究问题

1. 何种预先指示在你生活的地区是合法的？

2. 美国护士协会（American Nurses Association，ANA）如何看待护士参与患者安乐死？

3. 选择一种不同于你自己的文化方式，讨论失去、悲伤和晨礼的例行做法。谈谈它们使用的频率有多高？

（岳丽青　彭华 译）

## 参考文献

Alward PD: Betty Newman's system model. In Parker ME, Smith MC, editors: *Nursing theories and nursing practice*, ed 3, Philadelphia, 2010, FA Davis, pp 182–201.

ANA: *Nurses' roles and responsibilities in providing care and support at the end of life*, 2016. ANA Position Statement. https://www.nursingworld.org/~4af078/globalassets/docs/ana/ethics/endoflife-positionstatement.pdf. Accessed March 2019.

Beck E, Jones SJ: Children of the condemned: grieving the loss of a father on death row, *Omega (Westport)* 56(2):191–215, 2007–2008.

Bristowe K, Marshall S, Harding R: The bereavement experiences of lesbian, gay, bisexual and/or trans* people who have lost a partner: a systematic review, thematic synthesis and modeling of the literature, *Palliat Med* 30(8):730–744, 2016.

Brown J: Five death rituals to give you a new view on funerals, *NewScientist*, 2017. https://www.newscientist.com/article/2152283-five-death-rituals-to-give-you-a-new-view-on-funerals/. Accessed July 2018.

Bryant S: *Death and dying: How different cultures view the end*, 2017. https://countrynavigator.com/blog/expert-view/death/. Accessed July 2018.

Burke A, Burgess SL, Cadet T: Utilizing evidence-based assessment instruments to detect well-being and distress in English and Spanish-speaking caregivers of individuals affected by dementia, *Dementia (London)* 2017. doi:10.1177/147301217739095.

Cherny N, Smith TJ, Savarese DMF: *Palliative sedation*, 2018. https://www.uptodate.com/contents/palliative-sedation. Accessed July 2018.

Coolen PR: *Cultural relevance in end-of-life care*, 2012. https://ethnomed.org/clinical/end-of-life/cultural-relevance-in-end-of-life-care. Accessed July 2018.

Death with Dignity: *Take action in your state: Death with dignity around the U.S.*, 2018. https://www.deathwithdignity.org/take-action/. Accessed July 2018.

Doka KJ: *Disenfranchised grief: new directions, challenges, and strategies for practice*, Champaign, IL, 2002, Research Press.

Ferguson R: Care coordination at end of life: The nurse's role, *Nursing* 48(2):11–13, 2018.

Giacquinta B: Helping families face the crisis of cancer, *Am J Nurs* 77:1585–1588, 1977.

Glaser B, Strauss A: *Awareness of dying*, Chicago, 1965, AVC.

Glaser BG, Strauss AL: *Time for dying*, Chicago, 1968, Aldine.

Hall C: Beyond Kübler-Ross: recent developments in our understanding of grief and bereavement, *InPsych* 33(6), 2011. http://www.psychology.org.au/publications/inpsych/2011. Accessed July 2018.

Herbert RS, Schultz R, Copeland V, Arnold RM: What questions do family caregivers want to discuss with health care providers in order to prepare for the death of a loved one? An ethnographic study of caregivers of patients at end of life, *J Palliat Med* 11:476–483, 2008.

Hong M, Yi EH, Johnson KJ, Adamek ME: Facilitators and barriers for advance care planning among ethnic and racial minorities in the U.S.: a systematic review of the current literature, *J Immigr Minor Health* 20(5):1277–1287, 2018.

Horacek BJ: Toward a more viable model of grieving and consequences for older persons, *Death Stud* 15:459–472, 1991.

Jett KJ, Jett SW: *The loss response model*, 2014, unpublished manuscript.

Jones SJ, Beck E: Disenfranchised grief and nonfinite loss as experienced by the families of death row inmates, *Omega (Westport)* 54(4):281–299, 2007–2008.

Kübler-Ross E: *On death and dying*, New York, 1969, Macmillan.

Maciejewski PK, Maercker A, Boelen PA, Prigerson HG: "Prolonged grief disorder" and "persistent complex bereavement disorder," but not "complicated griefs," are one and the same diagnostic entity: an analysis of data from the Yale bereavement stud, *World Psychiatry* 15(3):266–275, 2016.

Maslow AH: A theory of human motivation, *Psychol Rev* 50:370–396, 1943.

Mazanec P, Panke JT: Cultural considerations in palliative care. In Ferrell BR, Coyle N, editors: *Oxford textbook of palliative nursing*, ed 4, New York, 2015, Oxford University Press, pp 701–713.

My Death My Decision: *Assisted dying in other countries*, 2018. https://www.mydeath-mydecision.org.uk/info/assisted-dying-in-other-countries/.

NHPCO: *NHPCO facts and figures: Hospice care in America*, 2018, National Hospice and Palliative Care Organization. https://www.nhpco.org/. Accessed July 2018.

National Coalition for Hospice and Palliative Care: *Clinical practice guidelines for quality palliative care*, ed 4, 2019. https://www.nationalcoalitionhpc.org/ncp. Accessed March 2019.

National POLST Paradigm: *Guidance for health care professionals to identify appropriate patients for POLST*, 2019. https://polst.org/professionals-page/?pro=1. Accessed March 2019.

Neimeyer RA, Sands DC: Meaning reconstruction in bereavement: from principles to practice. In Neimeyer RA, Harris DL, Winokuer HR, Thornton GF, editors: *Grief and bereavement in contemporary society: bridging research and practice*, New York, 2011, Routledge.

Pattison EM: The experience of dying. In Pattison EM, editor: *The experience of dying*, Englewood Cliffs, NJ, 1977, Prentice-Hall.

PEW Charitable Trust: *Judge overturn's California's physician-assisted suicide law*, 1996-2019. https://www.pewtrusts.org/en/research-and-analysis/blogs/stateline/2018/05/16/judge-overturns-californias-physicianassisted-suicide-law. Accessed March 2019.

Richardson VE, Bennett KM, Carr D, Gallagher S, Kim J, Fields N: How does bereavement get under the skin? The effects of late-life spousal loss on cortisol levels, *J Gerontol B, Psychol Sci Soc Sci* 70(3):341–347, 2015.

Roser R, Rimane E, Vogel A, Rau J, Hagl M: Treating prolonged grief disorder with prolonged grief-specific cognitive behavioral therapy: study protocol for a randomized controlled trial, *Trials* [Published online], 2018. doi:10.1186.s13063-018-2618-3. Accessed March 2019.

Seale C, Raus K, Bruinsma S, et al: The language of sedation in end-of life care: the ethical reasoning of care providers in three countries, *Health (London)* 19(4):339–354, 2015.

Shear MK, Ghesquiere A, Glickman K: Bereavement and complicated grief, *Curr Psychiatry Rep* 15(11):406, 2013.

St. Christopher's: *Dame Cicely Saunders—her life and her work*. http://www.stchristophers.org.uk/about/damecicelysaunders. Accessed July 2018.

Toyama H, Honda A: Using narrative approach for anticipatory grief among family caregivers at home, *Glob Qual Nurs Res* 3, 2016.

Wales J, Kurahashi AM, Husain A: The interaction of socioeconomic status with place of death: a qualitative analysis of physician experiences, *BMC Palliat Care* 17(1):87, 2018.

Weisman A: *Coping with cancer*, New York, 1979, McGraw-Hill.

World Health Organization: *Palliative care*, 2018. http://www.who.int/news-room/facts-in-pictures/detail/palliative-care. Accessed July 2018.

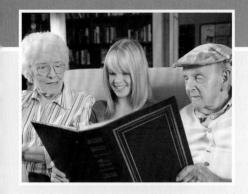

# 自我实现、精神和超越

*Priscilla Ebersolea*[1] *and Theris A. Touhy*

小时候,我总是和父母一起去教堂,但真的很无聊。现在,我为了让奶奶开心会和她一起去,我知道这对她很重要。我不清楚当我老去时,这对我来说是否重要。但我现在太忙了。

*22 岁的学生 Lori*

我有一个很苦恼的问题,我有三个孩子,我不希望我去世后他们为我的事情争吵。我希望他们每个人都能选择一些能让他们想起我的特别的东西,但每次我提起这件事,他们都会打断我,不愿谈论。我知道将来必定会有一场家庭大战!

*84 岁的老年人 Mabel*

## 学习目标

学完本章后,读者将能够:

1. 明确自我实现的定义,并确定老年人自我实现的品质。

2. 讨论护理角色与老年人自我实现的关系。

3. 描述几个老年人所经历的超越的案例。

4. 列举不同类型的创造性的自我表达方式,描述它们对老年人的健康、疾病和生活质量的积极影响。

5. 理解精神在老年人生活中的意义,讨论促进精神健康的护理干预措施。

6. 解释遗产的概念,并说出几种遗产类型,以及护士可以促进其表达的方式。

自我实现(self-actualization)、精神(spirituality)和超越(transcendence)是含糊的、模棱两可的术语。无论理论学者怎么想,这些表达都可以作为本章中其他条件和境况的概括性描述。这些描述有很多重叠之处,我们试图为读者梳理出其中的含义,因为我们知道读者的理解可能会产生一些我们没有想过或没有涉及的特别解释。在我们的意识中,这些概念描述的境况是很难形容的,也往往无法表达。既然这些概念如此模糊,为什么我们要把它们作为老年护理的最后一章呢?因为这些概念是老化必经的生命历程,在早期时不易触及。年轻人的关切随着人的发展而变得明晰,中年人则疲于应付成功和生存提出的各种要求。

老年期比生命周期中的其他任何时刻都更能接触到自己的内心世界。寻找存在的理由和生活的意义是老年人所关心的话题。随着年龄的增长,直面死亡是生活的一部分,但随之而来的是他们开始认识到自己是谁和不是谁,以及自己拥有什么和缺失什么,他们开始思考生命的价值和意义。当我们到 45~50 岁时,往往会更倾向于关注外部事物而

---

① 特别感谢本章的原作者 Priscilla Ebersole 博士做出的基础性和充满智慧的贡献。

不是内心;而当我们85岁或90岁时,就会有一种强烈地关注内心的需求(Bernstein,2009)。人们对后半生发展阶段的理解有助于自我实现的过程(知识链接36.1)。

---

**BOX 36.1　Developmental Phases in the Second Half of Life**

Midlife reevaluation: Early 40s to late 50s and characterized by seriously confronting the sense of one's own mortality and thinking about time remaining instead of time gone by. A catalyst for uncovering unrealized creative sides of ourselves.

Liberation: Mid-50s to mid-70s and characterized by a sense of personal freedom to speak one's mind and do what needs to be done. With retirement comes a new experience of personal liberation and having time to experiment with something different.

Summing-up: Late 60s to the 80s and beyond and characterized by the desire to find larger meaning in the story of one's life and to deal with unresolved conflicts and unfinished business. Motivation to give the wisdom accrued throughout life, share lessons and fortunes through autobiography and personal storytelling, philanthropy, community activism, and volunteerism.

Encore: Any time from the late 70s to the end of life and characterized by the desire to restate and reaffirm major themes in one's life and explore new variations on those themes or further attend to unfinished business or unresolved conflicts and a desire to live well until the end.

From Cohen G: Research on creativity and aging: the positive impact of the arts on health and illness, *Generations* 30(1):7–15, 2006.*

---

**知识链接 36.1　后半生的发展阶段**

中年重新评估:从40岁出头到50岁后期,以认真面对自己的死亡为特征,并思考剩余时间的价值而不是时间的流逝。这是一种可以让我们发现自己未被意识到的创造性的促进因素。

释放:55岁左右到75岁左右,其特征是有一种个人自由感,可以畅所欲言,做想做的事情。退休带来了个人释放的新体验,有时间去尝试不同的东西。

总结:60岁后期到80岁及以后,其特征是渴望在生活中找到更大的意义,处理未解决的冲突和未完成的事业。通过自传、个人故事、慈善事业、社区行动和志愿服务来分享自己积累的经验和财富。

安宁:从70岁后期到生命结束的这段时间,其特征是渴望重述并重申生活中的主要事件,探索这些事件新的变化,或进一步处理未完成的工作或未解决的冲突,以及渴望好好生活直到最后。

资料来源:Cohen G:Research on creativity and aging:the positive impact of the arts on health and illness,*Generations* 30 (1):7-15,2006。

---

*　根据版权授权要求,本图(知识链接)须在文中保留原文。

护士会见到许多这样的老年人,他们不会寻求某些深奥的生存状态,也从未试图培养他们内心最深处的本质。我们生活在机械的、以科学为基础的文化中。在这种文化氛围中,不可测量的生存状态根本没有得到必要的重视。在这个资源日益减少的年代,老年人口的急剧增长被认为是一个需要解决的问题,而并不认为是一种丰富的社会资源。

在过去的几千年里,尽管人类做出了种种努力,但我们仍未能完全掌握或剖析人类的灵魂。我曾多次错误地询问老年人变老是什么感觉。现在我老了,这种感觉太具体了。人生这个阶段的意义是什么?每个护士都应向他/她的患者、朋友和父母询问这个问题。对很多人来说,这个问题需要一些时间思考。而对一部分人来说,这将会为他们以后的生活打开一条思路。而其他人也会受到启发,从中获益匪浅。

## 自我实现

自我实现是个人潜力的最高表现,它意味着表达最独特的自我或最真实的内在动机(Maslow,1959,p. 3)。自我实现的关键在于以一种允许不断发现自我的方式来定义生活。自我实现的一个关键是对生活的掌控感和生活情境的连贯性。这在很大程度上取决于个人的属性和自尊。在本章中,我们希望向护士展示老年人自我实现的大量证据,并对护士如何帮助老年人寻找自己独特的生活、成长和创造意义的方式提出建议。其重点在于,护理工作可以鼓励老年人寻求更多新的可能性。

### 自我实现的特征

随着年龄的增长,如果仅以成就、权力和影响力来衡量价值,那么自尊受到的威胁会很大。道德、价值观、幽默、勇气、利他主义和正直会在不断向自我实现发展的人身上发扬光大,当然还可以具备许多其他属性。我们似乎只关注那些与医疗保健专业人员所服务的老年人最相关的品质(知识链接36.2)。

### 勇气

勇气(courage)是一种精神品质,它能使个体在面对困难、危险、痛苦或不确定性时克服恐惧和

## 知识链接 36.2　具有自我实现能力的人的特点

- 时间能力：评估过去和未来，以更充分地活在当下。
- 内在导向：个人的方向来源更多地依赖于内力而不是他人。
- 灵活：可以根据情况自主做出反应，且没有不合理的限制。
- 对自己敏感：对自己的感觉很敏感。
- 自然：能够并且愿意做自己。
- 重视自我：接受并愿意展示自己的优点。
- 接受自我：尽管有缺点或不足，但认同自己。
- 积极看待他人：认为他人的缺点和优点本质上都是积极的和有建设性的。
- 积极看待生活：认为生活的对立面是有意义的。
- 接受攻击性：能够接受自己的愤怒和攻击性的情绪。
- 亲密接触的能力：能够与他人建立温暖的人际关系。

绝望。一位患有糖尿病、截肢和视力下降的老年人坐在疗养院的房间里，数小时、数周、数月、数年地看着窗外，但他仍然保持着积极向上的精神和对生活的热爱，这就是勇气。一位因患有关节炎而跛脚的老太太照顾她生病的丈夫，即使丈夫已经认不出她了，这也是勇气。当问及老年人，他们是如何日复一日地坚持下去的，他们给出了各种各样的答案，而从来没有人对我说："是因为我勇敢。"老年人需要被告知，勋章是授予那些在充满了快乐和痛苦的漫长生活中活了下来的人，而纪念馆是为在战斗中死去的人建造的，但是，对于那些虽没有伟大的目标，但每天早上仍然能勇敢地醒来迎接新的一天的人，却很少以纪念碑的形式来褒奖他们。

哈特福德老年护理研究所（the Hartford Institute for Geriatric Nursing）的执行主任 Tara Cortes 分享了一位 91 岁老先生的话："这是我每天早上醒来时所做的一个决定。我可以花一整天的时间躺在床上，讲述我身体的某些部位不再工作，或者起床后对那些仍然工作的部位心存感激。每一天都是一份礼物，只要我睁开眼睛，我就会专注于新的一天，以及我一生中只为这一天而储存起来的所有快乐记忆。"（Cortes，2013）。护士可能会问："是什么支撑着你到现在？"寻找自我存在意义的精神和能力往往是非同寻常的。

## 利他主义

许多老年人都有强烈的乐于助人的行为。老年人会记得在经济大萧条时期让人们在身体和精神上保持活力的利他主义（altruism）。早在官方救援之前，邻居就互相帮助了。显然，生活的意义与生存紧密相连，并且从某种意义上说，这是源于被他人需要的信念。很多护士信奉利他主义，能够理解帮助他人的重要性。这个想法可能与老年人的想法是相通的。

老年人参加志愿服务时，通常沉浸于新角色的发展和意识的拓展中。当志愿服务被认为是一种充实个人并体现利他主义的方式时，对老年人而言，挖掘潜在的兴趣领域就非常重要，他们开始积极投入早期由于时间限制或其他因素而无法实现的追求中。护士可以询问老年人想要培养的潜在兴趣和才能，从而帮助他们实现这方面的需求。

## 幽默

Metcalf（1993）解释了幽默（humor）：它来源于拉丁语词根 *humour*，意思是流体的、灵活的，并能消除隔阂的。正如水能维持我们的生活和健康一样，幽默能维持我们的精神健康。Cousins（1979）等人已经认识到幽默在疾病康复中的重要性。幽默能刺激机体产生儿茶酚胺和激素，并通过释放内啡肽来增加对疼痛的耐受性。

老年人往往会更加幽默，但严肃地说，我们往往会忽视他们枯燥的机智，或者更糟糕的，我们有时认为这是他们糊涂的表现。老年人并不是没有幽默感的一群人，他们经常自嘲，而反对老年人幽默的似乎更多的是年轻人。也许老年人从他自己阅历的角度，可以更清楚地看到人们的困境。超越自我（Peck，1955）是允许个体后退一步来审视自我，审视以自我为中心的、没有紧张和绝望的处境。

## 持续的道德发展

人类在个人和集体基础上的道德发展，历来是哲学家感兴趣的问题。道德的驱动力是爱（plato）和智慧（aristotle）。

Kohlberg 对初始理论的改进来自对自传的分

析,即人们在成熟时,道德观会发生转变。Kohlberg假定老年是道德发展的第7个阶段,它超越了推理,并达到了对普遍道德相对参与的意识。这个阶段的道德发展包括认同一个比自己的寿命更长久的道德观点(Kohlberg and Power,1981)。这一结果包括充分发展的老年人对已出生和未出生的几代人发挥的道德示范和榜样作用。我们开始相信,维持榜样的生活可能是老年人最重要的价值,因为我们会谴责那些缺乏诚信或可靠性的人获得的荣誉。如果我们希望在社会和人类经历中培养这些品质,年轻人就必须有可敬的、真诚的和诚实的老年人作为他们的榜样。

### 自我更新

自我更新(self-renewal)是一个持续的过程。在理想状态下,个体的自我实现会持续到成年时期(Hudson,1999)。根据 Hudson 的说法,自我更新包括以下几个方面:

- 对信仰的承诺
- 与外界联系
- 独处的时光
- 偶尔摆脱责任
- 与自然世界接触
- 创造性的自我表达
- 适应变化
- 从逆境中学习

### 集体的自我实现

老年人自我实现的集体力量已经给社会带来了许多变化。集体的自我实现是一个描述个体或团体完成任务、接受命令、行使权力和施加影响的能力的术语。自我实现的老年人是强大和自信的。集体力量是通往资源和认可的大门。

年龄平等运动、老年公民重返学校,以及老年人在诸如灰豹运动(Gray Panthers)中的革命,使老年人的地位和认可度发生了重大变化。灰豹组织认识到,老龄化问题不是狭隘的或排他的,而是代表所有年龄段人群的人权。灰豹组织的创始人 Maggie Kuhn(1979)于 1995 年去世,享年 89 岁,但她的信念被追随者传承了下来。Kuhn 认为,老年人面临的问题与自身利益无关。作为"部落的长者",老年人应该寻求"部落的生存"(Kuhn,1979,p. 3)。

## 智慧

智慧(wisdom)是一个古老的概念,一直与社会上的老年人联系在一起。智慧代表着人类发展的巅峰,可以与马斯洛的自我实现理论或艾瑞克森的自我完整理论相提并论。在许多文化中,老年人因其多年的经验而受到尊重,并在政治、司法、文化和宗教制度中,授予其智慧长者的角色。

近年来,人们对智慧的概念和老年大脑的独特能力重新产生了兴趣。许多技能会随着年龄的增长而提高,但并没有在标准的认知测试中被证实,而且某些测试夸大了与年龄有关的认知能力的下降程度(第 5 章)。大量研究集中在调查认知能力下降程度,以及帮助老年人找到克服认知缺陷的方法和策略上。因此,关于老年人的认知能力和激发智慧方法的研究一直受到限制。

成人发展理论超越了 Piaget 认知发展理论的形式运算阶段,提出了一个更高级的认知阶段,即后形式运算阶段。在这个阶段,个体发展了从多个角度看待问题的技能,以及在复杂和情绪冲动的情况下进行深思熟虑与沟通的技能(Parisi et al.,2009)。最近的神经影像学研究表明,大脑的变化曾经被认为只是对技能下降的补偿,而现在被认为是新能力发展的标志(第 5 章)。

### 智慧的特征

一个人不会随年岁增长而变得更聪明。智慧的获得也不仅仅依靠生活经验的积累。大多数人都认同这一点:智慧的实现是一个发展的过程,需要时间整合经验,并以反思的方式利用这些经验(Parisi et al.,2009,p. 867)。成熟、正直、富有创造力、克服消极人格特征的能力(如情绪稳定性或以自我为中心)、在生活困境下的卓越判断能力、处理生活困难或挑战的能力,以及对生命终极意义和目的的强烈感受,这些都与智慧有关(Ardelt,2004)(知识链接 36.3)。智慧是成功老龄化的主要因素(Reichstadt et al.,2010)。随着年龄的增长,智慧不断增长,以及对其他认知能力的重新审视,提供了一种能反映文化历史特点的老龄化观点,并为老龄化和人类发展提供了一个更有希望的观点。

资料来源：Ardelt M：Wisdom as expert knowledge system：a critical review of a contemporary operationalization of an ancient concept，*Hum Dev* 47：257-285，2004.

成长和智慧可以贯穿人的一生。我们的社会把老年人视为年轻人的资源，因此我们将老龄化的原因和巨大的价值作为焦点，这与老龄化是不可避免的衰退、是脱离生活和消耗社会资源的观点相反。在我们规划未来道路时，护理工作也必定依靠我们睿智的前辈（第2章）。老年护理先驱者之一、原书的合著者 Priscilla Ebersole，从90岁老年人的视角分享了她对智慧的思考（知识链接36.4）。

随着寿命的延长以及健康生活的推进，老年人正在寻找更有意义和更具挑战性的方式，来促进持续的成长并为社会做出贡献。诸如"养育祖父母""体验团"和"圣贤公会"等项目就是这种新观点的例子。

## 创造力

创造力（creativity）是成长中自我实现和超越自我之间的桥梁。创造力可能是自我实现（达到个人最高潜能)和超越自我之间的过渡机制。"创造力一直是人类经历的核心……这种对创造力的需求永无止境"(Perlstein,2006,p. 5)。美国文化忽视了对老年人与生俱来的创造力的认识,他们经常被认为是虚弱的,需要医疗护理,是社会问题的焦点。衰老包含潜在问题和并发症,因此,促进老年人的健康不仅仅是针对问题制定促进健康和预防疾病的干预措施,还应关注创造力和老龄化,以及艺术对健康、疾病和生活质量的积极影响,这对我们更好地理解老年人的健康和福祉越来越重要。

美国创造性老龄化国家中心(The National Center for Creative Aging)致力于促进创意发挥和老年人生活质量之间的关系。"美丽心情:发现你的长寿潜能(The Beautiful Minds:Finding Your Lifelong Potential)"活动是其发起的一项倡议,旨在提高人们对保持心灵美丽的人的认识,以及了解人们可以采取的维护大脑的措施。研究表明,大脑健康包括4个方面:滋养的头脑、有社交联系的头脑、思想活跃的头脑、身体活跃的头脑。这些方面强调健康饮食、社会参与、认知刺激和身体活动对大脑健康的重要性。

创新态度比创新产品更为重要。好奇、求知欲、惊喜、困惑和渴望理解是创新态度。童年时期,许多自然的创造力和想象力被文化熏陶所抑制。随着年龄的增长,一些人能够摆脱过度的文化熏陶,当实际问题不再需要他们关注时,他们会再次表现出自由精神。

创造力通常被认为是艺术、文学和音乐方面的能力。一个真正实现自我的人可以在任何活动中表现出创造力。无论是通过烹饪、清洁、种植、诗歌、艺术还是教学,只要打破习惯或传统模式,表达真实的自我,都是创造力。创造力的表现不一定意味着老年人必须创造一件艺术品。即使是最衰弱的老年人也存在微妙的方式来表现其创造力。下面是 Ebersole 医生对住在疗养院的 100 岁时的 Catherine 的描述(知识链接 36.5)。

### 知识链接 36.5　另一种关于创造力的观点：Catherine

Catherine 最大限度地实现了自我和创造力。她的身体功能严重受限:她没有物质资产,她的活动范围仅限于一家专业护理机构的小房间,她的身体非常虚弱。然而,她的精神是坚强的,她清楚并充分利用自己的潜力。Catherine 的创造力体现在:每次进餐时,她将食物进行排列、混合,并添加她喜欢的其他食物。她小心翼翼地切了一块泡菜,撒在软干酪上,还在苹果酱里加了点蜂蜜。每顿饭都是一次小小的冒险。几个朋友会定期拜访 Catherine,给她带来她喜欢的小物件。他们总是希望用富有创意的故事来活跃气氛。他们带来的礼物总是用在了不同寻常的地方。她的头上可能围着一条围巾。香水、书籍和其他东西会被作为礼物送给机构员工。她的收音机为她带来穿插着古典音乐的每日新闻。Catherine 创造了一个享受生活并保持自尊的环境。毫无疑问,她做到了自我实现。她的艺术魅力溢于言表。

## 老年人的创造性艺术

老年人在晚年会以独特的方式最大化地利用自我,可以称为创造性的自我实现。许多人都需要一个亲近的人去刺激他们,以发现自身潜在的兴趣和才能。其他成年人则需要鼓励他们尝试新的自我表达途径——有些适合他们,有些则不适合。这里提出了几个想法,供从事老年专业的护士参考,他们可能需要向老年人介绍如何创造性地利用闲暇时间。

Wikstrom 认为,艺术和美学是"帮助个人了解自己,提供一种看待自己和世界的新方式,并提供参与新的视觉和听觉体验的机会"(2004,p. 30)。每个人都有一个可以展现自我的、私人的、象征性的情感世界。

创造性的艺术和表达为痴呆患者提供了巨大的帮助,并为改善患者的生活质量带来了希望。痴呆患者可以参与的活动包括舞蹈、讲故事(第 6 章)、音乐、诗歌和艺术等。Killick(1997,2000,2008)在为痴呆患者书写诗歌方面做了很多工作,他说:"痴呆患者可以在用这种方式说话时找到真正的慰藉感、满足感以及创造力,并且这是有价值的,因为他们习惯了被忽视或被歧视"(Killick,2005)。

佛罗里达大西洋大学克里斯汀·林恩护理学院的路易斯和安妮绿色记忆和健康中心,为轻至中度痴呆患者提供了学习与展示机会的"艺术记忆"项目,让他们在一个支持性和非评判性的环境中,学习媒体艺术创作和表达技巧(第29章)(图36.1)。他们创作的作品在中心和当地美术馆展出,还被制作成日历(图36.2)。参加者从艺术创作的时间中获得了大量的快乐、自豪、激励、友情。更多关于开展创造性活动的想法可以参见知识链接36.6。

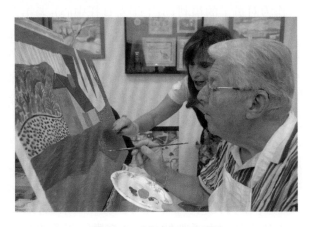

图36.1 "艺术记忆"项目

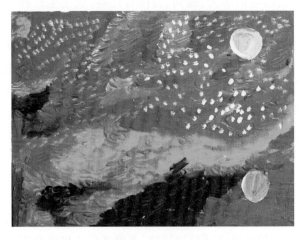

图36.2 "艺术记忆"项目中创作的艺术作品

### 知识链接36.6 培养创新能力的思路

**绘画**

- 用蜡笔来画一幅代表自己的画,或者选择3种你喜欢的颜色和3种你不喜欢的颜色,用这6种颜色来画一幅自画像。
- 画一个代表你的世界。
- 用各种各样的材料和图片做一幅拼贴画或移动画,这些材料和图片可以代表各种主题,比如自我,你喜欢或不喜欢的部分,或者家庭。
- 以小组为单位,用黏土创造一件艺术品。

**音乐**

- 播放各种音乐;集中讨论意象和音乐唤起的感觉。
- 讨论给人们带来悲伤、快乐等情绪的音乐。
- 展示一张图片(可以从杂志上剪下来),并让成员们看看他们是否能想象出与图片相匹配的声音。
- 通过舞蹈和动作展示来选择表达自我的音乐。

**运动**

- 向团队介绍自己时,创造一种适合自己的运动。
- 让成员站起来,开始一个缓慢的摇摆动作(小组会议结束前的练习)。
- 让成员们模仿彼此的动作,比如局部性的或全身性的,形成互动。

**意象**

- 使用引导性的幻想和意象来减压,放松,形成自身治愈能力的力量,以及通过符号和记号表达自我。

**写作**

- 鼓励写日记或随笔;设置一个小组时间来写作和分享想法。
- 以小组为单位,创作一首诗。
- 分组阅读选定的诗歌或故事,然后分享从阅读中得到的反应和感受。
- 制作一本由小组成员作品组成的书,然后分发给小组成员。

## 娱乐

　　娱乐(recreation)类似于创造。在创作行为之后,定期安排娱乐和休闲的智慧,可以追溯到早期的犹太作品和创作故事。如果上帝需要时间休息和恢复,我们当然也需要。娱乐方式和娱乐时间也是创造性行为中固有的一部分。倦怠和无聊与单调伴行,空虚和时间的流逝缩短了人们对寿命的感知。外出或观赏美丽风景的机会也会让人耳目一新。许多长期护理机构能为老年人提供园艺和享受自然的机会。从日常生活中抽身去进行一定的休闲娱乐活动是很重要的,高强度工作后的休息也很重要。可以提倡的娱乐活动和节目资源见知识链接 36.7。

---

**知识链接 36.7　用于加强娱乐活动/项目的资源**

- 本地花店可以举办花展或插花活动。
- 警察/消防部门可以进行安全演示。
- 引导阅读和讨论哲学著作。
- 工艺品供应商可以提供创意工艺品展示。
- 本地药剂师可以讲解用药知识。
- 护士或护生可以讲解与老年人的健康和幸福等相关的知识。
- 服装店可以赞助时装秀。
- 面包店可以对糕点装饰进行展示。
- 美容用品店可以做化妆展示。
- 旅行社可以放映宣传片。
- 图书管理员可以组织书籍讨论或其他活动。
- 社区内的学生可以提供许多教育活动。
- 园艺俱乐部或园艺公司可以提供园艺课程。
- 收藏家俱乐部可以讨论邮票、古董、硬币或纪念品。
- 历史协会可以安排参观历史名胜古迹。
- 只要有可能,活动应该规划为实地旅行,因为旅行会增加老年人的兴趣,并使他们参与到活动中。

---

## 将年轻人和老年人聚集在一起

Larson(2006)认为,代际项目可以"帮助老年人和年轻人消除世代的刻板印象,增进相互了解(身体、思想和精神)"。代际项目可以是老年人帮助年轻人的项目(辅导、答疑、照顾孩子、养育祖父母项目);也可以是年轻人帮助老年人的活动(社会访问、膳食援助);还有一些年轻人和老年人一起参与的项目。对年轻人来说,代际项目的好处包括增强自信和提升自我价值,改善不良行为,增加在学校工作中的参与度和成就感,以及保持历史和个人的延续性。对老年人来说,与年轻人接触可以提高他们对生活的满意度,减少孤立感,帮助发展新的技能和见解,获得成就感,建立新的有意义的关系,并提供一种价值感和目标感。这类项目包括老年人艺术分享、舞蹈交流等。

认识到两代人之间的接触对促进双方发展的重要性后,一些长期护理机构以各种方式将儿童纳入其中:

- 作为居住者(患有严重发育障碍或严重神经障碍的儿童):老年人抚摸和拥抱这些儿童,以相互激励。
- 作为对员工的福利(员工子女日托中心):老年人有时会协助照顾孩子,并进行特殊的活动,如讲故事或教授孩子基本技能(系鞋带、看钟表)。
- 在收养祖父母项目中:一个孩子与一位定期探访、发放卡片的老年居民合作,并让老年居民参加一些特殊的家庭活动。

在荷兰、法国、克利夫兰和俄亥俄州有一个有趣的代际项目,即为生活在退休社区和疗养院的大学生减免租金。在荷兰,要求学生们每个月至少花 30 个小时充当"好邻居",参与一些活动,如教授老年人使用电子邮件和与社交媒体相关的新技能、用电话聊天、遛狗、看体育比赛、庆祝生日和日常陪伴等。在克利夫兰的 Judson 庄园,克利夫兰艺术和音乐学院的学生融入了当地居民。学生参加音乐艺术委员会,协助治疗师在各种活动中担任志愿者,并为居民提供季度演出(Hansman,2015;Harris,2016;Jansen,2016)。

社区护士应该探索老年人可能感兴趣的代际体验方式。地区老龄机构可以提供社区内代际项目的信息。尽管老年人希望进行代际接触是有好处的,但也必须考虑到某些弊端。不是所有的老年人都喜欢和孩子们接触。与非常年轻、精力充沛的孩子的接触必须是短暂的,否则老年人可能会感到疲惫不堪,益处也会相应减少。在代际项目中,年轻人需要持续地监督、支持与老年发展相关的培训。同样,老年人也需要接受遵循儿童发展目标和有效代际沟通方法的培训。

## 促进健康老龄化:对老年护理的启示

在本章中,我们认识到了什么是老龄化,以及晚年可以真正实现老年人最独特的能力。作为重视自我实现的护士,我们的职责是:①不断激励老年人并询问他们:"什么是可能的? 什么是适合的? ";②帮助他们找到合适的资源,并在需要时帮助他们开展和完成自我实现的活动。自我实现的本质是自我决定和自我指引。护士是该过程的辅助者,因此护士需要引导老年人如何开始自我实现。这样,老年人就可以继续他们的探索。

自我实现是指一个人通过各种机制实现自我潜能。我们只是粗略地提到了其中的一些机制,因为我们知道,这些机制有其内在的力量,一旦启动,就远远超出了专业人员的参与范围。诸如瑜伽、冥想、空手道训练和其他形式的集中注意力的活动,都是精神和超越的一部分。

# 精神

精神是一种相当难以形容的需求,它驱使个体在一生中寻找存在的意义和目的。尽管很多人都尝试过,但精神很难定义。我们可以观察身体,可以想象大脑运作和测量智力,但是灵魂没有办法用计算机断层扫描测量(Bell and Troxel,2001)。理解精神远比理解与疾病相关的病理机制更加令人难以捉摸。

精神被定义为"个体从社会和文化环境中获得的一种品质,它通过信仰、对生活意义的探索、与他人的联系感,以及对自我的超越,从而产生内心的平静和幸福"(Delgado,2007,p. 230)。人的精神层面超越了身体和社会心理,达到深层次的个人能力,这些能力包括爱、希望和情感。"精神健康是人类幸福不可或缺的组成部分"(Vaineta,2016,p. 11)。

衰老作为一种生物过程已经得到广泛的研究。将衰老作为一种精神过程进行的研究较少。随着年龄的增长,人们会越来越接近死亡,精神可能会变得愈发重要。身体健康状况每况愈下,失去亲人,意识到生命即将结束,这些往往会使老年人思考他们生命的意义。精神信仰往往在帮助老年人应对生活挑战方面发挥着关键作用,这也是他们生活的力量源泉。有关精神和衰老的护理研究表明,精神的重要性不断增加,已经成为希望的来源,它有助于老年人适应疾病,并对有慢性病的老年人的生活质量有积极影响(Edlund,2014;Touhy,2001a,2001b;Touhy et al.,2005;Vaineta,2016)。"在历史上处于不利地位的人们,尽管他们在生活中遭遇了逆境,但仍然表现出了非凡的力量",精神对于健康老龄化非常重要(Hooyman and Kiyak,2005,p. 213)。

## 精神和宗教

区分精神和宗教是许多卫生专业人员关心的问题。宗教信仰和参与宗教活动及仪式往往是精神表达的途径,但它们存在一定的区别。"宗教可以被描述为一种社会制度,它将人们团结在对上帝的信仰,对更高权力以及普通仪式和崇拜行为中。每一种宗教都涉及一套特定的信仰,一个神、神灵和/或灵魂总是包含在这个概念中"(Strang and Strang,2002,p. 858)。精神是一个更广泛的概念,它包括个体的价值观或信仰,寻找生活的意义,以及与更高的权力、自然和其他人的关系。精神的概念在所有文化和社会中都存在。

对于一些老年人来说,特别是那些身体衰弱或认知能力受损的老年人,满足其精神需求可能比健康的老年人更加困难。功能的衰退和对他人的依赖会威胁到老年人的认同感和与他人、与世界的联系,从而导致精神的丧失(leeton,1996;Touhy,2001)。然而,"尽管衰老所致的变化会影响身体和精神,但没有证据表明,精神会屈服于衰老和疾病"(Heriot,1992,p. 23)。

精神层面超越了身体和心理社会层面,达到了个体对爱、希望和意义的最深层的能力。在某种情况下,精神得到满足的人能够超越人类所期望的。

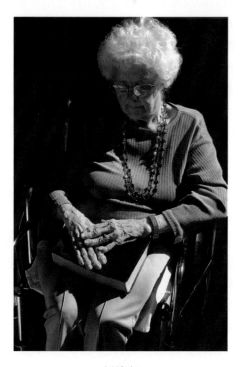

祈祷者

例如,一位被 Ebersole 医生(原文作者)照顾的濒死老年人在承受巨大的痛苦时说:"这对你来说太难了。"那个时候,他已经超越了自我。

## 促进健康老龄化:对老年护理的启示

### 评估

精神方面的评估与身体、情感和社会方面的评估一样重要。精神发展开启了一扇关于精神和宗教在个体的生活中所扮演的角色的对话之门(Wittenberg et al.,2017)。人们通常需要获得许可才能谈论这些问题。如果没有护士的提示,患者可能会觉得这样的话题不受欢迎。患者喜欢讨论精神方面的问题,并希望卫生专业人员能够考虑他们的精神需求。老年人可能会迫切需要谈论哲学和精神发展,可能需要利用私人时间来祈祷、冥想和反思。

护士可能会忽略老年人精神方面的问题,因为宗教和精神似乎不是最重要的,护理工作主要集中在身体方面(Clayton et al.,2017)。护士需要了解与尊重不同宗教的仪式和礼仪、文化信仰以及价值观(第 4 章)。应该在老年人居住的环境中提供宗教和精神资源,如牧师探访。重要的是,我们要避免将自己的信仰强加于人,要尊重个体在精神和宗教问题上的隐私(Touhy and Zerwekh,2006)。

护理学中对精神的强调并不鲜见,护理从一开始就包含了精神。精神并没有被视为独立于护理的艺术和精神。南丁格尔的护理观源于她的精神哲学,她认为护理是一种精神体验,"是人性的内在,是我们最深刻、最有力的治愈资源"(Macrae,1995,p. 8)。许多护理理论都是针对精神的,包括 Neuman、Parse 和 Watson 的理论(Martsolf and Mickley,1998)。护理和医学正在从根源上恢复一些基本的治疗价值。

精神的本质是纯粹或整体的,关注患者的精神需求是整体护理的一个重要维度。然而,对执业护士的调查表明,大多数人几乎没有接受过精神护理方面的教育。Heriot(1992)提出,护士需要理解宗教语境中的精神关怀。Goldberg(1998)声称,护患关系是精神护理的核心,大多数护士"在无意识水平上进行了精神干预"。她呼吁开展相关教育和研究,帮助护士意识到在人际关系中与他人保持联系和利用自我优势的重要性,这是将精神关怀的元素引入护理工作的一种方式。

一个促进老年人精神信仰的循证指南(Gaskamp et al.,2006)为精神评估和干预提供了框架。该指南确定了可能面临精神痛苦风险的老年人,以及最有可能受益于该指南的老年人(知识链接 36.8)。精神痛苦是"个体对伤害或苦难的感知,与他/她所寻求的超越物质领域的部分有关。精神痛苦表现为一种深深的伤害感,这种伤害感源于失去或分离,是一种个体在上帝或他人面前的遗憾感或罪恶感,或是普遍的孤独状态"(Gaskamp et al.,2006,p. 9)。

> **知识链接 36.8  识别有精神痛苦风险的老年人**
>
> - 诊断和治疗一种危及生命的慢性病或绝症
> - 表达人际或情感上的痛苦,失去希望,失去目标,需要在痛苦中找到生活的意义
> - 抑郁症的证据
> - 认知障碍
> - 口头的质疑或信仰的丧失
> - 失去人际支持
>
> 资料来源:Gaskamp C,Sutter R,Meraviglia M,et al.:Evidence-based guideline:promoting spirituality in the older adult,*J Gerontol Nurs* 32:8-13,2006.

经历精神痛苦的人无法体验到希望、与他人的关联,以及自我超越的意义。精神痛苦可能表现为愤怒、内疚、责备、悲伤、言语疏远、远离家人和朋友、无法获得快乐,以及无法参加曾经能够提供安慰的宗教活动。

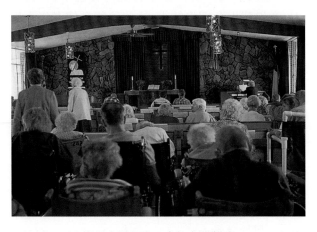

居民在护理中心参加宗教仪式

## 精神评估工具

在正式的精神评估工具中,开放式问题也可以用于精神关怀的对话(知识链接 36.9)。倾听老年人倾诉他们的恐惧、希望和信念是非常重要的。精神评估旨在获取有关精神需求的核心信息,以及护士和其他专业人员如何应对这些需求。这些评估工具包括 FICA [信仰(faith),重要性/影响力(importance/influence),社区(community),处理(address)]精神历史工具(Puchalsk and Romer,2000)和精神资源和关怀的简要评估(Koenig and Brooks,2002;Meyer,2003)(知识链接 36.10)。联合委员会要求对医院、疗养院、家庭护理组织和其他为老年人提供服务的卫生保健机构进行精神评估。精神评估的过程比完成一份标准化的表格更加复杂,并且评估必须由护患双方共同完成。

---

**知识链接 36.9　关于灵性关怀对话的问题**

请告诉我更多的有关你生活的信息:

- 你生命中最有意义的事情是什么?
- 当你需要帮助时,你会向谁求助?
- 是什么给你带来快乐和舒适?
- 最值得你骄傲的事情是什么?
- 在你的一生中,你是如何找到生命的力量的?
- 你对什么抱有希望?
- 精神上的平静对你重要吗?什么能帮助你实现它?
- 祈祷或冥想有帮助吗?
- 你现在害怕什么?
- 你希望你还能做什么?
- 此时此刻,你对未来有什么担忧?
- 现在对你来说什么是最重要的?

改编自:Touhy T,Zerwekh J:Spiritual caring. In Zerwekh J,editor:*Nursing care at the end of life:palliative care for patients and families*,Philadelphia,2006,FA Davis.

---

对于有认知障碍的老年人,可以从家庭成员那里获得与老年人相关的精神和宗教信仰的重要信息。护士经常将认知障碍视作为痴呆患者提供精神护理的障碍或借口。精神照护是整体护理的一部分,护士必须为所有老年人提供机会。无论患者

---

**知识链接 36.10　精神资源和关怀的简要评估**

说明:使用以下问题作为与老年人/照护者(老年人无法沟通时)的沟通指南。

- 你的宗教信仰给你带来了安慰还是成了压力的来源?(请解释精神在哪些方面是一种安慰或压力。)
- 你是否有可能与医疗保健冲突相关,或者会影响医疗保健决策的宗教或精神信仰?(要求找出冲突。)
- 你有帮助你表达精神或宗教信仰的实践或典礼吗?(要求确定或描述实践。)
- 你有什么精神上的需求需要别人解决吗?(询问这些需求是什么,以及是否需要向精神专家咨询。)
- 我们(医疗保健提供者)如何帮助你解决你的精神需求或问题?

资料来源:Gaskamp C,Sutter R,Meraviglia M,et al.:Evidence-based guideline:promoting spirituality in the older adult,*J GerontolNurs* 32:10,2006;

Meyer CL:How effectively are nurse educatorspreparing students to provide spiritual care? *Nurse Educ* 28(4):185-190,2003;

Koenig HG,Brooks RG:Religion,health and aging:implications for practice and public policy,*Public Policy Aging Rep* 12:13-19,2002.

---

受损的程度如何,护士要使他们的生活有意义、有目标、有希望(Touhy,2001b)。

## 干预

护士和被照护者之间的照护关系是护理的核心,它能够触及并支撑人的心灵,达到增进健康和幸福的目的(研究亮点)。了解人的复杂性,对他们认为最重要的事物做出反应,识别并建立联系,倾听这些事物的存在,并与神圣的事物联系起来,这些关怀和联系都可以产生精神护理反应(Touhy et al.,2005)。精神护理干预的建议见知识链接 36.11。

要知道,照顾衰老的躯体是老年人照护中最少的部分。"如果只是将护理限制在生理需求上,那就剥夺了老年人过有意义、有目的和有希望的生活的机会"(Touhy,2001a,p. 45)。认识到精神的重要性是至关重要的。有一些精神活动较强的人无法

## 研究亮点

　　该研究以202名认知正常的芬兰疗养院居民为样本,调查希望、生命意义、自我超越和护患互动之间的关系。居民完成了赫斯希望指数(the Herth Hope Index)量表、生活目的测试(the Purpose in Life Test)量表、自我超越量表(the Self-Transcendence Scale)和护患互动量表(the Nurse-Patient Interaction Scale)。统计显示,护患互动与希望、生命意义和自我超越之间存在显著的关系。研究结果表明,疗养院中的护患互动可能是老年人健康和幸福的关键所在。研究人员建议,应该给疗养院的照护者更多的时间与老年人互动,并应提供教育以帮助护士提高给予老年人希望、意义和自我超越的技能。

资料来源:Hagan G:Nurse-patient interaction is a resource for hope, meaning in life and self-transcendence in nursing home patients, *Scand J Caring Sci* 28:74-88,2014.

### 知识链接 36.11　精神护理干预

- 缓解身体不适,使其能够专注于精神层面
- 创造安宁的环境
- 舒适地抚摸,促进护患之间的联系
- 真实存在
- 专心倾听
- 把患者当作一个完整的个体来了解
- 聆听人生故事
- 分享恐惧,倾听自我怀疑或内疚
- 促进宽容与和解
- 确认患者的生命状态并确保他们会被记住
- 给予关怀的话语和爱
- 鼓励家人的支持和陪伴
- 与患者认为神圣的事物建立联系
- 与患者一起祈祷
- 尊重宗教传统并提供获取宗教物品和仪式的机会
- 将此人介绍给精神顾问

资料来源:Gaskamp C,Sutter R,Meraviglia M,et al.:Evidence-based guideline:Promoting spirituality in the older adult,*J GerontolNurs* 32:8,2006;

Touhy T,Brown C,Smith C:Spiritual caring:end of life in a nursing home,*J GerontolNurs* 31:27-35,2005.

表达他们的认知。因此,不要因为患者没有口头表达其经历就否定它。护士要意识到衰老的生物、心理、社会方面都与精神相关,这将贯穿于老年护理的方方面面。

## 培养护士的精神护理能力

　　"因为精神护理是随着时间的推移并在一定背景下发生的,护士可以使用的最有效的工具就是自身"(Soeken and Carson,1987,p. 607)。护士自身精神的放松是提供精神护理的关键(Wittenberg et al.,2017)。护士在培养同情心和同理心的过程中,应关注自身生物—心理—社会和精神问题,这有助于护士考虑到他人的精神需求。护士应寻找培养自己精神的方法;思考是什么赋予了自己生命的意义和价值,这有助于丰富精神的内涵。达到这一目的的活动包括:寻找安静的时间进行冥想和反思,坚守自己的传统信仰,亲近自然,欣赏艺术,与爱的人共度时光,用日记记录生活。护士往往不会花时间去做这些,以至于会变得沮丧;对于常常与垂死的患者在一起,反复经历悲痛的护士来说更是如此。找人倾诉感情很重要,同情自己是真正同情他人的基础(Touhy and Zerwekh,2006)(知识链接36.12)。

### 知识链接 36.12　护士思考的个人精神问题

- 我信仰什么?
- 我如何找到生活的目标和意义?
- 我如何照顾自己的身体、情感和精神需求?
- 我的希望和梦想是什么?
- 我爱谁,谁又爱我?
- 我和别人相处得怎么样?
- 我应该如何改变我的人际关系?
- 我愿意修复困扰我的人际关系吗?

资料来源:Touhy T,Zerwekh J:Spiritual caring. In Zerwekh J,editor:*Nursing care at the end of life:palliative care for patients and families*,Philadelphia,2006,FA Davis.

## 信仰社区护理

　　信仰社区护理(faith community nursing,FCN)是在信仰的背景下,专注于心灵的刻意呵护,是促进健康的一种综合模式,同时也是预防和减少疾病的护理实践专业(American Nurses Association,

2012)。护士可以通过美国护士资格认证中心（American Nurses Credentiality Center，ANCC）获得FCN 的认证。FCN 最初被称为教区护理（parish nursing），后改名为信仰社区护理（FCN），以反映更广泛的实践范围和信仰。

在一篇关于 FCN 研究现状的文献综述中，Dyess 等（2010）指出，FCN 始于 20 年前，目前在美国和世界各地的许多信仰社区被广泛应用。Dyess 认为，FCN 有助于缩小当前卫生保健系统中的护理差距，有助于减少急性疾病的卫生保健成本，促进健康和预防疾病，并且有助于将信仰与卫生保健相结合，以促进积极的健康结局。与 FCN 实施的类似的护理模式，可能与满足生活在社区中患有慢性病的老年人的保健需求和精神需求相关。

## 超越性

超越是对宗教和精神生活高层次的情感反应，表现在众多的仪式和模式中。仪式提供了一种与历代遵守类似仪式的人建立联系的方式。这种思维和感觉模式对于那些沉浸于物质生活的年轻人来说是陌生的，然而在一生中可能会出现这样的时刻，即深刻意识到自己可能会参与一个更伟大的计划。尽管本章中的某些内容晦涩难懂，但它是学习和领会整个生命周期的跳板。能陪伴一位老年人走过他最后的一段伟大旅程，这种特殊经历真的很令人鼓舞。

超越是由于人们渴望冲出由物质和生活所界定的自我而激发的，超越可以扩展自我的边界和生活的视角。"超越包括生活的超脱与分离，因为它已经经历了超越自己、超越所能看到的或感受到的现实"（Touhy and Zerwekh，2006，p. 229）。创造性思维和行为是自我实现和自我超越的载体，是形成表达同一的桥梁。自我超越一般表现为 5 种模式：创造性行为、宗教信仰、养育孩子、对自然的认同和神秘体验（Reed，1991）。本章的这一部分涉及各种机制，通过这些机制，人们可以超越纯粹的物理限制。

有些人可能会用苦行、克己和严苛的仪式来达到人生阅历的顶峰；许多人发现平淡无奇的方法同样有效。马斯洛的著作论点是：神秘、神圣和超然经常来自个体生活中的普通元素（Maslow，1970）。

园艺、阅读、怀抱婴儿、处理损失，以及许多其他常见的事情都有神秘元素。

在人的一生中，随着每一个所爱之人的逝去，人会不断产生细微的改变。在晚年死亡亲友激增时，老年人需要有机会表达他们自己是如何因失去而改变的。我们可以推测，随着每一个所爱之人的逝去，个体会更加接近自然而远离人群，直到最后人们感觉到与所有生物产生联系——动物、植物和矿物。一些老年人已经达到了一种超越衰弱身体极限的存在状态。

## 老年超越

老年超越理论（Tornstam，1994，1996，2005）（第 3 章）认为，衰老为老年人带来了超越的普遍潜力。从物质世界到宇宙的视角转变，使得人们对生活的满意度不断提高。老年超越被认为是由正常的生活过程产生的渐进和持续的转变，有时也会因严重的个体干扰而加速（知识链接 36.13）。理解超越及其转变在一个年龄段的独特特征，对于老年人的持续成长与发展非常重要。

| 知识链接 36.13　　老年高度超越的个体特征 |
| --- |
| ● 生活满意度高 |
| ● 参与自我控制的社交活动 |
| ● 体验满意的自选社交活动 |
| ● 社会活动对于他们的幸福是可有可无的 |
| ● 中年模式和理想不再是主要动力 |
| ● 表现出复杂而积极的应对方式 |
| ● 对独立思考有更大的需求 |
| ● 进行内在发展时可能会显得孤僻 |
| ● 加速引发由生活危机带来的性别歧视 |
| ● 感受到对现实看法的转变 |

### 实现超越性

#### 时间的超越性

人生阅历通常是时间的馈赠。某些有意识的经历会改变我们对时间的感知，反之，无意识的经历会破坏这种感知。因此，无意识的释放超越了有意识的人生阅历强加给我们的时间限制。如果我们征服了时间，我们便征服了心灵中的时间维度。

尤其是在老年时期,认识到时间感知的重要性是非常有意义的。对时间感知的影响因素包括年龄、濒死状态、活动水平、情绪状态、对未来的看法,以及对时间的重视程度。对老年人的研究普遍支持这样一种观点,即老年人认为时间过得很快,喜欢过去而不是现在或未来。

## 高峰体验

高峰体验(peak experiences)是指个体通过爱、智慧、洞察力、崇拜、承诺或创造力瞬间超越自我。这些经历是个体生命中的非凡事件,能清楚地表现自我实现。高峰体验是限制临近消失的时候,个体感觉到自己更清醒、更完整、更欣喜若狂或更关心他人。高峰体验包括许多超越普遍限制的方式。精神和超自然的经验、创造性行为、勇气和幽默都可能产生高峰体验。持续保持自我超越需要在这些经历中找到可以突破的地方,如激动人心的音乐会、日出、日落或山顶上肆虐的狂风暴雨。每一个人都在寻求一种状态,在这种状态下,他或她能感觉自己是更完整的整体的一部分。

## 冥想

近年来,许多类型的冥想(meditation)在西方社会蓬勃发展。一些冥想方法在东方文化中已经应用了数千年。无论采用哪种方法,冥想的目标都是让心静下来,让自己集中精神。当头脑放慢时,身体就会放松,对氧气和营养的需求就会减少。正念冥想可以减轻疼痛,改善睡眠,提高幸福感和生活质量。冥想还可以改善认知功能。

有效的冥想需要用大约20分钟的时间来专注于一种声音、一个想法或一幅图像。每天练习两次或两次以上会让个体的心情更平静、身体更健康、精力更充沛。虽然冥想可以在任何环境中完成,但一个安静的场所会使冥想的效果更好。坚持冥想的人通常会意识到一种超然的存在状态。护士可以向老年人介绍冥想的价值,并在这类活动开始的时候进行引导。吟诵圣歌、背诵诗歌、祈祷、诵读念珠、练习瑜伽和弹奏乐器等,这些释放形式和活动能够使个体进入更高境界的意识状态。

## 希望是一种超越机制

希望(hope)是对未来的信念,是对现实的期许。在最困难的时候,在怀疑和厌倦面前,希望是支撑生活的支柱。具有一定程度的希望才能生存或平静地死去。无论是现在、过去还是将来,希望都体现了人类在任何时间、任何地点的渴望、期望和无限的可能性。对很多老年人来说,希望是应对生存的主要手段,而那些失去希望的人则失去了生存的能力和欲望。所有的执业护士都观察到了一个对未来的小目标或希望是如何支撑一个老年人的。例如,孙子大学毕业、女儿旅行归来,甚至生日,都可能让老年人继续活着,直到这件事圆满地结束。

灌输希望的核心是护士和患者之间的关爱纽带。以无条件的积极关注、鼓励和能力认可为特征的关爱纽带,能够使患者感到被爱和被关心,从而燃起希望。患者对治愈的希望可能会转变为希望摆脱痛苦,享受生活中的宝贵时刻,在生命结束前完成人生目标,与家人和朋友分享爱,减轻痛苦,有尊严地逝去。护士可以通过以下方式培养希望:

1. 诚实地展现人类知识的局限性;
2. 控制症状并给予安慰;
3. 鼓励患者及其家属积极超越现状;
4. 明确患者个人生活的关注点;
5. 促进精神提升并找到生活的意义;
6. 探索老年人的信仰和价值观;
7. 促进联系与和解。

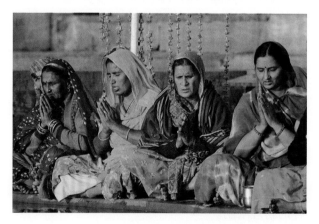

祈祷在许多文化中都是一种重要的精神活动

其他希望促进活动见知识链接 36.14。

| 知识链接 36.14　希望促进活动 |
| --- |

- 感受太阳的温暖。
- 分享孩子们的经历。
- 看看湛蓝的天空。
- 欣赏花园或鲜花。
- 早餐时品尝醇厚的黑咖啡。
- 用西柚的酸味去唤醒味蕾。
- 观察窗外树上动物的活动。
- 从与他人的每一次接触中获益。
- 给孙辈、侄女或侄子留言。
- 研究一幅最喜欢的画。
- 听交响乐。
- 在每天的日常中安排一些亮点,比如吃饭、拜访。
- 写日记。
- 写信。
- 用磁带记录你的人生故事。
- 身边存在代表希望的物体或符号。
- 分享充满希望的故事。
- 关注自身能力、优势和过去的成就。
- 鼓励对日常活动做出决策;培养一种控制感。
- 对他人表达关心和爱。
- 感谢别人对自己的关心。
- 延续充满爱的关系。

改编自:Jevne R:Enhancing hope in the chronically ill,*Humane Med* 9:121-130,1993;Miller,J:*Coping with chronic illness:overcoming powerlessness*,Philadelphia,1983,FA Davis;Touhy T,Zerwekh J:Spiritual caring. In Zerwekh J,editor:*Nursing care at the end of life:palliative care for patients and families*,Philadelphia,2006,FA Davis.

### 疾病中的超越

严重的疾病会影响人们对生命意义的认识。目标、人际关系和价值观的明显转变,经常发生在那些从危及生命的事件中幸存下来的人们身上。这可能会提高他们对美好事物和关爱纽带的认识,但当他们暴露在精神创伤之后,可能要经历长时间情感的"夹板疗法"。Newman(1994)认为,疾病可以是人们面对危机时的健康表现,因为它揭示了一些特殊的意义。

Steeves 和 Kahn(1987)在临终关怀工作中发现,某些情况有助于寻找疾病的意义,并指出如下几点:

- 如果个体想要在经历中找到意义,痛苦必须是可以忍受而非全部消耗的。
- 个体必须能够接触并感知周围的事物。即使是世界上的一个小窗口,也足以满足人们有限的精力。
- 个体必须有不被打扰的时间和独处的空间去领悟意义。
- 干净、舒适的环境,以及从持续的责任和决策中解脱,可以让灵魂自由地去寻找意义。
- 与他人讨论人生意义时,一种开放的、可接受的氛围很重要。

陪伴悲伤的人并帮助他在痛苦中寻找生活的意义通常是护士的特权。这种精神上的亲密意味着护士愿意与他人一起遭受痛苦,护士和被照护者都会从这一过程中受益。与老年人一起工作的最大收获之一是,观察并参与他们将痛苦转化为精神源泉的过程。

Rosemary Donley 修女(1991)将探索遭受痛苦的个体的精神源泉时的护理过程定义为富有同情心的陪伴,这意味着进入另一个人的真实世界并专注地分享个人经验。"护士应该陪伴遭受痛苦的人,赋予痛苦现实意义,同时尽可能地消除痛苦并解除痛苦的原因。这是医疗保健的精神维度"(Donley,1991,p. 180)。我们面临的挑战是在痛苦中寻找毫无挑战的、纠缠和遏制自身的意义和目的。

## 遗产

遗产(legacy)是个体有形和无形的资产,可以转让给他人,并因为其具有不朽的特性而被视若珍宝。遗赠财物的目的是取代死亡。我们在老年人身上看到的勇气、智慧和洞察力成为他们遗产的一部分。对意义和不朽的渴望是老年人留下遗产的基本动机。在人生最后的几年里,将真实的自己延伸到他人身上是一种重要行为。在人的一生中,和别人分享自己的经历能够让自己获得满足感,但在人生最后的几年里,这种交流能够让人更加清晰地认识到自己对这个世界的影响。必须鼓励老年人明确他想给何人留下何物。这个过程具有人际交往方面的意义,可以让个体能够有意义地离世。遗产可以让人清晰地感受到延续感,以及与世人有形或无形的联结。

遗产是多种多样的,可能是永存于他人心中的记忆,也可能是遗赠的财富。知识链接 36.15 是部分遗产清单。这份清单同个体对人类的贡献一样,具有多样化的特征。遗产是具有效应的,个体的生命接近尾声时是确定和分享遗产的最佳时机。这项举措可以让个体的人生更加完整。如果老年人准备留下遗产,他/她应该考虑以下问题:

- 你现在的生活经历对你有什么意义?
- 你有想过写一本自传吗?
- 如果你能给年轻一代留下一些东西,它会是什么呢?
- 你是否想过你这一代人对世界的影响?
- 你的生活中最有意义的东西是什么?
- 什么东西对你有特殊的意义?还有谁对它们感兴趣呢?
- 你是否看到你的一些遗传特征在你的孙辈身上显现出来?

---

**知识链接 36.15    有关遗产的举例**

- 口述历史
- 自传
- 书面或视频记录
- 分享回忆
- 传授技能
- 艺术和音乐作品
- 出版物
- 人体器官捐赠
- 捐赠基金
- 有意义的物品
- 有形或无形资产
- 个人特征,如勇气或正直
- 传授才能
- 传统和传说的持续流传
- 慈善事业
- 子孙后代
- 处事方法
- 独特的精神:达尔文、爱因斯坦、弗洛伊德、南丁格尔等

---

## 遗产的类型

### 自传和生活史

口述历史是通往不朽的途径。只要一个人的故事被讲述出来,这个人就会活在别人的记忆中。实干家留下了他们的产品,并通过产品继续存在。大人物因名声或耻辱被世人铭记。默默无闻的人活在亲密的人和家人的记忆中。每个人都有自己的人生故事。

自传和拍摄回忆录给予了人们非凡的意义。护士可以鼓励老年人写作、交谈或以其他方式表达他们生命的意义。那些经历和辛酸的轶事将人们联系在了一起,也验证了每一次短暂旅程的独特性,并保证个体不会被遗忘。临终的患者可以通过录音带、CD、录像带或 DVD 来表达和整理他们的回忆,如果他们愿意的话可以将其遗赠给家人。

分享故事是建立同理心的纽带,它传达了我们都拥有的深刻智慧,并将我们与最深刻的记忆联系起来。"只有当那些爱我们和关心我们的人到达生命的尽头时,我们才会看到我们从他们那里得到的丰富礼物。通过留下他们的回忆,他们的精神可以作为鲜活的纪念而继续存在于我们的生活之中"(Grudzen and Soltys,2000,p. 8)。有关讲述故事、回忆人生经历和回顾生活的其他讨论请参见第 6 章。

### 通过日记塑造自身

人们可以通过日记在深思熟虑中发现日常事件的意义和模式。个体随着旧事件在新语境中被重新阅读和感知而不断修正自我,从而形成一个连贯的故事。老年人的日记展现了作者丰富的内心生活。May Sarton(1984)和 Florida Scott-Maxwell(1968)是两位最著名的作家。他们的研究认为,日记以及那些鲜为人知且口齿不清的老年人的日记,有助于护士理解老年人的内心体验。

### 集体式遗产

每个人都是时代链条中的一环(Erikson,1963),因此会认同整个时代的成就。一些年长的女性可能会认为自己是经济大萧条那一代人中的重要成员。一个中年人可能会认为自己是在月球上行走过的那一代人。当时的政治或意识形态氛

围会深刻影响那一代年轻人的理想。这是人们努力适应社会阶段的最好记忆。

护士能够合理运用集体式遗产对患者来说是非常重要的。例如,护士可能会问:"谁是你那个时代的伟人？""对你来说,什么是重要的？""你们那一代发生的哪些事件改变了世界？""你经历过的最重要的事是什么？"提及某些历史事件或询问患者的反应有时是很有帮助的。

每一个时代都有越来越多的人没有孩子,他们必须通过遗产找到一种超越自我的方式。许多人选择社会遗产。南丁格尔就是这样一个人,她给护士们留下了伟大的遗产。

## 他人转述的遗产

个体的遗产可以通过许多种方式表达——通过在教学或学习环境中提升他人,或通过导师、赞助、传授才能、器官捐赠和基因传递。一些有创意的作品和研究是留给后人不断修正和发展的遗产。换言之,个体的遗产可能是他或她自己的财物,通过其他人而实现,而他人也可能成为这一遗产继续发展的关键。因此,几代人应该在进步中紧密相连。下面举例说明这类遗产:

- 一位老年人在谈到孙子是小提琴天才时哭了。老年人和他的孙子都对小提琴有着共同的热爱,祖父认为他的基因和本人都为孙子成为一名有成就的音乐家做出了贡献。
- 一位退休教授说,她到一个遥远的国家探望儿子,为儿子阐述她和她父亲之前提出的一些想法。

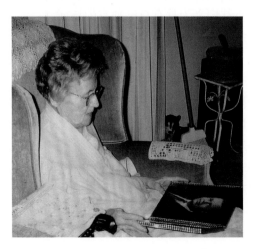

寡妇在思考她丈夫的遗产

- 那些拥有财富并投入资金资助艺术家、科学项目和智力探索的人,期许着其他人来完成他们的遗愿。

## 活着的遗产

许多老年人希望捐赠他们的身体进行科学研究或用于器官移植,这种做法是一种超越死亡的方法。身体的某些部分可以维持另一个人的生命,或是在研究某些疾病时,死者的身体可以提供重要信息,为将来的预防或治愈提供指导。因为老年人的器官生命力通常不如年轻人,所以老年人捐赠身体可能并不被鼓励。尽管如此,老年人捐赠的遗体也可以成为"大体老师"。老年痴呆脑库研究项目(The Dementia Brain Bank Research Program)已经由阿尔茨海默病研究中心开展了30多年。脑库是世界上最大的脑组织库之一,它有助于神经化学、生理学的研究和痴呆相关疾病的诊断。应该鼓励有兴趣提供此类遗产的人致电最近的大学生物医学中心或脑库注册中心,以获得更多信息。在患者逝去后,护士有帮助其实现遗愿的义务。

## 财产与资产

与超越相比,财富更被看作获得权力的手段,因此,一些老年人在临终前往往不愿意散尽物质财富。有些人用未来遗产作为一种手段来行使权力和控制后代。一位男士说:"只要我有这笔资金,他们就必须尊重我"(Lustbader, 1996)。施加影响、给予惩罚和奖励的权力通常与预期的财产分配有关。

个人财产可以特定的方式进行规划,以控制和避免冗长的遗嘱认证程序和税收,这对于规划者和接受者是绝对有益的。由于法律复杂且不断变化,所以建议老年人采用遗产规划师服务。护士在遗嘱方面的责任可能仅限于建议老年人在健康和有能力的情况下,进行法律咨询服务,并计划如何分配他们的财产。

## 私人财产

随着时间的流逝,财产具有了更多的意义;人变了,但财产基本不变,它是一种象征逝去的人或时光的方式。对于某些人来说,保留个人财产是一种随时间变化而保持自我的手段。经过几代人传承的珍贵财产获得了特殊的意义。个人重要的物品变得充满回忆和意义,把它们传递给朋友和亲人可能是一种温柔的体验。私人财产不应该在个体不知情的情况下被转移。由于晚年生活的不确定性,这些问题应该尽早与老年人讨论。

人们必须给即将走向死亡的人一个机会,把他们的重要财产适当地分配给他们认为会珍惜的人。护士可能会鼓励老年人仔细规划他们重要物品的分配。决定何时,以及如何最好地分配这些财产通常是很困难的。有些人选择在死前分配财产,在这种情况下,护士往往需要帮助家人接收这些礼物,欣赏其意义并认识到它们的重要性。

## 促进健康老龄化:对老年护理的启示

"护士的责任不是让人们康复,或预防疾病,而是帮助人们认识到他们的内在力量,以进入更高的意识水平"(Newman,1994,p. 15)。在本章中,我们研究了通过发展真实自我、超越自我和精神自我,以及通过遗产建立几种不朽的机制来扩展个体有限的存在方法。这些领域往往成为生命后期的主要问题,护士会发现自己在这项工作中承担着启发性、吸引力和挑战性的任务。重要的是,有些人可能会回避此类问题,尤其是在生气、痛苦或否认自己会死亡时。护士不需要推动个体单独完成这项任务,而应该帮助个体和家庭成员共同来完成。

生命的基本奥秘让科研人员望而却步,但它们是人存在的本质。回忆、感受、梦想、崇拜,以及把握自己与宇宙的联结是人类精神的实质。精神综合了个体的所有人格并给予整合、激励的力量,乃至不朽。它需要一个愿意进入有意义的精神分享关系的护士。这样的关系具有增强内在和谐和疗愈的潜力。在照顾老年人的过程中,可能没有比帮助个体看到美好且有意义的生活更伟大的目标了,因此,为生活的旅程提供希望并非徒劳。这些机会将丰富我们的护理工作,以及促进我们所护理的老年人的精神健康。正如老年护理学者 Sarah Gueldner(2007)所言:

我们必须帮助每一位老年人继续体验和表达他们对生活的激情。老年人应该继续为社会做出独特而宝贵的贡献,即使是最衰弱和最安静的人,我们也必须要注意到这一点。我们必须让他们在生活的舞台上有发言权和展示时间,并帮助他们培养存在的特征、才能和记忆,以便他们与他人和社会联系在一起。

这本书的作者希望你能和我们一样,在老年护理中找到无尽的快乐和满足感。

## ▌ 主要概念

- 自我实现是一个人发展最真实自我的过程。马斯洛认为自我实现是人类发展的最高境界。
- 自我实现体现其勇气、幽默、高度道德发展以及寻求更多了解自己和他人的机会。
- 追求兴趣将帮助个体发展潜能,发挥创造力,促进成长,超越日常生活的关注范围。
- 致力于社会人道主义进步的团体可以达到集体实现。
- 创造力源于那些自我实现的人,它表现在日常活动、艺术、音乐、戏剧和文学中。
- 通过仪式和精神手段超越物质和身体上的限制是衰老的一个重要方面。
- 老年超越理论是 Tornstam 提出的一种理论,它暗示了在衰老过程中关注人们的自然变化。老年

人被认为会花更多的时间去思考,而很少关注物质,并在生活中找到更多的满足感。这一努力不是试图用青年人和中年人的标准来定义衰老,而是将其定义为具有自己独有的特征。
- 疾病的发生有可能改变个体的基本信念和希望。护士必须让老年人有机会讨论疾病的含义。有些人发现这些经历带来了新的见解;还有一些人却因此而生气。有同理心的护士将会提供一个可以产生共鸣的情境,使个体在令人满意的环境中理解疾病。
- 护士不应忽视与老年人讨论精神问题。老年人只有在认为讨论对他们有意义时才会做出反应。
- 精神护理干预源于老年人与护士之间的关爱纽带,护士最重要的工具就是自身。

## 护理研究：自我实现、精神和超越

Melba没有孩子，但有许多侄女和侄子，但是她觉得自己和他们都不是特别亲近。她曾在一所社区大学担任护理讲师，她对自己的学生很满意，但在他们完成她的课程后，她没有与任何一名学生建立持续的关系。她的护理教育水平导致她缺乏成为导师的机会，即便她偶尔会把学生们带到自己的身边，安排他们渴望的特殊经历。因为Melba每年都要教授几门课程，所以她从未真正与某一专业建立起牢固的联系，而只是把自己当成一名儿科护士。她没有在该领域做出任何重大的贡献；一些报告和继续教育研讨会也确实超出了她的能力范围。Melba的丈夫于1988年去世，从那以后，她一直感到非常孤独，特别是3年前她退休后。在她丈夫去世之前，Melba十分忙碌，以至于没有时间去思考她多年的教学工作和作为妻子所进行的日常活动的最终意义。随着时间的流逝，她开始思考这一切意味着什么。她做了什么有意义的事吗？她真的对任何事情或任何人的生活产生了影响吗？有人会以什么特别的方式记住她？这些问题使她闷闷不乐。

一个星期天的早晨，Melba决定去她家附近的天主教堂，但是在前往教堂的路上，她在结冰的人行道上滑倒了，导致双侧柯雷氏骨折。在急诊室进行了简短的评估、手腕固定和药物治疗后，Melba被送回了家，并被要求在第二天进行家庭健康和社会服务评估。可想而知，在保持手腕不动的情况下，Melba很难做到最基本的自我护理，因此她感到非常沮丧。第二天早上，家庭健康护士到达时，Melba非常吃惊，这名护士是她4年前毕业的学生。Melba的懊恼多于喜悦和欢迎，她对护士说："我讨厌让你看到我这么无助。我一直认为自己很没用，现在我的手腕又是这样的情况，我完全没有用了。"如果你是这位家庭健康护士，你知道自己只有几次探访的机会，你将如何对Melba开展工作？

在护理研究的基础上，使用以下程序制订护理计划[a]：

- 评论Melba提供的主观资料。
- 列出提供客观资料的信息。
- 从这些资料中，使用公认的格式确定并说明你认为的对Melba来说目前两个最重要的护理诊断。列出你从资料中发现的Melba的两个优点。
- 确定并说明每个诊断的结局评价。这些标准必须反映护理诊断中确定的问题得到了一定程度的缓解，并且必须以具体和可衡量的术语进行陈述。
- 针对每个护理诊断列出计划并陈述一项或多项干预措施。提供用于确定这些干预措施来源的具体文件。结合Melba现有的优点，至少计划实施一次干预。
- 评价干预措施的有效性。干预措施必须与设定的结局标准直接相关，以衡量是否取得了相应的效果。

注：[a]表示建议学生参考护理诊断相关书籍，并确定可能或潜在的问题。

## ▋ 关键思考问题和措施

1. 讨论本章开头时，由学生和老年人的观点所引发的意义和思考。他们与你自己的经历有什么不同？

2. 护生如何学习精神评估和精神护理干预措施？

3. 哪些活动可能有助于培养你自己的精神？

4. 文化信仰和传统如何影响个体的精神观念？

5. 护士如何加强老年人的精神关怀、自我实现和自我超越？

## 研究问题

1. 年轻人和老年人都喜欢代际项目的哪些方面?

2. 谁会立遗嘱,什么时候立遗嘱?

3. 人生前和死后给予的礼物有什么不同?

4. 对于护士的精神评估和干预措施,老年人的观点是什么?

5. 护士如何描述他们对老年人的精神干预?

6. 护士如何认识到老年超越的各个方面?

(郭红 译)

## 参考文献

American Nurses Association: *Faith community nursing: scope and standards of practice*, ed 2, Spring, MD, 2012, American Nurses Association.

Ardelt M: Empirical assessment of a three-dimensional wisdom scale, *Res Aging* 25(3):275–324, 2003.

Ardelt M: Wisdom as expert knowledge system: a critical review of a contemporary operationalization of an ancient concept, *Hum Dev* 47:257–285, 2004.

Bell V, Troxel D: Spirituality and the person with dementia: a view from the field, *Alzheimers Care Q* 2:31–45, 2001.

Bernstein A: *Spirituality and aging: looking at the big picture*, 2009. Aging Well. http://todaysgeriatricmedicine.com/news/septstory1.shtml. Accessed July 2014.

Clayton M, Hulettt J, Kapur K, Reblin M, Wilson A, Ellington L: Nursing support of home hospice caregivers on the day of patient death, *Oncol Nurs Forum* 44:457–464, 2017.

Cortes T: *The state of healthy aging,* 2013. http://hartfordinstitute.wordpress.com/2013/04/04/the-state-of-healthy-aging. Accessed August 2014.

Cousins N: *Anatomy of an illness*, New York, 1979, Norton.

Delgado C: Sense of coherence, spirituality, stress and quality of life in chronic illness, *J Nurs Scholarsh* 39(3):229–234, 2007.

Donley R: Spiritual dimensions of health care: nursing's mission, *Nurs Health Care* 12:178–183, 1991.

Dyess S, Chase SK, Newlin K: State of research for faith community nursing 2009, *J Relig Health* 49:188–199, 2010.

Gaskamp C, Sutter R, Meraviglia M, Adams S, Titler MG: Evidence-based guideline: promoting spirituality in the older adult, *J Gerontol Nurs* 32:8–13, 2006.

Goldberg B: Connection: an exploration of spirituality in nursing care, *J Adv Nurs* 27:836–842, 1998.

Grudzen M, Soltys FG: Reminiscence at end of life: celebrating a living legacy, *Dimensions* 7(3):4, 5, 8, 2000.

Gueldner S: Sustaining expression on identity in older adults, *J Gerontol Nurs* 33:3–4, 2007.

Hansman H: *College students are living rent-free in a Cleveland retirement home,* 2015. https://www.smithsonianmag.com/innovation/college-students-are-living-rent-free-in-cleveland-retirement-home-180956930/. Accessed December 2017.

Harris J: *Students living in nursing homes – a solution to our ageing populations?* 2016. https://www.weforum.org/agenda/2016/11/some-dutch-university-students-are-living-in-nursing-homes-this-is-why?utm_content=buffer07075&utm_medium=social&utm_source=twitter.com&utm_campaign=buffer. Accessed December 2017.

Heriot CS: Spirituality and aging, *Holist Nurs Pract* 7:22–31, 1992.

Hooyman N, Kiyak A: *Social gerontology: a multidisciplinary perspective*, Boston, 2005, Pearson.

Hudson F: *The adult years: mastering the art of self-renewal*, San Francisco, 1999, Jossey-Bass.

Jansen T: *The nursing home that's also a dorm,* 2016. https://www.citylab.com/equity/2015/10/the-nursing-home-thats-also-a-dorm/408424/. Accessed December 2017.

Killick J: *You are words*, London, 1997, Hawker.

Killick J: *Openings*, London, 2000, Hawker.

Killick J: *Dementia diary*, London, 2008, Hawker.

Koenig HG, Brooks RG: Religion, health and aging: implications for practice and public policy, *Public Policy Aging Rep* 12:13–19, 2002.

Kohlberg L, Power C: Moral development, religious thinking and the question of a seventh stage. In Kohlberg L, editor: *The philosophy of moral development* (Vol. 1), San Francisco, 1981, Harper & Row.

Kuhn M: Advocacy in this new age, *Aging* 3:297, 1979.

Larson R: Building intergenerational bonds through the arts, *Generations* 30:38, 2006.

Leetun MC: Wellness spirituality in the older adult. Assessment and intervention protocol, *Nurse Pract* 21:60, 65–70, 1996.

Lustbader W: Conflict, emotion and power surrounding legacy, *Generations* 20:54–57, 1996.

Macrae J: Nightingale's spiritual philosophy and its significance for modern nursing, *Image J Nurs Sch* 27:8–10, 1995.

Martsolf DS, Mickley JR: The concept of spirituality in nursing theories: differing world views and extent of focus, *J Adv Nurs* 27:294–303, 1998.

Maslow A: Creativity in self-actualizing people. In Anderson H, editor: *Creativity and its cultivator*, New York, 1959, Harper & Row.

Maslow A: *Religions, values and peak-experiences*, New York, 1970, Viking Press.

Metcalf CW: *Lighten up (Audiotape)*, Niles, IL, 1993, Nightingale Conant.

Meyer CL: How effectively are nurse educators preparing students to provide spiritual care? *Nurse Educ* 28(4):185–190, 2003.

Newman MA: *Health as expanding consciousness*, ed 2, New York, 1994, National League for Nursing Press.

Parisi J, Rebok G, Carlson M, et al: Can the wisdom of aging be activated and make a difference societally? *Educ Gerontol* 35:867–879, 2009.

Peck R: Psychological developments in the second half of life. In Anderson J, editor: *Psychological aspects of aging*, Washington, DC, 1955, American Psychological Association.

Perlstein S: Creative expression and quality of life: a vital relationship for elders, *Generations* 30:5–6, 2006.

Puchalski C, Romer AL: Taking a spiritual history allows clinicians to understand patients more fully, *J Palliat Med* 3:129–137, 2000.

Reed PG: Toward a nursing theory of self-transcendence: deductive reformulation using developmental theories, *Adv Nurs Sci* 13:64–77, 1991.

Reichstadt J, Sengupta G, Depp C, Palinkas LA, Jeste DV: Older adults' perspective on successful aging: qualitative interviews, *Am J Geriatr Psychiatry* 18(7):567–575, 2010.

Sarton M: *At seventy: a journal*, New York, 1984, Norton.

Scott-Maxwell F: *The measure of my days*, New York, 1968, Knopf.

Soeken KL, Carson VJ: Responding to the spiritual needs of the chronically ill, *Nurs Clin North Am* 22:603–611, 1987.

Steeves RH, Kahn DL: Experience of meaning in suffering, *Image J Nurs Sch* 19:114–116, 1987.

Strang S, Strang P: Questions posed to hospital chaplains by palliative care patients, *J Palliat Med* 5:857, 2002.

Tornstam L: Gerotranscendence: a theoretical and empirical exploration. In Thomas LE, Eisenhandler SA, editors: *Aging and the religious dimension*, Westport, CT, 1994, Greenwood Publishing Group.

Tornstam L: Gerotranscendence: a theory about maturing into old age, *J Aging Identity* 1:37–50, 1996.

Tornstam L: *Gerotranscendence: a developmental theory of positive aging*, New York, 2005, Springer.

Touhy TA: Nurturing hope and spirituality in the nursing home, *Holist Nurs Pract* 15:45–56, 2001a.

Touhy TA: Touching the spirit of elders in nursing homes: ordinary yet extraordinary care, *Int J Hum Caring* 6:12–17, 2001b.

Touhy TA, Brown C, Smith CJ: Spiritual caring: end of life in a nursing home, *J Gerontol Nurs* 31:27–35, 2005.

Touhy T, Zerwekh J: Spiritual caring. In Zerwekh J, editor: *Nursing care at the end of life: palliative care for patients and families*, Philadelphia, 2006, FA Davis.

Vaineta J: Spiritual health as an integral component of human well-being, *Appl Res Health Soc Sciences: Interface and Integration* 13(1):3–13, 2016. doi:10.1515/arhss-2016-0002.

Wikström BM: Older adults and the arts: the importance of aesthetic forms of expression in later life, *J Gerontol Nurs* 30:30–36, 2004.

Wittenberg E, Ragan SL, Ferrell B: Exploring nurse communication about spirituality, *Am J Hosp Palliat Med* 34(6):566–571, 2017.

# 索引